ALERGIA & IMUNOLOGIA
Aplicação Clínica
ICHC-FMUSP
2ª Edição

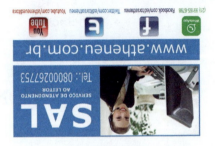

ALERGOLOGIA E IMUNOLOGIA

A Didática Humanista de um Professor de Medicina – Decourt

A Questão Ética e a Saúde Humana – Segre

A Saúde Brasileira Pode Dar Certo – Lottenberg

Alergia e Imunologia na Infância e na Adolescência 2ª ed. – Grumach

Alergias Alimentares – De Angelis

Antibióticos e Quimioterápicos para o Clínico 2ª ed. – Walter Tavares

As Lembranças que não se Apagam – Wilson Luiz Sanvito

Artigo Científico – do Desafio à Conquista – Enfoque em Testes e Outros Trabalhos Acadêmicos – Victoria Secaf

A Vida por um Fio e por Inteiro – Elias Knobel

Células-tronco – Zago

Coluna: Ponto e Vírgula 7ª ed. – Goldenberg

Como Ter Sucesso na Profissão Médica – Manual de Sobrevivência 4ª ed. – Mário Emmanuel Novais

Dicionário de Ciências Biológicas e Biomédicas – Vilela Ferraz

Dicionário Médico Ilustrado Inglês-Português – Alves

Dor – O que Todo Médico Deve Saber – Drummond

Epidemiologia 2ª ed. – Medronho

Fitoterapia – Bases Científicas e Tecnológicas – Viana Leite

Outros Livros de Interesse

Gestão Estratégica de Clínicas e Hospitais – Adriana Maria André

Guia de Consultório – Atendimento e Administração – Carvalho Argolo

Imunologia Clínica – Júlio Cesar Voltarelli

Imunologia da Mucosa Intestinal – Da Bancada ao Leito – Elia e Siffert

Manual do Clínico para o Médico Residente – Atala – UNIFESP

Medicina: Olhando para o Futuro – Protásio Lemos da Luz

Medicina, Saúde e Sociedade – Jatene

Memórias Agudas e Crônicas de uma UTI – Knobel

Nem só de Ciência se Faz a Cura 2ª ed. – Protásio da Luz

O que Você Precisa Saber sobre o Sistema Único de Saúde – APM-SUS

Prescrição de Medicamentos em Enfermaria – Brandão Neto

Série Atualizações Pediátricas – SPSP (Soc. Ped. SP)

Vol. 7 – Alergia, Imunologia e Pneumologia – Leone

Tratado de Alergia e Imunologia – ASBAI

Um Guia para o Leitor de Artigos Científicos na Área da Saúde – Marcopito Santos

ALERGIA & IMUNOLOGIA
Aplicação Clínica
ICHC-FMUSP
2ª Edição

Coordenador

Jorge Kalil

Editores

Antonio Abílio Motta
Rosana Câmara Agondi

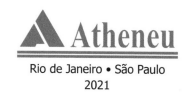

Rio de Janeiro • São Paulo
2021

EDITORA ATHENEU

São Paulo — Rua Avanhandava, 126 – 8º andar
Tel.: (11) 2858-8750
E-mail: atheneu@atheneu.com.br

Rio de Janeiro — Rua Bambina, 74
Tel.: (21) 3094-1295
E-mail: atheneu@atheneu.com.br

CAPA: Equipe Atheneu
PRODUÇÃO EDITORIAL: ASA Produções Gráficas e Editorial

CIP-BRASIL. CATALOGAÇÃO NA PUBLICAÇÃO
SINDICATO NACIONAL DOS EDITORES DE LIVROS, RJ

A358
2. ed.

Alergia e imunologia: aplicação clínica/coordenador Jorge Kalil; editores Antonio Abílio Motta, Rosana Câmara Agondi. – 2. ed. – Rio de Janeiro: Atheneu, 2021.
544 p.: il.; 24 cm.

Inclui bibliografia e índice
ISBN 978-65-5586-211-9

1. Medicina clínica. 2. Alergia. 3. Imunologia. I. Kalil, Jorge. II. Motta, Antonio Abílio.
III. Agondi, Rosana Câmara.

21-70350
CDD: 616.97
CDU: 616-022

Camila Donis Hartmann – Bibliotecária – CRB-7/6472

09/04/2021   12/04/2021

MOTTA A.A., AGONDI R.C., KALIL J.
Alergia & Imunologia – Aplicação Clínica – ICHC-FMUSP – 2ª Edição

© Direitos reservados à EDITORA ATHENEU – Rio de Janeiro, São Paulo, 2021.

Coordenador e Editores

Coordenador

Jorge Kalil

Professor Titular de Imunologia Clínica e Alergia da Faculdade de Medicina da Universidade de São Paulo (FMUSP). Diretor de Imunologia Clínica e Alergia do Hospital das Clínicas da Faculdade de Medicina da Universidade de São Paulo (HCFMUSP). Diretor do Laboratório de Imunologia do Instituto do Coração (InCor). Professor Adjunto da Faculdade de Medicina da George Washington University, DC e da Faculdade de Medicina da "Case Westem Reserve University", Cleveland, Ohio, ambas nos EUA. Representante do Brasil no Instituto de Engenharia Genética e Biotecnologia (ICGBE), órgão da ONU. Desde 2001, é Coordenador do iii-Instituto de Investigação em Imunologia (iii-INCT), um dos Institutos INCTs (Instituto Nacional de Ciência e Tecnologia). Pesquisador 1A do CNPq. Além disso, é Codiretor do Centro de Excelência da Federação das Sociedades de Imunologia Clínica (FOCIS) em São Paulo. Coordenador do Conselho da Plataforma na Universidade de São Paulo (USP/Instituto Pasteur). Membro do Data and Safety Management Board do governo norte-americano para a supervisão de todas as vacinas anti-COVID-19 testadas nos EUA. Foi Professor Visitante e Codiretor do Laboratório HLA, Stanford School of Medicine e International Scholar do Howard Hughes Medical lnstitute. Foi *Distinguished Visiting Professor* da Harvard Medical School.

Editores

Antonio Abílio Motta

Doutor em Medicina pela Faculdade de Medicina da Universidade de São Paulo (FMUSP). Professor Colaborador da Disciplina de Imunologia Clínica e Alergia da FMUSP. Ex-Assistente do Serviço de Imunologia Clínica e Alergia da FMUSP. Ex-Assistente do Serviço de Imunologia Clínica e Alergia do Hospital das Clínicas da Faculdade de Medicina de São Paulo (HCFMUSP). Especialista em Alergia pela Associação Brasileira de Alergia e Imunologia (ASBAI).

Rosana Câmara Agondi

Mestre em Medicina pela Faculdade de Medicina da Universidade de São Paulo (FMUSP). Doutora em Ciências pela FMUSP. Médica Assistente do Serviço de Imunologia Clínica e Alergia do Hospital das Clínicas da Faculdade de Medicina da Universidade de São Paulo (HCFMUSP). Especialista em Alergia e Imunologia pela Associação Brasileira de Alergia e Imunologia (ASBAI).

Colaboradores

ADRIANA MARCIA DA SILVA CUNHA BARBOSA

Título de Alergista e Imunologista pela Associação Brasileira de Alergia e Imunologia (ASBAI). Mestre em Ciências pela Universidade de São Paulo (USP).

ALEXANDRA SAYURI WATANABE

Mestrado em Alergia e Imunologia pela Faculdade de Medicina da Universidade de São Paulo (FMUSP). Médica Responsável pelo Ambulatório de Anafilaxia do Hospital das Clínicas da Faculdade de Medicina da Universidade de São Paulo (HCFMUSP).

AMANDA ROCHA FIRMINO PEREIRA

Residência Médica em Alergia e Imunologia Clínica pelo Hospital das Clínicas da Faculdade de Medicina da Universidade de São Paulo (HCFMUSP). Médica Alergista e Imunologista Titulada pela Associação Brasileira de Alergia e Imunologia (ASBAI). Preceptora do Serviço de Imunologia Clínica e Alergia do HCFMUSP.

ANA CAROLINA D'ONOFRIO-SILVA

Título de Especialista em Alergia e Imunologia pela Associação Brasileira de Alergia e Imunologia (ASBAI). Pós-Graduanda da Disciplina de Alergia e Imunologia pela Faculdade de Medicina da Universidade de São Paulo (FMUSP).

ANA KAROLINA BARRETO BERSELLI MARINHO

Imunologista e Alergista. Mestra e Doutora em Ciências pela Universidade de São Paulo (USP). Médica Assistente do Serviço de Imunologia Clínica e Alergia do Hospital das Clínicas da Faculdade de Medicina da Universidade de São Paulo (HCFMUSP).

ANTONIO ABÍLIO MOTTA

Doutor em Medicina pela Faculdade de Medicina da Universidade de São Paulo (FMUSP). Professor Colaborador da Disciplina de Imunologia Clínica e Alergia da FMUSP. Ex-Assistente do Serviço de Imunologia Clínica e Alergia da FMUSP. Ex-Assistente do Serviço de Imunologia Clínica e Alergia do Hospital das Clínicas da Faculdade de Medicina de São Paulo (HCFMUSP). Especialista em Alergia pela Associação Brasileira de Alergia e Imunologia (ASBAI).

ANTÔNIO PAULO COSTA PENIDO

Título de Especialista pela Associação Brasileira de Alergia e Imunologia (ASBAI). Especialização em Alergia e Imunologia pelo Hospital das Clínicas da Faculdade de Medicina da Universidade de São Paulo (HCFMUSP). Médico Voluntário do Ambulatório de Urticária e de Eventos Adversos Pós-Vacinais do Serviço de Alergia e Imunologia do HCFMUSP.

ARIANA CAMPOS YANG

Médica Assistente do Serviço de Imunologia Clínica e Alergia do Hospital das Clínicas da Faculdade de Medicina da Universidade de São Paulo (HCFMUSP). Responsável pelos Ambulatórios de Dermatite Atópica, Alergia Alimentar e Esofagite Eosinofílica. Doutorado em Alergia e Imunologia pela Faculdade de Medicina da Universidade de São Paulo (FMUSP).

BÁRBARA DE SOUZA

Mestre em Ciências na área de Alergia e Imunopatologia pela Faculdade de Medicina da Universidade de São Paulo (FMUSP). Especialista em Enfermagem em Cardiologia e Hemodinâmica pelo Instituto Israelita de Ensino e Pesquisa Albert Einstein (IIEPAE). Enfermeira do Hospital das Clínicas da Faculdade de Medicina da Universidade de São Paulo (HCFMUSP).

CARLA BISACCIONI

Mestre em Ciências pela Disciplina de Alergia e Imunopatologia pela Faculdade de Medicina da Universidade de São Paulo (FMUSP). Especialista em Alergia e Imunologia pela Associação Brasileira de Alergia e Imunologia (ASBAI).

CLÓVIS EDUARDO SANTOS GALVÃO

Título de Especialista em Alergia e Imunopatologia pela Associação Brasileira de Alergia e Imunologia – Associação Médica Brasileira (ASBAI/AMB). Doutorado e Pós-Doutorado pela Faculdade de Medicina da Universidade de São Paulo (FMUSP). Médico Assistente e Professor Colaborador do Serviço de Imunologia Clínica e Alergia do Hospital das Clínicas da Faculdade de Medicina da Universidade de São Paulo (HCFMUSP).

CRISTINA MARIA KOKRON

Médica Especialista em Imunologia Clínica e Alergia pela Associação Brasileira de Alergia e Imunologia (ASBAI). Doutorado em Medicina pela Escola Paulista de Medicina – Universidade Federal de São Paulo (EPM/Unifesp). Co-Coordenadora do Ambulatório de Imunodeficiências Primárias do Serviço de Imunologia Clínica e Alergia do Hospital das Clínicas da Faculdade de Medicina da Universidade de São Paulo (HCFMUSP). Vice-Coordenadora do Laboratório em Imunologia Clínica e Alergia (LIM-60 – HCFMUSP).

CYNTHIA MAFRA FONSECA DE LIMA

Médica Especialista em Clínica Médica pela Sociedade Brasileira de Clínica Médica (SBCM) e em Alergia e Imunologia pela Associação Brasileira de Alergia e Imunologia (ASBAI). Mestre em Ciências pela Faculdade de Medicina da Universidade de São Paulo (FMUSP). *Fellowship* no Johns Hopkins Asthma and Allergy Center – Baltimore, EUA. Docente convidada do Curso de Graduação em Medicina da Universidade Federal de Alagoas (UFA). Docente do Curso de Graduação em Medicina da CESMAC-AL.

Colaboradores

DANILO GOIS GONÇALVES

Médico Especialista em Alergia e Imunologia pelo Hospital das Clínicas da Faculdade de Medicina da Universidade de São Paulo (HCFMUSP) e pela Associação Brasileira de Alergia e Imunologia (ASBAI). Médico Especialista em Clínica Médica pela Universidade Federal de São Paulo (Unifesp).

ÉRICA MARIA MARTINS COUTINHO

Mestre em Ciências pela Disciplina de Alergia e Imunopatologia pela Faculdade de Medicina da Universidade de São Paulo (FMUSP). Especialista em Métodos Diagnósticos e Investigação de Imunodeficiências Primárias e Alergia pelo Programa de de Aperfeiçoamento Profissional do Hospital das Clínicas da Faculdade de Medicina da Universidade de São Paulo (HCFUMSP). Professora Acadêmica na Faculdade Capital Federal (FECAF), nos Cursos de Biomedicina e Farmácia.

FABIO FERNANDES MORATO CASTRO

Professor-Associado da Faculdade de Medicina da Universidade de São Paulo (FMUSP). Supervisor do Serviço de Imunologia Clínica Alergia do Hospital das Clínicas da Faculdade de Medicina da Universidade de São Paulo (HCFUMSP).

FRANCIANE BRUSCHI ALMONFREY

Especialista em Alergia e Imunologia pela Associação Brasileira de Alergia e Imunologia (ASBAI).

GABRIELLA MELO FONTES SILVA DIAS

Médica Alergista e Imunologista Clínica pelo Hospital das Clínicas da Faculdade de Medicina da Universidade de São Paulo (HCFUMSP). Título de Especialista pela Associação Brasileira de Alergia e Imunologia (ASBAI). Pós-Graduanda do Serviço de Alergia e Imunologia Clínica do HCFMUSP.

GRAZIELLY DE FÁTIMA PEREIRA

Pós-Graduanda da Disciplina de Imunologia Clínica e Alergia pela Faculdade de Medicina da Universidade de São Paulo (FMUSP). Preceptora da Residência Médica de Imunologia Clínica e Alergia da FMUSP. Assistente na Unidade de Emergência Referenciada da Universidade Federal do Parará (UFPR). Residência Médica em Imunologia Clínica e Alergia pelo Hospital das Clínicas da Faculdade de Medicina da Universidade de São Paulo (HCFUMSP). Residência em Clínica Médica R3 pela Universidade Estadual de Campinas (Unicamp). Residência em Clínica Médica pela Universidade do Vale do Sapucaí (Univás).

JOÃO PAULO ASSIS

Médico Formado pela Universidade do Vale do Sapucaí (Univás). Residência em Clínica Médica pelo Hospital Israelita Albert Einstein (HIAE). Residência em Imunologia Clínica e Alergia pelo Hospital das Clínicas da Faculdade de Medicina da Universidade de São Paulo (HCFUMSP). Especialista em Alergia e Imunologia Clínica pela Associação Brasileira de Alergia e Imunologia (ASBAI).

JORGE KALIL

Professor Titular de Imunologia Clínica e Alergia da Faculdade de Medicina da Universidade de São Paulo (FMUSP). Diretor de Imunologia Clínica e Alergia do Hospital das Clínicas da Faculdade de Medicina da Universidade de São Paulo (HCFMUSP). Diretor do Laboratório de Imunologia do Instituto do Coração (InCor). Professor Adjunto da Faculdade de Medicina da George Washington University, DC e da Faculdade de Medicina da "Case Westem Reserve University", Cleveland, Ohio, ambas nos EUA. Representante do Brasil no Instituto de Engenharia Genética e Biotecnologia (ICGBE), órgão da ONU. Desde 2001, é Coordenador do iii-Instituto de Investigação em Imunologia (iii-INCT), um dos Institutos INCTs (Instituto Nacional de Ciência e Tecnologia). Pesquisador 1A do CNPq. Além disso, é Codiretor do Centro de Excelência da Federação das Sociedades de Imunologia Clínica (FOCIS) em São Paulo. Coordenador do Conselho da Plataforma na Universidade de São Paulo (USP/Instituto Pasteur). Membro do Data and Safety Management Board do governo norte-americano para a supervisão de todas as vacinas anti-COVID-19 testadas nos EUA. Foi Professor Visitante e Codiretor do Laboratório HLA, Stanford School of Medicine e International Scholar do Howard Hughes Medical Institute. Foi *Distinguished Visiting Professor* da Harvard Medical School.

KEITY SOUZA SANTOS

Professora Doutora da Disciplina de Alergia e Imunologia Clínica da Faculdade de Medicina da Universidade de São Paulo (FMUSP).

LAILA SABINO GARRO

Médica Especialista em Alergia e Imunologia pela Associação Brasileira de Alergia e Imunologia (ASBAI). Doutorado em Ciências pela Universidade de São Paulo (USP). Professora Adjunta da Universidade Federal de Roraima (UFRR).

LEONARDO OLIVEIRA MENDONÇA

Médico Imunologista e Alergista, *Fellowship* em Síndromes Autoinflamatórias e Imunodesregulatórias pela European Society of Immunodeficiencies (ESID). Coordenador da Divisão de Doenças Raras e da Imunidade do Hospital 9 de Julho.

LUCILA DE CAMPOS

Médica Alergista e Imunologista Clínica, Mestre em Alergia e Imunologia Clínica pela Faculdade de Medicina da Universidade de São Paulo (FMUSP). MBA Executivo Internacional FIA-USP. Colaboradora do Ambulatório de Alergia a Medicamentos do Serviço de Alergia e Imunologia Clínica da FMUSP.

LUIZ AUGUSTO MARCONDES FONSECA

Mestre e Doutor em Epidemiologia pela Faculdade de Saúde Pública da Universidade de São Paulo (FSP-USP). Assistente do Serviço de Imunologia Clínica e Alergia do Hospital das Clínicas da Faculdade de Medicina da Universidade de São Paulo (HCFMUSP).

MARA GIAVINA-BIANCHI

Graduação em Medicina pela Faculdade de Medicina da Universidade de São Paulo (FMUSP). Dermatologia pela FMUSP. Especialista em Associação Médica Brasileira (AMB). Doutorado em Dermatologia pela FMUSP/Harvard Medical School. Pós-Doutorado pela Alergia e Imunologia da FMUSP. Pesquisadora do Hospital Israelita Albert Einstein (HIAE).

MARCELO VIVOLO AUN

Doutor em Ciências pela Faculdade de Medicina da Universidade de São Paulo (FMUSP). Pesquisador Associado da Disciplina de Imunologia Clínica e Alergia da Faculdade de Medicina da Universidade de São Paulo (FMUSP). Professor-Assistente de Imunologia da Faculdade Israelita de Ciências da Saúde Albert Einstein (FICSAE).

MARCO GATTORNO

Médico Pediatra do Instituto Giannina Gaslini. Pediatria II – I.A.S. Malattie Autoinfiammatorie; Dipartimento di Pediatria; IRCCS Istituto Giannina Gaslini, Genova, Itália.

MARIELE MORANDIN LOPES

Residência Médica em Alergia e Imunologia Clínica pelo Hospital das Clínicas da Faculdade de Medicina da Universidade de São Paulo (HCFMUSP). Título de Especialista pela Associação Brasileira de Alergia e Imunologia (ASBAI). Preceptora de Graduação da Faculdade de Medicina da Universidade de São Paulo (FMUSP). Pós-Graduanda da Disciplina de Imunologia Clínica e Alergia da FMUSP.

MYRTHES TOLEDO BARROS

Doutora em Microbiologia e Imunologia pela Universidade Federal de São Paulo (Unifesp). Médica Supervisora do Serviço de Imunologia Clínica e Alergia do Hospital das Clínicas da Faculdade de Medicina da Universidade de São Paulo (HCFMUSP).

NATHÁLIA COELHO PORTILHO KELMANN

Diretoria Interior da Associação Brasileira de Alergia e Imunologia (ASBAI) Regional São Paulo. Diretoria Anafilaxia da ASBAI Nacional. Colaboradora do Ambulatório de Reação a Medicamentos do Serviço de Alergia e Imunologia Clínica do Hospital das Clínicas da Faculdade de Medicina da Universidade de São Paulo (HCFMUSP). Título de Especialista em Alergia e Imunopatologia pela ASBAI.

NATHALIA PESSOA DE BARROS SIMIS

Alergista e Imunologista do Serviço de Imunologia Clínica e Alergia do Hospital das Clínicas da Faculdade de Medicina da Universidade de São Paulo (HCFMUSP).

OCTAVIO GRECCO

Título de Especialista pela Associação Brasileira de Alergia e Imunologia (ASBAI). Mestrado em Medicina pela Faculdade de Medicina da Universidade de São Paulo (FMUSP). Responsável pelo Ambulatório de Dermatite de Contato e Imunomodulação do Serviço de Imunologia Clínica e Alergia do Hospital das Clínicas da Faculdade de Medicina da Universidade de São Paulo (HCFMUSP).

PABLO MICHEL TORRES CÓRDOVA

Especialista em Alergia e Imunologia Clínica do Hospital das Clínicas da Faculdade de Medicina da Universidade de São Paulo (HCFMUSP). Doutoranda da Disciplina de Alergia e Imunologia Clínica da Faculdade de Medicina da Universidade de São Paulo (FMUSP). Working Group Eosinophilic Esophagitis da European Academy of Allergy and Clinical Immunology (EAACI).

PATRICIA SALLES CUNHA

Pediatra e Alergista/Imunologista pelo Instituto da Criança do Hospital das Clínicas da Faculdade de Medicina da Universidade de São Paulo (HCFMUSP). Título de Especialista pela Sociedade Brasileira de Pediatria (SBP) e pela Associação Brasileira de Alergia e Imunologia (ASBAI). Membro da Sociedade Brasileira de Alergia e Imunologia (SBAI). Pós-Doutoranda em Alergia no Departamento de Alergia e Imunologia Clínica da Universidade de São Paulo (USP).

PAULA REZENDE MEIRELES DIAS

Médica Alergista e Imunologista Clínica Especialista pela Associação Brasileira de Alergia e Imunologia (ASBAI). Mestre em Ciências pela Faculdade de Medicina da Universidade de São Paulo (FMUSP).

PEDRO GIAVINA-BIANCHI

Professor Livre-Docente Associado da Disciplina de Imunologia Clínica e Alergia da Faculdade de Medicina da Universidade de São Paulo (FMUSP). Presidente da Associação Brasileira de Alergia e Imunologia (ASBAI) Regional São Paulo. Editor dos Arquivos de Asma, Alergia e Imunologia da ASBAI. *Visiting Professor* da Harvard Medical School.

PRISCILA MORAES

Especialista em Alergia e Imunologia pela Associação Brasileira de Alergia e Imunologia (ASBAI). Pós-Graduanda em Ciências pelo Programa de Imunologia Clínica e Alergia da Faculdade de Medicina da Universidade de São Paulo (FMUSP).

PRISCILA TAKEJIMA

Mestre pela Faculdade de Medicina da Universidade de São Paulo (USP). Especialista pela Associação Brasileira de Alergia e Imunologia (ASBAI). Médica Colaboradora no Ambulatório do Serviço de Imunologia Clínica e Alergia da Faculdade de Medicina da Universidade de São Paulo (FMUSP).

PRISCILLA CORDEIRO RIOS MACEDO

Especialista em Alergia e Imunologia pela Associação Brasileira de Alergia e Imunologia (ASBAI). Pós-Graduanda em Ciências pelo Programa de Imunologia Clínica e Alergia da Faculdade de Medicina da Universidade de São Paulo (FMUSP).

RAFAEL BONAMICHI DOS SANTOS

Graduação em Medicina pela Universidade de Marília (UNIMAR). Residência em Pediatria pelo Hospital das Clínicas Samuel Libânio (HCSL). Residência em Alergia e Imunologia na Irmandade Santa Casa de Misericórdia de São Paulo (ISCMSP). Doutorado em Alergia e Imunologia Clínica pela Faculdade de Medicina da Universidade de São Paulo (FMUSP), sendo a sua pesquisa (Doutorado Sanduíche) realizada no Brigham and Women's Hospital – Harvard Medical School, Boston-MA, EUA.

ROBERTA ALMEIDA CASTRO ARAÚJO

Pediatra da Faculdade de Ciências Médicas da Universidade de Pernambuco (FCM-UPE). Especialização em Imunologia Clínica e Alergia pelo Hospital das Clínicas da Faculdade de Medicina da Universidade de São Paulo (HCFMUSP). Especialista em Alergia e Imunopatologia pela Associação Brasileira de Alergia e Imunologia – Associação Médica Brasileira (ASBAI-AMB). Pós-Graduanda do Serviço de Imunologia Clínica e Alergia da Faculdade de Medicina da Universidade de São Paulo (FMUSP). Colaboradora do Ambulatório de Alergia Alimentar e Dermatite Atópica.

ROSANA CÂMARA AGONDI

Mestre em Medicina pela Faculdade de Medicina da Universidade de São Paulo (FMUSP). Doutora em Ciências pela FMUSP. Médica Assistente do Serviço de Imunologia Clínica e Alergia do Hospital das Clínicas da Faculdade de Medicina da Universidade de São Paulo (HCFMUSP). Especialista em Alergia e Imunologia pela Associação Brasileira de Alergia e Imunologia (ASBAI).

ROSILANE PACHECO

Especialista em Alergia e Imunologia pela Associação Brasileira de Alergia e Imunologia (ASBAI). Pós-Graduanda da Disciplina de Imunologia Clínica e Alergia da Faculdade de Medicina da Universidade de São Paulo (FMUSP).

Apresentação

Devido à boa aceitação da primeira edição, fomos estimulados a fazer a segunda edição deste livro. Os capítulos foram todos revisados e atualizados, sendo também acrescentados dez novos capítulos.

Este livro foi programado e elaborado visando dar ao médico Generalista e Alergista uma visão geral e atualizada da Imunologia e das Doenças Imunoalérgicas.

Todos os colaboradores têm currículo de excelência e experiência em suas áreas de atuação e são ligados, de alguma maneira, à Disciplina de Imunologia Clínica e Alergia da Faculdade de Medicina da Universidade de São Paulo (FMUSP), aos Laboratórios de Investigação Médica da FMUSP/LIM-19 e LIM-60 e ao Serviço de Imunologia Clínica e Alergia do Hospital das Clínicas da Faculdade de Medicina da Universidade de São Paulo (HCFMUSP).

São abordados os seguintes temas nesta obra: fundamentos da imunologia; hipersensibilidade e papel biológico da IgE; atopia; abordagem do paciente alérgico; rinossinusites; asma alérgica e não alérgica; asma: principais diagnósticos diferenciais; tosse; conjuntivites; diagnóstico diferencial das dermatites alérgicas; prurido cutâneo; urticária; angioedemas; dermatites de contato local e sistêmica; dermatite atópica; mastocitose; reações adversas a medicamentos; reações adversas graves a medicamentos; alergia ao látex; anafilaxia perioperatória; alergia alimentar; gastrenteropatias eosinofílicas; alergia a venenos de himenópteros; alergia ocupacional; imunodeficiências: primária e secundária; angioedema hereditário; anafilaxia; crise de asma; angioedema agudo; autoimunidade e alergias; doenças autoinflamatórias; testes alérgicos *in vivo* e *in vitro*; provocação e dessensibilização com medicamentos; controle da exposição ambiental; imunizações; imunoterapia alérgeno-específica e terapêutica monoclonal nas doenças alérgicas.

Gostaríamos de agradecer à editora Atheneu, em nome do seu Diretor-Médico, Dr. Paulo Rzezinski, ao Centro de Comunicação Social do Hospital das Clínicas da FMUSP, à Diretoria da Faculdade de Medicina da USP, aos Laboratórios de Investigação Médica LIM-60 e LIM-19 da FMUSP, ao Professor Jorge Kalil, Professor Titular da Disciplina de Imunologia a Alergia da FMUSP e a todos os colegas colaboradores.

Ficamos muito felizes em poder deixar um pouco de nossa experiência pessoal e de nossos colaboradores, ou seja, nosso legado, para os colegas mais novos.

Esperamos que este livro seja bastante útil aos leitores para o exercício de sua vida profissional. Boa leitura!

Os Editores

Prefácio da Primeira Edição

A alergia é uma resposta não esperada do sistema imunológico ante uma substância (antígeno) de natureza orgânica ou inorgânica. Esse antígeno, em contato com o sistema imunológico, pode sensibilizar o sistema e, uma vez sensibilizado, dependendo de certas condições, o organismo desenvolve ou não uma doença alérgica.

As doenças imunoalérgicas podem se manifestar em todos os sistemas do corpo humano, mantendo interface com as mais diversas especialidades da clínica médica.

As doenças alérgicas vêm aumentando progressivamente com o passar dos anos em todo o mundo. Uma explicação para esse aumento é a teoria da "hipótese da higiene" que seria decorrente da melhoria das condições sanitárias em geral, melhoria dos programas de vacinação e tratamento das doenças infectocontagiosas. Os países mais desenvolvidos têm mais doenças alérgicas que os menos desenvolvidos, favorecendo essa hipótese, onde o controle e a prevenção de doenças infectocontagiosas de uma população levariam ao aparecimento de doenças alérgicas, ou seja, quanto menos doenças infectocontagiosas mais doenças alérgicas (desvio do perfil imunológico Th1 para o perfil Th2).

Outra explicação para o aumento na prevalência de doenças alérgicas seria que a cada ano novas indústrias químicas surgem desenvolvendo novas substâncias, usadas nas mais variadas aplicações como nas indústrias alimentícias, farmacêuticas e de cosméticos, aumentando a possibilidade de sensibilização a elas.

A imunologia obteve um grande avanço, sobretudo a partir da metade do século XIX com Pasteur e sua equipe, que introduziu o tratamento para algumas das doenças infectocontagiosas, produzindo soros heterólogos e vacinas para elas.

No século XX, em 1960, Medawar propôs a teoria do *self* e *non self*, fornecendo as bases da Imunologia "moderna" e, em 1963, Gell e Coombs propuseram uma classificação das doenças imunoalérgicas. Até hoje, essa classificação é usada com poucas modificações, e ambos ganharam o Nobel de Medicina. Em 1966, o casal Ishisaka, estudando a rinite por pólen (Polinose), identificou o anticorpo IgE, responsável pelas doenças atópicas, anafilaxia e outras doenças alérgicas. Também foram agraciados com o prêmio Nobel de Medicina.

No século XXI, as indústrias farmacêuticas têm se destacado com novos tratamentos para doenças autoimunes, neoplásicas e alérgicas, fabricando novos produtos como fármacos antineoplásicos, vacinas para alergias, imunobiológicos e anticorpos monoclonais.

O clínico geral deve conhecer as principais doenças imunoalérgicas, que podem ter alta morbidade, além disso, algumas evoluem como doenças crônicas e se reconhecidas e tratadas precocemente podem evitar sua morbimortalidade.

A especialidade Alergia iniciou-se no Brasil no século XX, década de 1950, trazida dos Estados Unidos pelo Professor Ernesto Mendes, que organizou o primeiro Serviço de Alergia e Imunopatologia do estado de São Paulo, no Hospital das Clínicas da Faculdade de Medicina da Universidade de São Paulo, atualmente denominada Disciplina de Imunologia Clínica e Alergia da Faculdade de Medicina da Universidade de São Paulo (FMUSP) e Serviço de Imunologia Clínica e Alergia do Hospital das Clínicas da FMUSP, tendo como primeiro titular o Professor Jorge Kalil.

Finalmente, gostaríamos de agradecer ao Professor Jorge Kalil, à editora Atheneu e aos colaboradores, sem os quais esta publicação não seria possível.

Os Editores

Prefácio da Segunda Edição

O sistema imune tem uma função vital para a homeostase e defesa do organismo. Assim, os desequilíbrios do sistema imunológico, associados à alergia, hipersensibilidade e autoimunidade, são de grande importância, como é manifestado por doenças comuns, por exemplo, doenças atópicas, urticária, angioedema, doenças autoimunes e as reações de hipersensibilidade a medicamentos.

Isso pode afetar a qualidade de vida dos pacientes e gerar um alto custo para o sistema de saúde. Estudos epidemiológicos fornecem evidências de mudanças nos padrões de doenças alérgicas causadas pelo estilo de vida e pelas mudanças climáticas, podendo interferir no tratamento médico.

Informações mais recentes sobre a patogênese de doenças alérgicas/imunológicas, combinadas com novas tecnologias, oferecem melhores opções de diagnóstico e tratamento. Os dados científicos dos últimos anos forneceram mais peças no "quebra-cabeça" da compreensão de doenças caracterizadas por desequilíbrios do sistema imunológico. Ainda assim, é necessário descobrir o exato impacto patogênico da genética e do meio ambiente nos mecanismos da doença, a fim de fornecer ações preventivas eficazes, procedimentos diagnósticos adequados, incluindo monitoramento com biomarcadores e novas estratégias de tratamento para nossos pacientes.

Nos últimos anos, a pesquisa mostrou um grande progresso na compreensão da fisiopatologia das doenças imunoalérgicas e proporcionou novas abordagens terapêuticas. Com o desenvolvimento de novas terapias, das quais algumas já foram aprovadas, enfrentamos uma nova era no gerenciamento de doenças e, com isso, provavelmente uma modificação no curso esperado delas. Ainda assim, existem várias necessidades não atendidas, por exemplo, no entendimento do papel da genética e sua interação com o meio ambiente, no monitoramento da gravidade da doença na resposta ao tratamento e na prevenção de doenças alérgicas. As doenças alérgicas são motivo de grande preocupação devido à sua alta prevalência, e o seu aumento em várias regiões, principalmente nos países mais desenvolvidos, o seu impacto nas saúdes física e psicológica dos pacientes, o enorme ônus que elas exercem sobre a qualidade de vida dos pacientes e as consequências socioeconômicas que eles causam.

Pesquisas recentes forneceram novos dados sobre fatores de risco genéticos e ambientais nas doenças imunoalérgicas. A aplicação de novas tecnologias permitiu uma melhor compreensão da patogênese e ajudou na identificação de novos tratamentos. Houve grande progresso no desenvolvimento e na aplicação de novas terapias direcionadas, por exemplo, para asma e urticária. Esforços estão sendo feitos para encontrar biomarcadores que ajudem a classificar os pacientes de acordo com o seu "fenótipo-genótipo", e, com isso, facilitar, aperfeiçoar e melhorar a sua resposta a terapias específicas e tornar mais fácil a monitoração e o acompanhamento da sua doença. Em um futuro bem próximo, as terapias fármaco-biológicas serão baseadas principalmente no "fenótipo-genótipo" de cada paciente que fornecerá o almejado "tratamento personalizado/individualizado".

Atualmente, na literatura médica, encontramos vários trabalhos sendo desenvolvidos, visando melhorar o conhecimento da patogênese, diagnóstico, prevenção e tratamento das doenças imunoalérgicas.

Os Editores

Sumário

PARTE 1

Introdução à Alergia e à Imunologia, 1

Capítulo 1 Introdução à Alergia e à Imunopatologia, 3
- Pedro Giavina-Bianchi
- Jorge Kalil

Capítulo 2 Fundamentos da Imunologia, 7
- Ana Karolina Barreto Berselli Marinho
- Antônio Paulo Costa Penido
- Antonio Abílio Motta

Capítulo 3 Papel Biológico da IgE, 17
- Myrthes Toledo Barros
- Érica Maria Martins Coutinho
- Leonardo Oliveira Mendonça

Capítulo 4 Atopia, 33
- Ana Carolina D'Onofrio-Silva
- Carla Bisaccioni
- Octavio Grecco

Capítulo 5 Abordagem do Paciente Alérgico, 41
- Gabriella Melo Fontes Silva Dias
- Priscila Takejima
- Rosana Câmara Agondi

PARTE 2

Alergia Respiratória, 55

Capítulo 6 Rinossinusites, 57
- Priscila Moraes
- Clóvis Eduardo Santos Galvão
- Fabio Fernandes Morato Castro

Alergia & Imunologia Aplicação Clínica

Capítulo 7   Asma Alérgica e Não Alérgica, 71

- Priscila Takejima
- Rosilane Pacheco
- Rosana Câmara Agondi

Capítulo 8   Asma Grave e Principais Diagnósticos Diferenciais, 79

- Rosana Câmara Agondi
- Rafael Bonamichi dos Santos
- Pedro Giavina-Bianchi

Capítulo 9   Tosse no Adulto, 91

- João Paulo Assis
- Priscila Takejima
- Rosana Câmara Agondi

Capítulo 10   Conjuntivites, 109

- Clóvis Eduardo Santos Galvão
- Priscilla Cordeiro Rios Macedo

PARTE 3

Alergia Cutânea, 127

Capítulo 11   Diagnóstico Diferencial das Dermatites Alérgicas, 129

- Mara Giavina-Bianchi
- Antonio Abílio Motta

Capítulo 12   Prurido Cutâneo, 141

- Octavio Grecco
- Antonio Abílio Motta

Capítulo 13   Urticária, 163

- Rosana Câmara Agondi
- Franciane Bruschi Almonfrey
- Antonio Abílio Motta

Capítulo 14   Angioedema, 177

- Antonio Abílio Motta
- Rosana Câmara Agondi

Capítulo 15   Dermatite de Contato, 187

- Antonio Abílio Motta
- Mariele Morandin Lopes
- Octavio Grecco

Capítulo 16   Dermatite Atópica, 199

- Ariana Campos Yang
- Nathalia Pessoa de Barros Simis
- Patricia Salles Cunha

Capítulo 17   Mastocitose, 207

- Grazielly de Fátima Pereira
- Danilo Gois Gonçalves
- Pedro Giavina-Bianchi

PARTE 4

Outras Manifestações Alérgicas, 221

Capítulo 18   Reações Adversas a Medicamentos, 223

- Antonio Abílio Motta
- Marcelo Vivolo Aun

Capítulo 19   Reações Adversas Graves a Medicamentos, 237

- Antonio Abílio Motta
- Marcelo Vivolo Aun

Capítulo 20   Alergia ao Látex, 253

- Laila Sabino Garro
- Pedro Giavina-Bianchi

Capítulo 21   Anafilaxia Perioperatória, 263

- Ana Carolina D'Onofrio-Silva
- Nathália Coelho Portilho Kelmann

Capítulo 22   Alergia Alimentar, 275

- Ariana Campos Yang
- Paula Rezende Meireles Dias
- Roberta Almeida Castro Araújo

Capítulo 23   Gastrenteropatias Eosinofílicas, 283

- Ariana Campos Yang
- Pablo Michel Torres Córdova
- Adriana Marcia da Silva Cunha Barbosa

Capítulo 24   Reações Alérgicas Causadas por Venenos de *Hymenoptera*, 295

- Alexandra Sayuri Watanabe
- Fabio Fernandes Morato Castro

Capítulo 25   Alergia Ocupacional, 303

- Clóvis Eduardo Santos Galvão
- Cynthia Mafra Fonseca de Lima

Capítulo 26   Erros Inatos da Imunidade, 315

- Cristina Maria Kokron
- Myrthes Toledo Barros

Capítulo 27   Imunodeficiências Secundárias, 341

- Luiz Augusto Marcondes Fonseca
- Danilo Gois Gonçalves

Capítulo 28   Angioedema Hereditário, 353

- Antonio Abílio Motta
- Pedro Giavina-Bianchi

PARTE 5
Urgências em Alergia, 365

Capítulo 29   Anafilaxia, 367

- Marcelo Vivolo Aun
- Lucila de Campos

Capítulo 30   Crise de Asma, 375

- Marcelo Vivolo Aun
- Pedro Giavina-Bianchi

Capítulo 31   Angioedema Agudo, 381

- Marcelo Vivolo Aun
- Antonio Abílio Motta

PARTE 6
Doenças Autoimunes e Autoinflamatórias, 387

Capítulo 32   Autoimunidade: Diferencial com Doenças Alérgicas, 389

- Myrthes Toledo Barros
- Danilo Gois Gonçalves

Capítulo 33   Doenças Autoinflamatórias, 405

- Leonardo Oliveira Mendonça
- Myrthes Toledo Barros
- Jorge Kalil
- Marco Gattorno

PARTE 7
Diagnóstico em Alergia e Imunopatologia, 417

Capítulo 34 Testes Alérgicos *In Vivo*, 419
- Antonio Abílio Motta
- Nathália Coelho Portilho Kelmann
- Octavio Grecco

Capítulo 35 Testes Alérgicos *In Vitro*, 443
- Cristina Maria Kokron
- Keity Souza Santos

Capítulo 36 Princípios da Provocação e Dessensibilização com Medicamentos, 453
- Amanda Rocha Firmino Pereira
- Rosana Câmara Agondi
- Marcelo Vivolo Aun

PARTE 8
Tratamento Específico, 461

Capítulo 37 Controle de Exposição Ambiental, 463
- Bárbara de Souza
- Clóvis Eduardo Santos Galvão
- Rosana Câmara Agondi

Capítulo 38 Imunizações, 473
- Jorge Kalil
- Ana Karolina Barreto Berselli Marinho

Capítulo 39 Imunoterapia Alérgeno-Específica, 485
- Alexandra Sayuri Watanabe
- Clóvis Eduardo Santos Galvão

Capítulo 40 Terapia Monoclonal nas Doenças Alérgicas, 493
- Rosana Câmara Agondi
- Pedro Giavina-Bianchi
- Jorge Kalil

Índice Remissivo, 503

PARTE

1

Introdução à Alergia e à Imunologia

Introdução à Alergia e à Imunopatologia

Pedro Giavina-Bianchi ■ Jorge Kalil

Introdução

A evolução do sistema imunológico possibilitou a adaptação e o relacionamento harmonioso do homem com o meio ambiente. Por meio desse sistema, o organismo pode diferenciar o que é "próprio" do que é "alheio, estranho", viabilizando sua defesa contra outros seres e contra substâncias nocivas. Em 1798, Edward Jenner começava o desenvolvimento da vacina contra varíola, podendo-se considerar que naquele momento a ciência *imunologia* nascia como um ramo da microbiologia, propondo-se a estudar e a entender as respostas do corpo humano diante das substâncias externas. Com a descoberta de Jenner, surge também o conceito da profilaxia, que significa "a favor da proteção".

Pesquisadores têm demonstrado interesse crescente na Imunologia Clínica e Alergia, que, conjuntamente com a genética, vem sendo palco de estudos de extrema importância, alguns deles agraciados com prêmios Nobel nas últimas décadas. Com o avanço das pesquisas, observou-se que nem todas as respostas do sistema imunológico eram benéficas para o organismo. Em 1902, Richet e Portier relataram a ocorrência de anafilaxia em cães imunizados com toxina de caravela-portuguesa (*Physalia physalis*), organismo do grupo dos cnidários. Contrapondo-se à profilaxia, a anafilaxia significa "contra a proteção".

Posteriormente, em 1963, Gell e Coombs classificaram os mecanismos de hipersensibilidade em quatro tipos (I-II-III-IV). A reação de hipersensibilidade do tipo I é mediada pelo anticorpo IgE e está envolvida na anafilaxia, na urticária, na rinite e asma alérgicas. Tanto a reação de hipersensibilidade do tipo II, também denominada citotoxicidade celular desencadeada por anticorpos, quanto a do tipo III, que é induzida por imunocomplexos, são mediadas por anticorpos das classes IgG e IgM. As citopenias e a doença do soro são exemplos de reações de hipersensibilidade dos tipos II e III, respectivamente. A reação de hipersensibilidade do tipo IV compreende as reações celulares tardias, como a dermatite de contato, as dermatites exantemáticas, a síndrome de Stevens-Johnson, a necrólise epidérmica tóxica (NET) etc. Nos dias atuais, essa classificação ainda é um alicerce didático para o ensino e o estudo da fisiopatogenia das alergias, embora em muitas doenças ocorra mais de um mecanismo de hipersensibilidade envolvido, como na dermatite atópica (mecanismos tipos I e IV).

Para a compreensão da gênese de uma resposta imune protetora ou de uma resposta alérgica, foi fundamental a descrição de duas subpopulações de linfócitos T auxiliares em camundongos, realizada por Mosmann *et al.*, em 1986.[1] De uma maneira didática, porém simplista, afirma-se que enquanto a resposta Th1 seria responsável pela defesa contra microrganismos intracelulares e de extrema importância na resposta antitumoral, a resposta Th2 estaria envolvida nos processos alérgicos e na proteção contra verminoses. Na verdade, não há uma dicotomia da resposta imune nos perfis Th1 e Th2, mas pode haver polarização para um determinado perfil, dependendo das características da interação entre o sistema de defesa e os antígenos envolvidos e do microambiente onde a resposta imune está ocorrendo. Diversos grupos de pesquisadores têm procurado determinar quais seriam os fatores que levariam alguns clones de células T a montar uma resposta imune com um padrão predominantemente Th1 e outros clones com um padrão predominantemente Th2. Dentre esses fatores, pode-se citar: a genética do indivíduo; a natureza, a quantidade e a estrutura do antígeno; a porta de entrada do antígeno; as células que estão apresentando e a afinidade e a densidade de apresentação do antígeno; a presença no local da resposta imune de hormônios, citocinas, prostaglandinas e outros mediadores.[2-4] O sistema imune deve apresentar um balanço entre os polos de resposta imune Th1/Th2, o que depende da genética do indivíduo e da influência de fatores ambientais. A resposta imune é uma rede, com a atuação de diversas células que se comunicam pela secreção de citocinas e expressão de moléculas de adesão. Não há uma única célula ou um único mediador responsável pelas respostas alérgicas. De acordo com esse conceito, há uma tendência de utilizarmos o nome inflamação Tipo 2 e não mais Th2, reconhecendo a participação de diversas células no processo, inclusive do sistema imune inato, como as células linfoides inatas tipo 2 (ILC2).

Há evidências científicas que mostram aumento da prevalência das doenças alérgicas nas últimas décadas, o que estaria ocorrendo apesar do desenvolvimento contínuo da Medicina. Como seria necessário um período muito longo para que mutações genéticas ocorressem e fossem responsáveis pelo aumento da prevalência das alergias, as pesquisas se concentram em analisar como o meio ambiente poderia estar envolvido nesse aumento. O tabagismo, a história pessoal e familiar de atopia, o consumo de ácidos graxos poli-insaturados e a menor taxa de infecções na infância são fatores descritos que polarizariam para o padrão de resposta imune Th2.[5-7] O ambiente intrauterino apresenta perfil predominantemente Th2, possivelmente com o intuito de prevenir a rejeição do feto. Depois do parto, há uma maturação do sistema imunológico, com o desenvolvimento da resposta Th1. Tal desenvolvimento, que depende dos desafios que o sistema imune enfrenta, ocorreria mais lentamente e talvez de maneira incompleta no indivíduo atópico. A Hipótese da Higiene postula que a menor taxa de infecções na infância promoveria a manutenção do perfil Th2 e a menor evolução do perfil Th1. Hoje, a menor taxa de infecções decorre da vacinação, das melhores condições de saneamento básico, do maior uso de antibióticos e da diminuição do tamanho da família, com menor transmissão de quadros infecciosos entre irmãos. Entretanto, há muitas controvérsias na literatura e dificuldades em determinar todos os elementos que propiciam o aparecimento do fenótipo alérgico. Em parte, isso ocorre porque esses fatores interagem e dificilmente podem ser estudados de modo isolado. Por exemplo, constata-se que o ambiente rural previne o desenvolvimento de alergias.[8] O contato das crianças com agentes imunomoduladores do meio ambiente, como as micobactérias e os actinomicetos, poderia favorecer a manifestação de um fenótipo não atópico. Por outro lado, na zona rural, a poluição e a presença de alérgenos intradomiciliares são menores, o que também poderia explicar a taxa menor de alergias.

O aumento da prevalência das alergias é multifatorial, sendo necessárias novas pesquisas para confirmar os riscos relativos desses fatores e a maneira pela qual eles interagem entre si e com a genética, o conceito da epigenética. Cabe aos médicos, baseando-se nas evidências científicas, manipular esses fatores com o objetivo de prevenir e amenizar as doenças alérgicas. Depois da revolução da medicina baseada em evidências com a elaboração de diversas diretrizes, estamos vivenciando a revolução da medicina personalizada. Esses dois paradigmas não são antagônicos, pelo contrário, são complementares. A medicina personalizada baseia-se no princípio de que o mesmo estímulo externo (meio ambiente) induz doenças com manifestações clínicas diversas (fenótipo), mediadas por distintos mecanismos fisiopatológicos (endótipo) em diferentes indivíduos (genótipo). Sir William Osler (1849-1919), médico reconhecido mundialmente por suas contribuições científicas, afirmava que a medicina é uma ciência e uma arte. A elaboração de uma diretriz embasada em evidências é exercer a medicina como ciência. Utilizar tais diretrizes como orientação, mas atender os pacientes com seus diversos fenótipos de maneira personalizada é uma arte. As diretrizes são elaboradas a partir das evidências científicas produzidas nos estudos e têm o intuito de unificar o conhecimento sobre determinado assunto, padronizando o manejo das doenças. Elas são importantes, pois norteiam e auxiliam o atendimento médico, além de serem aplicáveis a considerável proporção de pacientes. Entretanto, nem todo paciente visto em consultório tem características semelhantes às dos participantes de ensaios clínicos e, portanto, a assistência médica necessita ser individualizada.

A Imunologia Clínica e Alergia aborda tanto doenças de alta prevalência quanto doenças raras graves que são negligenciadas e subdiagnosticadas. Por exemplo, estima-se que 10% da população mundial tenha asma e 30%, rinite. Com relação às doenças raras, há um hiato de pelo menos dez anos entre o início dos sintomas e o diagnóstico da imunodeficiência comum variável ou do angioedema hereditário, e a taxa de mortalidade dos pacientes não diagnosticados com essas enfermidades é muito alta. A especialidade Imunologia Clínica e Alergia, que permeia e interage com grande número de outras disciplinas, vem se tornando mais resolutiva e proativa, com foco na promoção do bem-estar do ser humano, como um ser biopsicossocial e espiritual. Hoje, preconiza-se que a medicina seja de precisão e apresente quatro características principais, sendo denominada a "Medicina dos quatro Ps". Ela deve ser personalizada, preventiva, preditiva e participativa.

Referências bibliográficas

1. Mosmann TR, Cherwinski H, Bond MW, Giedlin MA, Coffman RL. Two types of murine helper T cell clone. J Immunol. 1986; 136:2348-57.
2. Romagnani S. Development oh Th1- or Th2-dominated immune response: what about the polarizing signals? Int J Clin Lab Res. 1996; 26:83-98.
3. Kourilsky P, Truff a-Bachi P. Cytokine fields and the polarization of the immune response. TRENDS in Immunology. 2001; 22:502-9.
4. Jankovic D, Liu Z, Gause WC. Th1- and Th2-cell commitment during infectious disease: asymmetry in divergent pathways. TRENDS in Immunology. 2001; 22:450-7.
5. Strachan DP. Hay fever, hygiene, and household size. Br Med J. 1989; 299:1259-60.
6. von Mutius E, Martinez FD, Fritzsch C, Nicolai T, Reitmeir P, Thiemann HH. Skin test reactivity and number of siblings. Br Med J. 1994; 308:692-5.
7. Haby MM, Peat JK, Marks GB, Woolcock AJ, Leeder SR. Asthma in preschool children: prevalence and risk factors. Thorax. 2001; 56:589-95.
8. Kilpeläinen M, Terho EO, Helenius H, Koskenvuo M. Farm environment in childhood prevents the development of allergies. Clin Exp Allergy. 2000; 30:201-8.

Fundamentos da Imunologia

Ana Karolina Barreto Berselli Marinho ■ Antônio Paulo Costa Penido ■ Antonio Abílio Motta

Introdução

O mundo é povoado por microrganismos patogênicos e não patogênicos e contém uma quantidade imensa de substâncias tóxicas ou alergênicas que ameaçam a homeostasia normal do organismo humano. Os micróbios incluem ambos, os patógenos e os organismos comensais, que o hospedeiro deve tolerar ou que desafiam a função normal do tecido ou do órgão. Os patógenos possuem diversos mecanismos pelos quais eles replicam, disseminam e ameaçam as funções normais do hospedeiro. Ao mesmo tempo em que o sistema imunológico elimina micróbios patogênicos e proteínas tóxicas ou alergênicas, ele deve evitar respostas que produzam danos excessivos aos próprios tecidos ou que possam eliminar micróbios comensais benéficos.[1]

O sistema imunológico utiliza mecanismos complexos de proteção para controlar e, comumente, eliminar esses organismos e toxinas. A característica geral do sistema imunológico é a identificação de características estruturais do patógeno ou da toxina e a capacidade de reconhecer essas moléculas como distintas das células do hospedeiro. Tais discriminações hospedeiro-patógeno ou hospedeiro-toxina são essenciais para permitir ao hospedeiro eliminar a substância estranha sem danificar seus próprios tecidos.[1]

O sistema imunológico é composto por um conjunto integrado de moléculas, células e órgãos que formam uma complexa rede envolvida na defesa do hospedeiro. Esse sistema protege a pele, o trato respiratório, o trato digestório e outras regiões do organismo em contato com antígenos estranhos, como micróbios (bactérias, fungos e parasitas), vírus, células tumorais e toxinas. Essa defesa é dividida em resposta imune inata e resposta imune adaptativa.[2,3]

Simplificadamente, o sistema imunológico pode ser dividido em duas linhas de defesa: imunidades inata e adaptativa. A imunidade inata representa a primeira linha de defesa contra um patógeno intruso. Ela consiste em mecanismos de defesas celulares e bioquímicos que reagem a estruturas presentes em grupos de microrganismos. A resposta imune inata do hospedeiro ocorre imediatamente ou horas depois do contato com o patógeno.[2,4]

A resposta imune inata não tem memória imunológica e, portanto, é incapaz de reconhecer ou memorizar o mesmo patógeno que o organismo pudesse se expor futuramente. A imunidade adaptativa, por outro lado, é antígeno-dependente e antígeno-específica e, portanto, envolve um tempo mais prolongado entre a exposição ao antígeno e a resposta máxima. A marca da imunidade adaptativa é a capacidade para memória que capacita o hospedeiro a montar uma resposta imune mais

Introdução à Alergia e à Imunologia

rápida e mais eficiente quando ocorre uma exposição subsequente ao antígeno. As imunidades inata e adaptativa não são reciprocamente mecanismos exclusivos de defesa, mas são complementares e as deficiências em qualquer dos sistemas resultam na vulnerabilidade do hospedeiro.[2,4] As principais características gerais das células imunes inata e adaptativa estão resumidas na Tabela 2.1.

Imunidade inata

A resposta imune inata se caracteriza por uma resposta rápida e efetiva por meio da ativação celular e da liberação de produtos inflamatórios direcionados para uma ampla variedade de microrganismos. A imunidade inata compreende quatro tipos de barreiras defensivas: anatômica, fisiológica (temperatura, pH baixo e mediadores químicos), endocitose/fagocitose e resposta inflamatória.[2,3] As barreiras anatômicas e os mecanismos fisiológicos da imunidade natural proporcionam proteção imediata contra invasão de muitos agentes exógenos e consistem na pele intacta, membranas mucosas, no pH ácido do estômago e nos reflexos fisiológicos (tosse, espirro, vômito ou diarreia).[3]

A resposta imune inata constitui a primeira linha de defesa pelo qual muitos dos microrganismos patogênicos são rapidamente controlados e eliminados. A marca da imunidade inata encontra-se em seu imediatismo e rapidez de resposta que permitem ao sistema reagir rapidamente durante as infecções e exibe uma flexibilidade e adaptabilidade contra a maioria dos intrusos estranhos, usando um grupo relativamente pequeno de receptores. Além disso, a imunidade inata participa ativamente e é necessária para a indução da imunidade adaptativa.[3]

Uma função primária da imunidade inata é o recrutamento das células imunológicas para os sítios de infecção e inflamação por meio da produção de citocinas. A produção de citocina leva à produção de anticorpos e outras proteínas e glicoproteínas que ativam o sistema complemento, uma cascata bioquímica que funciona para identificar e opsonizar antígenos, tornando-os suscetíveis à fagocitose (processo que engloba os micróbios e remove os detritos celulares). A resposta imune inata também promove o clareamento das células mortas, dos complexos de anticorpos e das substâncias estranhas presentes no organismo, tecidos, sangue e linfa. Tal resposta também ativa a resposta imune adaptativa por meio de um processo conhecido como apresentação antigênica.[2]

As células que estão envolvidas na reposta imune inata, como a fagocitose (macrófagos e neutrófilos), incluem células dendríticas, mastócitos, basófilos, eosinófilos, células *natural killer* (NK) e linfócitos. Os fagócitos são subdivididos em dois tipos principais: neutrófilos e macrófagos. Ambas as células dividem funções semelhantes: englobar o micróbio (fagocitose). Além da propriedade fagocítica, os neutrófilos contêm grânulos que, quando liberados, auxiliam na eliminação dos patógenos. Diferentemente dos neutrófilos (que têm vida curta), os macrófagos são células com vida longa que não apenas participam da fagocitose mas também estão envolvidos na apresentação antigênica ao linfócito T.[2]

Os macrófagos são denominados conforme o tecido em que residem. Por exemplo, os macrófagos presentes no fígado são denominados células de Kupffer enquanto aqueles presentes nos tecidos conectivos, de histiócitos. As células dendríticas são fagócitos e funcionam como células apresenta-

Tabela 2.1. Características gerais das respostas imunes inata e adaptativa		
Características	*Inata*	*Adaptativa*
Especificidade	Grupos	Antígenos
Diversidade	Limitada	Ampla
Memória	Não	Sim
Barreiras	Pele, mucosa	Linfócitos e anticorpos
Proteínas séricas	Complemento	Anticorpos
Células	Fagócitos, células NK	Linfócitos

Fonte: os autores.

doras de antígeno (APCs). Elas atuam como mensageiras importantes entre as imunidades inata e adaptativa.[2]

Os mastócitos e basófilos dividem muitas características e ambos são instrumentos no início da resposta inflamatória aguda, como aquelas observadas na alergia e na asma. As células NK participam principalmente na rejeição de tumores e na destruição de células infectadas por vírus. A destruição das células infectadas é realizada por meio da liberação de perforinas e granzimas dos grânulos das células NK que induzem a apoptose (morte celular programada).[2]

A imunidade inata é ativada por componentes estruturais comuns encontrados em uma ampla variedade de microrganismos, que são genericamente chamados de padrões moleculares associados a patógenos (PAMPs). Uma grande diversidade de receptores está envolvida no reconhecimento desses PAMPs e de antígenos. Os receptores da resposta inata mostram uma diversidade relativamente baixa e representam um grupo de receptores com repertório limitado e tais receptores são genericamente denominados receptores de reconhecimento de padrões (PRRs).[3]

Os PAMPs são reconhecidos pelos PRRs nas células dos sistemas imunológicos, inato e adaptativo. Os PAMPs são estruturas moleculares muito conservadas presentes nos micróbios sem maiores variações em suas composições. Tais padrões moleculares, como LPS, não estão presentes no hospedeiro e são responsáveis por ativar a resposta imune inata.[3]

Os receptores *Toll-like* (TLRs) são uma importante família de moléculas na superfície celular capaz de reconhecer muitos PAMPs diferentes. Nos humanos, existem cerca de 10 TLRs conhecidos, as principais funções dos TLRs são ativar a resposta imune inata e intensificar a imunidade adaptativa.[3]

Imunidade adaptativa

A imunidade adaptativa representa um sistema de reconhecimento de receptores antígeno-específicos encontrado exclusivamente nos linfócitos, que demonstra grandes complexidade e especificidade. Embora a resposta adaptativa apareça mais tardiamente em relação à imunidade inata, a duração do seu efeito é mais prolongada. Os alvos das respostas imunes adaptativas são os antígenos, que são estruturas muito específicas que induzem imunidade mediada por células ou síntese de anticorpos depois da ativação dos linfócitos T e B, respectivamente.[3]

A imunidade adaptativa desenvolve-se quando a imunidade inata é insuficiente para eliminar o processo infeccioso e, portanto, a infecção se estabelece. As funções primárias da resposta imune adaptativa são o reconhecimento dos antígenos não próprios específicos no contexto de antígenos próprios (complexo principal de histocompatibilidade – MHC); a geração das vias efetoras imunológicas patógeno-específicas que eliminam patógenos específicos ou células infectadas por patógenos; e o desenvolvimento de uma memória imunológica que pode, sob estímulo, rapidamente eliminar um patógeno específico. As células do sistema imunológico adaptativo incluem: linfócitos T, que são ativados através da ação da célula apresentadora de antígeno (APC) e os linfócitos B.[2]

Linfócitos T e APC

Os linfócitos T (ou células T) derivam da célula-tronco hematopoiética na medula óssea e, depois da migração, se tornam maduros no timo. Essas células expressam um único receptor ligador de antígeno na sua membrana, conhecido como receptor de célula T (TCR) e requer a ação da APC (normalmente célula dendrítica, mas também macrófagos, linfócitos B, fibroblastos e células epiteliais) para reconhecer um antígeno específico. A superfície das APCs expressam proteínas de superfície celular chamadas de complexo principal de histocompatibilidade (MHC). Os MHCs são classificados em classe I (também denominado antígeno leucocitário humano – HLA A, B e C), que são encontrados em todas as células nucleadas; e classe II (HLA DP, DQ e DR), que são encontrados somente em certas células do sistema imunológico, incluindo macrófagos, células dendríticas e linfócitos B. As moléculas MHC classe I apresentam peptídeos endógenos (intracelulares) e as moléculas

Introdução à Alergia e à Imunologia

MHC II apresentam peptídeos exógenos (extracelulares) aos linfócitos. A proteína MHC expressa fragmentos dos antígenos (peptídeos) quando a célula está infectada com um patógeno ou ou fagocitou proteínas estranhas.[2]

As células T são ativadas quando encontram uma APC que digeriu um antígeno e está expondo fragmentos do antígeno ligados às suas moléculas de MHC. O complexo antígeno-MHC ativa o TCR e o linfócito T secreta citocinas que posteriormente controlam a resposta imune. Este processo de apresentação antigênica estimula o LT a se diferenciar em LT citotóxico (células CD8[+]) ou LT auxiliador ou *helper* (Th) (células CD4[+]).[2]

Os LTs citotóxicos estão primariamente envolvidos na destruição das células infectadas por agentes estranhos. Eles são ativados pela interação de seus TCRs com as moléculas de MHC I ligadas ao peptídeo. A expansão clonal dos LTs citotóxicos produz células efetoras que liberam perforina e granzimas (proteínas que causam lise da célula-alvo) e granulisina (uma substância que induz apoptose das células-alvo). Sobre a resolução da infecção, a maioria das células efetoras morre e essas células são clareadas pelos fagócitos. Entretanto, algumas dessas células são retidas como células de memória que podem rapidamente se diferenciar em células efetoras quando expostas novamente ao mesmo antígeno.[2]

Os LT *helper* (Th) têm papel importante em estabelecer e maximizar a resposta imune. Essas células não têm atividade citotóxica ou fagocítica, e não podem matar células infectadas ou clarear patógenos. Entretanto, elas medeiam a resposta imune por direcionar outras células a realizar tais tarefas. As células Th são ativadas por meio do reconhecimento do antígeno ligado às moléculas de MHC II pelo TCR. Uma vez ativadas, as células Th liberam citocinas que influenciam a atividade de muitas células, incluindo APCs que os ativaram. Dois tipos de resposta das células Th podem ser induzidas por uma APC: Th1 ou Th2. A resposta Th1 é caracterizada pela produção de interferon-γ (IFN-γ) que ativa as atividades bactericidas dos macrófagos e outras citocinas que induzem os LB a secretar anticorpos neutralizantes e aqueles que realizam a opsonização. A resposta Th2 é caracterizada pela liberação de citocinas ou interleucinas (IL)-4, 5 e 13 que estão envolvidas na ativação e no recrutamento de LB produtores de imunoglobulina E (IgE), mastócitos e eosinófilos. As IgEs estão associadas a reações alérgicas e doenças atópicas. Do mesmo modo que os LT citotóxicos, as células Th morrerão com a resolução da infecção; todavia, algumas células Th se transformarão em células de memória.[2,4]

O terceiro tipo de LT é conhecido como LT regulatório (T reg). Essas células limitam e suprimem as reações do sistema imunológico e, assim, podem funcionar para controlar respostas imunes anormais aos antígenos próprios e o desenvolvimento de doenças autoimunes.[2,4]

Linfócitos B

Os linfócitos ou células B se originam das células hematopoiéticas na medula óssea e, após maturação, deixam a medula expressando apenas um único receptor de ligação ao antígeno na sua membrana. Diferente dos LT, as células B podem reconhecer antígenos livres diretamente, sem a necessidade de APCs. A principal função das células B é a produção de anticorpos contra antígenos estranhos.[2] A principal função dos LB na resposta imune é a resposta mediada por anticorpos, também denominada resposta humoral.[2]

Quando ativados por antígenos estranhos, as células B se proliferam e se diferenciam em plasmócitos que secretam anticorpos ou células B de memória. As células B de memória são células que surgem depois de uma infecção anterior, apresentam vida longa e continuam a expressar os receptores ligadores desses antígenos. Tais células respondem rapidamente após uma reexposição ao mesmo antígeno.[2]

Os plasmócitos, por outro lado, não expressam receptores ligadores de antígenos. Essas células de vida curta sofrem apoptose quando o agente que induziu a resposta imune foi eliminado.[2]

Os receptores de linfócito T (TCR) e de linfócitos B (BCR) são proteínas geneticamente codificadas com grande diversidade devido à recombinação genética e à mutação, assim, proporcionando um extenso repertório de moléculas que detectam antígenos seletivamente. Esta resposta leva tempo para ser montada (3 a 10 dias) depois do primeiro contato com o antígeno. Entretanto, a resposta é mais rápida e mais intensa depois de um segundo ou terceiro contato (1 a 2 dias), um fenômeno associado à memória imunológica.[3]

As principais diferenças entre as células imunes inata e adaptativa estão resumidas na Tabela 2.2.

Células linfoides inatas

As células linfoides inatas (ILCs – subtipos inatos do linfócito T) possibilitam o direcionamento precoce do sistema imunológico para a resposta apropriada durante estratégias preventivas e terapêuticas destinadas a patógenos e patologias inflamatórias.

Estas células são divididas em três tipos: ILC1, ILC2 e ILC3. Depois de um quadro de infecção por vírus ou bactérias, as ILC1s, que são consideradas assassinas naturais citotóxicas, expressam a citocina efetora tipo 1 interferon-γ (IFN-γ), que induz a ativação de macrófagos e a produção de radicais de oxigênio. Depois da infecção com grandes parasitas, como helmintos, as ILC2s produzem interleucina 4 (IL-4), IL-5 e IL-13, que provocarão vasodilatação e produção extracelular de matriz e muco, assim como a ativação de macrófagos M2 (também chamados de "macrófagos ativados alternativos"). Finalmente, microrganismos extracelulares, como bactérias e fungos, ativam ILC3s para produzir IL-17, IL-22 e linfotoxinas, que coletivamente levam à produção de peptídeos antimicrobianos (AMPs) pelo epitélio das células e a geração e recrutamento de neutrófilos. Portanto, ILC1, ILC2 e ILC3 são as contrapartes inatas da resposta TH1, TH2 e TH175.

Mecanismos de hipersensibilidade

A resposta imune adaptativa promove uma proteção contra infecções bacterianas, virais, fúngicas ou parasitárias, sendo capaz de proteger o organismo contra repetidos "ataques" infecciosos desses mesmos agentes, agentes similares ou toxinas. Às vezes, algumas dessas respostas imunes podem dar origem a uma resposta exagerada ou inapropriada que denominamos reação de hipersensibilidade.

A forma mais comum de hipersensibilidade é devida a resposta alérgica. Essa resposta de hipersensibilidade pode ocorrer como resposta a antígenos orgânicos (proteínas), como na sensibilização a proteínas das fezcs de ácaros causando a crises de asma e/ou rinite alérgica ou inorgânica (metais), como na dermatite de contato por adornos feitos de níquel.[4]

Tabela 2.2. Principais diferenças entre as respostas imunes inata e adaptativa		
Características	*Inata*	*Adaptativa*
Tempo para resposta	Rápido: minutos a horas	Resposta primária: 3 a 6 dias Resposta de memória: 1 a 2 dias
Indutores moleculares	PAMPs: estruturas comuns encontrada em muitos agentes infecciosos	Antígenos: macromoléculas (proteínas e polissacarídeos), formado por epítopos, presentes nas moléculas estranhas
Receptores	Receptores de reconhecimento de padrão (PRRs)	Receptores específicos (TCR e BCR): genes com rearranjo somático
Número de receptores	Entre 10^2 e 10^3	Entre 10^{14} e 10^{18}
Afinidade dos receptores	Baixa	Alta
Células	Neutrófilos, monócitos, macrófagos, eosinófilos, basófilos, epitélio, endotélio, célula dendrítica, NK, mastócitos	Linfócitos T e B
Mecanismos efetores	Citocinas, quimiocinas, fagócitos, inflamação apoptose mediada por células	Citocinas, citotoxicidade celular, neutralização, opsonização, anticorpos ativadores de complemento

Fonte: os autores.

Em 1963, Gell e Coombs propuseram uma classificação dos mecanismos de hipersensibilidade por fármacos em quatro tipos: tipo I ou anafilática, tipo II ou citotóxica, tipo III ou por imunocomplexos e tipo IV ou tardia. Apesar dessa classificação ter sido proposta há mais de quarenta anos, ela ainda é usada para explicar os mecanismos de hipersensibilidade a alguns fármacos.[4] Os mecanismos de hipersensibilidade de Gell e Coombs estão demonstrados na Figura 2.1. Atualmente, esta classificação não consegue explicar os mecanismos de hipersensibilidade mediante os conhecimentos atuais da resposta imune. Na verdade, três diferentes situações podem ser identificadas:

a) Pseudoalérgica.
b) Reação mediada principalmente por anticorpos.
c) Reação principalmente mediada por células (esta classificação, nos dias atuais, talvez seja a mais adequada).

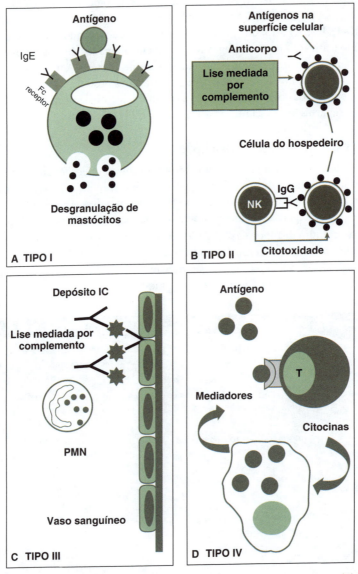

Figura 2.1. Tipos de hipersensibilidade de Gell e Coombs. **(A)** Imediata; **(B)** citotóxica; **(C)** imunocomplexos e **(D)** tardia. Fonte: adaptada de Simonetta C et al.[10]

Fundamentos da Imunologia

Em 2002, Pichler revisou e propôs uma nova classificação do mecanismo tipo IV de Gell e Coombs.[6] As principais características dessa classificação estão na Tabela 2.3. Posteriormente, esta classificação foi melhorada para que o tipo IIa seja o antigo tipo II e o tipo IIb seja classificado como estimulador de células mediadas por anticorpos (doença de Graves e o tipo autoimune de urticária crônica espontânea). O tipo IV tem quatro categorias principais: o tipo IVa é o linfócito CD4+ Th1 mediado pela ativação de macrófagos (formação de granuloma e diabetes melito tipo I); tipo IVb é o linfócito CD4+ Th2 mediado com envolvimento eosinofílico (asma persistente e rinite alérgica); tipo IVc é o linfócito T CD8+ citotóxico com envolvimento de perforina-granzima B na apoptose (síndrome de Stevens-Johnson e necrólise epidérmica tóxica); o tipo IVd é a inflamação neutrofílica induzida por linfócitos T (psoríase pustulosa e pustulose exantemática generalizada aguda). Algumas doenças têm vários tipos de hipersensibilidade imunológica.[6]

Hipersensibilidade do tipo I

Esta reação de hipersensibilidade é caracterizada pela produção de anticorpos da classe IgE contra antígenos proteicos estranhos, comumente encontrados no meio ambiente, por exemplo, ácaros, fungos etc. A IgE liga-se especificamente a receptores de alta afinidade (FcεRI) dos mastócitos e/ou basófilos, desgranulando essas células e liberando uma série de mediadores vasoativos e inflamatórios, sendo os principais a histamina, os leucotrienos e as citocinas.

Tabela 2.3. Tipos de hipersensibilidade, mediadores e patologias relacionadas						
Tipo	Nome	Resposta	Tempo após reação	Mediadores/ resposta	Dano	Manifestações clínicas
I	Imediata	IgE	10 a 30 min até 1 hora	Histamina, prostaglandinas, leucotrienos, citocinas	Vasodilatação, edema/choque, broncoconstricção	Anafilaxia, asma/rinite, urticária
IIa	Citotóxica	IgG, IgM, ADCC	< 24 horas até 7dias ou meses	Complemento células NK	Citopenias	Anemia hemolítica, plaquetopenia
IIb	Anticorpo estimulador da célula	IgG-autoanticorpos, anti-FcεRIa (mastócitos e basófilos), anticorpo antirreceptor de TSH (estimulante)	–	Histamina, prostaglandinas, leucotrienos, citocinas, hormônios	Vasodilatação, edema/inflamação	UCE, doença de graves
III	Imunocomplexo	Imunocomplexos de IgG, IgM, membrana basal	1 a 72 horas ou 2 a 3 semanas	Complemento células PMN	Inflamação	Doença do soro, vasculite
IVa	Celular ou tardia	LTh1 (IFN-γ)	24 a 72 horas	LT citocinas macrófagos	Inflamação necrose	Dermatite de contato
IVb		LTh2, IL5, IL4	> 72 horas	Eosinófilos	Exantema maculopapular/ bolhoso	DHS
IVc		LT, CTL/perforinas	> 72 horas	CD4, CD8	Apoptose	Stevens-Johnson, NET
IVd		LT, IL8	> 72 horas	Ativação de neutrófilos	Exantema, pústulas	PEGA

LB: linfócito B, LT: linfócito T, ADCC: citotoxicidade celular dependente de anticorpos, PMN: polimorfonucleares, IFN-γ: interferon-γ, IL: interleucinas, DHS: síndrome de hipersensibilidade a drogas, NET: necroepidermólise bolhosa, PEGA: pustulose exantemática aguda, UCE: urticária crônica espontânea. Fonte: adaptada de Pichler W *et al.*[8] e Ditto AM.[11]

Capítulo 2

Introdução à Alergia e à Imunologia

Quando um indivíduo é sensibilizado a certo antígeno este pode se ligar a duas moléculas IgE específicas do antígeno presente na superfície do mastócito. Uma vez que ocorra esta ligação o mastócito é ativado, levando a desgranulação desses grânulos e a liberação de substâncias pré-formadas com atividade de vasodilatação e broncoconstrição, sendo as principais a histamina, a triptase e a heparina.

Quase simultaneamente, substâncias recém-formadas com atividade inflamatória proveniente de metabólitos do ácido araquidônico presente na membrana celular do mastócito são liberadas, sendo as principais os leucotrienos, as prostaglandinas, as citocinas, o TNF-α e a IL-4.

Algumas substâncias podem desgranular diretamente os mastócitos sem a participação da IgE, como opiáceos, contrastes radiológicos, vancomicina e componentes da via alternativa do complemento (C3a e C5a).

Esse tipo de reação pode ser comprovado por meio de teste cutâneo com antígenos específicos a que o paciente é sensibilizado (vide capítulo referente aos testes cutâneos).

Várias doenças alérgicas estão classificadas nesse grupo, por exemplo: asma, rinite, conjuntivite, urticária, anafilaxia etc.[4]

Hipersensibilidade do tipo II

A hipersensibilidade do tipo II ou citotóxica ocorre quando anticorpos da classe IgG ou IgM são produzidos contra antígenos presentes em superfície de células ou tecidos. Esses anticorpos podem desencadear reações de citotoxicidade por meio de dois mecanismos:

- Ação direta de macrófagos, neutrófilos e eosinófilos que se unem a anticorpos presentes na superfície celular, sobretudo células sanguíneas pela porção Fc dos receptores dos anticorpos.
- Ativação da via clássica do complemento por anticorpos resultando em lise celular. Exemplos desse mecanismo: anemia hemolítica autoimune, reações transfusionais (incompatibilidade sanguínea), hemólise do recém-nascido, reação aguda enxerto contra hospedeiro, plaquetopenia por drogas, pênfigo (autoanticorpos contra moléculas de adesão intercelular) etc.[7,8]

Hipersensibilidade do tipo III

A hipersensibilidade do tipo III ou por imunocomplexos, ocorre quando esses imunocomplexos, microprecipitados, não conseguem ser depurados pelos macrófagos ou por outras células do sistema reticuloendotelial, precipitando-se na membrana basal dos vasos, sobretudo nos pulmões, articulações, pele e rins, ativando o complemento e outras células com atividade inflamatória. A doença do soro e o lúpus eritematoso sistêmico são exemplos desse tipo de hipersensibilidade.

Este tipo de hipersensibilidade pode ser comprovado pela reação de *Arthus*, no qual o antígeno a que o paciente é sensibilizado é injetado por via intradérmica e a leitura da reação é feita depois de 6 a 8 horas, se ocorrer uma reação inflamatória no local o teste é considerado positivo.[4,7]

Hipersensibilidade do tipo IV

A reação do tipo IV ou tardia ocorre depois de 12 horas e é mediada por células onde o linfócito T específico é a principal célula efetora. Quando um antígeno exógeno é aplicado na epiderme ou pela via intradérmica em um indivíduo sensibilizado, esse antígeno, se for LT-específico, vai estimular uma resposta inflamatória local depois de 24 a 72 horas.

Algumas substâncias com baixo peso molecular ligam-se a proteínas da própria pele formando antígenos com alto peso molecular que podem levar à sensibilização (via aferente). O conjugado hapteno-proteína entra na epiderme, liga-se a célula de Langerhans, ativa os queratinócitos e células da derme e liberam várias citocinas com propriedades inflamatórias como: IL1, IL-6, IL-8, TNF-α e GM-CSF. A célula de Langerhans, ligada ao conjugado por meio do complexo MHC, vai para o linfonodo regional periférico.

No linfonodo, o LTh0 é sensibilizado gerando clones de LTh1 específicos. Esta é a fase de sensibilização (via aferente) que ocorre por volta de dez dias. Depois dessa fase, se o indivíduo entrar em contato novamente com a mesma substância a que foi sensibilizado anteriormente, os seus LTh1 sensibilizados já possuem receptores específicos que serão guiados pelas moléculas de adesão presentes nas células endoteliais, em seguida reconhecerão o antígeno ligado a célula de Langerhans e passarão a secretar várias citocinas como: IFN-γ, TNF-β, GM-CSF e IL-2, resultando em um processo inflamatório com edema intercelular (espongiose). Essa fase é conhecida como fase de eczematização (via eferente), que dura entre 12 e 36 horas. A dermatite de contato alérgica e o teste do PPD são exemplos desse tipo de hipersensibilidade.[4,7]

Muitos livros didáticos de imunologia ainda se referem a essa classificação para explicar, principalmente, os mecanismos de sensibilização a fármacos. Porém, muitos outros tipos de reação de hipersensibilidade, mediante aos conhecimentos atuais da imunologia, não conseguem ser explicados apenas por esses mecanismos descritos por Gell & Coombs,[7] motivo pelo qual a nova classificação tem sido proposta como citado na Tabela 2.3.

Referências bibliográficas

1. Chaplin DD. Overview of the immune response. J Allergy Clin Immunol. 2010; 125:S3-23.
2. Warrington R, Watson W, Kim HL, Antonetti FR. An introduction to immunology and immunopathology. Asthma Clin Immunol. 2011; 7:S1:1-8.
3. Escobar-Gutiérrez A, Pedraza-Sánchez S, Bastarrachea-Rivera JR. Innate immunity. In: Immunology IV – Clinical applications in health and disease. 2012. Eds I Care Press; chapter 3: 71-99.
4. Abbas AK, Lichtman AH, Pillai S. Imunologia celular e molecular. 9. ed. 2019.
5. Uzzaman A, Cho SH. Allergy and asthma proceedings. 2012; 33(Suppl 1):S96-S99.
6. Cording S, Medvedovic J, Aychek T et al. Innate lymphoid cells in defense, immunopathology and immunotherapy. Nat Immunol. 2016; 17:755-7.
7. Gell PGH, Coombs RRA. The classification of allergic reactions underlying diseases. In: Clinical Aspects of Immunology. 1963. Eds Blackwell Science.
8. Pichler W, Yawalkar N, Schmid S, Helbling A. Pathogenesis of drug-induced exanthems. Allergy. 2002; 57:884-93.
9. Descotes J, Choquet-Kastylevsky G. Gell-Coombs's classification: is it still valid? Toxicology. 2001; 158:43-9.
10. Simonetta C, Pizzano R, Picariello G, Pinto G, Cuollo M, Chianese L et al. Allergenicity of milk protein. Biochemistry, Genetics, and Molecular Biology. 2012; Chapter 7.
11. Ditto AM. Drug allergy. Part A. Introduction, epidemiology, classification of adverse reactions, immunochemical basis, risk factors, evaluation of patients with suspected drug allergy, patient management considerations. In: Grammer LC, Greenberger PA (eds.). Patterson's Allergic Diseases. 7th ed. Philadelphia, PA: Wolters Kluwer, Lippincott, Williams & Wilkins; 2009, 238-75.

Papel Biológico da IgE

Myrthes Toledo Barros ■ Érica Maria Martins Coutinho ■ Leonardo Oliveira Mendonça

Introdução

O termo hipersensibilidade é utilizado quando a resposta imune adaptativa ocorre de maneira exacerbada desencadeando inflamação e promovendo ao dano tecidual. As reações de hipersensibilidade não são desencadeadas durante um primeiro contato com o antígeno e sim em contatos subsequentes, sendo dependentes da memória imunológica. Gel e Coombs descreveram quatro tipos de reações de hipersensibilidade: tipos I, II, III e IV – que podem sobrepor-se, sendo os três primeiros mediados por anticorpos e o último por células T e macrófagos.[1]

As reações de hipersensibilidade tipo I podem ser mediadas por IgE ou não-IgE mediadas. Quando mediadas por IgE, caracterizam-se pelo início rápido em alguns indivíduos após contato com antígenos aos quais já haviam sido expostos, ou seja, dependem da memória imunológica. Os efeitos produzidos resultam da ação conjunta de uma gama de mediadores inflamatórios liberados após a ligação dos alérgenos a anticorpos específicos IgE presentes na superfície de células efetoras e consequente ativação celular.[1]

O objetivo principal deste capítulo é abordar os aspectos primordiais do mecanismo de hipersensibilidade tipo I mediado pela IgE, as principais características e função biológica dessa imunoglobulina e apresentar, sucintamente, as principais doenças decorrentes da resposta imunológica exacerbada aos vários antígenos aos quais os indivíduos estão normalmente expostos. As manifestações clínicas, os métodos diagnósticos e conduta terapêutica nas diversas doenças serão abordados nos capítulos correspondentes.

Imunoglobulina E (IgE) e receptores celulares

A IgE é um dos cinco isotipos de imunoglobulinas humanas e, a exemplo das demais, é composta por duas cadeias leves (kapa e lambda) e duas cadeias pesadas (ε) idênticas, sendo estas últimas as responsáveis pela diferenciação entre a IgE e os demais isotipos. Apresenta peso molecular de 190 kDa, é termolábil e não tem a capacidade de atravessar a barreira placentária ou de ativar o sistema complemento *in vivo*. Seus níveis séricos variam de 0 a 0,002 mg/mL, correspondendo a menos de 0,001% do total das imunoglobulinas circulantes.[2,3]

Pelo fato de a IgE não atravessar a barreira placentária, seus valores no cordão umbilical são extremamente baixos (< 2 kIU/L ou < 4,8 mg/L). Depois do nascimento, essa concentração aumenta

Introdução a Alergia e Imunologia

lenta e gradativamente até atingir um pico máximo entre 10 e 15 anos de idade. Os níveis de IgE são influenciados por características genéticas, raciais, estado imunológico e diversos fatores ambientais, como parasitoses e exposição a alérgenos.[2,3]

Há fortes evidências de que o papel fisiológico da IgE, inicialmente denominada anticorpo reagínico, seja a participação na morte de parasitas nematoides.[2,3] O termo reagínico refere-se à capacidade de fixação da IgE a receptores presentes na superfície de células da pele e de outros tecidos tornando-a apta a ligar-se aos alérgenos.[1-3]

Receptores celulares para a IgE, há dois tipos de receptores:

a) *Receptores de alta afinidade (FcεRI)*: são expressos sob as isoformas tetramérica ou trimérica. Os receptores tetramétricos $\alpha\beta\gamma2$ estão presentes na membrana de mastócitos e basófilos e são responsáveis pela transmissão do sinal de desgranulação celular depois da ligação da IgE ao alérgeno. A cadeia-alfa contem dois domínios extracelulares semelhantes às imunoglobulinas que se ligam ao domínio C3 da cadeia pesada da IgE (Cε3): a cadeia-beta é amplificadora do sinal de ativação; as cadeias-gama, similares à encontrada no receptor Fc para IgG, são responsáveis pela tradução do sinal de ativação. A ligação entre o receptor FcεRI e o domínio C3 da IgE é altamente dependente da glicosilação da molécula dessa imunoglobulina.[2,3] A expressão do FcεRI por mastócitos e basófilos é regulada positivamente pela IgE e pela IL-4, constituindo um mecanismo de amplificação das reações alérgicas.[2,3]

Em humanos, os receptores triméricos $\alpha\gamma2$ também estão expressos, embora em níveis menores, em células de Langerhans, monócitos, células dendríticas, plaquetas, neutrófilos e eosinófilos ativados, com a característica de não conter a cadeia amplificadora beta. Uma hipótese é que a forma trimérica $\alpha\gamma2$ em humanos participe do transporte de antígenos capturados pela IgE nos tecidos para os linfonodos periféricos para iniciar a resposta imune.[1-3]

b) *Receptores de baixa afinidade (FcεRII ou CD23)*: estão presentes em linfócitos T e B, monócitos, macrófagos, células de Langerhans, eosinófilos e plaquetas. Constituem glicoproteínas transmembranosas de cadeia única, que em humanos ocorrem sob duas isoformas: FcεRIIa, encontrada constitutivamente apenas em linfócitos B e a isoforma induzível FcεRIIb, presente em linfócitos T e B, monócitos e eosinófilos.[2,3]

À semelhança do que ocorre com os receptores de alta afinidade, a expressão do CD23 é regulada positivamente pelos níveis de IL-4 e pela concentração sérica de IgE. Existe uma forma solúvel do CD23 (sCD23) que é liberada da membrana celular por proteases endógenas (p. ex., metaloproteinases) e exógenas (entre as quais inclui-se o alérgeno principal do *D. pteronyssinus*).[2,3]

Função biológica dos receptores para IgE: a principal função dos receptores de alta afinidade (FcεRI) parece ser a promoção da citotoxicidade celular dependente de anticorpos (ADCC) contra parasitas envolvendo não apenas mastócitos e basófilos, assim como macrófagos, eosinófilos e plaquetas. Adicionalmente, como os complexos antígeno-IgE ligados ao receptor de alta afinidade são internalizados e degradados, os peptídeos podem ser apresentados às células T por moléculas classe II do MHC, o que pode constituir uma importante via de amplificação das respostas específicas para IgE.[2,3]

A alta afinidade dos anticorpos IgE para seu receptor (FcεRI), assim como a potência dos mediadores liberados por mastócitos e basófilos, é responsável por uma ampla resposta imune a alérgenos cuja intensidade está sujeita a mecanismos reguladores. Entre estes, os mais importantes são:

a) *Modulação positiva da expressão do receptor FcεRI pela IgE sérica*: à medida que a exposição ao alérgeno diminui ou cessa, os níveis de IgE também diminuem e isso parece constituir um forte determinante para a queda da densidade de expressão do receptor FcεRI e, consequentemente, da ativação celular.[1,3] Essa observação fornece uma justificativa para o uso de terapias como omalizumabe, que visa o bloqueio da IgE na prevenção de respostas alérgicas por meio da regulação negativa da expressão do FcεRI;[4]

18

Parte 1

b) *sinalização negativa por anticorpos IgG:* anticorpos IgG podem interagir com os mesmos alérgenos que a IgE ligada ao FcεRI, atenuando a força do sinal de ativação celular mediado por esse receptor. Isso é devido ao fato dos anticorpos IgG poderem se ligar a seu receptor inibitório (FcγRIIb), desencadeando sinalização negativa;[3]

c) *bloqueio da ligação da IgE ao FcεRI:* a forma solúvel da cadeia alfa do receptor de alta afinidade (FcεRI-a solúvel) é liberada depois da ligação de alérgenos à IgE na superfície de células em cultura. Sua função ainda não está esclarecida, mas há evidências de que uma forma recombinante da FcεRI-a solúvel seja capaz de bloquear a ativação de mastócitos e basófilos, bem como a anafilaxia cutânea passiva *in vitro*, desempenhando um papel regulador negativo das reações alérgicas mediadas por IgE; também pode atuar como um análogo natural do omalizumabe, uma vez que ambos competem pela ligação ao mesmo domínio Cε3 da IgE.[3,4]

Os receptores de baixa afinidade CD23 também participam da internalização de complexos antígeno-IgE, de seu processamento e de sua apresentação por moléculas do MHC, exercendo papel na síntese de IgE. Até agora não há evidências de que as isoformas FcεRIIa e FcεRIIb apresentem diferentes atividades biológicas, que ainda não estão bem estabelecidas.[2,3] As principais funções conhecidas do receptor CD23 são:

a) Transporte transepitelial de complexos alérgeno-IgE da luz dos tratos respiratório e gastrintestinal para o interior da mucosa, promovendo o contato entre os alérgenos inalados ou ingeridos com os mastócitos residentes nas mucosas.[3]

b) O CD23 presente na superfície de células apresentadoras de antígenos aumenta a captação dos complexos antígeno-IgE contribuindo para seu processamento e apresentação por moléculas do MHC aos linfócitos Th2, desempenhando assim um papel na síntese de IgE.[3]

c) Presente na superfície de células B, o CD23 ativado por anticorpos inibe a síntese de IgE, o que pode ser evidenciado durante a terapia com anti-CD23 (lumiliximab).[4,5]

d) A porção extramembrana do CD23 é crucial para a ligação da IgE e pode ser bloqueada por anticorpos anti-IgE.[4] Por outro lado, uma forma solúvel de CD23 obtida pela clivagem enzimática desse receptor tem um efeito contrário ao do CD23 presente na membrana celular, aumentando a produção de IgE.[6]

Hipersensibilidade tipo 1

Entre os vários estímulos que podem induzir a ativação de mastócitos e basófilos, provavelmente os mais importantes são aqueles mediados pela IgE ligada ao FcεRI na superfície celular. A ativação tem início quando alérgenos multivalentes ligam-se a duas moléculas contíguas de IgE pré-fixadas no FcεRI. Quando o número de receptores agregados atinge um limiar crítico de ativação, os mastócitos e os basófilos liberam vários tipos de mediadores inflamatórios que agem diretamente nos tecidos causando reações inflamatórias. Adicionalmente, esses mediadores recrutam e ativam outras células, especialmente eosinófilos, que por sua vez liberam mais mediadores, propagando desse modo reações alérgicas em cadeia.[1-3]

Tipos de mediadores

Logo após o início da ativação, os mastócitos e basófilos liberam sequencialmente três tipos principais de mediadores:

a) *Mediadores pré-formados:* estão armazenados no interior dos grânulos e incluem as aminas biogênicas ou vasoativas (sobretudo histamina), proteases neutras (alfa-triptase, beta-triptase, quimase e carboxipeptidase mastocitária, além da catepsina G), proteoglicanos (heparina e condroitin-sulfato E) e fatores quimiotácteis para eosinófilos e neutrófilos.[1-3]

O principal desses mediadores é a histamina que interage principalmente com receptores H1 presentes em células endoteliais, células do músculo liso e sistema nervoso central. Seus efeitos principais incluem: contratura da musculatura lisa dos brônquios (broncospasmo), do trato gastrintestinal (aumento do peristaltismo) e do trato genitourinário (micção involuntária); contração das células endoteliais promovendo ao aumento do espaço interendotelial, aumento da permeabilidade vascular e extravasamento do plasma para os tecidos (edema); estímulo da síntese de relaxantes da musculatura lisa vascular como prostaciclina PGI2 e óxido nítrico causando vasodilatação (hipotensão e taquicardia). A histamina também atua sobre terminações nervosas (prurido e espirros) e secreção mucosa (aumento da produção e da viscosidade). Os receptores H2 são bloqueados pela cimetidina e encontram-se presentes em células parietais gástricas e, em menor proporção, em células inflamatórias, epitélio brônquico, endotélio e SNC. Os receptores H3 são encontrados no SNC e periférico e os receptores H4 em leucócitos periféricos, timo, baço e cólon.[1-3]

b) *Mediadores neoformados*: prostaglandinas e leucotrienos são originados do metabolismo do ácido araquidônico constituinte da membrana celular. A ligação da IgE na superfície celular ao alérgeno ativa a fosfolipase A2 e libera ácido araquidônico a partir de fosfolípides de membrana. A seguir, o ácido araquidônico é metabolizado pelas vias da cicloxigenase (COX) e da lipoxigenase com a produção, respectivamente, de prostaglandinas/tromboxanos e leucotrieno. As prostaglandinas PGD2 e PGF2a, os leucotrienos sulfidopeptídeos LTC4, LTD4 e LTE4 (anteriormente denominados substância de ação lenta da anafilaxia), o fator ativador de plaquetas (PAF) e a bradicinina (gerada pela ação da triptase) são formados durante a desgranulação celular. A PGD2 é o principal mediador derivado do metabolismo do ácido araquidônico produzido pelas vias da COX-1 e COX-2 e, embora seja secretada por mastócitos, não é produzida por basófilos; seus efeitos incluem a hipotensão, o broncospasmo, a inibição da agregação de plaquetas e a quimiotaxia para neutrófilos. A bradicinina e os leucotrienos sulfidopeptídeos produzidos por mastócitos e basófilos são vasoativos. Os leucotrienos são responsáveis pela broncoconstrição prolongada, aumento da secreção de muco, diminuição da contratilidade cardíaca, vasoconstrição de coronárias e artérias periféricas e vasodilatação de vênulas. Também ocorre ativação dos sistemas nervosos sensitivo, autônomo e NANC (não adrenérgico e não colinérgico). O mais potente mediador quimiotático em animais é o PAF e, em humanos, o LTB4 para eosinófilos.[1-3]

c) *Citocinas*: são geradas por transcrição, incluindo as interleucinas produzidas por linfócitos Th1 (IFN-γ, TNF-α), Th2 (IL-4, IL-5, IL-13), T reg (IL-10, TGF-β), Th17 (IL-17, IL-22, IL-21, IL-25, IL-26), Th22 (IL-22), Th9 (IL-9),[7] além de quimiocinas, tais como IL-8, proteína-1 quimiotática monocitária e proteína-1 inflamatória monocitária.[1] O TNF-α parece ser a principal citocina produzida por mastócitos humanos, existindo evidências de que possa tanto estar armazenado nos grânulos como possa ser neossintetizado depois da ativação celular. O TNF-β aumenta a reatividade brônquica e a expressão de moléculas de adesão em endotélio e epitélio, além de exercer efeitos antitumorais. A IL-4 está associada à síntese de IgE, enquanto IL-3, IL-5 e GM-CSF (fator estimulador de colônia de granulócitos e monócitos) são críticos para o desenvolvimento e a sobrevivência de eosinófilos. A reação alérgica é amplificada pela liberação de citocinas que, em conjunto, promovem a síntese de IgE, a proliferação de mastócitos, basófilos e eosinófilos, a quimiotaxia e a sobrevida celular. Em conjunto, esses mecanismos estão implicados nas manifestações clínicas das doenças alérgicas como a rinoconjuntivite, a asma, a alergia alimentar e a anafilaxia.[1-3]

Síntese de IgE

Os alérgenos induzem a síntese de anticorpos IgE cuja produção depende do tipo, concentração e via de entrada do antígeno e deflagram as reações por eles mediadas. Os mecanismos que envolvem a regulação da síntese de IgE são altamente complexos e apresentam diversas particularidades. Resumidamente, as mais conhecidas são:

a) *A diferenciação de células B em células produtoras de IgE depende fundamentalmente da atividade das citocinas IL-4 e IL-13.* Durante a resposta imune, as células B têm a sua disposição um arsenal genético capaz de originar imunoglobulinas dos vários isótipos, todos contendo a mesma região VDJ. Assim, um único clone de linfócitos B é capaz de produzir diversos isotipos e subclasses de anticorpos com diferentes funções embora com a mesma especificidade. Todas as células B são programadas para a produção inicial de IgM. Para que ocorra a troca das cadeias pesadas de IgM para outro tipo de cadeia pesada (*switch* ou troca de isotipo), é necessária a existência de dois sinais distintos, didaticamente nomeados sinais 1 e 2, dependentes de linfócitos T.[1,8]

b) *Os linfócitos T são responsáveis pelos dois sinais de ativação que levam à troca de isotipo.* O primeiro sinal é desencadeado por citocinas que atuam sobre genes da porção constante C_ε promovendo a transcrição e dependendo da interação das interleucinas IL-4 e IL-13, produzidas por diversas células como linfócitos Th2, células linfoides inatas, mastócitos e basófilos, com seus receptores de membrana IL-4R e IL-13R, respectivamente. As citocinas IL-4 e IL-13 ativam os fatores de transcrição STAT-6 e GATA-3 que, por sua vez, estimulam a diferenciação das células TCD4+ virgens no fenótipo Th2.[1-3,8] O papel da IL-4 é tão fundamental nesse processo que camundongos *knockout* para essa citocina tornam-se incapazes de promover uma resposta de IgE adequada contra parasitas.[2,3]

Embora a IL-13 também induza a transcrição ε-germline para a síntese de IgE, sua participação nesse cenário ainda não foi totalmente esclarecida. Embora compartilhando a mesma cadeia alfa do receptor da IL-4 (IL-4Rα), a IL-4 e a IL-13 atuam de modos distintos, sendo importante destacar que a IL-13, ao contrário da IL-4, não possui efeito sobre linfócitos T.[1-3] Há também diferenças quanto às cinéticas da sua produção, uma vez que a IL-4 é secretada de maneira lenta durante as primeiras 24 horas e a IL-13 de maneira abundante por pelo menos seis dias.[2,3] Estudos experimentais apontam para a importância de ambas citocinas para a produção de IgE; nesse contexto, as comparações entre camundongos *knockout* apenas para IL-4 ou apenas para IL-13 e camundongos *knockout* para ambas as citocinas demonstraram que somente aqueles que eram duplamente *knockout* eram incapazes de produzir resposta imune contra *Schistosoma*.[2]

O segundo sinal é desencadeado pela ligação entre as moléculas coestimulatórias CD40 e CD40 ligante (CD40L ou CD154) presentes na superfície de linfócitos B e T, respectivamente. O CD40 pertence à superfamília do receptor de TNF (TNFR) e é expresso em linfócitos B humanos, monócitos ativados por citocinas, células dendríticas foliculares, mas não em células T. Sua função está associada à sobrevida, ao crescimento e à diferenciação das células B. Já o CD154 é expresso transitoriamente por células Th1 ou Th2 ativadas, mas não em células em repouso. As interações entre CD40 e CD154 são rigidamente reguladas. As células T tornam-se competentes para ativar as células B via CD40 apenas depois de expressarem CD154 e esta etapa, por sua vez, exige a ativação da célula T por meio da interação entre seu receptor (TCR) e o antígeno específico. A ligação CD40/CD154 ativa o fator de transcrição NF-κB desencadeando o processo de recombinação do DNA, troca de isotipo e produção da IgE.[1-3]

Os fatores STAT6 e NF-κB ativados pela IL-4 e pelo CD40L, respectivamente, localizam-se em sítios adjacentes e atuam sinergicamente na expressão da enzima AID (*activation induced cytidine deaminase*), específica de linfócitos B ativados. Essa enzima promove a ativação do promotor Iε e medeia o desencadeando do processo de troca de isotipo e síntese de IgE.[1-3] A grande evidência do papel relevante da interação entre CD40 e CD40L (CD154) e da AID na troca de classe da IgM para a IgE baseia-se na descrição de pacientes deficientes de CD40L ou de CD40, assim como daqueles portadores de mutações no gene AID, que apresentam diagnóstico de síndrome de hiper IgM (SHIM). Nesses indivíduos, níveis séricos elevados de IgM podem ser detectados, ao lado de níveis baixos de IgG, IgA e IgE.[1-3]

Outras moléculas coestimulatórias também são importantes para a amplificação dos sinais 1 e 2 e participam nas interações que resultam na síntese de IgE. Primeiramente, destaca-se o conjunto formado por CD28 e seus ligantes CD80/CD86, presentes nas células T e B, respectivamente, que fazem parte de um mecanismo de amplificação mútua de sinais capazes de amplificar as interações entre as células T e B mediadas por CD40/CD154. Esta ligação determina também a expressão de moléculas CD80 e CD86 em células B; por outro lado, a ligação dessas moléculas ao CD28 promove aumento na expressão de CD154 nas células T, resultando no aumento do estímulo (*upregulation*) para a produção de IL-4 pelos linfócitos TCD4.[1-3] Seu papel é tão marcante que camundongos *knockout* para CD80 ou CD86 apresentam inibição da produção de IL-4 e níveis reduzidos de imunoglobulinas totais e aumento da produção de IFN-γ.[2]

c) *Células não T podem amplificar a síntese de IgE.* Está bem estabelecido que os linfócitos T são responsáveis pelos dois sinais de ativação que levam à troca de isotipo. No entanto, como basófilos ativados produzem grandes quantidades de IL-4 e IL-13, além de expressarem CD40L, tem sido sugerido que essas células possam atuar na amplificação da síntese de IgE e na diferenciação de linfócitos Th2 durante respostas alérgicas secundárias.[1-3] Há evidências experimentais de que a produção de IgE seja estimulada por células T com receptores γδ, (células Tγδ) independentemente do eixo clássico de ativação das células B, que envolve sinalização via MHC Classe II presente nos linfócitos Th2. Nesse contexto, a produção de IgE em camundongos *knockout* para MHC Classe II foi atribuída a uma possível participação de células Tγδ.[1-3]

d) *A troca de isotipo ocorre predominantemente em tecidos linfoides.* Embora a troca de isotipo ocorra predominantemente nos centros germinativos dos tecidos linfoides e as maiores concentrações de IgE sejam detectadas nas tonsilas e adenoides, este processo também pode ser detectado em mucosas dos tratos respiratório e gastrintestinal de pacientes com alergia de vias respiratórias ou alergia alimentar, mesmo naqueles que apresentam pesquisa negativa para IgE específica *in vivo* e *in vitro*.[2,3] Essa produção local de IgE em mucosas é denominada entopia e pode ser responsável por alguns casos de rinite e asma crônicas consideradas não alérgicas.[9] Também há evidências de que células B de memória produtoras de IgE possam estar localizadas na medula óssea e no baço, uma vez que foram descritos casos de pacientes que adquiriram alergias a determinados alimentos ou fármacos depois de transplante de medula óssea.[10,11]

e) *A regulação dos níveis de IgE é mediada por sua interação com receptores de baixa afinidade (FcεRII ou CD23) presentes em linfócitos.*[1-3] Nesse contexto, cabe ressaltar que em camundongos a ausência de receptores FcεRII determina níveis mais altos de IgE sérica.[12]

f) *É possível que a IgE seja produzida também fora do eixo de ativação clássico das células B que envolve sinalização via linfócitos Th2.* Em camundongos *knockout* para moléculas de histocompatibilidade Classe II, foi observada produção de IgE, possivelmente em decorrência da presença de células Tγδ. Outra possível fonte de ativação poderiam ser os superantígenos bacterianos ou mesmo o *crosslink* de IgD nos basófilos.[13]

g) *A inalação ou ingestão de antígeno em pequenas doses predispõe à produção de nove anticorpos IgE.*[2,3]

Regulação da síntese de IgE

A síntese de IgE é influenciada por características genéticas, raciais, estado imunológico e diversos fatores ambientais, e entre os fatores ambientais os mais relevantes são as parasitoses e a exposição a alérgenos ambientais.[2,3] Os níveis totais de IgE e a regulação da sua produção são fortemente influenciados por fatores genéticos. Os Estudos de Ampla Associação do Genoma (*Genome-Wide Association Studies* – GWAS) identificaram vários genes que podem ser importantes para a regulação da síntese de IgE, incluindo os genes que codificam a cadeia alfa do receptor de alta afinidade para IgE (FCεRI-alfa), STAT6 e Cluster RAD50/IL-13.[8,14]

Aspectos clínicos da reação de hipersensibilidade mediada por IgE

A hipersensibilidade tipo I caracteriza-se pela presença de uma fase imediata e de uma fase tardia que se apresentam sob diferentes aspectos clínicos.[1,15] Em indivíduos previamente sensibilizados, a fase imediata tem início minutos após a ligação do alérgeno à IgE específica fixada ao FcεRI na superfície de mastócitos e a consequente liberação de mediadores pré-formados. Caracteriza-se pelo aumento da permeabilidade vascular, edema e contração da musculatura lisa e pelo recrutamento por quimiotaxia de outras células que migram para o sítio inflamatório e liberam mediadores responsáveis pela fase tardia da hipersensibilidade tipo I (*late phase reaction* – LPR).[1,15] Esta tem início entre 2 e 4 horas depois do desencadeamento da ativação celular sendo caracterizada pelo recrutamento e acúmulo seletivo de células inflamatórias representadas por eosinófilos, basófilos, neutrófilos e linfócitos TCD4+. Sequencialmente, ocorre o aumento da expressão de moléculas de adesão, que são proteínas envolvidas nas diferentes etapas da migração celular, que possibilitam a adesão da célula ao endotélio, sua diapedese e, finalmente, a migração transepitelial. Várias citocinas atuam no aumento da expressão de moléculas de adesão, como a IL-4, a IL-8 e o TNF-α. Outras substâncias atuam especificamente no recrutamento de eosinófilos, como RANTES, MIP-1a, MCP-3, eotaxina e IL-5, que são considerados os grandes marcadores das reações alérgicas.[1,16]

Os eosinófilos podem ser ativados por numerosos estímulos, como IL-5, IL-3, GM-CSF e imunoglobulinas (IgG, IgA e IgA secretória). Aparentemente, IL-5, IL-3 e GM-CSF apresentam efeito antiapoptótico e promovem sua sobrevida nos tecidos. Essas células liberam uma grande variedade de mediadores pró-inflamatórios, incluindo:

a) Proteínas armazenadas em grânulos (proteína básica principal, peroxidase eosinofílica, proteína catiônica eosinofílica, neurotoxina derivada eosinofílica), que exercem efeito tóxico e lesivo sobre os tecidos. A proteína básica principal (MBP) corresponde a 50% do conteúdo dos grânulos e tem efeito tóxico potente sobre parasitas; também tem efeito tóxico direto sobre células epiteliais do trato respiratório e causa hiperreatividade brônquica e broncoconstrição quando instilada diretamente no pulmão de primatas, o que sugere que este mediador possa desempenhar um papel principal na patogênese da asma brônquica.

b) Intermediários reativos do oxigênio (ânion superóxido, peróxido de hidrogênio e radicais do hidrogênio) e enzimas de degradação (elastase, colagenase e fosfolipase) que afetam a estrutura tecidual.

c) Leucotrieno LTC4 e seus metabólitos ativos, LTD4 e LTE4, que contribuem para a ampliação da resposta inflamatória.

d) Citocinas IL-1, TGF-β, IL-3, IL-4, IL-5, IL-8 e TNF-α. Essas citocinas são produzidas por eosinófilos em menor escala do que por outras células inflamatórias e seu papel na reação inflamatória alérgica ainda não foi esclarecido.[1,16]

Cabe ressaltar que a reação de fase tardia pode ocorrer mesmo sem ser antecedida por uma reação de fase imediata prévia. Como exemplo, cita-se a asma brônquica não mediada por IgE e denominada não alérgica, na qual o infiltrado inflamatório de vias respiratórias é caracterizado pela presença de grandes quantidades de eosinófilos e linfócitos Th e raros mastócitos. Nesse caso, é altamente provável que a reação inflamatória seja dependente de citocinas produzidas sobretudo por células Th17.[1]

O tipo de doença desencadeada pela ligação de alérgenos à IgE fixada ao FcεRI na superfície de mastócitos e basófilos depende de vários fatores, tais como:

a) Via de entrada do antígeno: o contato pelas vias cutânea, respiratória, ocular e gastrintestinal determina o desencadeamento da dermatite, alergia respiratória (asma e rinite), conjuntivite e alergia alimentar (cólica, náuseas, vômitos e diarreia), respectivamente;

b) Quantidade de alérgeno: em indivíduos altamente sensibilizados, até mesmo doses mínimas do alérgeno são capazes de desencadear reações fatais. Do mesmo modo, reações graves podem ocorrer em indivíduos sensibilizados que recebem grande doses de alérgeno por via endovenosa (p. ex., medicações).[1-3]

Introdução a Alergia e Imunologia

As doenças mediadas por IgE são classificadas em atópicas e não atópicas.[1-3] As principais doenças atópicas são asma, rinite e dermatite atópica e as não atópicas são anafilaxia, urticária, angioedema e reações a venenos de insetos. Epidemiologia, manifestações clínicas, fisiopatologia, mecanismos imunológicos e genética dessas doenças serão amplamente discutidas nos capítulos correspondentes neste compêndio.

Fatores relacionados com os níveis de IgE

IgE no cordão umbilical

O feto humano é capaz de produzir IgE a partir da 11ª semana de gestação, embora sua produção seja mínima, muito provavelmente decorrente da baixa exposição fetal a agentes externos. Ao contrário dos anticorpos IgE maternos, os alérgenos ambientais podem ultrapassar a barreira placentária e a presença de IgE específica no cordão umbilical e na ausência de anticorpos correspondentes no sangue materno, foi considerada sugestiva de exposição intrauterina.[2,3,17]

Nesse contexto, foi observado que em áreas não endêmicas de parasitoses, menos de 1% das amostras de cordão umbilical apresentavam concentrações detectáveis de IgE específica para alérgenos comuns, mesmo quando não detectados no sangue materno. Por outro lado, em cerca de 25% de crianças nascidas de mães com microfilariose crônica foi detectada IgE para o parasita, o que sugere que estímulos suficientemente fortes possam determinar a produção de IgE pelo feto.[18]

Na literatura internacional são encontrados numerosos estudos sobre os possíveis fatores relacionados com os níveis de IgE no cordão umbilical. Entre aqueles que estão associados a níveis aumentados são citados:

- Com relação à mãe, a presença de doença atópica e parasitoses, tabagismo e uso de progesterona.
- Atopia em parentes de primeiro grau.
- Feto do gênero masculino.
- Raça negra ou hispânicos.

Níveis baixos de IgE podem ser devidos a alcoolismo materno ou infecção pelo vírus C da hepatite. O uso de corticoides e a dieta materna durante a gestação parecem não influenciar os níveis de IgE no sangue do cordão umbilical.[2,3,19]

Tem sido sugerido que concentrações aumentadas de anticorpos IgE no cordão umbilical possam constituir indicadores de risco para o desenvolvimento de urticária desencadeada por alimentos, dermatite atópica, asma e rinite alérgicas, em diferentes fases da vida até os 20 anos de idade.[18,19] No entanto, deve ser ressaltado que o sangue de cordão pode ser contaminado pelo sangue materno ao final da gestação e do parto, o que poderá levar a uma falsa interpretação de dados.[19]

IgE em adultos

Entre os cinco isotipos de imunoglobulinas, a IgE é a que apresenta as menores concentrações séricas (150 ng/mL ou 62 IU/mL), que correspondem a aproximadamente 66.000 vezes menos do que os valores encontrados para a IgG (10 mg/mL). Até recentemente, os níveis de IgE considerados normais variavam de 0 a 100 IU/mL; no entanto, durante um estudo populacional recente nos Estados Unidos, os novos valores variaram de 2 a 214 IU/mL. A meia-vida da IgE é de aproximadamente 2 dias no soro e 15 dias na superfície de mastócitos devido à sua interação de alta afinidade com os receptores da membrana celular.[2,3,20]

Está bem estabelecido que os níveis da IgE sérica tendem a ser mais elevados em crianças e adultos alérgicos. No entanto, seu valor diagnóstico tem-se mostrado limitado, uma vez que diversos estudos em diferentes populações não conseguiram demonstrar um valor de corte que pudesse distinguir claramente entre atópicos e não atópicos, já que os níveis séricos de IgE podem sofrer influência de diversos fatores.[20,21] Por outro lado, os níveis de IgE total podem estar relacionados com a probabilidade de um indivíduo possuir IgE específica contra alérgenos comuns. Nesse contexto, um estudo demonstrou que adultos com IgE sérica acima de 66 U/mL tinham uma chance 37 maior de apresentarem anticorpos específicos contra um ou mais alérgenos.[20,21]

Em países desenvolvidos, os níveis da IgE sérica começam a aumentar logo após o nascimento, atingem níveis máximos entre os 10 e 15 anos de idade e sofrem redução progressiva durante a vida adulta. Há evidências de que sofram influência de vários fatores como idade, gênero, raça, fatores genéticos, estação do ano, medicamentos e presença de algumas doenças.[20]

Embora na infância não haja diferenças entre os gêneros, foram observados níveis totais de IgE mais elevados em crianças alérgicas do que em não alérgicas. Já em adultos, níveis mais altos têm sido relacionados com o gênero masculino e com o tabagismo. No entanto, um estudo recente não demonstrou diferenças dos níveis de IgE entre os gêneros.[22] Embora a etnia pareça ser importante no controle dos níveis de IgE, frequentemente torna-se difícil diferenciar entre fatores raciais, genéticos, condições sócio-econômicas e efeitos ambientais. Durante um estudo populacional nos Estados Unidos, foram observados níveis mais elevados em indivíduos de raça negra do que branca em todos os grupos etários.[22]

Também a presença de determinados polimorfismos de eotaxina (CCL11) apresentou relação com níveis séricos mais elevados ou diminuídos de IgE. Não há, entretanto, um valor normal de níveis séricos de IgE estabelecido para as diferentes raças.[19-21] Está bem documentado que fatores sazonais podem provocar variações de duas a quatro vezes nos níveis séricos de IgE em pacientes alérgicos. Nas temporadas polínicas, esses níveis atingem o máximo entre quatro e seis semanas depois do pico da estação, declinando gradualmente até o início de uma nova temporada.[22]

Com relação ao papel da poluição, Diaz-Sanchez et al. realizaram desafios nasais em adultos saudáveis, não fumantes, utilizando concentrações variadas de partículas de fuligem em suspensão e demonstraram aumento na concentração de IgE em associação com o aumento da produção intranasal de citocinas incluindo IL-4, IL-5, IL-6 e IL-10.[23] Baixas concentrações de IgE total e IgE alérgeno--específicas, esta última apenas ocasionalmente, foram encontradas em lavados nasais e bronquiais, fluidos intestinais, fezes, leite, urina, lágrimas e também no líquido cerebroespinal.[24]

Deficiência seletiva de IgE

É definida pela presença de níveis de IgE abaixo de 2,5 UI/mL e concentrações normais das imunoglobulinas IgG, IgA e IgM. No entanto, deve ser ressaltado que há muita controvérsia sobre qual seria o limite mínimo de detecção da IgE, assim como o significado de níveis indetectáveis ou ausentes, uma vez que a maioria dos testes clínicos possui um limite de detecção entre 2 e 5 UI/mL.[24]

A existência da deficiência seletiva de IgE, assim como seu real significado clínico, ainda constitui temas de debates. Do mesmo modo, ainda não foi comprovado um possível defeito na troca de isotipos supostamente envolvido em sua patogênese. Alguns estudos especulam se concentrações indetectáveis de IgE estariam associadas a infecções recorrentes ou doenças autoimunes.[25]

Está bem documentado que níveis diminuídos ou indetectáveis de IgE são observados frequentemente em algumas imunodeficiências predominantemente de anticorpos como imunodeficiência comum variável, deficiências de subclasses de IgG e agamaglobulinemia de ligada ao X, que cursam com infecções bacterianas de repetição.[26] Embora esse mesmo padrão de infecções possa ser observado em pacientes com deficiência seletiva de IgE, é notório que aqueles com níveis baixos de IgE associados a outras deficiências de anticorpos apresentam quadros mais graves.[27]

No entanto, cabe lembrar que nem sempre as imunodeficiências primárias de anticorpos cursam com deficiência de IgE. Pacientes com deficiência seletiva de IgA muito frequentemente apresentam níveis elevados de IgE total e de IgE específica para alérgenos ambientais, associados a doenças atópicas.[26]

Introdução a Alergia e Imunologia

É amplamente conhecido que algumas imunodeficiências primárias como a imunodeficiência comum variável e a deficiência seletiva de IgA apresentam significativa associação com uma ou mais doenças autoimunes.[26] Recentemente, alguns estudos têm sugerido que também a deficiência seletiva de IgE possa apresentar maior risco para o desenvolvimento de autoimunidade.[27] Uma possível explicação para esse fato é que a IgE, à semelhança da IgA, constitui uma imunoglobulina presente predominantemente em mucosas e que normalmente poderia proteger contra a autoimunidade prevenindo a absorção de antígenos em nível da barreira intestinal.[1] A quebra da tolerância imunológica poderia ocorrer por meio de alguns dos vários mecanismos conhecidos como mimetismo molecular, formação de imunocomplexos e ativação policlonal de linfócitos por superantígenos.[27]

Outra hipótese refere-se ao possível papel da IgE como reguladora da resposta imune em nível de mastócitos. Há evidências de que na ausência de alérgenos específicos, a IgE favoreça a sobrevida, expressão de receptores e liberação de mediadores por aquelas células, desempenhando um papel ativo na facilitação das respostas imunes. Assim, é possível que a deficiência de IgE possa predispor à autoimunidade afetando a sobrevida e a função de mastócitos.[28]

Papel da IgE em doenças infecciosas e parasitárias

Há evidências de que os anticorpos IgE possam desempenhar tanto papel patogênico como protetor nas infecções bacterianas, virais e parasitárias em humanos.

Infecções virais e processos alérgicos: em 1981, foi relatada pela primeira vez a presença de IgE específica contra o vírus sincicial respiratório (RSV) em crianças na fase aguda da infecção e que apresentavam sibilos.[29] Significativamente, títulos elevados de IgE nesta fase apresentaram correlação com o reaparecimento de broncospasmo durante um seguimento de 4 anos.[30] Do mesmo modo, durante a infecção experimental por rinovírus em adultos com rinite alérgica, foi demonstrado aumento da IgE específica durante a fase aguda, fato não observado em pacientes não alérgicos.[31] Posteriormente, diversos estudos demonstraram aumento dos níveis de IgE em outras infecções virais na fase aguda como sarampo e mononucleose e parvovirose.[32,33]

Níveis de IgE elevados também podem ser encontrados na infecção pelo HIV-1 e, ao contrário no descrito em outras doenças infecciosas, os pacientes apresentam alta incidência de reações alérgicas a fármacos e alérgenos ambientais.[34,35] Os fatores implicados nesse aumento ainda não foram totalmente esclarecidos. Há evidências de que estejam associados à fase da doença, ao uso de drogas intravenosas, à contagem de células TCD8, aos níveis plasmáticos de vitamina E e ao alcoolismo.[35]

Em pacientes com aids, os resultados referentes à relação entre os níveis de IgE e o número de linfócitos TCD4+ são divergentes. Tanto foi relatada a persistência de níveis normais de IgE até a contagem de células CD4 atingir 200 células/mm^3, como a queda de IgE antecedendo a diminuição do número de linfócitos.[34] Em crianças infectadas pelo HIV-1, o aumento dos níveis de IgE apresentou associação com a presença de infecções secundárias.[36] No entanto, durante estudo similar, foi demonstrado que a presença de IgE específica contra antígenos do HIV-1 apresentou relação com a menor gravidade da doença.[37]

a) *Infecções bacterianas e processos alérgicos:* o papel da IgE nas infecções bacterianas ainda não está totalmente esclarecido. Estudos da última década sugerem que a IgE específica para toxinas estafilocócicas purificadas possa estar relacionada com a patogenia de diversas doenças alérgicas, sobretudo a dermatite atópica.[38] Interessantemente, também há relatos de crianças que apresentaram IgE específica depois da vacinação rotineira com toxoide tetânico[39] e Bordetella *pertussis*.[40] Considerando-se o efeito adjuvante da Bordetella, indaga-se se a imunização poderia causar o desencadeamento de doenças alérgicas em crianças com histórico familiar de atopia.

b) *Fungos e leveduras e processos alérgicos:* as relações entre a IgE, fungos e leveduras e as diversas doenças humanas também têm sido reavaliadas. Anticorpos IgE específicos para *Pityosporum ovale*[41] e *Candida albicans*[42] foram detectados em pacientes com dermatite atópica e para *Trichophyton* em asmáticos.[43]

Há muito se conhece a capacidade alergênica da *Candida albicans* de desencadear doenças IgE mediadas como asma e rinite, sendo relatado que as reações positivas a testes de puntura ou intradérmicos com *C. albicans* são mais prevalentes em indivíduos asmáticos atópicos do que entre os não atópicos. Além do mais, quando submetidos à broncoprovocação específica, indivíduos asmáticos sensibilizados pelo fungo desenvolveram broncoconstrição aguda.[44-46] Em 1975, um estudo demonstrou que na resposta brônquica IgE-mediada para candida estão envolvidas tanto a resposta precoce como a resposta tardia da hipersensibilidade tipo I.[46] A *C. albicans* também foi implicada em casos de urticária com boa resposta à imunoterapia. Em 1971, James e Warin detectaram testes de puntura positivos para antígenos da cândida em 36 entre 100 pacientes com urticaria crônica, e 25 dos sensibilizados desenvolveram urticas depois da provocação oral. Interessantemente, a terapia com nistatina oral e dieta livre de leveduras foi utilizada em pacientes sensibilizados à candida e em 18 controles com testes cutâneos negativos; nesse caso, a melhora da urticária ocorreu em 81% dos pacientes sensibilizados e em apenas 39% daqueles com testes cutâneos negativos.[47]

c) *IgE e doenças parasitárias: papel protetor?* Nos países em desenvolvimento, as infecções parasitárias constituem a causa mais comum da elevação dos níveis de IgE. Nas infecções por metazoários, está bem estabelecido que os parasitos secretam fatores adjuvantes capazes de levar a uma polarização intensa para a resposta imune do tipo Th2. Consequentemente, ocorre aumento da produção de IL-4, da eosinofilia sanguínea e tecidual e da concentração de IgE, tanto específica para o parasito quanto não específica (ativação policlonal) cujos níveis, aparentemente, apresentam relação direta com o grau de invasão tecidual.[1-3]

Os parasitos mais fortemente associados ao aumento dos níveis de IgE são o *Ascaris, Strongyloides, Schistosoma, Ancylostoma, Toxocara, Trichuris, Echinococcus, Necator* e filária.[22,48] O papel biológico primário da IgE na defesa contra as infecções parasitárias continua controverso, havendo evidências de seu papel protetor na esquistossomose;[49] por outro lado, outros estudos demonstraram que os níveis de IgE podem estar relacionados com o risco de reinfecção, sobretudo em casos de malária e ascaridíase.[50]

É possível que alguns parasitas possam atuar como coadjuvantes no desencadeamento de doenças alérgicas, uma vez que a IgE antitropomiosina resultante da infecção pelo *Ascaris lumbricoides* reconhece proteínas homólogas do ácaro ou da barata.[51] Também a exposição ao carrapato *Amblyomma americanum* (estrela solitária) pode induzir resposta IgE a vários de seus antígenos, incluindo a galactose-alfa-1,3-galatose, que também está presente em alguns mamíferos. Essa IgE específica está implicada no quadro de anafilaxia desencadeada depois da ingestão de carnes bovina e suína, mais comum em algumas regiões dos Estados Unidos.[52] Também foram descritos casos de anafilaxia sistêmica desencadeada por IgE específica para galactose-alfa-1,3-galatose presente no cetuximab, um anticorpo monoclonal quimérico usado no tratamento de neoplasias.[53]

Hipótese da higiene

A hipótese da higiene surgiu com o objetivo de explicar o aumento de casos de asma nos últimos 30 anos, tanto em sociedades industrializadas como em países em desenvolvimento, onde aproximadamente 20 a 30% dos indivíduos apresentam alguma doença alérgica em resposta a antígenos ambientais.[54] Muitos estudos têm apontado como prováveis causas a maior exposição a alérgenos, poluição, alteração da flora intestinal, hábitos alimentares, parasitoses e redução de infecções bacterianas que levariam ao desvio da resposta imune do padrão Th1 para Th2 e resultando em predisposição às doenças alérgicas.[54]

Cabe aqui ressaltar que há mais de 25 anos, Mossman e Coffman (1996) caracterizaram os clones de linfócitos Th de acordo com os perfis de citocinas produzidas e que conferiam às subpopulações Th diferentes propriedades funcionais: as células Th1 foram caracterizadas pela produção de IFN-gama enquanto as células Th2 pela de IL-4.[55] De modo simplista, as células Th1 foram implicadas nas respostas imunológicas celulares sendo responsáveis pela defesa contra microrganismos intracelulares, enquanto as células Th2 estariam envolvidas na defesa contra parasitas. Curiosamente, cada um desses subconjuntos Th foi envolvido também na etiopatogenia de doenças; por exemplo, uma resposta Th1 excessiva resultando em danos teciduais, enquanto respostas Th2 excessivas em atopias. Desde a descoberta da dicotomia Th1/Th2, muitos subconjuntos adicionais de células Th foram descobertos, cada um com um perfil único de citocinas, propriedades funcionais e funções presumidas na patologia de diversas doenças: células Th17 produtoras de IL-17, células Th regulatórias (Tregs) e, recentemente, células Th9 produtoras de IL-9 e células Th22 produtoras de IL-22.[7]

Em resumo, as subpopulações de células T *helper* (Th) estão sendo caracterizadas de acordo com o perfil de citocinas por elas produzidas, como essas citocinas influenciam e moldam a resposta imune e seus papéis no desencadeamento de doenças. No entanto, cabe a ressalva que ainda constitui uma área de debate se as células Th patogênicas podem realmente ser caracterizadas tendo por base apenas essa "assinatura de citocinas".[7] Torna-se assim difícil adequar a hipótese da higiene, baseada no balanço Th1/Th2, a essa nova classificação proposta que tem por base o equilíbrio T1/T2. Desse modo, no texto a seguir, a hipótese da higiene será sumarizada no contexto Th1/Th2.

A resposta imune induzida por alérgenos ambientais ou por infecções bacterianas intracelulares apresenta padrões diferentes de citocinas.[56] Em indivíduos atópicos, os alérgenos induzem a diferenciação de uma maior porcentagem de células T específicas pertencente à população linfocitária Th2 (CD4+), que produz níveis relativamente altos de interleucina IL-4 e IL-5 e níveis baixos, quase indetectáveis, de interferon-γ (IFN-γ).[56-58] Em contraste, a maioria das infecções intracelulares bacterianas induz a resposta da população de linfócitos Th1 (CD4+), característica da resposta imune celular, com alta produção de IFN-gama.[59] Nesse cenário, as citocinas representam um papel fundamental na regulação da resposta imune a alérgenos e a agentes infecciosos[60] e o período pré-natal e início da infância são considerados críticos para o estabelecimento do equilíbrio Th1/Th2.[61]

A hipótese da higiene ganhou força com o relato de Shirakawa *et al.* (1997) que acompanharam um grupo de crianças e observaram correlação inversa entre a reatividade ao PPD e a incidência de asma no Japão. As crianças reatoras à tuberculina também apresentaram dosagens séricas mais elevadas de citocinas do padrão Th1. Os autores aventaram a hipótese de que nessas crianças a vacina teria sido eficaz na prevenção da asma, em contraste àquelas que não haviam sido expostas ao BCG.[62] Do mesmo modo, a vacinação no início da infância com BCG pareceu prevenir o desenvolvimento de atopia em crianças africanas.[63]

Na sua interpretação mais simplista, a hipótese da higiene sugere que a exposição a produtos microbianos ou agentes infecciosos, sobretudo na infância, module a resposta imune em nível do balanço Th1/Th2 de tal modo a prevenir o desenvolvimento da atopia. A infecção gerada pela micobactéria atenuada presente na vacina BCG poderia exercer essa função, especialmente se a vacina for administrada nos primeiros meses de vida. Contrariamente, a ausência de exposição poderia facilitar o desvio da resposta imune para o polo Th2 e o desencadeamento de doenças alérgicas em indivíduos predispostos. Cabe ressaltar, no entanto, que embora haja evidências de que a vacina BCG possa reduzir a incidência de asma alérgica, não parece diminuir o risco de asma não alérgica em países em desenvolvimento.[64]

Outro aspecto da relação entre microrganismos e o risco de alergia refere-se ao fato de algumas infecções serem mais frequentes nos primeiros anos de vida e qual seria seu efeito sobre o trato gastrintestinal. Nesse contexto, Matricardi *et al.* relataram que a presença de anticorpos para o vírus da hepatite A, *Toxoplasma gondii* e herpes simples em adultos estava associada ao menor risco de asma e rinite. Uma possível explicação para essa observação é a de que tais infecções são adquiridas precocemente na infância por transmissão orofecal e poderiam ter um papel protetor contra alergia.[65]

Há evidências de que indivíduos vivendo em áreas rurais e mais expostos a microrganismos apresentam menor prevalência de asma quando comparados a controles pareados morando em áreas urbanas.[66] Durante um estudo comparativo entre crianças na Suécia e na Estônia, foi observado que a proporção de microrganismos aeróbios e anaeróbios na flora intestinal estava associada à menor prevalência de asma.[67] Também tem sido sugerido que alterações da flora intestinal normal decorrentes do maior uso de antibióticos possam contribuir para a maior prevalência de asma em crianças.[68]

A aplicação da hipótese da higiene em relação às parasitoses permanece controvertida. Considerando-se que os helmintos induzem uma forte resposta de padrão Th2, a previsão lógica seria uma maior incidência de doenças alérgicas em áreas endêmicas de parasitoses. Mas, paradoxalmente, parece haver também uma relação inversa entre parasitoses e doenças alérgicas. Nesse contexto, Lynch *et al.* relataram que em crianças de uma área endêmica de parasitoses o tratamento para *Ascaris lumbricoides* e *Trichuris trichiura* reduziu os níveis séricos de IL-4, IgE total e eosinofilia, como era esperado. Entretanto, as crianças apresentaram maior propensão à reatividade cutânea para poeira domiciliar depois do tratamento.[69]

Esses resultados também foram condizentes com aqueles encontrados por Nielse *et al.*, que relaram que a liberação de histamina dos basófilos de pacientes infectados com *Toxocara canis* ou *Ascaris suum* apresentava correlação com a razão entre IgE específica para o parasita e a IgE sérica total. Nesse caso, é possível que a estimulação para uma resposta intensa de IgE policlonal possa ser um dos mecanismos pelos quais os parasitas possam evadir os efeitos protetores de anticorpos específicos.[70]

Doenças alérgicas relacionadas a níveis elevados de IgE

Adicionalmente ao local de ativação dos mastócitos, o tipo de manifestação clínica presente nos pacientes alérgicos depende de vários outros fatores, tais como:

a) *Via de acesso do alérgeno:* a inalação leva à broncoconstrição e ao aumento da secreção de muco (asma e rinite); sua ingestão causa aumento do peristaltismo e da secreção (alergia alimentar com cólicas, náuseas, vômitos e diarreia); o contato pela via cutânea desencadeia dermatite, urticária e/ou angioedema; reações graves podem ocorrer em pacientes que recebem grandes doses de alérgeno pela via endovenosa (p. ex., drogas).

b) *Grau de sensibilização:* em indivíduos altamente sensibilizados, até mesmo doses mínimas do antígeno são capazes de desencadear reações fatais, uma vez que a expressão de receptores FcεRI na superfície celular aumenta depois da sua ligação com a IgE.[71]

As doenças mediadas por IgE são classificadas em atópicas e não atópicas. As principais doenças atópicas são asma, rinite e dermatite atópica, e as não atópicas são anafilaxia, urticária e angioedema e reações a venenos de insetos. Neste livro, essas doenças serão discutidas nos capítulos correspondentes.

Há evidências de que mães atópicas transmitam a atopia a seus filhos mais frequentemente do que pais atópicos. Essa observação pode ser explicada pela existência de uma associação entre o haplótipo mitocondrial e os níveis de IgE total e pelo fato de o genoma mitocondrial ser de transmissão exclusiva materna.[72] Também parece haver associação entre a expressão clínica da atopia e o complexo de genes que codificam para várias citocinas (IL-4, IL-5, IL-6 e IL-9, entre outras) situado no cromossoma 5q23-35, assim como com o lócus referente à cadeia beta do receptor de alta afinidade para IgE.[73]

Apesar das numerosas evidências de que a IgE desempenhe um papel na etiopatogenia das doenças atópicas pela sua ligação ao alérgeno, muitas observações apontam para a possibilidade do envolvimento de mecanismos independentes de IgE, nos quais a produção de IgE específica para determinados alérgenos possa representar apenas um epifenômeno. Deve ser lembrado que a expansão de células Th2 envolvidas nos processos alérgicos pode ativar mecanismos efetores que não envolvem a imunoglobulina E. Assim, camundongos deficientes de IgE sensibilizados a *Aspergillus fumigatus* apresentam broncoconstrição após desafio alérgeno-específico.[8]

No mesmo contexto, anticorpos anti-IgE dos isotipos IgM, IgA e IgG têm sido detectados no soro de pacientes com doenças atópicas, assim como em indivíduos assintomáticos. Em alguns casos, esses anticorpos podem reagir com a IgE ligada a receptores de alta afinidade presentes na super-

Introdução a Alergia e Imunologia

fície de mastócitos ou basófilos e deflagrar a liberação de mediadores ou até mesmo competir com a IgE pela ligação a seus receptores específicos. A hipótese de que anticorpos IgG anti-IgE possam desempenhar um papel no desenvolvimento da atopia ou na regulação da produção da IgE tem sido aventada por alguns investigadores.[74]

Referências bibliográficas

1. Abbas AK, Lichtman AH, Pillai S. Cellular and molecular immunology. 9th ed. Elsevier; 2018.
2. Oettgen HC. Fifty years later: emerging functions of IgE antibodies in host defense, immune regulation, and allergic diseases. J Allergy Clin Immunol. 2016; 137:1631.
3. Holgate C. Immunobiology of IgE and IgE receptors. In: Adkinson NF, Bochner BS, Burks WA, Busse WW, Holgate ST, Lemanske RF et al. Middleton's allergy principles and practice. 8th ed. St. Louis: Saunders; 2014.
4. Gomes G. Current strategies to inhibit high affinity Fc+RI-Mediated signaling for the treatment of allergic disease. Front. Immunol. 10:175.
5. Poole JA, Meng J, Reff M, Spellman ME, Rosenwasseret LJ. Anti-CD23 monoclonal antibody, lumiliximab, inhibited allergen-induced responses in antigen-presenting cells and T cells from atopic subjects. J Allergy Clin Immunol. 2005; 116:780.
6. Cooper AM, Hobson PS, Jutton MR, Kao MW, Drung B, Schmidt B et al. Soluble CD23 controls IgE synthesis and homeostasis in human B cells. J Immunol. 2012; 188:3199.
7. Raphael I, Nalawade S, Eagar TN, Forsthuber TG. T cell subsets and their signature cytokines in autoimmune and inflammatory diseases. Cytokine. 2015; 74(1):5-17.
8. Vercelli D. Genetic regulation of IgE responses: achilles and the tortoise. J Allergy Clin Immunol. 2005; 116:60.
9. Powe DG, Bonnin AJ, Jones NS. 'Entopy': local allergy paradigm. Clinical & experimental allergy. 2010 (40) 987-97.
10. Bellou A, Kanny G, Fremont S, Moneret-Vautrin DA. Transfer of atopy following bone marrow transplantation. Ann Allergy Asthma Immunol. 1997; 78:513.
11. Hallstrand TS, Sprenger JD, Agosti JM, Longton GM, Witherspoon RP, Henderson WR Jr. Long-term acquisition of allergen-specific IgE and asthma following allogeneic bone marrow transplantation from allergic donors. Blood. 2004;104(10):3086-90.
12. Yu P, Kosco-Vilbois M, Richards M, Kohler G, Lamers MC. Negative feedback regulation of IgE synthesis by murine CD23. Nature. 1994; 369:753.
13. Dullaers M, De Bruyne R, Ramadani F et al. The who, where, and when of IgE in allergic airway disease. J Allergy Clin Immunol. 2012; 129:635.
14. Weidinger S, Gieger C, Rodriguez E, Baurecht H, Mempel M, Klopp N et al. Genome-wide scan on total serum IgE levels identifies FCER1A as novel susceptibility locus. PLoS Genet 2008; 4:e1000166.
15. Lieberman P. Biphasic anaphylactic reactions. Ann Allergy Asthma Immunol. 2005; 95:217.
16. Klion AD, Ackerman SJ, Bochner BS. Contributions of eosinophils to human health and disease. annual review of pathology: mechanisms of disease. 2020; 15(1),179-209.
17. Businco L, Marchetti F, Pellegrini G, Perlini R. Predictive value of cord blood IgE levels in 'at-risk' newborn babies and influence of type of feeding. Clin Allergy. 1983; 13:503.
18. Bertino E, Bisson C, Martano C, Coscia A, Fabris C, Monti G et al. Relationship between maternal- and fetal-specific IgE. Pediatr Allergy Immunol. 2006; 17:484.
19. Bønnelykke K, Pipper CB, Bisgaard H. Transfer of maternal IgE can be a common cause of increased IgE levels in cord blood. J Allergy Clin Immunol. 2010; 126:657.
20. Grundbacher FJ, Massie FS. Levels of immunoglobulin G, M, A, and E at various ages in allergic and non-allergic black and white individuals. J Allergy Clin Immunol. 1985; 75:651.
21. Orgel HA, Lenoir MA, Bazaral M, Serum IgG, IgA, IgM and IgE levels and allergy in Filipino children in the United States. J Allergy Clin Immunol. 1974; 53:213.
22. Omenaas E, Bakke P, Elsayed S, Hanoa R, Gulsvik A. Total and specific serum IgE levels in adults: relationship to sex, age and environmental factors. Clin Exp Allergy. 1994; 24:530.
23. Diaz-Sanchez D, Tsien A, Casillas A et al. Enhanced nasal cytokine production in human beings after in vivo challenge with diesel exhaust particles. J Allergy Clin Immunol. 1996; 98:114.
24. Magnusson CGM, Masson PL. A reappraisal of IgE levels in various human secretions by particle counting immunoassay combined with pepsin digestion. Int Arch Allergy Immunol. 1985; 77:292.

25. Roa S, Isidoro-Garcia M, Davila I et al. Molecular analysis of activation-induced cytidine deaminase gene in immunoglobulin-E deficient patients. Clin Dev Immunol. 2008; 2008:146715.
26. Tangye SG, Al-Herz W, Bousfiha A, Chatila T, Cunningham-Rundles C, Etzioni A et al. Human inborn errors of immunity: 2019 Update on the Classification from the International Union of Immunological Societies Expert Committee. J Clin Immunol. 2020; 40:24-64.
27. Smith JK, Krishnaswamy GH, Dykes R et al. Clinical manifestations of IgE hypogammaglobulinemia. Ann Allergy Asthma Immunol. 1997; 78:313.
28. Kumar V, Sharma A. Mast cells: emerging sentinel innate immune cells with diverse role in immunity. Mol Immunol. 2010; 48:14.
29. Welliver RC, Wong DT, Sun M et al. The development of respiratory syncytial virus-specific IgE and the release of histamine in nasopharyngeal secretions after infection. N Engl J Med. 1981; 305:841.
30. Welliver RC, Sun M, Rinaldo D et al. Predictive value of respiratory syncytial virus-specific IgE responses for recurrent wheezing following bronchiolitis. J Pediatr. 1986; 109:776.
31. Skoner DP, Doyle WJ, Tanner EP et al. Effect of rhinovirus 39 (RV-39) infection on immune and inflammatory parameters in allergic and non-allergic subjects. Clin Exp Allergy. 1995; 25:561.
32. Griffin DE, Cooper SJ, Hirsch RL et al. Changes in plasma IgE levels during complicated and uncomplicated measles virus infection. J Allergy Clin Immunol. 1985; 76:206.
33. Bluth MH, Norowitz KB, Chice S et al. IgE, CD8(+)CD60+ T cells and IFN-alpha in human immunity to parvovirus B19 in selective IgA deficiency. Hum Immunol. 2005; 66:1029.
34. Wright DN, Nelson RP Jr, Ledford DK et al. Serum IgE and human immunodeficiency virus (HIV) infection. J Allergy Clin Immunol. 1990; 85:445.
35. Miguez-Burbano MJ, Shor-Posner G, Fletcher MA et al. Immunoglobulin E levels in relationship to HIV-1 disease, route of infection, and vitamin E status. Allergy. 1995; 50:157.
36. Ellaurie M, Rubinstein A, Rosenstreich DL. IgE levels in pediatric HIV-1 infection. Ann Allergy Asthma Immunol. 1995; 75:332.
37. Secord EA, Kleiner GI, Auci DL et al. Immunodeficiency and other clinical immunology. IgE against HIV proteins in clinically healthy children with HIV disease. J Allergy Clin Immunol. 1996; 98:979.
38. Fumihito I, Matsubara T, Kaneko M et al. Staphylococcal enterotoxin-specific IgE antibodies in atopic dermatitis. Pediatr Internat. 2004; 46:337.
39. Mayorga C, Torres MJ, Corzo JL et al. Immediate allergy to tetanus toxoid vaccine: determination of immunoglobulin E and immunoglobulin G antibodies to allergenic proteins. Ann Allergy Asthma Immunol. 2003; 90:238.
40. Torre D, Issi M, Chelazzi G et al. Total serum IgE levels in children with pertussis. Am J Dis Child. 1990; 144:290.
41. Jensen-Jarolim E, Poulsen LK, With H et al. Atopic dermatitis of the face, scalp, and neck: type I reaction to the yeast Pityrosporum ovale? J Allergy Clin Immunol. 1992; 89:44.
42. Nermes M, Savolainen J, Kalimo K et al. Determination of IgE antibodies to Candida albicans mannan with nitrocellulose-RAST in patients with atopic diseases. Clin Exp Allergy 1994; 24:318.
43. Platts-Mills TAE, Call RS, Deuell BA et al. The association of hypersensitivity diseases with dermatophyte infections. Clin Exp Allergy. 1992; 22:427.
44. Pepys J, Faux JA, Longbottom JF, McCarthy DS, Hargreave FE. Candida albicans precipitins in respiratory disease in men. Journal of Allergy. 1968; 41:306-18.
45. Kabe J, Aioki Y, Ishizaki T et al. Relationship of dermal and pulmonary sensitivity to extracts of Candida albicans. American Review of Respiratory Disease. 1971; 104:348-57.
46. Kurimoto Y. Relationship among skin tests, bronchial challenge and serology in house dust and Candida albicans allergic asthma. Annals of Allergy. 1975; 35:131-41.
47. James J, Warin RP. An assesment of the role of Candida albicans and food yeast in chronic urticaria. British Journal of Dermatology. 1971; 84:227-37.
48. Lynch NR, Hagel IA, Palenque ME, Di Prisco MC, Escudero JE, Corao LA et al. Relationship between helminthic infection and IgE response in atopic and nonatopic children in a tropical environment. J Allergy Clin Immunol .1998; 101:217-21.
49. Demeure CE, Rihet P, Abel L et al. Resistance to schistosoma mansoni in humans: influence of the IgE/IgG4 balance and IgG2 in immunity to reinfection after chemotherapy. JID 1993; 168:1000.
50. Hagel I, Lynch NR, Di Prisco MC et al. Ascaris reinfection of slum children: relation with the IgE response. Clin Exp Immunol. 1993; 94:80.
51. Sereda MJ, Hartmann S, Lucius R. Helminths and allergy: the example of tropomyosin. Trends Parasitol. 2008; 24:272-8.

Introdução a Alergia e Imunologia

52. Commins SP, James HR, Kelly LA, Pochan SL, Workman LJ, Perzanowski MS et al. The relevance of tick bites to the production of IgE antibodies to the mammalian oligosaccharide galactose-alpha-1,3-galactose. J Allergy Clin Immunol. 2011; 127:1286-93.

53. Chung CH, Mirakhur B, Chan E, Le QT, Berlin J, Morse M et al. Cetuximab induced anaphylaxis and IgE specific for galactose-alpha-1,3-galactose. N Engl J Med. 2008; 358:1109-17.

54. Yang X, Wang S, Fan Y et al. Systemic mycobacterial infection inhibits antigen-specific immunoglobulin E production, bronchial mucus production and eosinophilic inflammation induced by allergen. Immunology. 1999; 98:329.

55. Mosmann TR, Cherwinski H, Bond MW, Giedlin MA, Coffman RL. Two types of murine helper T cell clone. I. Definition according to profiles of lymphokine activities and secreted proteins. J Immunol. 1986; 136:2348-57.

56. Romangnani S. The Th1/Th2 paradigm. Immunol. Today. 1997; 18:263.

57. Kaufmann SH. Immunity to intracellular bacteria. Annu. Rev. Immunol. 1993; 11:129.

58. Robinson DS, Hamid Q, Ying S. Predominant Th2-like bronchoalveolar T-lymphocyte population in atopic asthma. N. Engl. J. Med. 1993; 326:295.

59. Romagnani S. Induction of Th1 and Th2 responses: a key role for the 'natural' immune response? Immunol. Today. 1992; 13:379.

60. Mosmann TR, Subash S. The expanding universe of T cells subsets: Th1, Th2 and more. Immunol. Today. 1996; 17:138.

61. Shaheen SO, Aahy P, Hall AJ et al. Measles and atopy in Guines-Bissau. Lancet. 1996; 347:1792.

62. Shirakawa T, Enotnoto T, Shimazu S, Hopkin JM. The inverse association between tuberculin responses and atopic disorder. Science. 1997; 275:77-9.

63. Abby P, Shaheen SO, Heyes CB et al. Early BCG vaccination and reduction in atopy in guinea-bissau. Clin. Exp. Allergy. 2000; 30:644.

64. Pereira MU, Sly PD, Pitrez PM et al. Nonatopic asthma is associated with helminth infections and bronchiolitis in poor children. Eur Respir J. 2007; 29(6):1154-60.

65. Matricardi PM, Rosmini F, Panetta V et al. Hay fever and asthma in relation to markers of infection in the United States. J Allergy Clin Immunol. 2002; 110:381.

66. Von Mutius E. Infection: friend or foe in the development of atopy and asthma? The epidemiological evidence. Eur Respir J. 2001; 18(5):872-81.

67. Bjorksten B, Naaber P, Sepp E et al. The intestinal microflora in allergic Estonian and Swedish 2-year-old children. Clin Exp Allergy. 1999; 29(3):342-6.

68. Marra F, Lynd L, Coombes M et al. Does antibiotic exposure during infancy lead to development of asthma? A systematic review and meta-analysis. Chest. 2006; 129(3): 610-8.

69. Lynch NR, Hagel I, Perez M et al. Effect of anthelmintic treatment on the allergic reactivity of children in a tropical slum. J Allergy Clin Immunol. 1993; 92:404.

70. Nielsen BW, Lind P, Hansen B et al. Immune responses to nematode exoantigens: sensitizing antibodies and basophil histamine release. Allergy. 1994; 49:427.

71. Adkinson NF, Yunginger JW, Busse W, Bochner B, Holgate S, Simons FE. Middleton's Priciples and Practice. 6th ed. St. Louis. Mosby Company Ed. 2003.

72. Raby BA, Klanderman B, Murphy A, Mazza S, Camargo CA, Silverman EK et al. A common mitochondrial haplogroup is associated with elevated total serum Immunoglobulin E levels. Journal of Allergy and Clinical Immunology. 2007; 120:351-8.

73. Mehlhop PD, van de Rijn M, Goldberg AB, Brewer JP, Kurup VP, Martin TR et al. Allergen-induced bronchial hyperreactivity and eosinophilic inflammation occur in the absence of IgE in a mouse model of asthma. Proc Natl Acad Sci USA. 1997; 94:1344-9.

74. Sabroe RA, Poon E, Orchard GE et al. Cutaneous inflammatory cell infiltrate in chronic idiopathic urticaria: comparison of patients with and without anti-FcepsilonRI or anti-IgE autoantibodies. J Allergy Clin Immunol. 1999; 103(3 Pt 1):484-93.

4

Atopia

Ana Carolina D'Onofrio-Silva ■ Carla Bisaccioni ■ Octavio Grecco

Introdução

Doenças alérgicas foram descritas desde as civilizações gregas e romanas; entretanto, o termo alergia ou atopia não eram encontrados na literatura médica científica dessa época.

Em 1906, foi introduzido por Clemens von Pirquet o termo alergia, que deriva das palavras gregas *allos* (alterada) e *ergos* (reação). Em 1916, Cooke e van der Veer descreveram a reação imediata a alérgenos encontrados no ambiente; porém, o termo atopia só foi introduzido por Coca e Cook em 1923. Eles mostraram que as reações poderiam ser desencadeadas na presença de certo reagente, chamada reagina, que posteriormente foram identificados como anticorpos IgE.[1]

Em 1973, Pepys define atopia como uma forma de reatividade imunológica na qual anticorpos são prontamente produzidos em resposta à exposição a alérgenos. Pepys não implica a presença de sintomas, mas descreve a reatividade imunológica. Essa definição incluiu a predisposição genética em produzir IgE.[1]

Mais recentemente, em revisão de nomenclaturas, atopia se define por tendência hereditária que um indivíduo tem de responder imunologicamente a um alérgeno ambiental com a produção de IgE, de forma contínua e elevada, podendo ou não desenvolver doença.[2]

O termo atopia deve ser reservado para descrever predisposição genética a se tornar sensibilizado a alérgenos comumente encontrados no ambiente aos quais todos estão expostos, mas que a maioria não produz resposta IgE dependente. A nomeação de atopia não deve usada até que a sensibilização por IgE seja documentada, seja pelo teste de puntura ou pela dosagem sérica.[3]

A presença de IgE específica positiva, por meio de teste cutâneo ou teste *in vitro*, não significa que o alérgeno testado é o causador dos sintomas. A relevância da exposição ao determinado alérgeno deve ser confirmada por história clínica, estabelecendo relação entre a exposição alergênica e o aparecimento dos sintomas, bem como sua remissão com o afastamento do alérgeno suspeito.[4]

É importante ressaltar que atopia e alergia são conceitos diferentes, sendo o último uma reação de hipersensibilidade iniciada por mecanismos imunológicos, podendo ser mediada por anticorpos ou células não obrigatoriamente pela IgE.[2]

Entre as doenças atópicas, existem vários estudos demonstrando uma estreita relação entre asma, rinite alérgica, dermatite atópica e alergia alimentar.[5] Reforçando essa associação, é conhecido que uma doença atópica é fator de risco para desenvolver outra doença atópica.[6]

Fatores preditores de doenças atópicas

Hereditariedade

A suscetibilidade genética subjacente ao desenvolvimento de doenças alérgicas deriva da investigação de parentes de primeiro grau de indivíduos afetados. Alguns estudos demonstraram que a prevalência nesses familiares foi significativamente maior do que em parentes de indivíduos não afetados.[6]

É estimado que a chance de uma criança desenvolver doença IgE-mediada se ambos os pais forem atópicos chega a 70%, enquanto em não atópicos o risco é de 5 a 10%, ressaltando a influência dos fatores ambientais no desencadeamento dessas doenças. Apesar de haver a herança genética, ainda não foi identificado um marcador gênico específico para atopia, provavelmente por se tratar de uma doença poligênica.[4]

Fatores ambientais

■ Alérgenos

Os antígenos que estimulam a hipersensibilidade mediada por mecanismos imunológicos são referidos como alérgenos. Os alérgenos ambientais são implicados, na maioria das vezes, nas doenças atópicas. Os pacientes podem ser sensibilizados a um ou mais alérgenos.

A exposição a múltiplos alérgenos pode estar associada ao aumento de prevalência e gravidade das doenças atópicas. Entre os principais alérgenos encontram-se: ácaros, fungos, pólens, barata e proteínas derivadas de animais.[7]

■ Tabagismo

O tabagismo durante a gestação está associado à redução da função respiratória em recém-nascidos e sibilância recorrente em crianças. Existe uma associação entre tabagismo, principalmente se materno, e aumento da chance de sibilância na primeira infância.[8]

■ Poluição ambiental

Ainda há poucos estudos comprovando a ação direta da poluição nas doenças atópicas. No estudo do International Study of Asthma and Allergies in Childhood (ISAAC), na fase realizada no Brasil, não foi observado influência da poluição atmosférica sobre a prevalência das doenças atópicas.[9]

■ Teoria "hipótese da higiene"

Com o aumento das doenças atópicas nas últimas décadas, uma explicação que foi levantada para esse fato denomina-se "hipótese da higiene". O papel das infecções virais e bacterianas e o significado da exposição ambiental aos componentes microbianos foram estudados para se tentar definir seus efeitos na resposta imune inata e adaptativa, mas até hoje não há um conceito unificado sobre essa hipótese.[10]

■ Fatores dietéticos

Aleitamento materno: o aumento dos casos de asma em menores de 4 anos de idade e de alergia à proteína do leite de vaca apresenta uma relação direta com a introdução do leite de vaca na dieta. O aleitamento materno diminui a sensibilização a alérgenos, sobretudo a cães e gatos, e diminui a incidência de rinoconjuntivite em crianças com história familiar de atopia[12] e, se por período maior que seis meses, está potencialmente associado à proteção no desenvolvimento de atopia.[11]

Marcha atópica × marcha alérgica

Outro conceito importante é o de marcha atópica, nomeada quando o indivíduo desenvolve um espectro de doenças atópicas com o passar da idade, inicialmente com sintomas cutâneos seguidos por sintomas respiratórios (Figura 4.1).[5]

Atualmente, a marcha atópica denota a progressão da dermatite atópica para o desenvolvimento de outras doenças IgE dependentes: alergia alimentar, rinite alérgica e asma.[12]

O termo marcha atópica é consagrado na literatura e mais utilizado; porém, com os novos estudos e melhor compreensão das doenças imunológicas, a inclusão da alergia alimentar e a discussão sobre esofagite eosinofílica, o conceito de marcha alérgica talvez seja mais adequado, relevando a fisiopatologia das doenças e a diversidade de suas características, como a hereditariedade.[12]

Atualmente, a marcha denota a progressão da dermatite atópica para o desenvolvimento de outras doenças IgE dependentes: alergia alimentar, rinite alérgica e asma.[12]

Alergia alimentar foi incluída como novo componente na marcha, e está fortemente associada à dermatite atópica, mas pode preceder ou seguir a dermatite em ocorrência. Inversamente, a alergia alimentar sempre precede o aparecimento da asma.[13] A esofagite eosinofílica foi sugerida como parte dessa progressão também, mas em menor extensão que a alergia alimentar.

O conceito de marcha atópica baseia-se em estudos clínicos que demonstraram que em aproximadamente 50% dos indivíduos predispostos às doenças atópicas, elas ocorrem de modo sequenciais, podendo aparecer simultaneamente ou de modo isolado.[14]

Com a melhor compreensão da fisiopatologia alérgica, sabe-se que a marcha é uma progressão estereotipada de condições que têm fatores predisponentes genéticos e ambientais comuns, e compartilham a característica imunológica de uma resposta inflamatória tipo 2, podendo incluir o desenvolvimento de respostas de TH2 antígeno-específicas, geração de moléculas de IgE específicas para alérgenos e ativação de granulócitos.[15]

A progressão da dermatite e o desenvolvimento de outras doenças atópicas parecem ter relação com alguns fatores: gravidade e persistência da doença, idade de início dos sintomas, história familiar de atopia, presença da mutação no gene da filagrina, polissensibilização e exposição ambiental.[13]

O estudo ISAAC determinou a prevalência de dermatite atópica, asma e rinite alérgica em várias partes do mundo, demonstrando estreita correlação entre a prevalência dessas patologias.[9]

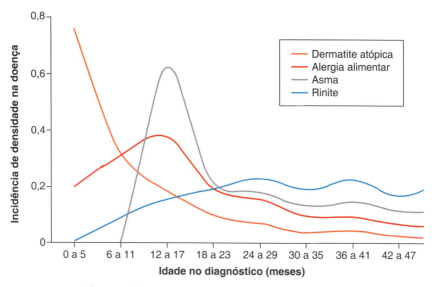

Figura 4.1. Marcha atópica. Fonte: adaptada de Hill DA.[27]

Além disso, o prognóstico de asma é melhor em crianças sem história de dermatite atópica, assim como a presença de rinite alérgica é hoje considerada um fator de risco para o desenvolvimento de asma, devendo sempre ser tratada de modo simultâneo.[9]

A presença de dermatite atópica está também associada ao aumento da gravidade da asma, bem como maior persistência para idade adulta.[12]

Alguns estudos apontam para uma relação entre a sensibilização a alimentos na infância e consecutivo desenvolvimento de doenças atópicas e a sensibilização a alérgenos ambientais. Uma metanálise de estudos sobre marcha atópica demonstrou que a sensibilização precoce a alimentos está associada ao aumento do risco de asma e rinite dos 4 aos 8 anos de idade.[12]

Reações adversas a alimentos, sobretudo à proteína do leite de vaca, são mais comuns no primeiro ano de vida, enquanto hipersensibilidade aos inalantes respiratórios ocorrem mais tardiamente.[6]

A progressão da marcha da dermatite atópica para doenças respiratórias alérgicas sugere que a sensibilização ocorra pela via cutânea, pela quebra de barreira epitelial, induzindo uma resposta imune tipo 2 local e sistêmica, corroborando a visão de que a dermatite atópica não é meramente confinada à pele, mas de fato é uma doença sistêmica. Defeitos genéticos envolvendo a barreira cutânea e as anormalidades na produção lipídios das junções epiteliais contribuem para disfunção da barreira de pele. A mutação da filagrina está associada ao início precoce, assim como a persistência no fenótipo de dermatite atópica.[12]

A exposição a alérgenos ambientais associado a alteração da barreira da pele podem facilitar a sensibilização a alérgenos alimentares e desenvolvimento de alergias alimentares em fase precoce da vida.[12]

Dermatite atópica

É uma doença crônica e recorrente da pele, tendo o prurido como sua característica obrigatória. Em geral, o início dos sintomas ocorre na primeira infância. Menos da metade dos pacientes com dermatite atópica (DA) tem resolução completa aos sete anos de idade e apenas 60% deles têm resolução na idade adulta, indicando a natureza crônica da DA.[16]

Os defeitos na barreira da pele, que representam a defesa primária contra os agentes externos, facilitam a entrada de patógenos, alérgenos e agressões ambientais. A barreira da pele prejudicada é frequentemente comprometida pela colonização crônica do *Staphylococcus aureus*, que ocorre em 90% dos pacientes com DA.[17]

A perpetuação do *S. aureus* faz perdurar a patogênese da dermatite por meio de vários mecanismos, incluindo ruptura da integridade epidermal, produção de citolisinas, proteínas e superantígenos.[12]

Pacientes com eczema e com IgE específica para alérgenos ambientais entre 2 e 4 anos têm maior risco de progredir, na marcha atópica, para rinite alérgica e asma do que aqueles com eczema sem sensibilização.[18]

Aproximadamente 70% dos pacientes com DA grave desenvolvem asma em comparação com 20 a 30% dos pacientes com DA leve e aproximadamente 8% da população geral.[19]

Alergia alimentar

Apesar da alergia alimentar não estar incluída nos conceitos originais de marcha atópica, sua associação com dermatite atópica na fase precoce da vida é o que mais correlaciona essas comorbidades atópicas. Estão em crescente estudo as evidências que mostram que a sensibilização aos alérgenos ocorre pela quebra da barreira da pele, característica da dermatite atópica. Nos modelos murinos com deficiência de filagrina houve aumento da inflamação cutânea e da IgE específica quando expostos à ovalbumina através da pele. Tal fato demonstra que há mecanismos imunológicos envolvendo a progressão da sensibilização epicutânea para alergia alimentar.[12]

A exposição aos alérgenos alimentares na existência de mutações da filagrina e dermatite atópica tem risco aditivo para o desenvolvimento de alergia alimentar.[13] Alguns alérgenos alimentares teriam reação cruzada com aeroalérgenos, sendo que a sensibilização a estes aeroalérgenos poderia ocorrer previamente à sensibilização aos alérgenos alimentares.[6]

Asma

Asma é uma doença heterogênea, caracterizada pela inflamação crônica das vias respiratórias. Pode ser definida por meio da história clínica (sibilos, dispneia, opressão torácica e tosse), variável quanto à frequência e gravidade, acompanhada por limitação variável do fluxo expiratório das vias respiratórias. A depender da evolução, essa limitação pode se tornar persistente.[20]

Fenotipicamente é dividida em vários aspectos incluindo a asma alérgica, tendo como característica o início na infância, história familiar positiva para atopia, presença de inflamação eosinofílica no escarro e boa resposta ao tratamento com corticosteroides inalados.

Rinoconjuntivite

A rinite tem como característica a inflamação da mucosa nasal, manifestando sintomas como prurido nasal, espirros em salvas, rinorreia aquosa e obstrução nasal.

A rinite é a principal doença crônica respiratória associada a asma, interferindo também na qualidade de vida do paciente, sendo assim, sempre que o diagnóstico de uma delas for feito, o ideal é avaliar se o paciente não apresenta as duas patologias.[7]

Esofagite eosinofílica

A esofagite eosinofílica (EoE) é uma doença inflamatória alérgica crônica que pode ser desencadeada por alérgenos específicos. Se não tratada, a EoE pode resultar em comprometimento significativo da qualidade de vida devido à odinofagia, formação de estenose esofágica e compactação do alimento.[15]

Atualmente, existem algumas evidências apontando uma correlação clínica entre a esofagite e a marcha atópica. A ocorrência é maior em indivíduos atópicos e os alérgenos da alergia alimentar podem exacerbar as manifestações da esofagite em alguns indivíduos, apoiando essa relação.[15] Mas, ainda faltam estudos que corroborem mais fortemente a ligação entre a marcha atópica e a EoE.[15]

Marcha reversa

Em alguns casos, a sequência do aparecimento das doenças não segue o descrito na marcha atópica clássica. Quadros com comprometimento das vias respiratórias pode preceder o acometimento cutâneo. Isso foi denominado como marcha atópica reversa.[21] Com a já estabelecida concepção de via respiratória única, o aparecimento de sintomas nasais pode ocorrer de forma isolada ou anterior aos sintomas perceptíveis de asma. Alguns pacientes com rinite, quando submetidos à broncoprovocação, apresentam hiperreatividade brônquica, sem terem apresentado anteriormente sintomas de asma.[10]

Se considerar a alergia como doença sistêmica com diferentes manifestações clínicas, pode-se supor que a existência de uma das doenças atópicas é somente o sinal da presença de um estado atópico emergente e que qualquer outra das doenças atópicas podem aparecer durante a história natural do curso dessas doenças.[22]

Prevenção

Várias medidas de prevenção primária para reduzir o risco de dermatite atópica foram pesquisadas. Proteger a barreira cutânea profilaticamente em uma fase precoce nos neonatos com risco de atopia pela aplicação de emolientes, resultou em início mais tardio da DA e menor gravidade dos casos.[23]

Introdução à Alergia e à Imunologia

A eficácia da hidratação da pele em uma fase precoce também foi associada a menor sensibilização aos alérgenos alimentares, no primeiro ano de vida, em um grupo de pacientes que recebeu o emoliente dos 6 aos 12 meses.[24]

A prevenção secundária envolveria intervenções nas crianças de alto risco para atopia, para prevenir progressão para próxima fase da DA. Uma abordagem seria a introdução precoce de alimentos alergênicos, como amendoim e ovo, para crianças com dermatite grave ou sensibilização preexistente a fim de reduzir o risco de desenvolvimento de alergia alimentar. Mais estudos ainda são necessários para determinar a eficácia dessa intervenção.[12]

Imunoterapia

Quando bem indicada, a imunoterapia apresenta excelentes resultados. Ela deve ser específica para o paciente sensibilizado a um alérgeno determinado. Existem evidências de que ela possa alterar o curso da doença e diminuir o risco de novas sensibilizações. Uma imunoterapia bem indicada pode diminuir a hipersensibilidade brônquica e reduzir a evolução para asma.[7]

Probióticos

A microbiota intestinal tem um importante papel na sinalização para o desenvolvimento do sistema imunológico da mucosa. Foi demonstrado que a disbiose intestinal precede o início da alergia clínica, possivelmente por meio de regulação imunológica alterada.[25]

Especificamente na dermatite atópica já foi demonstrado que alguns probióticos podem melhorar a gravidade dos sintomas. Não existem estudos que corroborem melhora dos quadros de asma nem alergia alimentar.[26]

Considerações finais

Várias evidências reforçam a associação entre as diversas doenças alérgicas, observadas pelos estudos científicos, pela vivência da prática clínica e pela observação do indivíduo. É sempre importante relevar que o aparecimento de sintomas de uma das doenças alérgicas deve levantar a suspeição de todo o conjunto dessas patologias.

Novos estudos sempre complementam o conhecimento e proporcionam novas abordagens para melhor acompanhamento e tratamento dos pacientes alérgicos.

Referências bibliográficas

1. Lilja G, Wickman M. Allergy – atopy – hypersensitivity – a matter of definition. Allergy. 1998; 53:1011-2.
2. Johansson SGO, Bieber T, Dahl R, Friedmann P et al. Revised nomenclature for allergy for global use: Report of the Nomenclature Review Committee of the World Allergy Organization, October 2003. J Allergy Clin Immunol. 2004; 113:832-6.
3. Johansson SGO, Haahtela T. World Allergy Organization Guidelines for Prevention of Allergy and Allergic Asthma. Int Arch Allergy Immunol. 2004; 135:83-92.
4. Cohon A, Agondi RC. Abordagem do paciente alérgico. In: Clínica Médica, volume 7: alergia e imunologia clínica, doenças de pele e doenças infecciosas. Barueri, SP: Manole; 2009.
5. Johansson SGO, Hourihane JOB et al. A revised nomenclature for allergy. Allergy. 2001; 56:813-24.
6. Cochrane S, Beyer K, Clausen M, Wjst M, Hiller R, Nicoletti C et al. Factors influencing the incidence and prevalence of food allergy. Allergy. 2009; 64:1246-55.
7. Brozek JL, Bousquet J. Allergic Rhinitis and its Impact on Asthma (ARIA) guidelines-2016 revision. J Allergy Clin Immunol. 2017; 140:950-8.
8. Halken S, Hùst A. The lessons of noninterventional and interventional prospective studies on the development of atopic disease during childhood, Allergy. 2000; 55:793-802.
9. Solé D, Wandalsen GF, Camelo-Nunes IC, Naspitz CK. Prevalence of symptoms of asthma, rhinitis and atopic eczema among Brazilian children and adolescents identified by the International Study of Asthma and Allergies in Childhood (ISAAC) Phase 3. J Pediat. 2006; 82:341-6.

10. Bousquet J, Khaltalv N, Cruz AA, Denburg J, Fokkens WJ et al. Allergic Rhinitis and its Impacto on Asthma (ARIA). Allergy. 2008; 63 (Suppl 86):8-160.
11. Straussburger SZ, Vitolo MR, Bortolini GA, Pitrez PM, Jones MH, Stein RT. Erro alimentar nos primeiros meses de vida e sua associação com asma e atopia em pré escolares. J Pediatr (Rio J). 2010; 86:391-9.
12. Tham, EH, Leung DYM. Mechanism by wich atopic dermatitis predisposes to food allergy and the atopic march. Allergy Asthma Immunol Res. 2019; 11:4-15.
13. Paller AS, Spergel JM, Mina-Osorio P, Irvine AD. The atopic march and atopic multimorbidity: many trajectories, many pathways. J Alergy Clin Immunol. 2019; 143:46-55.
14. Illi S, von Mutius E, Lau S, Nickel R, Grüber C, Niggemann B et al. The natural course of atopic dermatitis from birth to age 7 years and the association with asthma. J Allergy Clin Immunol. 2004; 113:925-31.
15. Hill DA, Spergel MJ, Grundmeir RW, Ramos M. Eosinophilic esophagitis Is a late manifestation of the allergic march. J Allergy Clin Immunol Pract. 2018; 6:1528-33.
16. Spergel JM, Paller AS. Atopic dermatitis and the atopic march. J Allergy Clin Immunol. 2003; 112:S118-S127.
17. Leyden JJ, Marples RR, Kligman AM. Staphylococcus aureus in the lesions of atopic dermatitis. Br J Dermatol. 1974; 90:525-30.
18. Novembre E, Cianferoni A, Lombardi E, Bernardini R, Pucci N, Vierucci A. Natural history of "intrinsic" atopic dermatitis. Allergy. 2001; 56:452-3.
19. Gustafsson D, Sjöberg O, Foucard T. Development of allergies and asthma in infants and young children with atopic dermatitis - a prospective follow-up to 7 years of age. Allergy. 2000; 55:240-5.
20. Global Strategy for Asthma Management and Prevention, Revised 2020. Disponível na internet. https://ginasthma.org/wp-content/uploads/2020/04/GINA-2020-full-report_-final-_wms.pdf
21. Dharmage SC, Lowe AJ, Matheson MC, Burgess JÁ, Allen KJ, Abramson MJ. Atopic dermatitis and the atopic march revisited. Allergy. 2014; 69: 17-27.
22. Barberio G, Pajno GB, Vita D, Caminiti L, Canonica GW, Passalacqua G. Does a reverse atopic march exist? Allergy. 2008; 63:1630-2.
23. Chalmers JR, Haines RH, Mitchell EJ, Thomas KS, Brown SJ, Ridd M et al. Effectiveness and cost-effectiveness of daily all-over-body application of emollient during the first year of life for preventing atopic eczema in high-risk children (The BEEP trial): protocol for a randomised controlled trial. Trials. 2017; 18:343.
24. Lowe AJ, Su JC, Allen KJ, Abramson MJ, Cranswick N, Robertson CF et al. A randomised trial of a barrier lipid replacement strategy for the prevention of atopic dermatitis and allergic sensitisation: The PEBBLES Pilot Study. Br J Dermatol. 2018; 178:e19-e21.
25. Zheng QT, Anzela A, Tang MLK, Licciardi PV. Probiotic therapy as a novel approach for allergic disease. Frontiers in Pharmacology. 2012; 3:171.
26. Smith-Norowitz TA, Bluth MH. Probiotics and diseases of altered IgE regulation: a short review. J Immunotoxicol. 2016; 13:136-40.
27. Hill DA, Spergel JM. The atopic march: critical evidence and clinical relevance. Ann Allergy Asthma Immunol. 2018; 120:131-7.

Abordagem do Paciente Alérgico

Gabriella Melo Fontes Silva Dias ▪ Priscila Takejima ▪ Rosana Câmara Agondi

Introdução

Mesmo depois do grande aumento dos casos de doenças alérgicas que ocorreram nas últimas décadas em todo o mundo, a prevalência dessas doenças continua aumentando apesar da escassez de dados epidemiológicos brasileiros. Os estudos populacionais que avaliaram a prevalência dessas doenças no Brasil e empregaram o protocolo do International Study of Asthma and Allergies in Childhood (ISAAC) são limitados a escolares e adolescentes.[1-3]

As doenças alérgicas impactam na qualidade de vida dos pacientes e seus familiares e são uma importante causa de morbidade e gastos com saúde pública no mundo. Ainda assim, elas são consideradas doenças subdiagnosticadas e subtratadas.

A prevalência de asma na infância nos EUA é de 8,9 a 10,6% e a de dermatite atópica (DA) nessa mesma faixa etária é alta, em torno de 20%, diferente de outros países como México e China cuja prevalência é menor, o que mostra que fatores genéticos, raça/etnia, diferenças socioeconômicas, vida urbana, poluentes, fatores nutricionais e metabólitos são preditores do desenvolvimento dessas doenças.[4] O caráter genético delas é evidente ao observamos que o risco dessas patologias para a população geral é de 15 a 20%, e ele aumenta para 50% quando um dos pais ou irmão apresenta doença alérgica e para 70% quando ambos os pais são alérgicos.[5]

Por conta do aumento epidemiológico, o interesse em entender a fisiopatologia e os fatores predisponentes ao desenvolvimento das doenças alérgicas associado a uma precisão diagnóstica e tratamento individualizado está levando a um aumento exponencial de estudos e publicações sobre as alergias. Assim, é notório a evolução no conhecimento dessas doenças alcançado ao longo do tempo.

A história clínica minuciosa e o exame físico ainda são fundamentais para caracterizar o paciente alérgico, dada à grande abrangência de sinais e sintomas que ele pode apresentar. Testes *in vivo* e *in vitro* com investigação laboratorial complementam a sua abordagem para confirmação diagnóstica.[6] Além de identificar e orientar um paciente como alérgico, classificá-lo em fenótipos e endótipos para tal doença é a função atual dos médicos para oferecer um tratamento individualizado e com melhores respostas, minimizando os efeitos colaterais.

Para melhor definir o provável paciente alérgico é importante a descrição dos principais termos utilizados nessa situação:

a) Hipersensibilidade descreve objetivamente sinais e sintomas iniciados pela exposição a estímulos definidos em uma dose que é tolerada pela população geral.[7]

Introdução à Alergia e à Imunologia

b) Alergia é a reação de hipersensibilidade iniciada por mecanismos imunológicos específicos, que pode ser mediada por anticorpos ou por linfócitos T.[7]

c) Atopia é uma tendência pessoal e/ou familiar de se tornar sensibilizado e produzir imunoglobulina E (IgE) em resposta à exposição aos alérgenos comuns, normalmente proteínas, podendo ou não desenvolver doenças como asma, rinoconjuntivite, alergia alimentar IgE mediada e eczema ou DA.[7]

d) Alérgeno é qualquer substância capaz de estimular uma resposta de hipersensibilidade.[7]

e) Alergia não IgE mediada é a reação onde linfócitos T específicos a um antígeno ou anticorpos não IgE, como o anticorpo do isotipo IgG, estão presentes.[7]

f) Fenótipo é o conjunto de manifestações clínicas variáveis que os pacientes podem ter para a mesma doença gerando variações ao mesmo tratamento.[8]

g) Endótipo é o mecanismo fisiopatológico específico envolvido para o surgimento do fenótipo que leva em consideração variações associadas às vias genética, fisiológica, farmacológica, biológica e/ou imunológica.[8]

Marcha atópica/alérgica e hipótese da higiene

■ Marcha atópica/alérgica

A história natural das manifestações alérgicas na tentativa de se explicar a inter-relação entre as doenças atópicas é conhecida como marcha atópica. Ela é um pilar de longa data usada na alergia para explicar as ligações fisiopatológicas entre as condições alérgicas e o aumento global simultâneo na prevalência e gravidade das doenças alérgicas nas últimas décadas. Em geral, a DA é a primeira doença a surgir precedendo o desenvolvimento da asma e da rinite alérgicas (RA). Estima-se que as crianças com DA apresentem um risco maior para o desenvolvimento dessas patologias; 66% das crianças com DA evoluem com RA e 30% delas com asma alérgica.[9] Em 2016, novos estudos indicaram que a presença de alergia alimentar também seria um fator de risco para o desenvolvimento subsequente de alergia respiratória, incluindo essa doença na marcha atópica. Assim, a marcha atual começa com DA e progride para alergia alimentar IgE mediada, asma e RA.[10]

No contexto da marcha atópica, é importante notar que a IgE é um agente fisiopatológico mediador de algumas, mas não de todas as doenças atópicas, fazendo com que o termo atopia não seja o mais bem empregado. Como tal, é melhor considerar a marcha atópica como uma progressão de condições alérgicas que tem fatores predisponentes genéticos e ambientais comuns, compartilham a característica imunológica de uma ou mais respostas T *helper* tipo 2 (TH2) específicas do alérgeno e são caracterizadas por uma fase efetora do "tipo 2", que além da TH2 também envolve a participação de células imunes inatas do tipo 2 (ILC2), que pode incluir geração de IgE específica, ativação de granulócitos e outras características inatas, como produção de muco e edema. Assim surgiu o termo Marcha Alérgica.[11]

Além de exibir uma progressão característica, outro fator peculiar a essa marcha é que os membros dela podem apresentar um risco alérgico individual e cumulativo. Por exemplo, crianças com história de DA e sensibilização a alérgenos têm taxas mais altas de asma em comparação com crianças com DA isolada.[12] Essas observações epidemiológicas são provavelmente o resultado de fatores de risco genéticos e/ou ambientais comuns, bem como uma fisiopatologia inflamatória tipo 2 compartilhada.[13]

Um estudo mais recente sugere a esofagite eosinofílica (EoE) como uma manifestação tardia da marcha alérgica em alguns indivíduos e infere que a sensibilização a alimentos e/ou aeroalérgenos no início da vida pode predispor ao desenvolvimento de EoE (Figura 5.1).[13] Embora haja limitações no estudo, ele chama a atenção para a necessidade de uma triagem mais ativa de pacientes alérgicos para sintomas de EoE.

Essa teoria da marcha atópica/alérgica tem sido amplamente estudada em estudos transversais e longitudinais de longo prazo, com diversas críticas tanto aos dados epidemiológicos quanto ao modelo de estudo. A legitimidade dela é atualmente debatida sugerindo modelos alternativos.[14] Contudo, é consenso que identificar os fatores de risco associados à marcha atópica, particularmente

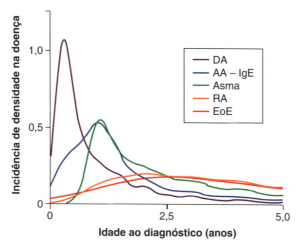

Figura 5.1. Marcha alérgica. Fonte: modificada de Hill DA *et al*. J Allergy Clin Immunol Pract. 2018; 6(5):1528-33.[13]
DA: dermatite atópica, AA-IgE: alergia alimentar IgE mediada, RA: rinite alérgica, EoE: esofagite eosinofílica.

a DA, é importante no reconhecimento precoce das doenças alérgicas. Compreender o papel da idade, gravidade da doença, história familiar, fenótipo e características genéticas fornecem uma imagem mais clara de como a DA e a alergia alimentar podem progredir para alergias respiratórias.

- Hipótese da higiene

Nas últimas décadas, a hipótese da higiene vem recebendo muita atenção. Este campo de pesquisa investiga a ligação potencial entre a exposição aos microrganismos e o desenvolvimento de doenças alérgicas. A asma e a alergia são doenças complexas determinadas geneticamente que interagem com a exposição ambiental.[15]

Muitos estudos foram realizados em áreas rurais na Europa, estes compararam a prevalência de asma e alergias nas crianças e adultos que moravam em fazendas com outros indivíduos que moravam na área rural, mas não em fazendas. Os pesquisadores mostraram que a prevalência de rinoconjuntivite alérgica e sensibilização aos alérgenos estava reduzida significantemente nas crianças que moravam nas fazendas.[15]

Os diversos estudos sugerem que nas áreas onde ocorre a diminuição da exposição a microrganismos (endotoxinas), a maior utilização de antibióticos e a disponibilidade de vacinação, os indivíduos apresentam um desvio de perfil imunológico de Th1 para Th2, aumentando a prevalência de alergia nesta região.[16]

Doenças atópicas
Asma alérgica

A asma é uma doença heterogênea, caracterizada por uma inflamação crônica das vias respiratórias, associada à hiper-responsividade brônquica que leva a episódios recorrentes de sibilância, aperto torácico, dispneia e tosse, principalmente à noite ou pela manhã ao acordar. Existe ainda na doença uma limitação ao fluxo aéreo que é reversível espontaneamente ou com o tratamento.[17,18]

Indivíduos com sintomas persistentes e sugestivos de asma devem ter o diagnóstico estabelecido por elementos da história, exame clínico e medidas objetivas de função pulmonar. Confirmado o diagnóstico de asma, o tratamento mais adequado a esta condição deverá ser iniciado prontamente e durante a evolução, a gravidade e o nível de controle da doença devem ser identificados.[19]

Introdução à Alergia e à Imunologia

Considerada um problema de saúde pública, ela atinge 1 a 18% da população mundial em diferentes países.[17] A prevalência de sintomas de asma entre adolescentes no Brasil foi de 20%, uma das mais elevadas do mundo.[18,20] Um estudo da Organização Mundial da Saúde (OMS) entre adultos de 18 a 45 anos de idade indicou que 23% dos brasileiros tiveram sintomas de asma no último ano.[18,21] No entanto, apenas 12% da amostra tinham diagnóstico prévio de asma. Em 2012, um estudo com 109.104 adolescentes confirmou taxas de prevalência de sintomas de asma de 23% e de diagnóstico prévio de asma de 12%.[18,22]

A atopia está presente em cerca de 50% dos pacientes adultos e 80% dos pacientes na faixa pediátrica com asma.[7] A asma alérgica é o fenótipo mais comum, de início da infância, com história familiar e pessoal de doenças alérgicas como rinite, DA e alergia alimentar. Eles têm um perfil de inflamação eosinofílica e respondem bem ao tratamento com corticoide inalado.[17]

Os principais objetivos do manejo da asma são atingir o controle dos sintomas da asma e reduzir o risco de exacerbações, minimizando os efeitos adversos dos medicamentos. Os quatro componentes essenciais do manejo da asma são educação do paciente, controle dos gatilhos da asma, monitoramento de mudanças nos sintomas ou na função pulmonar e terapia farmacológica.[18,19] Há ainda fatores de risco modificáveis que contribuem para exacerbações nesses pacientes e que devem ser constantemente avaliados, tais como: ausência de aderência ao tratamento, uso incorreto de dispositivos, prescrição isolada de fármacos de alívio e/ou tratamento sem a prescrição de corticoide inalado.[19]

Questionários e escalas para aferição do nível de controle dos sintomas de asma têm sido indicados para avaliar a resposta ao tratamento e manejo da doença.[19] Em geral, esses instrumentos são simples e devem ser estimulados e difundidos entre clínicos e especialistas. São exemplos de questionários os utilizados pela Global Initiative for Asthma (GINA),[17] o Asthma Control Questionnaire (ACQ) e o Asthma Control Test (ACT).[18,19]

É importante diferenciar que enquanto o controle da asma expressa a intensidade com que as manifestações da asma são suprimidas pelo tratamento, apresentando variações em dias ou semanas, sua gravidade refere-se à quantidade de medicamentos (corticoide inalado) necessária para atingir o controle, refletindo uma característica intrínseca da doença e que pode ser alterada lentamente com o tempo.[18]

Deve-se ressaltar que o manejo farmacológico da asma mudou consideravelmente nas últimas décadas, a partir do entendimento de que a asma é uma doença heterogênea e complexa, com diferentes fenótipos e endótipos. Esse conhecimento modificou as estratégias de manejo da doença, abrindo espaço para o surgimento de novos fármacos de controle.[18] Assim, não existe um fármaco, dose ou dispositivo inalatório que se aplique indistintamente a todos os asmáticos. Cada caso deve ser avaliado individualmente. Para os casos graves, de difícil controle, o surgimento dos imunobiológicos tem modificado a evolução da doença com excelentes resultados no manejo desses pacientes. Infelizmente, o custo e o acesso ainda são um grande limitador da sua utilização.[18,19]

Um novo paradigma de tratamento no manejo de doenças das vias respiratórias, incluindo a asma, são os "Traços Tratáveis". Eles são uma nova abordagem de medicina personalizada na asma grave que promove melhorias na saúde, qualidade de vida, controle da asma e redução de consultas extras na atenção primária. Nele são avaliadas as características tratáveis que são relevantes para doenças complexas das vias respiratórias, incluindo biomarcadores. Um estudo recente mostrou que a avaliação multidimensional e o manejo direcionado da asma grave permitem que a detecção de características tratáveis possa ser direcionada usando-se uma abordagem de medicina personalizada. Essa abordagem melhora significativamente o estado de saúde em pessoas com asma grave e representa uma nova abordagem para essa doença complexa.[23]

Rinite alérgica

A rinite alérgica (RA) é a doença crônica mais comum no mundo. No Brasil, o estudo ISAAC (Internacional Study of Asthma and Allergies in Childhood) documentou ser 12,8% a prevalência de rinoconjuntivite (rinite alérgica) entre crianças de 6 a 7 anos de idade e 18,0% entre os adolescentes (13 a 14 anos de idade).[1,24] Já em lactentes, os estudos são escassos e dificultados pois nos primeiros anos de vida o diagnóstico de rinite alérgica não é tarefa fácil uma vez que infecções virais de vias respiratórias superiores, na maioria das vezes caracterizadas por espirros, coriza e obstrução nasal, são frequentes.[24] A rinite alérgica afeta 10 a 30% dos adultos e cerca de 40% das crianças.[25] A asma ocorre em até 50% nos pacientes com rinite. E cerca de 80% dos indivíduos com asma têm rinite.[26]

Ela é uma doença multifatorial com fatores genéticos e ambientais influenciando o desenvolvimento da doença. Clinicamente caracterizada por um ou mais dos seguintes sintomas: prurido nasal, espirros em salva, rinorreia clara e congestão nasal. Constitui a manifestação mais comum dos sintomas respiratórios desencadeados pela sensibilização aos aeroalérgenos. Pode também ser causada por fatores não alérgicos como infecção, alterações hormonais, exposições ocupacionais, induzidas por medicamentos, entre outros.[24]

A rinite alérgica é resultado de um processo inflamatório mediado por IgE que acomete indivíduos geneticamente predispostos e sensibilizados aos alérgenos. A história sugestiva associada à detecção da sensibilização pela presença de IgE específica levam a um provável diagnóstico de rinite alérgica.[24]

O tratamento mais eficaz da rinite alérgica é o corticoide tópico nasal, associado à lavagem das narinas com soro fisiológico ou salina. Os anti-histamínicos e os descongestionantes sistêmicos devem ser utilizados como medicamentos sintomáticos.[24]

A imunoterapia alérgeno-específica (ITE) é o único tratamento modificador da evolução natural da doença alérgica. Além disso, ela proporciona benefícios duradouros depois da sua descontinuação, previne a progressão da doença, incluindo o desenvolvimento de asma e de novas sensibilizações. Atualmente, a ITE utilizada no tratamento da RA é administrada por via subcutânea ou sublingual, e ela é recomendada no tratamento de adultos e crianças (> 5 anos) com RA intermitente moderada/grave e em todas as formas persistentes.[24]

Conjuntivite alérgica

A conjuntivite alérgica, também conhecida como alergia ocular, é um distúrbio de hipersensibilidade imunológica comum que afeta até 40% da população. Ela tem aumentado em frequência, com sintomas de prurido ocular associado à hiperemia conjuntival e ao edema de pálpebras, que afetam significativamente a qualidade de vida do paciente. Ela é um problema de saúde frequentemente subdiagnosticado e subtratado, porque apenas 10% dos pacientes com sintomas de conjuntivite alérgica buscam atendimento médico.[27] Estima-se que acomete entre 40 e 80% dos indivíduos com doenças alérgicas.[28]

As doenças alérgicas dos olhos são classificadas em conjuntivite alérgica sazonal, conjuntivite alérgica perene, ceratoconjuntivite vernal, ceratoconjuntivite atópica, blefaroconjuntivite de contato e conjuntivite papilar gigante. A blefaroconjuntivite de contato está associada ao contato com produtos como cosméticos e pode se manifestar em atópicos ou não atópicos. A conjuntivite papilar gigante está associada ao uso de lentes de contato e os pacientes atópicos têm maior risco de desenvolver essa patologia, embora esteja relacionada com o microtrauma ocular devido às lentes.[27,28]

A presença de IgE específica para alérgenos pode ser documentada nos casos de conjuntivite alérgica sazonal e perene que são as formas mais comuns de alergias oculares. Nesse tipo de conjuntivite alérgica, a diferença é feita com base na temporalidade da exposição do alérgeno específico na superfície ocular, sendo sazonal para um período determinado, como os pólens na primavera, e perene para o contato contínuo de um alérgeno, como os ácaros da poeira doméstica ou pelos de animais. Para os casos de conjuntivite alérgica sazonal e perene, o tratamento com imunoterapia alérgeno-específica é uma opção.[27]

Dermatite atópica

A dermatite atópica (DA) é uma doença inflamatória cutânea crônica de etiologia multifatorial que se manifesta clinicamente sob a forma de eczema com prurido cutâneo intenso, que ocorre de maneira cíclica durante a infância, podendo prolongar-se até a fase adulta. Frequentemente, está associada a outras doenças atópicas. Estudos longitudinais têm demonstrado que a persistência da DA na idade adulta está relacionada com: idade precoce de início dos sintomas, formas graves de apresentação, história familiar de DA e sensibilização alérgica precoce.[29]

Embora possa se manifestar em qualquer período etário, 60% dos casos de DA ocorrem no primeiro ano de vida. A DA assume forma leve em 80% das crianças acometidas e, em 70% dos casos, há melhora gradual até o final da infância.[29] Sua prevalência vem aumentando em todo mundo e os dados epidemiológicos do Brasil foram do estudo ISAAC, cuja prevalência de eczema flexural foi 6,8% para os escolares, e 4,7% para os adolescentes.[29,30]

Muitos estudos realizados com famílias têm demonstrado que a DA é uma doença de caráter hereditário. Os estudos que avaliaram as alterações genéticas relacionadas, uma das principais se deve à mutação do gene da filagrina, que codifica proteínas estruturais no estrato córneo que ajuda a manter a barreira intacta e hidratada.[29] Na fisiopatologia da DA, é provável que todos os pacientes apresentem uma combinação de disfunção da barreira da pele associado a uma desregulação imunológica, e que ambas as alterações sejam relevantes em diferentes subgrupos de pacientes.[29]

As manifestações clínicas da DA variam com a idade; porém, um considerável número de pacientes apresenta lesões características simultâneas de mais de uma faixa etária. Na fase infantil, as lesões localizam-se na face e poupam o maciço central, podendo acometer a face extensora dos membros e tronco. Posteriormente, as lesões podem evoluir em flexuras e tronco. Já na fase pré-puberal, as lesões localizam-se sobretudo nas regiões de flexuras. A fase adulta da DA é similar à pré-puberal, mas as lesões são mais liquenificadas, principalmente em regiões flexurais e nas mãos.[29]

O diagnóstico é essencialmente clínico associado aos achados do exame físico. A cronicidade, as recidivas, o aspecto de distribuição das lesões conforme a idade e o comprometimento da qualidade de vida do paciente são importantes tanto para o diagnóstico quanto para a classificação da gravidade da doença, onde se utilizam escores que avaliam sintomas subjetivos e objetivos. A apresentação clínica da DA varia de formas leves e localizadas até formas graves e disseminadas.[29]

Os objetivos do tratamento da DA são reduzir os sintomas (prurido e dermatite), prevenir as exacerbações e minimizar os riscos terapêuticos. Sempre deve-se avaliar a variabilidade clínica e individual do paciente, associado a gravidade da doença, para orientar a melhor intervenção terapêutica.[31]

Alergia alimentar

Podemos classificar as reações adversas a alimentos com base nas alterações imunológicas ou não imunológicas encontradas. A alergia alimentar (AA), que é uma reação adversa a alimento, é definida como uma doença que ocorre depois da ingestão e/ou contato com determinado(s) alimento(s), em consequência a uma resposta imunológica anômala.[32]

As AAs podem ser classificadas, de acordo com o mecanismo imunológico envolvido, em: mediadas por IgE, que decorre de uma sensibilização a alérgenos alimentares com formação de anticorpos específicos da classe IgE, gerando reações cutâneas (urticária, angioedema), gastrintestinais (edema e prurido de lábios, língua ou palato, vômitos e diarreia), respiratórias (broncospasmo, coriza) e sistêmicas (anafilaxia); reações mistas (mediadas por IgE e hipersensibilidade celular), decorrentes de mecanismos mediados por IgE associados à participação de linfócitos T e de citocinas proinflamatórias, como a esofagite eosinofílica, a gastrite eosinofílica e a gastrenterite eosinofílica; não mediadas por IgE, como a proctocolite induzida por proteína alimentar, enteropatia induzida por proteína alimentar e enterocolite induzida por proteína alimentar.[32]

A AA infantil está associada a uma qualidade de vida prejudicada, interações sociais limitadas, presença de outras comorbidades alérgicas e custo econômico. É importante ressaltar que uma reação alérgica grave que resulte em anafilaxia pode ser fatal, e os alérgenos alimentares são a causa mais comum de anafilaxia e mortalidade relacionada com a anafilaxia em crianças e adolescentes.[10]

Apesar de ser considerada também um problema de saúde pública, os dados sobre a prevalência de AA no Brasil são escassos e limitados a grupos populacionais.[32] Estima-se que a prevalência mundial seja aproximadamente de 6,7%.[10]

Embora virtualmente qualquer alimento possa causar alergia, cerca de 80% das manifestações de alergia alimentar ocorrem com a ingestão de leite de vaca, ovo, soja, trigo, amendoim, castanhas, peixes e crustáceos. Deve-se destacar, entretanto, que novos alérgenos têm sido descritos, como kiwi e gergelim, e alguns deles bastante regionais, como a mandioca.[32]

Uma série de fatores de risco têm sido associados à AA, tais como ser lactente do sexo masculino, etnias asiática e africana, comorbidades alérgicas (dermatite atópica), desmame precoce, insuficiência de vitamina D, redução do consumo dietético de ácidos graxos poli-insaturados do tipo ômega 3, redução de consumo de antioxidantes, uso de antiácidos que dificulte a digestão dos alérgenos, obesidade como doença inflamatória, época e via de exposição aos potenciais alérgenos alimentares e outros fatores relacionados com a hipótese da higiene.[10,32]

■ Esofagite eosinofílica

A esofagite eosinofílica (EoE) é uma doença inflamatória alérgica crônica do esôfago que pode ser desencadeada por alimentos ou aeroalérgenos. Ela é uma doença emergente no mundo inteiro, documentada em muitos países, incluindo o Brasil.[32,33]

A EoE é uma enfermidade com alterações imunológicas crônicas do esôfago (inflamação T *helper* tipo 2 [Th2]), caracterizada clinicamente por manifestações de disfunção esofagiana e histologicamente por inflamação predominantemente eosinofílica.[32] Se não for tratada, a EoE pode resultar em prejuízo significativo na qualidade de vida devido à odinofagia, formação de estenose esofágica, e impactação de alimentos.[13]

Ela é definida atualmente como uma entidade clinicopatológica caracterizada por:

a) Sintomas de problemas alimentares e de doença do refluxo gastresofágico (DRGE) na criança menor e, principalmente, de disfagia e impactação alimentar no esôfago nas crianças maiores e nos adultos.

b) Infiltrado eosinofílico em contagem igual ou superior a 15 eos/CGA no esôfago.

c) Ausência de aumento de eosinófilos em outros segmentos do tubo digestivo e exclusão de outras doenças que poderiam causar eosinofilia esofágica, como doença inflamatória intestinal, síndrome hipereosinofílica, infecções e outras doenças.[32]

As opções terapêuticas atuais incluem a utilização de dietas de restrição, empíricas ou baseadas nos testes alérgicos, e o uso de inibidores de bomba de prótons, corticosteroides tópicos deglutidos ou, muito eventualmente, sistêmico, além das dilatações esofagianas em caso de complicações da doença.[32]

Doenças alérgicas não atópicas

Anafilaxia

A anafilaxia é uma reação de hipersensibilidade grave sistêmica e com potencial de risco de vida, portanto, uma emergência clínica. Caracteriza-se pelo rápido início dos sintomas podendo comprometer as vias respiratórias e os tratos respiratório ou circulatório. Comumente, embora nem sempre, está associada ao comprometimento na pele e mucosas, como urticária e angioedema. O diagnóstico é baseado em critérios clínicos conforme citado na Tabela 5.1.[33]

Introdução à Alergia e à Imunologia

Tabela 5.1. Critérios clínicos para o diagnóstico de anafilaxia		
Anafilaxia é altamente provável quando qualquer um dos três critérios a seguir for preenchido		
1	*Início agudo dos sintomas (minutos a algumas horas) com envolvimento da pele, mucosa ou ambos, mais um dos seguintes:*	
	a) Comprometimento respiratório (dispneia, sibilância, estridor, diminuição de PEF, hipoxemia)	
	b) Redução da PA ou sintomas associados de disfunção terminal do órgão (colapso, síncope, incontinência)	
2	*Duas ou mais manifestações das seguintes que ocorrem rapidamente depois da exposição a um provável alérgeno para o paciente (minutos a algumas horas)*	
	a) Envolvimento de pele e mucosa (angioedema, urticária)	
	b) Comprometimento respiratório (dispneia, sibilância, estridor, diminuição de PEF, hipoxemia)	
	c) Redução da PA ou sintomas associados de disfunção terminal do órgão (colapso, síncope, incontinência)	
	d) Sintomas gastrintestinais persistentes (cólica, vômitos)	
3	*Redução da PA depois da exposição a um alérgeno conhecido para o paciente (minutos a algumas horas)*	
	a) Crianças: PA sistólica baixa (idade-específica) ou queda de > 30% da PA sistólica	
	b) Adultos: PA sistólica < 90 ou queda de > 30% da PA sistólica do basal do indivíduo	

*Fonte: modificada de Sampson HA **et al**. J Allergy Clin Immunol. 2006; 117:391-7.[33]*

Todavia, a definição de anafilaxia evoluiu para uma descrição mais mecanicista baseada na medicina de precisão em fenótipos com endótipos subjacentes, suportado por biomarcadores de diagnóstico. Fenótipos de anafilaxia são definidos pela apresentação clínica em reações do tipo IgE e não IgE mediada, tempestade de citocinas, reações mistas e por ativação do complemento. Já os seus endótipos subjacentes a esses fenótipos incluem mecanismos do tipo 1, pela presença de IgE específica, ativação direta de mastócitos/basófilos ou do seu receptor MRGPRX2, de liberação de citocinas (IL-6, IL-1β, TNF-α), reações mistas e pela presença de anafilotoxinas (C3a e C5a) que se ligam aos receptores do complemento na superfície de mastócitos e basófilos.[34]

Por conta disso, existe um novo entendimento de que sintomas atípicos, como dor, calafrio e febre, possam ser observados durante a anafilaxia induzida por quimioterapia e imunobiológicos. Assim, entende-se também que distúrbios clonais, como a síndrome de ativação de mastócitos, são parte do amplo espectro da anafilaxia.[34]

O subdiagnóstico e a baixa notificação dos casos de anafilaxia são muito comuns e com isso, as medidas epidemiológicas são provavelmente subestimadas. Os fatores desencadeantes incluem alimentos, medicamentos, venenos de insetos e, em até 20% dos episódios, o agente não é identificado. A causa mais comum de anafilaxia nas crianças é alimento e nos adultos, medicamentos e o veneno de himenópteros.[33]

Apesar de temida pelos profissionais de saúde, o diagnóstico de anafilaxia é perdido em 80% dos pacientes que são atendidos no pronto-socorro, submetidos a anestesia e cirurgia ou sendo tratados com quimioterapia ou agentes biológicos. Uma justificativa para isso é o fato de a anafilaxia apresentar sintomas similares a outras síndromes comuns, como asma e urticária, e de poder se apresentar sem hipotensão. Por conta disso, o tratamento dessa emergência é frequentemente atrasado e as causas subjacentes são subinvestigadas em todo o mundo.[34]

A dosagem da triptase sérica pode fornecer dados importantes, sobretudo naqueles casos em que o diagnóstico de anafilaxia é duvidoso. A coleta em torno de 30 a 60 minutos depois da reação tem melhor acurácia e níveis acima de 11,4 ng/mL indicam a ativação de mastócitos/basófilos.[34]

Na Europa, os medicamentos são as causas mais frequentes de anafilaxia em pacientes hospitalizados. Na anafilaxia durante o perioperatório, os bloqueadores neuromusculares são os agentes desencadeantes mais comuns em adultos, com maior incidência no gênero feminino, seguido pelo látex.[33]

A primeira linha de tratamento da anafilaxia é a adrenalina intramuscular. O acompanhamento com especialista é importante para avaliar riscos de reações futuras, diagnóstico etiológico e estratégias para diminuir risco de novos episódios de anafilaxia.[33]

Urticária

De acordo com o último consenso mundial de 2018, a urticária (UC) é uma condição caracterizada pelo desenvolvimento de urticas (urticária), angioedema ou ambos, que precisa ser diferenciada de outras doenças com sintomas similares como anafilaxia, síndromes autoinflamatórias, vasculite urticariforme ou angioedema mediado por bradicinina, exemplo do angioedema hereditário.[35]

Ela é classificada em aguda ou crônica conforme o tempo de duração da doença. Na UC aguda os sintomas duram até 6 semanas e, quando este quadro se mantém por mais de 6 semanas, na maioria dos dias da semana, a UC é definida como crônica.[35]

As UCs crônicas são classificadas em espontâneas ou induzidas. A UC induzida compreende urticárias ao frio, ao calor, dermografismo sintomático, de pressão tardia, solar, vibratória, urticária aquagênica, de contato e colinérgica.[35]

Cerca de 20% da população apresenta, em algum momento da vida, um episódio de UC aguda. Em sua forma crônica, estima-se que afete 0,5 a 1% da população.[36]

Com frequência, a UC produz grave impacto na qualidade de vida. O paciente apresenta instabilidade emocional importante, devido a natureza pública dos sintomas. Nas suas formas graves, pode ser incapacitante por causar transtornos nas atividades diárias, sobretudo distúrbios do sono. Para melhor avaliar a atividade, o controle e o impacto na qualidade de vida de pacientes com UC existem instrumentos validados e disponíveis Urticaria Activity Score (UAS), Chronic Urticaria Quality of Life Questionnaire (CU-Q2oL), Urticaria Control Test (UCT), Angioedema Activity Score (AAS), Angioedema Quality of Life Questionnaire (AE-QoL).[36]

A Urticária Crônica Espontânea (UCE) afeta até 1% da população em geral nos EUA, e acredita-se que a prevalência seja semelhante em outros países. Tanto crianças quanto adultos podem desenvolver UCE, embora seja mais comum em adultos. As mulheres são afetadas duas vezes mais que os homens, e a condição geralmente começa na terceira a quinta décadas de vida, podendo estar relacionada com doenças atópicas e autoimunes.[35,36]

O conhecimento sobre a fisiopatologia da UCE ainda não é totalmente compreendido; porém, diversos estudos apontam para componentes autoimunes e autoalérgicos envolvidos, pela presença de anticorpos IgE contra autoantígenos solúveis, como a peroxidase tireoidiana (TPO) – autoimunidade tipo I, além de anticorpos humanos IgG dirigidos contra a subunidade alfa do receptor de IgE e contra região Fc de IgE – autoimunidade tipo IIb, gerando desgranulação de mastócitos e liberação de histamina e outras citocinas inflamatórias.[37]

O tratamento de primeira escolha para UC é o anti-histamínico de segunda-geração. Nos casos refratários mesmo depois do aumento da dose dessa medicação, há opções terapêuticas como imunobiológicos (omalizumabe) e imunossupressores (ciclosporina).[35]

Dermatite de contato

A dermatite de contato (DC) é uma doença inflamatória eczematosa da pele. É causada por produtos que exercem efeitos tóxicos direto a pele sem induzir uma resposta das células T (DC irritativa) ou que modificam proteínas e induzem respostas imunes inatas e adaptativas (DC alérgica). Essa última é uma reação de hipersensibilidade tardia (tipo IV) a antígenos de contato exógenos.[38]

A probabilidade de desenvolver DC irritativa aumenta com a duração, a intensidade e a concentração da substância. Os fatores que agravam o quadro incluem características do irritante, como a quantidade e a concentração, a duração e a frequência da exposição; características da pele, como espessura, secura, cor, tendência atópicas ou danos preexistentes; e fatores ambientais, como temperatura e umidade do dia.[38]

Na DC alérgica os principais causadores envolvidos incluem os metais como níquel, cromo e cobalto, fragrâncias, bálsamo-do-peru, neomicina, formaldeído e timerosal. Até recentemente se acreditava que ela era rara. Infelizmente, dados indicam que é muito comum e afeta cerca de 20% das crianças. A boa notícia é que a maioria dos casos é autolimitado e tratado com medidas de suporte simples. No entanto, em alguns pacientes, o distúrbio pode cronificar e afetar significativamente a qualidade de vida.[38]

A suspeita de DC deve se basear na descrição clínica das lesões, sua distribuição e na ausência de outras etiologias ou outras manifestações sistêmicas associadas. A DC aguda é caracterizada pela presença de pápulas eritematosas, vesículas e lesões crostosas. Os episódios persistentes ou recorrentes de DC podem mudar com o tempo e passam de uma inflamação aguda para crônica, nesse caso, a apresentação se caracteriza pela presença de espessamento da pele, cicatrização e fissuras, descrita como liquenificação. O prurido é uma característica de ambas as formas de DC, aguda ou crônica, e a constante fricção da pele contribui para a liquenificação.[39]

O histórico de ocupacional, *hobbies* e uso de medicamentos tópicos ou orais é importante para o diagnóstico de dermatite de contato. O teste de contato de leitura tardia ou *patch test* é considerado o padrão-ouro para o diagnóstico de DC, além de ser usado para se determinar a causa da doença.[39]

Reações de hipersensibilidade aos medicamentos

As reações adversas aos medicamentos (RAM) são definidas pela Organização Mundial de Saúde (OMS) como uma resposta imprevisível, não intencional e nociva ao uso de medicamento em uma dose normalmente tolerada pela maioria dos indivíduos. As reações de hipersensibilidade a medicamentos (RHM) representam em torno de 15% de todas as RAMs. Embora as erupções maculopapulares e urticariformes sejam as manifestações mais frequentes, existem várias outras apresentações. As RHM afetam mais do que 7% da população geral, sendo, portanto, um importante problema de saúde pública.[40]

O termo alergia ao medicamento define reações onde se tem um mecanismo imunológico (anticorpo ou linfócito T) envolvido. Clinicamente, as reações de hipersensibilidade são semelhantes aos episódios de alergia.[40]

A RHM pode ser classificada em reações imediatas e não imediatas. As reações imediatas possivelmente são induzidas por um mecanismo IgE-mediado e ocorre entre 1 e 6 horas depois da última administração do medicamento. Em geral, apresentam quadros de urticária, angioedema, conjuntivite, broncoespasmo, sintomas gastrintestinais, anafilaxia e choque.[8,40]

As reações não imediatas ocorrem a partir de 1 hora depois da administração do medicamento. Frequentemente, ocorrem após dias de tratamento e apresenta um mecanismo dependente de linfócito T. As manifestações podem ser erupções maculopapulares, vasculites, erupção fixa a droga e doenças cutâneas graves, como a Drug Reaction with Eosinophilia and Systemic Symptoms (DRESS), pustulose exantemática generalizada aguda (PEGA), síndrome de Stevens-Johnson e necrólise epidérmica tóxica (NET). Em algumas dessas situações, além da pele outros órgãos e sistemas podem ser acometidos (p. ex., hepatite, neutropenia, insuficiência renal).[8,40]

No Brasil, os principais medicamentos envolvidos nas reações imediatas de hipersensibilidade são os anti-inflamatórios não esteroidais e os antibióticos e, em relação às reações não imediatas, os anticonvulsivantes.[40]

Vivendo a era da medicina de precisão, hoje em dia podemos usar diversos recursos para melhorar o manejo de pacientes alérgicos a um medicamento. Pela farmacogenética, há como identificar pacientes com alto risco de desenvolver hipersensibilidade grave a medicamentos. Por meio de testes cutâneos e testes de provocação, é possível desrotular um paciente como alérgico poupando

Abordagem do Paciente Alérgico

assim custos e efeitos colaterais de terapias alternativas. Por fim, para aqueles pacientes com reação de hipersensibilidade a medicamentos comprovada, eles podem ter ainda os benefícios conferidos do tratamento com esses medicamentos por meio de procedimentos de dessensibilização.[8]

Investigação das doenças alérgicas

A base da investigação das doenças alérgicas continua sendo a anamnese clínica associada ao exame físico. Todavia, testes alérgicos e exames laboratoriais são de grande valia na determinação dessas patologias.

A medicina de precisão é uma abordagem emergente para o tratamento de doenças, baseada em seus fenótipos, endótipos e biomarcadores. Embora um progresso significativo tenha sido alcançado em algumas doenças alérgicas, ainda não dispomos na prática clínica de recursos suficientes para realizar essa medicina personalizada a todas elas.[8]

Nas doenças alérgicas IgE-mediadas é comum encontrarmos altos níveis de IgE total no sangue periférico. A IgE é o anticorpo produzido em resposta à exposição alergênica; entretanto, essa molécula pode estar elevada em outras situações, incluindo parasitoses intestinais e síndrome de Hiper IgE (Tabela 5.2).[41]

Tabela 5.2. Condições associadas ao anticorpo total IgE sérico elevado	
Doenças infecciosas	Parasitoses (ascaridíase, esquistossomose, estrongiloidíase) Infecção pelo HIV *Mycobacterium tuberculosis* Citomegalovírus Vírus do Epstein-Barr Hanseníase Candidíase
Doenças alérgicas	Aspergilose broncopulmonar alérgica Rinossinusite fúngica alérgica Dermatite atópica Asma alérgica Rinite alérgica
Imunodeficiências	Síndrome de hiper IgE Síndrome de Wiskott-Aldrich Doença de Netherton *Immune dysregulation, polyendocrinopathy, enteropathy, X-linked syndrome* (IPEX) Síndrome de Omenn Síndrome de DiGeorge completa atípica
Doenças inflamatórias	Granulomatose eosinofílica com poliangiite Doença de Kawasaki Doença de Kimura
Neoplasias	Linfoma de Hodgkin Mieloma IgE
Outras	Tabagismo Fibrose cística Síndrome nefrótica Transplante de medula óssea Doença do enxerto contra o hospedeiro Penfigoide bolhoso
Medicamentos	Aztreonam, penicilina G

Fonte: modificada de Stokes J, Casale TB. UpToDate. Last updated Feb, 2019.[41]
HIV: human immunodeficiency virus.

Capítulo 5

Introdução à Alergia e à Imunologia

Tabela 5.3. Doenças associadas à eosinofilia	
Doenças alérgicas	Doenças atópicas (asma, rinite alérgica, dermatite atópica) Eosinofilia relacionada com RHM
Doenças infecciosas	Parasitoses (principalmente helmintos) Infecções fúngicas específicas Infecções por protozoários Infecções virais (HIV)
Doenças hematológicas e neoplásicas	Síndrome hipereosinofílica primária Leucemia eosinofílica aguda e crônica Outras neoplasias mieloides (leucemia mieloide crônica, mastocitose sistêmica) Linfomas Tumores sólidos (adenocarcinoma, carcinoma escamoso)
Imunológicas	Imunodeficiências específicas (deficiência de DOCK8, síndrome de hiper IgE, síndrome de Omenn) Doenças autoimunes e idiopáticas
Doenças eosinofílicas	Síndrome hipereosinofílica idiopática Granulomatose eosinofílica com poliangiite Doenças gastrintestinais eosinofílica
Miscelânea	Exposição radioativa Embolia gordurosa Hipoadrenalismo Terapia IL-2

RHM: reação de hipersensibilidade a medicamento, HIV: human immunodeficiency virus. DOCK8: dedicator of cytokinesis 8. Fonte: modificada de Weller PF, Klion AD. UpToDate. Last updated Aug, 2020.44

Na investigação das doenças alérgicas IgE-mediadas, os testes diagnósticos são baseados na demonstração de IgE específica para os alérgenos: aeroalérgenos, himenópteros, alimentos, látex e alguns medicamentos, por meio dos testes *in vitro*, pela determinação sérica da IgE específica e *in vivo*, por meio dos testes cutâneos de leitura imediata (*prick test*) junto com testes de provocação.[42,43]

Na presença de um teste positivo para IgE específica devemos correlacionar a anamnese e a exposição ao alérgeno para confirmar o diagnóstico, pois muitos indivíduos apresentam testes positivos sem apresentar sintomas clínicos, demonstrando apenas uma sensibilização ao alérgeno.[43]

Para as doenças com reação de hipersensibilidade tardia, o teste cutâneo de leitura tardia (*patch test*) é um bom exame de investigação, seja para dermatite de contato, como para casos específicos de reação tardia a medicamentos.[39]

Outra marca das doenças alérgicas é a eosinofilia. Com frequência, os eosinófilos estão aumentados nas doenças atópicas, e são usados até como biomarcadores de gravidade.[18,19] Porém, a eosinofilia também pode ocorrer em diversas outras doenças como leucemia, síndrome de Wiskott-Aldrich, reação de hipersensibilidade a medicamentos e parasitoses intestinais (Tabela 5.3).[44]

Referências bibliográficas

1. Solé D, Camelo-Nunes IC, Vana AT, Yamada E, Werneck F, Freitas LS et al. Prevalence of rhinitis and related--symptoms in schoolchildren from different cities in Brazil. Allergol Immunopathol (Madr). 2004; 32:7-12.
2. Solé D, Camelo-Nunes IC, Wandalsen GF, Rosário Filho NA, Naspitz CK. Brazilian ISAAC's Group. Prevalence of rhinitis among Brazilian schoolchildren: ISAAC phase 3 results. Rhinology. 2007; 45:122-8.
3. Solé D, Rosário Filho NA, Sarinho ES, Camelo-Nunes IC, Barreto BAP, Medeiros ML et al. Prevalence of asthma and allergic diseases in adolescents: nine-year follow-up study (2003-2012). J Pediatr (Rio J). 2015; 91(1):30-5.
4. Silverberg JI, Simpson EL, Durkin HG, Joks R. Prevalence of allergic disease in foreign-born American children. JAMA Pediatr. 2013; 167(6):554-60.
5. Tariq SM, Matthews SM, Hakim EA, Stevens M, Arshad SH, Hide DW et al. The prevalence of risk factors for atopy in early childhood: a whole population birth cohort study. J Allergy Clin Immunol. 1998; 101:587-93.

Abordagem do Paciente Alérgico

6. Plebani M. Clinical value and measurement of specific IgE. Clin Biochem. 2003; 36:453-69.
7. Johansson SGO, Bieber T, Dahl R, Friedmann PS, Lanier BQ, Lockey RF et al. Revised nomenclature for allergy for global use: Report of the Nomenclatures Review Committee of the World Allergy Organization, October 2003. J Allergy Clin Immunol. 2004; 113:832-6.
8. Muraro A, Lemanske RF Jr, Castells M et al. Precision medicine in allergic disease-food allergy, drug allergy, and anaphylaxis-PRACTALL document of the European Academy of Allergy and Clinical Immunology and the American Academy of Allergy, Asthma and Immunology. Allergy. 2017; 72(7):1006-21.
9. Spergel JM. Epidemiology of atopic dermatitis and atopic march in children. Immunol Allergy Clin N Am. 2010; 30:269-80.
10. Hill DA, Grundmeier RW, Ram G, Spergel JM. The epidemiologic characteristics of healthcare provider--diagnosed eczema, asthma, allergic rhinitis, and food allergy in children: a retrospective cohort study. BMC Pediatr. 2016; 16:133.
11. Hill DA, Spergel JM. The atopic march: critical evidence and clinical relevance [published correction appears in Ann Allergy Asthma Immunol. 2018 Mar 9]. Ann Allergy Asthma Immunol. 2018; 120(2):131-7.
12. Illi S, von Mutius E, Lau S, Nickel R, Gruber C, Niggemann B et al. The natural course of atopic dermatitis from birth to age 7 years and the association with asthma. J Allergy Clin Immunol. 2004 May; 113(5):925-31.
13. Hill DA, Grundmeier RW, Ramos M, Spergel JM. Eosinophilic esophagitis is a late manifestation of the allergic march. J Allergy Clin Immunol Pract. 2018; 6(5):1528-33.
14. Aw M, Penn J, Gauvreau GM, Lima H, Sehmi R. Atopic march: Collegium Internationale Allergologicum Update 2020. Int Arch Allergy Immunol. 2020; 181(1):1-10.
15. Umetsu DT. Early exposure to germs and hygiene hypothesis. Cell Res. 2012; 22:1210-1.
16. Chapman JA, Bernstein IL, Lee RE, Oppenheimer J et al. Food allergy: a practice parameter. An Allergy Asthma Immunol. 2006; 96:S1-S68.
17. Global Initiative for Asthma (GINA). 2020. Disponível em: www.ginasthma.org
18. Pizzichini MMM, Carvalho-Pinto RM, Cançado JED, Rubin AS et al. Recomendações para o manejo da asma da Sociedade Brasileira de Pneumologia e Tisiologia – 2020. J Bras Pneumol. 2020; 46(1):e20190307.
19. Wandalsen GF, Sano F, Falcão ACAM, Machado AS, Serpa FS, Rizzo JÅ et al. Guia para o manejo da asma grave 2019 – Associação Brasileira de Alergia e Imunologia. Arq Asma Alerg Imunol. 2019; 3(4):337-62.
20. Pearce N, Aït-Khaled N, Beasley R, Mallol J, Keil U, Mitchell E et al. Worldwide trends in the prevalence of asthma symptoms: phase III of the International Study of Asthma and Allergies in Childhood (ISAAC). Thorax. 2007; 62(9):758-66.
21. To T, Stanojevic S, Moores G, Gershon AS, Bateman ED, Cruz AA et al. Global asthma prevalence in adults: findings from the cross-sectional world health survey. BMC Public Health. 2012; 12:204.
22. Barreto ML, Ribeiro-Silva RC, Malta DC, Oliveira-Campos M, Andreazzi MA, Cruz AA. Prevalence of asthma symptoms among adolescents in Brazil: National Adolescent School-based Health Survey (PeNSE 2012). Rev Bras Epidemiol. 2014; 17(Suppl 1):106-15.
23. McDonald VM, Clark VL, Cordova-Rivera L, Wark PAB, Baines KJ, Gibson PG. Targeting treatable traits in severe asthma: a randomised controlled trial. Eur Respir J. 2020;55(3):1901509.
24. Sakano E, Sarinho ESC, Cruz AA, Patorino AC, Tamashiro E, Kuschnir FC et al. IV Consenso Brasileiro sobre Rinites – 2017. Documento conjunto da Associação Brasileira de Alergia e Imunologia, Associação Brasileira de Otorrinolaringologia e Cirurgia Cérvico-Facial e Sociedade Brasileira de Pediatria. Disponível em: https://www.sbp.com.br/fileadmin/user_upload/Consenso_Rinite_9_-27-11-2017_Final.pdf
25. Passalacqua G, Ciprandi G, Pasquali M, Guerra L, Canonica GWl. An update on the asthma-rhinitis link. Curr Opin Allergy Clin Immunol. 2004; 4:177-83.
26. Bousquet J, Khaltaev N, Cruz AA, Denburg J, Fokkens WJ, Togias A et al. Allergic rhinitis and its Impact on Asthma (ARIA) 2008 update (in collaboration with the World Health Organization, GA(2)LEN and AllerGen). Allergy. 2008; 63 (Suppl 86):160.
27. Bielory L, Delgado L, Katelaris CH, Leonardi A, Rosario N, Vichyanoud P. ICON: diagnosis and management of allergic conjunctivitis. Ann Allergy Asthma Immunol. 2020; 124(2):118-34.
28. Bonini, S. Atopic keratoconjunctivitis. Allergy. 2004; 59:71-3.
29. Antunes AA, Solé D, Carvalho VO, Bau AEK, Kuschnir FC, Mallozi MC et al. Guia prático de atualização em dermatite atópica - Parte I: etiopatogenia, clínica e diagnóstico. Posicionamento conjunto da Associação Brasileira de Alergia e Imunologia e da Sociedade Brasileira de Pediatria. Arq Asma Alerg Imunol. 2017; 1(2):131-56.
30. Williams H, Stewart A, von Mutius E, Cookson W, Anderson HR, and the International Study of Asthma and Allergies in Childhood (ISAAC) Phase One and Three Study Groups. Is eczema really on the increase worldwide? J Allergy Clin Immunol. 2008; 121:947-54.

31. Wollenberg A, Barbarot S, Bieber T et al. Consensus-based European guidelines for treatment of atopic eczema (atopic dermatitis) in adults and children: part II. J Eur Acad Dermatol Venereol. 2018; 32(6):850-78.
32. Solé D, Silva LR, Cocco RR, Ferreira CT, Sarni RO, Oliveira LC et al. Consenso Brasileiro sobre Alergia Alimentar: 2018 - Parte 1 - Etiopatogenia, clínica e diagnóstico. Documento conjunto elaborado pela Sociedade Brasileira de Pediatria e Associação Brasileira de Alergia e Imunologia. Arq Asma Alerg Imunol. 2018; 2(1):7-38.
33. Sampson HA, Munoz-Furlong A, Campbell RL, Adkinson NF Jr, Bock SA, Branum A et al. Second symposium on the definition and management of anaphylaxis: summary report – Second National Institute of Allergy and Infectious Disease/Food Allergy and Anaphylaxis Network Symposium. J Allergy Clin Immunol. 2006; 117: 391-7.
34. Castells M. Diagnosis and management of anaphylaxis in precision medicine. J Allergy Clin Immunol. 2017; 140(2):321-33.
35. Zuberbier T, Aberer W, Asero R et al. The EAACI/GA²LEN/EDF/WAO guideline for the definition, classification, diagnosis and management of urticaria. Allergy. 2018; 73(7):1393-414.
36. Valle SOR, Dortas-Junior SD, Dias GAC, Motta AA, Falcao-Amaral CS, Martins EAPR et al. Ferramentas para avaliação e acompanhamento da urticária crônica. Arq Asma Alerg Imunol. 2018; 2(2):209-24.
37. Ben-Shoshan M, Grattan C. Reply. J Allergy Clin Immunol Pract. 2018; 6(5):1806-8.
38. Litchman G, Nair PA, Atwater AR, Bhutta BS. Contact dermatitis. In: StatPearls. Treasure Island (FL): StatPearls Publishing; May 12, 2020.
39. Bernstein DI. Contact dermatitis for the practicing allergist. J Allergy Clin Immunol Pract. 2015; 3(5):652-60.
40. Ensina LF, Amigo M, Guzman E, Paoli R, Koch T, Camelo-Nunes I. Self reported drug allergy in university students from São Paulo, Brazil. Allergy. 2008; 63(Suppl 88):335.
41. Stokes J, Casale TB. UpToDate - The relationship between IgE and allergic disease. Last updated Feb, 2019.
42. Heinzerling L. The skin prick test – European standards. Clin Transl Allergy. 2013;3:3.
43. Burbach GJ et al. GA(2)LEN skin test study II: clinical relevance of inhalant allergens sensitization in Europe. Allergy. 2009; 64:1507-15.
44. Weller PF, Klion AD. UpToDate – Approach to the patient with unexplained eosinophilia. Last updated Aug, 2020.

PARTE 2

Alergia Respiratória

Rinossinusites

Priscila Moraes ■ Clóvis Eduardo Santos Galvão ■ Fabio Fernandes Morato Castro

Introdução

Rinite é uma alteração decorrente de um intenso processo inflamatório da mucosa nasal, caracterizada pela presença de um ou mais sintomas nasais (rinorreia anterior e posterior, espirros, prurido, obstrução nasal e hiposmia) que acontecem durante dois ou mais dias consecutivos, por mais de uma hora, na maioria dos dias.[1] Os sintomas se manifestam em diferentes intensidades, podendo se assemelhar a um resfriado, ou complicar, levando a um quadro infeccioso de rinossinusite. A rinossinusite engloba distúrbios que afetam tanto as cavidades nasais como os seios paranasais e apresenta sintomas sobrepostos, mas distintos, da rinite isolada. Os sintomas do envolvimento sinusal podem incluir congestão nasal, drenagem nasal posterior (geralmente purulenta), pressão e/ou dor facial, cefaleia e, em alguns casos, diminuição do olfato.[2] Além dos sintomas respiratórios, o impacto da rinite na qualidade de vida não pode ser desvalorizado, visto que provoca alterações no sono, diminuição da produtividade no trabalho e prejuízo no desempenho escolar, assim como mudanças comportamentais, distúrbios psicológicos e problemas familiares.[3] Com base no reconhecimento dos fatores etiológicos, a rinite pode ser subdividida em quatro grupos principais:

- *Rinite infecciosa:* normalmente aguda e autolimitada, provocada especialmente por vírus, mas também pode ser bacteriana ou fúngica.
- *Rinite alérgica:* é o tipo mais prevalente, tem como causa da inflamação o contato com aeroalérgeno, em indivíduos previamente sensibilizados.
- *Rinite não alérgica não infecciosa:* envolve um grupo heterogêneo de pacientes com rinite, porém sem sinais de infecção ou de inflamação alérgica. Nesse grupo, encontram-se a rinite induzida por drogas, rinite do idoso, rinite hormonal, rinite ocupacional não alérgica, rinite gustatória e rinite idiopática.
- *Rinite mista:* é aquela com mais de uma etiologia envolvida.[4] A seguir, serão abordados aspectos epidemiológicos e fisiopatológicos da rinossinusite alérgica, apresentando as principais características do quadro clínico, diagnóstico e tratamento dessa doença de crescente importância na prática clínica diária, tanto do especialista como do generalista, em função da sua prevalência, seus custos diretos e indiretos para a população e o impacto na qualidade de vida dos indivíduos acometidos.

Epidemiologia

Apesar de ser uma doença muito comum, com prevalência estimada em 20 a 25% no mundo todo, ainda há dificuldade para estabelecer dados epidemiológicos sobre a rinite no Brasil. Estudos isolados foram feitos na tentativa de demonstrar dados mais concretos; porém, a falta de padronização e validação de questionários impossibilitaram as comparações entre diferentes populações.[5] Os resultados mais robustos vieram do International Study of Asthma and Allergies in Childhood (ISAAC), no qual pesquisas de prevalência foram feitas entre amostras representativas de crianças com idades entre 6 e 7 anos e entre 13 e 14 anos, em diversos países da maioria dos continentes, por meio de questionários padronizados. Esse estudo foi realizado em três fases sucessivas e dependentes: as fases I e III estavam relacionadas com a prevalência e a gravidade das doenças alérgicas, enquanto a fase II investigou possíveis etiologias dessas doenças. O tempo médio transcorrido entre a conclusão do ISAAC fase I e da fase III foi de sete anos e as taxas de prevalência obtidas em todos os centros que participaram de modo simultâneo das duas fases mostraram resultados conflitantes, com variações importantes, que podem estar relacionadas com as influências ambientais na alergia.[6,7] No Brasil, participaram dessa fase sete centros que viabilizaram a obtenção de dados confiáveis sobre a prevalência de rinite em crianças e adolescentes. A fase I, concluída em 1996, apresentou variações de prevalência de 1,5 a 41,8% entre os escolares e de 3,2 a 66,6% entre os adolescentes, com destaque para São Paulo, com a maior prevalência de rinite entre 6 e 7 anos, e Salvador, com a maior prevalência entre 13 e 14 anos.[8] Não houve variação significativa na prevalência de rinite entre as fases I e III, apesar do aumento do número de casos observados na prática clínica.

O conhecimento da exposição alergênica em diferentes ambientes é fundamental para identificar quais os alérgenos clinicamente relevantes e, assim, propiciar tratamento adequado aos pacientes. O *Dermatophagoides pteronyssinus* é o principal alérgeno nas regiões litorâneas e de temperaturas mais amenas, seguido pela *Blomia tropicalis*. Na região central do país, há predomínio do *Dermatophagoides farinae*, possivelmente pelo clima seco e quente.[9]

Fisiopatologia

A fisiopatologia da rinite alérgica é complexa e o principal mecanismo envolvido é o de hipersensibilidade tipo 1 de Gell e Coombs, pois a reação é imediata e mediada por imunoglobulinas E (IgE). O processo é desencadeado pela exposição a alérgenos como ácaros, pólen, epitélio, saliva e urina de animais, barata ou fungos, reconhecidos por receptores de imunoglobulina E (IgE) específicos para determinado antígeno que são expressados na superfície de mastócitos e basófilos, em indivíduos pré-sensibilizados.

A hipersensibilidade tipo 1 é dividida em duas fases: uma fase de sensibilização, em que ocorre o reconhecimento antigênico e produção de IgE específica, que se liga a receptores de mastócitos; e outra fase efetora, subdividida em imediata e tardia, na qual o contato com o alérgeno leva à desgranulação de mastócitos, com liberação de vários mediadores responsáveis pelos sintomas e, também, por amplificar a resposta alérgica.[10] A fase imediata está associada ao início rápido (em minutos) de sintomas nasais (espirros, prurido e rinorreia), provocados pela liberação de mediadores, sobretudo a histamina, a partir de mastócitos na mucosa nasal. A reação da fase tardia se desenvolve horas depois da exposição a um alérgeno e é caracterizada pelo recrutamento de basófilos, neutrófilos, linfócitos T, monócitos e eosinófilos, e pela liberação de vários mediadores, incluindo citocinas, prostaglandinas e leucotrienos, que perpetuam a resposta inflamatória. Esta é a fase associada à remodelação tecidual, aumento do edema e desenvolvimento da congestão nasal, considerada pelos pacientes como um dos sintomas mais incômodos. A fase tardia e as alterações imunológicas da mucosa contribuem para a hiper-responsividade brônquica.[11] Quando o processo inflamatório se estende e compromete a mucosa dos seios paranasais, ocorre a rinossinusite, cuja patogênese envolve a interação entre mecanismos de defesa do hospedeiro com o agente agressor. Nesse caso, há obstrução parcial ou total dos óstios sinusais, diminuição do batimento ciliar e espessamento da secreção, com consequente estagnação das secreções, queda do pH e da oferta de oxigênio dentro dos seios, favorecendo a instalação do processo. Enquanto na rinossinusite aguda a obstrução do óstio do seio acontece principalmente pelo edema da mucosa, na rinossinusite crônica, uma anormalidade anatômica que interfere na drenagem através do óstio está frequentemente presente.[12]

Quadro clínico

Clinicamente, o processo inflamatório da mucosa nasal se traduz por prurido nasal intenso, coriza, espirros em salva e obstrução nasal. Podem ocorrer, ainda, sintomas oculares associados, como lacrimejamento e prurido ocular, assim como sintomas em ouvido e orofaringe. Os sintomas se manifestam de modo sazonal ou perene, de acordo com os alérgenos envolvidos. Na América Latina, rinite perene ou persistente, a forma mais comum de apresentação de RA, compreende quase 70% dos pacientes com RA.[13] No Brasil, a grande maioria dos casos é provocada por ácaros e, portanto, com manifestação perene, uma vez que a exposição a esses alérgenos se dá de maneira contínua, durante o ano todo.

A maioria das pessoas alérgicas relata impacto negativo dos sintomas de alergia no trabalho e desempenho escolar. Além disso, pacientes queixam-se de que sintomas persistentes e/ou graves afetam negativamente seu humor e referem cansaço (80%) e irritabilidade (64%), mas também alterações no sono, menor desempenho no trabalho e tristeza.[14]

Pelo exame físico, é possível constatar alterações comuns, especialmente na mucosa nasal que reveste as conchas inferiores, e que pode revelar palidez e edema encostando no septo nasal, o que dificulta a passagem de ar para as vias respiratórias inferiores. Outras alterações comuns são presença de pólipos nasais, secreções, desvio de septo, entre outras. O indivíduo pode apresentar, ainda, os estigmas de doenças atópicas, como prega transversa sobre o nariz, cianose da região periorbitária, linhas de Dennie-Morgan, fácies alongada e respiração bucal.

Classificação

Diversas classificações já foram propostas para as rinites, considerando etiologia, evolução e quadro clínico. Hoje, na prática, a classificação mais utilizada tem sido aquela proposta pela iniciativa *Allergic Rhinitis and its Impact on Asthma* (ARIA), que considera não apenas os aspectos clínicos, mas também o impacto na qualidade de vida, demonstrada na figura a seguir.

A rinite pode ser causada por fatores alérgicos, não alérgicos, infecciosos, hormonais, ocupacionais, entre outros (Tabela 6.1). A rinite alérgica é a forma de rinite crônica mais comum; entretanto, 30 a 50% das rinites podem ser causadas por fatores não alérgicos.

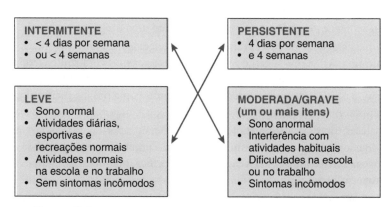

Figura 6.1. Classificação da rinite alérgica segundo iniciativa ARIA.[15]

Alergia Respiratória

Tabela 6.1. Classificação etiológica das rinites[15]
1. Infecciosa • Viral • Bacteriana • Outros agentes infecciosos
2. Alérgica • Intermitente • Persistente
3. Ocupacional (alérgica e não alérgica) • Intermitente • Persistente
4. Induzida por fármacos • Aspirina • Outros medicamentos
5. Hormonal
6. Outras causas • Rinite eosinofílica não alérgica • Irritantes • Alimentos • Fatores emocionais • Atrofia • Refluxo gastresofágico
7. Idiopática

Diagnóstico

O diagnóstico deve começar por uma anamnese detalhada, acompanhada de um exame físico minucioso, seguidos por exames complementares, se necessários. É indispensável uma história detalhada, incluindo frequência e duração dos sintomas, possíveis desencadeantes e ambientes onde os sintomas costumam ser piores. Sempre questionar sobre antecedentes pessoais e familiares, uso de medicamentos, ocupação, lazer e contato com animais domésticos. Os sintomas auxiliam no diagnóstico etiológico, uma vez que espirros, prurido nasal, prurido no palato são mais comuns na rinite alérgica. Sintomas oculares associados, como prurido, lacrimejamento, hiperemia em conjuntiva e edema palpebral, também sugerem causa alérgica.

No exame físico, iniciando-se pela inspeção, é possível observar uma prega transversa na ponta do nariz, que é decorrente da "saudação do alérgico" (hábito de coçar o nariz com a palma da mão). Também pode ser observada a boca sempre aberta, típica do respirador oral. Olhos fundos, com olheiras, são comuns nos casos mais graves, com comprometimento do sono. A dupla linha de Dennie-Morgan acontece pelo edema palpebral, formando uma prega infraorbitária.

Na rinoscopia anterior, é possível avaliar a cor da mucosa, tamanho da concha, grau de fibrose e, segundo a iniciativa ARIA, esse exame é suficiente nos pacientes com rinite alérgica intermitente leve, podendo ser realizado apenas com auxílio de uma fonte de luz e um espéculo nasal. Entretanto, naqueles com rinite persistente ou moderada/grave, a endoscopia nasal é mais útil e deve ser realizada por especialista. As alterações intranasais podem sugerir, mas nunca confirmar uma etiologia.

Para estabelecer um diagnóstico etiológico da rinite, é importante investigar a sensibilização alergênica, ou seja, a presença de anticorpos IgE contra alérgenos ambientais. Essa avaliação pode ser feita *in vitro*, por meio da dosagem sérica de IgE específica, ou *in vivo*, usando os testes cutâneos ou provas de provocação nasal.[16]

Os testes cutâneos de leitura imediata possibilitam detectar com mais rapidez e sensibilidade a presença de anticorpos IgE específicos (desde que realizados com técnica correta e usando alérgenos padronizados). O teste de puntura (*prick test*) detecta a presença de IgE específica na pele e é o exame *in vivo* mais utilizado pelos alergistas. Apesar de apresentar alta especificidade, é menos sensível que o teste intradérmico (este, pouco utilizado no diagnóstico de rinites). O *prick test* consiste na aplicação, na pele do paciente, de uma gota do extrato do alérgeno a ser investigado, uma gota do controle positivo (histamina) e uma gota do controle negativo (solução salina), com posterior perfuração leve no local, utilizando agulha ou puntor próprio, para penetração do alérgeno. Depois de 15 minutos é feita a leitura do teste, com resultado positivo sendo aquele com formação de pápula maior ou igual a 3 mm. Os anti-histamínicos devem ser descontinuados por um período mínimo de 24 a 72 horas antes do teste cutâneo, com base na farmacocinética de cada medicamento.[17]

A detecção *in vitro* desses anticorpos tem como vantagens o fato de não sofrer influência das condições da pele do paciente ou do uso de anti-histamínicos, além de não oferecer riscos. Entretanto, seu custo é bem mais elevado. O ImmunoCAP'Isac é o teste para diagnóstico *in vitro* mais utilizado, que permite analisar simultaneamente vários parâmetros, fornece o painel de sensibilização de IgE dos pacientes e acusa a presença de sensibilização para alérgenos de reatividade cruzada. Seu resultado deve ser sempre correlacionado à clínica do paciente, pois um resultado positivo sem história de reações indica apenas sensibilização e não doença alérgica.

O teste de provocação nasal específica consiste em obter uma resposta da mucosa nasal por exposição controlada a alérgenos. É indicado na confirmação diagnóstica da rinite alérgica e quando surgem discrepâncias ou dificuldades na avaliação do histórico médico do paciente e nos resultados de testes cutâneos e/ou sorológicos. A técnica também é aplicada para avaliar a sensibilidade ao alérgeno, o perfil de eficácia e segurança do tratamento e em pesquisas sobre os mecanismos fisiopatológicos da resposta nasal aos alérgenos. Esse teste pode fornecer informações sobre a etiologia das doenças respiratórias ocupacionais de origem alérgica.[18]

Outros exames, como hemograma (com eosinofilia), IgE sérica total (aumentada), citologia nasal (aumento de eosinófilos na mucosa), entre outros, podem contribuir para o diagnóstico, mas têm baixa especificidade.

Um fluxograma de investigação da rinite encontra-se resumido na Figura 6.2. Feito o diagnóstico de rinite, a iniciativa ARIA recomenda que os pacientes com rinite alérgica persistente sejam avaliados para asma por meio de história, exame físico e, se possível, com espirometria antes e depois do uso de broncodilatador. A presença de sintomas sinusais pode sugerir rinossinusite. Nos quadros agudos, os sinais e sintomas mais comuns são: dor na arcada dentária superior, dor ou pressão facial, congestão e obstrução nasal, secreção nasal e pós-nasal, hiposmia/anosmia, febre, cefaleia, halitose,

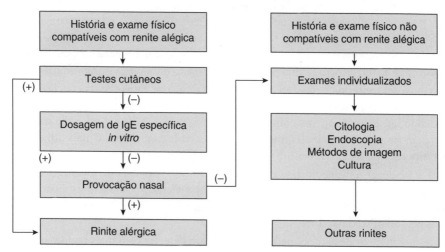

Figura 6.2. Roteiro diagnóstico para avaliação das rinites. Fonte: os autores.

Alergia Respiratória

fadiga, otalgia, tosse e irritação de garganta. O exame físico oferece limitadas informações para o diagnóstico de rinossinusites. Podem ser encontrados edema e eritema nas regiões externas: maxilar, orbital e frontal. Na rinoscopia anterior, visualizamos hiperemia, edema e aumento da vascularização, além de encontrar secreção purulenta drenando pela parede posterior da orofaringe.[19,20]

A endoscopia nasal está recomendada em todos os pacientes com queixas nasais, e, nos casos mais complicados, métodos de imagem podem ser utilizados. De maneira geral, a radiografia simples dos seios paranasais apresenta valor diagnóstico limitado, sendo pouco indicada hoje. A tomografia computadorizada deve ser solicitada em rinossinusites que não estejam evoluindo bem, mesmo com o tratamento adequado, nos quadros crônicos e recorrentes, nas complicações ou quando há indicação cirúrgica. A ressonância magnética tem valor importante nas complicações regionais e intracranianas, bem como diagnóstico diferencial de neoplasias e na suspeita de sinusite fúngica.

As principais características de rinite alérgica e não alérgica, como história, sintomas e exames complementares, apresentam-se na Tabela 6.2.

Tratamento

As opções terapêuticas atuais para RA incluem educação do paciente, medidas para evitar irritantes e alérgenos, farmacoterapia, imunoterapia com alérgenos, higiene nasal e outras medidas menos comuns, como acupuntura e cirurgia. O tratamento deve envolver opções combinadas e precisa ser individualizado, baseado na história da doença, classificação dos sintomas e adesão do paciente. O fluxograma de abordagem no tratamento da RA se encontra na Figura 6.3.

Controle ambiental

Condições de higiene ambiental adequadas são importantes na profilaxia dos sintomas de rinite. Estudos mostram que quando a exposição aos alérgenos é evitada de maneira sistemática, observa-se melhora dos sintomas. Para isso, é importante que sejam identificados os agentes envolvidos no desencadeamento dos sintomas, pela história clínica do paciente e da sua exposição. Entretanto, as doenças alérgicas são multifatoriais e necessitam de uma associação de intervenções para atingir o controle adequado. Os principais desencadeantes estão descritos na Tabela 6.3. A importância relati-

Tabela 6.2. Características da rinite alérgica *versus* rinite não alérgica[15]			Não alérgica	
		Alérgica	**Eosinofílica**	**Outras**
Anamnese	Antecedentes familiares	+++	0	0
	Início dos sintomas	Infância	Adulto	Infância/adulto
	Inalantes	+++	+	0/+
	Irritantes	+++	++	+++
	Fatores climáticos	+++	++	+++
Quadro clínico	Bloqueio	+++	++	+++
	Coriza	+++	+++	+++
	Prurido	+++	+++	0
	Espirros	+++	+++	+/++
Exame físico	Mucosa	Pálida azulada	Pálida azulada	Rósea
	Pólipos	Raros (< 10%)	Frequentes (> 10%)	Raros (< 10%)
Exames	Teste cutâneo	Positivo	Negativo	Negativo
	Citológico nasal	Eosinófilo ++	Eosinófilo +++	Eosinófilo 0

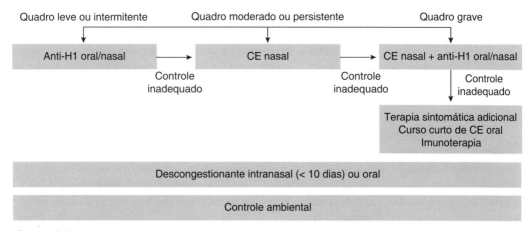

Figura 6.3. Fluxograma de tratamento da RA (adaptada de Aria, 2001). Fonte: Bousquet J, van Cauwenberge P, Khaltaev N.

Tabela 6.3. Fatores desencadeantes das alergias respiratórias[21]	
Aeroalérgenos	
Ácaros do pó domiciliar	*Dermatophagoides pteronyssinus, Dermatophagoides farinae, Blomia tropicalis*
Fungos	*Cladosporium* sp., *Aspergillus* sp., *Alternaria* sp. e *Penicillium notatum*
Baratas	*Blatella germanica* e *Periplaneta americana*
Animais	Gato, cão, coelho, cavalo e roedores (hamster, camundongos)
Pólens	Gramíneas – *Lolium multiflorum*
Ocupacionais	Trigo, poeira de madeira, detergentes, látex
Irritantes e poluentes	
Intradomiciliares	Fumaça de cigarro, poluentes ambientais
Extradomiciliares	Ozônio, óxidos de nitrogênio e dióxido de enxofre

va de cada grupo de alérgenos varia em diferentes partes do mundo, dependendo de fatores geográficos e climáticos. Em uma mesma região, com o passar dos anos, ocorrem mudanças no predomínio de certos aeroalérgenos. No entanto, a maioria dos pacientes é sensibilizada a um ou mais alérgenos encontrados no interior do local em que vivem.

Como medidas de controle ambiental, deve-se focar no cuidado com o quarto de dormir, principal foco de alérgenos. Ele deve ser bem ventilado e ensolarado, sem focos de umidade nas paredes e armários, com poucos ou nenhum objeto exposto, com capas impermeáveis nos colchões e travesseiros, sem cortinas ou tapetes. Os mesmos cuidados devem ser aplicados ao restante da casa, com limpeza sem varrer ou espanar (optando por pano úmido para remover a poeira); preferir aspirador com filtro de água ou, na impossibilidade, utilizar filtro HEPA. Deve-se evitar que o animal de estimação fique sobre a cama ou sofá. Fazer a remoção do lixo diariamente, para não atrair insetos.

Higiene nasal

A lavagem nasal com solução salina desempenha um papel importante no tratamento da rinossinusite. É um tratamento benéfico de baixo risco que tem função adjuvante ao tratamento medicamentoso e cirúrgico da doença. Sua eficácia é atribuída à ação na mucosa nasal, melhorando a depuração mucociliar, diminuindo o edema e reduzindo o acúmulo de microrganismos, antígenos e poluentes nas cavidades nasais e sinusais. Embora sua indicação de uso seja quase universal, existem

Alergia Respiratória

divergências em relação a recomendações sobre volume, pressão de aplicação, frequência e duração do uso. Estudos mostram que um alto volume (> 200 mL), com baixa pressão, utilizando solução salina isotônica, em temperatura ambiente, tem boa eficácia na redução dos sintomas. A solução hipertônica se mostrou mais eficaz na redução do edema da mucosa intranasal e na diminuição da frequência do batimento ciliar; contuso, é menos tolerada por provocar ardência local.[22]

Farmacoterapia

O tratamento medicamentoso deve ser avaliado individualmente, baseado no tipo e gravidade dos sintomas. Atualmente, a farmacoterapia inclui corticosteroides nasais e orais, antagonistas dos receptores de leucotrienos, anti-histamínicos, estabilizadores de mastócitos e descongestionantes nasais de curto prazo. Em casos de infecções associadas, pode-se valer do uso de antibióticos. Embora os medicamentos controlem os sintomas da rinite com muita eficiência, seu efeito não é duradouro depois da sua suspensão. Os principais fármacos utilizados no tratamento das rinossinusites alérgicas estão resumidos na Tabela 6.4, que mostra os efeitos de cada um deles nos diferentes sintomas.

■ Corticosteroides

Os corticosteroides intranasais (CI) constituem uma classe farmacológica eficaz e segura para o tratamento da RA persistente e intermitente, suas comorbidades e outras doenças do nariz e seios paranasais. São considerados os medicamentos de escolha para o tratamento e manutenção da RA e seu uso regular é bastante eficaz na redução da coriza, espirros e prurido, e, sobretudo, no controle da congestão nasal, trazendo importante melhora na qualidade de vida. Apresentam mínimos efeitos adversos locais, sem ação sobre o eixo hipófise-pituitária-adrenal e sem comprometimento do crescimento em crianças. Efeitos colaterais locais dos CI ocorrem entre 5 e 10%, sendo os mais frequentes ressecamento e atrofia da mucosa nasal, irritação, queimação, e epistaxe, que cessam com a interrupção da medicação.

Atualmente, estão disponíveis comercialmente no Brasil sete componentes: acetonido de triancinolona, budesonida, dipropionato de beclometasona, ciclesonida, propionato de fluticasona, furoato de mometasona e furoato de fluticasona. Todos os corticosteroides disponíveis reduzem o processo inflamatório da RA, por meio da fixação ao receptor citoplasmático nas células alvo e inibição da expressão de moléculas pró-inflamatórias. Embora o início de ação não seja imediato, pode-se observar melhora dos sintomas depois de 6 a 8 horas, atingindo seu efeito pleno em alguns dias. A potência dos CI é determinada utilizando-se a ação vasoconstritora local ou pela avaliação *in vitro*, pela inibição de secreção de citocinas ou da secreção de histamina por anti-IgE, ou da sobrevivência de eosinófilos estimulados por IL-5. A alta biodisponibilidade está diretamente ligada à capacidade

Tabela 6.4. Classificação funcional e química dos anti-histamínicos anti-H1[24]		
Classe funcional	**Classe química**	
	Primeira geração	*Segunda geração*
Alquilaminas	Bromofeniramina, clorfeniramina, feniramina, tripolidina	Acrivastina
Piperazinas	Buclizina, ciclizina, hidroxizina, meclisina	Cetirizina, levocitirizina
Piperidinas	Azatadina, ciproeptadina, cetotifeno	Astemizol, desloratadina, ebastina, fexofenadina, levocabastina, loratadina, mizolastina, olopatadina, terfenadina, rupatadina
Etanolaminas	Clemastina, dimenidrinato, difenidramina, dozilamina	–
Etilenodiaminas	Antazolina, pirilamina, tripelenamina	–
Fenotiazinas	Prometazina	–
Outros	Doxepina	Azelastina, emedastina, epinastina, olopatadina

de provocar efeitos colaterais e a meia-vida se relaciona ao intervalo de administração necessário para que se mantenha um valor ótimo do medicamento ligado aos receptores. Uma comparação entre os diferentes fármacos se encontra na Tabela 6.5.[23]

A utilização de corticosteroides sistêmicos deve ser restrita a casos graves e refratários ao tratamento em virtude do elevado risco de efeitos colaterais. Os mais indicados são prednisona ou prednisolona, administrados por períodos curtos. O uso de corticosteroides de depósito não tem indicação no tratamento de rotina da rinite alérgica.

■ Anti-histamínicos

Os anti-histamínicos (anti-H1) são agonistas inversos ou antagonistas competitivos seletivos de receptores H1 da histamina, desempenham um papel importante na melhoria e manutenção da qualidade de vida de pacientes com RA, e são considerados a primeira opção para alívio das exacerbações ou para o tratamento dos pacientes com sintomas leves ou intermitentes. Eles podem ser administrados por via oral ou nasal. A histamina, principal mediador da resposta imediata da reação alérgica, provoca prurido, espirros e coriza; portanto, o bloqueio de seu receptor alivia essa sintomatologia. Nos pacientes com rinite persistente, a congestão nasal é uma manifestação muito frequente e, assim, a resposta aos anti-histamínicos é apenas parcial. Os anti-H1 de apresentação oral podem ser de primeira ou segunda geração, e os representantes de cada classe encontram-se na Tabela 6.6.

Tabela 6.5. Comparação entre os principais corticoesteroides intranasais

Fármaco	Biodisponibilidade (%)	Afinidade ao GCR*	Meia-vida	Potência
Triancinolona	46	233	Curta	Baixa
Beclometasona	44	1.345	Intermediária	Intermediária
Budesonida	32	855	Curta	Baixa
Propionato de fluticasona	< 1	1.775	Longa	Alta
Furoato de fluticasona	< 0,5	2.989	Longa	Alta
Ciclesonida	< 0,1	1.212	Longa	Alta
Furoato de mometasona	< 0,1	2.244	Intermediária/longa	Alta

*GCR: receptor de glicocorticoide. Fonte: adaptada de Chong Neto HJ et al.

Tabela 6.6. Principais fármacos utilizados no tratamento das rinossinusites e seus efeitos nos diferentes sintomas[15]

	Espirros	Coriza	Obstrução	Prurido	Sintomas oculares
Anti-histamínicos					
• Oral	++	++	+	+++	++
• Tópico nasal	++	++	+	++	–
• Tópico ocular	–	–	–	–	+++
Corticoide					
• Tópico nasal	+++	+++	+++	++	++
Cromonas					
• Tópico nasal	+	+	+	+	–
• Tópico ocular	–	–	–	–	++
Descongestionante					
• Tópico nasal	–	–	+++	–	–
• Oral	–	–	+	–	–
Anticolinérgicos	–	++	–	–	
Antileucotrienos	–	+	++	–	++

Os anti-histamínicos de primeira geração, também chamados de clássicos, possuem habilidade em penetrar a barreira hematencefálica, além da não seletividade como antagonista de receptor da histamina, resultando em sonolência e efeitos adversos anticolinérgicos, antidopaminérgicos e antisserotoninérgicos. Apesar do início de ação ser rápido, apresenta duração de efeito entre 8 e 12 horas; por isso, deve ser administrado 2 a 3 vezes ao dia. Fazem parte desta classe de medicamentos a difenidramina, hidroxizina, clorfeniramina e prometazina.[24]

Os anti-H1 de segunda geração são mais recentes e mais seguros; não cruzam a barreira hematoliquórica (em decorrência da sua lipofobicidade, do seu alto peso molecular e do fato de serem substratos do sistema da bomba de efluxo da glicoproteína P) e, portanto, não causam efeitos adversos relevantes na ausência de interações medicamentosas. Têm início rápido de ação, entre meia e uma hora, com duração de 24 horas. Pela segurança e por vantagens terapêuticas no tratamento da RA, os anti-H1 de segunda geração devem ser sempre priorizados em relação aos compostos mais antigos, em todas as faixas etárias. Como representantes, destacam-se a loratadina, fexofenadina, levocetirizina e bilastina.[1,25]

■ Descongestionantes

Os descongestionantes são agonistas α-adrenérgicos que causam vasoconstrição, levando à diminuição da congestão nasal. Não devem ser recomendados nos tratamentos de rotina, exceto naqueles pacientes mais graves, em que a obstrução nasal interfere na sua qualidade de vida. No entanto, devem ser usados por curto período, entre 3 e 5 dias, pois causam efeitos adversos importantes, nos casos de uso indiscriminado. São encontrados nas apresentações orais e tópicas nasais. As formulações intranasais contêm efedrina, fenilefrina ou nafazolina, na maioria das apresentações, e provocam o alívio dos sintomas em poucos minutos, graças à potente vasoconstrição local. Podem provocar efeitos adversos, como irritação nasal, aumento da rinorreia, ressecamento da mucosa e sangramento nasal, podendo, algumas vezes, interferir nos níveis de pressão arterial e intraocular. Além disso, pode levar a um uso abusivo, naqueles que procuram um alívio imediato dos sintomas, com consequente instalação de uma rinite medicamentosa. As formulações orais possuem pseudoefedrina, têm efeito sistêmico e agem, também, na congestão nasal, sem alívio dos demais sintomas. Seu efeito é rápido, em alguns minutos, e seu uso prolongado está relacionado com efeitos colaterais mais importantes, como hipertensão, insônia, agitação e taquicardia; por isso, deve ser usado com cautela em pacientes com cardiopatias/arritmias, glaucoma, hipertireoidismo, diabetes e hipertrofia prostática.[26, 27]

■ Antileucotrienos

Os antileucotrienos, desenvolvidos, a princípio, para o tratamento da asma, mostraram posteriormente bons resultados clínicos no controle da rinite alérgica. O bloqueio dos receptores celulares de leucotrienos alivia primariamente o sintoma de obstrução, com ação mínima no controle da rinorreia, espirros e prurido nasal. A inter-relação de rinite e asma faz dos antileucotrienos uma opção promissora na busca de uma estratégia terapêutica integrada para essas afecções, na medida em que atuam tanto em vias respiratórias superiores quanto inferiores. Os ensaios clínicos têm demonstrado que o uso dos antileucotrienos como medicamento único no tratamento da rinite alérgica apresenta eficácia modesta (mas significativa), e um efeito aditivo na eficácia, quando usados em associação com outros agentes terapêuticos, como os anti-histamínicos. As principais vantagens desses fármacos estão na boa segurança clínica e na fácil posologia.[28]

■ Estabilizadores de mastócitos

Os estabilizadores de mastócitos inibem a desgranulação dessas células e, por conseguinte, a liberação dos mediadores inflamatórios, embora com eficácia bem menor que os corticosteroides tópicos nasais. O cromoglicato é uma medicação bastante segura que está indicada para uso intranasal e profilático de rinites leves. A posologia, quatro a seis vezes por dia, dificulta a adesão ao tratamento.[29]

■ Antibioticoterapia

O uso de antibiótico no tratamento de rinossinusites deve ser restrito aos casos em que há infecção aguda bacteriana, quando não há melhora depois do tratamento com medidas adjuvantes ou se os sintomas se acentuarem depois de 10 dias. A possibilidade de se tratar de um quadro agudo bacteriano é maior na presença de três ou mais dos sinais e sintomas a seguir:

- Secreção nasal/presença de pus na cavidade nasal com predomínio unilateral.
- Dor local com predomínio unilateral.
- Febre > 38°C.
- Deterioração/piora dos sintomas depois do período inicial de doença.
- Elevação da velocidade de hemossedimentação (VHS) e proteína C reativa (PCR).

A amoxicilina é considerada o antibiótico de primeira escolha em centros primários de saúde, por sua eficácia e baixo custo. Os macrolídeos apresentam eficácia comparável à amoxicilina e são indicados para pacientes com alergia aos β-lactâmicos. A duração do tratamento deve ser de 7 a 14 dias, nos quadros agudos.

Nas rinossinusites agudas em adultos e crianças, os agentes mais comuns são: *Streptococcus pneumoniae, Haemophilus influenza* e *Moraxella catarrhalis*. Nos quadros crônicos, deve-se pensar em microrganismos aeróbicos, sobretudo *Staphylococcus aureus* e os estafilos coagulase-negativos e anaeróbios. O tratamento deve ser estendido por três a quatro semanas.[30]

Imunoterapia alérgeno-específica

A imunoterapia alérgeno-específica consiste na administração de extratos de alérgenos purificados e padronizados, com o objetivo de obter uma modificação da resposta imune ao futuro contato com o alérgeno, visando à redução dos sintomas, melhora da qualidade de vida e indução de tolerância a longo prazo. É considerado o único tratamento capaz de mudar a história da doença alérgica, proporcionando melhora dos sintomas mesmo depois da sua interrupção. A seleção de pacientes para imunoterapia requer identificação precisa de um gatilho alérgico, por meio de uma combinação de história clínica e testes cutâneos e/ou séricos para IgE específica a alérgenos. Os principais alérgenos envolvidos são ácaros da poeira, pelos de animais e pólens. A eficácia da imunoterapia depende da seleção correta do paciente, do tipo de alérgeno e do produto escolhido para o tratamento. Com indicação atual reservada para os casos com falha na resposta às medidas convencionais de farmacoterapia e prevenção de alérgenos, a imunoterapia também tem sido alvo de estudos como medida preventiva de formas mais graves das doenças alérgicas, possibilitando uma introdução mais precoce, nos pacientes sensibilizados.[31]

A administração pode ser feita por via subcutânea (SCIT) ou sublingual (SLIT) como gotas ou comprimidos (no Brasil, disponível apenas a forma sublingual em gotas). É importante que a terapia seja continuada por pelo menos 3 anos, para que mantenha sua eficácia depois do término do tratamento.

A SCIT é segura quando realizada em indivíduos selecionados, em uma clínica especializada em alergia por profissionais de saúde treinados – em um ambiente com acesso a tratamento imediato para anafilaxia e ressuscitação, se necessário. Efeitos adversos locais, de gravidade leve e autolimitados, sem necessidade de medicamentos de resgate, são comuns na SLIT ao iniciar o tratamento. Eventos adversos sistêmicos são raramente observados e mais comumente com SCIT do que SLIT. É necessário pelo menos um período de observação de 30 minutos para todas as injeções de SCIT e a dose inicial de SLIT.[32]

Imunobiológicos

Os imunobiológicos são bem estudados em doenças alérgicas, sobretudo em asma e dermatite atópica. No entanto, estudos mais recentes com imunobiológicos, especialmente o omalizumabe e o dupilumabe, mostraram melhorias clínicas significativas em pacientes com RA sem controle com tra-

Alergia Respiratória

tamento usual. Omalizumabe é um anticorpo monoclonal anti-IgE que forma complexos com a IgE sérica livre, bloqueando sua interação com mastócitos e basófilos e diminuindo o nível de IgE livre na circulação. Um ensaio clínico duplo-cego, controlado por placebo e multicêntrico investigou o efeito do omalizumabe combinado com SCIT em pacientes com RA e asma alérgica e demonstrou maior eficácia do tratamento em relação à SCIT isolada. Mais recentemente, o dupilumabe, um anticorpo monoclonal que bloqueia a ação das proteínas IL-4 e IL-13, foi desenvolvido também para doenças das vias respiratórias, incluindo rinossinusite crônica, principalmente nos casos associados à polipose nasal, com estudos mostrando a melhora significativa dos sintomas nos pacientes mais graves.[33]

Tratamento cirúrgico

Em geral, as rinossinusites alérgicas não necessitam de intervenção cirúrgica, respondendo bem ao tratamento convencional. Porém, em casos específicos de falha terapêutica, sobretudo em quadros de obstrução nasal importante com hipertrofia de concha inferior, pode-se optar pela cirurgia. O tratamento cirúrgico também é indicado em casos de polipose nasal e de complicações da rinossinusite, como meningites, abcessos, trombose do seio cavernoso, mucocele, osteomielite. Até o momento, nenhuma técnica foi estabelecida como padrão-ouro. A seleção da técnica a ser empregada é individualizada e depende de fatores internos e externos, como, anatomia, comorbidades, experiência do cirurgião, equipamentos disponíveis, custo, entre outros.[1]

Considerações finais

A rinite alérgica constitui um problema global de saúde pública, afetando 10 a 20% da população. Embora apresente baixa ou nenhuma mortalidade, o impacto no dia a dia dos pacientes é bastante considerável, trazendo grande prejuízo para a qualidade de vida dos indivíduos comprometidos, o que acarreta um custo elevado para a sociedade. Os testes alérgicos usados no diagnóstico, como os testes cutâneos e *in vitro*, auxiliam o médico a determinar se o quadro de sintomas nasais é de etiologia alérgica ou não. Para os médicos generalistas e especialistas que tratam essa doença, é essencial o conhecimento da fisiopatologia para facilitar o diagnóstico e tratamento, pois, na maioria dos casos, o diagnóstico é relativamente simples e os pacientes costumam responder bem ao tratamento adequado, melhorando sua qualidade de vida. Além do mais, acredita-se que a rinite alérgica seja um importante fator de risco para o desenvolvimento de asma; portanto, o indivíduo com rinite bem controlada pode evitar o comprometimento de vias respiratórias inferiores e suas complicações.

Referências bibliográficas

1. Sakano E, Sarinho ES, Cruz AA, Pastorino AC, Tamashiro E, Kuschnir F et al. IV Brazilian Consensus on Rhinitis – an update on allergic rhinitis. Braz J Otorhinolaryngol. 2018; 84:3-14.
2. David Paden MD. An overview of rhinitis. Corren J (ed). UpToDate 2018. Disponível em: https://www. uptodate.com. Acesso em: 30 de julho de 2019.
3. Papadopoulos NG, Bernstein JA, Demoly P, Dykewicz M, Fokkens W, Hellings PW et al. Phenotypes and endotypes of rhinitis and their impact on management: a PRACTALL report. Allergy. 2015; 70:474-94.
4. Hellings PW, Klimek L, Cingi C, Agache I, Akdis C, Bachert C et al. Non-allergic rhinitis: position paper of the European Academy of Allergy and Clinical Immunology. Allergy. 2017.
5. Solé D, Rosário Filho NA, Sarinho ES, Camelo-Nunes IC, Barreto BA, Medeiros ML et al. Prevalence of asthma and allergic diseases in adolescents: nine-year follow-up study (2003-2012). J Pediatr (Rio J). 2015; 91:30-5.
6. Strachan D, Sibbald B, Weiland S et al. Worldwide variation in prevalence of symptoms of allergic rhinoconjunctivitis in children: The International Study of Asthma and Allergies in Childhood (ISAAC). Pediatr Allergy Immunol. 1997; 8:161-76.
7. Solé D, Camelo-Nunes IC, Wandalsen GF, Mallozi MC. Asthma in children and adolescents in Brazil: contribution of the International Study of Asthma and Allergies in Childhood (ISAAC). Revista Paulista de Pediatria. 2014; 32:114-25.

8. Solé D, Camelo-Nunes IC, Wandalsen GF, Rosário Filho NA, Naspitz CK. Brazilian ISAAC's Group. Prevalence of rhinitis among Brazilian schoolchildren: ISAAC phase 3 results. Rhinology. 2007 Jun; 45(2):122-8.

9. Souza CCT, Rosario Filho NA. Perfil de aeroalérgenos intradomiciliares comuns no Brasil: revisão dos últimos 20 anos. Rev. Bras. Alerg. Imunopatol. 2012; 35:47-52.

10. Bousquet J, Vignola AM, Campbell AM, Michel FB. Pathophysiology of allergic rhinitis. Int Arch Allergy Immunol. 1996 Jul; 110(3):207-18.

11. Bjermer L, Westman M, Holmström M, Wickman MC. The complex pathophysiology of allergic rhinitis: scientifc rationale for the development of an alternative treatment option. Allergy Asthma Clin Immunol. 2019; 15-24.

12. Diretrizes Brasileiras de Rinossinusites. Rev. Bras. Otorrinolaringol. 2008; 74(2): 6-59.

13. Meltzer EO, Blaiss MS, Naclerio RM, Stoloff SW, Derebery MJ, Nelson HS et al. Burden of allergic rhinitis: allergies in America, Latin America, and Asia-Pacific adult surveys. Allergy Asthma Proc. 2012; 33(Suppl 1):s113-s141.

14. Rosario CS, Murrieta-Aguttes M, Rosario Filho NA. Rinite alérgica na visão do paciente. Arq Asma Alerg Imunol. 2019; 3(1):25-8.

15. Bousquet J, van Cauwenberge P, Khaltaev N. Allergic rhinitis and its impact on asthma. J Allergy Clin Immunol. 2001; 108(Suppl 5):147-334.

16. Scadding GK, Kariyawasam HH, Scadding G et al. BSACI guideline for the diagnosis and management of allergic and non-allergic rhinitis (Revised Edition 2017; First edition 2007). Clin Exp Allergy. 2017; 47:856-89.

17. Patel G, Saltoun C. Skin testing in allergy. Allergy Asthma Proc. 2019; 40:366-8.

18. Dordal MT, Lluch-Bernal M, Sánchez MC et al. Allergen-specific nasal provocation testing: review by the rhinoconjunctivitis committee of the Spanish Society of Allergy and Clinical Immunology. J Investig Allergol Clin Immunol. 2011; 21(1):1-12.

19. Eloy P, Poirrier AL, De Dorlodot C et al. Actual concepts in rhinosinusitis: a review of clinical presentations, inflammatory pathways, cytokine profiles, remodeling and management. Curr Allergy Asthma Rep. 2011; 11:146-62.

20. Antunes ML, Gananç FF. Rinossinusites – sinusites. Compacta. 2000; vol I(5):4-13.

21. Rubini NPM, Wandalsen GF, Rizzo MCV, Aun MV, Chong Neto HJ, Sole D. Guia prático sobre controle ambiental para pacientes com rinite alérgica. Arq Alergia Imunol. 2017; 1:7-22.

22. Succar EF, Turner JH, Chandra RK. Nasal saline irrigation: a clinical update. International Forum of Allergy & Rhinology. 2019; 9:S4-S8.

23. Chong Neto HJ, Rosário CS, Rosário NA. Corticosteroides intranasais. Rev. Bras. Alerg. Imunopatol. 2010; 33:51-7.

24. Pastorino AC. Revisão sobre a eficácia e segurança dos anti-histamínicos de primeira e segunda geração. Rev. Bras. Alerg. Imunopatol. 2010; 33:88-92.

25. Criado PR, Criado RFJ, Maruta CW, Machado Filho CA. Histamina, receptores de histamina e anti-histamínicos: novos conceitos. An Bras Dermatol. 2010; 85(2):195-210.

26. Greiner AN, Hellings PW et al. Allergic rhinitis. Lancet. 2011; 378: 2112-22.

27. Scadding GK, Kariyawasam HH, Scadding G et al. BSACI guideline for the diagnosis and management of allergic and non-allergic rhinitis (Revised Edition 2017; First edition 2007). Clin Exp Allergy. 2017; 47:856-89.

28. Peters-Golden M, Hendersen WR Jr. The role of leukotrienes in allergic rhinitis. Ann Allergy Asthma Immunol. 2005 Jun; 94(6):609-18.

29. Passali D, Mosges R, Hassan HA, Bellussi L. International Conference on Allergic Rhinitis in childhood. Allergy. 1999; 55.

30. Anselmo-Lima WT, Sakano E. Rinossinusites: evidências e experiências. Braz J Otorhinolaryngol. 2015; 81(1 Suppl. 1):S1-S49.

31. Roberts G, Pfaar O, Akadis CA et al. EAACI Guidelines on Allergen Immunotherapy: allergic rhinoconjunctivitis. Allergy. 2018; 73:765-98.

32. Walker SM, Durham SR, Till SJ et al. Immunotherapy for allergic rhinitis. Clinical & Experimental Allergy. 1177-200.

33. Meng Y, Wang C, Zhang L. Recent developments and highlights in allergic rhinitis. Allergy. 2019; 74:2320-8.

Asma Alérgica e Não Alérgica

Priscila Takejima ■ Rosilane Pacheco ■ Rosana Câmara Agondi

Introdução

A asma é uma doença heterogênea, caracterizada por inflamação crônica das vias respiratórias. Apresenta limitação ao fluxo aéreo variável que é reversível espontaneamente ou com tratamento e manifesta-se clinicamente por episódios de sibilância, aperto torácico, dispneia e tosse que variam ao longo do tempo e na intensidade.[1]

A variabilidade dos sintomas da asma pode ocorrer no mesmo dia, semana ou meses; e geralmente são desencadeadas por fatores como exposição a alérgenos ou irritantes, variações de temperatura, infecções respiratórias virais e exercícios.[1]

No Brasil, acomete cerca de 10% a 20% da população. Segundo o estudo epidemiológico internacional ISAAC, a prevalência da asma entre escolares de 6 e 7 anos de idade é de 24,3% e entre adolescentes de 13 e 14 anos é de 19%.[2] A asma apresenta alta prevalência com uma estimativa de cerca de 1% a 18% da população nos diferentes países.[1]

Acomete mais indivíduos do sexo masculino na infância, tornando-se mais prevalente e mais grave nas mulheres depois da adolescência.[3]

A asma não controlada tem um custo muito elevado tanto para o sistema de saúde quanto para as famílias. Mas com o maior acesso aos tratamentos, as hospitalizações e a mortalidade estão diminuindo em muitas regiões do país.[4]

Atualmente, a asma vem sendo considerada uma síndrome, ou ao menos uma doença com diversos fenótipos. Nem todos os pacientes têm a mesma evolução e se adequam completamente à abordagem proposta pelos consensos ou diretrizes e, consequentemente, devem ser tratados de maneira individualizada.[5,6]

Fenótipos da asma

Atualmente, a asma é considerada uma doença heterogênea direcionada pelas interações entre regulação epigenética e exposição ambiental. Múltiplas vias biológicas estão envolvidas nas respostas inflamatórias associadas à heterogeneidade da doença; porém, as manifestações clínicas são semelhantes.[7] O fenótipo é definido como um conjunto de características clínicas observáveis em um indivíduo que resulta das interações genéticas e ambientais. Os fenótipos clínicos incluem aqueles relacionados com o nível de gravidade da asma (leve, moderada, grave), frequência das exacerbações, resposta ao tratamento e idade de início dos sintomas da doença.[8]

Alergia Respiratória

Tabela 7.1. Características da asma alérgica e da asma não alérgica		
Características	**Asma alérgica**	**Asma não alérgica**
Idade de início	Precoce	Tardia
Antecedentes pessoais de atopia	Presente	Ausente
Antecedentes familiares de atopia	Presente	Ausente
Gravidade	Menor	Maior
História de hipersensibilidade aos AINEs	Menor	Maior
IgE total	Elevada	Normal
IgE específica	Presente	Ausente

AINE: anti-inflamatório não esteroidal; IgE: imunoglobulina E.
Fonte: adaptada de Takejima P et al.[22]

O endótipo combina característica clínica com um mecanismo fisiopatológico específico, sendo os endótipos mais descritos na literatura: fisiopatologia associada à etiologia da doença, alérgica e não alérgica; e fisiopatologia associada ao padrão de inflamação, eosinofílico e neutrofílico.[8]

Os dois principais fenótipos da asma, com características nítidas e distintas, são a asma alérgica e a não alérgica (Tabela 7.1). Em 1947, Rackemann[9] foi o primeiro a classificar a asma utilizando os termos "asma extrínseca" e "asma intrínseca", dependendo da identificação ou não de um agente externo como causa da doença. O autor observou que na asma extrínseca o início dos sintomas da doença ocorria antes dos 30 anos de idade e na intrínseca depois dos 40 anos de idade.

Posteriormente, outros autores caracterizaram a asma extrínseca em indivíduos atópicos com início precoce dos sintomas (antes dos 20 anos de idade) e, neste grupo, mais frequente nos meninos.[10] Em 1977, Gregg *et al.* observaram um subtipo de asma que não se associava à atopia, cujos sintomas apareciam depois dos 30 anos de idade e acometia sobretudo mulheres.[11]

Atualmente, os termos "asma extrínseca" e "asma intrínseca" foram substituídos pela terminologia asma alérgica e asma não alérgica, respectivamente.[12]

Asma alérgica

Asma alérgica tende a ter um início precoce, definido como aquelas cujos os sintomas surgem antes de 12 anos de idade.[13] Além disso, a asma alérgica vem associada à história pessoal e/ou familiar de outras doenças atópicas como a dermatite atópica, rinite ou alergia alimentar.[1]

Com frequência, estudos na literatura mostraram que o fenótipo alérgico apresentava uma evolução mais benigna; entretanto, estudos mais recentes mostraram que a asma de início precoce nos adultos, frequentemente alérgica, está associada a um fenótipo de asma grave.[14,15]

As exacerbações estão caracteristicamente relacionadas com a exposição aos aeroalérgenos. Cerca de 80% dos quadros de asma na infância e mais de 50% das formas de asma nos adultos são alérgicos.[16]

Os alérgenos, que comumente desencadeiam os sintomas, incluem ácaros, fungos, epitélio de animais, baratas e pólens. A polissensibilização tem sido associada à asma mais grave quando comparada aos pacientes asmáticos monossensibilizados.[16]

Os pacientes com asma alérgica apresentam menor taxa de hipersensibilidade aos anti-inflamatórios não esteroidais (AINEs).[14] A asma alérgica é definida pela presença de IgE específica e, também, se caracteriza pelo aumento sérico de IgE total.[17] A presença da atopia pode ser detectada por exames *in vivo* (testes cutâneos de leitura imediata, teste cutâneo de puntura – *prick test*) e *in vitro* (IgE sérica específica). Em alguns casos, a IgE específica só é detectada no local (mucosas nasal ou brônquica) onde está ocorrendo o processo alérgico.[18,19]

O *prick test* é um teste seguro, com boa reprodutibilidade e alta sensibilidade. Demonstra a sensibilização *in vivo*, ou seja, presença de IgE específica para determinado alérgeno. O teste é realizado na superfície volar do antebraço onde uma pequena gota de cada extrato padronizado dos alérgenos testados é aplicada à pele; concomitantemente, para análise do teste, deve-se utilizar soluções controle, positivo e negativo. A leitura do teste é realizada depois de 15 a 20 minutos e são considerados positivos os testes nos quais haja formação de pápulas com diâmetro médio igual ou superior a 3 mm, controle negativo, negativo e o controle positivo, positivo (este último, histamina com diâmetro de pápula maior ou igual a 6 mm).[20]

A pesquisa da IgE sérica específica é um ensaio quantitativo *in vitro* que mede a IgE específica presente no soro do paciente para um determinado alérgeno. Em geral, os testes cutâneos são preferidos na investigação das doenças alérgicas. Devido ao menor custo, são rápidos e mais sensíveis. Porém, os testes *in vitro* podem ser indicados em algumas situações como doença cutânea generalizada, dermografismo, risco de anafilaxia e idoso com doença cardiovascular. Além disso, o uso de anti-histamínicos e outros medicamentos utilizados pelo paciente não interferem nos resultados.[1]

A presença IgE sérica específica *in vivo* e/ou *in vitro* não indica que o alérgeno é o causador dos sintomas e/ou da presença de uma doença alérgica. Os testes devem ser sempre relacionados com a história clínica e a avaliação de sinais e sintomas depois da exposição aos agentes suspeitos.[1]

A IgE é um anticorpo produzido em resposta à exposição alergênica, embora níveis elevados também possam ser encontrados em outras afecções, como síndrome de hiper-IgE, aspergilose broncopulmonar alérgica, nefrite intersticial por drogas e parasitoses intestinais. O fato de o Brasil ser um país endêmico em parasitose intestinal limita a utilização da eosinofilia e da IgE sérica total como marcadores na asma. Foi relatado níveis séricos de IgE mais elevados na asma alérgica e a contagem dos eosinófilos sanguíneos foi similar nos dois fenótipos da doença na população brasileira e idosos.[21,22]

Como referido acima, asma alérgica que normalmente tem evolução mais benigna, também pode ser grave e de difícil controle. O estudo TENOR mostrou que, na infância, o nível de IgE sérico total seria um marcador de gravidade.[21]

A prevalência da asma no idoso ocorre entre 5% e 12% da população e é mais frequente no gênero feminino. A presença da atopia nesse grupo varia muito na literatura, entre 28% e 74% apresentam sensibilização a pelo menos um alérgeno. Os ácaros da poeira e barata são os aeroalérgenos mais comuns.[20]

Um estudo brasileiro realizado em um hospital terciário mostrou que 74% dos idosos com asma eram graves (*steps* 4 ou 5). A atopia estava presente em 62%, sendo mais prevalente nos pacientes com início precoce da doença e 57% eram sensibilizados aos ácaros da poeira doméstica.[23]

A alergia respiratória é um exemplo de reação de hipersensibilidade do tipo I, na qual o alérgeno é apresentado ao linfócito T que mediará uma resposta imune tipo Th2, com formação de anticorpos do isotipo E.[24] A IgE sintetizada se liga a receptores de alta afinidade nos basófilos e mastócitos. Depois dessa etapa de sensibilização, em contatos subsequentes do organismo com o mesmo alérgeno, este se unirá as IgE ligadas à superfície das células, que, então, serão ativadas. Na reação de hipersensibilidade do tipo I, a ocorrência de duas fases é bem característica, com uma fase imediata em decorrência da desgranulação de mastócitos e basófilos e uma fase tardia devido ao recrutamento por quimiotaxia de outras células, como os eosinófilos, que migram para o sítio inflamatório. Quando o processo se torna crônico, há uma sobreposição dessas fases.[25]

Na verdade, a resposta imune é uma rede, com a atuação de diversas células que se comunicam por meio de citocinas e de moléculas de adesão. Não existe apenas uma única célula ou um único mediador responsável pela resposta alérgica.[24]

Em geral, em ambos os fenótipos, alérgico e não alérgico, existe uma inflamação eosinofílica das vias respiratórias; porém, pode-se observar uma maior ocorrência de infiltração de neutrófilos na asma não alérgica. Estudos têm detectado um aumento significativo do número de neutrófilos no escarro induzido de enfermos com asma grave em relação aos que apresentavam asma leve e a indivíduos normais sem doença.[26,27] Os níveis de interleucina 8 e mieloperoxidase de neutrófilo também estão aumentados nesses pacientes. A inflamação neutrofílica também foi observada nas exacerbações agudas da doença e na asma fatal de rápida evolução.[28]

No fenótipo alérgico observa-se um aumento dos eosinófilos no escarro induzido, geralmente associado ao aumento da expressão de citocinas do tipo TH2 (IL-4, IL-5 e IL-13), fração óxido nítrico exalado (FeNO) elevado, presença de eosinofilia sangue periférico. A maioria dos pacientes com asma não alérgica apresenta um infiltrado eosinofílico, e tanto a asma alérgica quanto a asma não alérgica eosinofílica apresentam uma inflamação brônquica com perfil denominado T2. A inflamação brônquica de perfil T2 inclui a participação de células TH2 e de células linfoides inatas do tipo 2 – ILC2, e ambas se caracterizam pela produção de citocinas IL-4, IL-5 e IL-13 e, consequentemente, a inflamação eosinofílica. Essa característica tipo 2 ou "T2 high" tem boa resposta ao tratamento com corticosteroides inalados e, quando indicado (asma grave) boa resposta aos medicamentos biológicos visando essas citocinas.[29,30]

Tratamento

A identificação de potenciais alérgenos pela história clínica associada à pesquisa da sensibilização para os alérgenos é importante para estabelecer o diagnóstico do fenótipo da asma. A sensibilização aos aeroalérgenos é considerada um fator de risco para o desenvolvimento, o não controle, a pior qualidade de vida e as exacerbações da asma.[31]

Na asma alérgica, a imunoterapia, administrada por via subcutânea ou sublingual, é uma das opções de tratamento.[1] Na imunoterapia alérgeno-específica, uma quantidade crescente do extrato alergênico, ao qual o paciente é sensibilizado, é administrada ao paciente até se atingir uma dose efetiva que reduza os sintomas relacionados com a exposição subsequente a esse alérgeno causal.[32]

Um estudo mostrou que a imunoterapia leva a diminuição do uso das medicações de controle e melhora dos sintomas da asma leve/moderada monossensibilizados para ácaros. Em pacientes com doença grave e polissensibilizados verificou-se que o benefício pode ser inferior ao observado para os pacientes monossensibilizados.[33]

O anticorpo monoclonal humanizado anti-IgE, omalizumabe, é indicado para o tratamento da asma alérgica grave com idade ≥ 6 anos. A dose é variável de acordo com peso (20-150 kg) e IgE sérica total (30-1.500 UI/mL) e administrada por via subcutânea, a cada 2 ou 4 semanas. Estudos mostraram melhora da qualidade de vida, da taxa de exacerbações, do menor número de atendimentos de emergência e de hospitalizações e diminuição da dose do corticoide.[1]

Asma não alérgica

A asma não alérgica é aquela em que não se identifica sensibilização aos alérgenos ambientais e, comumente, tem sido descrita como uma doença de início tardio. Em geral, os sintomas têm início depois dos 40 anos de idade.[13]

Ocorre predominantemente em indivíduos do gênero feminino e, mais frequentemente, está associada à polipose nasal e hipersensibilidade aos anti-inflamatórios não esteroidais.[14] A hipersensibilidade à aspirina e aos anti-inflamatórios não esterodais (AINEs) inibidores da ciclo-oxigenase (COX-1) podem desencadear sintomas de rinite e asma, como ocorre na doença respiratória exacerbada pela aspirina (DREA). A DREA se caracteriza pela rinossinusite crônica com polipose nasossinusal recorrente, asma frequentemente grave e a história de hipersensibilidade aos AINEs. O perfil inflamatório da DREA é o eosinofílico e as células ILC2s desempenham um papel central na sua fisiopatologia. Nesse fenótipo, apesar de altas doses de corticosteroides inalados e sistêmicos, as eosinofilia pulmonar e sanguínea podem persistir.[29]

Pacientes com DREA apresentam maior número de visitas à emergência, hospitalizações e uso de corticosteroides sistêmicos quando comparados àqueles que não apresentam hipersensibilidade à aspirina. A prevalência de DREA em asmáticos de varia de 7% a 15% conforme a gravidade da asma. A DREA é mais prevalente nas mulheres. A faixa etária mais comum é entre a terceira e a quarta décadas de vida e está associada a outras manifestações como anosmia, intolerância ao álcool e outras manifestações de hipersensibilidade aos AINEs, como urticária. O padrão-ouro para o diagnóstico é o teste de provocação com aspirina; entretanto, este teste deve apenas ser realizado em ambiente hospitalar com profissionais treinados e material disponível para tratar possíveis reações graves. A dessensibilização com aspirina é uma opção para esses pacientes. Tal tratamento diminui os sintomas respiratórios da DREA, a recorrência dos pólipos nasais e a necessidade de corticoide sistêmico, além de tornar o paciente "tolerante" aos AINEs.[35,36]

Muitos estudos consideram a asma não alérgica como um fenótipo de maior gravidade e que apresentariam uma resposta ao corticosteroide inalado inferior à observada na asma alérgica.[1]

Ao contrário da asma alérgica, cuja fisiopatogenia parece mais bem caracterizada, a etiologia e os mecanismos envolvidos na asma não alérgica ainda não estão completamente elucidados. Um possível mecanismo envolvido na fisiopatogenia da asma não alérgica seria a persistência de uma infecção ou latência por adenovírus, sobretudo em crianças, e contribuiria com uma resposta desfavorável ao corticoide. Os episódios de infecções recorrentes ou persistentes por *Chlamydia pneumoniae* também poderiam desencadear alterações estruturais na via respiratória e limitação persistente ao fluxo aéreo.[37-39]

Outro mecanismo que pode estar relacionado com a fisiopatologia da asma não alérgica é a autoimunidade, possivelmente desencadeada depois da infecção viral de vias respiratórias.[40] O teste do autossoro pode ser positivo em pacientes com asma não alérgica, sugerindo uma base autoimune para a doença.[37]

Uma característica da asma não alérgica é a falta de resposta aos corticosteroides sistêmicos. Por outro lado, os pacientes com doença eosinofílica geralmente relatam melhora sintomática em 1-2 dias depois do início dos corticosteroides orais. A asma não eosinofílica está associada ao gênero feminino, obesidade, estado não atópico e sintomas de início na idade adulta. Também está associado ao tabagismo, exposições ocupacionais aos compostos de baixo peso molecular e nos atletas de elite. Na asma não alérgica, eventualmente esses pacientes poderiam estar sensibilizados a alérgenos não identificados, como os fungos.[37,41]

Na asma neurofílica, a capacidade dos macrófagos alveolares de fagocitar células apoptóticas estaria significativamente prejudicada em comparação com a asma eosinofílica. As células linfoides inatas do tipo 3 (ILC3) e as ILCs secretoras de IL-17 são potencialmente importantes na asma neutrofílica. As ILC3s, as células Th17, os macrófagos M1 e os neutrófilos estariam associados à asma resistente a esteroides e relacionada com a obesidade.[41]

A inflamação mediada por macrófagos M1 no tecido adiposo aumenta a inflamação mediada por macrófagos M2 no pulmão asmático. A IL-6 é secretada por células endoteliais, fibroblastos, astrócitos e células epiteliais. Os níveis de IL-6 também são afetados por infecções virais e obesidade e encontra-se aumentado na asma não alérgica em comparação com a asma alérgica.[29]

Estímulos ambientais, como partículas de escapamento de diesel e fumaça de cigarro, têm um efeito adverso nas células epiteliais das vias respiratórias, podem desencadear a inflamação das vias respiratórias mediada por Th17 em pacientes asmáticos. A fumaça do cigarro induz a liberação de MMP-1 das células epiteliais brônquicas, pode induzir também a uma inflamação brônquica com predomínio de macrófagos e neutrófilos ativados que pode ser observada no escarro induzido, nas vias respiratórias e no parênquima pulmonar. A exposição a beta-glucanos da parede celular de fungos aumenta os níveis de IL-17A e IL-13 e contribui para a asma resistente a esteroides graves.[41]

Vários estudos demonstraram que a exposição de células epiteliais brônquicas a dióxido de nitrogênio (NO2), ozônio (O3) e partículas de exaustão de diesel (DEPs) resulta em síntese e liberação significativa de mediadores pró-inflamatórios, incluindo eicosanoides, citocinas e moléculas de adesão. A exposição a NO2 e O3 resulta em uma liberação significativa de LTC4 e uma variedade de citocinas, incluindo IL-8, TNF-α, ICAM-1 e GM-CSF das culturas.[29]

Tratamento

Vários estudos sugeriram que o uso prolongado de antibióticos macrolídeos poderia ter efeitos poupadores de corticosteroides na asma. Os macrolídeos reduzem as exacerbações em outras doenças neutrofílicas crônicas das vias respiratórias, incluindo fibrose cística, bronquiectasia sem fibrose cística e DPOC. O mecanismo da eficácia da azitromicina não é conhecido. Estudos na literatura mostraram que a azitromicina teria efeitos antibacterianos, antivirais e anti-inflamatórios. Estes incluem a inibição de citocinas, quimiocinas, citotoxicidade, biofilmes e de várias ações imunomoduladoras em neutrófilos e células T, incluindo inibição de calcineurina e mTOR, além de diminuir a produção de muco e estimular a fagocitose.[39,41]

Os sintomas da asma surgem de uma interação complexa de inflamação, hiper-reatividade das vias respiratórias e fatores adicionais, incluindo comorbidades e fatores psicológicos, muitos dos quais não estão associados à inflamação das vias respiratórias. Identificar e gerenciar essas "características tratáveis" pode fornecer benefícios sintomáticos significativos para o indivíduo.[41]

Os traços extrapulmonares mais prevalentes na asma não alérgica foram a rinossinusite, a obesidade, o refluxo gastresofágico e a síndrome de apneia obstrutiva do sono. A baixa adesão ao tratamento medicamentoso para asma e a ansiedade e a depressão foram os traços comportamentais/psicossociais tratáveis mais comuns. O tabagismo está associado à inflamação neutrofílica das vias respiratórias, levando a piores sintomas.[41]

A asma tipo "low" está associada à obesidade e ao aumento da citocina pro-inflamatória IL-6. Numerosos estudos demonstraram que a perda de peso, sobretudo quando as mudanças na dieta são combinadas com o aumento do exercício, levam a um melhor controle da asma e função pulmonar.[41]

O desenvolvimento de novas terapêuticas para asma tipo "T2 low" ou não T2 exigirá uma abordagem diferente daquela adotada na asma "T2 high". A neutrofilia pode até ser uma resposta benéfica aos imunobiológicos nesse tipo de inflamação. Há uma falta de biomarcadores não invasivos clinicamente disponíveis, um diagnóstico diferencial muito mais amplo a ser considerado e os alvos terapêuticos ideais permanecem obscuros. No entanto, várias vias na asma "T2 low" são potenciais alvos terapêuticos. As estratégias que visam a alvos de inflamação "T2 low" precisarão manter as funções de defesa do hospedeiro e vigilância imunológica adequadas para evitar complicações infecciosas ou neoplásicas.[41]

Conclusão

A asma é uma doença heterogênea e a identificação de seus fenótipos e subfenótipos permite melhor compreensão da sua fisiopatologia, resposta terapêutica e prognóstico.

A classificação da asma nos tipos alérgico e não alérgico não é meramente conceitual, mas tem implicações no prognóstico e no tratamento. Por exemplo, além do controle ambiental, fundamental para o tratamento da asma alérgica, o anticorpo monoclonal anti-IgE e a imunoterapia alérgeno-específica são opções terapêuticas para a asma alérgica.

Referências bibliográficas

1. Global Initiative for Asthma. Disponível em: www.ginasthma.org. acesso em: agosto de 2020.
2. Solé D, Wandalsen GF, Camelo-Nunes IC, Naspitz CK. ISAAC-Brazilian Group. Prevalence of symptoms of asthma, rhinitis and atopic eczema among Brazilian children and adolescents identified by International Study of Asthma and Allergies in Childhood (ISAAC)-Phase 3. J Pediatr. 2006; 82:341-6.

Asma Alérgica e Não Alérgica

3. Jenkins H, Cherniack R, Szefler S, Covar R, Gelfand E, Spahn J. A comparison of the clinical characteristics of children and adults with severe asthma. Chest. 2003; 124:1318-24.

4. Costa E, Caetano R, Werneck GL, Bregman M, Araújo DV, Rufino R. Estimated cost of asthma in outpatient treatment: a real-world study. Rev Saúde Pública. 2018; 52:27.

5. Haldar P, Pavord ID, Shaw DE, Berry MA, Thomas M, Brightling CE et al. Cluster analysis and clinical asthma phenotypes. Am J Respir Crit Care Med. 2008; 178:218-24.

6. Moore WC, Meyers DA, Wenzel SE, Teague WG, Li H, Li X et al. Identification of asthma phenotypes using cluster analysis in the Severe Asthma Research Program. Am J Respir Crit Care Med. 2010; 181:315-23.

7. Kaur R, Chupp G. Phenotypes and endotypes of adult asthma: moving toward precision medicine. J Allergy Clin Immunol. 2019; 144:1-12.

8. Wenzel SE. Asthma: defining of the persistent adult phenotypes. Lancet. 2006; 368:804-13.

9. Rackeman FM. A working classification of asthma. Am J Med. 1947; 3:601-6.

10. Williams HE, Nicol KN. Prevalence, natural history and a relationship of wheezy bronchitis and asthma in children. B Med J. 1969; 4:321-5.

11. Gregg, I. Asthma. Edited by Clark TJH and Godfrey S, ch 1. Chapman and Hall. London; 1977.

12. Johansson SGO, Hourihane JO, Bousquet J, Brujinzeel-Koomen C, Dreborg S, Haahtela T et al. Position paper. A revised nomenclature for allergy. An EAACI position statement from the EAACI nomenclature task force. Allergy. 2001; 56:813-24.

13. Miranda C, Busacker BS, Balzar S, Trudeau J, Wenzel S. Distinguishing severe asthma phenotypes: role of age at onset and eosinophilic inflammation. J Allergy Clin Immunol. 2004; 101-8.

14. Charpin D, Ramadour M, Lanteaume A, Vervloet D. Triggers in intrinsic asthma in the EGEA study. J Allergy. 2003; 40:87-91.

15. Simpson A. Am J Respir Crit Care Med 2010; 181: 1200-6; Del Giacco. Allergy. 2017; 72:207-20.

16. Baatenburg de Jong A, Dikkeschei LD, Brand PLP. Sensitization patterns to food and inhalant allergens in childhood: a comparison of non-sensitized, monosensitized, and polysensitized children. Pediatr Allergy Immunol. 2011; 22:166-71.

17. Hallstrand T, Henderson WJ. Management of the asthmatic patient. Clinical Immunology Principles and Practice. 2001: 2nd.

18. Platts-Mills TA. Local production of IgG, IgA and IgE antibodies in grass pollen hay fever. J Immunol. 1979; 122: 2218-25.

19. Mosbech H, Dirsen A, Madesen F, Stahl Skov P, Weeke B. House dust mite asthma. Correlation between allergen sensivity in various organs. Allergy. 1987; 42:456-63.

20. Heinzerling L, Frew AJ, Bindslev-Jensen C, Bonini S, Bousquet J, Bresciani M et al. Standard skin prick test and sensitization to inhalant allergens across Europe – a survey from the GA2LEN network. Allergy. 2005; 60:1287-300.

21. Dolan CM, Fraher KE, Bleecker ER, Borish L, Chipps B et al. TENOR Study Group. Design and baseline characteristics of the epidemiology and natural history of asthma: Outcomes and Treatment Regimens (TENOR) study: a large cohort of patients with severe or difficult-to-treat asthma. Ann Allergy Asthma Immunol. 2004; 92:32-9.

22. Takejima P, Agondi RC, Rodrigues H, Aun MV, Kalil J, Giavina-Bianchi P. Allergic and nonallergic asthma have distinct phenotypic and genotypic int. Arch Allergy Immunol. 2017; 172:150-60.

23. Agondi RC, Andrade MC, Takejima P, Aun MV, Kalil J, Giavina-Bianchi P. Atopy is associated with age at asthma onset in elderly patients. J Allergy Clin Immunol Pract. 2018; 6:865-71.

24. Giavina-Bianchi P, Kalil J, Rizzo LV. Development of an animal model for allergic conjunctivitis: influence of genetic factors and allergen concentration on immune response. Acta Ophthalmol. 2008; 86:670-5.

25. Santing RE, Olymulder CG, Zaagsma J, Meurs H. Relantionship among allergen-induce early and late phase airway obstructions, bronchial hyperreactivity and inflammation in conscious, unrestrained guinea pigs. J Allergy Clin Immunol. 1994; 93:1021-30.

26. Wardaw AJ, Brightling C, Green R, Woltmann G, Pavord I. Eosinophils in asthma and others allergic diseases. Br Med Bull. 2000; 56:985-1003.

27. Jatakanon A, Uasuf C, Maziak W, Lim S, Chung KF, Barnes PJ. Neutrophilic inflammation in severe persistent asthma. Am J Respir Crit Care Med. 1999; 160:1532-9.

28. Lamblin CL, Gosset P, Tillie-Leblond I, Saulnier F, Marquette CH, Wallaert B et al. Bronchial neutrophilia in patients with noninfectious status asthmaticus. Am J Respir Crit Care Med. 1998; 157:394-402.

29. Pavord I, Bahmer T, Braido F, Cosio BG, Humbert M, Idzko M. Severe T2-high asthma in the biologics era: European experts' opinion. Eur Respir Rev. 2019; 28:190054.

30. Brusselle GG, Maes T, Bracke KR. Eosinophils in spotlight: eosinophilic airway inflammation in nonallergic asthma. Nat Med. 2013; 19:977-9.
31. Liccardi G, Cazzola M, Canonica GW, Passalacqua G, D'Amato G. New insights in allergen measures for mite and pet sensitized patients. A critical appraisal. Respir Med. 2005; 99:1363-76.
32. Bousquet J, Lockey R, Malling H. WHO position paper. Allergen immunotherapy: therapeutic vacines for allergic diseases. Allergy. 1998; 53.
33. Dhami S, Kakourou A, Asamoah F, Agache I, Lau S, Jutel M et al. Allergen immunotherapy for allergic asthma: a systematic review and meta-analysis. Allergy. 2017; 72:1825-48.
34. Blanco C, Bazire R, Argiz L, Hernández-Peña J. Sublingual allergen immunotherapy for respiratory allergy: a systematic review. Drugs Context. 2018; 7:212552.
35. White AA, Doherty TA. Role of group 2 innate lymphocytes in aspirin-exacerbated respiratory disease patogenesis. Am J Rhinol Allergy. 2018; 32:7-11.
36. Stevenson DD, White AA. Clinical characteristics of aspirin-exacerbated respiratory disease. Immunol Allergy Clin N Am. 2016; 36:643-55.
37. Comi AL, Tedeschi A, Lorini M, Miadonna A. Novel clinical and serological aspects in non–allergic asthma. Respir Med. 2007; 101: 2526-33.
38. Macek V, Sorli J, Kopriva S, Marin J. Persistent adenoviral infection and chronic airway obstruction in children. Am J Respir Crit Med. 1994; 150:7-10.
39. ten Brinke A, van Dissel JT, Sterk PJ, Zwinderman AH, Rabe KF, Bel EH. Persistent airflow limitation in adult-onset nonatopic asthma is associated with serologic evidence of Chlamydia pneumonia infection. J Allergy Clin Immunol. 2001; 107:449-54.
40. Menz G, Ying S, Durham SR, Corrigan CJ, Robison DS, Hamid Q et al. Molecular concepts of IgE – initiated inflammation in atopic and nonatopic asthma. Allergy. 1998; 53:15-21.
41. Hinks TS, Levine SJ, Brusselle GG. Treatment options in type-2 low asthma. Eur Respir J. 2020; in press.

Asma Grave e Principais Diagnósticos Diferenciais

Rosana Câmara Agondi ■ Rafael Bonamichi dos Santos ■ Pedro Giavina-Bianchi

Introdução e epidemiologia

Asma é definida como uma doença heterogênea, caracterizada pela inflamação das vias respiratórias inferiores. Ela é definida pela história de sintomas respiratórios, chiado, dispneia, opressão torácica e tosse, que variam ao longo do tempo e na intensidade, juntamente com a limitação variável do fluxo expiratório.[1]

As várias formas de asma afetam cerca de 300 milhões de pessoas em todo o mundo e aproximadamente 3-10% dos asmáticos apresentam a forma grave (asma grave ou "asma de difícil controle").[1,2]

Menezes *et al.*[3] avaliaram a prevalência de diagnóstico médico de asma em adultos brasileiros, utilizando a base de dados da Pesquisa Nacional de Saúde (PNS) de 2013, e encontraram uma prevalência de 4,4%, sendo a maioria do sexo feminino, com idades entre 18 e 29 anos.

Além disso, estima-se que a asma seja responsável por 250.000 mortes por ano.[1] Não é possível saber a prevalência exata da asma, devido à falta de uma definição uniforme. No entanto, existem indicadores que mostram o aumento da asma, não só em termos de prevalência, mas em crescimento de recursos econômicos utilizados, como também em mortalidade, como observado em alguns países.[4] Embora a mortalidade relacionada com a asma tenha diminuído nas últimas décadas, ainda em escala global estima-se que a asma seja responsável por cerca de 250.000 mortes por ano.[5]

O estudo The Epidemiology and Natural History of Asthma: Outcomes and Treatment Regimens (TENOR)[6] mostrou, depois de dois anos de seguimento, que 83% dos pacientes hospitalizados não estavam controlados e que tinham, significativamente, mais dias de ausência na escola/trabalho, procuravam mais centros de saúde e tinham um custo direto anual 2,5 vezes maior do que aqueles que estavam controlados; este estudo também observou uma maior tendência para exacerbações agudas graves naqueles pacientes.[6,7]

O estudo European Network For Understanding Mechanisms of Severe Asthma (ENFUMOSA)[8] foi desenhado para identificar diferentes fenótipos de asma grave. Este estudo demonstrou que a taxa de abstenção no trabalho entre os pacientes com asma grave foi elevada.

A asma grave ou a asma grave refratária ao tratamento é definida pela asma não controlada apesar da boa aderência ao tratamento máximo otimizado nos *steps* 4 ou 5 da diretriz "Iniciativa Global para Asma" (GINA) e do controle das comorbidades.[1,9] A asma grave de difícil controle é definida como aquela não controlada apesar desse tratamento, e nesse grupo incluem-se aqueles pacientes que não têm acesso ao tratamento adequado e otimizado ou não aderem ao tratamento e/ou apresentam técnica inadequada do uso do dispositivo inalatório.[10]

Alergia Respiratória

As diretrizes internacionais da ERS/ATS (European Respiratory Society/American Thoracic Society) definem a asma grave como aquela que requer doses altas de corticoide inalado (CI) (Tabela 8.1) associado a um segundo medicamento, como broncodilatador de longa duração (LABA), antileucotrieno (LTRA) ou teofilina, no ano anterior, ou quando há necessidade de corticoide sistêmico ≥ 50% do ano anterior para prevenir que o quadro se torne não controlado ou aquele que se mantém não controlado apesar deste tratamento.[9] A asma grave apresenta um risco maior para exacerbações com risco de vida que significantemente comprometem a qualidade de vida, além de representar mais de 50% de todo custo relacionado com asma nos Estados Unidos, como também, essa forma de asma está mais exposta ao uso de corticoide sistêmico, quando comparada a asma não grave.[11,12]

Na tentativa de separar os pacientes com asma em grupos mais homogêneos, a asma tem sido classificada em múltiplos fenótipos. Um fenótipo é definido como "as características observáveis de um organismo resultantes da interação entre a composição genética e o meio ambiente, configurando padrões clínicos distintos".[9,13] Posteriormente, o termo "endótipo" foi cunhado para classificar os fenótipos conforme o mecanismo funcional ou fisiopatológico. Essa divisão da asma, conforme o fenótipo ou o endótipo, é essencial para o desenvolvimento de imunomoduladores e outras modalidades de tratamento específico para melhor eficácia de tratamento para os pacientes com asma; esses diversos parâmetros englobam dados, por exemplo, clínicos, funcionais, presença de reversibilidade, perfil inflamatório, idade de início da asma, comorbidades e internação por asma.[1,14]

A asma não controlada é definida quando pelo menos um dos seguintes critérios a seguir está presente, conforme diretrizes de ERS/ATS:[9]

- Mau controle dos sintomas: questionário de controle da asma (ACQ) > 1,5; teste de controle da asma (ACT) < 20 ou não controlado pela diretriz da Global Initiative for Asthma (GINA) (Tabela 8.2).

Tabela 8.1. Dose de CI diária (mcg/d) considerada alta conforme recomendação dos fabricantes[1,5]		
Corticoide inalado (CI)	**Dose de CI considerada alta (mcg/d)**	
	GINA[1] (2020)	**ERS/ATS[5] (2014)**
Beclometasona (dipropionato) IPS, AD-CFC	> 1.000	≥ 2.000
Beclometasona (dipropionato) AD-HFA	> 400	≥ 1.000
Budesonida AD, IPS	> 800	≥ 1.600
Ciclesonida AD-HFA	> 320	≥ 320
Fluticasona (propionato) AD-HFA, IPS	> 500	≥ 1.000
Fluticasona (furoato) IPS	200	–
Mometasona (furoato) IPS	> 440	≥ 800
Triamcinolona (acetonida)	> 2.000	≥ 2.000

GINA: Global Initiative for Asthma; ERS: European Respiratory Society; ATS: American Thoracic Society; IPS: inalador de pó seco; AD: aerossol dosimetrado; CFC: propelente clorofluorcarbono; HFA: propelente hidrofluoralcano.

Tabela 8.2. Questionários do controle da asma			
Questões	**ACQ7[6]**	**ACT[7]**	**GINA[1]**
Clínicas (n)	5	4	3
Uso de broncodilatador de curta duração (n)	1	1	1
Função pulmonar: VEF$_1$ (n)	1	0	0
Doença controlada (variação)	< 0,75 (0 a 7)	> 20 (5 a 25)	0 (0 a 4)

ACQ: Asthma Control Questionnaire; ACT: Asthma Control Test; GINA: Global Initiative for Asthma; VEF$_1$: volume expiratório forçado no primeiro segundo.
Fonte: os autores.

- Exacerbações graves frequentes: dois ou mais cursos de corticoide sistêmico (por mais de 3 dias, cada) no ano anterior.
- Exacerbações sérias: ≥ uma internação por asma, permanência em UTI ou ventilação mecânica no ano anterior.
- Obstrução brônquica: volume expiratório forçado no primeiro segundo (VEF_1) pós-broncodilatador < 80% do predito (na presença de VEF_1/capacidade vital forçada (CVF) abaixo do limite inferior).

Fenótipos

A asma é uma doença sindrômica e heterogênea por definição. A apresentação clínica, os padrões fisiopatológicos e a resposta ao tratamento variam entre os pacientes asmáticos. A caracterização da doença em fenótipos é particularmente importante para os pacientes com asma grave, pois numerosas terapias disponíveis somente beneficiarão subgrupos específicos de pacientes.[12]

Durante a década de 1960, a inflamação brônquica foi reconhecida como uma alteração de base na asma. Essa descoberta levou ao racional de que o corticoide seria um potente tratamento para asma. Desde então, muito se conheceu sobre a predisposição genética, a patologia de base, os desencadeantes e a progressão da doença.[15] Embora, corticoide e broncodilatadores sejam os pilares do tratamento da asma, a resposta terapêutica a esses medicamentos é muito variável, indicando uma falta de uniformidade que dependerão das características demográficas, clínicas e/ou fisiopatológicas reconhecíveis.[1,16]

O agrupamento dos pacientes com asma segundo características clínicas, biológicas e fisiológicas são chamados de fenótipos e são definidos como características observáveis que resultam de uma combinação de influências hereditárias e ambientais.[17]

Por muito tempo, pensou-se que asma se manifestava como dois fenótipos principais, asma não atópica ou "intrínseca" e asma atópica ou "extrínseca". Fenótipos de asma adicionais foram definidos usando-se uma abordagem baseada em hipóteses, que classificou os pacientes em categorias amplas com base em uma única variável, incluindo gravidade da doença, desencadeadores de sintomas, idade de início da asma, padrões inflamatórios, exacerbações e obstrução ao fluxo aéreo.[18,19] No entanto, uma grande limitação dessa abordagem surgiu porque as categorias não distinguiam os grupos, e muitos se sobrepunham.

Buscando mitigar as limitações anteriores, iniciativas recentes aplicaram algoritmos que integram o efeito de vários componentes em grandes coortes de asma para descrever e prever fenótipos clínicos, bem como mecanismos moleculares da asma. Essas iniciativas são: *Severe Asthma Research Program* (SARP),[20] *Unbiased Biomarkers for the Prediction of Respiratory Disease Outcome* (U-BIOPRED)[21] e *Airways Disease Endotyping for Personalized Therapeutics* (ADEPT).[22] Embora diferenças nos *clusters* tenham sido encontradas, um consenso sobre subconjuntos específicos emergiu. A estratégia evoluiu considerando também mecanismos moleculares aos fenótipos. Sendo assim, os endótipos da asma descrevem esses mecanismos fisiopatológicos distintos nos campos celular e molecular. Dois grupos de endótipos foram constituídos, denominados tipo-2 e não tipo-2.[17]

Endótipo tipo-2 e seus fenótipos

O endótipo tipo-2 é desencadeado pela intensa resposta inflamatória mediada pelas células do epitélio respiratório, célula inata tipo 2 (ILC2), linfócito T *helper* 2 (Th2), linfócito B, eosinófilo, mastócito e basófilo. As células do epitélio respiratório ante um fator irritante, como alérgeno, vírus, poluição etc., produzem e liberam mediadores inflamatórios como linfopoietina estromal tímica (TSLP), interleucina (IL)-25 e IL-33, que são também conhecidas como alarminas. Enquanto IL-25 e IL-33 ativam sobretudo a ILC2, a citocina TSLP modula as células dendríticas para promoverem ativação das células T e B.[23]

A ILC2, depois de um estímulo, produz 10 vezes mais IL-5 e IL-13 comparada ao Th2 ativado.[24] Essa descoberta levou a mudança na nomenclatura de resposta Th2 para resposta tipo-2. As células Th2 estimulam a inflamação tipo-2 por meio da secreção das citocinas IL-4, IL-5 e IL-13, que se manifestam com altos títulos de anticorpos IgE e eosinofilia. A IL-4 ativa linfócito T *helper* 0 em Th2. A ação conjunta de IL-4 e IL-13 promove a superexpressão de células caliciformes, o aumento da secreção de muco, a hiperresponsividade das vias respiratórias, a ativação de células B e a troca de classe para o isotipo IgE, o tráfego de eosinófilo do sangue para os tecidos, além de ter uma ação fibrogênica que culmina com remodelamento da via respiratória. A IL-5 tem ação na maturação, ativação e mobilização dos eosinófilos.[25]

Os eosinófilos quando ativados liberam o conteúdo de seus grânulos que incluem IL-5, IL-13, leucotrieno, peroxidase eosinofílica e proteína catiônica eosinofílica. Estudos mais recentes sugerem que os produtos de degranulação de eosinófilos podem ser um melhor indicador do *status* de ativação dessas células quando comparado aos números absolutos.[25]

Os mastócitos e basófilos expressam receptor de IgE de alta afinidade (FcεR1) e são ativados na presença de IgE e alérgeno. Depois da ativação, secretam diversos mediadores como histamina, prostaglandina D2, leucotrieno, triptase e proteases.[25]

Os fenótipos tipo-2 foram classificados em três grupos: asma alérgica de início precoce, asma eosinofílica de início tardio e doença respiratória exacerbada por anti-inflamatório não esteroidal (DREA).[26] Os biomarcadores da inflamação tipo 2, segundo GINA são: eosinófilo no sangue $\geq$ 150 células/μL, e/ou eosinófilo no escarro induzido $\geq$ 2%, e/ou fração exalada de óxido nítrico (FeNO) $\geq$ 20 ppb, e/ou asma clinicamente causada por alérgenos e/ou uso do corticoide oral de manutenção.[1] O padrão clínico e o biomarcador identificado determinam o fenótipo do paciente.

- *Asma alérgica de início precoce*: os primeiros sintomas da asma surgem na infância. A gravidade pode variar de leve a severa, e a asma é clinicamente desencadeada por alérgeno (atopia). Isso é identificado pela história clínica associada à presença de IgE específica positiva para aeroalérgenos, por meio de teste cutâneo ou *in vitro*.

- *Asma eosinofílica de início tardio*: os sintomas da asma costumam surgir na vida adulta e geralmente de intensidade moderada ou grave. Em geral, esse fenótipo é caracterizado por eosinofilia proeminente no sangue e no escarro, refratariedade ao tratamento com corticosteroides inalados ou orais e FeNO elevado. Como comorbidade, pode apresentar rinossinusite crônica com pólipo nasal (RSCcPN). Os pacientes apresentam IgE sérica total normal ou elevada, e alguns autores subdividem os pacientes com eosinófilos e IgE sérica elevados em outro fenótipo, o eosinofílico-alérgico.

- *Doença respiratória exacerbada por anti-inflamatório não esteroidal* (DREA): caracterizada por asma, RSCcPN e reações respiratórias induzidas por inibidor de ciclo-oxigenase 1 (COX-1). Embora os mecanismos fisiopatológicos da DREA não sejam totalmente elucidados, seu desenvolvimento parece depender do metabolismo desregulado do ácido araquidônico (AA) e da produção de cisteinil-leucotrienos (cysLT). Os níveis basais de prostaglandina E2 (PGE2) são deficientes, e a PGE2 é fundamental para inibir a ativação de ILC2s, mastócitos e eosinófilos. Esses mediadores também regulam a via da alarmina/ILC2/IL-5/IL-13, que leva a eosinófilos elevados no tecido e no sangue. A DREA é uma doença grave persistente das vias respiratórias superiores e inferiores com pólipo nasal refratário e asma.[27]

Endótipo não tipo-2 e seus fenótipos

O endótipo não tipo-2 e seus fenótipos estão associados à ativação de células Th1 e/ou Th17, e estudos recentes revelaram que o desequilíbrio das células Th17/Treg pode desempenhar um papel importante na asma resistente a corticosteroides, grave e neutrofílica. O mecanismo fisiopatológico do recrutamento e manutenção da inflamação neutrofílica das vias respiratórias ainda permanece desconhecido. Os fenótipos da não tipo-2 são: associado à obesidade, associado ao tabagismo e de início muito tardio.[28-31]

Asma Grave e Principais Diagnósticos Diferenciais

- *Associado à obesidade*: tipicamente acomete o sexo feminino, com obesidade e entre 40-55 anos. Os sintomas da asma são graves, apesar da função pulmonar apresentar-se moderadamente preservada. A obesidade estimula a via Th1, via Th17 e ILC3, que expressa IL-6, IL-17 e IL-22.
- *Associado ao tabagismo*: o estresse oxidativo do tabagismo promove a modificações epigenéticas causando ativação de neutrófilos e macrófagos. O termo "sobreposição asma-DPOC (ACO)" demarca aqueles pacientes com uma história significativa de tabagismo e consequente obstrução ao fluxo de ar, mas também têm características de sobreposição de asma (reversibilidade broncodilatadora, eosinofilia, atopia). Os principais critérios diagnósticos incluem: limitação persistente do fluxo aéreo em indivíduos com mais de 40 anos de idade, com pelo menos 10 maços-ano de tabagismo, e início do quadro de asma antes dos 40 anos de idade. Os critérios secundários incluem: história de atopia, reversibilidade broncodilatadora significativa e eosinofilia periférica.
- *Asma de início muito tardio*: o limite de idade para o diagnóstico de asma de início muito tardio não é consistente, mas definido em indivíduos com mais de 50 anos de idade em alguns estudos e mais de 65 anos em outros. O envelhecimento do pulmão está associado à diminuição da função pulmonar devido à perda de recolhimento elástico e desvantagens mecânicas. Como consequência do envelhecimento, a imunossenescência provavelmente tem consequências importantes em asmáticos idosos. Embora os mecanismos não tenham sido totalmente elucidados, os dados emergentes sugerem que os asmáticos mais velhos apresentam neutrofilia aumentada na expectoração secundária à inflamação Th1 e Th17.

O delineamento da complexa rede inflamatória na asma grave inspirou o projeto de várias terapias biológicas direcionadas, elevando o tratamento da asma grave para medicina de precisão.

Diagnóstico

Conforme as diretrizes nacionais e internacionais, o diagnóstico de asma grave baseia-se na história clínica – que inclui ausência de resposta ao tratamento com altas doses de medicamentos antiasma, o exame físico e a avaliação da função pulmonar. No entanto, vários fatores podem influenciar o diagnóstico de asma grave, como a presença de comorbidades e a história de tabagismo.[9]

Fatores que devem ser considerados ante um diagnóstico presuntivo de asma grave

- *Confirmar o diagnóstico de asma*: a asma grave refratária ao tratamento deve ser distinguida da asma de difícil controle. A presença de comorbidades e o tratamento inadequado da asma contribuem para a asma de difícil controle. Nesta situação, o tratamento inadequado inclui a técnica inadequada do uso do dispositivo e a má aderência ou o não acesso ao tratamento adequado; o diagnóstico incorreto, pois várias condições podem mimetizar a asma, como doença pulmonar obstrutiva brônquica (DPOC), disfunção de pregas vocais e aspergilose broncopulmonar alérgica, e comorbidades que possam agravar a asma, como rinite ou rinossinusite, doença do refluxo gastresofágico, síndrome de apneia do sono, infecções respiratórias recorrentes e obesidade, devem ser abordadas.[9,32]
- Fatores que são considerados condições para o pior controle da asma e, portanto, aumentam o risco de exacerbações, mesmo se os sintomas estiverem controlados:[1,9]
  - Sintomas da asma não controlados.
  - Uso de doses elevadas de beta-2 agonista de curta duração (SABA) (mortalidade por asma está aumentada se o uso de SABA for maior do que um frasco com 200 doses por mês);
  - Uso inadequado de corticoide inalado (CI): CI não prescrito, má aderência; técnica incorreta.
  - VEF_1 baixo, especialmente se < 60% do predito.

Capítulo 8

Alergia Respiratória

- Problemas psicológicos ou socioeconômicos.
- Exposição ambiental: fumaça de cigarro, alérgeno se sensibilizado.
- Comorbidades: obesidade, rinossinusite, alergia alimentar confirmada.
- Eosinofilia periférica ou no escarro.
- Gravidez;
- Fatores independentes de exacerbações: história de intubação orotraqueal (IOT) ou internação na unidade de terapia intensiva (UTI), uma ou mais exacerbações graves nos últimos 12 meses;
- Obstrução brônquica fixa.
- Efeitos colaterais dos medicamentos para asma.

Critérios para diagnóstico de asma grave[9]

■ Tratamento

Uso de corticosteroide sistêmico contínuo ou por mais de seis meses no ano anterior e/ou uso contínuo de altas doses de CI associado a um beta-2 agonista de longa duração (LABA) ou antileucotrieno (LTRA) no ano anterior, para evitar que a asma se torne não controlada ou se mantenha não controlada.

■ Asma não controlada (pelo menos um dos critérios a seguir)

- Mau controle dos sintomas: ACQ > 1,5 ou ACT < 20.
- Exacerbações graves frequentes: necessidade de corticoide sistêmico $\geq$ 2 vezes no ano anterior.
- Exacerbação séria: $\geq$ 1 internação, UTI ou IOT no ano anterior.
- Limitação brônquica: VEF_1 < 80%.

Diagnósticos diferenciais e comorbidades

Diante da suspeita de uma asma grave, condições não asmáticas que mimetizem asma não controlada devem ser investigadas. Tais condições podem ser encontradas em até 12 a 30% das vezes. A avaliação deve se iniciar com uma história detalhada, investigar desencadeantes e fatores ambientais e ocupacionais. A confirmação da obstrução brônquica reversível é parte do diagnóstico de asma. Doenças que podem mimetizar a asma grave no adulto estão listadas na Tabela 8.3.[9]

Com relação às comorbidades, a rinossinusite está presente em até 75 a 80% dos asmáticos, a doença do refluxo gastresofágico (DRGE), em até 60 a 80%. A obesidade é uma comorbidade comum associada à asma grave ou de difícil controle. As principais comorbidades associadas à asma estão listadas na Tabela 8.4.[9]

Diagnóstico complementar

Avaliar a função pulmonar por meio de espirometria ou, quando indicada, pletismografia

■ Imagem

As alterações patológicas encontradas na asma envolvem as vias respiratórias proximais e distais e os efeitos da obstrução brônquica incluem o aprisionamento aéreo e a hiperinsuflação dinâmica. A indicação de radiografia (Rx) ou tomografia computadorizada (TC) de tórax para o paciente asmático era, inicialmente, para excluir outras causas de sibilância local ou difusa, sobretudo nos quadros mais leves.[33]

84

Asma Grave e Principais Diagnósticos Diferenciais

Tabela 8.3. Principais diagnósticos diferenciais
Disfunção de pregas vocais
Doença pulmonar obstrutiva crônica
Hiperventilação
Bronquiolite obliterante
Insuficiência cardíaca congestiva
Reação adversa a medicamento (p. ex., inibidores da ECA)
Bronquiectasias/fibrose cística
Pneumonite de hipersensibilidade
Síndromes hipereosinofílicas
Embolia pulmonar
Traqueobronquite herpética
Corpo estranho/lesão endobrônquica
Aspergilose broncopulmonar alérgica
Traqueobroncomalácia adquirida
Granulomatose com poliangiite eosinofílica (síndrome de Churg-Strauss)

ECA, enzima de conversão da angiotensina.
Fonte: www.ginasthma.org

Tabela 8.4. Principais comorbidades
Rinossinusite/pólipos nasais
Fatores psicológicos
Disfunção de pregas vocais
Obesidade
Tabagismo e doenças relacionadas
Síndrome de apneia obstrutiva do sono
Síndrome de hiperventilação
Influências hormonais: pré-menstrual, menarca, menopausa, doenças da tireoide
Doença do refluxo gastresofágico
Medicamentos: AINE, β-adrenérgico, IECA

AINE: anti-inflamatório não esteroidal; IECA: inibidores da enzima de conversão da angiotensina.
Fonte: www.ginasthma.org

O RX de tórax não é útil para o diagnóstico e o manejo da asma. A sua utilidade está em excluir outras condições que mimetizem ou compliquem a asma, como cardiopatia, tumores, pneumotórax e pneumonia. Em geral, os achados de asma no RX de tórax estão restritos a identificação de hiperinsuflação.[33]

Os achados da asma na TC de tórax incluem sinais diretos, como o espessamento de paredes brônquicas e a identificação da redução gradual do brônquio e sinais indiretos, como focos de impactação mucoide, incluindo o achado de árvore em brotamento que configura nódulos nas pequenas vias respiratórias, indicativo de bronquiolite, e achado de atenuação de mosaico.[33]

Na suspeita de doença obstrutiva, como asma, é essencial obter imagens adicionais em expiração. Na maioria dos casos, a identificação de aprisionamento aéreo, resultando em atenuação em mosaico, requer imagens em expiração, pois essas áreas de aprisionamento se tornam mais evidentes. Também vale ressaltar que, preferencialmente, as técnicas de TC de baixa dose de radiação (40-80 mAs) deveriam ser utilizadas para minimizar a exposição à radiação.[33]

Capítulo 8

Alterações tomográficas são frequentes nos pacientes com asma grave. Gupta *et al.*[34] observaram alterações em 80% dos pacientes com asma grave, e as bronquiectasias são encontradas em cerca de 40% desses pacientes. O espessamento de paredes brônquicas na asma progride ao longo do tempo e este espessamento é maior na asma grave do que na asma leve ou moderada.[35]

Marcadores não invasivos de inflamação

■ Fração de óxido nítrico (FeNO)

A asma é um diagnóstico clínico e não existe um único teste diagnóstico para a doença. Os biomarcadores podem ser utilizados na asma para prever exacerbações futuras, resposta ao tratamento e declínio da função pulmonar. A fração exalada de óxido nítrico (FeNO) é um biomarcador de perfil Th2, não invasivo de inflamação brônquica; esta fração de NO exalada no ar é expressa em partes por bilhão (ppb).[36]

A American Thoracic Society (ATS) recomenda que o nível seja considerado baixo quando a FeNO está abaixo de 25 ppb (adultos) e alto, quando FeNO acima de 50 ppb (adultos). A FeNO está aumentada no asmático sintomático e se correlaciona com a inflamação eosinofílica – um fenótipo distinto de asma responsivo ao corticoide.[37]

A FeNO elevada sugere eosinofilia brônquica e inflamação responsiva ao corticoide. O uso de FeNO para seguimento da asma, pode ser utilizado para prever as exacerbações de asma e controlar a necessidade de aumento da dose de CI; porém, não se mostrou eficaz para manejo da asma.[38] Outras situações cursam com FeNO elevada, como infecções de vias respiratórias superiores, DPOC, hipertensão pulmonar e fibrose cística. Os níveis de FeNO podem ser afetados por fatores, como idade, sexo, altura, dieta, tabagismo, atopia e uso de corticoide.[38] Uma metanálise sobre o manejo da asma direcionado pela FeNO não mostrou nenhum benefício estatisticamente significante em relação a exacerbações graves ou uso de CI; todavia, mostrou uma redução estatisticamente significante nas exacerbações de qualquer gravidade.

■ Eosinófilos

Pesquisa de eosinófilos no escarro induzido, biomarcador de perfil Th2, é expressa como porcentagem de células no escarro. O limite superior de eosinófilos é geralmente 2%.[39] Pizzichini *et al.*[39] demonstraram que a proporção de eosinófilos nas amostras de escarro induzido discriminaria os pacientes com asma dos controles (tabagistas sem doença obstrutiva e indivíduos saudáveis), com melhor acurácia do que a determinação de eosinófilos e proteína eosinofílica catiônica (ECP) séricos. A contagem de eosinófilos no escarro induzido está aumentada nos asmáticos sintomáticos e, sobretudo, no paciente que ainda não iniciou tratamento com corticoide. Os eosinófilos no escarro aumentam depois de uma provocação brônquica com alérgeno.[38] O tratamento da asma direcionado pela pesquisa de eosinófilos no escarro está associado com uma redução no risco de exacerbações.[1]

A pesquisa de neutrófilos no escarro, que é um marcador não relacionado com o Th2, também pode ser realizada. A neutrofilia brônquica é bem documentada nas exacerbações graves de asma. Tabagismo e infecções aumentam a contagem de neutrófilos no escarro. A neutrofilia no escarro pode representar um fenótipo estável de asma grave ou pode refletir a resposta ao tratamento. O uso de CI pode cursar com aumento de neutrófilos no escarro. A combinação aumentada de eosinófilos e neutrófilos no escarro pode identificar asmáticos com diminuição de função pulmonar e aumento de sintomas.[38]

Tratamento

Os corticosteroides inalados (CIs) são atualmente recomendados como terapia de primeira linha para todos os pacientes com asma persistente. Esses medicamentos são eficazes para o controle dos sintomas de asma, independentemente de idade ou da gravidade da doença; melhoram a quali-

Asma Grave e Principais Diagnósticos Diferenciais

dade de vida e a função pulmonar dos pacientes; também reduzem a frequência de exacerbações e podem prevenir as alterações brônquicas.[40]

Conforme a GINA,[1] os pacientes diagnosticados com asma grave devem ser tratados conforme os níveis 4 e 5 da abordagem terapêutica para controle dos sintomas da asma. Os CIs são considerados medicamentos controladores e devem ser utilizados em doses médias ou altas, associados a outros medicamentos controladores como LABA ou antileucotrienos (LTRA). Outras opções terapêuticas incluem teofilina e tiotrópio; anticorpos monoclonais (omalizumabe, mepolizumabe, benralizumabe e dupilumabe) e, eventualmente, corticoide oral em dose baixa.[1]

A combinação CIs/LABA em doses altas deve ser considerada no paciente com asma grave; entretanto, um aumento da dose desta combinação proporciona pouco benefício adicional e há um risco aumentado de efeitos colaterais. Para budesonida de dose média ou alta, a eficácia pode ser melhorada com dosagem de quatro vezes ao dia, mas a adesão pode ser um problema. Para outros CIs, usá-los duas vezes ao dia é apropriado.[1]

Outras opções de tratamento do asmático grave que podem ser adicionados a um CIs em dose média ou alta, mas que são menos eficazes do que adicionar LABA, incluem LTRA, ou dose baixa de teofilina de libertação prolongada. Na Tabela 8.1 observa-se a tabela de comparação clínica estimada entre as doses altas dos CIs. Para a maioria dos CIs, as doses altas de CI são aquelas que, com o uso prolongado, estariam associadas ao aumento do risco de efeitos colaterais sistêmicos.[1]

O tiotrópio, um agente anticolinérgico de ação prolongada, pode ser adicionado para aqueles pacientes com asma grave que permaneçam sintomáticos ou com história de exacerbações apesar do uso de ICs/LABA em dose alta com ou sem uso de corticoide oral. Os principais benefícios da associação com o tiotrópio são: melhorar a função pulmonar e uma redução nas exacerbações.[41,42]

O omalizumabe, anticorpo monoclonal anti IgE, é indicado como tratamento adicional à associação CIs/LABA para os pacientes com asma alérgica moderada a grave que se mantenham não controlados apesar deste tratamento. As principais ações do omalizumabe incluem a redução da frequência de exacerbações de asma e do uso medicamento controlador, a diminuição da gravidade dos sintomas da asma e a melhora a qualidade de vida; além de apresentar bons perfis de segurança e tolerabilidade.[1,43,44]

Recentemente, o mepolizumabe, um anticorpo monoclonal anti-IL-5, foi incluído como opção terapêutica para asma grave pela GINA. Esse medicamento está indicado para pacientes com asma grave eosinofílica que persistem com exacerbações frequentes e eosinofilia refratárias ao tratamento com CI/LABA e/ou corticoide sistêmico.[1,45]

Outro anticorpo monoclonal, um antirreceptor de IL-5, benralizumabe, ainda não licenciado, estaria indicado para asma grave não controlada, eosinofílica (eosinófilos $\geq$ 300 células/μL). Esse medicamento estaria associado a diminuição na taxa de exacerbações/ano e aumento no VEF_1.[46]

A aderência ao tratamento pode influenciar os resultados da asma a longo prazo. Nos países onde a aderência ao tratamento é alta, observa-se uma redução drástica na mortalidade e na morbidade.[47] Entretanto, a não aderência ao tratamento deveria ser considerada em todos os pacientes com asma de difícil controle e, conforme dados de literatura, a taxa de não aderência é alta, variando de 32 a 56%.[9] Essa não aderência ao tratamento é especialmente importante para os medicamentos inalados usados no tratamento da asma, devido a vários fatores complicadores, como preocupação dos pacientes com efeitos colaterais sistêmicos e com a dependência ou a resistência ao medicamento.[47]

A técnica inadequada do uso do dispositivo também é comum nos pacientes com asma de difícil controle. Portanto, tanto a técnica do dispositivo e a aderência ao tratamento devem ser orientadas e checadas a cada retorno. Detectar a má aderência pode ser desafiador, algumas medidas séricas de medicamentos podem ser utilizadas; porém, métodos para medir a aderência ao CI, como peso do recipiente do medicamento, utilizar dispositivos com contadores, confirmar a aquisição do medicamento e custo do medicamento também poderiam checar a má aderência.[9]

Alergia Respiratória

Conclusão

A asma grave é uma doença heterogênea, comumente não controlada apesar da utilização de altas doses de corticoide inalado e/ou sistêmico associado a outros medicamentos controladores. Ela se caracteriza por apresentar diversos fenótipos e essa caracterização poderia direcionar a um tratamento específico e personalizado. Entretanto, quando um paciente apresenta uma hipótese de asma grave ou de difícil controle, tanto o uso correto do dispositivo prescrito quanto a adesão ao tratamento devem ser acompanhados e checados regularmente.

Referências bibliográficas

1. Global Initiative for asthma (GINA) 2020. Global Strategy for Asthma Management and Prevention. Disponível em: www.ginasthma.com. Acesso em: julho de 2020.
2. Bleecker ER, Panettieri Jr RA, Wenzel SE. Clinical issues in severe asthma, Consensus and controversies on the road to precision medicine. CHEST. 2018; 154:982-3.
3. Menezes AMB, Wehrmeister FC, Horta B, Szwarcwald CL, Vieira ML, Malta DC. Prevalência de diagnóstico médico de asma em adultos brasileiros: Pesquisa Nacional de Saúde, 2013. Rev Bras Epidemiol. 2015; 18(Suppl 2):204-13.
4. Neffen H, Fritscher C, Schacht FC, Levy G, Chiarella P, Soriano JB et al. Asthma control in Latin America: the Asthma Insights and Reality in Latin America (AIRLA) survey. (the AIRLA Survey Group). Rev Panam Salud Publica. 2005, 17:191-7.
5. Engelkes M, Ridder MAJ, Svensson E, Berecsi K, Pietro-Alhambra D, Lapi F et al. Multinational cohort study of mortality in patients with asthma and severe asthma. Respir Med 2020; 165:105919.
6. Sullivan SD, Rasouliyan L, Russo PA, Kamath T, Chipps BE. TENOR Study Group. Extent, patterns, and burden of uncontrolled disease in severe or difficult-to-treat asthma. Allergy. 2007; 62:126-33.
7. Sullivan SD, Wenzel SE, Bresnahan BW, Zheng B, Lee JH, Pritchard M et al. TENOR Study Group. Association of control and risk of severe asthma-related events in severe or difficult-to-treat asthma patients. Allergy. 2007, 62:655-60.
8. The ENFUMOSA Study Group. The ENFUMOSA cross-sectional European multicentre study of the clinical phenotype of chronic severe asthma. European Network for Understanding Mechanisms of Severe Asthma. Eur Respir J. 2003, 22:470-7.
9. Chung KF, Wenzel SE, Brozek JL, Bush A, Castro M, Sterk PJ et al. International ERS/ATS guidelines on definition, evaluation and treatment of severe asthma. Eur Respir J. 2014; 43:343-73.
10. Chung KF. Diagnosis and management of severe asthma. Semin Respir Crit Care Med. 2018; 39:91-9.
11. Fitzpatrick AM, Moore WC. Severe asthma phenotypes – how should they guide evaluation and treatment? J Allergy Clin Immunol. 2017; 5:901-8.
12. Côté A, Godbout K, Boulet LP. The management of severe asthma in 2020. Biochem Pharmacol. 2020; 179:114112.
13. Wenzel SE. Asthma phenotypes: the evolution from clinical to molecular approaches. Nat Med. 2012; 18:716-25.
14. Hamilton D, Lehman H. Asthma phenotypes as a guide for current and future biologic therapies. Clin Rev Allergy Immunol. 2020; 59:160-74.
15. [No authors listed]. A plea to abandon asthma as a disease concept [editorial]. Lancet. 2006; 368:705.
16. Chung KF, Adcock IM. Clinical phenotypes of asthma should link up with disease mechanisms. Curr Opin Allergy Clin Immunol. 2015; 15:56-62.
17. Kuruvilla ME, Lee FE, Lee GB. Understanding asthma phenotypes, endotypes, and mechanisms of disease. Clin Rev Allergy Immunol. 2019; 56:219-33.
18. Wenzel SE, Schwartz LB, Langmack EL, Halliday JL, Trudeau JB, Gibbs RL et al. Evidence that severe asthma can be divided pathologically into two inflammatory subtypes with distinct physiologic and clinical characteristics. Am J Respir Crit Care Med. 1999; 160:1001-8.
19. Miranda C, Busacker A, Balzar S, Trudeau J, Wenzel SE. Distinguishing severe asthma phenotypes: role of age at onset and eosinophilic inflammation. J Allergy Clin Immunol. 2004; 113:101-8.
20. Moore WC, Meyers DA, Wenzel SE, Teague WG, Li H, Li X et al, National Heart, Lung, and Blood Institute's Severe Asthma Research Program. (2010) Identification of asthma phenotypes using cluster analysis in the severe asthma research program. Am J Respir Crit Care Med. 2010; 181:315-23.
21. Shaw DE, Sousa AR, Fowler SJ, Fleming LJ, Roberts G, Corfield J et al, U-BIOPRED Study Group (2015) Clinical and inflammatory characteristics of the European U-BIOPRED adult severe asthma cohort. Eur Respir J. 2015; 46:1308-21.

Asma Grave e Principais Diagnósticos Diferenciais

22. Loza MJ, Djukanovic R, Chung KF, Horowitz D, Ma K, Branigan P et al. Validated and longitudinally stable asthma phenotypes based on cluster analysis of the ADEPT study. Respir Res. 2016; 17:165.

23. Moffatt MF, Gut IG, Demenais F, Strachan DP, Bouzigon E, Heath S et al. Consortium GABRIEL. A large-scale, consortium-based genomewide association study of asthma. N Engl J Med. 2010; 363:1211-21.

24. Chen R, Smith SG, Salter B, El-Gammal A, Oliveria JP, Obminski C et al. Allergen-induced increases in sputum levels of group 2 innate lymphoid cells in subjects with asthma. Am J Respir Crit Care Med. 2017; 196:700-12.

25. Stone KD, Prussin C, Metcalfe DD. IgE, mast cells, basophils, and eosinophils. J Allergy Clin Immunol. 2010; 125:S73-S80.

26. Wenzel SE. Asthma phenotypes: the evolution from clinical to molecular approaches. Nat Med. 2012; 18:716-25.

27. Maric J, Ravindran A, Mazzurana L, Björklund AK, Acker AV, Rao A et al. Prostaglandin E2 suppresses human group 2 innate lymphoid cell function. J Allergy Clin Immunol. 2018; 141:1761-73.

28. Schmitt V, Rink L, Uciechowski P. The Th17/Treg balance is disturbed during aging. Exp Gerontol. 2013; 48:1379-86.

29. Peters U, Dixon AE, Forno E. Obesity and asthma. J Allergy Clin Immunol. 2018; 14:1169-79.

30. Takahashi K, Pavlidis S, Ng Kee Kwong F, Hoda U, Rossios C, Sun K et al. Sputum proteomics and airway cell transcripts of current and ex-smokers with severe asthma in U-BIOPRED: an exploratory analysis. Eur Respir J. 2018; 51(5)

31. Nyenhuis SM, Schwantes EA, Evans MD, Mathur SK. Airway neutrophil inflammatory phenotype in older subjects with asthma. J Allergy Clin Immunol. 2010; 125:1163-5.

32. Wener RRL, Bel EH. Severe refractory asthma: un update. Eur Respir ver. 2013; 22:227-35.

33. Sung A, Naidich D, Belinskaya I, Raoof S. The role of chest radiography and computed tomography in the diagnosis and management of asthma. Curr Opin Pulm Med. 2007; 13:31-6.

34. Gupta S, Siddiqui S, Haldar P, Raj JV, Entwisle JJ, Wardlaw AJ et al. Qualitative analysis of high-resolution CT scans in severe asthma. Chest. 2009; 136:1521-8.

35. Chad A, Witt CA, Sheshadri A, Carlstrom L, Tarsi J, Kozlowski J et al. Longitudinal changes in airway re-modeling and air trapping in severe asthma. Acad Radiol. 2014; 21:986-93.

36. Essat M, Harnan S, Gomersall T, Tappenden P, Wong R, Pavord I, Lawson R, Everard ML. Fractional exhaled nitric oxide for the management of asthma in adults: a systematic review. Eur Respir J. 2016; 47:751-68.

37. Dweik RA, Boggs PB, Erzurum SC, Irvin CG, Leigh MW, Lundberg JO et al. An oficial ATS clinical practice guideline: interpretation of exhaled nitric oxide levels (FeNO) for clinical applications. Am J Respir Crit Care Med. 2011; 184:602-15.

38. Wan XC, Woodruff PG. Biomarkers in severe asthma. Immunol Allergy Clin N Am. 2016; 36:547-57.

39. Pizzichini E, Pizzichini MMM, Efthimiadis A, Dolovich J, Hargreave FE. Measuring airway inflammation in asthma: eosinophils and eosinophilic cationic protein in induced sputum compared with peripheral blood. J Allergy Clin Immunol. 1997; 99:539-44.

40. Barnes PJ. Glucocorticosteroids: current and future directions. Br J Pharmacol. 2011; 163:29-43.

41. Rodrigo GJ, Castro-Rodríguez JA. What is the role of tiotropium in asthma? a systematic review with me-ta-analysis. Chest. 2015; 147:388-96.

42. Bollmeier SG, Lee S-Y. The emerging role of tiotropium for patients with asthma. Ann Pharmacother. 2013; 47:704-13.

43. Abraham I, Alhossan A, Lee CS, Kutbi H, MacDonald K. Real life effectiveness studies of omalizumab in adult patients with severe allergic asthma: systematic review. Allergy. 2016; 71:593-610.

44. Schumann C, Kropf C, Wibmer T, Rüdiger S, Stoiber KM, Thielen A et al. Omalizumab in patients with severe asthma: the XCLUSIVE study. Clin Respir J. 2012; 6:215-27.

45. Haldar P, Brightling C, Hargadon B, Gupta S, Monteiro W, Sousa A et al. Mepolizumab and exacerbations of refractory eosinophilic asthma. N Engl J Med. 2009; 360:973-84.

46. FitzGerald JM, Bleecker ER, Nair P, Korn S, Ohta K, Lommatzsch M et al. CALIMA study investigators. Benralizumab, an anti-interleukin-5 receptor α monoclonal antibody, as add-on treatment for patients with severe, uncontrolled, eosinophilic asthma (CALIMA): a randomised, double-blind, placebo-controlled phase 3 trial. Lancet. 2016; 388:2128-41.

47. Holgate ST, Arshad HS, Roberts GC, Howarth PH, Thurner P, Davies DE. A new look at the pathogenesis of asthma. Clin Sci. 2010; 118:439-50.

Tosse no Adulto

João Paulo Assis ■ Priscila Takejima ■ Rosana Câmara Agondi

Introdução

A tosse é um reflexo protetor vital que tem a capacidade de evitar a broncoaspiração e melhorar a depuração das vias respiratórias; entretanto, se torna problemática quando persistente. A tosse é um dos sintomas mais comuns pelo qual os pacientes procuram atenção médica primária. Ela é um importante sintoma respiratório porque algumas vezes sugere uma condição subjacente grave como também causa complicações graves e afeta significantemente o estilo de vida e o senso de bem-estar do paciente.[1-3] Quando a tosse apresenta caráter crônico, causa impacto social negativo, constrangimento público e prejuízo do sono, promovendo grande absenteísmo ao trabalho e à escola, além de gerar grande custo em exames subsidiários e com medicamentos.[1,4,5]

A tosse é um importante mecanismo de defesa para as vias respiratórias, e a natureza protetora da tosse é mais bem ilustrada pelas complicações da supressão da tosse que podem ocorrer depois de anestesia geral, entre as quais estão a retenção de secreção das vias respiratórias e as infecções. Nesse atendimento, recomenda-se uma avaliação sistemática, partindo-se das possíveis causas mais comuns da tosse, geralmente envolvendo as vias respiratórias superiores e/ou inferiores e, nesse ponto, a associação de alergia desempenha papéis patogênicos importantes no desenvolvimento e exacerbação da tosse.[6,7]

Epidemiologia e impacto sobre os pacientes

A tosse crônica é uma condição muito prevalente, em muitas comunidades europeias e americanas, varia de 9-33%,[2,6] mas dados precisos sobre essa prevalência ainda não estão disponíveis, já que por vários anos a tosse crônica não era considerada uma entidade clínica, mas sim uma consequência de outras situações clínicas. Todavia, estudos epidemiológicos estimam que a tosse crônica atinja cerca de 10% da população mundial, sendo mais comum na Europa, América e Oceania do que na Ásia e África.[3,8,9]

Vários fatores estariam implicados no aumento da prevalência da tosse. A poluição ambiental desempenha um fator importante na etiologia da tosse crônica, fazendo aumentar essa condição com o aumento da poluição ambiental, sobretudo as partículas PM10. Outra condição a ser considerada é o tabagismo, observa-se que tabagistas têm prevalência de tosse crônica três vezes maior em relação às pessoas que nunca fumaram ou a ex-tabagistas.[6,10]

Ao analisarmos fatores como o gênero, estudos demonstram, em mulheres saudáveis, uma maior sensibilidade ao reflexo de tosse. Esse aumento na sensibilidade ao reflexo da tosse parece ocorrer depois da puberdade. Existe a hipótese de essa hipersensibilidade à tosse ser um mecanismo evolucionário na proteção contra a aspiração durante a gravidez. Esses dados são corroborados por uma pesquisa internacional recente que incluiu cerca de dez mil pacientes adultos atendidos em clínicas especializadas em tosse, onde dois terços dos pacientes eram do gênero feminino e a idade mais comum para apresentação foi na sexta década de vida.[1,11]

Arco reflexo da tosse

A tosse é usualmente iniciada por uma série de manobras respiratórias, resultado de um mecanismo reflexo sob controle voluntário e involuntário, que é constituído pelas fases:

- Inspiratória, uma fase de inspiração profunda.
- Compressiva, que consiste em um esforço expiratório forçado contra a glote fechada.
- Expiratória, com a abertura da glote e subsequente expiração rápida.
- Relaxamento da musculatura. Esse reflexo é controlado por receptores aferentes e pelas regiões corticais e subcorticais do sistema nervoso central.[12,13]

A tosse é iniciada depois da ativação dos nervos sensoriais das vias respiratórias. Esses nervos sensoriais das vias respiratórias são adaptados para detectar alterações nos ambientes físico e químico[12] e, por meio de impulsos aferentes, ativam o centro da tosse no tronco cerebral, que por sua vez envia impulsos pelos nervos eferentes até os músculos efetores, que determinam o aparecimento da tosse. Esse reflexo da tosse é mediado exclusivamente pelas fibras aferentes do nervo vago. As fibras vagais aferentes incluem as fibras-C não mielinizadas, receptores de adaptação lenta (RAL), receptores de adaptação rápida (RAR) e fibras mielinizadas Aδ.[13]

Os receptores da tosse, inervados pelo nervo vago e seus ramos, podem ser encontrados em grande número nas vias respiratórias superiores, da laringe até a carina, e nos brônquios, e podem ser estimulados por mecanismos químicos, mecânicos, térmicos e inflamatórios.[5,13] Também podem apresentar receptores para tosse a cavidade nasal e os seios maxilares, a faringe, a membrana timpânica, o pericárdio, o esôfago, o diafragma e o estômago. Estes receptores não estão presentes nos alvéolos e no parênquima pulmonar, podendo um indivíduo apresentar uma pneumonia, com consolidação extensa, sem apresentar tosse.[5] Uma causa rara de tosse é a irritação do ramo auricular do nervo vago (nervo de Arnold), pela presença de cerume ou corpo estranho no meato acústico externo.[6]

O reflexo da tosse pode ser induzido por receptores mecanossensoriais ou pelos receptores quimiossensoriais. Os receptores mecanossensoriais podem pertencer ao grupo dos receptores rapidamente adaptáveis (RRA), que representam fibras delgadas mielinizadas Aδ, que contribuem para a condução do estímulo, e são ativados por substâncias como tromboxano, leucotrieno C4, histamina, taquicininas, metacolina e também pelo esforço inspiratório e expiratório com a glote fechada. Esses receptores agem sinergicamente com outros subtipos de nervos aferentes para gerar a tosse. Os receptores de estiramento de adaptação lenta também participam do mecanismo da tosse. Os receptores mecanossensoriais, não são ativados por estímulos químicos (*i.e.*, capsaicina, bradicinina).[5,13]

O segundo tipo de receptor da tosse, o tipo quimiossensorial, é sensível a diversos estímulos, como frio, ácido, calor, componentes semelhantes à capsaicina, e outros irritantes químicos. Esses estímulos desencadeiam o reflexo da tosse via ativação de proteínas de canais iônicos, os receptores de potencial transitório (TRP). Existem cerca de 30 famílias de TRP de mamíferos classificadas em seis subfamílias: TRPV (vaniloide), TRPM (melastatina), TRPA (anquirina), TRPML (mucolipina), TRPP (policistina) e TRPC (canônica). Outros receptores, denominados P2X3 são membros da família purinérgica de canais iônicos P2X e estes receptores são ativados preferencialmente por ATP.[12]

Os nociceptores quimiossensoriais residem em um fino plexo no epitélio e paredes das vias respiratórias e enviam impulsos nervosos por meio da condução lenta pelas fibras vagais não mielinizadas.[5,13]

Sabe-se que qualquer processo inflamatório, independente da etiologia, pode ocasionar alterações que interferem em vários pontos desse arco reflexo da tosse, promovendo alterações estruturais e de função dos receptores, podendo levar a exacerbação desse mecanismo de defesa natural, tornando-o sensível a qualquer mínima provocação, tais como alteração de temperatura e umidade do ar. Portanto, quando o quadro de tosse é persistente, há, possivelmente, um fator inflamatório atuando nas vias respiratórias, e que pode se relacionar a outra afecção respiratória (asma, DPOC, bronquiectasias, fibrose pulmonar, doença do refluxo gastresofágico ou uso de inibidores da enzima conversora de angiotensina) gerando a tosse crônica.[14-16]

Classificação

Estimar o tempo de duração da tosse é o primeiro passo para o início do raciocínio diagnóstico. Contudo, definir a tosse com base em sua duração é claramente um paradigma arbitrário, mas importante no momento da avaliação médica. As diretrizes mais recentes adotaram como ponto de corte para definir uma tosse como crônica a duração superior a oito semanas em adultos (maiores de 15 anos) e quatro semanas em crianças (menores de 15 anos).[4,9,17]

Portanto, a classificação da tosse, de acordo com sua duração, apresenta três categorias.[1,4,9]

- Aguda: com duração inferior a três semanas.
- Subaguda: com duração entre três e oito semanas.
- Crônica: com duração superior a oito semanas.

Independentemente da duração da tosse, a avaliação do paciente se inicia pela história clínica, incluindo exposições ambiental e ocupacional, exposições durante viagens e exame físico. Recomenda-se sempre atentar aos sinais de alerta que incluem em qualquer momento: hemoptise; indivíduos tabagistas, ou carga tabágica acima de 30 anos/maço, acima de 45 anos que refira aparecimento recente de tosse ou mudança no padrão da tosse; dispneia importante sobretudo em repouso ou à noite; rouquidão; sintomas sistêmicos (febre, perda ponderal e outros); disfagia; vômitos e pneumonia recorrente.[1]

Tosse aguda

Em geral, a tosse aguda é secundária a uma infecção aguda das vias respiratórias superiores ou inferiores, que se resolve em duas semanas em dois terços da população. As causas não virais da tosse aguda incluem bronquite aguda, infecção por pertussis, exacerbação de doenças de base, como asma, e exposição à poluição ambiental.[6]

Tosse subaguda

Para o diagnóstico da causa da tosse subaguda, é recomendada avaliação clínica com base em evidências e tratamentos empíricos, a realização de exames laboratoriais deve ser considerada individualmente. Quando a tosse se mantiver depois de um processo infeccioso agudo do trato respiratório, por três a oito semanas, é denominada tosse pós-infecciosa e pode vir acompanhada de hiper-responsividade brônquica transitória. Quando a tosse se prolongar por 3 a 8 semanas e não estiver associada a um processo infeccioso agudo, as condições mais comuns envolvidas são exacerbação de doença de base como asma ou DPOC, embolia pulmonar, insuficiência cardíaca e outras doenças graves. Nessa situação, o paciente deve ser avaliado como o recomendado para o paciente com tosse crônica.[1]

Alergia Respiratória

Coqueluche

A coqueluche é uma causa importante de tosse persistente e o número de casos clínicos e confirmações laboratoriais vêm aumentando. A coqueluche é uma doença infecciosa do trato respiratório causada pela bactéria *Bordetella pertussis* ou, menos frequentemente, *Bordetella parapertussis*. Essas bactérias são cocobacilos gram-negativos estritamente aeróbicos. *B. pertussis* é um patógeno humano específico que não sobrevive fora do seu hospedeiro. Sua transmissão se dá por gotículas aerolizadas por via respiratória e seu período de incubação é tipicamente entre 7 e 10 dias. Em pacientes não tratados, o período de transmissão é de três semanas depois dos sintomas iniciais. Os antibióticos podem reduzir esse período de infectividade para cinco dias. A imunidade depois de uma infecção pela *B. pertussis* tem duração entre 7 e 20 anos, enquanto a imunidade pós-vacinal é estimada entre 4 e 12 anos.[18]

A apresentação típica da coqueluche cursa com três estágios: a fase pródroma catarral quando o paciente apresenta sintomas inespecíficos como rinorreia, dor de garganta, conjuntivite e tosse não produtiva. Esse estágio dura até 3 semanas e a febre está presente em menos de 20% dos casos. A fase de paroxismos, durante a qual os indivíduos podem apresentar crises graves de tosse com um som estridente inspiratório característico e vômitos pós-tosse, pode durar por até 2 semanas; e a fase de convalescência, quando a tosse gradualmente diminui, pode persistir como uma tosse persistente não específica por meses. O período infeccioso dura do início do período catarral até 3 semanas do início da fase paroxística.[18]

O diagnóstico de coqueluche é clínico. Existem vários métodos laboratoriais reconhecidos para confirmar o diagnóstico de pertussis: cultura (100% especificidade), reação em cadeia de polimerase (PCR, 88 a 100% de especificidade); sorologia (72 a 100% de especificidade); teste de secreção oral (91 a 99% de especificidade). O tratamento com antibióticos, macrolídios ou cotrimaxazol, elimina a *B. pertussis*, mas não altera o curso clínico da doença. Entretanto, o tratamento deveria ser iniciado o mais precoce possível para prevenir a transmissão da doença e, portanto, o tratamento com antibiótico vai se basear mais na manifestação clínica do indivíduo do que da confirmação laboratorial.[18,19]

Tosse crônica

A prevalência de tosse crônica na população geral está em torno de 10%.[8,9] A tosse crônica é mais comum nos pacientes com meia-idade ou idosos e as mulheres são duas vezes mais comprometidas do que os homens. A tosse crônica é altamente perturbadora para o indivíduo afetado e para as pessoas de seu convívio. A maioria dos pacientes procura o atendimento médico devido às consequências da tosse, como: preocupação com doenças subjacentes, vômitos, exaustão, perturbação do sono, constrangimento social, dificuldade em falar, incontinência urinária, depressão e incômodo social e associado a absenteísmo no trabalho.[20]

A tosse crônica é uma característica de muitas doenças respiratórias comuns (p. ex., doença pulmonar obstrutiva crônica, asma e bronquiectasias), como também de algumas condições não respiratórias comuns (p. ex., refluxo gastresofágico e rinossinusite) e pode ser o sintoma inicial de pacientes com algumas condições mais raras (p. ex., fibrose pulmonar idiopática e bronquite eosinofílica). A tosse também pode se apresentar como um efeito colateral de muitos tratamentos medicamentosos, mas é mais comumente associada ao uso de inibidores da enzima de conversão da angiotensina (IECA).[9] A avaliação e o manejo da tosse crônica podem variar amplamente entre os clínicos gerais, o sucesso do tratamento apresenta uma variação entre 60 e 95% conforme dados da literatura.[20]

Várias condições são reconhecidas como causa de tosse crônica. Com uma abordagem sistemática, a causa da tosse crônica pode ser determinada em 88 a 100% dos casos. Uma vez realizado o diagnóstico, o sucesso do tratamento se dá em 84 a 98% dos pacientes. Porém, dentre os pacientes que necessitam de avaliação de especialista, até 42% permanecem sem diagnóstico para a tosse crônica, o que representa um grande desafio.[1]

A avaliação inicial do paciente com tosse crônica inclui a história clínica, o exame físico, a radiografia de tórax e a espirometria. A história clínica deve conter os históricos de medicamentos utilizados para outras doenças concomitantes, de tabagismo, de exposição ocupacional e/ou sinais ou sintomas sugestivos de doença subjacente grave. Causas de tosse crônica como, DPOC, bronquiectasias, cardiopatia, neoplasia de pulmão, sarcoidose, aspiração de corpo estranho, pneumopatias intersticiais, são alguns exemplos de doenças que devem ser investigadas.[1,21] A tosse psicogênica é uma condição rara e deve ser um diagnóstico de exclusão.[1]

■ Tosse crônica secundária ao uso de inibidores da enzima conversora da angiotensina

Os inibidores da enzima conversora da angiotensina (IECA) são amplamente utilizados para prevenção e tratamento de doenças cardiovasculares, incluindo síndrome coronariana aguda e insuficiências cardíaca e renal. A administração desses medicamentos está associada à proteção de órgãos alvos e, desse modo, contribui com o prognóstico desses pacientes. Além do seu efeito na diminuição dos níveis da angiotensina II, o bloqueio da ECA também está associado ao aumento dos níveis séricos de bradicinina, devido à degradação da enzima cininase II que metaboliza a bradicinina. Tal aumento do nível sérico de bradicinina pode estar associado a alguns efeitos colaterais como, tosse não produtiva.[22]

A tosse pelo uso de IECA é um efeito colateral relativamente comum, variando de 5 a 40%, dependendo da etnia e é mais comum nas mulheres. A primeira publicação associando tosse com inibidores da ECA é de 1985, sendo o captopril o fármaco implicado. A tosse pode começar em qualquer momento, de horas a meses depois do início da medicação. O mecanismo responsável pelo desenvolvimento da tosse nos pacientes tratados com IECA é controverso, e a hipótese mais aceita seria a redução da inativação da bradicinina e da substância P junto com uma variação genética do receptor de bradicinina B2.[22]

Os IECA estão associados a um aumento da sensibilidade do arco reflexo da tosse, podendo agravar a tosse de outras etiologias. A bradicinina sensibiliza o reflexo da tosse via receptor B2 dependente da ativação de canais TRPV1 e TRPA1 por meio de metabólitos de ciclo-oxigenase e 12-lipo-oxigenase. Pacientes com tosse por IECA têm uma resposta aumentada ao teste de provocação com a capsaicina inalada. A confirmação do diagnóstico acontece com a retirada do medicamento e a cessação da tosse. A melhora da tosse pode acontecer em dias ou semanas (1 a 4 semanas) após a retirada do fármaco.[2,23,24]

■ Pacientes não tabagistas, que não estejam em uso de IECA e com radiografia de tórax normal

Nos pacientes não tabagistas, que não estejam em uso de IECA e com RX de tórax normal, as causas mais comuns de tosse crônica em cerca de 80% dos pacientes são a síndrome de tosse das vias respiratórias superiores (STVAS), a doença do refluxo gastresofágico (DRGE) e a asma ou a combinação delas.[6,25,26]

Os algoritmos publicados sugerem que, na impossibilidade de investigação adequada, o diagnóstico com base no tratamento empírico deve ter como alvo as três causas mais comuns de tosse crônica em adultos, reforçando que o tempo de tratamento para se observar uma melhora clínica da tosse deve ser maior do que 8 semanas.[26] A radiografia de tórax, ou a tomografia de tórax, deve ser realizado para investigação da tosse crônica em todos os pacientes. O diagnóstico definitivo da causa da tosse crônica é, então, estabelecido com base na observação de qual tratamento específico eliminou a tosse. Considerando que a tosse crônica pode resultar de mais de uma condição simultânea (de 18 a 93% dos casos), o tratamento pode ter sucesso parcial e não deve ser interrompido, devendo ser investigada causas menos comuns de tosse crônica (Figura 9.1).[1]

Alergia Respiratória

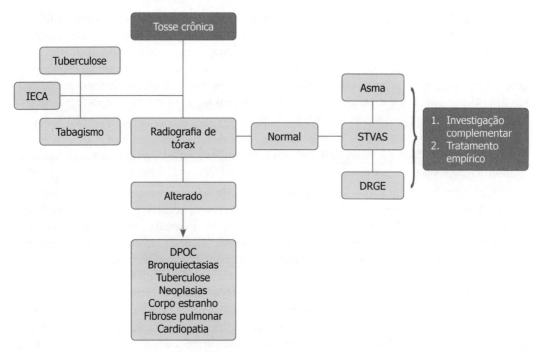

Figura 9.1. Algoritmo de tosse crônica. **Fonte:** os autores. IECA: inibidor da enzima de conversão da angiotensina; STVAS: síndrome de tosse de vias respiratórias superiores; DRGE: doença do refluxo gastresofágico.

Síndrome de tosse das vias respiratórias superiores

As diretrizes do American College of Chest Physicians (ACCP) de 2006 sugeriram o termo síndrome de tosse das vias respiratórias superiores para descrever a variedade de sinais e sintomas anteriormente referida por outros sinônimos, incluindo síndrome do gotejamento pós-nasal, rinite e rinossinusite para enfatizar a associação da doença das vias respiratórias superiores com a tosse.[6,27]

Estudos têm demonstrado que entre 6 e 87% das pessoas que frequentam serviços hospitalares devido à tosse têm rinite e síndrome de gotejamento pós-nasal. A grande variação desses dados pode estar relacionada com a diferença existente entre os países no que se refere aos critérios diagnósticos e definições de sintomas.[6]

A drenagem pós-nasal é definida como a drenagem posterior de secreções do nariz ou seios paranasais pela região laringofaríngea, presumivelmente causada por doença sinusal, comumente está associada à tosse; entretanto, muitos estudos mostram que a tosse não é um sintoma predominante nos pacientes com gotejamento pós-nasal.[6,26]

Não está claro porque somente uma minoria dos pacientes com doença rinossinusal tem tosse crônica. Em estudos de pacientes com tosse crônica, foi encontrada a prevalência de 20 a 40% de uma variedade de doenças rinossinusais, incluindo rinites alérgica e não alérgica e rinossinusite crônica com ou sem polipose nasal, assim como anormalidades anatômicas do nariz e seios paranasais. Foi também relatada como causador de tosse crônica a hipertrofia de tonsilas e a apneia obstrutiva do sono, que devem ser consideradas como parte da STVAS.[26]

A patogênese da tosse na síndrome de gotejamento pós-nasal pode estar relacionada com a estimulação direta da faringe, da laringe, ou da região sublaríngea por secreções mucosas dos seios nasossinusais; as secreções contêm mediadores inflamatórios que induzem tosse. O aumento do reflexo de sensibilidade da tosse pode ser visto em alguns pacientes com rinite alérgica, assim como em pacientes com sinusite, pelos reflexos decorrentes de receptores na faringe.[6,26]

Asma e síndromes relacionadas

A asma é uma das principais causas de tosse crônica, sendo responsável por até 30% dos casos nos indivíduos não tabagistas. A asma comumente se manifesta com tosse, sibilância, dispneia e aperto torácico. Nesse subgrupo de pacientes, em que a tosse é o único sintoma e a espirometria encontra-se normal, o termo utilizado é "tosse variante de asma" (TVA). A TVA é uma forma variante de asma que se manifesta única ou predominantemente como tosse e também é uma das causas mais comuns de tosse crônica no mundo. Embora os pacientes com TVA apresentem aumento na sensibilidade do reflexo da tosse, eles demonstram um menor grau de hiper-responsividade brônquica à metacolina quando comparados à forma típica de asma. O infiltrado eosinofílico na TVA pode ser demonstrado no escarro induzido, no lavado broncoalveolar ou na biópsia brônquica.[29]

Entretanto, o número de mastócitos está aumentado na musculatura lisa brônquica dos asmáticos, mas o mesmo não ocorre nos brônquios de pacientes com bronquite eosinofílica não asmática (NAEB) e alguns estudos mostraram que a presença de mastócitos na camada de musculatura lisa brônquica, mas não o remodelamento brônquico, estaria associado à hiperresponsividade brônquica na asma. Na NAEB, os mastócitos estariam localizados mais superficialmente no epitélio brônquico.[29]

As principais diferenças entre asma, TVA e NAEB podem ser observadas na Tabela 9.1.

Doença do refluxo gastresofágico

A doença do refluxo gastresofágico (DRGE) tem sido identificada como uma das principais causas de tosse crônica em todos os grupos etários. A DRGE é definida pela presença de sintomas induzidos pelo refluxo do conteúdo do estômago para o esôfago. Embora as manifestações clínicas de DRGE normalmente envolvam o esôfago, as manifestações extraesofágicas, como a tosse, são generalizadas e menos conhecidas. As manifestações das manifestações extraesofágicas relacionadas com a DRGE são frequentes e representam um desafio diagnóstico e terapêutico, podendo envolver pulmões, vias respiratórias superiores e boca, apresentando asma, laringite, tosse crônica, erosões dentárias e dor torácica não cardíaca. Dois mecanismos são propostos para explicar as manifestações extraesofágicas relacionadas com a DRGE: dano direto induzido pela aspiração de material gástrico e dano indireto sendo mediado pelo nervo vago. Vários estudos sugerem que a frequência de tosse relacionada com a DRGE esteja entre 10 e 56%. Quando a DRGE é a causa da tosse, os sintomas gastrintestinais podem estar ausentes em até 75% das vezes, tornando o diagnóstico mais desafiador.[25]

Tabela 9.1. Características clínica e patológica da tosse variante de asma, da bronquite eosinofílica não asmática e da tosse alérgica comparadas à asma clássica

	Asma	*TVA*	*NAEB*	*Tosse alérgica*
Atopia	Comum	Comum	Semelhante à pop. geral	+
BE variável	+	±	–	–
HB	+	+	–	–
Teste com capsaicina	±	±	+	–
Resposta BD	+	+	–	–
Resposta CE	+	+	+	+
Progressão da asma	n/a	30%	10%	Raro
E escarro > 3%	Frequente	Frequente	Sempre	Frequente
Mastócitos MLB	↑	↑	↓	NC

TVA, tosse variante de asma; NAEB, bronquite eosinofílica não-asmática; BE, broncoespasmo variável; HB, hiperresponsividade brônquica; BD, broncodilatador; CE, corticoide; E, eosinófilo; MLB, músculo liso brônquico; ↑, aumento; ↓, diminuído; NC, não conhecido. Fonte: modificada de Delai D, Brightling C.[29]

Alergia Respiratória

A tosse por DRGE também pode ser subdiagnosticada, uma vez que os demais sintomas característicos dessa condição podem estar ausentes, estima-se que até 75% das pessoas com tosse induzida por refluxo podem apresentar apenas tosse. A tosse induzida por DRGE é comumente seca e é frequentemente exacerbada por alterações posturais, ingesta de alimentos e fonação.[25,30]

As duas principais teorias propostas para explicar a tosse relacionada com a DRGE são a teoria do reflexo, considerando-se a tosse decorrente de um reflexo esofágico-traqueobrônquico mediado pela estimulação do nervo vagal pelo refluxo no esôfago, e a teoria do refluxo, sugerindo uma microaspiração de material gástrico refluído para o trato traqueobrônquico.[25] O refluxo do conteúdo gástrico para a laringe (refluxo laringofaríngeo) pode causar laringite de refluxo com espessamento, vermelhidão e edema da laringe posterior. O paciente pode relatar alguns sintomas de pirose retroesternal e regurgitação, mas pode apresentar-se com pigarro, tosse persistente, globo faríngeo e rouquidão. Estudos relatam o aumento da sensibilidade da resposta de tosse à capsaicina em pacientes com DRGE.[6] O diagnóstico de certeza de DRGE induzindo tosse só pode ser feito quando a tosse responde ao tratamento específico, comumente com inibidores de bomba de prótons.[30]

■ Investigação da tosse crônica

O primeiro passo na investigação da causa da tosse crônica se dá pela anamnese e pelo exame físico. Entretanto, a realização de um exame de imagem, como o RX de tórax, é considerada um exame complementar essencial para avaliação do paciente com tosse crônica.

RX de tórax

A radiografia de tórax é útil na investigação diagnóstica, guiando o tratamento inicial e as investigações laboratoriais adicionais. Um RX de tórax normal em um indivíduo imunocompetente pode direcionar para a investigação das três principais causas da tosse crônica, STVAS, asma e DRGE. Se a radiografia de tórax estiver alterada, devem ser investigadas as hipóteses diagnósticas relacionadas com os achados radiográficos.[1]

Testes de função respiratória

A função pulmonar é um importante componente que permite confirmar um diagnóstico, avaliar a gravidade de diversas doenças pulmonares, avaliar a progressão de doenças e a resposta aos tratamentos propostos em cada caso. Quando é necessária a investigação da tosse crônica com exames complementares, hierarquicamente a função pulmonar é colocada logo após à radiografia de tórax em seu nível de importância. Dentre os testes principais estão a espirometria com prova broncodilatadora, os testes de provocação brônquica e o pico de fluxo expiratório seriado.[5]

- Espirometria

A asma é uma das principais causas de tosse crônica e tem a espirometria como uma ferramenta diagnóstica muito importante, onde é possível a detecção da obstrução ao fluxo aéreo que desaparece ou melhora significativamente após o uso do broncodilatador. A espirometria normal não exclui asma, nesse caso é indicada a realização de broncoprovocação para a investigação complementar. Frequentemente temos uma espirometria normal com resposta significativa ao broncodilatador, o que confirmaria a asma.[5]

- Testes de provocação brônquica

Esses testes avaliam a resposta dos brônquios ao serem expostos a substâncias que, quando inaladas, provocam broncoespasmo, como a metacolina e a histamina. A broncoprovocação com metacolina ou histamina consiste na inalação de concentrações progressivamente maiores da substância e o teste é considerado positivo quando ocorrer 20% de queda do volume expiratório forçado no primeiro segundo (VEF_1) em relação ao valor basal ou pós-salina (dose que provocou uma queda de 20% do VEF_1 – ou PD_{20}). Na suspeita de asma induzida por exercício, pode ser realizada a provocação brônquica com exercício, que é positiva quando houver uma queda igual ou maior a 10% do VEF_1 em relação ao valor basal.[5]

O teste de provocação apresenta um valor preditivo positivo elevado, mas a confirmação diagnóstica só ocorre depois da melhora clínica com o tratamento da asma. O teste também apresenta alto valor preditivo negativo, ou seja, a ausência de queda significativa do VEF_1 praticamente exclui a hipótese de asma. Na bronquite eosinofílica não asmática, a broncoprovocação é negativa, e ocorre uma resposta satisfatória ao tratamento com corticosteroides inalados.[5]

– Pico de fluxo expiratório seriado

Na asma, ocorre uma variabilidade do fluxo expiratório maior que 15% ao longo do dia. Esse parâmetro não é obrigatório no diagnóstico da asma, mas seu registro pode ser útil na investigação complementar e também para a avaliação da gravidade da doença.[5]

Testes alérgicos

A investigação de atopia nos pacientes com tosse crônica por rinite e asma inicia-se com uma boa história clínica e exame físico. Os sintomas sugestivos incluem a piora da tosse depois da exposição aos alérgenos relevantes e melhora com o controle ambiental. Com a hipótese de alergia respiratória, a pesquisa de IgE específica para aeroalérgenos pode ser realizada por meio de testes cutâneos (*prick-test*) e/ou *in vitro* (p. ex., ImmunoCAP®).[31]

Avaliação radiológica das vias respiratórias superiores

Em algumas situações, a investigação por meio de exames de imagem é necessária e, então, a tomografia computadorizada é o estudo preferencial para a avaliação dos seios paranasais.[5]

Nasofibrolaringoscopia

A endoscopia nasal proporciona uma avaliação sistemática quanto à presença de inflamação ou drenagem patológica do nariz, da nasofaringe, do recesso esfenoetmoidal e do meato médio. Este exame possibilita a observação de sinais sugestivos de DRGE/refluxo laringofaríngeo, rinossinusite crônica, polipose nasal, entre outras patologias.[5]

Avaliação dos sintomas sugestivos de DRGE

– Endoscopia digestiva alta

O diagnóstico de DRGE pode ser estabelecido por meio dos sintomas típicos de pirose retroesternal e regurgitação. Os pacientes com suspeita de DRGE deveriam ser avaliados antes da instituição do tratamento. A endoscopia digestiva alta (EDA) é recomendada na presença de sintomas de alarme e para rastreamento de pacientes com alto risco para complicações.[32]

– pHmetria esofágica de 24 horas

Por meio do monitoramento da pHmetria esofágica (sem o uso de inibidor de bomba de prótons, IBP) pode-se demonstrar a exposição patológica ao ácido gástrico nos pacientes com EDA sem alterações. Esse também é o exame mais apropriado para estabelecer uma relação temporal entre sintomas e eventos de refluxo.[33]

– Impedanciometria esofágica

A falta de benefício dos IBP para tosse induzida por DRGE, em alguns estudos, levaram a possibilidade de que o refluxo não ácido pudesse ser mais importante do que o refluxo ácido. A técnica de impedanciometria esofágica com sondas poderia diferenciar o conteúdo esofágico sólido, líquido e gasoso de suas características de impedância elétrica. Associando-se a impedanciometria com a pHmetria (impedâncio-pHmetria esofágica), pode-se avaliar o movimento retrógrado do material refluído e caracterizar suas naturezas física e química.[34]

■ Tosse idiopática ou tosse de causa desconhecida

Estudos recentes identificaram uma proporção significativa de pacientes classificados com tosse "idiopática", numa porcentagem que varia de 7 a 46%, apesar de todo o esforço diagnóstico. A causa que desencadeou a tosse pode ter desaparecido, mas o seu efeito sobre o reflexo da tosse pode ser mais prolongado, como no aparecimento de uma infecção viral transitória das vias respiratórias superiores, ou a exposição à fumaça tóxica, que resulte em um dano prolongado na mucosa das vias respiratórias. Como exemplo, temos a "síndrome de tosse do World Trade Center" que ocorreu nos pacientes expostos aos gases tóxicos provenientes do desabamento do World Trade Center em 11 de setembro de 2001. Mesmo tendo sido uma exposição transitória, ela causou tosse persistente que permaneceu por muitos anos.[10]

Síndrome de hipersensibilidade da tosse

A evolução de um diferente paradigma fez com que a tosse passasse a ser vista como uma condição caracterizada por hipersensibilidade neuronal aferente, apresentando diferentes aspectos clínicos manifestos nos diversos fenótipos de tosse.[11] Este fato levou alguns pesquisadores a propor que a tosse crônica fosse reconhecida como uma única entidade chamada "síndrome de hipersensibilidade da tosse" (SHT), proposta pela European Respiratory Society (ERS) Task Force, em 2014.[34]

A SHT pode ser definida como uma síndrome clínica caracterizada pela tosse crônica persistente problemática frequentemente desencadeada por níveis baixos de exposição térmica, mecânica ou química. Esse termo também reflete o que é atualmente considerado o principal mecanismo fisiopatológico subjacente denominado "hipersensibilidade reflexa da tosse". Com base em estudos neurobiológicos recentes, sugere-se que as lesões induzidas por inflamação que causem alterações funcionais das vias neurais levem à sensibilização do reflexo da tosse e talvez à sua persistência.[35] O teste de provocação com capsaicina, frequentemente é positivo nesses pacientes. A síndrome está ligada a uma hipersensibilidade dos nervos aferentes vagais e a um defeito intrínseco nos próprios nervos. Essa condição parece ser significativamente mais comum no sexo feminino, desenvolvendo-se com frequência perto da menopausa e podendo estar associada a doenças autoimunes, como o hipotireoidismo. Os pacientes relatam prurido ou sensação de irritação na garganta ou na região torácica que frequentemente leva a acessos de tosse. Esses acessos de tosse podem ser desencadeados pela inalação de ar frio, inspiração profunda, fala, irritantes primários como fumaça de cigarro, aerossóis ou perfumes.[10,36,37]

Foi relatado que as vias respiratórias desses pacientes possuem maior densidade de moléculas de receptores (TRPV1 e TRPA1) e fibras sensoriais (nervos com peptídeo relacionado com o gene da calcitonina) que estão envolvidos no reflexo da tosse. Além desse aumento, esses receptores de potencial transitório, estão *upregulated*, o que pode explicar o aumento da sensibilidade do reflexo de tosse.[38]

A sensibilização no sistema nervoso central também foi demonstrada em animais, incluindo primatas. Particularmente, foi estabelecido o papel da liberação da substância P. No aumento de reflexo da tosse devido, por exemplo, a poluentes inalados, os níveis de substância P, nas regiões centrais da tosse, estão aumentados.[39]

Nesse conceito, tem sido sugerido que os pacientes com tosse crônica, em geral, têm uma sensibilidade elevada ao reflexo da tosse e que as "causas tradicionais" da tosse crônica podem ser mais apropriadamente consideradas como gatilhos de tosse, que se manifestará somente quando houver uma hipersensibilidade reflexa. Essa entidade pode ajudar a explicar por que os tratamentos para as causas mais comuns de tosse crônica não fornecem alívio sintomático para todos os pacientes com tosse.[13]

Teste de sensibilidade da tosse com capsaicina

Testes inalatórios de provocação da tosse vêm sendo usados em humanos desde 1954, e têm como finalidade o estudo do perfil dos agonistas e inibidores do reflexo da tosse. Tais estimulantes de ação periférica, que presumivelmente agem sobre ou em estreita relação com os receptores sensoriais, podem ser divididos em dois grupos distintos: (1) ácidos orgânicos e inorgânicos e (2) agonistas do receptor "vaniloide" tipo 1, como a capsaicina e a resinoferatoxina. Estes últimos agentes são os estimulantes do reflexo da tosse mais potentes já descritos em humanos.[40]

O teste de sensibilidade da tosse com capsaicina (TSTC) é usado para o reconhecimento, avaliação clínica e tratamento da tosse crônica não produtiva. O aumento da sensibilidade da tosse em resposta à capsaicina inalada foi evidenciado em diversas situações causadoras de tosse crônica. Existe um aumento da sensibilidade do reflexo aferente da tosse devido à inflamação que se dá por meio de muitos mecanismos. Esses mecanismos incluem o aumento dos mediadores da tosse como a histamina ou os prostanoides, aumento dos neuropeptídeos, como a substância P, e a redução do pH ou dos níveis de cloreto. É importante ressaltar que investigações recentes revelaram que a hiper-responsividade brônquica e a sensibilidade da tosse na TVA nem sempre são relatadas e a diferença na sua expressão pode ser modulada por diferentes mecanismos inflamatórios. Esta observação também implica no papel complementar do teste de provocação da tosse com capsaicina no manejo da tosse crônica. Os métodos de realização do TSTC consistem na inalação de concentrações crescentes de capsaicina.[41]

Tratamento

Vários estudos mais antigos que usaram uma abordagem sistemática para a avaliação e tratamento da tosse crônica relataram que o tratamento voltado para o distúrbio subjacente foi bem-sucedido em mais de 90% dos pacientes. Estudos e revisões mais recentes sobre tosse crônica, entretanto, observaram que o número de pacientes que responderam totalmente à terapia específica é substancialmente menor. Ainda há um consenso geral, no entanto, de que a abordagem inicial para um paciente com tosse crônica deva seguir uma abordagem algorítmica sistemática para o tratamento voltado para as causas ou desencadeadores mais comuns.[42]

Tratamentos específicos

■ Síndrome de tosse das vias respiratórias superiores

O tratamento da síndrome de tosse das vias respiratórias superiores (STVAS) é baseado na patologia de base das vias respiratórias superiores. Alguns autores sugerem que os anti-histamínicos de primeira geração são preferíveis no tratamento da tosse pela STVAS porque eles podem inibir diretamente o reflexo de sensibilidade da tosse. O sucesso do tratamento de rinite alérgica com anti-histamínicos de segunda geração orais ou tópicos ou esteroides nasais tópicos tem demonstrado redução na tosse.[26]

Nos pacientes com suspeita de STVA que não respondam ao tratamento empírico com anti-histamínicos de primeira geração e descongestionantes, devem ser submetidos ao exame de imagem de vias respiratórias superiores.[26]

Alergia Respiratória

■ Asma e síndromes relacionadas

A tosse associada à asma deve ser submetida a tratamento para asma, o que inclui terapia com corticosteroides inalados (CI) isolados ou associados aos broncodilatadores de longa duração. Este tratamento deve ser mantido por um período prolongado (3 a 6 meses) com a mínima dose capaz de controlar a tosse e seguir as orientações dos consensos mundiais. A combinação de CI e β-agonista de longa duração é atualmente a melhor combinação disponível para o tratamento de manutenção da asma moderada a grave. Antagonistas dos receptores de leucotrienos podem controlar a TVA. A bronquite eosinofílica responde bem ao tratamento com corticosteroide oral ou inalado.[5,29]

■ Doença do refluxo gastresofágico

O tratamento empírico com mudanças no estilo de vida e dieta além da terapia com supressão da secreção ácida é importante para o controle da tosse no paciente com DRGE e inclui: perda de peso, levantar a cabeceira da cama ao dormir, evitar refeições 2 a 3 horas antes de se deitar, limitar a ingestão de alimentos gordurosos e alimentos que diminuem a pressão no esfíncter inferior do esôfago, como cafeína, chocolate, menta, produtos cítricos, álcool e tabagismo. No entanto, os tratamentos que são efetivos no manejo da DRGE não são necessariamente o melhor tratamento para a tosse por DRGE. Uma metanálise de estudos randomizados a respeito de intervenções médicas para tosse por DRGE mostrou que, embora a terapia com medicação supressora da secreção ácida tenha algum efeito em adultos, este efeito não é tão amplo quanto o sugerido nos consensos. Uma explicação possível para a falha terapêutica é a presença de refluxo não ácido.[42]

Uma opção é o tratamento empírico com inibidor de bomba de prótons em dose plena. Isso é baseado na evidência de que a terapia com inibidor de bomba de prótons é mais eficaz que a terapia com anti-H2. E ainda, o resultado ótimo do tratamento da tosse pode levar mais de oito semanas e, às vezes, até mesmo alguns meses para ser alcançado. Para os pacientes que não melhoram depois de um a dois meses de tratamento empírico, recomenda-se a realização de pHmetria de 24 horas e impedanciometria para se avaliar a presença de refluxo não ácido.[42]

A adição de terapia pró-cinética como a metoclopramida pode ser benéfica em pacientes com refluxo não ácido ou pode ser adicionada para uma maior eficácia do tratamento de supressão da tosse devido ao refluxo ácido. Porém, as evidências são fracas e os pacientes tratados com metoclopramida podem desenvolver efeitos colaterais extrapiramidais (rigidez, bradicinesia, tremor e inquietação).[42]

Tratamento inespecífico

A terapia não específica deve ser reservada para os pacientes que não respondam aos algoritmos de tratamento da tosse crônica. Vários estudos observaram uma minoria substancial de pacientes que não respondem ou respondem inadequadamente a intervenções e tratamentos específicos. Raramente, esses pacientes podem ter outra doença subjacente como causa da tosse. Entretanto, mais frequentemente, eles têm o que muitos agora chamam de "síndrome de hipersensibilidade da tosse". Esse distúrbio pode ser em parte devido a um reflexo da tosse hipersensível, talvez na forma de sensibilidade aumentada do receptor do nervo sensorial devido a alterações nos canais de íon do receptor, como o receptor de potencial transitório vaniloide 1 (TRPV1) ou receptor de potencial transitório anquirina 1 (TRPA1).[42]

Até que os antagonistas específicos do receptor da tosse sejam desenvolvidos e testados, os medicamentos não específicos para tosse atualmente disponíveis são razoáveis para o tratamento da tosse crônica incapacitante que não responde à terapia específica.[42]

■ Agentes antitussígenos de ação central

Vários agentes, opioides e não opioides estão relacionados com a supressão da tosse por ação central. As evidências são limitadas para assegurar a sua eficácia, apesar de terem seu uso difundido.

Dextrometorfano: o dextrometorfano apresenta efeito antitussígeno por bloquear o receptor N-metil-D-aspartato (NMDA), o glutamato é o principal neurotransmissor no cérebro. Os estudos que comparam os efeitos do dextrometorfano com a codeína são pequenos e apresentam resultados variados. Portanto, não há evidências suficientemente fortes para afirmar a sua superioridade em relação à codeína.[42]

Opioides: os opioides são agentes de ação central que suprimem a tosse via estimulação do receptor µ-opioide no centro da tosse no cérebro e não afetam a sensibilidade do reflexo da tosse.[43]

- *Codeína*: a codeína é um opioide tradicionalmente usado para tosse; porém, as evidências a respeito da sua eficácia na tosse crônica são limitadas e os efeitos colaterais potenciais, como sonolência e constipação, devem ser monitorados.[42]
- *Morfina*: em um estudo randomizado duplo-cego, 27 pacientes com tosse por mais de três meses de duração e que não responderam ao tratamento empírico inicial para tosse foram randomizados para receber doses baixas de morfina ou placebo por quatro semanas. A morfina melhorou a gravidade da tosse, mas o reflexo da tosse permaneceu inalterado. Os potenciais efeitos colaterais como sonolência e constipação, devem ser monitorados.[42]

Gabapentina e pré-gabalina: a gabapentina, um análogo do ácido gama aminobutírico (GABA), é usada no tratamento de dor crônica neuropática. Similaridades entre sensibilização de reflexos centrais na tosse crônica refratária e na dor crônica neuropática sugerem que neuromoduladores como a gabapentina possam ser efetivos para a tosse crônica refratária. A ação farmacológica central inclui os canais de cálcio (os quais inibem a liberação de neurotransmissores excitatórios como a substância P, um potente tussígeno) e, possivelmente, receptores N-metil-D-aspartato. Os efeitos colaterais, como náuseas e fadiga, podem ocorrer em mais de 30% dos pacientes que utilizam a gabapentina; todavia, melhoram depois da redução da dose.[42]

Os efeitos colaterais podem incluir diarreia, náuseas, labilidade emocional, sonolência, nistagmo, tremor, fraqueza e edema periférico. O uso de gabapentina para o tratamento da tosse é *off-label*, mas pode ser tentado para a tosse refratária aos outros tratamentos.[42]

Tal como acontece com a gabapentina, a pregabalina é iniciada com uma dose baixa e aumentada gradualmente ao longo de uma semana para 300 mg/dia para minimizar a sedação e as tonturas. A evidência para o uso de pregabalina na tosse crônica vem de um ensaio randomizado no qual 40 adultos com tosse crônica refratária (> 8 semanas de duração) foram designados para tomar pregabalina 300 mg por dia associada ao tratamento com fonoaudiólogo (SPT) ou placebo e tratamento com fonoaudiólogo por 14 semanas. A frequência inicial de tosse foi de 24 acessos de tosse por hora em ambos os grupos; espirometria estava normal. Ambos os grupos experimentaram uma redução na gravidade da tosse por escala visual analógica (VAS), frequência de tosse e qualidade de vida (QV) do questionário de tosse de Leicester. O grupo de pregabalina experimentou maior melhora em VAS e na QV. Os efeitos adversos no grupo da pregabalina incluíram tontura em 45% e alterações cognitivas em 30%, embora isso não tenha levado à descontinuação do medicamento do estudo. Quatro semanas depois da retirada da medicação do estudo, não houve deterioração no controle dos sintomas.[42]

■ Agentes antitussígenos de ação periférica

Lidocaína: anestésicos locais como a lidocaína administrada localmente nas vias respiratórias têm demonstrado atenuação na tosse induzida pela capsaicina nos homens. Porém, o efeito é transitório e o efeito antitussígeno é acompanhado por anestesia da orofaringe levando a um risco aumentado de aspiração de secreções das vias respiratórias e de alimentos. Estudos demonstraram que apenas 34% dos pacientes relataram estar satisfeitos com o tratamento e menos de 30% optaram por continuá-lo por três meses. Os efeitos adversos, como gosto desagradável, irritação na garganta, engasgo com água ou alimento, foram reportados por 43%.[23,42]

Alergia Respiratória

Brometo de ipratrópio: este agente anticolinérgico tem dois mecanismos propostos pelo qual pode aliviar a tosse:

- Bloqueio do ramo aferente do reflexo da tosse.
- Diminuição do estímulo dos receptores da tosse por alterações de fatores mucociliares.

Os efeitos benéficos do ipratrópio foram percebidos em um pequeno grupo de pacientes com tosse persistente após infecção das vias respiratórias superiores.[42]

Macrolídios

Pacientes com tosse crônica tendem a ter níveis aumentados de neutrófilos no escarro induzido, o que levou à hipótese de que os antibióticos macrolídios, independentemente do efeito antimicrobiano, poderiam ser eficazes no tratamento da tosse crônica. No entanto, os ensaios com azitromicina e eritromicina não demonstraram benefício.[42]

Novos tratamentos em investigação

■ Antagonistas dos receptores da neurocicina

O antagonista do receptor NK2 SR 48968 tem demonstrado inibição da tosse induzida por ácido cítrico em porquinhos da índia conscientes e um efeito antitussígeno do antagonista do receptor NK1 ainda está sob debate. Ainda, há um relato sugerindo um efeito antitussígeno do antagonista do receptor NK1/NK2 (FK224) na tosse induzida pela bradicinina em asmáticos, outros estudos falharam ao demonstrar esse efeito.[23]

■ Agonista do receptor do ácido gama-aminobutírico

O baclofeno tem demonstrado inibição da tosse induzida pela capsaicina em porquinhos-da--índia sem sedação e em voluntários normais e proporcionou alguns benefícios nos pacientes com tosse crônica. Esse agonista GABA aumenta o tônus do esfíncter inferior do esôfago e diminui a abertura do esôfago inferior e pode diminuir a incidência de tosse relacionada com a DRGE resistente a outros tratamentos.[23]

■ Canais receptores de potencial transitório

O canal sensível ao calor TRPV1 é ativado pela capsaicina, o componente principal da pimenta malagueta, e a capsazepina, um bloqueador desse canal, inibindo a tosse induzida pela capsaicina e pelo ácido cítrico em porquinhos-da-índia.[23]

■ Intervenções não farmacológicas

Modalidades como fonoterapia, exercícios respiratórios, técnicas de supressão da tosse e aconselhamento foram tentadas no manejo da tosse crônica. Uma revisão sistemática relatou estudos nos quais essas intervenções mostraram melhora na intensidade e gravidade da tosse, mas poucos deles usaram ferramentas validadas para a mensuração da tosse.[42]

Direções futuras e novos medicamentos

À medida que a população vai envelhecendo, a prevalência mundial de tosse crônica tende a aumentar. Na Tabela 9.2, estão listadas as principais causas de tosse crônica no adulto. Isso se deve em parte à crescente conscientização do problema pelos pacientes e pelos profissionais de saúde, à investigação dos diagnósticos diferenciais e à poluição do ar, especialmente nos grandes centros urbanos. Mudanças na nossa sociedade e nos hábitos de vida levando ao aumento da obesidade, por exemplo, também predispõem a uma maior incidência de fatores causais relacionados com a tosse crônica.

Tabela 9.2. Lista de potenciais causas de tosse crônica no adulto

Lista de potenciais causas de tosse crônica no adulto

Condições mais comuns	Uso de IECA
	Bronquite crônica
	Síndrome da tosse de vias respiratórias superiores
	Asma
	Doença do refluxo gastresofágico
	Bronquite eosinofílica não asmática
Condições menos comuns	Pós-infecciosa (pertussis, micoplasma)
	Doença pulmonar intersticial crônica
	Bronquiectasias
	Síndrome de apneia obstrutiva do sono
	Câncer primário de pulmão
	Insuficiência cardíaca
	Tuberculose
	Exposição ambiental (poluentes, outros)
Condições incomuns	Sarcoidose
	Pneumoconiose
	Broncoaspiração recorrente
	Hipertrofia de tonsilas crônica
	Irritação do conduto auditivo externo
	Fibrose pulmonar idiopática
	Aspiração de corpo estranho
	Paragonimíase
	Diálise peritoneal
	Fibrose cística
	Traqueomalácia
	Tosse psicogênica
	Malformação arteriovenosa

Fonte: modificada de Terasaki G, Paauw DS.[44]

A compreensão das bases fisiopatológicas da tosse crônica avançou na última década, com a constatação e a valorização da hipersensibilidade neuronal como uma explicação para essa síndrome. Mas ainda não se compreende totalmente a complexa interação do sistema nervoso central e a fisiopatologia da tosse.

Partindo-se desse princípio, a dessensibilização pelo uso de agonistas dos receptores como a capsaicina, mostrou-se promissora como estratégia terapêutica, e muito esforço tem sido dedicado ao desenvolvimento de bloqueadores dos nociceptores, sobretudo dos receptores TRP, responsáveis pelo prurido em orofaringe que precede a tosse. Outros compostos dessa classe estão em desenvolvimento e podemos ter os primeiros medicamentos eficazes para a tosse crônica em mais de 40 anos.

Referências bibliográficas

1. Irwin RS, French CL, Chang AB, Altman KW. Classification of cough as a symptom in adults and management algorithms – Chest Guidelines and Expert Panel Report. Chest. 2018; 153:196-209.

2. Madison JM, Irwin RS. Cough: a worldwide problem. Otolaryngol Clin N AM. 2010; 43:1-13.
3. Song WJ, Chang YS, Faruqi S, Kim JY, Kang MG, Kim S et al. The global epidemiology of chronic cough in adults: a systematic review and meta-analysis. Eur Respir J. 2015: 45:1479-81.
4. Song DJ, Song WJ, Kwon JW, Kim GW, Kim MA, Kim MY et al. KAAACI evidence-based clinical practice guidelines for chronic cough in adults and children in Korea. Allergy Asthma Immunol Res. 2018; 10:591-613.
5. II Diretrizes Brasileiras no Manejo da Tosse Crônica. J Bras Pneumol. 2006; 32:403-46.
6. Chung KF, Pavord ID. Prevalence, pathogenesis, and causes of chronic cough. Lancet. 2008; 371:1364-74.
7. Field SK, Conley DP, Thawer AM, Leigh R, Cowie RL. Effect of the management of patients with chronic cough by pulmonologists and certified respiratory educators on quality of life: a randomized trial. Chest. 2009; 136:1021-8.
8. Song WJ, Chang YS, Faruqi S, Kang MK, Kim JY, Kang MG et al. Defining chronic cough: a systematic review of the epidemiological literature. Allergy Asthma Immunol Res. 2016; 8:146-55.
9. Smith JA, Woodcock A. Chronic cough. N Engl J Med. 2016; 375:1544-51.
10. Chung KF. Chronic 'cough hypersensitivity syndrome': a more precise label for chronic cough. Pulmonary Pharmacol Ther. 2011; 24:267-71.
11. Morice AH, Jakes AD, Faruqi S, Birring SS, McGarvey L, Canning B et al. A worldwide survey of chronic cough: a manifestation of enhanced somatosensory response. The European Respiratory Journal. 2014: 44:1149-55.
12. Bonvini SJ, Belvisi MG. Cough and airway disease: the role of ion channels. Pulm Pharmacol Ther. 2017; 47:21-8.
13. Brooks SM. Perspective on the human cough reflex. Cough. 2011; 7:1.
14. Mc-McGarvey LP, Morice AH. Clinical cough and its mechanisms. Respir Physiol Neurobiol. 2006; 152:363-71
15. Morice AH, Kastelik JA, Thompson R. Cough challenge in the assessment of cough reflex. Br J Clin Pharmacol. 2001; 52:365-75.
16. Chung KF. Advances in mechanisms and management of chronic cough: The Ninth London International Cough Symposium 2016. Pulm Pharmacol Ther. 2017; 47:2-8.
17. Morice AH, Fontana GA, Belvisi MG, Birring SS, Chung KF, Dicpinigaitis PV et al. ERS guidelines on the assessment of cough. Eur Respir J. 2007: 29:1256-76.
18. Wang K, Harnden A. Pertussis-induced cough. Pulmonary Pharmacol Ther. 2011; 24:304-7.
19. Moore A, Harnden A, Grant CC, Patel S, Irwin RS. Clinically diagnosing pertussis-associated cough in adults and children. Chest. 2019; 155:147-54.
20. Birring SS, Kavanagh J, Lai K, Chang AB. Adult and paediatric cough guidelines: ready for an overhaul? Pulm Pharmacol Ther. 2015; 35:137-44.
21. Bende M, Millqvist E. Prevalence of chronic cough in relation to upper and low airway symptoms; the Skövde population-based study. Frontiers in Physiol. 2012; 3: article 251:1-4
22. Borghi C, Veronesi M. Cough and ACE inhibitors: the truth beyond placebo. Clin Pharmacol Ther. 2019; 105:550-2.
23. Morice AH, McGarvey L, Pavord I. Recommendations for the management of cough in adults. Thorax. 2006; 61:i1-i24.
24. Al-Shamlan - Al-Shamlan F, El-Hashim AZ. Bradykinin sensitizes the cough reflex via a B2 receptor dependent activation of TRPV1 and TRPA1 channels through metabolites of cyclooxygenase and 12-lipoxygenase. Respir Res. 2019; 20:110.
25. Durazzo M, Lupi G, Cicerchia F, Ferro A, Barutta F, Beccuti G et al. Extra-esophageal presentation of gastroesophageal reflux disease: 2020 Update. J Clin Med. 2020; 9:E2559.
26. Goldsobel AB, Pramod S, Kelkar PS. The adult with chronic cough. J Allergy Clin Immunol. 2012; 130:825-825e6.
27. Irwin RS, Baumann MH, Bolser DC, Boulet LP, Braman SS, Brightling CE et al. Diagnosis and management of cough executive summary: ACCP evidence-based clinical practice guidelines. Chest. 2006; 129(1 Suppl):1S-23S.
28. Initiative Global for Asthma. Disponível em: www.ginasthma.org. Acesso em: julho 2019.
29. Desai D, Brightling C. Cough due to asthma, cough-variant asthma and non-asthmatic eosinophilic bronchitis. Otolaryngol Clin N Am. 2010; 43:123-30.
30. Poe RH, Kallay MC. Chronic cough and gastroesophageal reflux disease: Experience with specific therapy for diagnosis and treatment. Chest. 2003; 123:679-84.
31. Hamilton RG. Clinical laboratory assessment of immediate-type hypersensitivity. J Allergy Clin Immunol. 2010; 125:S284-96.

32. Katz PO, Gerson LB, Vela MF. Guidelines for the diagnosis and management of gastroesophageal reflux disease. am J Gastroenterol. 2013; 108:308-28.
33. Poelmans J, Tack J. Extraoesophageal manifestations of gastro-oesophageal reflux. Gut. 2005; 54:1492-99.
34. Birring SS. New concepts in the management of chronic cough. Pulmonary Pharmacol Ther. 2011; 24:334-38.
35. Song WJ, An J, McGarvey L. Recent progress in the management of chronic cough. Korean J Intern Med. 2020; 35:811-22.
36. Morice AH, Millqvist E, Belvisi MG, Bieksiene K, Birring SS, Chung KF et al. Expert opinion on the cough hypersensitivity syndrome in respiratory medicine. Eur Respir J. 2014; 44:1132-48.
37. Prudon B, Birring SS, Vara DD, Hall AP, Thompson JP, Pavord ID. Cough and glottic-stop reflex sensitivity in health and disease. Chest. 2005; 127:550-7.
38. Groneberg DA, Niimi A, Dinh QT, Cosio B, Hew M, Fisher A et al. Increased expression of transient receptor potential vanilloid-1 in airway nerves of chronic cough. Am J Respir Crit Care Med. 2004; 170:1276-80.
39. Ford AC, Forman D, Moayyedi P, Morice AH. Cough in the community: a cross sectional survey and the relationship to gastrointestinal symptoms. Thorax. 2006; 61:975-9.
40. Morice AH, Geppetti P. The type 1 vanilloid receptor: a sensory receptor for cough. Thorax. 2004; 59:257-8.
41. Park HW, Kim SH, Chang YS, Lee BJ, Min KU, Kim YY, Cho SH. Complementary roles of capsaicin cough sensitivity test and induced sputum test to methacholine bronchial provocation test in predicting response to inhaled corticosteroids in patients with chronic nonproductive cough. Ann Allergy Asthma Immunol. 2007; 98:533-9.
42. Weinberger SE, Silvestri RC. Treatment of subacute and chronic cough in adults. UpToDate. Literature review current through: Jul 2020. This topic last updated: Oct 18, 2018.
43. Ryan NM, Birring SS, Gibson PG. Gabapentin for refractory chronic cough: a randomized, double-blind, placebo-controlled trial. Lancet. 2012; 380:1583-89.
44. Terasaki G, Paauw DS. Evaluation and treatment of chronic cough. Med Clin N Am. 2014; 98:391-403.

10

Conjuntivites

Clóvis Eduardo Santos Galvão ■ Priscilla Cordeiro Rios Macedo

Introdução

O termo conjuntivite alérgica ou alergia ocular (AO) refere-se ao conjunto de desordens da superfície ocular que afeta a pálpebra e a conjuntiva, sendo uma queixa comum de adultos e crianças em consultório de oftalmologia, alergologia, pediatras e clínicos gerais. Neste capítulo, será usado o termo Alergia Ocular, que inclui várias condições inflamatórias clinicamente diferentes que resultam de uma reação de hipersensibilidade da superfície ocular.[1]

A conjuntivite alérgica tem aumentado sua incidência em todo o mundo. O motivo não é totalmente conhecido, mas sabe-se que a industrialização, a urbanização, a poluição do ar e as mudanças climáticas podem colaborar para a maior incidência. As alergias oculares têm impacto significativo na qualidade de vida desses pacientes, bem como na redução de sua produtividade no trabalho e na escola. Além disso, em muitos casos, a coexistência da síndrome do olho seco pode contribuir para o aumento da incidência da alergia ocular, pois o filme lacrimal, necessário para realização do *clearance* dos alérgenos e irritantes da superfície ocular, está alterado, possibilitando um maior contato e induzindo inflamação local.[1]

Até o momento, não há dados suficientes para avaliar objetivamente a incidência de alergia ocular, havendo apenas dados epidemiológicos relacionados com a rinoconjuntivite alérgica. No Brasil, de acordo com o estudo ISAAC (Estudo Internacional da Asma e Alergias na Infância), a alergia ocular afeta 1,4 a 39,7% das crianças e adolescentes. A incidência e a prevalência da alergia ocular aumentam a partir da infância, com picos na adolescência. Com cerca de 80% dos casos apresentando sintomas antes dos 20 anos.[2]

Sua prevalência também tem sido difícil de estabelecer e provavelmente não foi estimada na maioria dos estudos epidemiológicos; pois, os sintomas conjuntivais não são relatados espontaneamente em consultas médicas, e seus sinais e sintomas costumam ser negligenciados ou não reconhecidos pelos médicos e pacientes.[3]

Estima-se que a prevalência de rinite seja cerca de 18% e que a rinite associada à conjuntivite 20%. A conjuntivite associou-se a um maior nível de sensibilização alérgica e os sintomas oculares aumentaram o papel da rinite como fator de risco para a asma e seu impacto nas atividades diárias em crianças e adultos.[3] Quando comparado grupos etários por sintomas, os pacientes mais velhos (> 50 anos de idade) tiveram sintomas oculares isolados mais frequentes, enquanto os pacientes mais jovens apresentaram sintomas nasais associados aos oculares com maior frequência.[3]

A alergia ocular apresenta-se como uma condição com manifestações sistêmicas atópicas, como rinoconjuntivite, rinossinusite, asma e dermatite atópica. A rinite alérgica é a doença mais frequentemente associada, presente em 50 a 75% dos casos com comprometimento ocular.[1]

Classificação

Em 2001, a Academia Europeia de Alergia e Imunologia Clínica (EAACI) introduziu uma nomenclatura que propôs uma distinção entre reações de hipersensibilidade alérgica e não alérgica; assim, as doenças alérgicas foram subdivididas em reações de hipersensibilidade mediada por IgE e não mediada por IgE.[4] Essa nomenclatura foi validada pela Comissão de Revisão da Nomenclatura da Organização Mundial de Alergia (WAO), que propôs que a nomenclatura possa ser usada independentemente do órgão-alvo ou faixa etária do paciente (Figura 10.1).[3]

Foi então proposta uma classificação com base na fisiopatologia e na evolução dos sintomas.[5] De acordo com o documento que aborda a rinite alérgica e o seu impacto na asma (ARIA),[6] os sintomas devem ser considerados como intermitente ou persistente e leve, moderado ou grave, de acordo com a sua evolução e gravidade. Para adaptar essa classificação para distúrbios de hipersensibilidade oculares, alguns pontos devem ser considerados. Eles são descritos na Figura 10.2.

As alergias oculares IgE mediadas são classificadas em conjuntivite alérgica sazonal (CAS), conjuntivite alérgica perene (CAP). A blefaroconjuntivite de contato (BCC) é classificada como não IgE mediada. A ceratoconjuntivite vernal (CCV) e a ceratoconjuntivite alérgica (CCA) apresentam um componente IgE e não IgE mediada.[5]

Na CCA e CCV, observam-se sinais e sintomas mais graves quando comparados à CAS e à CAP, com envolvimento da córnea, geralmente ausentes nessas duas últimas formas de alergia ocular. Existe, ainda, uma associação mais frequente da CCA e da CCV com eczema e asma, respectivamente, enquanto CAS e CAP são mais frequentemente associados à rinite.[7]

Outra diferença encontrada entre as alergias oculares é que em muitos casos de CCA e de CCV, testes cutâneos e/ou determinação sérica de IgE específica podem ser negativos, sendo observado um aumento de IgE sérica total e envolvimento de eosinófilos (principais marcadores nesse tipo de alergia ocular). Em geral, a resposta ao tratamento com anti-histamínicos estabilizadores de mastócitos é menos eficaz quando comparada com CAS e CAP, com necessidade mais frequente de corticoides.[7]

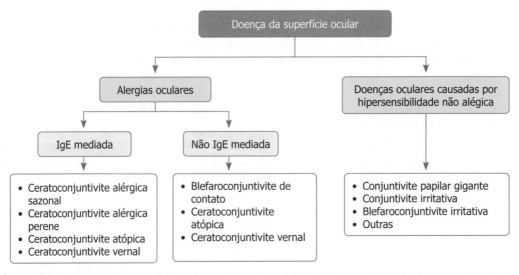

Figura 10.1. Doença da superfície ocular conforme a reação de hipersensibilidade. Fonte: modificada de Lenardi et al., 2012.

Conjuntivites

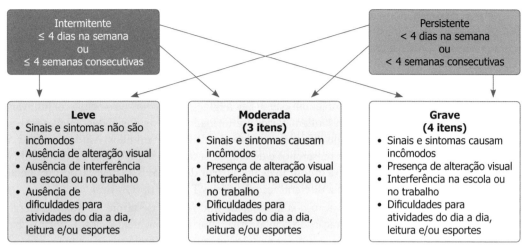

Figura 10.2. Classificação de conjuntivite. Fonte: Documento Consenso em Conjuntivite Alérgica (DECA), 2015.

Dada a associação comum entre conjuntivite e rinite alérgica, uma combinação para os critérios de classificação de ambas as entidades é proposta no documento alergia e seu impacto na rinite (ARIA) e na classificação de alergia ocular proposta por Leonardi *et al.*, considerando a evolução e a gravidade dos sinais e sintomas oculares (Tabela 10.1).[2]

Tabela 10.1. Classificação da gravidade da conjuntivite alérgica[1]				
	Nível 1	*Nível 2*	*Nível 3*	*Observações*
	Principais fatores			
Prurido	Leve Intermitente	Leve a grave Intermitente a persistente	Moderado a grave Persistente	Se grave, considerar diagnóstico alternativo (CCA, CCV, CPG)
Hiperemia	Ausente	Ausente	Moderada a grave	Se grave, considerar diagnóstico diferencial (infecção)
	Fatores de apoio			
Sensação de corpo estranho, lacrimejamento, ardor e/ou outros sintomas	Ausente	Ausente	Moderada a grave	Diagnóstico diferencial com síndrome do olho seco, avaliar uso de AH1
Duração dos sintomas	Dias	Dias a semanas	Semanas a meses	–
Tratamentos prévios	Nenhum	Nenhum ou medicação não prescrita	Uso de terapia prévia	–
	Tratamento			
Primeira linha	Compressa fria e lágrima artificial	AH1 e estabilizador mastócito	Corticosteroide tópico	–
Alternativo	AH1 e estabilizador mastócito	Imunoterapia	Imunoterapia	–
	Segmento clínico			
Consulta/PIO	Quando necessário	Quando necessário	Até 10 a 14 dias, após 2 a 4 semanas, 3 a 6 meses enquanto usar CE Anual	–
Exame oftalmológico completo com dilatação	Anual ou s/n	Anual ou s/n	–	–

Fisiopatologia

Alergia ocular mediada por IgE: conjuntivite alérgica sazonal (CAS) e conjuntivite alérgica perene (CAP).

Na resposta alérgica ocular, os mastócitos são as principais células envolvidas e a histamina o principal mediador no processo alérgico inflamatório. No indivíduo sensibilizado, uma vez que a conjuntiva é exposta ao alérgeno ambiental, este se liga à IgE específica nos mastócitos conjuntivais, induzindo a liberação de mediadores inflamatórios pré-formados e os neoformados. Tal fase corresponde a fase de resposta imediata ou precoce com duração de 20 a 30 minutos. Ainda nesta fase, a interleucina (IL)-4 é expressa pelos mastócitos e desempenha um papel importante, promovendo o crescimento de células T, induzindo a produção de IgE a partir de células B, regulando positivamente as moléculas de adesão e regulando a diferenciação de células T *helper* tipo 2 (Th2).[7]

Algumas horas depois da ativação dos mastócitos, inicia-se a fase tardia da resposta alérgica ocular, caracterizada pela infiltração de células inflamatórias, como neutrófilos, linfócitos, basófilos e eosinófilos. Observa-se, ainda, uma expressão aumentada de moléculas de adesão, como a E-selectina e a molécula de adesão intercelular (ICAM)-1, necessárias para o influxo dessas células inflamatórias.[2]

A relação entre citocinas do tipo Th1/Th2 desempenha um papel importante no processo inflamatório alérgico. O interferon (INF)-γ parece estar envolvido na expressão de moléculas de adesão e no desenvolvimento da resposta tardia, estando relacionado com a gravidade da conjuntivite alérgica naqueles com predisposição. Tal evento é o que provavelmente ocorre nas inflamações conjuntivais persistentes e crônicas. Outra citocina, também relacionada com a resposta Th1, é a IL-12, importante no desenvolvimento da resposta de fase tardia e similar ao INF-γ, que promove a gravidade da conjuntivite alérgica.[2]

Tanto na CAS como na CAP, a córnea nunca está envolvida, sugerindo que a ativação de células inflamatórias e células estruturais possam ter gatilhos adicionais em CCV e CCA. Observa-se que na CAS existe um predomínio da resposta tipo 2 (Th2), bem como uma redução na capacidade de defesa do epitélio, mediante redução das proteínas de adesão epitelial e do citoesqueleto.[7]

Alergia ocular mediada por IgE e/ou não mediada por IgE: ceratoconjuntivite vernal (CCV) e ceratoconjuntivite atópica (CCA). A CCV e a CCA não possuem sua fisiopatologia totalmente explicada pela resposta IgE mediada, corroborando para o envolvimento de outro tipo de resposta imune. Apenas 50% dos pacientes portadores de CCV possuem IgE específica, e cerca de 45% dos pacientes com CCA não possuem IgE.[2,5]

O mecanismo mediado pela IgE também não explica completamente a gravidade e o curso clínico da doença, que provavelmente está relacionada com respostas mediadas por células T, atração e ativação massiva de eosinófilos e hipersensibilidade inespecífica. Outro tipo celular que parece exercer um papel importante na apresentação dos antígenos são as células dendríticas. A ativação direta de células T específicas para alérgenos por peptídeos de células T ou a ativação direta de células dendríticas com receptores de alta afinidade para IgE podem ser vias alternativas para iniciar uma reação alérgica em pacientes com e sem evidência de sensibilização específica por IgE.[2]

Um aumento na resposta Th2 associado a um aumento da produção local de IgE parece estar relacionado com o envolvimento corneano e remodelamento tecidual presentes tanto na CCV como na CCA. A ativação direta de células T específicas para alérgenos por antígenos ou a ativação direta de células dendríticas podem ser vias alternativas para iniciar a reação sem evidência de sensibilização específica por IgE. Além disso, a presença de uma hiper-reatividade inespecífica mediante a expressão alterada de neuroreceptores e neurotransmissores, também parece explicar o envolvimento de uma resposta não IgE-mediada. Na CCA um possível mecanismo de resposta imune inata parece exercer um papel na resposta inflamatória crônica nessa patologia.[2]

Alergia ocular mediada não mediada por IgE: blefaroconjuntivite de contato (BCC). Na resposta alérgica envolvendo a BCC, uma reação de hipersensibilidade tardia mediada por células T de contato com haptenos (antígenos incompletos) que se tornam imunogênicos ao se ligarem à proteína tecidual parece estar envolvida.[2,8]

Formas clínicas das alergias oculares

Considerando o tema alergias oculares, serão descritas a seguir, as diferentes formas de alergias oculares, limitando-se a descrever de forma simplificada a outras doenças de superfície ocular não alérgicas: conjuntivite papilar gigante, conjuntivite irritativa, blefaroconjuntivite irritativa, e outras.

A CCA pode ser subclassificada em sazonal ou perene. Ambas possuem mecanismo inflamatório mediado por IgE (como descrito anteriormente).

A CAS está comumente associada à rinite alérgica, com aumento da prevalência nas estações do ano entre primavera e outono. Sua principal característica é a coceira intermitente; no entanto, lacrimejamento, vermelhidão conjuntival, edema palpebral e pequena hipertrofia papilar da conjuntiva tarsal são sinais comuns, mas não específicos. A identificação do alérgeno envolvido pode ser encontrada mediante história médica do paciente, com confirmação mediante testes.[2] Segundo a ARIA, a CAS afeta 3 a 42% da população (de acordo com as diferentes condições climáticas e faixas etárias).[6]

A CAP é uma condição crônica, com sintomas persistentes, frequentemente leves, aumentados pela exposição maior ou prolongada a alérgenos e exacerbada por fatores irritantes inespecíficos. Os alérgenos envolvidos estão presentes durante todo o ano, como ácaros, pelos de animais e fungos, ou devido a múltiplas sensibilizações. Os sinais e sintomas são semelhantes aos da CAS.

A CCV é uma forma persistente e grave de alergia ocular que acomete crianças e adultos jovens, geralmente em climas quentes. Afeta mais comumente meninos (razão 3:1) entre 4 e 12 anos de idade, e desaparece depois da puberdade. Prurido intenso, lacrimejamento e fotofobia são os sintomas típicos da CCV. A exacerbação da doença pode ser desencadeada tanto por um alérgeno específico como por estímulos inespecíficos, como luz solar, vento e poeira.[2]

A forma tarsal da CCV é caracterizada por hipertrofia das papilas levando a um aspecto de pedras de calçamento da conjuntiva tarsal superior. O envolvimento tarsal assimétrico não é incomum. A forma do limbo é caracterizada por infiltrado gelatinoso na conjuntiva, sobreposto com pontos brancos ou depósitos, conhecidos como pontos de Horner-Tranta (degeneração de eosinófilos e detritos de células epiteliais). Ceratite puntata, macroerosões epiteliais, úlceras e placas são sinais de comprometimento da córnea e acarreta má formação e inúmeras cicatrizes. As apresentações clínicas de CCV diferem entre os países ocidentais (formas do tarso) e os países subtropicais (forma do limbo, também denominada limboconjuntivite tropical endêmica).[2]

No caso da ceratoconjuntivite primaveril ou vernal, uma doença rara em países ocidentais, a prevalência estimada na Europa é 3,2/10.000, mas é quase endêmica em países subtropicais. Ela representa 3 a 46% das alergias oculares.[2]

A CCA é uma doença bilateral persistente envolvendo as pálpebras, a conjuntiva e a córnea, e pode ser definida como a manifestação clínica da doença de dermatite atópica (cerca de 95% dos casos). O sinal característico é a lesão eczematosa da pálpebra, que tende a tornar-se espessada e com liquenificação. Embora 45% dos pacientes não apresentem sensibilização específica, o nível sérico de IgE e a polissensibilização são achados comuns em CCA. Anticorpos IgE, bem como linfócitos Th1 e Th2, estão envolvidos na patogênese. As manifestações típicas da CCA podem ocorrer em pacientes sem envolvimento da pele definido. A CCA pode ser associada com a colonização de *Staphylococcus aureus* da pálpebra e disfunção da glândula de Meibomian. A hiperemia conjuntival e a quemose afetam predominantemente o fundo de saco inferior e a conjuntiva. Semelhante a CCV, o limbo e a córnea podem estar envolvidos.[2]

Na maioria das vezes, a CCA acomete adultos jovens e continua até a quinta década de vida, com um pico de incidência entre as idades de 30 e 50 anos. As complicações podem incluir a fibrose conjuntival, ceratite por herpes simples, ceratocone, descolamento de retina ou catarata, levando à deterioração sustentada da visão. Uma história médica precisa, seguida por testes de alergia, pode identificar a sensibilização a alérgenos específicos.[2]

A ceratoconjuntivite atópica é uma doença rara e sua prevalência não é conhecida. Considerando que o envolvimento ocular é visto em 25 a 40% dos pacientes com dermatite atópica, a ceratoconjuntivite atópica é provavelmente muito menos frequente. As taxas relatadas variam de 1 a 40% das alergias oculares, o que provavelmente reflete a falta de uma definição clara da doença.[9]

A conjuntivite alérgica aguda é uma grave reação de hipersensibilidade imediata, com duração de um a três dias e caracterizada por intensa quemose conjuntival, vermelhidão e edema palpebral, lacrimejamento e prurido. Pode ser uni ou bilateral e mediada por IgE, não mediada por IgE ou por reações tóxicas.

A conjuntivite alérgica ocupacional é uma reação alérgica dependente de IgE para substâncias encontradas no ar no ambiente de trabalho.[10]

A conjuntivite induzida por medicamentos é uma conjuntivite persistente ou crônica, também conhecida como conjuntivite medicamentosa. A reação tóxica pode ocorrer depois de uma instilação de colírios, como agentes tópicos antiglaucoma, midriáticos ou agonistas alfa-adrenérgicos, comumente utilizados como descongestionantes oculares. As gotas de antibióticos para os olhos que contenham extratos vegetais e conservantes, como cloreto de benzalcônio, timerosal, parabenos e ácido etilenodiaminotetracético (EDTA), podem provocar reação tóxica ou resposta de hipersensibilidade mediada por células. A condição é caracterizada por uma reação folicular intensa e persistente, associada a hiperemia de moderada a intensa. Os pontos lacrimais podem estar obstruídos por um infiltrado celular com consequente epífora. A córnea é quase sempre envolvida com ceratite difusa. Pele da pálpebra pode apresentar eritema, edema e escoriações.[11]

A conjuntivite papilar gigante (CPG) é uma inflamação por hipersensibilidade não alérgica da superfície ocular, comumente causada por dois fatores: um estímulo mecânico repetido e uma resposta inflamatória anormal da conjuntiva. Entre os estímulos mecânicos, tem-se mais comumente as lentes de contato, próteses oculares e suturas pós-operatórias. Tais estímulos promovem microtraumas na conjuntiva, estimulando o recrutamento de células dendríticas, aumentando potencialmente a apresentação de antígeno e a resposta imunológica.[2] No caso das lentes de contato, a progressão de sensação de corpo estranho, prurido, visão turva, aumento da produção de muco e aumento da intolerância podem exigir a interrupção da lente de contato. As fases iniciais de CPG podem ser assintomáticas, mas os sinais iniciais podem ser observados por exame de lâmpada de fenda.[2]

A blefaroconjuntivite de contato (CBC) é uma reação alérgica/irritante causada por diferentes substâncias aplicadas à pele da pálpebra ou no saco conjuntival. Os sintomas mais proeminentes são prurido e ardor da pálpebra. A blefaroconjuntivite de contato é caracterizada por edema, hiperemia da pele da pálpebra, eczema ou liquenificação, hiperemia da conjuntiva e papilas. Eczema palpebral e ausência de hiperemia conjuntival sugerem que o irritante esteve em contato apenas com a pálpebra. A blefaroconjuntivite de contato está relacionada com uma reação de hipersensibilidade de contato para os haptenos (antígenos incompletos), que se tornam imunogênicos apenas depois de se ligar à proteína carreadora.[11]

Diagnóstico, sinais e sintomas

O diagnóstico de AO é baseado na história pessoal e familiar de atopia, sinais e sintomas clínicos, podendo ser apoiados, se necessário, em testes alérgicos diagnósticos. Os pacientes com conjuntivite alérgica apresentam um ou mais sinais e sintomas, que incluem prurido, hiperemia, ardor, sensação de queimação, hiperemia, quemose e lacrimejamento, em geral afetando ambos os olhos. O prurido é o principal sintoma, e caso não esteja presente, deve-se repensar o diagnóstico de conjuntivite alérgica.[1] A hiperemia é o principal sinal da AO sendo resultado da vasodilatação conjuntival.[12]

A secreção ocular associada com conjuntivite alérgica é quase sempre aquosa (na maioria das vezes, é referida simplesmente como lacrimejamento). Seu conteúdo pode ser de pequena quantidade de muco, tornando-se viscoso, o que pode, ocasionalmente, levar ao diagnóstico errôneo de conjuntivite bacteriana. Uma história clínica sugestiva para uma doença autoimune (p. ex., artrite reumatoide e síndrome de Sjögren) pode sugerir comorbidade como ceratoconjuntivite seca ou olho seco.[1]

Outro aspecto adicional da história do paciente que pode ser útil na exclusão de condições que não estão relacionadas com conjuntivite alérgica, como a exposição recente a agente infeccioso ocular ou do trato respiratório, pode favorecer a um diagnóstico não alérgico, enquanto a história de rinite alérgica, asma ou dermatite atópica, observado no paciente e/ou membro da família, pode favorecer o diagnóstico de conjuntivite alérgica. Dor e distúrbio visual não são sintomas típicos de AO, indicando envolvimento corneano nos pacientes portadores de CCV e CCA.[1,12]

O tempo de início dos primeiros sintomas também auxilia no diagnóstico da AO. Em geral, os primeiros sintomas de conjuntivite alérgica sazonal (SAC) e conjuntivite alérgica perene (PAC) surgem durante a adolescência e a idade adulta jovem (80% dos pacientes têm menos de 30 anos) e, raramente, em pacientes mais velhos.[5] A CCV, mais comum no sexo masculino, raramente começa antes dos 3 anos de idade ou após a puberdade, e geralmente desaparece após a puberdade.[6] É mais comumente observada em climas quentes.[2] Na CCA, os sintomas podem aparecer entre os 30 e 50 anos de idade; às vezes, anos após serem diagnosticados com dermatite atópica ou asma.[10] Sobreposições ou evoluções de CCV para CCA podem ocorrer.[12]

O exame físico de pacientes com suspeita de AO envolve a inspeção periocular e do tecido ocular. Pálpebras devem ser examinadas para detectar anomalias, como evidência de blefarite, dermatite, disfunção da glândula de Meibomian, edema, descoloração ou espasmo. O edema periorbital, que resulta de alergias, pode ser mais marcado na porção inferior, devido aos efeitos da gravidade. A coloração azulada da pele sem brilho abaixo do olho ("olho roxo") resulta da congestão venosa e está presente em alguns pacientes com alergias. A conjuntiva (palpebral e bulbar) deve ser inspecionada para avaliar anormalidades, como quemose, hiperemia, alterações papilares e presença de secreções, embora os pacientes com conjuntivite alérgica frequentemente apresentem exame físico ocular normal. A hiperemia conjuntival pode ser leve a moderada. A quemose pode parecer fora de proporção com a quantidade de hiperemia e pode ser mais perceptível na prega semilunar (área relativamente solta da conjuntiva bulbar no canto nasal). A conjuntiva palpebral nos pacientes com conjuntivite alérgica tende a ter uma aparência leitosa ou rosa pálido, relacionado com o edema associado. Por outro lado, infecções bacterianas tendem a produzir uma hiperemia mais intensa da conjuntiva palpebral; pequenos nódulos vascularizados (papilas) podem ser vistos nessa região.[1]

Três tipos de investigações diagnósticas são usados hoje, quando a avaliação clínica inicial (história, sinais e sintomas) é sugestiva de uma doença alérgica ocular: (1) para avaliar hipersensibilidade mediada por IgE; (2) para avaliar hipersensibilidade não mediada por IgE; e (3) outras investigações oculares especializadas.[2]

Para avaliar hipersensibilidade mediada por IgE, testes cutâneos (TC) devem ser realizados de forma sistemática para pólens, ácaros, pelos de animais e alternaria.[3] Outros alérgenos (baratas, fungos e látex) ou alérgenos alimentares devem ser testados, de acordo com a exposição suspeita e a história médica do paciente. A determinação da IgE específica no soro deve ser considerada quando o TC é discordante com a história médica ou contraindicado. A IgE total no soro não é mais considerada indispensável para o diagnóstico, pois os valores normais não excluem um diagnóstico de alergia.

Teste de provocação conjuntival (CPT) pode determinar ou confirmar que alérgeno(s) ocasiona(m) os sintomas oculares. O paciente deve estar assintomático e usar alérgenos padronizados; os efeitos colaterais sistêmicos (prurido generalizado, broncoespasmo e anafilaxia) são raros. O teste de provocação

Alergia Respiratória

conjuntival é útil para avaliar a resposta específica conjuntival em pacientes com TC ou IgE específica sérica negativa com uma história positiva de alergia ocular, bem como para avaliar o efeito do tratamento antialérgico e a imunoterapia específica.

Para avaliar uma hipersensibilidade não mediada por IgE, é necessário realizar o teste de contato usando a bateria padrão e cosméticos suspeitos. Outras baterias são usadas de acordo com o histórico do paciente. Deve ser enfatizado que a pele da pálpebra é bastante diferente no que se refere à profundidade das camadas epiteliais e da derme. Se um teste de contato é negativo, um teste aberto ou teste de aplicação de uso pode ser realizado. Caso haja suspeita de reação pelos medicamentos tópicos, o teste cutâneo aberto para os medicamentos oculares e colírios pode ser realizado.

Outras investigações oculares especializadas são necessárias quando os resultados dos testes de alergia tradicionais são negativos. A citologia conjuntival pode avaliar a inflamação da conjuntiva na fase ativa e pode ser realizada por diferentes métodos: citologia da lágrima, raspagem conjuntival e escovado (uma modificação da escova Cytobrush). A citologia de impressão é indicada para investigar célula epitelial.[2] A presença de eosinófilos é altamente indicativa de inflamação alérgica, enquanto a sua ausência não exclui uma etiologia alérgica. Níveis de IgE total na lágrima podem aumentar em pacientes com conjuntivite alérgica, o que sugere que a dosagem de IgE pode ajudar a diagnosticar a conjuntivite alérgica. A dosagem da IgE específica na lágrima é idêntica à utilizada no soro; no entanto, não há parâmetros de referência padronizados para o olho. A comparação entre os níveis de IgE lacrimais com o soro com um marcador de transudação do soro, como a albumina, pode confirmar a produção local de IgE.[9]

O nível de proteína catiônica eosinofílica (ECP) na lágrima está significativamente aumentada em todas as formas de conjuntivite alérgica e correlaciona-se com o grau de comprometimento da córnea durante fases agressivas de CCV. Na CCV, a ECP sérica é muitas vezes o único parâmetro laboratorial alterado.[2]

Medidas dos marcadores inflamatórios em fluido lacrimal têm sido amplamente estudadas em alergia ocular ou para encontrar um "marcador de doença" ou para compreender melhor os mecanismos imunológicos envolvidos e identificar potenciais alvos para intervenções terapêuticas. Embora vários mediadores possam ser detectados, nenhum está suficientemente padronizado para ser considerado como um marcador da alergia ocular.[2]

Avaliação do filme lacrimal é realizada por meio de ensaios para demonstrar a integridade epitelial e a função do filme lacrimal. A estabilidade do filme lacrimal pode ser medida pelo tempo de *break-up*. O teste de Schirmer é universalmente realizado para diagnosticar a síndrome do olho seco, avaliando a produção do filme lacrimal. A microscopia confocal tem sido usada para estudar diversas doenças inflamatórias e não inflamatórias, como as alergias oculares graves.[9]

Diagnóstico diferencial

Várias apresentações clínicas podem imitar as características dos distúrbios de hipersensibilidade ocular, como disfunção do filme lacrimal, infecções subagudas e crônicas e algumas doenças autoimunes e inflamatórias. Essas condições devem ser consideradas por todos os médicos e devem ser confirmadas pelo oftalmologista.

Formas mais leves de CCV podem ser confundidas com conjuntivite crônica perene alérgica ou tracoma (em áreas endêmicas). A blefarite recorrente com envolvimento da córnea (rosácea ocular) pode ser confundida com a CCA ou a CCV. Episclerite e uveíte anterior aguda são condições dolorosas unilaterais que se associam com doenças autoimunes.

A blefarite é a inflamação da pálpebra em função da infecção crônica leve ou da presença de seborreia, o que pode levar à conjuntivite secundária (blefaroconjuntivite) em alguns casos. Os pacientes queixam-se de ardor, coceira, lacrimejamento e uma sensação de secura nos olhos. Eles podem despertar com os olhos com crostas e inchaço das pálpebras. Na infecção estafilocócica, o exame revela crostas em torno da base dos cílios; em casos graves, ulcerações na base da pálpebra podem também estar presentes.[1]

Muitos agentes infecciosos podem causar conjuntivite, como patógenos virais, bacterianos e fúngicos. A conjuntivite infecciosa pode ser distinguida da alérgica, realizando uma história completa e exame físico, porque esse processo normalmente provoca ardor ocular, sensação de corpo estranho e desconforto, em vez de coceira. A conjuntivite bacteriana é mais comumente unilateral; conjuntivite viral tende a iniciar unilateralmente, tornando-se bilateral em poucos dias, e a conjuntivite alérgica é quase sempre bilateral. Na conjuntivite bacteriana, a secreção é espessa e mais purulenta, e na viral é serosa ou lacrimejante. Na conjuntivite alérgica, a secreção é tipicamente escassa e clara ou mucoide.[1]

Tratamento

Os principais objetivos do tratamento da AO são minimizar e controlar os sinais e sintomas que incluem: reduzir o prurido, hiperemia, lacrimejamento e edema da conjuntiva e/ou pálpebras, além dos outros sintomas associados; com melhora na qualidade de vida.[1]

Os tratamentos não farmacológicos constam como tratamento inicial para qualquer tipo e gravidade de AO. Eles consistem em formas de evitar ou minimizar o contato entre o alérgeno e a conjuntiva. Incluem-se entre essas formas a aplicação de compressas frias, uso de lubrificantes e educação do paciente para exclusão do alérgeno. Uma vez instalado o processo inflamatório alérgico, os sinais e sintomas característicos da AO que aparecem podem ser tratados com medidas farmacológicas, como anti-histamínicos, agentes estabilizadores de membrana, drogas de ação múltipla, vasoconstritores, anti-inflamatórios não esteroidais (AINEs), corticosteroides e imunobiológicos.

Hoje, medicamentos tópicos disponíveis pertencem a várias classes farmacológicas diferentes: anti-histamínicos, estabilizadores de mastócitos, estabilizadores de mastócitos com ação anti-histamínica, vasoconstritores, AINEs, corticosteroides e inibidores da calcineurina. Para minimizar os possíveis efeitos tóxicos de compostos conservantes na superfície ocular, os colírios de dose única e sem conservantes devem ser utilizados sempre que possível nas formas crônicas de alergia ocular.

Outra abordagem, capaz de modificar a progressão da doença alérgica e induzir o controle dos sintomas, é a imunoterapia alérgeno-específica.

Medidas não farmacológicas

As compressas frias, aplicadas por 5 a 10 minutos sobre as pálpebras, são comumente conhecidas por fornecer alívio sintomático, sobretudo do prurido ocular, mediante redução do estímulo de fibras C nervosas; bem como, alívio do edema local e hiperemia, por meio da vasoconstricção.[1,2,8]

Os lubrificantes artificiais consistem na combinação de solução salina com um agente umectante e de viscosidade, como a metilcelulose ou o álcool polivinílico, podendo ser aplicados topicamente, 2 a 6 vezes ao dia, conforme necessário. O uso dos lubrificantes oculares, também denominados lágrimas artificiais, auxiliam, principalmente, na remoção e diluição direta de alérgenos que podem entrar em contato com a superfície ocular e, portanto, atuam melhorando a função da barreira da conjuntiva.[8,13] Estudos avaliando a eficácia terapêutica da aplicação de compressas frias e uso de lubrificantes artificiais em reduzir os sinais e sintomas da AO, levaram a recomendação que pacientes refrigerem todos os medicamentos oculares para fornecer alívio adicional quando aplicados imediatamente em um estado frio.[8] O uso de óculos de sol também é recomendado por evitar o contato com aeroalérgenos, bem como melhora da fotofobia.

Como com qualquer doença alérgica, medidas ambientais gerais são recomendadas e incluem ações específicas para reduzir a exposição a ácaros, fungos, pelos de animais e pólen. A combinação de tais medidas associada a informação apropriada e educação do paciente podem alcançar um melhor controle da doença e, muitas vezes, evitar a necessidade de medidas farmacológicas.

Alergia Respiratória

Medidas farmacológicas

■ Descongestionante ocular tópico

São medicamentos agonistas α-1-adrenérgicos não seletivos que causam constrição dos vasos sanguíneos oculares reduzindo a hiperemia conjuntival, mas têm baixa eficácia para outros sintomas. Embora sejam bem conhecidos e amplamente utilizados, a sua ação de curta duração (2 horas ou menos), a sensação de ardor significativa e a taquifilaxia limitam o seu valor quando comparados com os medicamentos antialérgicos mais recentes.[14]

■ Vasoconstritores tópicos

São inespecíficos e não têm ação farmacológica sobre a cascata de eventos subjacentes à reação alérgica. Em geral, não costumam ser recomendados no tratamento da alergia ocular, restringindo seu uso nas crises agudas, em baixas doses e por curto período. Como exemplo tem-se fenilefrina, tetra-hidrozolina, oximetazolina e nafazolina (este último encontrado no Brasil nos colírios Moura Brasil®, Legrand®, Teuto®); algumas vezes em combinação com anti-histamínicos tópicos, como a feniramina (Claril® e Clistalin®).[1,12] São, ainda, contraindicados para pacientes com glaucoma de ângulo fechado. Recomenda-se precaução em pacientes com doenças cardiovasculares, hipertireoidismo e diabetes.[1]

■ Anti-histamínicos

Os anti-histamínicos H1 atuam sobretudo como agonistas inversos de receptor, bloqueando o efeito da histamina e promovendo alívio, sobretudo do prurido.[1] Alguns possuem efeito anti-inflamatório ao inibir a expressão de moléculas de adesão (ICAM) e efeitos do fator ativador de plaquetas (PAF).[8,9] Auxiliando no controle da rinite, os anti-histamínicos podem ser utilizados em usa forma oral ou tópica.

- *Anti-histamínicos orais*: em geral, os anti-histamínicos orais são utilizados quando associados a sintomas nasais, dando-se preferência aos anti-histamínicos tópicos oculares em casos isolados de conjuntivite. Entre os anti-histamínicos, dá-se preferência aos de segunda geração por apresentar melhor seletividade para os receptores histamínicos no tecido periférico e com menos efeito sedativo.

  Devido a sua atividade antimuscarínica, deve-se atentar para a potencialidade de causar alteração/disfunção do filme lacrimal (ceratoconjuntivite sicca), e consequente aumento da resposta do epitélio conjuntival ao alérgeno, provocando maior processo inflamatório local, em especial nos AH1 de primeira geração.[8] Outros efeitos adversos, também relacionados com a interação com os receptores muscarínicos, são a boca seca e a retenção urinária, o aumento de apetite e ganho de peso (interação com os receptores de serotonina), tontura, hipotensão postural e aumento do intervalo QT, e consequente aumento do risco de arritmias (relacionados com a interação com receptores alfa-adrenérgicos). Pacientes com úlcera péptica, hipertrofia da próstata, obstrução intestinal ou geniturinária, ou risco para glaucoma agudo de ângulo fechado, devem ter cuidado com anti-histamínicos de primeira geração com fortes propriedades anticolinérgicas (clemastina, difenidramina e prometazina).[1]

  Devido aos efeitos colaterais relacionados com a sedação e com a ação anticolinérgica, recomenda-se o uso de anti-histamínicos de segunda geração (bilastina, cetirizina, deloratadinam ebastina, fezofenadina, levocetirizina, loratadina), tendo estes eficácia similar aos anti-histamínicos de primeira geração; porém, com menores efeitos sedativos e adversos.[6,8]

- *Anti-histamínicos tópicos oculares*: agentes oftalmológicos tópicos para o tratamento da alergia ocular têm início rápido de ação em relação aos anti-histamínicos orais e são, na maioria das vezes, bem tolerados. Anti-histamínicos tópicos não causam efeitos colate-

118

Parte 2

rais sistêmicos e, em geral, não contribuem para secura ocular, mantendo-se, porém, a contraindicação dos anti-histamínicos sistêmicos nos pacientes com risco de glaucoma de ângulo fechado.[1]

- Os antagonistas H1 de primeira geração são seguros; todavia, são conhecidos por sua sensação de ardor e por seu rápido início de ação, assim como pelo desaparecimento rápido de efeitos e por sua potência limitada. Eles são frequentemente combinados com descongestionantes para aumentar a duração do seu efeito, como a feniramina, um anti-histamínico tópico, combinado com a nafazolina descongestionante (Tabela 10.2).[8]
- Os antagonistas H1 tópicos de segunda geração são a levocabastina (Livostin®) e a emedastina (Emadine®, Relestat®). Eles têm maior duração (4 a 6 horas) e são mais bem tolerados do que os de primeira geração, sendo bem tolerados também em pacientes pediátricos.[2,8] A combinação de anti-histamínicos tópicos e orais aumentam a eficácia quando comparados com uso apenas dos anti-histamínicos orais.[8]

■ Anti-inflamatórios

O cetorolaco (trometamina de cetorelaco 0,5%) é o único AINE aprovado para uso tópico no tratamento da conjuntivite alérgica sazonal para o alívio do prurido ocular e da hiperemia (grau D) (Tabela 10.2).[8] Os AINEs agem nos mediadores da resposta inflamatória ao bloquear a síntese de prostaglandinas, em especial a PGD2, inibindo parcialmente a cascata de eventos que resulta na ativação de mastócitos. Na experiência de alguns autores, devido à disponibilidade de outras classes de agentes com eficácia estabelecida, o cetorolaco oftálmico é recomendado para o uso ocasional no tratamento de doenças alérgicas agudas, como a conjuntivite não responsiva a outros agentes.[1] Contudo, sua aplicação é limitada devido a uma sensação de ardor e queimação na administração tópica.[8]

Outros AINEs, como o diclofenaco, também podem ter algum efeito no controle dos sintomas agudos da conjuntivite alérgica e ceratoconjuntivite vernal.[2] Eles não devem ser usados em doentes com história de intolerância a AINEs.

■ Estabilizadores de mastócitos

Esses agentes oftálmicos agem por meio da estabilização das membranas celulares do mastócito, evitando a desgranulação e reduzindo o influxo de várias células inflamatórias, como eosinófilos, neutrófilos e monócitos. Eles agem na diminuição do prurido e do lacrimejamento. Quase nunca são usados no tratamento da conjuntivite alérgica aguda porque têm ação lenta, e seus efeitos podem demorar de três a cinco dias para iniciarem.[1]

Usados profilaticamente, inibem a liberação de mediadores inflamatórios pré-formados e a cascata do ácido araquidônico e são eficazes em reduzir os sinais e sintomas de alergia ocular. Vários agentes estão disponíveis para utilização tópica, como o cromoglicato de sódio a 2 e 4%, nedocromil a 2%, lodoxamida a 0,1% e pemirolast a 0,1% (disponível na Europa).[9] Todos eles necessitam de um período para produzir resposta (até duas semanas), e o uso deve ser frequente (3 a 4×/dia), o que, às vezes, resulta em falta de aderência.[2,8]

■ Estabilizadores de membrana e mastócito e anti-histamínicos

Agentes de dupla-ação: essa classe é a mais recentemente desenvolvida para o tratamento da alergia ocular. Em uma única molécula, que combinam os mecanismos de duas classes estabelecidas: anti-histamínicos e agentes estabilizadores de mastócitos. Esses agentes de dupla ação reduzem a inflamação alérgica pela prevenção da liberação de mastócitos e de seus mediadores inflamatórios e bloqueiam seletivamente os receptores H1, contrabalançando, assim, os efeitos da histamina que já foram lançados e possibilitando um período relativamente rápido de início de ação e um efeito sobre

Alergia Respiratória

Tabela 10.2. Agentes tópicos oftalmológicos para o tratamento da conjuntivite alérgica					
Medicamento	Concentração	Mecanismo de ação	Dosagem	Efeitos adversos	Categoria para gestante
Cetotifeno	0,01 a 0,035%	Antagonista não competitivo de receptor anti-H1 e estabilizador de membrana de mastócito	> 3 anos: 1 gota 3×/dia	Hiperemia conjuntival, cefaleia, rinite	C
Cromoglicato	4%	Estabilizador de membrana de mastócito	> 2 anos: 1-2 gotas 4×/dia	Irritação, queimação, olho vermelho e prurido	C
Feniramina/ Nafazolina	0,315 a 0,02675%	Antagonista de receptor H1 e descongestionante	1-2 gotas 4×/dia	Irritação e quemose	C
Alcaftadina	0,25%	Antagonista não competitivo de receptor anti-H1 e estabilizador de membrana de mastócito	> 3 anos: 1-2 gotas 1×/dia	Irritação, queimação, olho vermelho e prurido	B
Bepostatina	1,5%	Antagonista seletivo anti-H1 e estabilizador de membrana de mastócito	> 3 anos: 1 gota 2×/dia	Cefaleia, irritação, nasofaringite	C
Olopatadina	2%	Antagonista seletivo anti-H1 e estabilizador de membrana de mastócito	> 3 anos 1 a 2 gotas 1×/dia	Cefaleia	C
Epinastina	0,05%	Antagonista direto receptor H1, não passa barreira hematencefálica	> 3 anos 1 gota 2×/dia	IVAS	C
Olopatadina	1%	Antagonista seletivo anti-H1 e estabilizador de membrana de mastócito	> 3 anos: 1 a 2 gotas 4×/dia	Cefaleia	C
Azelastina	0,15%	Compete com sítios receptor H1 em células efetoras e estabilizador de membrana de mastócito	> 3 anos: 1 gota 2×/dia	Ardor ocular, cefaleia, gosto amargo	C
Emedastina	0,05%	Antagonista de receptor de histamina	> 3 anos: 1 gota 4×/dia	Cefaleia	C
Levocabastina	0,1%	Antagonista receptor seletivo H1	> 12 anos: 1 gota 4×/dia	Queimação, ardor e prurido ocular	C
Lodoxamide trometamina	0,1%	Estabilizador de membrana de mastócito	> 2 anos: 1 a 2 gotas 4×/dia	Queimação, ardor e prurido ocular	C
Nedocromil	2%	Estabilizador de membrana de mastócito	> 3 anos: 1 a 2 gotas 2×/dia	Cefaleia, boca amarga, queimação ocular, congestão nasal	C
Lotprednol etabonato	0,2%	Inibem a resposta inflamatória; inibem a migração de neutrófilos e diminui a permeabilidade capilar	> 3 anos: 1 a 2 gotas 2 a 4×/dia	Cefaleia, faringite e rinite	C
Ointment gel	0,5%	–	–	–	–
Cetorelaco	0,5%	AINEs e inibidor de produção de PG	> 12 anos: 1 gota 4×/dia	Queimação, ardor e prurido ocular	C

Fonte: Modificada de Sánchez-Hernández MC et al. Consensus Document on Allergic Conjuctivitis. J Investig Allergol Clin Immunol. 2015; 25:94-106.

a resposta da fase tardia. A seletividade para os receptores H1 diminui as taxas de eventos adversos, como sonolência e secura, associados à ligação a outros receptores. Em ensaios clínicos, os agentes de ação dupla mostram que reduzem efetivamente a coceira associada à alergia. Com a exceção de sensibilidade a qualquer um dos componentes da formulação, não há contraindicações para o uso desses agentes.[1]

Exemplos de medicamentos antialérgicos de dupla ação são azelastina (única categoria B em gestantes), epinastina, cetotifeno e olopatadina. Eles possuem a vantagem de provocar alívio rápido dos sintomas (devido ao seu efeito anti-histamínico), junto com o benefício a longo prazo pela estabilização dos mastócitos, fazendo com que duas doses diárias sejam suficientes (olopatadina 0,2%, uma vez por dia). Distinções sutis entre cada um desses medicamentos tendem a se refletir em diferenças nos resultados clínicos individuais. Em pacientes com CAS, a olopatadina, o cetotifeno e a epinastina foram mais eficazes do que a fluorometolona na prevenção de prurido e hiperemia.[2]

■ Corticosteroides tópicos

Os corticosteroides possuem vários mecanismos de ação, afetando a resposta alérgica imediata e tardia. Eles suprimem a proliferação de mastócitos, reduzem o influxo de células inflamatórias, inibem a resposta imune por bloqueio na produção de todos os mediadores químicos inflamatórios, como as prostaglandinas, leucotrienos e fator de ativação de plaquetas.[1]

Os pacientes com quadro moderado a grave de CAS, com exposição frequente aos alérgenos, e aqueles com sintomas persistentes podem necessitar do uso do corticosteroide oftálmico tópico.[1]

Os corticosteroides tópicos devem ser evitados em CAS e CAP; no entanto, o seu uso é, por vezes, inevitável na CCV e na CCA quando a córnea está envolvida. Os corticosteroides não estabilizam diretamente as membranas das células imunes e não inibem a liberação de histamina. No entanto, podem modular a resposta dos mastócitos pela inibição da produção de citocinas e recrutamento e ativação de células inflamatórias. Assim, embora eles não sejam a primeira escolha para terapia da alergia ocular, eles são, clinicamente, os agentes anti-inflamatórios mais eficazes em doenças ativas. Acetato de fluormetolona tópico, loteprednol (margem de segurança maior, menor risco de aumento da pressão intraocular e formação de catarata), rimexolona (Vexol) são a primeira escolha na inflamação moderada. Para inflamação alérgica grave, colírios de prednisolona, dexametasona ou betametasona devem ser usados, optando pela menor dose e pelo menor período de tempo.[8,15]

Os efeitos terapêuticos dos medicamentos, bem como os potenciais efeitos adversos (aumento da pressão intraocular, com uma evolução potencial para glaucoma, formação de catarata, infecções bacterianas, virais e fúngicas), devem ser monitorados por um oftalmologista e a dose deve ser reduzida lentamente ao longo de vários dias. Hidrocortisona 1% creme sobre a pele da pálpebra é recomendada para o tratamento de eczema grave na pálpebra.

Dados os potenciais efeitos adversos dos corticoides, uma nova classe de medicamentos conhecidos como agonistas dos receptores glicocorticoides seletivos (SEGRA) foi desenvolvida. As SEGRAs estão sendo investigadas como uma alternativa de "agente poupador de esteroides" que mantém a atividade anti-inflamatória dos esteroides, mas com efeitos colaterais reduzidos. Essa nova classe apresenta alta afinidade de ligação ao receptor de glicocorticoide com promissora ação anti-inflamatória e antialérgica em modelo de conjuntivite animal, sendo um pouco menos eficaz que a dexametasona, sem causar aumento da pressão intraocular. O Mapracorat é uma SEGRA que está sendo avaliada para o tratamento de distúrbios da superfície anterior do olho que incluem conjuntivite alérgica e síndrome do olho seco, bem como inflamação depois de cirurgia de catarata.[13]

Embora os corticosteroides nasais não sejam uma primeira linha de tratamento para a conjuntivite alérgica, em pacientes com rinoconjuntivite, o furoato de mometasona nasal e o furoato de fluticasona mostraram melhorar os sintomas de conjuntivite associados ao da rinite. Embora os corticosteroides intranasais melhorem os sintomas oculares, o(s) mecanismo(s) envolvido(s), provavelmente

Alergia Respiratória

relacionados com a redução do reflexo nasocular, é(são) desconhecido(s). Há dados limitados sobre a segurança ocular; no entanto, a literatura apoia a sua utilização ao longo de vários meses, já que não há aumento considerável do risco de hipertensão ocular ou glaucoma.[2]

■ Inibidores de calcineurina tópico

Os inibidores tópicos da calcineurina, conhecidos como imunofilinas, foram recentemente aprovados no tratamento de formas crônicas de conjuntivite alérgica que incluem conjuntivite primaveril/ vernal, CCA e CPG. Estudos demonstraram redução de cerca de 50% na gravidade dos sintomas com o uso do tacrolimus, nas formas crônicas de ceratoconjuntivites vernal e atópica.

Seu uso deve ser reservado para pacientes selecionados que são seguidos em centros de referência. Uma emulsão oftálmica 0,05% foi aprovada pela FDA para o tratamento da síndrome do olho seco. Ciclosporina A tópica a 0,05% foi eficaz na prevenção a longo prazo de recaídas da CCV quando comparado com colírio de cetotifeno. No Japão, a ciclosporina A tópica a 0,1%, solução aquosa oftálmica, foi eficaz e segura no tratamento de um grande número de pacientes com CCV e CCA.[2]

Tacrolimus e pimecrolimus, cremes dermatológicos, são ambos licenciados para o tratamento de doenças atópicas moderada a grave.[9] Embora os pacientes possam estar em risco de complicações infecciosas locais, o tacrolimus pomada,[9] 0,1 e 0,03%, e pimecrolimus, a 1%,[2] são eficazes no tratamento de alergias oculares graves.

Imunoterapia

A imunoterapia (IT) específica, com administração subcutânea ou sublingual, tem sido relatada como eficaz no tratamento de pacientes afetados por CAS e CAP. Na maioria dos estudos, os doentes foram diagnosticados com a rinoconjuntivite alérgica; poucos estudos foram realizados em pacientes com CAS isolada e em pacientes com CCV. A imunoterapia específica foi eficaz na redução de escores de sintoma ocular total e individual (redução de até 40% do prurido) e o uso de colírios (redução de até 63%) em indivíduos com CAS, mas não com o CAP.[9] A imunoterapia tem mostrado melhora nos sinais oculares. Sua duração e efeito podem persistir por até 5 anos depois do término do tratamento. Usando escala analógica visual, escores de sintomas oculares mostrou melhora de duas a três vezes.[1]

Imunobiológicos

O anti-IgE (omalizumabe) tem sido considerado como um potencial tratamento para alergias oculares graves, com estudos limitados ao pacientes com ceratoconjuntivites vernal e atópica. Seus efeitos podem ser observados de 2 meses a 2 anos de início do tratamento, com redução dos sintomas oculares e necessidade global ao uso de anti-histamínicos tópicos.[13]

Outros antagonistas de citocinas, como anti-IL5 e o antagonista do receptor da IL-1 (anankira), têm demonstrado eficácia na supressão da resposta inflamatória da superfície ocular. O uso de PLCL (D, L-lactídeo-co-épsilon-caprolactona), um microfilme contendo tacrolimus em pequena quantidade, e tecnologia com nanopartículas otimizando a entrega mais eficiente de medicamentos como o cetotifeno, serão perspectivas futuras no tratamento da alergia ocular.[13]

Proposta de abordagem terapêutica e controle da doença

Com base na abordagem terapêutica da alergia ocular existem algumas propostas para o algoritmo de tratamento (Figura 10.3). Quanto a proposta de avaliação de controle clínico, tem-se os critérios do consenso DECA,[8] classificando a alergia ocular como controlada ou não controlada, com base na evolução de 3 critérios: a presença e a frequência de sintomas oculares, escala VAS e o grau de hiperemia conjuntival (Figura 10.4).

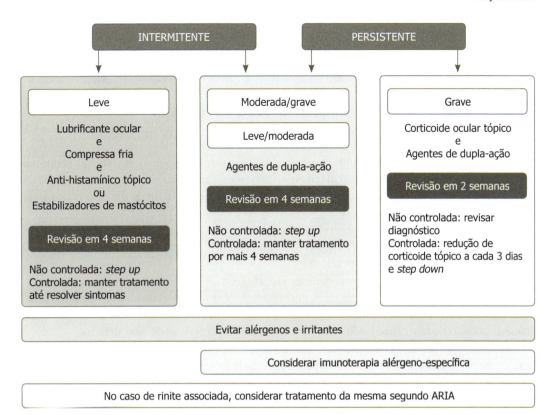

Figura 10.3. Proposta de tratamento de conjuntivite. Fonte: Consensus Documento n Allergic Conjuntivitis (DECA).

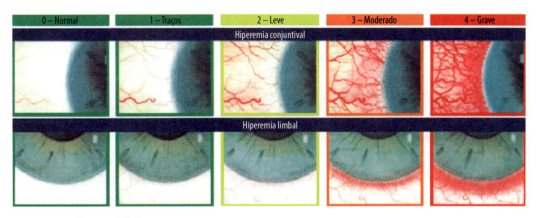

Figura 10.4. Escala de Efron. Fonte: Efron N et al. Ophthal Physiol Opt. 2001; 21:17-29.

Com base na avaliação clínica, os critérios de controle são determinados durante consulta, e com relação aos sinais e sintomas nas últimas 2 semanas.

- *Sintomas subjetivos*: prurido, lacrimejamento e desconforto visual e frequência (número de dias por semana). Considera-se que a AO é controlada quando o paciente não apresenta sintomas (prurido, lacrimejamento ou desconforto visual), quando os sintomas não são incômodos ou quando ocorrem no máximo 2 dias por semana. Consideramos a AO descontrolada se os sintomas oculares, independentemente da intensidade, estiverem presentes por mais de 2 dias por semana.

Alergia Respiratória

- *VAS*: utilizando a escala visual analógica utilizada na avaliação da rinite alérgica proposta por Bousquet *et al.*, avalia-se o controle da AO solicitando ao paciente para pontuar em uma VAS (0 a 10 cm) a resposta para a seguinte pergunta: quando os seus sintomas oculares são incômodos? Consideramos a AO controlada se a marca estiver abaixo de 5 cm e descontrolada, se for maior.
- *Grau de hiperemia conjuntival*: dependendo do grau de hiperemia durante o exame oftalmológico, consideramos a AO controlada se o grau de hiperemia na escala de Efron for 0 ou 1, e não for controlado se for entre 2 e 4.

O controle adequado da conjuntivite alérgica deve resultar em alívio e controle dos sintomas. A avaliação começa com uma história cuidadosa do paciente, exame clínico avaliando a gravidade do prurido (leve, moderada ou grave) e se é intermitente ou persistente. O prurido grave deve nos levar a considerar a possibilidade de uma condição grave (p. ex., CCV e CCA).[1]

Outros sintomas oculares são observados, como a sensação de corpo estranho, lacrimejamento e ardor. A presença e intensidade da hiperemia conjuntival deve ser abordada; se unilateral, pode indicar a presença de conjuntivite infecciosa.

As características dos pacientes podem ser classificadas de acordo com a intensidade. Grau 1, quando o prurido é leve e intermitente ou de curta duração; grau 2, o prurido pode ser leve, moderado ou grave e intermitente ou crônico, e a hiperemia está ausente ou dura alguns dias a duas semanas; grau 3, o prurido pode ser moderado a grave e crônico, e a hiperemia pode estar presente.

Além desses critérios, a presença de sintomas adicionais, como a sensação de corpo estranho, lacrimejamento e ardor, podem contribuir para a gravidade da apresentação. Os pacientes com queixas significativas de secura, com piora no período da tarde ou à noite (ou relacionados com sintomas, como sensação de corpo estranho), podem também ter a doença do olho seco. Alguns medicamentos, como anti-histamínicos de primeira geração orais, podem contribuir para sintomas de secura ocular e os pacientes podem se beneficiar com a suspensão deles.

Os pacientes submetidos ao uso de um corticosteroide ocular tópico devem ser acompanhados cuidadosamente para avaliar a eficácia e descartar os efeitos adversos, como a elevação da pressão intraocular (PIO) induzida por ele. A PIO deve ser monitorada se houver necessidade de usar além de 10 dias; além disso, deve-se observar a presença de infecções oportunistas (vírus e fungos).[1] Durante o uso de qualquer corticosteroide, os pacientes devem ser seguidos em intervalos de três a seis meses. No entanto, é uma boa prática para cada paciente se submeter, anualmente, a um exame oftalmológico completo.[1]

Considerações finais

Os sintomas da alergia ocular são muitas vezes, mas nem sempre, associados a outras manifestações alérgicas, sobretudo a rinite. No entanto, doenças alérgicas oculares específicas precisam ser reconhecidas e conduzidas por uma equipe que inclua um oftalmologista e um alergista. O diagnóstico de alergia ocular é baseado, na maioria das vezes, na história clínica, nos sinais e sintomas, e auxiliado pela investigação, *in vivo* e/ou *in vitro*, da sensibilização alérgica. Assim como a abordagem multiprofissional, as medidas não terapêuticas e a imunoterapia alérgeno-específica devem ser consideradas para o controle de alguns casos.

Referências bibliográficas

1. Bielory L, Meltzer EO, Nichols KK, Melton R, Thomas RK, Barlett JD. An algorithm for the management of allergic conjunctivitis. Allergy Asthma Proc. 2013; 34:408-20.
2. Leonardi A, Bogacka E, Fauquert JL, Kowalski ML, Groblewska A, Jedrzejczak-Czecho- wicz M et al. Ocular allergy: recognizing and diagnosing hypersensitivity disorders of the ocular surface. Allergy. 2012; 67(11):1327-37.

3. Leonardi A et al. Epidemiology of allergic conjuncitivitis: clinical appearance and treatment patterns in population-based study. Curr Opin Allergy Clin Immunol. 2015; 15 (5):482-8.
4. Johansson SG, Hourihane JO, Bousquet J, Bruijnzeel-Koomen C, Dreborg S, Haahtela T et al. A revised nomenclature for allergy. An EAACI position statement from the EAACI nomenclature task force. Allergy. 2001; 56:813-24.
5. Leonardi A, De Dominicis C, Motterle L. Immunopathogenesis of ocular allergy: a schematic approach to diferente clinical entities. Current Opinion Allergy Clinical Immunology. 2007; 7:429-35.
6. Brozek JL, Bousquet J, Baena-Cagnani CE, Bonini S, Canonica GW, Casale TB et al. Allergic Rhinitis and its Impact on Asthma (ARIA) guidelines: 2010 revision. J Allergy Clin Immunol. 2010; 126(3):466-76.
7. Bonini, S. Atopic keratoconjunctivitis. Allergy. 2004; 59:(Suppl. 78):71-3.
8. Sánchez-Hernández MC et al. Consensus document on allergic conjunctivitis (DECA). J Investig Allergol Clin Immunol. 2015; 25(2): 94-106.
9. Petricek I, Prost M, Popova A. The differential diagnosis of red eye: a survey of medical practioners from Eastern Europe and Middle East. Ophthalmologica. 2006; 220:229-37.
10. Witticzak T, Pas-Wyroilak A, Palczynski C. Occupational allergic conjunctivitis. Med Pr. 2007; 58:125-30.
11. Baudorin C. Allergic reaction to topical eyedrops. Curr Opin Allergy Clin Immunol. 2005; 5:459-63.
12. Leonardi A et al. Diagnostic tools in ocular allergy. Allergy. 2017; 72(10):1485-98.
13. Bielory L, Schoenberg D. Emerging therapeutics for ocular surface disease. Current Allergy and Asthma Reports. 2019; 19(3):16.
14. Abelson MB, McLaughlin JT, Gomes PJ. Antihistamines in ocular allergy: are they all created equal. Curr Allergy Asthma Rep. 2011; 11:205-11.
15. Shaker M, Salcone E. An uptodate on ocular allergy. Curr Opin Allergy Clin Immunol. 2016; 16:505-10.

PARTE

3

Alergia Cutânea

Diagnóstico Diferencial das Dermatites Alérgicas

Mara Giavina-Bianchi ▪ Antonio Abílio Motta

Introdução

Aproximadamente, 50% ou mais dos pacientes que procuram serviços médicos da especialidade de alergia em hospitais, clínicas ou consultórios apresentam dermatoses das mais variadas causas e muitas delas podem ser confundidas com as dermatites alérgicas, este capítulo visa apresentar as principais dermatoses de etiologia não alérgica que podem, às vezes, ser confundidas com dermatites alérgicas.

Angioedema

Angioedema é um edema localizado, não inflamatório, assimétrico, desfigurante e autolimitado da derme profunda, tecido subcutâneo ou submucosa, em locais com o tecido conjuntivo mais frouxo, decorrente da vasodilatação e do aumento da permeabilidade vascular (Figura 11.1). Pode ser causado pela bradicinina ou por histamina. O angioedema histaminérgico decorre da desgranulação de mastócitos que libera vários mediadores inflamatórios sendo o principal a histamina. A bradicinina, que é também um mediador inflamatório, provém da interação de três vias: a do sistema do complemento, a do sistema de contato e o do sistema fibrinolítico.

O diagnóstico do tipo de angioedema necessita de história clínica bem detalhada e exames complementares (ver Capítulos 14 e 28).[1]

Queilite granulomatosa

Também chamada de síndrome de Melkersson-Rosenthal, é uma síndrome neurocutânea rara, de herança autossômica dominante, caracterizada pela tríade de paralisia do nervo facial (sétimo par nervo craniano), edema orofacial recorrente e fissuras na língua (plicata ou escrotal). O edema pode ocorrer também na região malar ou palpebral (Figura 11.2).[2,3]

Queilite glandular

A queilite glandular é uma patologia rara das glândulas salivares acessórias dos lábios, sobretudo do lábio inferior. Clinicamente, o tipo mais comum é o tipo simples, caracterizado pelo aumento e endurecimento dos ductos excretores, aumento das glândulas salivares e produção de saliva muco-purulenta.[3]

Alergia Cutânea

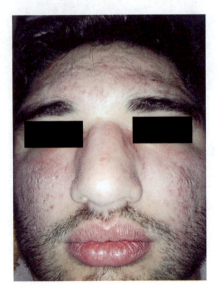

Figura 11.1. Angioedema. Edema acentuado das regiões frontal, periorbitária e malar bilateral. Fonte: acervo do Departamento de Dermatologia da FMUSP.

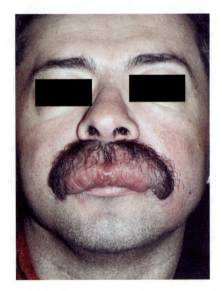

Figura 11.2. Queilite granulomatosa: intenso edema de lábio superior. Síndrome de Melkersson-Rosenthal. Fonte: acervo do Departamento de Dermatologia da FMUSP.

Eczemas

Os eczemas de contato, atópicos, de estase, xeróticos e disidróticos são diferentes formas de dermatoses, com causas distintas e, frequentemente, com diferentes localizações. Compartilham, porém, a lesão cutânea primária de eczema, que pode apresentar eritema, edema, vesículas, crostas, descamação, xerose, liquenificação e prurido. Em caráter didático, dividiremos o diagnóstico diferencial dos eczemas de acordo com a área anatômica afetada.

Face

A face é um local frequente de eczemas. Quando criança é muito comum o acometimento por dermatite atópica e dermatite seborreica. Com o passar do tempo, além das dermatoses citadas, a dermatite de contato passa a ser bastante comum nessa área. Diagnósticos diferenciais importantes nessas situações são:

- *Rosácea*: a rosácea papulopustular é caracterizada tipicamente por pápulas e pústulas centrofaciais e constante eritema e pode ser confundida com acne, dermatite atópica, dermatite seborreica, dermatite de contato e dermatite perioral. Na rosácea, há um aumento na população do ácaro Demodex, e ainda não se sabe se isso é a causa, consequência ou apenas associado ao quadro (Figuras 11.3 e 11.4).[4]
- *Dermatite perioral*: a dermatite perioral é uma dermatose comum e frequentemente crônica. Na sua forma clássica, afeta sobretudo mulheres de 15 a 45 anos de idade, mas há também variantes lúpus-símile e granulomatosa, esta última mais comum em meninos pré-púberes. A etiopatogenia continua incerta, mas o uso prolongado de produtos tópicos, especialmente corticosteroides, sobretudo os fluorados, no tratamento de rosácea ou dermatite seborreica, com frequência precede a manifestação clínica da dermatite perioral. Outras causas podem incluir substâncias irritantes para a pele, fatores hormonais e físicos. A apresentação clínica típica é uma erupção papulovesicular na região perioral que poupa uma fina área ao redor do limite dos lábios. Existem vários tratamentos possíveis para o problema; porém, a suspensão dos corticosteroides tópicos é fundamental (Figura 11.5).[5]

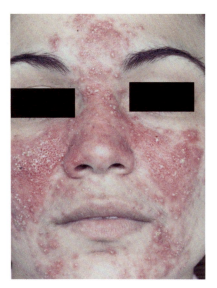

Figura 11.3. Rosácea. Pápulas e pústulas eritematosas em grande quantidade na região centrofacial. Fonte: acervo do Departamento de Dermatologia da FMUSP.

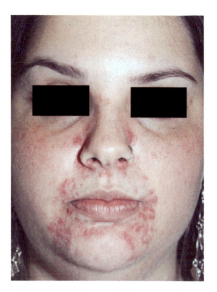

Figura 11.4. Rosácea. Pápulas eritematosas em grande quantidade na região centrofacial. Fonte: acervo do Departamento de Dermatologia da FMUSP.

- *Dermatite seborreica*: seborreia é uma condição de pele que envolve hipersecreção das glândulas sebáceas em resposta a estímulo androgênico. Está associada a acne, dermatite seborreica e caspa. A dermatite seborreica é uma dermatose inflamatória crônica, recorrente e com impacto negativo na qualidade de vida.[19] Caracteriza-se por placas eritemato-escamosas, com escama graxenta, às vezes amarelada, com predileção por áreas com alta concentração de glândulas sebáceas, como couro cabeludo, sobrancelhas, barba, orelhas, nasal e paranasal, parte medial anterior e posterior do tórax. Pode acometer também regiões intertriginosas, como axila, virilha e prepúcio/glande, com ou sem prurido. O diagnóstico diferencial depende da região acometida, e pode ser feito com dermatite de contato, dermatite atópica, rosácea, intertrigo simples e psoríase, entre outros (Figura 11.6).[6]

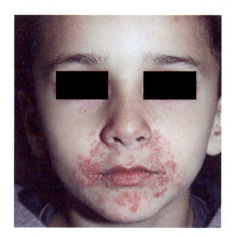

Figura 11.5. Dermatite perioral. Micropústulas e micropápulas eritematosas na região perioral. Fonte: acervo do Departamento de Dermatologia da FMUSP.

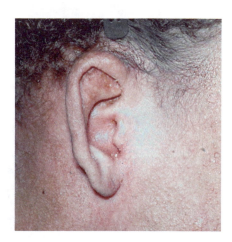

Figura 11.6. Dermatite seborreica. Placa eritemato-escamosa com escamas graxentas no pavilhão auricular. Fonte: acervo do Departamento de Dermatologia da FMUSP.

Corpo (tronco e membros)

- *Escabiose*: a escabiose é uma doença tropical causada pela infestação do *Sarcoptes scabei hominis*, que causa prurido intenso e lesões papulocrostosas em mãos, pés, abdome, mamas, axilas, região inguinocrural, membros ou até de forma mais generalizada. Devido ao prurido intenso, é frequente a impetiginização secundária das lesões por bactérias. Na grande maioria dos casos, há um baixo número de parasitas no corpo do paciente (5 a 15). Todavia, existe uma forma rara de sarna crostosa ou norueguesa, na qual há uma hiperinfestação com milhares ou milhões de ácaros, levando à formação de lesões hiperqueratósicas "crostosas" (Figura 11.7).[7]
- *Picada de inseto*: dados da população dos Estados Unidos mostram que de 2001 a 2010, mais de 10 milhões de pessoas procuraram as salas de emergências do país por picadas ou ferroadas de insetos. Os insetos foram responsáveis por 67,5% das visitas, seguidos por aracnídeos (21%). O estudo destacou também um aumento de sete vezes nas lesões causadas por percevejos entre os anos de 2007 e 2010.[8]

  As lesões provenientes de picadas de inseto são vesículas, pápulas ou placas eritemato-edematosas frequentemente escoriadas, a maioria nas regiões expostas. Devem ser diferenciadas do estrófulo, da escabiose e da dermatite herpetiforme, conforme a apresentação (Figura 11.8).
- *Impetigo*: é a infecção bacteriana superficial mais comum na pele causada por *S. aureus*, *S. pyogenes* ou, menos comumente, bactérias anaeróbias. Afeta mais comumente crianças de 2 a 5 anos de idade. Fatores predisponentes são os meses quentes nos climas temperados e o clima tropical e úmido. Qualquer lesão cutânea pode sofrer impetinização secundária, sobretudo picadas de inseto, varicela, lesões por herpes simples e dermatite atópica. A forma não bolhosa começa como uma lesão maculopapular que rapidamente se transforma em vesícula e ao se romper, libera secreção que seca e forma crostas melicéricas características das lesões.

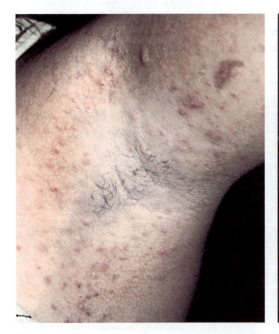

Figura 11.7. Escabiose. Pequenas pápulas eritematosas e pústulas escoriadas na região axilar. Fonte: acervo do Departamento de Dermatologia da FMUSP.

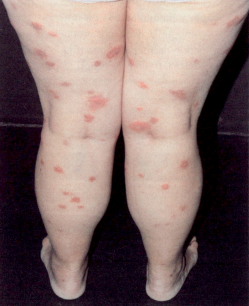

Figura 11.8. Picada de inseto. Pápulas e placas eritemato-edematosa nos membros inferiores. Fonte: acervo do Departamento de Dermatologia da FMUSP.

O impetigo bolhoso é causado exclusivamente pela toxina do *S. aureus*, representando uma forma localizada de síndrome estafilocócica da pele escaldada. Bolhas grandes, superficiais e frágeis se formam no tronco, extremidades, região anogenital ou nádegas de infantes, causando ulceração (Figura 11.9).[9]

- *Dermatite herpetiforme*: a dermatite herpetiforme (DH) é uma doença cutânea inflamatória com curso crônico e recorrente, lesões polimórficas pruriginosas e achados de histopatologia e imunopatologia típica. Muitas evidências apontam para que seja considerada uma manifestação específica da doença celíaca e, nos consensos mais recentes, quando o paciente com doença celíaca apresenta DH bem caracterizada, a biópsia duodenal é desnecessária para o diagnóstico. O encontro de depósito de IgA ao longo da junção dermoepidérmica ou no topo das papilas dérmicas na imunofluorescência direta junto com anticorpo antitransglutaminase positivo permitem que o diagnóstico seja feito. Nesse caso, uma dieta sem glúten deve ser adotada, além de fármacos como Dapsona para controlar as manifestações cutâneas da doença (Figura 11.10).[10]

- *Acrodermatite enteropática*: é uma doença rara, autossômica recessiva decorrente da má absorção de zinco. Caracteriza-se por dermatite perioral e acral, alopecia e diarreia. As formas adquiridas podem ser resultantes da falta de ingestão de zinco, perda excessiva de zinco ou outros processos de má absorção. O tratamento é a suplementação com zinco (Figuras 11.11 e 11.12).[11]

- *Dermatofitoses (tinhas)*: as infecções por tineas ou tinhas são causadas pelos dermatófitos dos gêneros *Trichophyton*, *Microsporum* e *Epidermophyton*. A tinha corporis é a micose do tronco, membros, extremidades ou face e tipicamente se apresenta como placas eritemato-escamosas, anulares, com clareamento central e borda com mais descamação e crosta, indicando maior atividade da doença. Podem ser placas únicas e múltiplas, com tamanhos variados. A tinha cruris se refere à área inguinocrural e tem as mesmas características da tinha corporis. A tinha corporis e a tinha cruris podem ser confundidas com psoríase, dermatite seborreica, eritrasma, parapsoríase (Figuras 11.13 e 11.14).[9]

- *Parapsoríase em pequenas placas*: o termo "parapsoríase" foi introduzido por Brocq em 1902 para definir um grupo de entidades que clinicamente lembrava psoríase. A parapsoríase em pequenas placas caracteriza-se por placas bem circunscritas de 2 a 6 cm geralmente no tronco ou membros. Ainda não se sabe se a parapsoríase em pequenas placas representa uma doença inflamatória, ou se tem o potencial de se transformar em micose fungoide, ou se já é, de fato, micose fungoide. A literatura ainda não mostrou um caso totalmente documentado da progressão da parapsoríase em pequenas placas para micose fungoide (Figura 11.15).[12]

- *Psoríase*: é uma doença inflamatória crônica que afeta pele e/ou articulações e está associada com inúmeras comorbidades. Há vários tipos clínicos, como a psoríase em placas, a mais frequente, com placas eritemato-escamosas podendo acometer mãos, pés, cotovelos, joelhos, couro cabeludo ou outras áreas do corpo e, menos comumente, a face. Em geral, as escamas são espessas e prateadas. Outro tipo menos frequente é a psoríase pustulosa que pode ser localizada ou generalizada (Figuras 11.16 e 11.17).[12,13]

- *Micose fungoide*: é o tipo mais comum de linfoma cutâneo. O termo deve ser usado somente na apresentação clássica da doença, caracterizada pela evolução de placas não elevadas *patch* para placas e tumores, o que normalmente leva anos ou décadas.[8] No estágio de *patch* ou placas, as lesões eritemato-descamativas podem simular doenças como psoríase, micoses superficiais ou eczemas (Figura 11.18).[14]

- *Sífilis secundária*: a sífilis secundária é uma doença que pode se apresentar com distintos padrões na pele e é, por isso, chamada "a grande simuladora" justamente porque pode se confundir com diversas outras patologias cutâneas. É bom ter em mente esse diagnóstico diferencial sobretudo quando houver lesões em palmas das mãos e plantas dos pés. Aqui, destacaremos os três tipos mais frequentes:

Alergia Cutânea

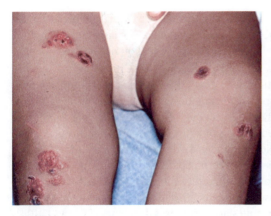

Figura 11.9. Impetigo. Placas eritematosas exulceradas nos membros inferiores. Fonte: acervo do Departamento de Dermatologia da FMUSP.

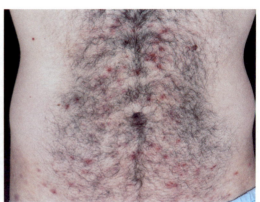

Figura 11.10. Dermatite herpetiforme. Lesões eritemato-exulceradas no abdome. Fonte: acervo do Departamento de Dermatologia da FMUSP.

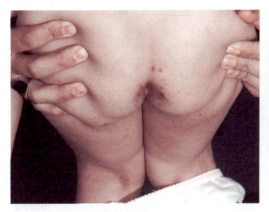

Figura 11.11. Acrodermatite enteropática. Pápulas e placas eritemato-exulceradas na região perianal e nádegas. Fonte: acervo do Departamento de Dermatologia da FMUSP.

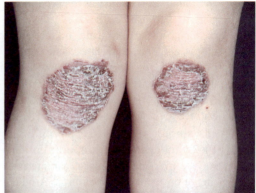

Figura 11.12. Acrodermatite enteropática. Placas eritemato-crostosas nos joelhos. Fonte: acervo do Departamento de Dermatologia da FMUSP.

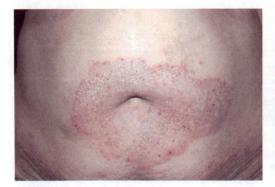

Figura 11.13. Tinha corporis. Placa eritematoescamosa com borda mais ativa na região periumbilical. Fonte: acervo do Departamento de Dermatologia da FMUSP.

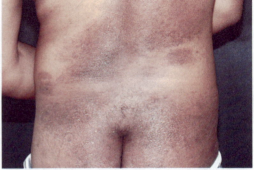

Figura 11.14. Tinha corporis extensa. Placas eritematoescamosas com borda mais ativa no dorso e nádegas. Fonte: acervo do Departamento de Dermatologia da FMUSP.

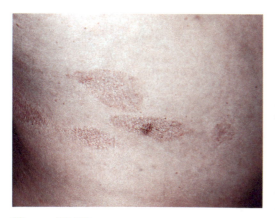

Figura 11.15. Parapsoríase em pequenas placas. Placa eritematosa com leve descamação no abdome. Fonte: acervo do Departamento de Dermatologia da FMUSP.

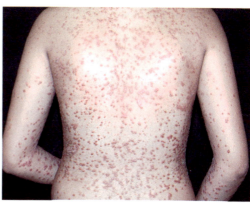

Figura 11.16. Psoríase gutata. Pápulas e pequenas placas eritemato-descamativas generalizadas. Fonte: acervo do Departamento de Dermatologia da FMUSP.

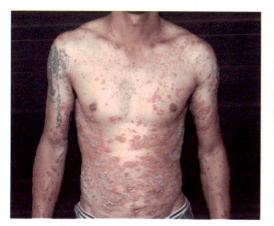

Figura 11.17. Psoríase pustulosa. Placas com base eritematosa e pústulas nas bordas, no tronco e nos membros superiores. Fonte: acervo do Departamento de Dermatologia da FMUSP.

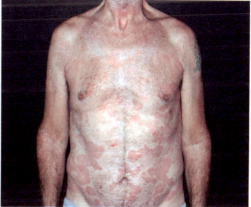

Figura 11.18. Micose fungoide. Placas eritematosas levemente descamativas no tronco. Fonte: acervo do Departamento de Dermatologia da FMUSP.

- *Macular*: lesões elípticas de 4 a 8 mm de diâmetro, rosa-claro, ou mais violácea em pessoas de pele mais escura, com a coloração do centro mais intensa e que some a digitopressão. Geralmente não diagnosticada ou diagnosticada erradamente.
- *Papular*: placas eritemato-escamosas pequenas com várias possibilidades de coloração dependendo da pele do indivíduo, podendo ser também pustulosa. Em áreas genitais e flexurais pode aparecer na forma de condiloma plano.
- *Psoriasiforme*: lembram psoríase na cor e na descamação, mas não sangram ao se tentar remover a escama (Figura 11.19).[15]

• *Pitiríase alba*: é uma condição de pele muito frequente associada a pacientes com história de atopias (dermatite atópica, asma, rinite) e xerose cutânea. É considerada um critério menor nos critérios de Hanifin e Rajka para o diagnóstico de dermatite atópica. Não costuma ter prurido associado e é caracterizada por placas hipocrômicas, mal delimitadas, com pouca ou nenhuma descamação na face, tronco ou membros. Mais frequente em crianças e adolescentes. Como não pigmenta depois da exposição solar, os pacientes queixam-se de terem "pego" a doença ("micose") na praia ou na piscina, mas o que ocorre é que o contraste entre pele sã e pele lesada aumenta, e as lesões passam a ser mais visíveis. Não há um agente infeccioso envolvido, portanto não há indicação de tratamento antifúngico ou antiparasitário (Figura 11.20).[16]

- *Xerose*: a pele seca pode ser um fator proeminente em dermatoses como dermatite atópica, eczema xerótico ou asteatósico e psoríase, levando a intenso prurido. O quadro clínico é de pele esbranquiçada, descamativa e até com fissuras superficiais, chamada *"craquelê"*, acompanhada ou não de sinais de escoriação. A xerose pode estar associada a uma diminuição da função de barreira da pele. Emolientes podem tentar restaurar a integridade da pele e diminuir o prurido. Estudos mostraram que a intensidade do prurido diminui 30 minutos depois da primeira aplicação do emoliente e que essa melhora é progressiva com o uso constante, atingindo seu máximo em 14 dias. O uso de corticoides tópicos pode ser necessário por um curto espaço de tempo, mas a médio e longo prazos devemos considerar o uso dos emolientes para o eczema xerótico (Figuras 11.21 e 11.22).[17]

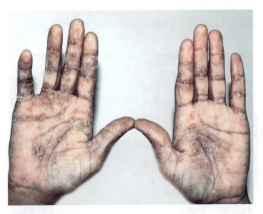

Figura 11.19. Sífilis secundária. Placas eritemato-descamativas nas palmas. Fonte: acervo do Departamento de Dermatologia da FMUSP.

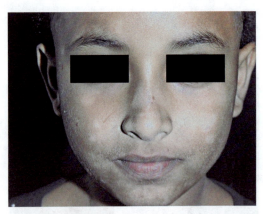

Figura 11.20. Pitiríase alba. Placas hipocrômicas levemente descamativas na face. Fonte: acervo do Departamento de Dermatologia da FMUSP.

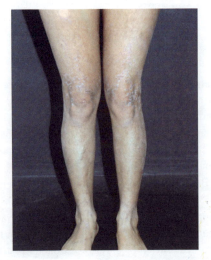

Figura 11.21. Eczema asteatósico. Placas de eczema leve nos membros inferiores causadas por xerose intensa. Fonte: acervo do Departamento de Dermatologia da FMUSP.

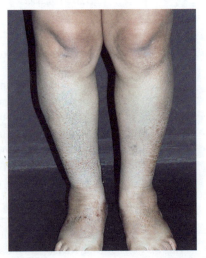

Figura 11.22. Xerose. Placas com aspecto "craquelê" nos membros inferiores. Fonte: acervo do Departamento de Dermatologia da FMUSP.

- *Eczema numular*: eczema numular é uma doença "alérgica", pruriginosa, com placas em forma de moedas na pele. Pode ser confundida com psoríase, dermatofitose ou outra forma de eczema. Em geral, os homens têm a lesão mais tardiamente na vida, enquanto nas mulheres costuma aparecer na juventude. Mais comumente ocorrem nas pernas, mas podem ocorrer em tronco, mãos ou pés. Não se conhece a fisiopatologia da doença, mas existe associação com xerose cutânea, que possibilita a permeação de alérgenos (Figura 11.23).[18]
- *Líquen simples crônico/prurigo nodular*: líquen simples crônico é uma doença caracterizada pela liquenificação (espessamento) da pele como resultado do ato de coçar, esfregar ou morder frequentemente a área. As lesões apresentam-se como placas espessadas, liquenificadas, geralmente hipercrômicas e, às vezes, com hipertricose associada. As localizações mais frequentes são: pescoço, tornozelos, couro cabeludo, vulva, púbis, escroto e face extensora dos antebraços. O pico de incidência é entre 35 e 50 anos de idade e mulheres são mais afetadas que homens, na proporção de 2:1.

O prurigo nodular se caracteriza por pápulas e nódulos com intenso prurido associado, sem uma causa de base estabelecida. Pode ocorrer em todas as idades, igualmente em ambos os sexos e se apresenta como nódulos de 1 a 5 cm, endurecidos, escoriados, com coloração escura ou avermelhados e crosta central, além de halo hipercrômico ao redor. Ao regredirem, as lesões podem deixar cicatrizes.

Fatores psicogênicos têm um papel relevante nas duas condições, estando frequentemente associadas à depressão ou ansiedade. Devem ser diferenciados de outras doenças que levam à coçadura intensa e posterior liquenificação, como a dermatite atópica (Figuras 11.24 e 11.25).[19]

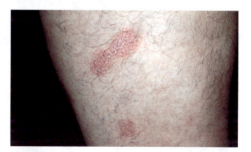

Figura 11.23. Eczema numular. Placa eczematosa em forma arredondada na coxa. Fonte: acervo do Departamento de Dermatologia da FMUSP.

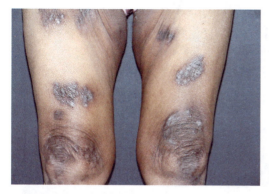

Figura 11.24. Líquen simples crônico. Placas hipercrômicas e liquenificadas nos membros inferiores. Fonte: acervo do Departamento de Dermatologia da FMUSP.

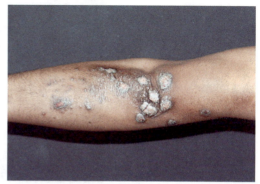

Figura 11.25. Prurigo nodular. Pápulas e nódulos hipo e hipercrômicos, liquenificados no membro superior. Fonte: acervo do Departamento de Dermatologia da FMUSP.

Acral (pés e mãos)

Os eczemas de pés e mãos mais frequentes são os de contato e atópico. No entanto, devemos pensar em outras entidades que também têm predileção por essas áreas:

- *Eczema disidrótico*: o eczema disidrótico ou disidrose é uma entidade distinta, considerada com frequência um espectro da dermatite atópica, que afeta primariamente palmas e plantas. Dependendo da intensidade, pode estar associada à morbidade frequente e ainda é um desafio ao tratamento.[17] Caracteriza-se por pequenas vesículas tensas, na superfície ventral e lateral dos dedos. É comum ocorrer em indivíduos com hiperidrose, mas não há anormalidades nos ductos ou glândulas sudoríparas. A etiologia permanece desconhecida, mas a alergia ao níquel parece ter um papel nessa doença (Figuras 11.26 e 11.27).[20]
- *Psoríase pustulosa*: um tipo menos frequente de psoríase é a psoríase pustulosa, que pode ser localizada em palmas e plantas (Figura 11.28).[12,13]

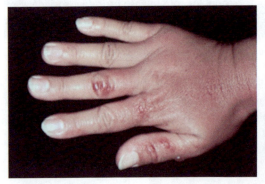

Figura 11.26. Fase aguda da disidrose com vesículas nos dedos das mãos. Fonte: acervo do Departamento de Dermatologia da FMUSP.

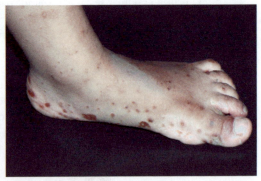

Figura 11.27. Lesões de disidrose em fase de involução das vesículas nos pés. Fonte: acervo do Departamento de Dermatologia da FMUSP.

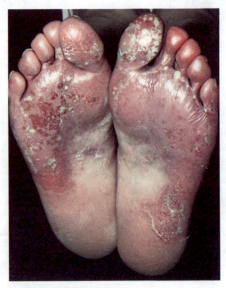

Figura 11.28. Psoríase pustulosa. Placas com base eritematosa e pústulas nos pés. Fonte: acervo do Departamento de Dermatologia da FMUSP.

- *Tinha manus ou pedis*: as infecções por tineas ou tinhas são causadas pelos dermatófitos dos gêneros *Trichophyton*, *Microsporum* e *Epidermophyton*. A tinha *pedis* (nos pés) ou *manus* (nas mãos) caracteriza-se por lesões com fissuras e maceração entre os dedos, mais frequentemente nos pés. No entanto, palmas ou plantas podem apresentar muitas vezes vesículas frágeis ou placas eritemato-escamosas, que se espalham para a parte lateral dos pés ou das mãos. As tinhas *pedis* e *manus* devem ser diferenciadas de disidrose, psoríase pustulosa, dermatite de contato (Figura 11.29 e 11.30).[20,21]

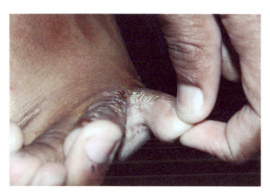
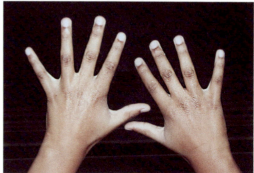

Figura 11.29. Tinha *pedis*. Lesões eritematosas com vesículas, fissuras e maceração no espaço interdigital do pé. Fonte: acervo do Departamento de Dermatologia da FMUSP.

Figura 11.30. Tinha *manus*. Vesículas no dorso das mãos e lateral dos dedos. Fonte: acervo do Departamento de Dermatologia da FMUSP.

Agradecimento

Agradecemos ao Departamento de Dermatologia do Hospital das Clínicas da Faculdade de Medicina da USP pela cessão de todas as figuras (fotos) deste capítulo provenientes de seu arquivo.

Referências bibliográficas

1. Giavina-Bianchi P, Arruda LK, Aun MV, Campos RA, Chong-Neto HJ, Constantino-Silva RN et al. Brazilian Guidelines for Hereditary Angioedema Management - 2017 Update Part 1: Definition, Classification and Diagnosis. Clinics (São Paulo). 2018; 73:e310.
2. Antiga E, Caproni M. The diagnosis and treatment of dermatitis herpetiformis. Clin Cosmet Investig Dermatol. 2015; 8:257-65.
3. Reichart PA, Scheifele C, Philipsen HP. [Glandular cheilitis. 2 case reports]. Mund Kiefer Gesichtschir. 2002; 6(4):266-70.
4. Baruch D, Naga L, Driscoll M, Kao G. Acrodermatitis enteropathica from zinc-deficient total parenteral nutrition. Cutis. 2018; 101(6):450-3.
5. Mokos ZB, Kummer A, Mosler EL, Čeović R, Basta-Juzbašić A. Perioral dermatitis: still a therapeutic challenge. Acta Clin Croat. 2015; 54(2):179-85.
6. Belousova IE, Vanecek T, Samtsov AV, Michal M, Kazakov DV. A patient with clinicopathologic features of small plaque parapsoriasis presenting later with plaque-stage mycosis fungoides: report of a case and comparative retrospective study of 27 cases of "nonprogressive" small plaque parapsoriasis. J Am Acad Dermatol. 2008; 59(3):474-82.
7. Benjegerdes KE, Hyde K, Kivelevitch D, Mansouri B. Pustular psoriasis: pathophysiology and current treatment perspectives. Psoriasis (Auckl). 2016; 6:131-44.
8. Cerroni L. Mycosis fungoides-clinical and histopathologic features, differential diagnosis, and treatment. Semin Cutan Med Surg. 2018; 37(1):2-10.
9. Engelman D, Steer AC. Control Strategies for scabies. Trop Med Infect Dis. 2018; 3(3).
10. Fenner J, Silverberg NB. Skin diseases associated with atopic dermatitis. Clin Dermatol. 2018; 36(5):631-40.
11. Forton FMN, De Maertelaer V. Papulopustular rosacea and rosacea-like demodicosis: two phenotypes of the same disease? J Eur Acad Dermatol Venereol. 2018; 32(6):1011-6.

12. Langley R, Mack K, Haileyesus T, Proescholdbell S, Annest JL. National estimates of noncanine bite and sting injuries treated in US Hospital Emergency Departments, 2001-2010. Wilderness Environ Med. 2014; 25(1):14-23.

13. Lotti T, Buggiani G, Prignano F. Prurigo nodularis and lichen simplex chronicus. Dermatol Ther. 2008; 21(1):42-6.

14. Poudel RR, Belbase B, Kafle NK. Nummular eczema. J Community Hosp Intern Med Perspect. 2015; 5(3):27909.

15. Simon D, Nobbe S, Nägeli M, Barysch M, Kunz M, Borelli S et al. Short- and long-term effects of two emollients on itching and skin restoration in xerotic eczema. Dermatol Ther. 2018:e12692.

16. Snyder M, Turrentine JE, Cruz PD. Photocontact dermatitis and its clinical mimics: an overview for the allergist. Clin Rev Allergy Immunol. 2018.

17. Weston GK, Hooper J, Strober BE. Dupilumab in the treatment of dyshidrosis: a report of two cases. J Drugs Dermatol. 2018; 17(3):355-6.

18. Nishizawa A. Dyshidrotic eczema and its relationship to metal allergy. Curr Probl Dermatol. 2016; 51:80-5.

19. de Souza LKC, Sanudo A, Hassun KM, Bagatin E. Low-dose oral isotretinoin for moderate to severe seborrhea and seborrheic dermatitis: a randomized comparative trial. Int J Dermatol. 2017; 56(1):80-5.

20. Clebak KT, Malone MA. Skin infections. Prim Care. 2018; 45(3):433-54.

21. Baughn RE, Musher DM. Secondary syphilitic lesions. Clin Microbiol Rev. 2005; 18(1):205-16.

12

Prurido Cutâneo

Octavio Grecco ■ Antonio Abílio Motta

Introdução

Prurido é definido como a sensação desagradável que provoca o desejo de arranhar.[1] A percepção do prurido é o resultado final de uma rede complexa de vias nervosas, áreas cerebrais e um número elevado de mediadores periféricos e centrais.[2] O prurido é um sintoma frequente na população geral estando presente em várias doenças cutâneas e sistêmicas, com grande acometimento na qualidade de vida.[3] Pode envolver a pele toda (prurido generalizado) ou somente algumas áreas como couro cabeludo, dorso, braços e virilha (prurido localizado).[3]

Em geral, a investigação do prurido requer uma investigação meticulosa assim como cuidadosos exames clínicos e investigação laboratorial.[1]

Zylics et al.[4] evidenciaram que em pessoas com mais de 65 anos de idade cerca de 60% apresentaram prurido, sendo designado prurido no idoso. Dependendo do grupo estudado, a prevalência varia de 8,0 a 16,4%.[5] A associação do prurido com doenças sistêmicas é consagrada, e sua presença ocorre em quase a totalidade de pacientes com dermatite atópica e urticária. Nos pacientes com psoríase essa associação está em cerca de 80%, na cirrose biliar primária em 80 a 100% e na insuficiência renal crônica em cerca de 40 a 70%. Nos pacientes acometidos por linfoma de Hodgkin o prurido ocorre em cerca de 30%.[1] Ele está mais associado ao gênero feminino e é mais frequentemente diagnosticado em asiáticos.[6,7]

Os mecanismos subjacentes aos vários tipos de prurido crônico são complexos. Vários mediadores estão envolvidos na sensação de prurido (Figura 12.1). O sinal do prurido é transmitido especialmente por pequenas fibras C desmielinizadas sensíveis ao prurido originadas na pele. Elas formam sinapses com neurônios secundários que cruzam para o trato espinotalâmico contralateral e ascendem a múltiplas áreas do cérebro que estão envolvidas em sensações, avaliação de processos, emoções, recompensas e memória. Essas áreas sobrepõem-se com aquelas ativadas pela dor.[8,9] Pacientes com prurido crônico frequentemente tem hipersensibilização neural tanto periférica como central. Nesse estado, as fibras de prurido sensibilizadas, reagem de forma exagerada aos estímulos nocivos que geralmente inibem o prurido, tais como calor e coçadura. Ocorre ainda interpretação errônea do estímulo não nocivo: o toque pode ser percebido como prurido.[10] Não é incomum os pacientes queixarem-se que pelo simples fato de tirarem ou colocarem roupas de cama desencadeia um ataque de coceira. Sintomas raros como este, associados à aflição de prurido crônico, insônia e repetidas consultas médicas, podem ocasionar um diagnóstico errôneo de prurido psicogênico.[11]

O prurido origina-se na epiderme junção dermoepidérmica e é transmitido por fibras nervosas C prurido-específicas. Algumas dessas fibras são sensíveis à histamina, mas a maioria não o são. Uma complexa interação entre células T, mastócitos, neutrófilos, eosinófilos, queratinócitos e neurônios (junto com liberação aumentada de citocinas, proteases e neuropeptídios) que ocasionam a exacerbação do prurido. As fibras C formam sinapses com projeção secundária no corno dorsal, e o sinal do prurido ascende pelo trato espinotalâmico contralateral, com projeções para o tálamo. Do tálamo, o prurido é transmitido a várias regiões do cérebro que estão envolvidas em sensações, avaliação de processos, emoções, recompensas e memória (Figura 12.1).[11]

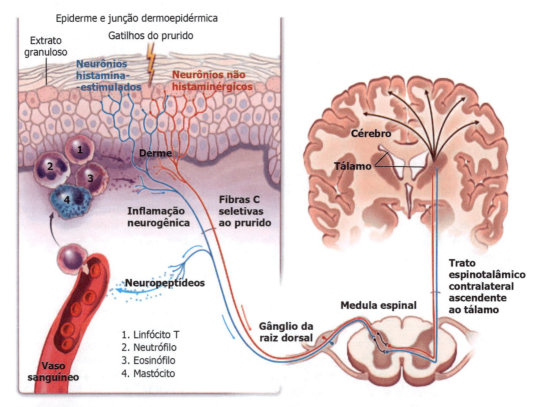

Figura 12.1. Vias do prurido da pele ao cérebro (publicado com a permissão dos autores). Fonte: Yosipovitch G, Bernhard JD.

Classificação

Segundo o Fórum Internacional para Estudo do Prurido (FIEP), há dois níveis de classificação a serem utilizadas (Tabela 12.1). O primeiro nível permite a classificação quando o diagnóstico é desconhecido.[5]

Diagnóstico etiológico desconhecido

- Grupo I: prurido em pele inflamada.
- Grupo II: prurido em pele não inflamada.
- Grupo III: prurido em lesões crônicas graves de arranhadura secundárias.

Tabela 12.1. Classificação do prurido de acordo com o FIEP[7]

Subtipo	Exemplos relevantes
Dermatológico: oriundo da pele, pele seca ou qualquer doença de pele	*Autoimunes*: dermatoses bolhosas (p. ex., dermatite herpetiforme, penfigoide bolhoso, escleroderma, síndrome de Sjögren) *Dermatoses da gravidez*: pápulas urticariformes pruriginosas e placas da gravidez, prurigo da gravidez e penfigoide gestacional *Genodermatoses*: ictiose, doença de Darier, doença de Hailey-Hailey *Inflamatórios*: dermatite de contato, DA, eczema asteatótico, eczema numular, dermatite de estase, dermatite seborreica, acne, urticaria, psoríase, líquen plano, líquen escleroatrófico, pitiríase rósea, pitiríase rubra pilar, doença de Grover (dermatose acantolítica transitória), reação à medicamentos, erupção polimórfica a luz, mastocitose, dermatomiosite, doença linear da IgA *Infecções/infestações*: pediculose, escabiose, doenças parasitárias, *tinea corporis*, impetigo, varíola *Neoplasias*: linfomas cutâneos de células T *Neurodermatites*: líquen simples crônico, prurido nodular, líquen amiloidótico
Sistêmico: oriundo de doenças de outros órgãos da pele, doenças metabólicas, doenças multifatoriais e reação de medicamentos	*Endócrino-metabólicas*: insuficiência renal crônica, doenças hepáticas com ou sem colestase, doenças tireoidianas, deficiência de ferro, hiperparatireoidismo *Hematológicos*: policitemia vera, linfomas, síndromes mielodisplásicas *Induzido por medicamentos*: com e sem colestase *Infecções*: HIV, parasitoses (incluindo helmintíase), hepatite C *Tumores*: órgãos sólidos, síndrome carcinoide
Neurológicos: oriundos de doenças do sistema nervoso central ou periférico e talvez de outras doenças	Esclerose múltipla, neoplasias cerebrais (gliomas) ou espinais, abscessos ou infartos cerebrais, prurido fantasma, neuralgia pós-herpética, mielite transversa, notalgia parestésica, prurido braquirradial, meralgia parestésica, outras condições associadas à lesão neuronal, compressão ou irritação como aprisionamento neuronal, radiculopatia ou polineuropatia (diabete melito, deficiência de vitamina B etc.)
Psicogênico psicossomático	Alucinações (p. ex., de parasitose), escoriação psicogênica, prurido somatoforme, associado a doenças psiquiátricas (depressão, distúrbios afetivos, doenças obsessivas e compulsivas, esquizofrenia, distúrbios alimentares
Misto	Associação de prurido urêmico e xerose
Origem desconhecida	Prurido idiopático senil, prurido idiopático aquagênico, prurido na anorexia nervosa

Diagnóstico etiológico conhecido

Quando a origem do prurido é conhecida, o prurido pode ser dividido nas seguintes categorias (Figura 12.2):

- *Origem dermatológica*: nesse grupo, o prurido é secundário a lesões cutâneas primárias, por exemplo: xerose, dermatite atópica, psoríase, infecções cutâneas e linfomas de células T.
- *Origem sistêmica*: nesse grupo, encontram-se os pacientes com distúrbios em outros órgãos como insuficiência renal, doenças hepáticas, doenças hematológicas e linfoproliferativas, neoplasias e induzido por drogas.
- *Origem neurológica*: são os casos relacionados com doenças do sistema nervoso central e periférico, como notalgia parestética, prurido braquirradial e esclerose múltipla.
- *Origem psicogênica*: algumas doenças psiquiátricas estão relacionadas com prurido como depressão, ansiedade, escoriação psicogênica e parasitose ilusória.
- *Origem mista*: nesse caso, incluem-se pacientes com mais de uma etiologia.
- *Origem desconhecida*: prurido senil idiopático, prurido aquagênico idiopático, prurido na anorexia nervosa.

Alergia Cutânea

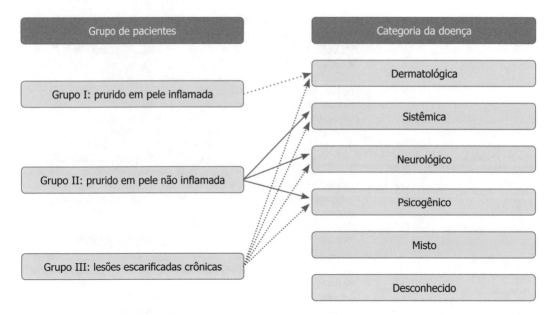

Figura 12.2. Classificação clínica no tratamento de pacientes crônicos com prurido. Em uma primeira etapa, os pacientes são agrupados de acordo com seu quadro clínico e história. Embora os grupos I e II já possam sugerir uma categoria, a classificação de paciente é realizada numa segunda etapa com base nos exames histológico, laboratorial e na investigação radiológica. Se nenhuma categoria se encaixa ou várias doenças são encontradas, os pacientes são classificados em "misto" ou "outros".[12] **Fonte:** modificada de Grundmann S, Ständer, S.

■ Origem dermatológica

Na grande maioria desses casos há a presença de inflamação cutânea visível, como nas doenças a seguir:

- *Urticária*: é uma doença que pode afetar até 25% da população durante algum período da vida. A lesão característica, urtica, é elevada, circunscrita, eritematosa e intensamente pruriginosa. Normalmente, as lesões duram até 24 horas, podendo coalescer e desaparecem sem lesão residual. Raramente a urticária crônica é causada por alergia a substâncias externas.
- *Xerose ou pele seca*: é a principal causa de prurido em idosos com pele sem lesão. Ocorre muito frequentemente no inverno, sendo caracterizada por coçadura em áreas de pele seca sobretudo nos membros inferiores.
- *Dermatite de contato*: pode ser alérgica ou irritativa sendo desencadeada pelo contato cutâneo direto com a substância, ocasionando uma resposta imunológica no tipo alérgico ou uma resposta inflamatória pelo poder irritativo da substância.
- *Dermatite atópica* (DA): nessa doença o prurido é intenso inclusive com comprometimento da qualidade de vida do paciente. Há a ocorrência de um círculo vicioso de coçadura-prurido, no qual a lesão da pele, oriunda da coçadura, piora o prurido. O sintoma pode ser desencadeado por um estímulo cutâneo inocente (alocinese), como pela sudorese, ato de vestir-se, mudança de temperatura e o próprio contato cutâneo com lã. O diagnóstico de dermatite de contato é eminentemente clínico, sendo sugerido por história familiar de atopia, início precoce dos sintomas, eczema recorrente e pruriginoso. Outros achados constituem sinais menores de dermatite atópica como xerose, linhas de Dennie-Morgan, olheiras, hiperlinearidade palmar e ceratose folicular em membros superiores. Com relação à patogênese do prurido, vários estudos demonstraram a ação importante da IL-31 em sua indução.

- *Psoríase*: o prurido é muito comum nos pacientes, assumindo um padrão cíclico de piora noturna. Deve-se lembrar que o prurido muitas vezes não está associado somente à área lesionada, sendo frequentemente generalizado.
- *Dermatofitose*: infecções fúngicas superficiais são causas comuns de prurido localizado, podendo acometer região crural, interdigital, pés, palmas, couro cabeludo, inframamária, entre outras. Fatores predisponentes são temperaturas mornas, contato prolongado com umidade, obesidade e roupas apertadas.[13]
- *Ectoparasitoses*: a escabiose é o exemplo típico, sendo causada pelo ácaro *Sarcoptes scabiei*, caracterizado pelo prurido intenso que piora principalmente à noite. Acometem sobretudo áreas intertriginosas como pescoço, axilas, genitais e interdigitais. O prurido na escabiose é devido à resposta de hipersensibilidade tardia a proteínas dos ácaros,[14] podendo persistir por semanas depois da erradicação dos parasitas. Pediculose e fitiríase também são ectoparasitoses que ocasionam prurido intenso e ocorrem por uma reação de hipersensibilidade tardia à saliva do parasita.[13] Em geral, a pediculose ocorre em condições de má higiene, e fitiríase é considerada uma doença sexualmente transmissível.[13]
- *Penfigoide bolhoso*: é uma doença cutânea autoimune que ocorre em indivíduos idosos. A grande maioria desenvolve placas eczematosas e urticária com ou sem bolhas; contudo, uma pequena parte apresenta somente prurido sem lesões.[15]

■ Origem sistêmica

- *Insuficiência renal*: o prurido acomete cerca de 15 a 49% dos indivíduos com insuficiência renal e quase 90% dos que estão em diálise.[16] A fisiopatologia é desconhecida, e aventam-se vários mecanismos como concentração aumentada de íons divalentes (cálcio, magnésio), paratormônio, histamina e triptase, alterações nos nervos centrais e periféricos, envolvimento de receptores opioides (receptores μ e κ) e xerose.[17,18] Em 60% dos pacientes o prurido é generalizado, enquanto em alguns é localizado sobretudo em dorso. Em quase metade dos pacientes a ocorrência é diária e na outra metade, esporádica. Alguns pacientes referem que o prurido ocorre durante ou imediatamente após a diálise.[19] O prurido crônico é um fator preponderante da piora da qualidade de vida e grave prejuízo do sono nesses pacientes.[20,21]
- *Doenças hepáticas*: o prurido é um sintoma muito frequente em pacientes com colestase devido a obstrução mecânica, distúrbios metabólicos e doenças inflamatórias.[22] Em pacientes com cirrose biliar primária o prurido pode preceder o diagnóstico em vários anos.[23] Em pacientes com hepatite viral pelos tipos B e C e na hepatopatia alcoólica o prurido é menos intenso e é muito comum. O prurido hepático é frequente em palmas e plantas de maneira característica.[24] Uma hipótese seria a de que o alto tônus dos opioides influenciaria a neurotransmissão.[23] Recentemente, tem sido demonstrado que a presença de níveis elevados de autotaxina sérica (enzima que metaboliza lisofosfatidilcolina em ácido lisofosfatídico) e, consequentemente, os níveis elevados do ácido lisofosfatídico seriam específicos para a patogênese do prurido da colestase.[25]
- *Doenças endócrino-metabólicas*: em média, somente 10% dos pacientes com diabete melito e hipertireoidismo (principalmente na doença de Graves) apresenta prurido.[26,27] Nos pacientes com hipotireoidismo, geralmente o prurido decorre da xerose. Nos pacientes com hiperparatireoidismo, talvez a causa seja a perda da vitamina D e minerais como o zinco. Tanto a deficiência de ferro[23] como a hemocromatose[28,29] podem ocasionar prurido crônico.
- *Doenças malignas*: várias doenças malignas como tumores, doenças da medula óssea e doenças linfoproliferativas ocasionam prurido crônico. Possíveis mecanismos seriam toxinas geradas pelo próprio tumor, reações alérgicas a compostos gerados e a lesão neuronal

do próprio tumor (tumores cerebrais).[4,30] Na policitemia vera o prurido chega a acometer 50% dos pacientes,[31,32] sendo comum o sintoma ocorrer após o banho com sensação de pinicação. Em geral, no linfoma de Hodgkin, o prurido inicia-se nas pernas sobretudo à noite; porém, depois atinge a forma disseminada. Alguns autores sugerem que o mecanismo seja pela secreção de leucopeptidase e bradicinina, liberação de histamina e níveis elevados de IgE com deposição cutânea.[33] Pacientes acometidos por síndrome carcinoide apresentam o prurido associado com o *flushing*, diarreia e sintomas cardiológicos. Outras neoplasias hematológicas como linfoma não Hodgkin, leucemia linfocítica crônica, mieloma múltiplo e mastocitose também estão relacionadas com prurido. Recentemente, vários grupos têm estudado a participação da interleucina 31 (IL-31) na patogênese do prurido em doenças cutâneas e sistêmicas. Com relação ao linfoma cutâneo de células T (LCCT), tanto a patogênese como fisiopatologia do prurido permanecem incertas. Provavelmente, alguns agentes pró-inflamatórios produzidos no microambiente cutâneo estejam envolvidos tanto no crescimento tumoral como na indução do prurido. É conhecido que a concentração sérica de IL-31 está elevada em dermatoses pruriginosas incluindo o LCCT. Entretanto, a questão que fica é: se a elevada concentração de IL-31 sérica está associada ao prurido, à doença ou a ambos. A IL-31 parece exercer uma função importante nas vias de sinalização do prurido. Em decorrência dos vários estudos realizados, sugere-se que a ILA-31 seja uma citocina promissora; contudo, o seu papel no LCCT ainda necessita de mais estudos.

- *Doenças infecciosas*: infecções generalizadas ocasionam prurido. Nos pacientes com infecção pelo HIV pode ocorrer uma erupção pápulo-pruriginosa ou foliculite eosinofílica.[34,35]
- *Doenças neurológicas*: esclerose múltipla, infarto cerebral e tumores cerebrais raramente são acompanhados por prurido. No quadro de prurido localizado provavelmente há uma origem neurológica como compressão periférica ou aferências centrais. Essa origem pode ser encontrada em prurido pós-herpético, notalgia parestésica, prurido braquirradial e prurido anogenital onde provavelmente há lesão espinal não diagnosticada.[36-39] No caso do prurido anogenital pode ocorrer lesão neuronal periférica devido a uma radiculopatia lombossacra.[40] O prurido braquirradial é normalmente localizado em região dorsolateral, braço e antebraço, acometendo com frequência indivíduos de pele clara, moradores de trópicos e região subtropical. O sinal do saco de gelo (melhora acentuada depois da aplicação de saco de gelo no local) é praticamente patognomônico dessa lesão.[41] A fisiopatologia aventada seria a lesão neurológica tanto de nervos periféricos (radiação solar, lesão local) quanto das vias sensitivas centrais (doença da coluna cervical com compressão da medula ou raízes neurais). Sugere-se a hipótese de que a luz solar seja o desencadeante em alguns pacientes, associadas à foto-exposição do antebraço sobretudo no verão, em conjunto com sinais de lesão actínica.[42]

  Notalgia parestésica é uma neuropatia sensitiva envolvendo os nervos da coluna torácica. Vários fatores responsáveis têm sido aventados como exacerbação da inervação cutânea, mecanismos reflexos viscerocutâneos, neurotoxicidade química e lesão neurológica medular causada por trauma. Os pacientes apresentam uma típica lesão hiperpigmentada no dorso geralmente na região interescapular.[40,42,43] Meralgia parestésica é uma lesão do nervo cutâneo femoral lateral com dormência, parestesias, dor e raramente prurido na coxa anterolateral.[43]

- *Doenças do tecido conjuntivo*: o prurido é frequente em dermatomiosite e em esclerose sistêmica[7] e pouco frequente no lúpus cutâneo.
- *Reação a medicamentos*: qualquer medicamento pode induzir prurido (Tabela 12.2).[45] Medicamentos que induzem hepatotoxicidade ou colestase, bem como aqueles que ocasionam xerose ou fototoxicidade podem induzir o prurido em pele normal.[46]

Tabela 12.2. Medicamentos que podem induzir ou manter prurido sem *rash*.		
Antiarrítmicos		Amiodarona, di-isopiramida, flecainide
Antibióticos		Amoxacilina, ampicilina, cefotaxima, ceftriaxona, cloranfenicol, ciprofloxacino, claritromicina, clindamicina, cotrimoxazol, eritromicina, gentamicina, metronidazol, minociclina, ofloxacina, penicilinas, tetraciclina
Anticonvulsivantes		Carbamazepina, clonazepam, gabapentina, lamotrigina, fenobarbital, fenitoína, topiramato, ácido valproico
Antidepressivos		Amitriptilina, citalopram, clomipramina, desipramina, doxepina, fluoxetina, fluvoxamina, imipramina, lítio, maprotilina, mirtazapina, nortriptilina, paroxetina, sertralina
Anti-inflamatórios		Ácido acetilsalicílico, celocoxibe, diclofenaco, ibuprofeno, indometacina, cetoprofeno, naproxeno, piroxicam
Hipoglicemiantes orais		Glimepirida, metformina, tolbutamida
Anti-hipertensivos	Antagonistas angiotensina II	Clonidina, doxazosina, hidralazina, metildopa, minoxidil, prazosin, reserpina
		Irbesartan, telmisartan, valsartan
	Betabloqueadores	Acebutolol, atenolol, bisoprolol, metoprolol, nadolol, pindolol, propranolol
	Bloqueadores de canal de cálcio	Anlodipina, diltiazem, felodipina, isradipina, nidefipina, nimodipina, nisoldipina, verapamil
	Diuréticos	Amilorida, furosemida, hidroclorotiazida, espironolactona, triantereno
	Inibidores da enzima conversora	Captopril, enalapril, lisinopril
Broncodilatadores, agentes mucolíticos		Aminofilina, doxapran, brometo de ipatrópio, salmetrol terbutalina
Hormônios		Clomifeno, danazol, contraceptivos orais, estrógeno, progesterona, esteroides, testosterona e derivados, tamoxifeno
Imunossupressores		Ciclofosfamida, ciclosporina, metotrexate, micofenolato, tacrolimus (até 36%) talidomida
Hipolipemiantes		Clofibrato, fenofibrato, estatinas
Neurolépticos		Clorpromazina, haloperidol, risperidona
Expansores do plasma		Hidroxetil starch
Tranquilizantes		Alprazolam, clordiazepóxido, lorazepam, oxazepan, prazepam
Uricostáticos		Alopurinol, colchicina, probenecida, tiopronin

Fonte: adaptada de Weisshaar E et al. European guideline on chronic pruritus.

■ Origem neurológica

- *Prurido braquirradial*: ocorre quando o prurido se localiza na região proximal dorsolateral do antebraço. O sintoma pode ser intermitente, uni ou bilateral e, em alguns, casos pode estender-se à região superior do braço, ombro, cotovelo e superior do tronco. Os sintomas melhoram depois da aplicação de gelo na área afetada, um sinal que pode auxiliar no diagnóstico.[47,48] A patogênese é desconhecida. Algumas teorias sugerem impacto nas raízes nervosas cervicais de C5 a C8 como um fator predisponente e radiação solar como fator exacerbador.[49-51] Raramente o prurido braquirradial está associado a tumores medulares e, nesses casos, ocorrem também déficit motor ou neurológico.[52,53]

Hipóteses de que a exposição ao sol aja como fator exacerbador nasceu da constatação de que os indivíduos afetados são muitas vezes de pele clara, adultos de meia-idade que vivem em climas ensolarados e frequentemente se envolvem em atividades de lazer ao ar livre e, além disso, esse sintoma normalmente piora nos meses de verão. Em geral, pede-se exames radiológicos para aqueles pacientes que apresentam outros sintomas neurológicos, ou para pacientes neurológicos refratários ao tratamento.[48]

- *Notalgia parestésica:* é caracteriza por prurido localizado e de origem neurológica. É devida à compressão do ramo posterior dos nervos espinais que originam de T2 a T6.[54] Os sintomas são unilaterais e envolvem a pele da região mediana para a região da borda escapular no meio ou parte superior do dorso. Alterações cutâneas decorrentes da coçadura, como hiperpigmentação, são os únicos achados (sinal da borboleta).[4]

- *Neuralgia pós-herpética:* aproximadamente 30 a 50% dos pacientes com herpes-zóster apresentam prurido no local da lesão herpética tanto na fase aguda como na fase cicatricial,[55,56] principalmente em cabeça, pescoço e face.[55]

- *Esclerose múltipla:* os pacientes podem apresentar episódios de prurido recorrente e generalizado,[57] sendo atribuído à ativação de sinapses artificiais em áreas de desmielinização.[58]

- *Outras doenças neurológicas:* o prurido pode também ocorrer em pacientes com acidente vascular cerebral, síndrome trófica trigeminal ou doença de Creutzfeldt-Jakob.[59-61]

■ Origem psicogênica

- *Escoriação psicogênica (escoriação neurótica):* é um distúrbio no qual os pacientes frequentemente pinicam e escoriam a pele normal. Em geral, queixam-se de prurido importante. No exame físico encontram-se lesões crostosas, lineares e dispersas na pele onde o paciente a alcança e geralmente em extremidades.[13]

- *Estresse psicológico:* pode estar associado ao desenvolvimento do sintoma.[62] Alta prevalência de doenças psiquiátricas, sobretudo desordens afetivas e de ansiedade são identificadas nesses pacientes.[63]

- *Alucinação parasitária:* é um distúrbio psiquiátrico no qual o paciente tem a falsa certeza de que está acometido por infecção ou infestação parasitária. Devido ao aumento da prevalência de psicopatologia entre pacientes com prurido de causa indeterminada, deve-se sempre considerar a possibilidade de doença psiquiátrica subjacente nesses pacientes.[4]

■ Outras situações

- *Senilidade:* prurido idiopático no idoso erroneamente dito prurido senil, é muito comum e representa um desafio diagnóstico e terapêutico.[64] A xerose provavelmente é a causa mais comum nesses pacientes. Outras causas seriam: doenças cutâneas inflamatórias como eczema ou escabiose, assim como doenças sistêmicas subjacente como colestase, insuficiência renal crônica e anemia ferropriva. Alterações nas fibras nervosas têm sido descritas, e perda do estímulo das fibras da dor ocasionam desinibição central do prurido.[65]

- *Sexo:* o sexo influencia a suscetibilidade a algumas formas de prurido, por exemplo, o prurido vulvar que é originado por várias causas cutâneas. Em geral, em meninas pré-púberes é secundário à DA, dermatite de contato irritativa, psoríase, líquen escleroso, oxiuríase e infecção estreptocócica. Mulheres em idade reprodutiva com prurido vulvar frequentemente estão associadas à candidíase vulvovaginal, dermatite de contato alérgica ou irritativa, líquen simples crônico ou líquen escleroso. Mulheres pós-menopausadas estão propensas a prurido vaginal decorrente de atrofia vulvovaginal, líquen escleroso, dermatite de contato irritativa ou carcinoma vulvar de células escamosas.[66]

Em um estudo alemão, no qual avaliou-se retrospectivamente homens e mulheres, ocorreram diferenças estatísticas significativas referente as queixas, como mulheres que relataram sensações de ardência, calor e dor em associação a prurido enquanto homens apresentaram prurido crônico mais relacionados com doenças sistêmicas ou dermatológicas.[67]

- *Queimaduras e cicatrizes*: um estudo de coorte em 510 adultos com cicatrizes de queimaduras demonstrou que 87% dos pacientes com essa alteração apresentaram prurido 3 meses depois da queimadura.[68] Com frequência, cicatrizes queilodianas estão associadas a prurido na periferia da lesão, e esses achados resultam da compressão das pequenas fibras nervosas.[69]

- *Prurido anal:* em geral ocorre em decorrência de condições benignas, porém causam extremo desconforto aos afetados. Fatores nutricionais e escape fecal são as principais causas desse tipo de prurido. Em um estudo de prevalência abordando 109 pacientes com exclusivamente prurido anal[62] evidenciou que 25% dos pacientes tinham prurido anal idiopático e 75% apresentaram hemorroidas (20%), fissura anal (12%), câncer retal (11%), câncer anal (6%), pólipo adenomatoso (4%) e câncer de cólon (2%). A contribuição dos pólipos e do câncer de cólon para o prurido é desconhecida. Pacientes com prurido associado a câncer têm a duração do sintoma mais persistente do que pacientes com causas benignas.

Em outro estudo, perda fecal acometeu 50% dos pacientes, doença cutânea não diagnosticada ocorreu em cerca de 8% sendo a maioria psoríase. Os pacientes desse estudo contribuíram com piora dos sintomas ao automedicarem-se ou ao realizar excesso de higiene local.[63]

A perda fecal na maioria dos pacientes com causa desconhecida de prurido anal está associada à anormalidade primária no mecanismo do esfíncter anal interno que é análogo ao relaxamento transitório do esfíncter inferior do esôfago causando refluxo gastresofágico na maioria dos pacientes com doença do refluxo gastresofágico. Alguns alimentos como café, chá, bebidas tipo cola, tomate e outras frutas cítricas estão associados ao prurido anal. Doenças anorretais como abscessos, fissuras, fístulas e câncer estão associadas ao prurido anal e a hemorroida interna causa prurido somente quando está prolapsada.[62]

Doenças dermatológicas também ocasionam prurido anal como psoríase, dermatite de contato alérgica ou irritativa, dermatite atópica, hidroadenite supurativa, doença de Paget e carcinoma anal de células escamosas.[64] Várias infecções podem causar prurido como condiloma, herpes, sífilis, gonorreia, candidíase, eritrasma e oxiuríase.[5]

Diagnóstico

A obtenção de uma história e exame físico minuciosos são importantes na primeira consulta. A qualificação do prurido inclui intensidade, início, localização, fatores desencadeantes, teoria de causalidade do próprio paciente. Fatores concomitantes ao aparecimento dos sintomas devem ser sempre avaliados como prurido seguido do banho, sinal da borboleta no dorso, doenças pré-existentes, alergias, atopia, uso de medicamentos. Uma grande quantidade de informações úteis pode ser obtida por meio de questionários (Tabela 12.3). Algumas sugestões de perguntas e achados clínicos podem ser facilitadores no diagnóstico da etiologia do prurido:

- Vários pacientes com prurido no mesmo domicílio pode ser sugestivo de escabiose ou outros ectoparasitas.
- Prurido durante atividade física pode ser sugestivo de prurido colinérgico. Comum em pacientes com eczema atópico e formas leves de prurido colinérgico. Prurido desencadeado por esfriamento da pele depois do banho pode ser prurido aquagênico, que pode preceder policitemia vera ou síndrome mielodisplásica.

Alergia Cutânea

Tabela 12.3. Avaliação diagnóstica dos pacientes com prurido		
Anamnese		Antecedentes pessoais, aparecimento e evolução do prurido, presença e aparecimento de lesões cutâneas, alergias e doenças dermatológicas, predisposição para dermatite atópica, emagrecimento, fadiga, estresse emocional, uso de medicamentos, antecedentes familiares
Exame físico	Básico	Exame físico geral, avaliação cutânea feita por dermatologista
	Específico	Avaliações: clínica, neurológica, psicossomática, ginecológica, urológica
Avaliação laboratorial	Básica	Eletrólitos, hemograma completo, eletroforese de proteínas, perfil de ferro, glicemia, ureia, creatinina, enzimas hepáticas, bilirrubinas, fosfatase alcalina, sorologias para hepatites virais, função tireoidiana, IgE sérica, PSA, urina tipo I, pesquisa de sangue oculto nas fezes
	Específica	Autoanticorpos tireoidianos, paratormônio, acido úrico, acido fólico, vitamina B12, imunoglobulinas, porfirinas, mielograma (mastocitose), imunoeletroforese, *swab* para candidíase, mediadores mastocitários em urina de 24 horas
Procedimentos diagnósticos		Biópsia de pele com imunofluorescência no caso de doenças dermatológicas sem critérios definidos, teste respiratório para *Helicobacter pylori*, teste H2 exalado para deficiência de lactose, endoscopia digestiva alta com biópsia
Exames de imagem	Básico	Raios X de tórax, ultrassom de abdome
	Específico	Tomografia ou ressonância para detecção de tumores e, no caso de prurido neuropático, ultrassonografia de tireoide

Fonte: adaptada de Weisshaar E et al. European guideline on chronic pruritus. Acta Derm Venereol. 2012.

- Prurido generalizado noturno associado a calafrios, fadiga, cansaço e sintomas "B" (emagrecimento, febre e sudorese noturna) pode ser sugestivo de doença de Hodgkin.
- Prurido somatoforme raramente perturba o sono.
- Prurido sazonal, frequentemente sob a forma de prurido do inverno, pode ser a manifestação de prurido na senilidade e eczema asteatótico.

Questões a serem avaliadas na anamnese sempre englobam medicamentos recentemente utilizados e aqueles em uso, transfusões, entre outros. Deve-se sempre lembrar do acometimento psicológico que pode levar a alterações psíquicas graves como distúrbios de comportamento, isolamento social e do trabalho e de maneira alguma ser negligenciado pelo médico observador, o qual deve encaminhar para acompanhamento psicológico.[65] Algumas vezes, as escoriações podem evoluir para automutilação, como no caso de alucinação parasitária.

O exame clínico deve ser minucioso, avaliando-se a pele inteira, mucosas, couro cabeludo, unhas e região anogenital.[1] Um componente chave da inspeção é a determinação da presença ou ausência de lesões cutâneas primárias. A presença de lesões cutâneas primárias sugere origem dermatológica. Em pacientes sem lesão primária ou somente com lesões secundárias, por exemplo, escoriação hiperpigmentação e liquenificação, sugere que a origem seja sistêmica, neurológica ou psicogênica.

Mesmo na ausência de achados físicos, a investigação inicial geralmente não deve incluir avaliação laboratorial extensa na tentativa de descobrir-se doenças sistêmicas. Muitos autores sugerem que tal avaliação deva ser realizada em pacientes sem lesões cutâneas no exame físico e que não respondam à terapêutica inicial por curto período de tempo.[13] A Figura 12.3 ilustra a sugestão de um algoritmo elaborado pelo FIEP.[1]

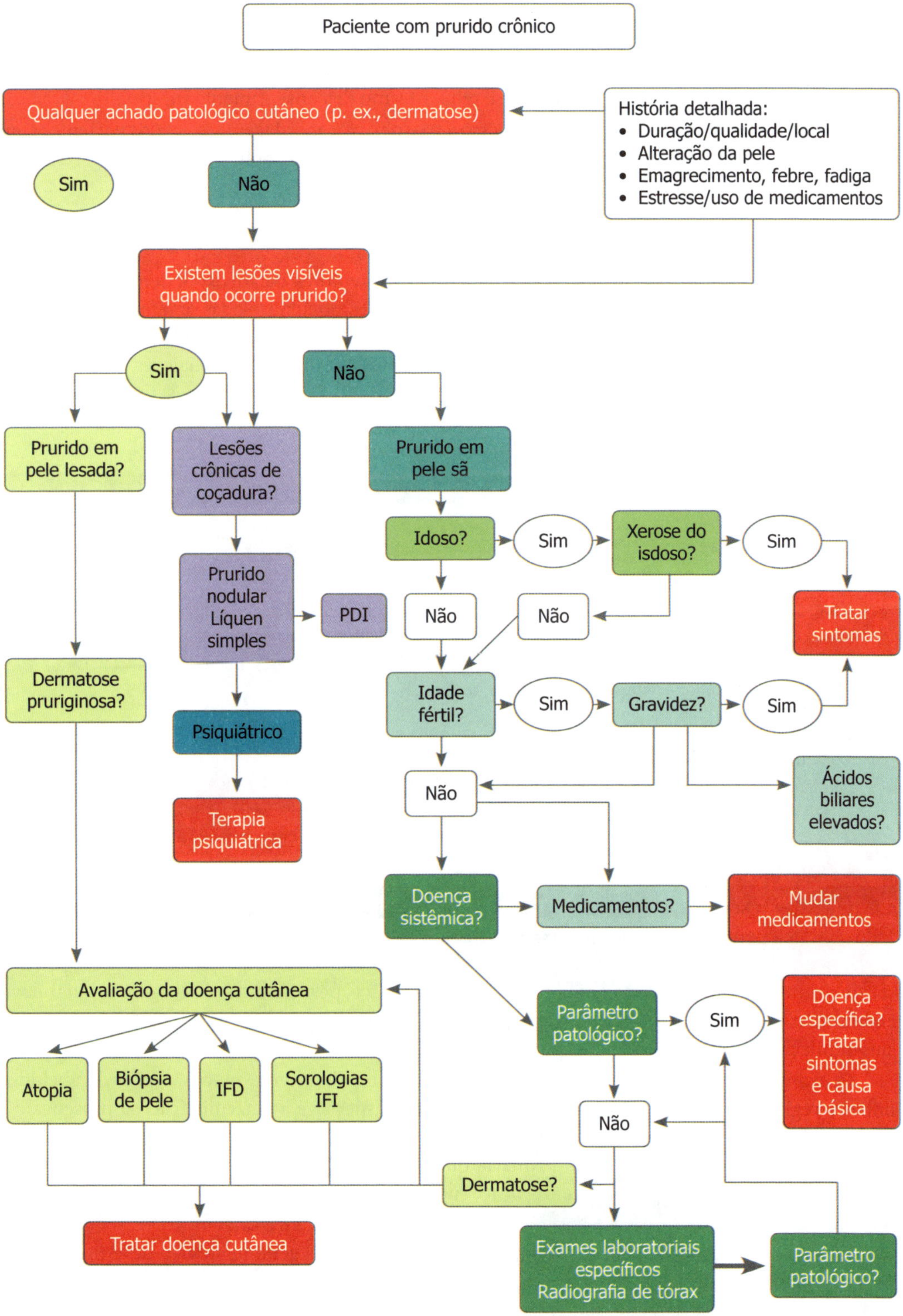

Prurido Cutâneo

Paciente com prurido crônico

Qualquer achado patológico cutâneo (p. ex., dermatose)

História detalhada:
- Duração/qualidade/local
- Alteração da pele
- Emagrecimento, febre, fadiga
- Estresse/uso de medicamentos

Sim — Não

Existem lesões visíveis quando ocorre prurido?

Sim — Não

Prurido em pele lesada?

Lesões crônicas de coçadura?

Prurido em pele sã

Idoso? — Sim — Xerose do isdoso? — Sim

Prurido nodular Líquen simples — PDI

Não — Não — Tratar sintomas

Dermatose pruriginosa?

Psiquiátrico

Idade fértil? — Sim — Gravidez? — Sim

Não — Ácidos biliares elevados?

Terapia psiquiátrica

Doença sistêmica? — Medicamentos? — Mudar medicamentos

Avaliação da doença cutânea

Parâmetro patológico? — Sim — Doença específica? Tratar sintomas e causa básica

Atopia | Biópsia de pele | IFD | Sorologias IFI

Não

Dermatose?

Tratar doença cutânea

Exames laboratoriais específicos Radiografia de tórax — Parâmetro patológico?

Figura 12.3. Algoritmo diagnóstico. Fonte: adaptada de Weisshaar E et al. European guideline on chronic pruritus. Acta Derm Venereol. 2012.

Alergia Cutânea

Tratamento

O tratamento deve ser individualizado e sempre discutido com o paciente com o objetivo de atingir melhor aderência. Algumas terapias podem não estar autorizadas para prurido crônico e podem ser prescritas unicamente *off-label*, o que requer termo de consentimento informado.

A Tabela 12.4 resume sugestões gerais passo a passo para a abordagem inicial dos pacientes com prurido. Medidas gerais são resumidas na Tabela 12.5, por exemplo, aplicação de bandagens frias e úmidas, aplicação de calor local por curto período de tempo.

Terapia sintomática tópica

- *Anestésicos locais*: agem por meio de diferentes receptores cutâneos; podem ser usados na dor, disestesia e prurido. Benzocaína, lidocaína e pramoxina isoladas ou em associação têm sido utilizadas; contudo, com duração efêmera. Bons resultados têm sido descritos em formas de prurido localizado, como notalgia parestésica.[70,71] Em áreas maiores, associação de polidocanol 2-10% com ureia 3% tem mostrado bons resultados; porém, sempre como tratamento coadjuvante. O risco de sensibilização em uso crônico é baixo.

Tabela 12.4. Abordagem terapêutico-sintomática passo a passo	
Passo 1	Medidas gerais: uso de hidratante Terapia sintomática inicial: anti-histamínicos sistêmicos, corticoides tópicos
Passo 2	Terapia direcionada à causa
Passo 3	Em prurido de origem desconhecida ou insucesso no passo 2: terapia local sintomática ou sistêmica, por exemplo, capsaicina, inibidores da calcineurina, agonistas canabinoides, naltrexone, gabapentina, fototerapia UV, imunossupressores (ciclosporina)
Tratamento concomitante	Diagnóstico e tratamento de doenças ocultas Medidas gerais: Em distúrbios do sono: anti-histamínicos sedativos, tranquilizantes, antidepressivos tricíclicos, neurolépticos Para coçadura: tratamento psicossomático e terapia comportamental Em lesões de coçadura erosivas: medidas desinfetantes, corticoide tópico

Fonte: adaptada de Weisshaar E et al. European guideline on chronic pruritus. Acta Derm Venereol. 2012.

Tabela 12.5. Medidas gerais para o tratamento do prurido crônico	
Evitar	Ressecamento da pele (clima seco, calor/sauna, banhos frequentes) Contato com substâncias irritativas (camomila, óleo de melaleuca) Comidas muito quentes e condimentadas, ingestão de bebidas quentes e álcool Estresse Em pacientes atópicos evitar aeroalérgenos
Aplicar	Sabonetes não alcalinos, hidratantes, óleos depois do banho Água tépida banhos rápidos Depois do banho não esfregar a pele para enxugá-la Roupas leves e permeáveis ao ar (algodão) Hidratante depois do banho ainda com a pele úmida Medicamentos calmantes tópicos especialmente à noite como cremes com ureia, cânfora, mentol, polidocanol, tanino Bandagens úmidas, bandagens com chá-preto, banhos com água morna
Técnicas de relaxamento	Terapias de relaxamento, educação psicossocial
Educação	Quebra do círculo vicioso prurido-coçadura-prurido Programas de treinamento educacional para crianças com dermatite atópica

Fonte: adaptada de Weisshaar E et al. European guideline on chronic pruritus. Acta Derm Venereol. 2012.

- *Corticoides*: o uso de corticoterapia local é eficaz somente em casos de doenças cutâneas inflamatórias e por curto tempo, com preferência à propionato de fluticasona, aceponato de metilpredinisolona e fuorato de mometasona.
- *Capsaicina*: é o agente da pimenta *chilli* e usada para alívio da dor.[72] A aplicação de capsaicina ativa as fibras C a liberarem neurotransmissores ocasionando eritema e sensação de queimação. Depois de repetidas aplicações de capsaicina a sensação de queimação diminui devido à taquifilaxia e retração das fibras nervosas epidérmicas,[72] contudo o prurido reaparece algumas semanas depois do término do tratamento mostrando ausência da degeneração permanente das fibras nervosas. A concentração mais tolerada é 0,025%, podendo ser manipulada em veículo lipofílico. Para prurido em couro cabeludo pode ser diluída em álcool sendo 0,025% em *spiritus dilutus* para tratar prurido em couro cabeludo.[72] Na concentração de 0,006% é recomendada para prurido anal. No geral, o fator restritivo ao uso são os efeitos colaterais.
- *Agonistas dos receptores canabinoides*: apresentam propriedades antipruriginosa e analgésica. O N-palmitoiletanolamina tem tido bons resultados em tratamento tópicos de prurigo, prurido de origem desconhecida e neuralgia pós-herpética.
- *Tacrolimus e pimecrolimus*: exercem seu efeito por meio de suas propriedades neuronais e imunológicas com boa eficácia no tratamento do prurido da dermatite atópica.
- *Ácido acetilsalicílico*: é utilizado tópico em pacientes com líquen simples.
- *Doxepina*: apresenta efeito eficaz na apresentação de creme a 5% para dermatite atópica, líquen simples, dermatite de contato e numular.[73] Observar que pode desencadear dermatite de contato depois de 8 dias de uso.
- *Zinco*: há poucos estudos na literatura sobre a eficácia do uso de óxido de zinco para prurido crônico. Utiliza-se na apresentação de creme de 10 a 50% para casos de prurido localizado.[74]
- *Mentol*: é um álcool obtido de óleo essencial da hortelã ou preparado sinteticamente. Quando aplicado na pele e mucosas desencadeia dilatação capilar causando sensação de esfriamento, seguido por efeito analgésico.[74] É utilizado em pó, loção e unguento, nas concentrações de 1 a 10%. O mentol liga-se ao receptor TRPM8 que pertence a mesma família TRP dos canais iônicos excitatórios, como o receptor TRPV1 (receptor da capsaicina). Foi descrita a coexistência desses dois receptores nos neurônios aferentes primários e que são responsáveis por promover sensações térmicas em uma ampla faixa de temperatura: de 8 a 28°C e mais de 50°C.[75]
- *Cânfora*: é um óleo essencial contendo terpenos, solúvel em álcool.[74] Quando aplicada na pele ocasiona uma sensação de calor que é seguida por um pequeno grau de anestesia.[74] É utilizada em loções e unguentos nas concentrações de 2 a 20%. A cânfora também é descrita como ativadora de outro componente da família de canais iônicos TRP chamado de TRPV3.[76] Recentemente, foi demonstrado que a cânfora ativa o receptor da capsaicina, TRPV1, enquanto o mentol também ativa o receptor da cânfora, TRPV3. Esses achados demonstram a complexidade da percepção sensitiva e explica a eficácia de unguentos contendo ambos mentol e cânfora.
- *Inibidores de mastócitos*: o prurido da dermatite atópica responde à aplicação tópica de cromoglicato de sódio.[77]

Tratamento sistêmico

Várias são as abordagens possíveis para o tratamento sistêmico de pacientes acometidos por prurido crônico. As Tabelas 12.6 a 12.8 ilustram algumas sugestões de tratamento doença-específica e a seguir comenta-se o grupo de medicamentos individualmente, bem como o uso de fototerapia e a abordagem psicológica.

Alergia Cutânea

Tabela 12.6. Terapêutica em dermatite atópica	
Efeito antipruriginoso confirmado em estudos controlados	• Corticoides tópico e oral • Ciclosporina • Antagonista de leucotrieno • Interferon gama • Tacrolimus tópico 2×/dia • Pimecrolimus tópico 2×/dia • Doxepina 5% creme 2×/dia
Efeitos ambíguos em estudos controlados	• Anti-histamínicos tópicos e sistêmicos • Naltrexone 50 mg/dia • Micofenolato mofetil
Efeito antipruriginoso em relatos de casos	• Macrolídios • Imunoglobulina IV • UVA1/UVB311 • Capsaicina 3 a 5×/dia

Fonte: adaptada de Weisshaar E et al. European guideline on chronic pruritus. Acta Derm Venereol. 2012.

Tabela 12.7. Opções terapêuticas em prurido de origem hepática ou colestática	
Efeito antipruriginoso confirmado em estudos controlados	• Colestiramina 4 a 16 g/dia (exceto em CBP) • Ácido ursodesoxicólico 13 a 15 mg/kg/dia • Rifampicina 300 a 600 mg dia • Naltrexona 50 mg/dia • Naloxona 0,2 mcg/kg/min • Nalmefine 20 mg 2×/dia • Sertralina 75 a 100 mg/dia • Talidomida 100 mg/dia
Efeitos ambíguos em estudos controlados	• Ondansentrona 4 ou 8 mg/dia IV ou 8 mg por via oral
Efeito antipruriginoso em relatos de casos	• Fenobarbital 2 a 5 mg/kg/dia • Estanazolol 5 mg/dia • Fototerapia UVA e UVB • Terapia de luz brilhante (10.000 lux) refletidas nos olhos até 60 minutos 2×/dia • Etanercept 25 mg SC 2×/semana • Perfusão plasmática • Diálise da albumina extracorpórea com sistema recirculante de absorção molecular • Transplante hepático

Fonte: adaptada de Weisshaar E et al. European guideline on chronic pruritus. Acta Derm Venereol. 2012.

Tabela 12.8. Opções terapêuticas na insuficiência renal	
Efeito antipruriginoso confirmado em estudos controlados	• Carvão ativado 6 g/dia • Gabapentina 300 mg 3×/semana pós diálise • Creme de ácido gamalinoleico 3×/dia • Capsaicina 3 a 5/dia • Fototerapia UVB • Acupuntura • Nalfurafine intravenoso pós diálise • Talidomina 100 mg/dia
Efeitos ambíguos em estudos controlados	• Naltrexone 50 mg/dia • Ondansentrona 8 mg/dia por via oral
Efeito antipruriginoso em relatos de casos	• Colestiramina • Tacrolimus 2×/dia • Cremes com lípides e endocanabinoides • Mirtazapina • Cromoglicato de sódio • Eritropoietina 36 UI/kg 3×/semana • Lidocaína 200 mg IV/dia • Cetotifeno 1 a 2 mg/dia

Fonte: adaptada de Weisshaar E et al. European guideline on chronic pruritus. Acta Derm Venereol. 2012.

- *Anti-histamínicos*: antireceptor-H1 não sedantes oferecem uma redução eficaz no prurido em doenças associadas a aumento da desgranulação mastocitária como urticária e mastocitose,[78] porém as doses necessárias geralmente excedem 4 vezes as descritas em bula.[79] Doses maiores dos anti-histamínicos de segunda geração melhoram o efeito sonífero, o que pode melhorar sua eficácia. Hidroxizine é o anti-histamínico de primeira geração mais utilizado e possui sedação, atividades ansiolíticas e antipruriginosa. Em adultos, a dose varia de 75 a 100 mg e em crianças, de 1 a 2,5 mg/kg/dia. Além disso, anti-histamínicos são largamente utilizados como medicamentos de primeira linha para tratamento de prurido crônico em doenças sistêmicas como insuficiência renal crônica, colestase, doenças hematopoiéticas e doenças tireoidianas.[78]

  Embora presentes na pele humana, receptores H2 têm pequeno papel no prurido e seus antagonistas não apresentam nenhum papel em seu tratamento.[80] A associação de anti-histamínicos e antileucotrienos tem sido descrito como eficaz na melhora do prurido em urticária crônica.[81]

- *Inibidores de mastócitos*: cetotifeno mostrou-se eficaz somente em poucos pacientes com insuficiência renal crônica.[82]

- *Corticosteroides*: não há estudos avaliando a eficácia do uso isolado de corticoides em prurido crônico. Entretanto, em dermatite de contato, desidrose, penfigoide bolhoso, ocorre rápida redução do prurido e que pode ser explicada pela alta potência anti-inflamatória dos corticoides. O uso de corticoide pode ser feito em casos graves de prurido; porém, não mais de duas semanas e o mais utilizado é a predinisona na dose de 2,5 a 100 mg/dia.[83]

- *Receptores agonistas e antagonistas opioides*: estudos clínicos e experimentais têm demonstrado que o prurido pode ser desencadeado ou intensificado por receptores µ-opioides exógeno e endógeno.[84] Esse fenômeno pode ser explicado pela ativação de receptores medulares opioides, sobretudo κ-opioides. O oposto é verdadeiro para k-opioides. A sua ligação aos receptores κ--opioides leva à inibição do prurido.[85] Diversos estudos clínicos têm demonstrado que diferentes antagonistas dos receptores µ-opioides podem significativamente diminuir o prurido.[86] No estudo controlado randomizados duplo-cego, antagonistas dos receptores µ-opioides, como nalmefine, naloxona e naltrexona exibiram alta potência antipruriginosa. Por exemplo, o prurido da urticária crônica, DA e colestase mostrou bom controle e resposta terapêutica com uso de nalmefine (10 mg/2×/dia) e naltrexone (50 a 100 mg/dia).[87,88] Estudos controlados também foram realizados em pacientes com prurido associado à insuficiência renal crônica[89] com resultados variáveis de eficácia na melhora do sintoma, desde redução significativa à nenhuma resposta. Os relatos de casos têm eficácia demonstrada em prurigo nodular, amiloidose macular, líquen amiloide, prurido em micose fungoide, psoríase vulgar, prurido aquagênico, prurido causado por hidroxiletil *starch* e prurido de origem indeterminada. Nalfurafine, um agonista do receptor κ-opioide foi investigada em prurido crônico associado à insuficiência renal crônica em vários estudos, demonstrando significativo benefício clínico nos primeiros sete dias de tratamento.[90] Atualmente, o medicamento está licenciado apenas no Japão.

- *Gabapentina e pregabalina*: a gabapentina é um antiepiléptico, também usada em distúrbios neuropático causadores de dor ou prurido.[91] Os mecanismos de ação da gabapentina, 1-amino-metil-ciclo-hexano ácido acético e um análogo estrutural do inibidor ácido neurotransmissores aminobutírico (GABA) permanecem desconhecidos. Ela é usada na neuralgia pós-herpética,[92] especialmente com dor paroxística ou prurido. Indicações informais são prurido braquirradial e LCCT.[93] A gabapentina apresenta boa resposta para tratamento do prurido associado à insuficiência renal crônica.[97,98] A pregabalina é um medicamento semelhante à gabapentina, sendo um fármaco mais recente. Tem sido sugerida para prurido relacionado com o uso de cetuximab e prurido aquagênico.[99-101]

- *Antidepressivos*: fatores psicoemocionais são conhecidos por modular o "limiar de coceira". Sob certas circunstâncias, podem desencadear ou aumentar o prurido.[102] O prurido é um estressor forte e pode provocar doenças psiquiátricas e sofrimento psíquico. Os transtornos depressivos estão presentes em cerca de 10% dos pacientes com prurido crônico.[77] Consequentemente, sintomas depressivos são tratados nesses pacientes, e alguns antidepressivos também exercem um efeito no prurido por meio da sua ação farmacológica na serotonina e histamina. Inibidores da receptação seletiva da serotonina (SSRIs), tais como a paroxetina, podem ter um efeito antipruriginoso em pacientes com prurido por policitemia vera, psicogênico ou paraneoplásico e outros pacientes com prurido de origem indeterminada.[103] Antidepressivos, como mirtazapina[104] e, especialmente, doxepina,[105] têm sido eficazes na urticária, DA e prurido relacionados com o HIV. A paroxetina (20 mg/dia) exibiu efeitos antipruriginosos em pacientes com policitemia vera,[106] prurido paraneoplásico[107,108] e doença psiquiátrica.[109] Como graves efeitos colaterais cardíacos têm sido descritos, sobretudo nos idosos, este tratamento deve ser usado com cautela. Uma avaliação psiquiátrica antes de iniciar o tratamento é recomendada por causa de seus efeitos estimulantes.

- *Antagonistas dos receptores da serotonina*: devido ao significado fisiopatológico da serotonina em diferentes quadros, como insuficiência renal e doenças hepáticas, os antagonistas dos receptores da serotonina do tipo 5-HT3, tais como ondansentrona (8 mg 1 a 3×/dia), topisetron (5 mg/dia) e granisetron (1 mg/dia), têm sido descritos informalmente para tratar prurido crônico.[112] Resultados contraditórios foram relatados em outros estudos usando a ondansentrona para tratamento de prurido em colestase[112] e prurido induzido por opioides.[113] Tem sido relatado o uso de ondansentrona em pacientes renais crônicos.[114,115]

- *Talidomida*: vários mecanismos têm sido descritos para ação antipruriginosa da talidomida, entre eles efeito depressor central,[116] efeito local na proliferação neural tissular do prurigo nodular,[117] e o antagonismo do TNF-α.[118] Os melhores resultados com talidomida foram obtidos no prurido nodular. Vários estudos têm demonstrado uma diminuição rápida de prurido com uso da talidomida (50 a 300 mg/dia).[119] Um estudo prospectivo aberto de talidomida 100 mg/dia, seguido por UVB de banda estreita (TL-01) mostraram uma alta resposta com efeitos colaterais mínimos.[120] A talidomida é teratogênica e existe um risco dose-dependente de neuropatia, sobretudo em doses diárias elevadas maiores que 100 mg/dia.[121]

- *Antagonista do receptor de leucotrienos, antagonistas de TNF*: Antagonistas do receptor de leucotrienos (montelucaste) e antagonistas do TNF-α influenciam na patogênese da DA. Eles têm sido utilizados em combinação com anti-histamínicos como terapia antiprurido sobretudo em urticária.

- *Ciclosporina A*: vários estudos demonstraram a eficácia do uso de ciclosporina A no tratamento da DA.[122] A ciclosporina A foi administrada em prurido nodular durante 24 a 36 semanas, usando doses de 3,0 a 4,5 mg/kg/dia. Observou-se melhora nas lesões e prurido depois de duas semanas de tratamento.[123] Parece provável que, nessas doenças, ciclosporina A atua sobre prurido por meio da sua ação imunológica.[124]

- *Aprepitant*: a substância P (SP) tem um papel importante na indução do prurido cutâneo. Por meio da ligação ao receptor da neuroquinina 1 (NKR1) presentes em queratinócitos, vasos e mastócitos, a SP promove a inflamação e a desgranulação dos mastócitos. A SP é liberada a partir de neurônios sensoriais. Em condições com hiperplasia dos nervos da pele (DA, prurigo nodular), os níveis de SP estão aumentados. Por conseguinte, a inibição dos efeitos de SP pruridogênico bloqueando o receptor correspondente pode ter efeitos antipruriginosos. Vários relatos de casos sugerem que a aprepitant (antagonista do receptor NKR1) tenha um papel positivo no tratamento de prurido crônico em LCCT, tumores sólidos e prurido induzido por drogas.[125,126] A Tabela 12.9 resume os principais mediadores, respectivos receptores e medicamentos utilizados.[141]

- *Fototerapia UV*: a terapia ultravioleta (UV) está bem estabelecida para tratar prurido e utiliza UVB (290 a 320 nm) e UVA (320 a 400 nm). As fontes de luz de banda larga incluem UVB (BB-UVB, 290 a 320 nm, atinge seu pico em 313 nm), UVB banda estreita (NB-UVB, 311 nm),

Tabela 12.9. Mediadores, receptores e respectivos medicamentos

Mediadores	Receptores	Medicamentos
Histaminas	Receptores da histamina (H1R, H2R, H4R)	Anti-histamínicos
5-hidroxitriptamina (5-HT)	Receptores 5-HT (5-HT2 e 5-HT3)	Paroxetina, fluoxetina, mirtazapina e ondasentrona
Proteases	Receptores proteases-ativadas (PARs, PAR1-4)	Leupeptin, E6005, E-64, quimostatina
IL-2, IL-3, IL-4, IL-6 e IL-10	Receptores Il-2 e IL-6	Ciclosporina, dupilumabe e lebrikizumabe
Bradicinina	Receptores para bradicinina (BIR e B2R)	Icatibanto e bromelanina
Substância P	Receptores NK (NKR1)	Aprepitant, fosaprepitant, casopitant, vestipitant, overpitant, lanepitant, dapitant, L733
Peptídeo relacionado com o gene da calcitonina (CGRP)	Receptores CGRP (CALCGRP e RAMP1)	Erenumabe, fremanzenumabe, galcanezumabe
Peptídeos opioides	Receptor μ e receptor κ	Naloxane, naltrexone, nalfurafine
Canabinoides	Receptores canabinoides (CB1 e CB2)	Palmitoiletanolamina (PEA)
Leucotrienos	Receptores para leucotrienos	Zafirlucaste, montelucaste, pranlucaste
Fator ativador de plaquetas (PAF)	Receptores para PAF	Rupatadina, apafant

Fonte: adaptada de referência 141.

UVA banda larga (320 a 400 nm, atinge seu pico em 355 nm), e UVA1 (340 a 400 nm, picos a 365 nm).[127] Dermatoses inflamatórias associadas a prurido respondem bem aos diferentes tratamentos, incluindo UVB 311. Para muitas outras doenças de pele, vários estudos têm demonstrado a eficácia do tratamento com UV, por exemplo, em psoríase, líquen plano, linfoma de células T e urticárias solar, crônica, idiopática e pigmentosa. Pode-se supor que, em casos dermatoses pruriginosas de causa inflamatória, o prurido é reduzido pela inibição de mediadores pró-inflamatórios e indução de anti-inflamatórios e fatores imunossupressores. UVB afeta principalmente queratinócitos epidérmicos e células de Langerhans devido à sua penetração limitada na pele. UVA1, em contraste, atinge a derme e, portanto, pode afetar linfócitos T, mastócitos e células dendríticas induzindo a apoptose dessas células.[127] No entanto, a apoptose de mastócitos induzida por UVB tem sido aventada para explicar o alívio do prurido.[128]

Em pacientes com prurido em pele sã, a terapia com UV tem sido particularmente eficaz, sobretudo nos pacientes com insuficiência renal crônica.[129,130] A terapia ultravioleta também tem sido referida como eficaz em vários casos de prurido metabólico. Prurido aquagênico mostrou resposta ao banho de PUVA[131] e PUVA sistêmica.[132] Para tratar prurido aquagênico, PUVA foi demonstrado ser superior ao BB-UVB em 5 pacientes.[133]

Indivíduos com prurido infectados pelo HIV tiveram alívio significativo do prurido em um estudo aberto com 21 pacientes (33% prurido primário, 66% foliculite eosinofílica) ao serem tratados com UVB.[134] Em um único relato de caso, um paciente com linfoma de Hodgkin respondeu bem ao BB-UVB.[135] Uma análise retrospectiva de crianças com idade até 18 anos, que sofrem de dermatite atópica e psoríase, foi sugerido o uso de NB-UVB.[136] Em crianças, um maior seguimento é essencial para determinar o verdadeiro risco carcinogênico da terapia UV.

- *Terapia psicossomática (técnicas de relaxamento e psicoterapia)*: o círculo vicioso coceira-coçar tem que ser levado em conta quando um paciente é tratado para prurido. Além do tratamento sintomático e da causa básica, a terapia comportamental para evitar coçadura deve ser considerada como proposta terapêutica, por exemplo, supressão consciente do reflexo por

Alergia Cutânea

concentração intensa, distração ou reversão de hábitos.[137] Essa abordagem tem-se mostrado eficaz no tratamento de pacientes com prurigo nodular que exibem um comportamento automático inconsciente para a coçadura.

Programas psicossociais adjuvantes são mais eficazes em DA.[138] Esses programas incluem estratégias para romper o ciclo vicioso de prurido e coçar, técnicas de gestão de relaxamento e estresse, bem como estratégias para lidar com as recaídas. Em pacientes com depressão coexistente, a psicoterapia em combinação com medicação psicotrópica pode ser útil até mesmo para tratar prurido de etiologias diferentes.[139] Em escoriações neuróticas, psicofarmacoterapia combinada muitas vezes também é indicada.[140]

Referências bibliográficas

1. Weisshaar E, Szepietowski JC, Darsow U, Misery L, Wallengren J, Mettang T et al. European guideline on chronic pruritus. Acta Derm Venereol. 2012 Sep; 92(5):563-81.
2. Cassano N, Tessari G, Vena GA, Girolomoni G. Chronic pruritus in the absence of specific skin disease: an update on pathophysiology, diagnosis, and therapy. Am J Clin Dermatol. 2010 Dec 1; 11(6):399-411.
3. Weisshaar EW, Dalgard F. Epidemiology of itch: adding to the burden of skin morbidity. Acta Derm Venereol. 2009; 89:339-50.
4. Zylicz Z, Twycross R, Jones EA. Pruritus in advanced disease. Oxford: Oxford University Press; 2004.
5. Ständer S, Weisshaar E, Mettang T, Szepietowski JC, Carstens E, Ikoma A et al. Clinical classification of itch: a position paper of the International Forum for the Study of Itch. Acta Derm Venereol 2007; 87:291-4.
6. Matterne U, Apfelbacher CJ, Loerbroks A et al. Prevalence, correlates and characteristics of chronic pruritus: a population based cross-sectional study. Acta Derm Venereol. 2011; 91:674-9.
7. Stander S, Stumpf A, Osada N, Wilp S, Chatzigeorgakidis E, Pfeiderer B. Gender differences in chronic pruritus: women present different morbidity, more scratch lesions and higher burden. Br J Dermatol. 2013 February 6.
8. Davidson S, Giesler GJ. The multiple pathways for itch and their interactions with pain. Trends Neurosci. 2010; 33:550-8.
9. Papoiu AD, Coghill RC, Kraft RA, Wang H, Yosipovitch G. A tale of two itches: common features and notable differences in brain activation evoked by cowhage and histamine induced itch. Neuroimage 2012; 59:3611-23.
10. Ikoma A, Steinhoff M, Stander S, Yosipovitch G, Schmelz M. The neurobiology of itch. Nat Rev Neurosci. 2006; 7: 535-47.
11. Yosipovitch G, Bernhard JD. Chronic pruritus. N Engl J Med. 2013; 368:1625-34.
12. Grundmann S, Ständer S. Chronic pruritus: clinics and treatment. Ann Dermatol. 2011; 23:1-11.
13. Greco PJ, Ende J. Pruritus: a practical approach. J Gen Intern Med. 1992; 7:340.
14. Chosidow O. Clinical practices. Scabies. N Engl J Med. 2006; 354:1718.
15. Bakker CV, Terra JB, Pas HH, Jonkman MF. Bullous pemphigoid as pruritus in the elderly: a common presentation. JAMA Dermatol. 2013; 149:950.
16. Narita I, Iguchi S, Omori K et al. Uremic pruritus in chronic hemodialysis patients. J Nephrol. 2008; 21:161-5.
17. Duque MI, Thevarajah S, Chan YH, Tuttle AB, Freedman BI, Yosipovitch G. Uremic pruritus is associated with higher kt/V and serum calcium concentration. Clin Nephrol. 2006; 66: 184-91.
18. Mettang T, Pauli-Magnus C, Alscher DM. Uraemic pruritus new perspectives and insights from recent trials. Nephrol Dial Transplant. 2002; 17:1558-63.
19. Narita I, Iguchi S, Omori K et al. Uremic pruritus in chronic hemodialysis patients. J Nephrol. 2008; 21:161-5.
20. Pisoni RL, Wikström B, Elder SJ et al. Pruritus in haemodialysis patients: international results from the Dialysis Outcomes and Practice Patterns Study (DOPPS). Nephrol Dial Transplant. 2006; 21:3495-505.
21. Tessari G, Dalle Vedove C, Loschiavo C et al. The impact of pruritus on the quality of life of patients undergoing dialysis: a single centre, cohort study. J Nephrol. 2009; 22:241-8.
22. Bergasa NV. The pruritus of cholestasis. J Hepatol. 2005; 43:1078-88.
23. Bergasa NV, Mehlman JK, Jones EA. Pruritus and fatigue in primary biliary cirrhosis. Baillieres Best Pract Res Clin Gastroenterol. 2000; 14:643-55.
24. Bergasa NV, Schmitt JM, Talbot TL, Alling DW, Swain MG, Turner ML et al. Open-label trial of oral nalmefene therapy for the pruritus of cholestasis. Hepatology 1998; 27:679-84.
25. Kremer AE, Dijk RV, Leckie P, Schaap FG, Kuiper EM, Mettang T, et al. Serum autotaxin is increased in pruritus of cholestasis, but not of other origin and responds to therapeutic interventions. Hepatology; 2012.

26. Neilly JB, Martin A, Simpson N, MacCuish AC. Diabetes mellitus: investigation of prevalence and correlation with diabetes control. Diabetes Care. 1986; 9:273-5.
27. Jabbour SA. Cutaneous manifestations of endocrine disorders: a guide for dermatologists. Am J Clin Dermatol. 2003; 4:315-31.
28. Nestler JE. Hemochromatosis and pruritus. Ann Intern Med. 1983; 98:1026.
29. Hamilton DV, Gould DJ. Generalized pruritus as a presentation of idiopathic haemochromatosis. Br J Dermatol. 1985; 112:629.
30. Bernhard JD. Itch: mechanisms and management of pruritus. New York: McGraw-Hill; 1994.
31. Diehn F, Tefferi A. Pruritus in polycythaemia vera: prevalence, laboratory correlates and management. Br J Haematol. 2001; 115:619-21.
32. Egli F, Wieczorek A, Niemoller M, Rhyner K. Polycythaemia vera: klinik und verlauf bei 86 patienten. Schweiz Med Wochenschr. 1988; 118:1969-75.
33. Krajnik M, Zylicz Z. Pruritus in advanced internal diseases. Pathogenesis and treatment. Neth J Med. 2001; 58:27-40.
34. Gelfand JM, Rudikoff D. Evaluation and treatment of itching in HIV-infected patients. Mt Sinai J Med. 2001; 68:298-308.
35. Eisman S. Pruritic papular eruption in HIV. Dermatol Clin. 2006; 24: 449-57.
36. Savk E, Savk O, Bolukbasi O, Culhaci N, Dikicioglu E, Karaman G et al. Notalgia paresthetica: a study on pathogenesis. Int J Dermatol. 2000; 39:754-9.
37. Savk O, Savk E. Investigation of spinal pathology in notalgia paresthetica. J Am Acad Dermatol. 2005; 52:1085-7.
38. Goodkin R, Wingard E, Bernhard JD. Brachioradial pruritus: cervical spine disease and neurogenic/neuropathic (corrected) pruritus. J Am Acad Dermatol. 2003; 48:521-4.
39. Marziniak M, Phan NQ, Raap U, Siepmann D, Schurmeyer-Horst F, Pogatzki-Zahn E et al. Brachioradial pruritus as a result of cervical spine pathology: the results of a magnetic resonance tomography study. J Am Acad Dermatol; 2017.
40. Massey EW. Sensory mononeuropathies. Semin Neurol. 1998; 18:177-83.
41. Bernhard JD, Bordeaux JS. Medical pearl: the ice-pack sign in brachioradial pruritus [letter]. J Am Acad Dermatol. 2005; 52:1073.
42. Wallengren J. Brachioradial pruritus: a recurrent solar dermopathy. J Am Acad Dermatol. 1998; 39:803-6.
43. Wallengren J, Klinker M. Successful treatment of notalgia paresthetica with topical capsaicin: vehicle--controlled, double-blind, crossover study. J Am Acad Dermatol. 1995; 32:287-9.
44. Grossman MG, Ducey SA, Nadler SS. Meralgia paresthetica: diagnosis and treatment. J Am Acad Orthop Surg. 2001; 9:336-44.
45. Reich A, Ständer S. Drug-induced pruritus: a review. Acta Derm Venereol. 2009; 89:236-44.
46. Kaplan AP. Drug-induced skin disease. J Allergy Clin Immunol. 1984; 74:573-9.
47. Bernhard JD, Bordeaux JS. Medical pearl: the ice-pack sign in brachioradial pruritus. J Am Acad Dermatol. 2005; 52:1073.
48. Mirzoyev SA, Davis MD. Brachioradial pruritus: Mayo Clinic experience over the past decade. Br J Dermatol. 2013; 169:1007.
49. Wallengren J, Sundler F. Brachioradial pruritus is associated with a reduction in cutaneous innervation that normalizes during the symptom-free remissions. J Am Acad Dermatol. 2005; 52:142.
50. Goodkin R, Wingard E, Bernhard JD. Brachioradial pruritus: cervical spine disease and neurogenic/neuropathic [corrected] pruritus. J Am Acad Dermatol. 2003; 48:521.
51. Marziniak M, Phan NQ, Raap U et al. Brachioradial pruritus as a result of cervical spine pathology: the results of a magnetic resonance tomography study. J Am Acad Dermatol. 2011; 65:756.
52. Kavak A, Dosoglu M. Can a spinal cord tumor cause brachioradial pruritus? J Am Acad Dermatol. 2002; 46:437.
53. Fleuret C, Dupré-Goetghebeur D, Person H et al. [Brachioradial pruritus revealing an ependymoma]. Ann Dermatol Venereol. 2009; 136:435.
54. Savk O, Savk E. Investigation of spinal pathology in notalgia paresthetica. J Am Acad Dermatol. 2005; 52:1085.
55. Oaklander AL, Bowsher D, Galer B et al. Herpes zoster itch: preliminary epidemiologic data. J Pain. 2003; 4:338.
56. Wood GJ, Akiyama T, Carstens E et al. An insatiable itch. J Pain. 2009; 10:792.
57. Koeppel MC, Bramont C, Ceccaldi M et al. Paroxysmal pruritus and multiple sclerosis. Br J Dermatol. 1993; 129:597.

Alergia Cutânea

58. Etter L, Myers SA. Pruritus in systemic disease: mechanisms and management. Dermatol Clin. 2002; 20:459.

59. Nakamizo S, Miyachi Y, Kabashima K. Treatment of neuropathic itch possibly due to trigeminal trophic syndrome with 0.1% topical tacrolimus and gabapentin. Acta Derm Venereol. 2010; 90:654.

60. Cohen OS, Chapman J, Lee H et al. Pruritus in familial Creutzfeldt-Jakob disease: a common symptom associated with central nervous system pathology. J Neurol. 2011; 258:89.

61. Shabtai H, Nisipeanu P, Chapman J, Korczyn AD. Pruritus in Creutzfeldt-Jakob disease. Neurology. 1996; 46:940.

62. Yamamoto Y, Yamazaki S, Hayashino Y et al. Association between frequency of pruritic symptoms and perceived psychological stress: a Japanese population-based study. Arch Dermatol. 2009; 145:1384.

63. Arnold LM, Auchenbach MB, McElroy SL. Psychogenic excoriation. Clinical features, proposed diagnostic criteria, epidemiology and approaches to treatment. CNS Drugs. 2001; 15:351.

64. Patel T, Yosipovitch G. The management of chronic pruritus in the elderly. Skin Therapy Lett. 2010; 15:5.

65. Namer B. Age related changes in human C-fiber function. Neurosci Lett. 2010; 470:185.

66. Rimoin LP, Kwatra SG, Yosipovitch G. Female-specific pruritus from childhood to postmenopause: clinical features, hormonal factors, and treatment considerations. Dermatol Ther. 2013; 26:157.

67. Ständer S, Stumpf A, Osada N et al. Gender differences in chronic pruritus: women present different morbidity, more scratch lesions and higher burden. Br J Dermatol. 2013; 168:1273.

68. Van Loey NE, Bremer M, Faber AW et al. Itching following burns: epidemiology and predictors. Br J Dermatol. 2008; 158:95.

69. Lee SS, Yosipovitch G, Chan YH, Goh CL. Pruritus, pain, and small nerve fiber function in keloids: a controlled study. J Am Acad Dermatol. 2004; 51:1002.

70. Weisshaar E, Heyer G, Forster C, Hornstein OP, Handwerker HO. Antipruritugener Effekt antihistaminerger und lokalanasthetischer Externa nach iontophoretischem Histaminreiz. Hautarzt. 1996; 47:355-60.

71. Layton AM, Cotterill JA. Notalgia paraesthetica – report of three cases and their treatment. Clin Exp Dermatol. 1991; 16:197-8.

72. Szolcsanyi J. Forty years in capsaicin research for sensory pharmacology and physiology. Neuropeptides. 2004; 38:377-84.

73. Drake LA, Millikan LE. The antipruritic effect of 5% doxepin cream in patients with eczematous dermatitis. Doxepin Study Group. Arch Dermatol. 1995; 131:1403-8.

74. Welsh AL. Dermatologist's handbook. Curtis CA, editor. Springfield, Illinois: Charls C Thomas Publisher; 1955.

75. Green BG, Schoen KL. Thermal and nociceptive sensations from menthol and their suppression by dynamic contact. Behav Brain Res. 2007; 176:284-91.

76. Macpherson LJ, Hwang SW, Miyamoto T, Dubin AE, Patapoutian A, Story GM. More than cool: promiscuous relationships of menthol and other sensory compounds. Mol Cell Neurosci. 2006; 32:335-43.

77. Haider SA. Treatment of atopic eczema in children: clinical trial of 10% sodium cromoglycate ointment. BMJ. 1977; 1:1570-2.

78. O'Donoghue M, Tharp MD. Antihistamines and their role as antipruritics. Dermatol Ther. 2005; 18:333-40.

79. Asero R. Chronic unremitting urticaria: is the use of antihistamines above the licensed dose effective? A preliminary study of cetirizine at licensed and above-licensed doses. Clin Exp Dermatol. 2007; 32:34-8.

80. Hoare C, Li Wan Po A, Williams H. Systematic review of treatments for atopic eczema. Health Technol Assess. 2000; 4:1-191.

81. Nettis E, Colanardi MC, Paradiso MT, Ferrannini A. Desloratadine in combination with montelukast in the treatment of chronic urticaria: a randomized, doubleblind, placebo-controlled study. Clin Exp Allergy. 2004; 34:1401-7.

82. Francos GC, Kauh YC, Gittlen SD, Schulman ES, Besarab A, Goyal S et al. Elevated plasma histamine in chronic uremia. Effects of ketotifen on pruritus. Int J Dermatol. 1991; 30:884-9.

83. Streit M, Von Felbert V, Braathen LR. Pruritus sine materia. Pathophysiologie, Abklarung und Therapie. Hautarzt. 2002; 53:830-49.

84. Fjellner B, Hägermark O. Potentiation of histamineinduced itch and flare responses in human skin by the enkephalin analogue FK–33–824, beta endorphin and morphine. Arch Dermatol Res. 1982; 274:29-37.

85. Phan NQ, Lotts T, Antal A, Bernhard JD, Ständer S. Systemic kappa opioid receptor agonists in the treatment of chronic pruritus: a literature review. Acta Derm Venereol. 2012; 92:555-60.

86. Bergasa NV, Alling DW, Talbot TL, Swain MG, Yurdaydin C, Turner ML et al. Effects of naloxone infusions in patients with the pruritus of cholestasis. A double-blind, randomized, controlled trial. Ann Intern Med. 1995; 123:161-7.

87. Banerji D, Fox R, Seleznick M, Lockey R. Controlled antipruritic trial of nalmefene in chronic urticaria and atopic dermatitis. J Allergy Clin Immunol. 1988; 81:252.

Prurido Cutâneo

88. Monroe EW. Efficacy and safety of nalmefene in patients with severe pruritus caused by chronic urticaria and atopic dermatitis. J Am Acad Dermatol. 1989; 21:135-6.

89. Ghura HS, Patterson AD, Carmichael AJ. Naltrexone in the treatment of renal itch. Br J Dermatol. 1998; 139:139.

90. Kumagai H, Ebata T, Takamori K, Muramatsu T, Nakamoto H, Suzuki H. Effect of a novel kappa-receptor agonist, nalfurafine hydrochloride, on severe itch in 337 haemodialysis patients: a Phase III, randomized, double-blind, placebo-controlled study. Nephrol Dial Transplant. 2010; 25:1251-7.

91. Misery L. Gabapentin in dermatology. Dermatology. 2005; 211:79-80.

92. Argoff CE, Katz N, Backonja M. Treatment of postherpetic neuralgia: a review of therapeutic options. J Pain Symptom Manage. 2004; 28:396-411.

93. Kanitakis J. Brachioradial pruritus: report of a new case responding to gabapentin. Eur J Dermatol. 2006; 16:311-2.

94. Mendham JE. Gabapentin for the treatment of itching produced by burns and wound healing in children: a pilot study. Burns. 2004; 30:851-3.

95. Gunal AI, Ozalp G, Yoldas TK, Gunal SY, Kirciman E, Celiker H. Gabapentin therapy for pruritus in haemodialysis patients: a randomized, placebo-controlled, double-blind trial. Nephrol Dial Transplant. 2004; 19: 3137-9.

96. Bergasa NV, McGee M, Ginsburg IH, Engler D. Gabapentin in patients with the pruritus of cholestasis: a doubleblind, randomized, placebo-controlled trial. Hepatology. 2006; 44:1317-23.

97. Vila T, Gommer J, Scates AC. Role of gabapentin in the treatment of uremic pruritus. Ann Pharmacother. 2008; 42:1080-4.

98. Razeghi E, Eskandari D, Ganji MR, Meysamie AP, Togha M, Khashayar P. Gabapentin and uremic pruritus in hemodialysis patients. Ren Fail. 2009; 31:85-90.

99. Porzio G, Aielli F, Verna L, Porto C, Tudini M, Cannita K et al. Efficacy of pregabalin in the management of cetuximab-related itch. J Pain Symptom Manage. 2006; 32:397-8.

100. Ehrchen J, Stander S. Pregabalin in the treatment of chronic pruritus. J Am Acad Dermatol. 2008; 58:36-7.

101. Aperis G, Paliouras C, Zervos A, Arvanitis A, Alivanis P. The use of pregabalin in the treatment of uraemic pruritus in haemodialysis patients. J Ren Care. 2010; 36:180-5.

102. Paus R, Schmelz M, Biro T, Steinhoff M. Frontiers in pruritus research: scratching the brain for more effective itch therapy. J Clin Invest. 2006; 116:1174-86.

103. Zylicz Z, Krajnik M, Sorge AA, Costantini M. Paroxetinein the treatment of severe non-dermatological pruritus: a randomized, controlled trial. J Pain Symptom Manage. 2003; 26:1105-12.

104. Davis MP, Frandsen JL, Walsh D, Andresen S, Taylor S. Mirtazapine for pruritus. J Pain Symptom Manage. 2003; 25:288-91.

105. Shohrati M, Tajik A, Harandi AA, Davoodi SM, Akmasi M. Comparison of hydroxyzine and doxepin in treatment of pruritus due to sulfur mustard. Skinmed. 2007; 6:70-2.

106. Tefferi A, Fonseca R. Selective serotonin reuptake inhibitors are effective in the treatment of polycythemia vera associated pruritus. Blood. 2002; 99:2627.

107. Zylicz Z, Smits C, Krajnik M. Paroxetine for pruritus in advanced cancer. J Pain Symptom Manage. 1998; 16:121-4.

108. Weisshaar E. Intractable chronic pruritus in a 67-year-old man. Acta Derm Venereol. 2008; 88:488-90.

109. Mazzatenta C, Peonia G, Martini P. Pruritus induced by interruption of paroxetine therapy. Br J Dermatol. 2004; 150:787.

110. Stander S, Bockenholt B, Schurmeyer-Horst F, Weishaupt C, Heuft G, Luger TA et al. Treatment of chronic pruritus with the selective serotonin re-uptake inhibitors paroxetine.

111. Mayo MJ, Handem I, Saldana S, Jacobe H, Getachew Y, Rush AJ. Sertraline as a first-line treatment for cholestatic pruritus. Hepatology 2007; 45:666-74.

112. Schworer H, Hartmann H, Ramadori G. Relief of cholestatic pruritus by a novel class of drugs: 5-hydroxytryptamine type 3 (5-HT3) receptor antagonists: effectiveness of ondansetron. Pain. 1995; 61:33-7.

113. Larijani GE, Goldberg ME, Rogers KH. Treatment of opioid-induced pruritus with ondansetron: report of four patients. Pharmacotherapy. 1996; 16:958-60.

114. Balaskas EV, Bamihas GI, Karamouzis M, Voyiatzis G, Tourkantonis A. Histamine and serotonin in uremic pruritus: effect of ondansetron in CAPD-pruritic patients. Nephron. 1998; 78:395-402.

115. Weisshaar E, Dunker N, Rohl FW, Gollnick H. Antipruritic effects of two different 5-HT3 receptor antagonists and an antihistamine in haemodialysis patients. Exp Dermatol. 2004; 13:298-304.

116. Daly BM, Shuster S. Antipruritic action of thalidomide. Acta Derm Venereol. 2000; 80:24-5.

Capítulo 12

Alergia Cutânea

117. van den Broek H. Treatment of prurigo nodularis with thalidomide. Arch Dermatol. 1980; 116: 571-2.

118. Arrese JE, Dominguez-Soto L, Hojyo-Tomoka MT, Vega- Memije E, Cortes-Franco R, Guevara E et al. Effectors of inflammation in actinic prurigo. J Am Acad Dermatol. 2001; 44: 957-61.

119. Winkelmann RK, Connolly SM, Doyle JA, Padilha-Goncalves A. Thalidomide treatment of prurigo nodularis. Acta Derm Venereol. 1984; 64:412-7.

120. Ferrandiz C, Carrascosa JM, Just M, Bielsa I, Ribera M. Sequential combined therapy with thalidomide and narrow-band (TL01) UVB in the treatment of prurigo nodularis. Dermatology. 1997; 195:359-61.

121. Gaspari A. Thalidomide neurotoxicity in dermatological patients: the next STEP. J Invest Dermatol. 2002; 119:987-88.

122. van Joost T, Stolz E, Heule F. Efficacy of low-dose cyclosporine in severe atopic skin disease. Arch Dermatol. 1987; 123:166-7.

123. Berth-Jones J, Smith SG, Graham-Brown RA. Nodular prurigo responds to cyclosporin. Br J Dermatol. 1995; 132:795-9.

124. Teofoli P, De Pita O, Frezzolini A, Lotti T. Antipruritic effect of oral cyclosporin A in essential senile pruritus. Acta Derm Venereol. 1998; 78: 232.

125. Vincenzi B, Tonini G, Santini D. Aprepitant for erlotinib-induced pruritus. N Engl J Med. 2010; 363: 397-8.

126. Ständer S, Siepmann D, Herrgott I, Sunderkotter C, Luger TA. Targeting the neurokinin receptor 1 with aprepitant: a novel antipruritic strategy. PLoS one 2010; 5: e10968.

127. Rivard J, Lim HW. Ultraviolet phototherapy for pruritus. Dermatol Ther. 2005; 18:344-54.

128. Szepietowski JC, Morita A, Tsuji T. Ultraviolet B induces mast cell apoptosis: a hypothetical mechanism of ultraviolet B treatment for uraemic pruritus. Med Hypotheses. 2002; 58:167-70.

129. Saltzer EJ, Grove G. Relief from uremic pruritus: a therapeutic approach. Cutis. 1975; 16:298-9.

130. Gilchrest BA, Rowe JW, Brown RS, Steinman TI, Arndt KA. Relief of uremic pruritus with ultraviolet phototherapy. N Engl J Med. 1977; 297:136-8.

131. Jahn S, von Kobyletzki G, Behrens S, Röchling A, Altmeyer P, Kerscher M. Erfolgreiche Behandlung des aquagenen Pruritus mit PUVA-Bad-Photochemotherapie. Z Hautkr. 1997; 72:821-4.

132. Martinez-Escribano JA, Quecedo E, De la Cuadra J, Frias J, Sanchez-Pedreno P, Aliaga A. Treatment of aquagenic urticaria with PUVA and astemizole. J Am Acad Dermatol. 1997; 36:118-9.

133. Menage HD, Norris PG, Hawk JL, Graves MW. The efficacy of psoralen photochemotherapy in the treatment of aquagenic pruritus. Br J Dermatol. 1993; 129:163-5.

134. Lim HW, Vallurupalli S, Meola T, Soter NA. UVB phototherapy is an effective treatment for pruritus in patients infected with HIV. J Am Acad Dermatol. 1997; 37414-7.

135. Kaptanoglu AF, Oskay T. Ultraviolet B treatment for pruritus in Hodgkin's lymphoma. J Eur Acad Dermatol Venereol 2003; 17:489-90.

136. Pavlovsky M, Baum S, Shpiro D, Pavlovsky L, Pavlotsky F. Narrow band UVB: is it effective and safe for paediatric psoriasis and atopic dermatitis? J Eur Acad Dermatol Venereol 2011; 25:727-9.

137. Rosenbaum MS, Ayllon T. The behavioral treatment of neurodermatitis through habit-reversal. Behav Res Ther. 1981; 19: 313–318.

138. Gieler U, Kupfer J, Niemeier V, Brosig B, Stangier U. Atopic eczema prevention programs – a new therapeutic concept for secondary prevention. Dermatol Psychosom. 2000; 1:138-47.

139. Gupta MA. Evaluation and treatment of "psychogenic" pruritus and self-excoriation. J Am Acad Dermatol. 1995; 32:532-3.

140. Phillips KA. Pharmacologic treatment of body dysmorphic disorder: review of the evidence and a recommended treatment approach. CNS Spectr. 2002; 7:453-60,

141. Song J, Xian D, Yang L, Xiong X, Lai R, Zhong J. Pruritus: Progress toward pathogenesis and treatment. Biomed Research International. 2018.

Urticária

Rosana Câmara Agondi ■ Franciane Bruschi Almonfrey ■ Antonio Abílio Motta

Introdução

A urticária se caracteriza pelo desenvolvimento de urticas, angioedema ou ambos. As três características comuns da urtica são edema e eritema (lesões de tamanhos variáveis), sensação de prurido e natureza transitória da lesão, quando a pele retorna à aparência normal em 1 a 24 horas. O angioedema se caracteriza por um pronunciado e repentino edema e eritema localizado na derme profunda ou no subcutâneo com resolução mais lenta, em até 72 horas, com envolvimento frequente de mucosas e, algumas vezes, sensação de dor prevalecendo sobre o prurido.[1,2]

O termo urticária foi usado pela primeira vez por Johann P Frank em 1792. O papel do mastócito e da histamina na patogênese da urticária não foi revelado por muitas décadas. Em 1879, Paul Ehrlich descreveu os mastócitos utilizando os recém-descobertos corantes básicos, cujos grânulos exibiam propriedades metacromáticas e solubilidade na água. Em 1910, Dale identificou a histamina como um mediador farmacológico importante da vasodilatação e permeabilidade vascular e, em 1924, Lewis, na sua descrição da ação da histamina na pele, verificou o papel da histamina como um mediador da urticária.[3]

Classificação

Tradicionalmente, a urticária é classificada como aguda ou crônica. A urticária aguda é definida como uma condição autolimitada de aparecimento de urtica e/ou angioedema que se resolvem em até 6 semanas (normalmente, 2 a 3 semanas), entretanto, essa urticária pode ser recorrente ou se tornar crônica. Depois desse período, a doença é definida como urticária crônica. A urticária crônica é definida como aquela em que os sintomas ocorrem na maioria dos dias da semana por mais de 6 semanas consecutivas. A urticária crônica é subclassificada em urticária espontânea, quando não se encontra um estímulo específico para o desencadeamento dos sintomas e urticária induzida, quando há um estímulo específico associado ao desencadeamento dos sintomas.[3,4]

Fisiopatologia

O mastócito cutâneo é a célula central na urticária. Os mastócitos humanos são de dois tipos, baseados no conteúdo de protease dos seus grânulos. Os mastócitos do tipo TC (MC_{TC}) contêm triptase e quimase e os mastócitos do tipo T (MC_T), contêm apenas triptase. As células MC_{TC} são encontradas

Alergia Cutânea

predominantemente na submucosa e no tecido conectivo adjacente à pele, frequentemente próximos aos vasos sanguíneos e linfáticos. A maioria das células MC_T é encontrada próxima a mucosas que estão expostas ao meio exterior, como mucosas gastrintestinal e respiratória. Os mastócitos são encontrados nos tecidos conectivos, onde frequentemente permanecem adjacentes a vasos sanguíneos e linfáticos, como também próximos às terminações nervosas nas superfícies epiteliais.[3,5]

Os mastócitos expressam vários receptores funcionalmente importantes na sua superfície, como a ativação do mastócito pelo receptor de alta afinidade para IgE (FcεRI). Embora a ativação do mastócito dependente de IgE leve à desgranulação de ambos os subtipos, o MC_{TC} pode ser ativado por mecanismos independentes IgE. Os mastócitos da pele humana expressam o receptor X2 relacionado com o mastócito (MrgX2) acoplado à proteína G (GPCR), que possibilita a desgranulação do mastócito por substâncias polibásicas, como o composto 48/80 e a poli-L-lisina. Os mastócitos também expressam receptores neuropeptídicos, como os receptores da neurocinina 1 e 2 (NK1R e NK2R), o receptor peptídico relacionado com o gene da calcitonina (CGRPR) e os receptores da neurotrofina. Os neuropeptídeos, como substância P, peptídeo intestinal vasoativo (VIP) e somatostatina estimulam a desgranulação dos mastócitos e a produção de citocinas. Entretanto, apesar da expressão de muitos receptores neuropeptídicos, o principal receptor responsável pela ativação do mastócito pelos neuropeptídeos parece ser MrgX2. Os mastócitos da pele humana também expressam CD88/C5aR, permitindo que sejam ativados pelo componente C5a do complemento. Finalmente, os mastócitos cutâneos apresentam outros receptores e são também ativados por opiáceos, incluindo codeína e morfina.[3,5]

Eritema, edema e prurido patognomônicos da urtica são a correlação clínica da vasodilatação, do aumento da permeabilidade vascular com extravasamento de fluido para o interstício e a estimulação de terminações nervosas que resultam da ativação, desgranulação e liberação de substâncias vasoativas pelos mastócitos cutâneos. Os mastócitos contêm múltiplos grânulos com mediadores pré-formados e pré-ativados, incluindo os mediadores pró-inflamatórios como a histamina, as citocinas e quimiocinas. Essa liberação precede a geração de metabólitos do ácido araquidônico, prostaglandina D_2 (PgD_2) e leucotrieno E_4 (LTE_4) e fator de ativação das plaquetas (PAF). Entre os mediadores sintetizados pelo mastócito várias citocinas como IL-1, 4, 6, 8 e 16 e quimiocinas como CCL-2, 3 e RANTES foram identificadas na pele dos pacientes com urticária. Esses mediadores podem atuar como quimotáticos e atrair eosinófilos, neutrófilos e linfócitos T.[3,6]

O papel dos basófilos na urticária tem sido alvo de interesse na literatura. Ambos, a basopenia periférica e a função alterada do receptor de alta afinidade para IgE (FcεRI) têm sido documentados nos pacientes com urticária crônica. A melhora no intervalo da gravidade da urticária foi associada ao aumento do número de basófilos na periferia e da liberação de histamina mediada por IgE. Nos pacientes com urticária crônica espontânea, a eosinofilia foi observada na lesão da pele e pode persistir na pele não lesionada. Um papel adicional proposto aos eosinófilos na urticária crônica é a ativação no sistema de coagulação devido à expressão de fator tecidual presente nessas células.[6]

Urticária aguda

A urticária aguda é comum e se apresenta em todas as faixas etárias. Sua natureza é transitória e normalmente benigna. As urticas ou placas eritematosas e transitórias podem ser observadas na Figura 13.1.

A urticária aguda é uma das condições dermatológicas mais comuns tanto nos adultos como nas crianças. Em geral, até 25% da população poderá apresentar, pelo menos uma vez na vida, algum subtipo de urticária.[4,7,12] A urticária aguda parece ser mais comum do que a doença crônica em crianças jovens. Nas crianças mais velhas, a prevalência de urticária aguda em relação à crônica parece semelhante àquela dos adultos. A maioria dos relatos mostra um leve predomínio do gênero feminino (60%).[4]

Urticária

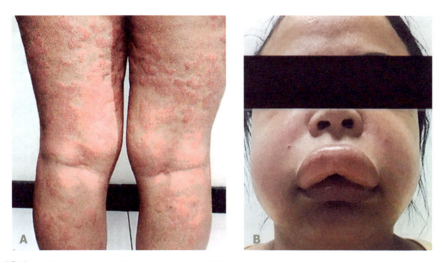

Figura 13.1. A. Urticas e placas. B. Angioedema de lábios. Fonte: Serviço de Imunologia Clínica e Alergia do HC-FMUSP.

Embora várias infecções, medicamentos e alimentos sejam os desencadeantes mais comuns na urticária aguda, mais de 50% dos casos são considerados idiopáticos.[7] Em geral, os medicamentos são a causa de urticária aguda em 9,2 a 27% dos casos. Muitos medicamentos estão implicados nas urticárias agudas; porém, os mais comuns são anti-inflamatórios não esteroidais (AINEs) e os antibióticos. Os diagnósticos diferenciais incluem eritema multiforme, dermatite de contato aguda, doenças bolhosas autoimunes, lúpus eritematoso sistêmico, onde as lesões prodrômicas podem ser urticariformes ou urticária vasculite.[4]

Os casos de urticária aguda de origem não identificada poderiam ser considerados urticária espontânea aguda.[7] Uma associação com fatores adjacentes ou precipitantes é frequentemente difícil de se estabelecer, estudos mais antigos relatam a identificação de uma causa para urticária aguda em 21 a 83% dos casos.[9] Mortureaux P et al.[9] diagnosticaram que cerca de 20% das crianças com urticária aguda, que necessitaram de internação hospitalar, evoluíram com urticária recorrente ou urticária crônica em um período de seguimento de dois anos. Magen E et al.[7] avaliaram, clínica e laboratorialmente, adultos com urticária aguda encaminhados a um serviço ambulatorial e a potencial progressão para urticária crônica. Todos os pacientes incluídos não apresentavam sinais clínicos de infecção, de alergia alimentar ou urticária induzida. Nesse estudo, os autores encontraram que 36% dos pacientes mantiveram sintomas recorrentes por mais de 6 semanas e que os fatores preditivos da progressão para urticária crônica, em 48 meses, foram teste do soro autólogo (TSA) positivo, presença de basopenia mais grave e maior frequência de autoanticorpos antitireoidianos. Entretanto, os autores não encontraram associação de TAS positivo e maior duração ou gravidade da urticária crônica.

Como a urticária aguda normalmente se resolve de maneira espontânea a avaliação laboratorial não é necessária, a menos que a história clínica e o exame físico indiquem uma investigação. A maioria das crises de urticária aguda resolve-se em 2 a 3 semanas. Com frequência, a causa pode ser identificada pela história do paciente (p. ex., infecção aguda, medicamentos, alimentos). Algumas vezes, um hemograma pode auxiliar nos casos de infecções. Níveis de proteína C reativa (PCR) e/ou velocidade de hemossedimentação (VHS) elevados direcionam para uma causa inflamatória ou infecciosa. A pesquisa de IgE específica pode ser avaliada nos casos de suspeita de hipersensibilidade tipo I. Para o tratamento da urticária aguda, os anti-histamínicos não sedantes são os medicamentos de escolha. Nos casos de urticária aguda grave, particularmente se associada ao angioedema ou a sintomas sistêmicos, os corticoides podem ser utilizados por poucos dias (3 a 5 dias). Algumas vezes, doses de até 20 ou 50 mg por dia de prednisolona são necessárias. Esses medicamentos reduzem a duração da crise e a gravidade dos sintomas.[7,10,11]

Alergia Cutânea

Urticária crônica

A urticária crônica (UC) é comum, com prevalência na população geral variando de 0,5 a 3%, onde os sintomas aparecem na maioria dos dias da semana, por mais de 6 semanas consecutivas e é mais prevalente nas mulheres. A UC é subclassificada em urticária crônica espontânea (UCE) e urticária crônica induzida (UCInd) (Tabela 13.1). A UCE corresponde a 70 ou 80% dos pacientes com UC. Entretanto, as duas doenças, UCE e UCInd, podem coexistir no mesmo paciente.[12]

Urticária crônica espontânea

A UCE se caracteriza pelo aparecimento de urticas e/ou angioedema sem um estímulo desencadeante específico reconhecido.[13] É mais prevalente no gênero feminino tanto em incidência quanto prevalência e faixa etária entre 30 e 50 anos. Em 10 a 20% dos casos, o angioedema pode ser a primeira ou frequentemente a única manifestação da UCE. Em torno de 40 a 60% dos pacientes com UCE relatam episódios de angioedema.[6] A urtica, normalmente se mantém por até 24 horas; entretanto, novas lesões podem se desenvolver simultaneamente em outros sítios da pele. As urticas involuem sem lesões residuais e, portanto, lesões hipercrômicas, purpúricas, palpáveis, dolorosas e que perdurem por mais de 24 não sugerem UCE. Nesses casos, devem ser investigadas outras doenças, como vasculite.[12]

A ativação do mastócito na UCE está associada à presença de autoanticorpos IgG anti-IgE ou IgG anti-FcεRI que ativariam os mastócitos e basófilos pela ligação cruzada das IgE ou de seus receptores de alta afinidade. Esses autoanticorpos podem estar presentes em 40 a 60% dos pacientes com UCE. Atualmente, os únicos testes geralmente disponíveis para rastrear autoanticorpos contra IgE ou FcεRI são o teste cutâneo do soro autólogo (TSA) e testes de ativação de basófilos (BATs). O TSA, realizado pela aplicação intradérmica de soro do próprio paciente, é um teste de triagem inespecífico que avalia a presença de fatores séricos de liberação de histamina de qualquer tipo, e não apenas de autoanticorpos liberadores de histamina. O TSA deve ser realizado com o máximo cuidado, pois as infecções podem ser transmitidas se, por engano, os pacientes forem injetados com soro de outra pessoa.[8,12,13]

O outro mecanismo de autoimunidade descrito na ativação dos mastócitos seria a presença de autoanticorpo IgE antiautoalérgenos, como TPO (tireoperoxidase), fator tecidual e IL-24.[14]

Com relação à história natural da UCE, a remissão espontânea pode ocorrer em qualquer momento da evolução da urticária. Cerca de 50% dos pacientes (com ou sem tratamento) apresentarão remissão dos sintomas em 6 meses; 40% em 36 a 60 meses e menos de 2% entrarão em remissão depois de 25 anos ou mais. Cerca de 50% apresentarão recorrência dos sintomas de urticária crônica depois da aparente resolução espontânea. O manejo desses pacientes deve ser direcionado para manter uma boa qualidade de vida até que a urticária se resolva.[15]

Tabela 13.1. Subclassificação da urticária crônica	
Urticária crônica espontânea (UCE)	Urticária crônica induzida (presença de um fator desencadeante específico)
• Aparecimento espontâneo de urticas e/ou angioedema por > 6 semanas • Sem um fator desencadeante específico	Dermografismo sintomático
	Urticária de contato ao frio
	Urticária de pressão tardia
	Urticária solar
	Urticária de contato ao calor
	Angioedema vibratório
	Urticária colinérgica
	Urticária de contato
	Urticária aquagênica

Fonte: adaptada de Zuberbier T et al., 2018.[13]

Parte 3

Urticária

A UCE tem um grande impacto na qualidade de vida do paciente. O uso de ferramentas conhecidas por *Patient Reported Outcomes* (PROs) é crucial ao avaliar e monitorar diferentes aspectos da urticária crônica, como atividade e gravidade da doença, controle da doença e qualidade de vida. Os pacientes com UCE refratária aos anti-histamínicos podem apresentar uma qualidade de vida semelhante à do paciente coronariopata, como consequência da imprevisibilidade da doença e também devido ao angioedema, ao comprometimento do sono e ao prejuízo socioeconômico.[16,17]

Uma das ferramentas mais utilizadas para atividade da doença deve ser determinada usando-se um escore de atividade da urticária (UAS). O escore de atividade de urticária em 7 dias consecutivos (UAS7) é um sistema de escore validado e simples. O paciente deve anotar o número de pápulas nas últimas 24 horas como também a intensidade de prurido. Sem pápulas = 0; até 20 pápulas = 1; 20 a 50 pápulas = 2; e 50 ou mais pápulas = 3. Da mesma maneira, o prurido recebe 3 pontos quando for grave; 2 para o prurido moderado, 1 para prurido leve e zero para ausência de prurido. O escore diário (0 a 6) é obtido pela somatória dos escores, pápulas e prurido, para atingir um escore semanal (UAS7) de 0 a 42 pontos (Tabela 13.2).[17,18]

O teste de controle da urticária (UCT) apresenta quatro questões e pode ser utilizado para avaliar UCE e UCInd; o teste avalia as últimas quatro semanas e o escore varia de 0 a 4, sendo considerada UC controlada quando o valor está acima de 12.[17]

A avaliação da gravidade da doença das urticárias induzíveis pode ser realizada de acordo com o limite dos fatores desencadeantes. Para a urticária e o angioedema espontâneos, o escore baseado em questionários pode ser utilizado, como o Índice de Qualidade de Vida Dermatológica (DLQI) e o Questionário de Qualidade de Vida para Urticária Crônica (CU-Q2oL).[18]

■ Comorbidades associadas à UCE

- *Infecções crônicas*: infecções agudas por vírus ou bactérias estão associadas a urticária aguda e, também, ao agravamento da UCE. As infecções parasitárias podem ser de grande importância, cerca de 10%, como uma comorbidade da UCE. Nesse grupo incluem-se: anisakis, toxocaríase, estrongiloidíase e blastocistose como as mais frequentes e vários estudos mostraram que o tratamento dessas infecções poderiam levar a melhora dos sintomas em cerca 1/3 dos pacientes com urticária.[18,19]

  Com relação ao papel da infecção pelo *Helicobacter pylori* em desencadear e/ou agravar a UCE é controverso na literatura ao longo de muitos anos. Estudos mais recentes sugerem que pacientes com UCE infectados pelo *H. pylori* apresentam urticária mais grave e por tempo mais prolongado, e que a infecção assintomática é mais frequente do que em indivíduos saudáveis.[19]

- *Autoimunidade*: UCE está associada a diversos tipos de doenças autoimunes. As mulheres são cerca de duas vezes mais afetadas que os homens. As doenças da tireoide são as mais comumente associadas; o hipotireoidismo é mais frequente que o hipertireoidismo. Leznoff e Sussman[20] relataram essa associação, doença da tireoide e UC, em 1989. Do mesmo

Tabela 13.2. Escore de atividade de urticária: doença totalmente controlada UAS = 0; totalmente não controlada UAS = 42[5,18]			
Escore	*Urticas*	*Escore*	*Prurido*
0	Nenhuma	0	Nenhum
1	Leve (< 20/24 h)	1	Leve: presente, mas não incomoda
2	Moderada (20-50/24 h)	2	Moderado: incomoda, mas não interfere com atividade/sono
3	Forte (> 50/24 h)	3	Forte: prurido grave incomoda e interfere com atividades/sono
Total do escore: 0-6		**Total do escore: 0-6**	

Fonte: modificada de Valle SOR et al.[17]

modo, os autoanticorpos IgG antitireoide são encontrados em altos níveis nos pacientes com UCE (em cerca de 20% dos pacientes), independentemente da alteração funcional da tireoide. Entretanto, a UCE também está associada a outras doenças autoimunes, como LES, diabetes tipo I, dermatomiosite, polimiosite, síndrome de Sjögren e artrite reumatoide juvenil.[10,21]

- *Medicamentos*: estudos na literatura relatam que até 30% dos pacientes com UCE apresentam exacerbação da urticária depois do uso de anti-inflamatórios não esteroidais (AINEs), e parece associado à inibição da COX-1 e produção aumentada de cys-leucotrienos.[22] Asero R[23] sugere uma possível associação entre UCE, autoimunidade e hipersensibilidade aos AINEs.
- Comorbidades psicológicas: vários estudos na literatura observaram uma frequência aumentada de doenças psicológicas ou psiquiátricas nos pacientes com UCE. Os sintomas recorrentes ou mesmo diários que ocorrem no paciente têm um impacto profundo na qualidade de vida e no estado psicológico. O estresse é o principal desencadeante e desordens psiquiátricas foram observadas em até 30% dos pacientes com UCE. Portanto, uma avaliação da saúde psicológica dos pacientes com UCE eventualmente seria necessária.[24]

■ Diagnósticos diferenciais

Os diagnósticos diferenciais da urticária crônica são vários. Nos pacientes que apresentam somente urticas, os principais diagnósticos diferenciais são a vasculite cutânea e as síndromes autoinflamatórias. Devemos lembrar que, nessas situações, a lesão se caracteriza por lesões ou erupções urticariformes, que perduram por mais tempo e evoluem com lesões residuais, além de presença de outros sintomas concomitantes como, febre, artrite, linfadenopatia, entre outros.[13]

Para os pacientes que apresentam apenas angioedema, os principais diagnósticos diferenciais são o angioedema hereditário e o angioedema devido ao uso de medicamento inibidor da enzima de conversão da angiotensina. Nessas situações, o angioedema ocorre devido à bradicinina e não à histamina.[13]

Urticária crônica induzida

As UCInds representam um subgrupo de UC no qual os pacientes desenvolvem urticas de forma reprodutível e exclusivamente em resposta a um estímulo específico. Ocorrem com frequência no adulto jovem. As UCInds compreendem as urticárias físicas e outras urticárias induzidas. As urticárias físicas são caracterizadas por urticas com ou sem angioedema desencadeadas por fatores específicos, que incluem estímulos mecânicos (fricção, pressão e vibração), térmicos (calor, frio) e radiação eletromagnética (radiação solar). E assim, conforme o fator desencadeante, a urticária física pode ser identificada como urticária dermográfica sintomática, urticária de pressão tardia (UPT), urticária/angioedema vibratória, urticária de contato ao frio, urticária de contato ao calor e urticária solar.[25]

As outras UCInds compreendem a urticária colinérgica, a urticária aquagênica e a urticária de contato. A urticária colinérgica não é classificada como urticária física porque seus sintomas ocorrem como uma resposta ao aumento da temperatura corporal, tipicamente provocados pelo exercício, banhos quentes, emoções e depois de alimentos condimentados e não por fatores físicos exógenos na pele.[25,26]

Os sinais e sintomas das UCInds estão comumente localizados nas áreas expostas ao estímulo e, exceto na UPT, a urtica e/ou o angioedema aparecem rapidamente, em minutos, depois da exposição ao desencadeante relevante e se mantêm por um curto período de tempo (menos de 2 horas), exceto na UPT, onde as lesões se mantêm por eventualmente mais 24 horas. Não é incomum para os pacientes exibirem múltiplas UCInds. As UCInds representam 20 a 30% das UC e podem estar associadas a UCE em 14 a 36% dos casos.[12]

As UCInds são diagnosticadas com base na história clínica do paciente e no resultado dos testes de provocação. Todos os pacientes com história sugestiva de UCInd devem ser submetidos aos testes de provocação para, se possível, confirmar o diagnóstico. Os pacientes com UCInd grave podem desenvolver sintomas sistêmicos durante o teste de provocação e, portanto, esses testes devem ser realizados por profissionais especializados e experientes em tratamento de reações alérgicas graves.[12,25]

A coexistência de UCInd e UCE conferem maior gravidade à UCE e, frequentemente, os pacientes com UCInd apresentam maior resistência ao tratamento com anti-histamínicos.[25]

■ Dermografismo sintomático ou urticária dermográfica

É a forma mais comum das UCInds. A doença é caracterizada pelo prurido e/ou queimação (pinicação) da pele antes da formação da urtica. Os sintomas tipicamente persistem por uma hora e meia a duas horas, a média de duração da doença é de 6 anos e meio.[8,25]

■ Urticária de pressão tardia

A urticária de pressão tardia (UPT) frequentemente acompanha a UCE em 2 a 40% dos casos. A UPT isolada representa < 1% de todas as formas de urticárias. Um dos principais desencadeantes é a aplicação da pressão vertical contínua; depois de um período de latência de 4 a 8 horas as urticas ou edema aparecem nos sítios afetados (sobretudo nos ombros, cintura, palmas, plantas, dorso e nádegas). Essas urticas podem ser acompanhadas de dor local, eritema, aumento de temperatura local, queimação e prurido e persistem por 8 a 48 horas. A biópsia de pele dos locais afetados revela um infiltrado inflamatório com predomínio de cosinófilos, mas sem vasculite. As situações típicas que desencadeiam a UPT são carregar objetos, como bolsas, caminhar com calçados apertados, ficar sentado por longos períodos em cadeiras não acolchoadas. A média de duração da UPT é de 6 a 9 anos.[18,25,27]

■ Urticária de contato ao frio

Representa cerca de 3% de todas as urticárias crônicas. Tipicamente, os sintomas ocorrem em minutos depois do contato com ar, líquidos ou objetos frios, sendo restritos a área da pele exposta ao frio. Entretanto, o contato de áreas extensas da pele ao frio, como nadar em água fria, pode levar a reações sistêmicas acompanhadas por hipotensão e perda de consciência. Alguns casos de óbito por anafilaxia foram relatados na literatura em pacientes com urticária ao frio durante imersão em água fria (natação). Os pacientes devem evitar bebidas frias para prevenir angioedema da orofaringe. A urticária ao frio pode ocorrer em qualquer idade com pico de prevalência no adulto jovem. A média de duração dos sintomas é de 5 a 8 anos.[25,26,28]

Formas atípicas podem ocorrer como a urticária colinérgica induzida pelo frio, quando é induzida pelo exercício em ambientes frios. Nesse caso, os testes tradicionais, como com cubo de gelo, são negativos. Algumas condições hereditárias (autossômicas dominantes) raras podem cursar com lesões urticariformes induzidas pelo frio como: urticária ao frio tardia familiar, síndrome autoinflamatória familiar e urticária ao frio atípica familiar.[26]

■ Urticária de contato ao calor

Esta é uma urticária rara, caracterizada pelo aparecimento de urticas e eritema depois da exposição da pele ao calor. As urticas induzidas pelo calor são normalmente bem definidas, limitadas a área de exposição. Elas se desenvolvem, tipicamente, em poucos minutos depois do contato com o calor e resolvem-se em 1 a 3 horas.[25,26]

Alergia Cutânea

■ Urticária solar

Esta também é um tipo raro de UCInd caracterizada pelo aparecimento de urticas que ocorrem imediatamente (normalmente em 5 a 15 minutos) depois da exposição à luz (ultravioleta e/ou luz visível) e se resolvem em menos de 24 horas. A urticária solar deve ser diferenciada da erupção polimórfica à luz; entretanto, seu início normalmente ocorre minutos a horas depois da exposição solar e se manifesta como erupção inflamatória prolongada e persistente, incluindo pápulas ou lesões pápulo-vesiculares e placas que persistem por dias. Na urticária solar, por sua vez, as urticas são transitórias.[25,26,29]

Na urticária solar, estudos epidemiológicos demonstraram maior prevalência para o gênero feminino e mais frequente na faixa etária entre 20 e 40 anos. A atopia é comum nos pacientes com urticária solar (até 48%) e associações a outras UCInds são frequentes (cerca de 30%). A radiação ultravioleta (UV) A é o espectro mais frequente no desencadeamento das reações cutâneas, seguido da luz visível e UVB.[25,26,29]

■ Urticária/angioedema vibratório

O angioedema vibratório é uma UCInd muito rara caracterizada pelo aparecimento imediato de urticas (normalmente em 10 minutos) depois da exposição à vibração, nos sítios de contato.[25,26]

■ Urticária colinérgica

A urticária colinérgica é uma UCInd frequente que é definida por urticas e prurido depois do aumento da temperatura corporal ativamente induzida (p. ex., exercício) ou passivamente (p. ex., banho quente). O desenvolvimento de angioedema é muito raro. A urticária colinérgica deve ser diferenciada da urticária/anafilaxia induzida pelo exercício, que é induzido pelo exercício, mas, não por aquecimento passivo e mais frequentemente associada a sintomas sistêmicos. A urticária colinérgica é uma doença de adulto jovem. Na maioria dos pacientes, os sintomas se tornam mais leves com a idade até cessarem completamente. Os pacientes com urticária colinérgica tipicamente desenvolvem urticas puntiformes de curta duração com eritema em áreas extensas, comumente localizadas nos membros e tronco, poucos minutos depois do exercício ou aquecimento passivo. Em alguns pacientes, o estresse emocional ou alimentos condimentados podem desencadear sintomas. Normalmente, as lesões cutâneas duram de 15 a 60 minutos.[25,26,30]

As causas e a fisiopatologia da urticária colinérgica não estão totalmente esclarecidas. Várias teorias foram propostas incluindo: (a) aumento da temperatura corporal central; (b) oclusão dos poros do suor ou destruição das glândulas sudoríparas; (c) ativação dos mastócitos por acetilcolina e/ou alterações dos receptores muscarínicos; e (d) hipersensibilidade às proteínas do suor, tais pacientes expressariam IgE específica para antígenos do suor.[31]

■ Urticária aquagênica

É rara, caracterizada pela presença de urticas foliculares pequenas, prurido e eritema à exposição de soluções aquosas, independentemente da temperatura da água. As lesões aparecem entre 10 e 30 minutos depois do contato com a água e têm duração de 20 a 60 minutos.[25,26]

Diagnóstico de UCE

Na UCE, o procedimento diagnóstico tem em três objetivos principais: a) excluir diagnósticos diferenciais; b) avaliar a atividade, o impacto e o controle da doença; e c) identificar os desencadeantes de exacerbações ou, quando indicado, qualquer causa adjacente. Todos os pacientes devem ser investigados para doença inflamatória (VHS, PCR e hemograma). Várias associações à UCE foram descritas na literatura, como infecções crônicas (p. ex., *H. pylori, Anisakis simplex*) e uso de medicamentos como AINEs; entretanto, vale lembrar que nem todas as possíveis causas necessitam ser investigadas em todos os pacientes e que o diagnóstico deve se basear na história clínica.[13]

Para a UCInd, detectar o desencadeante é essencial para confirmar o diagnóstico. Posteriormente, determinar o limiar do paciente para o estímulo desencadeante deve ser utilizado permitindo que ambos, paciente e médico, possam avaliar a atividade da doença e a resposta ao tratamento. Como os pacientes com UCE podem também apresentar uma ou mais UCInd, todos os desencadeantes físicos que pareçam relevantes devem ser testados.[18]

Para a realização dos testes de provocação para UCInd, os AH1 devem ser suspensos por pelo menos 48 horas. Os testes devem ser realizados em locais apropriados da pele que não foram afetados recentemente pela urticária. Esses locais podem ser refratários por horas ou um dia depois da reação. Além disso, os testes de provocação devem ser realizados por profissionais especializados e experientes em tratamento de reações alérgicas graves como anafilaxia.[18]

Descrição dos testes diagnósticos para UCInd

■ Dermografismo sintomático ou urticária dermográfica

O teste de provocação deve ser realizado na região volar do antebraço ou no dorso pela fricção da pele por objeto rombo exercendo uma certa pressão sobre esta, por exemplo, espátula de madeira ou com o uso do *Fric test*, um dispositivo de plástico com 4 pinos com alturas diferentes. O teste é positivo quando uma urtica linear aparecer no local da fricção.[18,25,26]

■ Urticária de pressão tardia

A provocação pode ser realizada pela suspensão de 7 kg numa fita de 3 cm no ombro (3,5 kg para cada lado do ombro) por 15 minutos entre outros testes. A leitura deve ser realizada depois de 30 minutos e com 4, 6, 8 e 24 horas. O teste é considerado positivo se uma urtica ou edema com eritema aparecer em aproximadamente 6 horas depois da provocação.[18,25,26]

■ Urticária de contato ao frio

O teste pode ser realizado com um cubo de gelo coberto com uma bolsa plástica fina, para diferenciar dos sintomas da urticária aquagênica, na região volar do antebraço por 5 minutos. O tempo deve ser diminuído se a história for de reação grave. Por outro lado, se o paciente não desenvolver nenhuma urtica no local, o cubo de gelo pode ser aplicado por 20 minutos. A resposta ao teste deve ser avaliada depois de 10 minutos da remoção do cubo de gelo. Esse teste é considerado positivo quando uma urtica surge no local, associado ao prurido ou à queimação. Os pacientes com reação positiva deveriam ser testados para limite individual da temperatura.[18,25,26]

■ Urticária de contato ao calor

Para o teste de provocação, metal, cilindro de vidro, bacia com água devem ser aplicados por 5 minutos à temperatura de até 45°C. A avaliação dever ser realizada depois de 10 minutos da provocação. Se positivo, o limite de tempo deve ser determinado.[18,25,26]

■ Urticária solar

Idealmente, o teste de provocação deve ser realizado na pele não exposta ao sol, como tronco. A fonte de luz pode ser a luz solar ou com uma lâmpada especial para UVA/UVB a 10 cm de distância da pele, com ou sem filtro. O local do teste deve ser avaliado 10 minutos depois da irradiação. O teste é considerado positivo se aparecer urticas visíveis com eritema e prurido ou queimação.[18,25,26]

Alergia Cutânea

■ Urticária ou angioedema vibratório

Para provocação, o antebraço fica apoiado em um misturador de vórtex numa rotação entre 780 e 1380 rpm por 10 minutos. O local de aplicação deve ser avaliado 10 minutos depois da aplicação.[18,25,26]

■ Urticária colinérgica

Para diagnosticar e diferenciar urticária colinérgica de urticária/anafilaxia induzida pelo exercício, o teste de provocação deve ser realizado em dois tempos. Em um primeiro tempo, exercício físico moderado apropriado à idade do paciente. O exercício deve ser realizado a partir do ponto de sudorese por 15 minutos. O teste será positivo se urticas puntiformes aparecerem em 10 minutos depois da provocação com exercício. Em um momento posterior, um teste com banho quente deve ser realizado (pelo menos 24 horas depois), temperatura de 42°C por até 15 minutos (monitorar temperatura corporal). Na urticária colinérgica esse teste também é positivo e o mesmo não ocorre na urticária pelo exercício.[25,26]

■ Urticária aquagênica

A provocação é realizada pela aplicação de tecido umedecido no dorso à temperatura ambiente por 20 minutos.[25,26,32]

Tratamento da urticária

O manejo da UC envolve abordagens farmacológica e não farmacológica. Os pacientes com UC deveriam seguir algumas medidas gerais com o objetivo de reduzir ou minimizar a exposição a uma série de cofatores que podem induzir uma exacerbação da doença. Em geral, todas as condições que levem à vasodilatação (p. ex., bebida alcoólica, temperatura elevada, banhos quentes, alimentos condimentados) deveriam ser evitadas porque podem desencadear o aparecimento de urticas. Até 30% dos pacientes com UCE experimentam uma exacerbação da sua doença depois do uso de AAS ou inibidor da COX_1 e, portanto, deveriam ser orientados a não usar esses medicamentos.[10,33]

O objetivo do tratamento da urticária é o controle completo dos sintomas ou suprimir completamente a atividade da urticária. Antes de se iniciar o tratamento, a atividade da doença na UCE deve ser determinada usando-se um escore de atividade da urticária (UAS) e, posteriormente, esse índice deve ser reavaliado regularmente. O objetivo é que o UAS7 se mantenha abaixo de 6 ou idealmente, igual a zero. Outras ferramentas podem ser utilizadas, como o UCT.[17]

O tratamento das UCInds baseia-se em dois princípios básicos: evitar estímulos desencadeantes e inibir mediadores de mastócitos, tais como a histamina. Entretanto, evitar completamente os desencadeantes é sempre difícil ou interfere com as atividades diárias. Portanto, no tratamento sintomático da urticária, os anti-histamínicos que atuam nos receptores H1 (AH1) não sedantes ou de segunda geração são os medicamentos de escolha. Esses medicamentos são efetivos e seguros, sendo considerados de primeira linha no tratamento da urticária crônica.[10,25,26]

Conforme o consenso mundial,[13] os pacientes que não respondem adequadamente aos AH1 não sedantes em doses padronizadas, a dosagem poderá ser aumentada depois de duas a quatro semanas, até 4 vezes a dose padronizada (*off label*), sendo esta a segunda linha de tratamento da UC (Figura 13.2).[10,13]

Aqueles que não respondem adequadamente as doses máximas de AH1 são considerados refratários. A terceira linha de tratamento da UC é adicionar o omalizumabe ao AH1. Para os pacientes que não respondem a esta linha de tratamento, a quarta linha de tratamento é a suspensão do omalizumabe e a adição da ciclosporina ao AH1 (Figura 13.2).[13]

Os corticosteroides sistêmicos não devem ser utilizados como tratamento na UC, pois nenhum estudo científico controlado mostrou eficácia no controle da doença com este medicamento e, além disso, devido ao risco de efeitos adversos, o uso prolongado dos corticosteroides sistêmicos não deve ser indicado.[13]

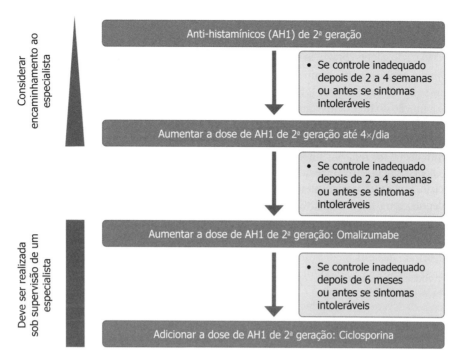

Figura 13.2. Algoritmo de tratamento da urticária conforme diretriz mundial. Fonte: adaptada de Zuberbier et al., 2018.[13]

Vários medicamentos alternativos são sugeridos como opções terapêuticas para o manejo de pacientes com UC refratária, na ausência ou impossibilidade do omalizumabe e/ou ciclosporina. Porém, as evidências que reforçam a eficácia para a maioria desses medicamentos são limitadas. Apesar disso, o uso de medicamentos alternativos tem o objetivo de melhorar a qualidade de vida e reduzir o uso crônico de corticoide sistêmico.[34] As evidências são baixas para esses medicamentos alternativos não presentes no algoritmo de tratamento da UC. Porém, tais medicamentos podem ter relevância pois são acessíveis em alguns sistemas de saúde. A escolha do medicamento alternativo dependerá da experiência clínica do médico.[13]

Medicamentos utilizados para tratamento da UC, conforme o consenso

- *Anti-histamínicos (AH1s)*: os AH1s de segunda geração representam a primeira linha de tratamento para pacientes com UCE. Nem todos os AH1s foram testados especificamente para urticária, mas muitos estão disponíveis como bilastina, cetirizina, desloratadina, ebastina, fexofenadina, levocetirizina, loratadina e rupatadina e são considerados os principais medicamentos para tratamento da UC.[13,33] Entretanto, estudos mostrando o benefício de AH1 de segunda geração em altas doses, até quatro vezes, foram observados com bilastina, cetirizina, desloratadina, ebastina, fexofenadina, levocetirizina e rupatadina.[13]

Os AH1s de primeira geração são efetivos nos pacientes com UC, mas sua eficácia não parece superior ao de segunda geração, além de apresentar mais efeitos adversos como maior grau de sedação e diminuição cognitiva.[33]

Nos pacientes com UC que não respondem adequadamente ao AH1 de segunda geração nas doses padronizadas, doses maiores podem ser utilizadas. Uma metanálise recente sobre o uso do AH1 em altas doses encontrou que os pacientes com UC que não respondiam a doses padronizadas de AH1 podiam apresentar controle do prurido na UC utilizando doses mais altas de AH1 e o mesmo não foi observado para o número de urticas.[35] Entretanto, a segurança dessas concentrações *off-label* dos AH1 de segunda geração é baseada em evidências a curto prazo e não a longo prazo. Eventualmente, esse aumento pode não ser eficaz.[33]

- *Omalizumabe*: este medicamento é um anticorpo IgG monoclonal humanizado recombinante que se liga às moléculas de IgE livres e/ou aos receptores de alta afinidade para IgE (FcεR1), inibe a função do mastócito e induz a apoptose de eosinófilos. A efetividade do omalizumabe nos diferentes subtipos de UC que não respondem ao AH1 foi demonstrada para UCE, autoimune e não autoimune, como também para UCInd.[36,37] Vários estudos na literatura mostraram que o omalizumabe reduz os sinais e sintomas, melhora a qualidade de vida dos pacientes com UC e, além da alta eficácia, apresenta boa segurança.[38-40] O omalizumabe foi liberado pela Agência Nacional de Vigilância Sanitária (Anvisa) para tratamento de UCE em dezembro de 2015; porém, seu uso é limitado pelo alto custo.[41]

- *Ciclosporina*: a eficácia da ciclosporina na UC resistente aos AH1s é sustentada por diversos relatos de casos como também ensaios controlados. Estudos com ciclosporina a longo prazo sugeriram que essa medicação foi eficaz na UCE e capaz de induzir remissão. As doses eficazes variaram entre 3 e 5 mg/kg/dia, sendo a dose de 200 mg/dia a ideal para adultos, para serem usadas por aproximadamente 3 a 6 meses durante o qual a pressão arterial, a função renal e a função hepática devem ser regularmente monitoradas. Depois da suspensão do medicamento, a remissão completa podia durar até 9 meses em cerca de 50% dos pacientes, enquanto outros pacientes mostraram uma diminuição do número de urticas e recuperam a resposta ao tratamento com AH1. Uma dose baixa como terapia de manutenção por até dois anos tem sido sugerida para aqueles que demonstraram uma propensão marcante para a recorrência depois da suspensão.[10,42]

Exemplos de medicamentos alternativos para tratamento da UC (não incluídos no consenso)

- *Anti-histamínicos H2*: alguns estudos observaram a eficácia em adicionar ranitidina aos AH1, mas investigações subsequentes mostraram resultados conflitantes. Estudos mostraram que o uso de antagonista-H2 na associação com AH1 não foi superior ao uso AH1 isolado.[33]

- *Antagonistas de leucotrienos*: vários estudos não demonstraram eficácia superior da monoterapia aos AH1 isolados ou placebo. Frequentemente, esses medicamentos são utilizados em combinação com AH1 e são particularmente eficazes nos pacientes com UCE com teste do autossoro positivo ou aqueles com hipersensibilidade aos AINEs.[43] Akenroye AT *et al.*[44] sugeriram que o montelucaste adicionado ao AH1 seria uma boa opção para pacientes com UCE refratários com predomínio de angioedema.

- *Dapsona*: esse medicamento do grupo das sulfonas mostrou-se eficaz para pacientes com UCE nas doses de 25 a 50 mg/dia. Embora geralmente bem tolerado, a dapsona pode induzir anemia dose-dependente e infrequentemente, neuropatia periférica, erupção cutânea, queixas gastrintestinais, hepatotoxicidade, metemoglobinemia, discrasias sanguíneas e DRESS (*drug rash with eosinophilia and systemic symptoms*) ou DHS (*drug hipersensitivity syndrome*). Além disso, pode induzir hemólise grave nos indivíduos com deficiência de G6PD (glicose-6-fosfato desidrogenase). Assim, o fenótipo G6PD deve ser checado em todos os pacientes antes de se iniciar o tratamento com dapsona.[45]

- *Sulfassalazina*: a eficácia da sulfassalazina é sustentada por estudos observacionais retrospectivos. Orden RA *et al.*, também em um estudo retrospectivo, encontraram que a eficácia e a segurança da sulfassalazina no paciente com UCE foi comparável à da ciclosporina. A dose clinicamente efetiva é até 3 g por dia; entretanto, a introdução até essa dose deve ser escalonada. Os efeitos colaterais incluem náusea, vômito, dispepsia e anorexia, cefaleia e, menos frequentemente, anormalidades hematológicas, proteinúria e hepatoxicidade.[33,46]

Urticária

- *Hidroxicloroquina*: originalmente antimalárico, este medicamento tem sido usado amplamente para aplicações anti-inflamatórias. Ele melhora significativamente a qualidade de vida dos pacientes com UCE em estudos randomizados, cegos e controlados com placebo. Entretanto, os pacientes podem necessitar de semanas a meses para obter a eficácia terapêutica. Estudos recomendam a monitoração oftalmológica de rotina devido ao potencial efeito colateral mais relevante: a retinopatia, que está associada ao uso por tempo prolongado. Antes de seu uso o paciente deve realizar exame de fundo de olho.[47]
- *Outros agentes imunossupressores*: relatos na literatura se baseiam em estudos não controlados. Metotrexato, em uma dosagem semanal de 15 mg, parece efetivo e seguro na maioria dos pacientes com UCE que não respondem a terapia convencional. Alguns relatos mostraram eficácia da ciclofosfamida ou da azatioprina nos pacientes com UCE resistente ao AH1 com teste do autossoro positivo. Recentemente, o micofenolato mofetil, um inibidor da biossíntese das purinas, apareceu como uma possível opção terapêutica para pacientes com UCE que não respondiam ao AH1 e/ou CE.[33]

Referências bibliográficas

1. Cherrez-Ojeda I, Robles-Velasco K, Bedoya-Riofrío P, Schmid-Grendelmeier P, Cherrez S, Colbatzky F et al. Checklist for a complete chronic urticaria medical history: an easy tool. World Allergy J. 2017; 10:34 .
2. Zuberbier T, Aberer W, Asero R, Bindslev-Jensen C, Brzoza Z, Canonica GW et al. The EAACI/GA2LEN/EDF/WAO guideline for the definition, classification, diagnosis, and management of urticaria: the 2013 revision and update. Allergy. 2014; 69:868-87.
3. Greaves MW. Pathology and classification of urticaria. Immunol Allergy Clin N Am. 2014; 34:1-9.
4. Sabroe RA. Acute urticaria. Immunol Allergy Clin N Am. 2014; 34:11-21.
5. Church MK, Kolkhir P, Metz M, Maurer M. The role and relevance of mast cells in urticaria. Immunol Rev. 2018; 282:232-47.
6. Radonjic-Hoeslil S, Hofmeier KS, Micaletto S, Schmid-Grendelmeier P, Bircher A, Simon D. Urticaria and angioedema: un update on classification and pathogenesis. Clin Rev Allergy Immunol. 2018; 54:88-101.
7. Magen E, Zueva E, Mishal J, Schlesinger M. The clinical and laboratory characteristics of acute spontaneous urticaria and its progression to chronic spontaneous urticaria. Allergy Asthma Proc. 2016; 37:394-9.
8. Kaplan AP, Greaves M. Pathogenesis of chronic urticaria. Clin Exp Allergy. 2009; 39:777-87.
9. Mortureaux P, Léauté-Labrèze C, Legrain-Lifermann V, Lamireau T, Sarlangue J, Taïeb A. Acute urticaria in infancy and early childhood. Arch Dermatol. 1998; 134:319-23.
10. Bernstein JA, Lang DM, Khan DA. The diagnosis and manegement of acute and chronic urticaria: 2014 update. J Allergy Clin Immunol. 2014; 133:1270-7.
11. Barniol C, Dehours E, Mallet J, Houze-Cerfon CH, Lauque D, Charpentier S. Levocetirizine and prednisone are not superior to levocetirizine alone for the treatment of acute urticaria: a randomized double-blind clinical trial. Ann Emerg Med. 2018; 71:125-31.
12. Antia C, Baquerizo K, Korman A, Bernstein JA, Alikhan A. Urticaria: a comprehensive review – epidemiology, diagnosis and work-up. J Am Acad Dermatol. 2018; 79:599-614.
13. Zuberbier T, Aberer W, Asero R, Abdul Latiff AH, Baker D, Ballmer-Weber B et al. The EAACI/GA²LEN/EDF/WAO guideline for the definition, classification, diagnosis and management of urticaria. Allergy. 2018; 73:1393-414.
14. Bracken SJ, Abraham S, MacLeod AS. Autoimmune theories of chronic spontaneous urticaria. Front Immunol. 2019; 10:627.
15. Beltrani VS. An overview of chronic urticaria. Clin Rev Allergy Immunol. 2002; 23:147-69.
16. Weller K, Zuberbier T, Maurer M, Chronic urticaria: tools to aid the diagnosis and assessment of disease status in daily practice. J Eur Acad Dermatol Venereol. 2015; 29:38-44.
17. Valle SOR, Dortas-Jr SD, Dias GAC, Motta AA, do-Amaral CSF, Martins EAPR et al. Ferramentas para avaliação e acompanhamento da urticária crônica. Arq Asma Alerg Imunol. 2018; 2:209-24.
18. Hide M, Hiragun M, Hiragun T. Diagnostics tests for urticaria. Immunol Allergy Clin N Am. 2014; 34:53-72.
19. Bansal JB, Bansal AS. Stress, pseudoallergens, autoimmunity, infection and inflammation in chronic spontaneous urticaria. Allergy Asthma Clin Immunol. 2019; 15:56.
20. Leznoff A, Sussman GL. Syndrome of idiopathic chronic urticaria and angioedema with thyroid autoimmunity: a study of 90 patients. J Allergy Clin Immunol. 1989; 84:66-71.

Alergia Cutânea

21. Confino-Cohen R, Chodick G, Shalev V, Leshno M, Kimhi O, Golsberg A. Chronic urticaria and autoimmunity: associations found in a large population study. J Allergy Clin Immunol. 2012; 129:1307-13.
22. Asero R, Bavbek S, Blanca M, Blanca-Lopez N, Cortellini G, Nizankowska-Mogilnicka E et al. Clinical management of patients with a history of urticaria/angioedema induced by multiple NSAIDs: an expert panel review. Int Arch Allergy Immunol. 2013; 160:126-33.
23. Asero R. Predictive value of autologous plasma skin test for multiple nonsteroidal anti-inflammatory drug intolerance. Int Arch Allergy Immunol. 2007; 144:226-30.
24. Konstantinou GN, Konstantinou GN. Psychiatric comorbidity in chronic urticaria patients: a systematic review and meta-analysis. Clin Transl Allergy. 2019; 9:42.
25. Magerl M, Altrichter S, Borzova E, Giménez-Arnau A, Grattan CEH, Lawlor F et al. The definition, diagnostic testing, and management of chronic inducible urticarias. Allergy. 2016; 7:780-802.
26. Abajian M, Schoepke N, Altrichter S, Zuberbier T, Maurer M. Physical urticarias and cholinergic urticária. Immunol Allergy Clin N Am. 2014; 34:73-88.
27. Grundmann SA, Kiefer S, Luger TA, Brehler R. Delayed pressure urticarial – Dapsone heading for first-line therapy? JDDG. 2011; 9:908-12.
28. Siebenhaar F, Weller K, Mlynek A, Magerl M, Altrichter S, Viera dos Santos R et al. Acquired cold urticarial: clinical picture and update on diagnosis and treatment. Clin Exp Dermatol. 2007; 32:241-5.
29. Du-Thanh A, Debu A, Lalheve P, Guillot B, Dereure O, Peyron J-L. Solar urticaria: a time-extended retrospective series of 61 patients and review of literature. Eur J Dermatol. 2013; 23:202-7.
30. Nakamizo S, Egawa G, Miyachi Y, Kabashima K. Cholinergic urticaria: pathogenesis-based categorization and its treatment options. J Eur Acad Dermatol Venereol. 2012; 26:114-6.
31. Altrichter S, Koch K, Church MK, Maurer M. Atopic predisposition in cholinergic uricaria patients and its implication. J Eur Acad Dermatol Venereol. 2016; 30:2060-5.
32. Park H, Kim HS, Yoo DS, Kim JW, Kim CW, Kim SS et al. Aquagenic urticaria: a report of two cases. Ann Dermatol. 2011; 23:S371-4.
33. Asero R, Tedeschi A, Cugno M. Treatment of chronic urticaria. Immunol Allergy Clin N Am. 2014; 34:105-16.
34. Khan DA. Alternative agents in refractory chronic urticaria: evidence and considerations on their selection and use. J Allergy Clin Immunol Pract. 2013; 1:433-40.
35. Guillen-Aguinaga S, Jauregui Presa I, Aguinaga-Ontoso E, Guillen-Grima F, Ferrer M. Updosing nonsedating antihistamines in patients with chronic spontaneous urticaria: a systematic review and meta-analysis. Br J Dermatol. 2016; 175:1153-65.
36. Maurer M, Metz M, Brehler R, Hillen U, Jakob T, Mahler V et al. Omalizumab treatment in patients with chronic spontaneous urticaria: a systematic review of published evidence. J Allergy Clin Immunol. 2018; 141:638-49.
37. Kaplan AP. Treatment of chronic spontaneous urticaria. Allergy Asthma Immunol Res. 2012; 4:326-31.
38. Kaplan A, Ledford D, Ashby M, Canvin J, Zazzali JL, Conner E et al. Omalizumab in patients with symptomatic chronic idiopathic/spontaneous urticaria despite standard combination therapy. J Allergy Clin Immunol. 2013; 132:101-9.
39. Saini SS, Bindslev-Jensen C, Maurer M, Grob JJ, Bülbül Baskan E, Bradley MS et al. Efficacy and safety of omalizumab in patients with chronic idiopathic/spontaneous urticaria who remain symptomatic on H1 antihistamines: a randomized, placebo-controlled study.
40. Maurer M, Vena GA, Cassano N, Zuberbier T. Current and future therapies for treating chronic spontaneous urticaria. Expert Opin Pharmacother. 2016; 17:1131-9.
41. portal.anvisa.gov.br. Acesso em: 2020.
42. Kaplan AP. Diagnosis, pathogenesis, and treatment of chronic spontaneous urticaria. Allergy Asthma Proc. 2018; 39:184-90.
43. de Silva NL, Damayanthi H, Rajapakse AC, Rodrigo C, Rajapakse S. Leukotriene receptor antagonists for chronic urticaria: a systematic review. Allergy, Asthma Clin Immunol. 2014; 10:24 (pages 1-6).
44. Akenroye AT, McEwan C, Saini SS. Montelukast reduces symptom severity and frequency in patients with angioedema-predominant chronic spontaneous urticaria. J Allergy Clin Immunol Pract. 2018; 6:1403-5.
45. Morgan M, Cooke A, Rogers L, Adams-Huet B, Khan DA. Double-blind placebo controlled trial of dapsone in antihistamine refractory chronic idiopathic urticaria. J Allergy Clin Immunol Pract. 2014; 2:601-6.
46. Orden RA, Timble H, Saini SS. Efficacy and safety of sulfasalazine in patients with chronic idiopathic urticaria. Ann Allergy Asthma Immunol. 2014; 112:64-70.
47. Morgan M, Khan DA. Therapeutic alternatives for chronic urticaria: an evidence-based review, part 1. Ann Allergy Asthma Immunol. 2008; 100:403-12.

Angioedema

Antonio Abílio Motta ■ Rosana Câmara Agondi

Introdução

O angioedema (AE) é definido como um edema localizado no subcutâneo ou submucoso, em áreas pobres de tecido conjuntivo como: face, lábios, orofaringe, laringe, úvula, extremidades, genitália e trato intestinal, decorrente do aumento da permeabilidade capilar e da vasodilatação levando ao extravasamento do líquido intersticial e consequente edema. O AE pode ocorrer isoladamente ou junto com a urticária. Pode, portanto, comprometer o trato respiratório superior, o trato gastrintestinal, fazer parte do quadro clínico da anafilaxia ou outras doenças.

O AE pode ser clinicamente diferenciado de outras formas de edema pelas seguintes diferenças:

- Inicia-se em minutos a horas, com resolução espontânea em horas a alguns dias.
- Tem distribuição assimétrica.
- Tendência a não depender da gravidade (postural).
- Envolvimento de: face, lábios, laringe e intestinos.
- Pode estar associado à anafilaxia.

Pode ser agudo ou crônico. Agudo: AE de qualquer etiologia com duração inferior a seis semanas que, na maioria das vezes, tem causa estabelecida, sendo as mais frequentes por fármacos e alimentos. Crônico: AE de qualquer natureza com duração superior a seis semanas. O AE que aparece em idade mais avançada, na maioria das vezes, pode estar associado à urticária crônica ou ao angioedema adquirido (AEA).

Existem vários subtipos de angioedema, desencadeados por diferentes causas patológicas onde vários mediadores inflamatórios estão envolvidos nesse processo, sendo os principais a histamina, a bradicinina, as prostaglandinas e os leucotrienos.

O AE está associado a vários fatores e causas como: alérgenos, fármacos, infecções ou decorrentes de alterações genéticas como no angioedema hereditário (AEH).[1]

O angioedema associado à urticária é mediado pela histamina (IgE – angioedema alérgico/histaminérgico), enquanto o angioedema sem urticária pode ser mediado por ela ou pela bradicinina, como na deficiência do inibidor da C1 esterase (C1-INH) ou outro mecanismo que resulte no excesso de bradicinina como o decorrente pelo uso de anti-hipertensivos como o inibidor da enzima de conversão da angiotensina (IECA) ou ser um angioedema idiopático.[2]

Alergia Cutânea

A determinação da causa do AE é essencial para o tratamento correto do paciente. O AE alérgico e o associado à urticária, em geral, respondem bem aos anti-histamínicos, corticosteroides e adrenalina.

O AE agudo (ver Capítulo 31), nos seus diferentes subtipos, tem uma prevalência estimada de 1:4.000 a 1:50.000. Os erros diagnósticos e o manejo errado do paciente podem ser fatais como no AE de laringe se não for tratado imediatamente.[3]

Epidemiologia

O AE e/ou a urticária acometem 15 a 20% da população em alguma época da vida e podem ocorrer simultaneamente ou apresentar-se como entidade clínica isolada. A incidência é variável e depende da população estudada e do método de pesquisa utilizado. Observa-se uma prevalência maior em mulheres e adultos jovens. Um exemplo clássico de AE sem urticária é o AEH, cuja deficiência e/ou disfunção do inibidor C1q esterase (C1-INH) leva a um quadro de AE recorrente, que pode ser desencadeado por: trauma, estresse emocional, infecções, mudanças bruscas de temperatura ou mesmo aparecer sem uma causa aparente. É uma doença rara e sua incidência varia de 1: 10.000 a 1: 150.000 e independe de gênero e idade.[4]

Etiologia

O AE é uma manifestação clínica que pode ser devida a múltiplas causas, e várias patologias podem estar associadas a ele. Entre as causas mais comuns nos adultos estão às reações aos fármacos, sendo os anti-inflamatórios não hormonais (AINEs), sulfas, antibióticos beta lactâmicos e hipotensores do tipo (IECA) os mais comuns. Os alimentos proteicos são os mais implicados, tais como: frutos do mar, peixe, ovo, leite etc. O AE pode fazer parte do quadro clínico do choque anafilático associado a sinais e sintomas sistêmicos respiratórios e/ou gastrintestinais como: rouquidão, prurido cutâneo, dispneia, sibilância, cólicas, vômitos, hipotensão e perda de consciência. O choque anafilático pode ser desencadeado sobretudo por: picadas de insetos himenópteros, fármacos (penicilinas), alimentos proteicos, látex etc.

Além dessas, outras causas agudas ou crônicas são frequentemente associadas a doenças autoimunes como: tireoidite autoimune, diabetes melito, lúpus eritematoso sistêmico, artrite reumatoide, síndrome de Sjögren; doenças linfoproliferativas como linfomas, doenças autoinflamatórias e causas raras.

O AE, assim como a urticária, pode estar associado a fatores desencadeantes ou ser uma entidade autônoma com sua classificação e fisiopatologia própria como ocorre com o AEH.[5,6]

Fisiopatologia

O mastócito é a célula mais importante na fisiopatologia de qualquer tipo de urticária e do AE alérgico (IgE mediado/histaminérgico). A fisiopatologia da urticária e do AE alérgico decorrem da sua desgranulação. A desgranulação do mastócito pode ocorrer por mecanismos imunológicos, como pela reação Tipo I de Gell e Coombs com a fixação de IgE específica a um determinado antígeno (p. ex., antígeno proteico) aos receptores de alta afinidade (FcεRI) dos mastócitos levando a liberação de mediadores farmacológicos com atividades inflamatórias como: histamina, leucotrienos, prostaglandinas etc. Vários fármacos como: vancomicina, polimixina B, opiáceos, relaxantes musculares, contrastes iodados etc. podem desgranular diretamente o mastócito sem a participação de mecanismos imunológicos, levando ao mesmo processo inflamatório. Recentemente, foram descritos dois receptores no mastócito: MRGPRX2 e COX, que seriam os responsáveis por essas ligações diretamente com esses fármacos (Figura 14.1).[7]

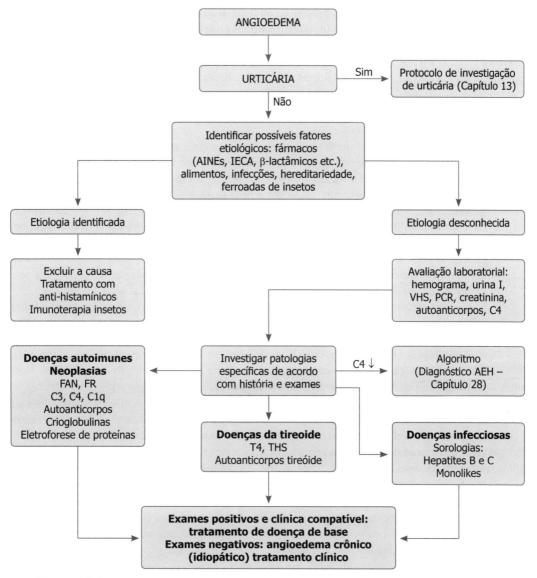

Figura 14.1. Mecanismos de ativação de mastócitos (com permissão do autor). Fonte: os autores.

Quadro clínico

Ao contrário de outras formas de edemas como os edemas devido à insuficiência cardíaca, renal ou hipotireoidismo (mixedema), os AEs não são dependentes da gravidade (postural). Em geral, são assimétricos com margens mal definidas, a pele mantém a sua cor ou é levemente descolorida. Ao contrário da urticária, o AE não é pruriginoso, com frequência é doloroso devido à distensão dos tecidos e, às vezes, com sensação de queimação, pode ser único ou em várias localizações (múltiplo).

O AE tem predileção por locais de pele mais fina onde o tecido conjuntivo é mais frouxo (escasso) como: face e genitália com duração entre 24 e 72 horas, não deixando sequelas depois da sua resolução. O edema pode ser doloroso e progride lentamente nas primeiras 36 horas desaparecendo no final do terceiro dia. No AEH sem tratamento pode permanecer até uma semana para a resolução completa. A associação com urticária (AE histaminérgico) se dá em aproximadamente 40% dos casos.

Alergia Cutânea

O AE pode se iniciar de forma abrupta, como o causado pelos AINEs (histaminérgico) ou de instalação lenta como no AEH (bradicininérgico), ambos podem acometer o trato respiratório superior podendo levar a asfixia (edema de glote) ou o trato gastrintestinal com aparecimento de cólicas intensas, náuseas, vômitos e diarreia, imitando um quadro de abdome agudo cirúrgico. Resaltamos que a bradicinina não leva ao surgimento de urticária ou broncospasmo.[8]

Classificação

O AE pode ser classificado em:

- *Angioedema mediado pela histamina*: os mastócitos podem ser ativados (desgranulados) por vários fatores como: alimentos, picadas de himenópteros, fármacos etc. Uma vez desgranulado ocorre a liberação de vários mediadores sendo o principal a histamina que leva ao aparecimento do AE. Este pode vir acompanhado por outros sinais e sintomas como: urticária, prurido generalizado, *flushing*, broncospasmo, edema de glote e hipotensão (choque anafilático) que deve ser tratado imediatamente. O AE mediado pelo mastócito inicia-se em minutos depois da exposição ao alérgeno, vai melhorando em algumas horas e se resolve em 24 a 48 horas. O mastócito pode ser desgranulado por vários desencadeantes que podem se ligar a receptores específicos como receptor de alta afinidade para IgE (FcεRI). Este receptor, em geral, liga-se a antígenos proteicos, ao receptor MRGPRX2 ou ao receptor COX. Estes dois últimos podem ligar-se diretamente a algumas drogas como: opioides, AINEs, vancomicina, relaxantes musculares, contrastes radiológicos etc. ou agir diretamente na membrana dessa célula como vários fatores físicos: sol, frio, pressão, exercício físico etc. levando a liberação direta de histamina e citocinas pró-inflamatórias e, consequentemente, ao aumento da permeabilidade vascular, edema e/ou urticária. Esse tipo de AE pode fazer parte do quadro clínico da anafilaxia e normalmente responde ao tratamento com adrenalina, anti-histamínicos e corticosteroides.[5]
- *Angioedema mediado pela bradicinina*: a bradicinina, ao contrário da histamina, não leva ao aparecimento de urticária, broncospasmo e prurido. O AE é de início mais lento, sua instalação ocorre em algumas horas a 36 horas e de resolução mais lenta do que o AE histaminérgico, levando de dois a sete dias para resolução completa. Pode acometer o trato respiratório superior (laringe, lábios, língua, úvula), pele, mucosas e intestino. Podendo levar a óbito por insuficiência respiratória por edema de glote.[8]
- *Angioedema hereditário*: é uma doença de herança autossômica dominante de penetrância variável, decorrente da disfunção de uma α_2-globulina sérica, a C1q esterase (C1INH) que inibe os primeiros componentes do sistema complemento. Sua ausência leva a ativação da cascata do complemento com a produção de bradicinina.

    Em geral, tem início na infância ou adolescência, caracterizando-se por quadros agudos e graves de AE de extremidades, face ou cólicas intestinais, quando acomete as vias respiratórias leva a óbito em 25% dos casos por insuficiência respiratória devido ao edema de glote. A frequência das crises é variável, podendo ocorrer anualmente ou até diariamente. Há história de acometimento de vários membros da mesma família e não tem associação com urticária. Os pacientes referem às vezes o aparecimento de eritemas esparsos, sem edema (eritema marginado ou serpiginoso) que, às vezes, pode se confundir com a urticária. Em geral, as crises são desencadeadas por traumas cirúrgicos ou não, estresse emocional, mudanças bruscas de temperatura, infecções ou sem nenhuma causa aparente. Pode ser desencadeada ou exacerbada pelo uso de estrógenos, IECA ou gliptinas. O AEH é classificado em:

    - AEH com deficiência quantitativa do inibidor de C1INH: corresponde a 80% dos casos de AEH. Antes denominado Tipo I.
    - AEH com disfunção de C1INH: corresponde a cerca de 15% dos casos. Antes denominado Tipo II.
    - AEH com inibidor de C1INH normal. Antes denominado Tipo III.[8]

Angioedema

- *Angioedema associado à enzima de conversão da angiotensina (IECA)*: alguns tipos de AE são mediados por outras moléculas pró-inflamatórias que não a histamina, por exemplo, a bradicinina. A interação da bradicinina com seu receptor na superfície do endotélio vascular leva a sua dilatação e consequente edema. Esse tipo de edema não é acompanhado de urticária como o AE causado pela histamina e não responde aos anti-histamínicos e adrenalina. Podem apresentar AE devido ao aumento plasmático da bradicinina em razão da inibição natural de sua metabolização por volta de 1:200 pacientes tratados com IECA. Indivíduos suscetíveis podem apresentar edema de face, sobretudo língua e lábios. Edema de glote, morte e eventos gastrintestinais têm sido raramente relatados. O diagnóstico de AE por IECA às vezes é difícil por causa do AE ocorrer depois de meses ou anos de seu uso. Já foram descritos pacientes com mais de 10 anos de uso do IECA que apresentaram edema de língua, sendo descrito mais comumente com o captopril e enalapril; contudo, outros fármacos da mesma classe também podem estar implicados na patogenia do AE pelo IECA. Na suspeita este deve ser suspenso e o paciente deve ser tratado com outro hipotensor de classe diferente, devendo-se esperar pelo menos de 2 a 4 semanas para observar o efeito dessa troca.[9,10]
- *Angioedema associado a estrógeno*: os estrógenos podem levar ao aparecimento de angioedemas por mecanismos bradicininérgicos, como no AEH com C1INH normal, bem como por mecanismos histaminérgicos com a produção de IgE específica, por meio dos mecanismos Tipo I e Tipo III de Gell e Coombs.
- *Angioedema associado às gliptinas*: são medicamentos usados para controle do diabetes sua ação bradicininérgica é semelhante aos IECA.
- *Angioedema adquirido*: ou deficiência adquirida de C1INH é muito rara e frequentemente está associada a doenças linfoproliferativas (linfomas, leucemia linfocitica, macroglobulinemia, crioglobulinemia essencial e neoplasias) a doenças autoimunes (lúpus eritematoso sistêmico) ou a doenças autoinflamatórias. O AE pode surgir anos antes da doença primária se manifestar. O AE desses pacientes é devido provavelmente à formação de autoanticorpos contra o C1INH ou ao catabolismo acelerado (clivagem proteolítica) do sistema de complemento sobretudo nas neoplasias. Os pacientes iniciam os sintomas a partir da quarta década de vida, raramente apresentam urticária ou têm história familiar de AE recorrente. Os sintomas clínicos são os mesmos do AEH tipo I ou II, e as cólicas são os sintomas menos comuns. O tratamento principal visa principalmente à doença de base, porém podemos usar os mesmos fármacos usados no AEH tipos I e II até que a doença de base esteja controlada.[11,12]
- *Angioedema espontâneo ou idiopático*: é assim designado quando não se consegue identificar a causa ou fator desencadeante. Não existem evidências claras e se ocorre ou não a desgranulação do mastócito, sua fisiopatologia é desconhecida e parece ser mediado pela histamina. Pode vir ou não associado à urticária; porém, não acomete o sistema respiratório (Tabela 14.1 e Figuras 14.2 e 14.3).[5]

Tabela 14.1. Tipos de angioedema, associações, duração e mediadores						
Características	*IECA*	*AEH*	*AEA*	*AE Alérgico*	*AE/AINEs*	*AEI*
Urticária	–	–	–	+ –	+ –	+ –
Duração AE > 72 h	+ –	+++	+ –	+ –	+ –	+ –
Histamina	–	–	–	+	+	?
Bradicinina	+	++	+	–	–	?
C1-INH	N	↓	N↓	N	N	N
C1q	N	N	↓	N	N	N
IgE	–	–	–	+	+ –	?

IECA: inibidor da enzima de conversão da angiotensina; AEH: angioedema hereditário; AEA: angioedema adquirido; AEI: angioedema idiopático; AE/AINEs: angioedema por anti-inflamatório não esteroidal.
Fonte: Motta AA, Oliveira AKB.

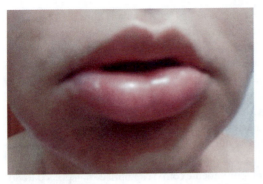
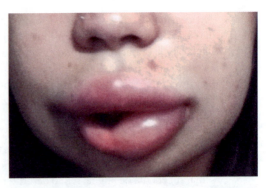

Figura 14.2. Angioedema por anti-inflamatório não esteroidal. Fonte: acervo pessoal dos autores.

Figura 14.3. Angioedema hereditário. Fonte: acervo pessoal dos autores.

Diagnóstico

Devido à heterogeneidade do AE, por suas múltiplas etiologias, é preciso uma investigação clínica minuciosa que começa na história clínica, exame físico, seguido de exames laboratoriais de acordo com a suspeita e/ou associação com doenças sistêmicas. O diagnóstico do tipo de AE baseia-se sobretudo na história clínica muito bem detalhada, seguindo os itens relacionados a seguir:

- Tempo de início da doença (infância, adultos, idosos).
- Frequência e duração dos sintomas (aguda ou crônica).
- Tempo de duração da crise aguda.
- Distribuição do AE.
- Relação com gravidade (postural).
- Associação à urticária.
- Associação à dor, prurido, queimação e parestesia.
- História familiar de AE ou atopia.
- Morte súbita na família por asfixia.
- Alergias prévias, infecções.
- Associações a agentes físicos.
- Uso de fármacos (AINE, antibióticos, sulfas, estrógenos, gliptinas, IECA etc.).
- Alimentos, sobretudo os proteicos.
- Reações a picadas de insetos.
- Relação com ciclo menstrual.
- Exposição à cirúrgica prévia.
- Resposta à terapia (anti-histamínico, corticosteroide, adrenalina).
- Estresse emocional.
- Qualidade de vida em relação ao AE.

No exame físico, devemos observar a localização do AE, a associação a placas urticariformes, eritema *marginatum* ou serpiginoso e a observação precoce de sinais de obstrução das vias respiratórias. Um exame físico sistemático é necessário para avaliar o acometimento de outros órgãos. Na crise aguda, a ausência de urticária, prurido e broncospasmo sugere um AE bradicininérgico.[13]

Na prática ambulatorial, dificilmente encontramos alterações ao exame físico do paciente com AE crônico, pois estes geralmente estão assintomáticos.

É importante salientar a investigação de doenças linfoproliferativas, autoinflamatórias e autoimunes. Infelizmente, em muitos casos, os resultados da investigação são frustrantes, não se encontrando um fator etiológico.[13-15] O algoritmo para diagnóstico de AE pode ser observado na Figura 14.4.

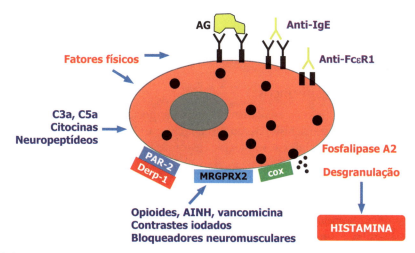

Figura 14.4. Algoritmo para o diagnóstico de angioedema. Fonte: Giavina-Bianchi P et al. JACI Pract. 2019; 7:2089-90.

Diagnóstico diferencial

Há várias condições que podem ser confundidas com AE. O edema cutâneo pode imitar o AE, por exemplo: dermatite de contato aguda, celulite, erisipela, doenças autoimunes, hipotireoidismo, queilite granulomatosa, blefarocalásia, parasitoses (sinal de Romanã da tripasomomíase), síndrome da veia cava superior, síndromes raras etc.

Talvez a doença mais comum, que faz diagnóstico diferencial com AE, seja a dermatite de contato alérgica (DCA) na fase aguda. A pele ao redor dos olhos é particularmente mais susceptível ao edema. O edema é precedido por microvesículas e há uma história de exposição prévia sugestiva de DC. Representa a reação de hipersensibilidade tipo IVa, mediada por linfócitos T. O tratamento baseia-se no uso de hidrocortisona tópica ou inibidores da calcioneurina, por até duas semanas, anti-histamínicos e afastamento da substância desencadeante.[16]

A possibilidade de patologias do tecido conectivo também deve ser considerada, sobretudo em pacientes com edema facial e de mãos. LES, dermatopolimiosite e síndrome de Sögren podem ter quadro clínico semelhante ao angioedema e urticária. As manifestações mais comuns das doenças do tecido conectivo incluem rubor malar, fotossensibilidade, artrite e úlceras orais. Eritema periorbital, facial e edema são relativamente comuns no LES e na dermatopolimiosite. Na esclerodermia, o fenômeno de Raynaud está comumente presente.

A síndrome da veia cava superior está usualmente associada a rubor facial e edema secundário localizado na região do pescoço e da face, devido à trombose ou compressão por um processo neoplásico.

Uma patologia rara é a síndrome de Muckle-Wells, doença de herança autossômica dominante, caracterizada por urticária, febre e edema de lábios que está associada a alterações dos nervos periféricos e associada à amiloidose renal.

A síndrome de Melkerson-Rosenthal é uma condição rara, onde há aparecimento de edema labial, edema malar ou palpebral recorrente e, às vezes, permanente, causando deformidade, acompanhado de paralisia facial do sétimo par e língua escrotal ou geográfica (plicata). Seu diagnóstico é dado pela biópsia que mostra processo granulomatoso.

As tireoideopatias podem estar associadas à urticária crônica. No hipotireoidismo pode haver um edema facial importante, acometendo lábios e principalmente pálpebras, e no hipertireoidismo pode estar presente o mixedema pré-tibial, que envolve placas infiltradas na região pré-tibial.[17]

Exames laboratoriais gerais

Na primeira abordagem do paciente não precisamos solicitar muitos exames laboratoriais apenas: hemograma, urina I, creatinina, C4, autoanticorpos.

Exames laboratoriais específicos

Se os exames iniciais não apresentarem alterações importantes, devemos partir para exames mais específicos de acordo com a história e/ou suspeita clínica: C1INH quantitativo e funcional, C1q, IgE específica, tomografia de abdome, sorologias, eletroforese de proteínas e marcadores tumorais.

Tratamento

O ideal é que os pacientes sejam orientados a excluir os estímulos e/ou fatores desencadeantes do AE. Excluir as drogas suspeitas (AINE, AAS, IECA etc.) e substituí-las por outras de classes diferentes. As doenças associadas devem ser tratadas de acordo, por exemplo, infestações, infecções, doenças autoinflamatórias ou autoimunes. Os AEs agudos podem ser bem controlados com uso anti-histamínicos e corticosteroides sistêmicos por curto período de tempo, de acordo com a intensidade do quadro clínico.

Em geral, em pacientes com AE crônico não conseguimos encontrar a etiologia, sendo necessário o uso de sintomáticos por longos períodos. A primeira escolha no tratamento do AE crônico é sem dúvida o anti-histamínico. Os pacientes com intolerância a AINEs, sobretudo a aspirina, podem ser beneficiados com os antileucotrienos (montelucaste) em associação com anti-histamínicos devido a sua atividade anti-inflamatória. Nos pacientes refratários e que não têm contraindicação, pode-se tentar o uso do ácido tranexâmico ou imunossupressores (Tabela 14.2).[17]

Conclusão e considerações finais

Em geral, o diagnóstico clínico do angioedema não apresenta dificuldade, o edema apresentado pelos pacientes, a relação causal, os fatores desencadeantes e a evolução fugaz do quadro clínico orientam o diagnóstico. Entretanto, quando o AE dura mais de 72 horas, é doloroso e de difícil controle deve-se pensar nos diagnósticos diferenciais ou associação com outras patologias como: AEH, AEA, LES, leucemias, linfomas etc.

O AE causado pelo IECA tem o seu diagnóstico na história clínica. Pode se manifestar depois de meses ou anos do uso da medicação e o tratamento se resume a suspensão do fármaco e substituição por outra classe de anti-hipertensivos.

Quadro 14.2. Tratamento do angioedema		
	Opções terapêuticas	**Exemplos**
1ª opção	Anti H1 de 2ª geração	Loratadina Cetirizina Fexofenadina
2ª opção	Associação de Anti-H1 de classes diferentes: Manhã: Anti-H1 de 2ª geração Noite: Anti-H1 de 1ª geração	Loratadina/fexofenadina/cetirizina Hidroxizina/dexclorfeniramina
3ª opção	Anti-H1 de 1ª + Anti-H2 Anti-H2 de 2ª + Anti-H2	Hidroxizine + ranitidina Loratadina + ranitidina
4ª opção	Anti-H1 + Antileucotrienos/ácido tranexâmico/imunossupressores	2ª e/ou 1ª geração Montelucaste Ácido tranexâmico Ciclosporina A

Fonte: os autores.

O AE isolado de início na infância ou adolescência, com antecedente pessoal, desencadeado por estresse físico e/ou emocional, traumas, infecções, mudanças bruscas de temperatura ou por causa desconhecida, associado ou não a procedimentos cirúrgicos ou odontológicos, uso de estrógenos, leva a suspeita clínica de AEH. Em muitos casos, o diagnóstico precoce é difícil e alguns pacientes podem evoluir com edema de glote e óbito.

Devemos orientar o paciente quanto à identificação e exclusão dos fatores precipitantes das crises quando possível. Em pacientes ansiosos, que pioram as manifestações do AE em situações de estresse emocional, devemos indicar a psicoterapia. O tratamento medicamentoso baseia-se no uso de anti-histamínicos como primeira opção, fármacos adjuvantes como os antileucotrienos e imunossupressores em casos graves e de difícil controle. Quando houver diagnóstico de doenças sistêmicas associadas à cura ou ao seu controle, pode levar ao controle dos sintomas do AE.[18]

Referências bibliográficas

1. Motta AA, Tano LK. Urticária em diagnóstico e tratamento. São Paulo: Manole; 2006.
2. Busse PJ, Buckland MS. Non-histaminergic angioedema: focus on bradykinin-mediated angioedema. Clin Exper Allergy. 2012; 43:385-94.
3. Jaiganesh T, Wiese M, Hollingsworth J, Hughan C. Kamara M, Wood P et al. Acute angioedema: recognition and management in the emergency department. European Journal of Emergency Medicine. 2013; 20:10-7.
4. Bouillet L, Boccon-Gibod I, Berard F, Nicolas JF. Recurrent angioedema: diagnosis strategy and biological aspects. Eur J Dermatol. 2014; 24:293-6.
5. Motta AA, Oliveira AKB. Urticária e angioedema. In: Clínica Médica. São Paulo: Manole; 2009.
6. Abere W. Angioedema is not just' deep urticaria' but an entity its own. Allergy. 2014; 69:549-52.
7. Inomata N. Recent advances drug-induced angioedema. Allergology International. 2012; 6:545-57.
8. Cicardi M, Aberer W et al. Classification, diagnosis and approach to treatment for approach to treatment for angioedema: consensus report from the Hereditary Angioedema International Working Group. Allergy. 2014; 69:602-16.
9. Baram M, Kommuri A, Sellers SA, Cohn JR. ACE inibitor-induced angioedema. J Allergy Clin Immunol. 2013; 5:442-5.
10. Beaudouin E, Defendi F et al. Iatrogenic angioedema associated with ACEi, sitagliptin and deficiency of 3 enzymes cataboling bradykinin. Eur Ann Allergy Clin Immunol. 2014; 46:119-22.
11. Zingale LC, Beltrami L et al. Angioedema without urticaria: a large clinical survey. CMAJ. 2006; 175:1065-70.
12. Giavina-Bianchi P, Motta AA et al. Diretrizes brasileiras para o diagnóstico e tratamento do angioedema hereditário. Arquivos de Asma, Alergia e Imunologia. 2017; 1:23-48.
13. Zuberbier T. A summary of the New International EAACI/GA (2)LEN/EDF/WAO Guidelines in urticaria. WAO. 2012; 5:S1-5.
14. Moell JJ, Bemstein JA et al. A consensus parameter for the evaluation and management of angioedema in the emergency department. Acad Emerg Med. 2014; 21:469-84.
15. Wintenberger C, Boccon-Gibod I, Launay D, Fain O, Kanny G, Jeandel PY et al. Tranexamic acid as maintenance treatment for non-histaminergic angioedema: analysis of efficacy and safety in 37 patients. Clin Exp Immunol. 2014; 178:112-7.
16. Alam R. Angioedema: what we know and what we need know. Immunol Allergy Clin North Am. 2013; 33:ix-x (Foreword).
17. Motta AA, Agondi RC et al. Alergia e imunologia/aplicação clínica. São Paulo: Atheneu: 2015.
18. Zuraw B. An overview of angioedema: clinical features, diagnosis, and management. UpToDate. Literature review current through: Jul 2020. This topic last updated: Feb 07, 2019.

15

Dermatite de Contato

Antonio Abílio Motta ■ Mariele Morandin Lopes ■ Octavio Grecco

Introdução

Dermatite de contato (DC) é uma inflamação cutânea induzida por exposição a um irritante ou alérgeno externo, com participação ou não de luz ultravioleta (fótons) na superfície da pele. Embora, quase sempre, a maioria das pessoas associe dermatite de contato à etiologia alérgica, cerca de 80% das DCs são provocadas por substâncias irritantes, levando a dermatites de contato não alérgicas ou irritativas. O processo inflamatório da dermatite de contato alérgica (DCA) é mediado por mecanismos imunológicos, podendo ser causado por substâncias orgânicas ou inorgânicas enquanto a dermatite de contato por irritantes (DCI) é causada por dano tissular direto depois do contato com o agente agressor que inicia a reação inflamatória. A DCI pode ser desencadeada por um irritante primário absoluto, com pH muito baixo (ácido) ou pH muito alto (básico), que danifica a pele ao primeiro contato, ocasionando reações intensas com bolhas e ulcerações com aspecto de uma "queimadura", os ácidos e os álcalis são os principais exemplos. A DCI pode ser provocada por um irritante primário relativo que danifica a pele depois de contatos repetidos ou prolongados. Sabões, detergentes, saliva, fezes e urina são os principais exemplos. Esses dois tipos de dermatites são, sem dúvida, as causas mais frequentes dos eczemas profissionais (Tabela 15.1).[1,2]

A DCA e a DCI podem ser diferenciadas quanto a causas, mecanismos fisiopatológicos, predisposição genética e testes cutâneos, e, quanto a apresentação clínica, tempo de aparecimento das lesões, resolução e demarcação anatômica da lesão (Tabela 15.2). Hoje, estima-se que temos cerca de seis milhões de produtos químicos no meio ambiente; destes, cerca de três mil já foram citados na literatura médica como sensibilizantes de contato, e cerca de 30, ou 1%, seriam responsáveis por 80% das DCAs. Quando o agente causador da dermatite pode ser identificado e evitado, a cura da dermatite é evidente. Se o contato persiste, a dermatite pode se tornar crônica e de difícil tratamento, podendo até impedir as atividades diárias do indivíduo.[3]

O teste de contato é o exame auxiliar mais importante. Quando positivo, mostra apenas a que o paciente é sensibilizado, e sua interpretação depende da correlação entre aspecto clínico da lesão, localização anatômica da dermatite, profissão, ocupação, *hobby* e as substâncias que ele entra em contato. Alguns pacientes com DC crônica (por mais de 12 meses), ou com episódios repetitivos de DC, podem não se recuperar da dermatite apropriadamente, apesar do afastamento do agente causal e do tratamento clínico. Portanto, é necessário tentar descobrir o mais cedo possível o/a agente/substância a que o paciente possa estar sensibilizado para que a sua dermatite de contato não se cronifique.

Alergia Cutânea

Tabela 15.1. Diferenças entre as dermatites de contato alérgica e irritativa[2]		
	DCA	**DCI**
Frequência	20%	80%
Causas comuns	Cosméticos: fragrâncias e conservantes	Água, sabões, detergentes, solventes, graxas
	Sais metálicos: níquel, cromo, cobalto, mercúrio	Ácidos e álcalis
	Biocidas (formaldeído)	Poeira
	Plantas	Fibra de vidro
	Aditivos da borracha (tiurans)	
	Resinas plásticas (epóxi, acrílico)	
	Resina (colofônio)	
	Látex	
	Medicamentos tópicos	
Concentração do agente	Menor	Maior
Mecanismo	Imunológico – tipo IV (linfócito T)	Não imunológico
Sensibilização	Necessária	Ausente
Predisposição atópica	Diminuída	Aumentada
Teste de sensibilidade	Teste de contato tardio	

Tabela 15.2. Apresentação clínica e tratamento das dermatites de contato alérgica e irritativa[3]		
	DCA	**DCI**
Aparecimento das lesões	Algumas horas a 6 dias	Alguns minutos até 48 horas
Demarcação das lesões	Menos frequente	Geralmente típica
Resolução clínica	Em média 3 semanas	Depois de 96 horas
Tratamento	Afastamento da causa	Afastamento da causa
	Corticoide tópico/sistêmico	Corticoide tópico/sistêmico
	Anti-histamínico sistêmico	Anti-histamínico sistêmico

Observou-se prevalência de 8,2% em um estudo transversal recente que avaliou indivíduos em cinco países europeus, além da comprovação da sensibilização de cerca de 25% da população, com no mínimo uma substância positiva em teste de contato alérgico.[1,4]

As DCs são responsáveis por 10% das consultas atendidas em um consultório de dermatologistas e alergistas. Mais de 90% de todas as dermatoses ocupacionais são DCs causadas pelo contato direto com produtos químicos no local de trabalho.[5]

Fisiopatologia

A pele deve ser reconhecida como órgão periférico de defesa do sistema imunológico. Com apenas alguns milímetros de espessura, ela é o maior órgão do corpo humano e funciona como barreira. É o lugar onde ocorre a reatividade e a expansão de muitas alterações imunológicas, importantes na indução de imunidade e tolerância. A propriedade de barreira (defesa) da pele varia com a espessura, a permeabilidade, o local anatômico, o meio ambiente e a sua capacidade de reagir imunologicamente. Sabe-se que a pele xerótica, onde ocorre diminuição dos lípides e aumento da perda transepidérmica de água, apresenta risco aumentado para desenvolvimento de eczemas, tanto atópico quanto de contato.[3,6]

Dermatite de contato por irritantes

Na DCI não há reações imunológicas, nenhuma exposição prévia a qualquer substância (sensibilização) é necessária, e a maioria dos indivíduos expostos a essa substância (geralmente agressiva) manifesta reação semelhante.

188

Parte 3

Dermatite de Contato

A DCI é causada por ação direta de substâncias químicas irritantes na epiderme, causando danos aos queratinócitos, levando ao aparecimento de bolhas e eventual necrose. Os queratinócitos lesados liberam mediadores inflamatórios não específicos e fatores quimiotáticos. Esses mediadores (citocinas) causam dilatação dos vasos da derme (eritema), levando a extravasamento de plasma na derme (edema) e na epiderme (bolha) e infiltrados de várias células.

A princípio, aparecem os linfócitos ao redor dos vasos dilatados do plexo vascular superficial; em seguida, há o aparecimento de neutrófilos chamados por seus fatores quimiotáteis. Essas células são as predominantes nas DCI moderadas a graves. A epiderme apresenta edema intercelular (espongiose) e intracelular (*ballooning*), caracterizado por intensa palidez do citoplasma.

A DCI pode acontecer nas formas aguda ou crônica. A forma crônica pode ser induzida por qualquer substância que cause DCI aguda que, quando em pequenas concentrações, pode acumular efeito inflamatório causando danos crônicos à pele. Consequentemente, ocorre mudança gradual, danificando e eliminando as barreiras protetoras da pele, sobretudo o filme lipídico, o pH da pele e o próprio estrato córneo.[7] A pele dos indivíduos atópicos é mais propensa a desenvolver a DCI, sobretudo naqueles com dermatite atópica.[8]

Dermatite de contato alérgica

A DCA é desencadeada por uma resposta imune específica contra determinantes antigênicos de substâncias químicas que entram em contato com a pele, desencadeando a reação Tipo IV de Gell & Coombs. Hoje é classificada como reação Tipo IVa de Pichler.[9]

Normalmente, apenas substâncias com baixo peso molecular (< 5.000 dáltons) são capazes de penetrar na pele intacta; por outro lado, a reação do tipo IVa requer antígenos com mais de 5.000 dáltons. As substâncias com baixo peso molecular (haptenos) ligam-se a proteínas da própria pele, formando conjugados hapteno-proteína. O antígeno completo (antígeno-proteína) é processado e apresentado à célula apresentadora de antígenos da pele, células de Langerhans, que, em seguida, leva os antígenos específicos de superfície a se ligarem aos receptores específicos (MHC) de linfócitos T (LTh0), produzindo uma resposta imune.[10]

Quando ocorre a sensibilização (via aferente), o conjugado hapteno-proteína entra na epiderme, liga-se a célula de Langerhans, ativa os queratinócitos e células da derme a liberarem várias citocinas com propriedades inflamatórias, como IL-1, IL-6, IL-8, TNF-α e GM-CSF. A célula de Langerhans, ligada ao conjugado por meio do complexo MHC, vai para o gânglio regional periférico (linfonodo).[10]

No linfonodo, o LTh0 é sensibilizado originando clones de LTh1 específicos; esta é a fase de sensibilização (via aferente) que ocorre por volta de duas a três semanas. Depois dessa fase, se o indivíduo entra em contato novamente com a mesma substância a que foi sensibilizado anteriormente, os seus LTh1 sensibilizados já possuem receptores específicos que serão guiados pelas adresinas das células endoteliais; em seguida, reconhecerão o antígeno ligado a célula de Langerhans e passarão a secretar várias citocinas, como IFN-γ, TNF-β, GM-CSF e IL-2, resultando em um processo inflamatório com edema intercelular (espongiose). Essa é a fase de eczematização (via eferente), que dura entre 12 e 36 horas (Figura 15.1).[10]

Com relação à histologia, as lesões iniciais da DCA são caracterizadas por infiltrados de linfócitos ao redor de vênulas dilatadas do plexo venoso superficial. Alguns desses linfócitos migram pela derme papilar até a epiderme, induzindo um edema intercelular (espongiose), caracterizado pelo alargamento dos espaços e alongamento das pontes intercelulares entre os queratinócitos. Se esse processo se desenvolve rapidamente, a espongiose evolui para microvesículas. Desenvolvendo-se mais lentamente, a espongiose evolui para uma hiperplasia epidermal. As células do estrato córneo retêm o núcleo (paraqueratose) e ocorre a formação de descamação da epiderme com secreção de líquido seroso.

Capítulo 15

Alergia Cutânea

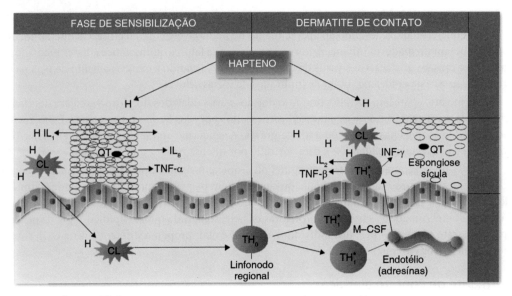

Figura 15.1. Resposta imunológica na dermatite de contato alérgica. Fonte: autores.

O infiltrado de linfócitos na derme torna-se mais intenso e, ocasionalmente, podem aparecer alguns eosinófilos. Qualquer fase da histologia da DCA é virtualmente indistinguível do eczema numular, do eczema desidrótico e da DCI na forma moderada.[10]

Fotodermatites de contato

As fotodermatites são muito semelhantes às dermatites de contato, sendo os mecanismos fisiopatológicos parecidos aos da DCI e da DCA; porém, requerem a ação de radiação ultravioleta (fótons) para a absorção do antígeno através da pele. Quanto à histologia, as fotodermatites são indistinguíveis da DCI e da DCA.

As dermatites podem ser fototóxicas (fotoirritantes), como as provocadas pelos oxicans ou certas plantas; ou fotoalérgicas, como as provocadas pela prometazina ou pelas sulfas.[11]

História natural da dermatite de contato

As reações alérgicas cutâneas mais comuns diante de uma substância exógena são as dermatites eczematosas e, com menos frequência, as urticárias de contato. Ambas podem ser localizadas ou generalizadas.

As dermatites não alérgicas, provocadas por substâncias irritantes, podem apresentar-se como dermatites acneiformes, hiper ou hipopigmentadas e, mais raramente, como púrpuras ou lesões atróficas.

Na história das DCs, vários fatores devem ser considerados, como:
- Estímulo (quantidade e concentração da substância suspeita).
- Higidez da pele em contato com a substância.
- Duração do contato com a pele.
- Latência (tempo de contato da substância e aparecimento da lesão).
- Evolução e resolução da dermatite.

Dermatite de contato irritativa

A DC por irritantes primários pode apresentar-se como um amplo espectro clínico: aguda, aguda tardia, irritante, acumulativa, eczemátide, traumática, pustular, acneiforme, não eritematosa e subjetiva.

A DCI é provocada por exposição direta de uma substância "irritante" na superfície da pele. A hipótese para explicar a fisiopatologia da DCI é que o dano celular seria resultante da liberação não específica de mediadores de LT ativados. A resposta cutânea que se segue é, às vezes, indistinguível da DCA. No início, a DCI é bastante pruriginosa, com eritema e edema local com nítida demarcação da dermatite, às vezes dolorosa, podendo apresentar bolhas e quando muito intensa até necrose.

- *Estímulo*: a substância irritante entra em contato direto com os queratinócitos da epiderme, resultando em uma resposta inflamatória que depende do pH; se este for muito alto ou muito baixo, pode levar a morte celular. Alguns alérgenos proteicos podem se tornar irritantes em concentrações elevadas.

- *Estado da pele*: indivíduos em condições de trabalho úmido (p. ex., lavadores de pratos) apresentam um estado de hiper-hidratação cutânea que facilita a penetração do agente e que, às vezes, em ambiente seco, não causariam uma DCI. Enquanto o afastamento da condição de trabalho úmido pode curar a dermatite, uma exposição prolongada e contínua (p. ex., detergentes, sabões) pode levar a uma DCI. Indivíduos atópicos apresentam maior prevalência de DCI que os não atópicos devido à diminuição dos ácidos graxos essenciais da barreira cutânea.

- *Duração do contato*: o dano causado por um agente nocivo à pele depende de seu grau de irritabilidade. O pH também é fator relevante e quanto mais extremos, menor o tempo necessário para causar dano celular. A DCI traumática pode ser provocada por um trauma agudo (como queimadura química). A DCI cumulativa é consequência de exposição prolongada e contínua da pele a um agente (p. ex., detergentes) e quando o tempo de repouso da pele é muito curto não há tempo para que esta recupere suas barreiras de proteção naturais, e a DCI torna-se crônica.

- *Latência*: é o tempo entre a exposição e a erupção da dermatite; em geral é curto, de minutos a horas, com exceção da DCI acumulativa. Não há o período de sensibilização de LT como na DCA. Lavagem imediata ou neutralização do agente agressor pode minimizar a gravidade da lesão.

- *Evolução e resolução*: é menos previsível que a história natural da DCA. O dano tissular pode ser visível em minutos (p. ex., queimadura por uma substância cáustica ou ácida) ou demorar meses, como no caso da exposição prolongada e contínua (como detergentes). A apresentação clínica é mais restrita à área de contato com o agente causador, não se estendendo muito além da área de contato apresentando demarcação mais nítida do que na DCA. Sequelas tipo hiper ou hipopigmentação são mais frequentes do que na DCA.[12]

Dermatite de contato alérgica

A DCA apresenta-se na fase aguda com muito prurido, vesículas e bolhas. Na fase subaguda, o prurido e o eritema são de menor intensidade e, em geral, não há vesículas. Na forma crônica, o prurido é mínimo com ruptura de vesículas, descamação com alguns sinais de pós-inflamação, como hiper ou hipopigmentação e/ou liquenificação.

- *Estímulo*: o antígeno, em geral, é um hapteno e, quando solúvel, é mais bem absorvido pelo espaço intercelular, entrando, a seguir, em contato com os queratinócitos. Dependendo da sua concentração, uma substância pode funcionar como um irritante primário, levando a uma DCI.

- *Estado da pele*: a espessura da pele está diretamente relacionada com o desenvolvimento da DCA. Locais da pele pouco espessos, como pálpebras, orelhas e genitais são mais susceptíveis a DCA, enquanto as palmas das mãos e solas dos pés são mais resistentes e mais susceptíveis à DCI. Devido a imaturidade imunológica, a DCA é menos frequente em crianças e nos idosos por deficiência imunológica natural. Ambientes muito quentes e úmidos facilitam a penetração de antígenos ou substâncias irritantes. Pacientes com xerose e ou dermatite atópica têm maior vulnerabilidade devido à quebra da barreira cutânea.

Alergia Cutânea

- *Duração do contato*: quando a exposição a uma substância é esporádica e retirada do local do contato com a pele em menos de 10 minutos por meio de lavagem com água abundante, pode haver diminuição da resposta imunológica. Depois de 30 minutos do contato a lavagem é inútil e ocorrerá resposta imunológica. Quando o tempo de exposição for prolongado, por exemplo, contato com bijuterias, poderá ocasionar DCA subaguda ou crônica. A antigenicidade de um hapteno pode ser aumentada, apesar do contato breve nos pacientes com anormalidades na barreira cutânea, devido à sudorese (DCA aumenta no verão), ou na pele xerótica.
- *Latência*: é o período de tempo decorrido entre o contato com o alérgeno e o aparecimento da DCA. É o tempo que a célula de Langerhans leva para transportar o conjugado hapteno--proteína da epiderme ao gânglio regional, onde os LTh0 são ativados a produzirem classes de células T (LTh1) sensibilizadas ao hapteno que, posteriormente, migram para a área de contato com os antígenos na pele. As células de Langerhans acopladas ao hapteno ficam vários dias nos gânglios regionais, desaparecendo gradualmente. A fase de sensibilização (via aferente) dura cerca de duas a três semanas e uma vez sensibilizado, o segundo contato com o mesmo antígeno levará à DCA (via eferente) em 24 a 48 horas (Figura 15.1).
- *Evolução e resolução*: mediadores inflamatórios liberados pelas células T sensibilizadas (LTh1) produzem clinicamente o eczema. Quando o contato com o antígeno é esporádico, por exemplo, com a aroeira, o eczema resultante é agudo e a sua resolução varia de 7 a 21 dias, raramente persistindo por mais de 40 dias. Tanto fatores ambientais como genéticos influenciam o curso da dermatite.

A resposta imunológica ao contato com um antígeno leva à eliminação deste e, ao mesmo tempo, mantém a integridade cutânea do indivíduo. Apesar da identificação e da remoção do antígeno, o quadro clínico pode, às vezes, permanecer por algumas semanas. Resoluções espontâneas podem ocorrer quando o antígeno é removido e os mediadores das células T são eliminados, por exemplo, com o uso de corticoides tópicos ou sistêmicos. Dosagens e administração insuficiente de corticoides em tempo menor que a história natural da DCA (14 a 21 dias) pode resultar em resposta clínica inadequada.[10,13,14]

Dermatite de contato sistêmica

A dermatite de contato sistêmica (DCS) pode ser uma forma de evolução da DCA devido exposição crônica de um hapteno. Mais frequentemente, as reações de hipersensibilidade típicas para a DCS ocorrem depois da absorção de haptenos com alimentação ou inalação, e essas vias de sensibilização podem levar à forma sistêmica aqueles pacientes que possuíam previamente a forma localizada da DCA. Os haptenos que causam DCS são principalmente os presentes em metais e compostos de resinas naturais, conservantes, espessantes alimentares, aromas e medicamentos.[15] A nomenclatura continua sendo um desafio, pois a DCS pode ser subcategorizada usando termos como SDCA (síndrome da dermatite contato sistêmica) e seus diferentes estágios clínicos, como *baboon syndrome* (Figura 15.2A-C) e *SDRIFE* (exantema intertriginoso e flexural simétrico relacionado com medicamentos), que compartilham muitas características sobrepostas.[16]

Diagnóstico

Os diagnósticos em alergia-dermatologia são fundamentados na anamnese e na aparência clínica das lesões. A princípio, qualquer dermatite eczematosa deve ser suspeita de uma DC. A distribuição das lesões deve ser compatível com o contactante. Não há dúvida que as áreas expostas são mais propensas à DC. As mãos e a face são as áreas mais afetadas. Lesões eczematosas persistentes e em áreas cobertas são causadas, em geral, por fármacos ou cosméticos.

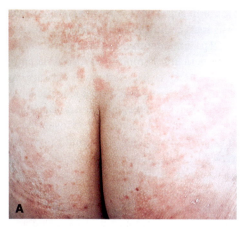
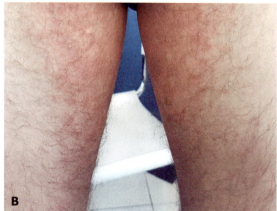
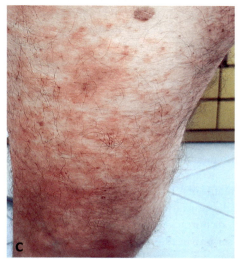

Figura 15.2A-C. *Baboon syndrome*, teste de contato positivo 3+ para sulfato de níquel. Fonte: arquivo pessoal Octavio Grecco.

História clínica

A princípio, é necessário procurar uma exposição causal de agentes suspeitos no trabalho ou em casa. O paciente dever ser indagado sobre a sua profissão, ocupação e *hobby*. A história deve ser relacionada com a exposição cutânea e a dermatite. A DCI pode ser aguda pelo uso ocasional de uma substância ácida (como ácido sulfúrico) ou um álcali (p. ex., soda cáustica), ou se instalar de modo lento pelo uso constante, depois de semanas ou meses, dos agentes causadores, como sabões e detergentes orgânicos. O aparecimento precoce de bolhas, úlceras e necrose indica uma DCI.

A melhora da dermatite nos fins de semana e nas férias fala a favor de uma DC profissional. A DCA requer sensibilização prévia (via aferente), e uma vez sensibilizada (via eferente) o paciente pode fazer uma DCA em 24 a 48 horas depois do contato com o agente sensibilizante (Figura 15.1).[11]

Dermatite de contato regional

A seguir, relacionamos as regiões anatômicas mais acometidas (Tabela 15.3):
- *Pálpebras*: a DCA é a dermatite mais comum, quase sempre causada por cosméticos aplicados nos cabelos, face, pálpebras e unhas, sendo o esmalte de unhas a causa mais frequente. Em torno de 25% dos pacientes com dermatite atópica apresentam dermatites crônicas nas pálpebras. Alguns alergistas-dermatologistas dizem que as pálpebras são as "antenas" das dermatites de contato.[13]

Alergia Cutânea

- *Mãos*: eczemas das mãos devem ser considerados como sintomas e não como diagnóstico. É importante considerar os diagnósticos diferenciais mais comuns, como desidrose, psoríase e dermatite atópica. Uma DCI ou DCA pode complicar uma dermatite já estabelecida anteriormente. A prevalência de DCA em pacientes com dermatites crônicas de mãos está entre 17 e 30%, sendo mais frequente no dorso das mãos, e na DCI as lesões são mais comuns nas regiões das palmas e na mão que o indivíduo mais usa (destro ou canhoto). Todos pacientes com eczema em mãos com mais de 30 dias de duração devem se submeter aos testes de contato. Cosméticos aplicados nas mãos podem ser levados à face, causando dermatite (mãos → face).
- *Face*: é o local mais frequente da fotodermatite. O *status cosmeticus* é uma condição observada às vezes em pacientes que usaram cosméticos "livres de alérgenos" ou sabonetes que referem prurido, queimação ou "pinicação" depois da aplicação, sendo, na maioria das vezes, de causas irritantes e não alérgicas.[17]
- *Couro cabeludo*: o couro cabeludo é particularmente resistente a contactantes. Alérgenos aplicados no couro cabeludo ou nos cabelos quase sempre produzem reações nas pálpebras, orelhas, face, pescoço ou mãos, e, na maioria das vezes, o couro cabeludo é preservado devido à proteção natural de ácido graxo (gorduras). A dermatite de contato em couro cabeludo aparece nas dermatites de contato graves onde a face já foi afetada.
- *Tronco*: bijuterias, colares e elásticos (borracha) de acessórios de vestimentas são causas comuns de DCA.
- *Axilas*: dermatites localizadas na concavidade da axila podem ter como causa desodorantes, e, na lateral da axila, pode ser algum produto químico adicionado nas roupas (amaciantes, sabões etc.) ou nos tecidos (formol, corantes etc.).
- *Pernas*: a dermatite crônica, pode ser devido a estase vascular, quase sempre é complicada por uma DCA, em 60% dos casos temos testes de contato positivos a pelo menos uma substância, sendo os mais comuns iodo, prometazina, neomicina e nitrofurazona. A incidência de dermatite em regiões com estase venosa (dermatite ocre) é de três a 10 vezes maior.
- *Vulva*: vulvites e dermatites podem ser provocadas por fármacos tópicos, cosméticos, géis anticoncepcionais ou preservativos (aceleradores da borracha).
- *Região perianal*: prurido anal e proctite podem ser provocados por fármacos tópicos, papel higiênico (perfumes, corantes).[13] A ingestão de temperos, antibióticos e laxantes pode causar prurido anal.

Exame físico

Clinicamente, a DC é caracterizada por lesões eritemato-pápulo-vesiculosas, sendo a vesícula o sinal dermatológico principal que a distingue no exame clínico. Dependendo da fase e do tipo da lesão, pode-se encontrar eritema, edema, vesícula, descamação, exudação, crostas, ulceração, bolhas, necrose, liquenificação, hiper ou hipopigmentação residual. As DCs costumam aparecer nas áreas de pele mais delgadas, como pálpebras, face, orelhas, pescoço, dorso das mãos e pés e região inguinal. As lesões são mais frequentes nas áreas descobertas, porém pode evoluir e aparecerem em áreas cobertas. Lesões hiperpigmentadas e expostas ao sol podem estar relacionadas com plantas como fator etiológico, como frutas cítricas. Os cosméticos são, em 70% das vezes, o fator etiológico da dermatite em face nas mulheres. Em 50% das vezes, a causa das dermatites em membros superiores nos homens é ocupacional (Figura 15.3). Quanto à localização das lesões e sua possível causa (Tabela 15.3).

Diagnóstico diferencial

Algumas vezes, a DCA e a DCI são de difícil distinção tanto clínica como histológica, podendo, às vezes, ser diagnosticada por meio dos testes de contato. As Das devem ser diferenciadas, sobretudo com outros tipos de lesões dermatológicas, como os eczemas não alérgicos, a dermatite atópica, as infecções, as fotodermatites e algumas lesões não eczematosas (Tabela 15.4).[2]

Dermatite de Contato

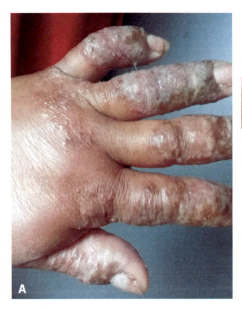
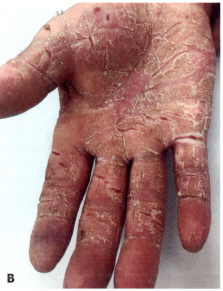

Figura 15.3. A. Dermatite de contato alérgica aguda por cimento, teste de contato positivo 2+ para bicromato. **B.** Dermatite de contato alérgica crônica por cimento, teste de contato positivo 2+ para bicromato de potássio. Fonte: arquivo pessoal Octavio Grecco.

Tabela 15.3. Regiões anatômicas e possíveis causas de dermatite de contato alérgica[3]	
Localização	*Causa possível*
Couro cabeludo	Tintura de cabelo, "permanente", xampus
Face	Cosméticos (para mãos e face)
Pálpebras	Esmalte de unha, rímel, "sombra"
Orelhas	Brincos, perfumes, fármacos
Lábios	Batom, pasta de dentes, frutas
Pescoço	Colares, perfumes, cosméticos, bronzeadores
Tronco	Metais, elásticos, roupas íntimas
Axilas	Desodorantes, tecidos (corantes, produtos químicos)
Genital	Fármacos, cosméticos, preservativos (látex)
Mãos	Ocupacional, sabões, detergentes, luvas, plantas, cosméticos
Pés	Calçados, meias

Tabela 15.4. Diagnósticos diferenciais das dermatites de contato[3]	
Eczemas	Dermatite atópica, dermatite seborreica, pitiríase rósea Eczema numular, desidrose Erupção eczematosa por medicamentos
Infecções	Herpes Tíneas Celulites Impetigo
Fotodermatites	Lúpus eritematoso Erupção polimorfa à luz
Dermatites não eczematosas	Psoríase Líquen plano

Exames de laboratório

- *Biópsia de pele*: é um exame pouco útil, pois, em geral, não consegue distinguir as várias formas de eczemas e, às vezes, nem mesmo diferenciar uma DCA de uma DCI. É indicada apenas para diagnóstico diferencial.
- *Testes de contato*: é, sem dúvida, o exame padrão-ouro dos exames para auxiliar no diagnóstico das DCs. No início da investigação, deve-se aplicar o teste de contato bateria padrão e recomenda-se complementar com a bateria regional. Assim, seriam testadas as substâncias sensibilizantes mais comuns à população estudada. Se o teste de contato padrão (TCP) for negativo, deve-se continuar a investigação com outros tipos de baterias de teste de contato, levando em conta a localização anatômica das lesões, tipo de profissão, *hobby* etc. O teste de contato deve ser interpretado cuidadosamente, devendo ter correlação clara com a história e o exame físico. Um teste de contato positivo significa que o indivíduo está sensibilizado àquela substância e, não necessariamente, que esta seja a causa da sua dermatite, por isso temos que definir a relevância do resultado (definida, possível ou provável). Às vezes, ocorre no teste de contato positividade a alguma substância não referida pelo paciente ou não relacionada diretamente com sua profissão ou *hobby*. É necessário, então, verificar se essa substância não possui reação cruzada com alguma outra substância, como parafenilenodiamina e benzocaína, etilenodiamina e tiurans etc.[2]

Tratamento

Não farmacológico

O tratamento ideal da DC requer a identificação e a eliminação do agente causador do meio ambiente em que vive o paciente. Algumas vezes, isso pode ser conseguido facilmente, por exemplo, um antibiótico como a neomicina; outras vezes torna-se virtualmente impossível, como o formaldeído (formol), conhecido como um potente e sensibilizante universal encontrado em quase todo tipo de indústrias: têxtil, colas, papéis, cosméticos, desinfetantes, limpadores, polidores, farmacêutica, alimentícia, borracha, tintas e cigarros. Às vezes, uma visita ao local de trabalho torna-se necessária nos casos de dermatites ocupacionais. Uma vez identificada a causa, o paciente deve ser instruído cuidadosamente sobre a substância a que ele foi sensibilizado, fornecendo uma lista na qual ela pode ser encontrada e, se possível, o seu substituto. A prevenção é a melhor maneira de evitarmos o aumento da prevalência e da incidência das DCI e DCA.

Farmacológico

O tratamento na fase aguda baseia-se no uso de compressas frias, corticoides tópicos ou orais, PUVA e imunossupressores. Os medicamentos de escolha para tratamento da DC são os corticoides tópicos. Deve-se escolher o tipo (potência) e o veículo do corticoide tópico. Nas áreas de pele fina (face, genitais), não é necessário usar corticoides fluorados de média e alta potências, devido à maior sensibilidade dessas áreas aos efeitos secundários dos corticoides tópicos, como atrofia, hipopigmentação, estrias, acne e telangiectasias. Nessas áreas, indicamos o uso de corticoides não fluorados, como a hidrocortisona (baixa potência) ou inibidores de calcineurina; nas demais áreas, o corticoide fluorado de média potência resolve a maioria dos casos. Os corticoides orais são usados nos casos agudos e extensos, quando o comprometimento da área corpórea for maior que 20% e devem ser utilizados por curtos períodos de tempo, por exemplo, a prednisona na dose de 0,5 a 1 mg/kg/peso, dependendo da gravidade, por 14 a 21 dias, que é a média de tempo para resolução clínica da DCA aguda.[12]

Conclusões

O clínico e o alergista que se deparam com uma dermatite eczematosa devem observar os diagnósticos diferenciais e as diferentes formas de apresentação de uma DC. Se houver suspeita de um contactante, deve-se logo procurar a causa, sobretudo se a dermatite persistir, apesar do tratamento clínico. O valor da biópsia é limitado e apenas pode confirmar um quadro de eczema ou outro diagnóstico diferencial. O teste de contato é ainda o principal exame auxiliar na elucidação etiológica da DCA; porém, a sua indicação e interpretação nem sempre são fáceis.[17]

Referências bibliográficas

1. Rashid RS, Shim TN. Contact dermatitis. BMJ. 2016; 353:3299.
2. Motta AA, Pomiecinski F. Dermatite de contato. In: Lopes AC. Diagnóstico e tratamento. São Paulo: Manole; 2006: 294-300.
3. Motta AA, Aun MV, Kali J, Giavina-Bianchi P. Dermatite de contato. Rev. Bras. Alerg. Imunopatol. 2011; 34:73-82.
4. Diepgen TL, Ofenloch RF, Bruze M, Bertuccio P, Cazzaniga S Coenraads P.-J et al. Prevalence of contact allergy in the general population in different European regions. Br. J. Dermatol. 2016; 174:319-29.
5. Gober MD, Gaspari AA. Allergic contact dermatitis. Curr Dir Autoimmun. 2008;10:1-26.
6. Seyfarth F, Schliemann S, Antonov D, Elsner P. Dry skin, barrier function, and irritant contact dermatitis in the elderly. Clin Dermatol. 2011; 29:31-6.
7. Novak-Bilić G, Vučić M, Japundžić I, Meštrović-Štefekov J, Stanić-Duktaj S, Lugović-Mihić L. Irritant and allergic contact dermatitis – skin lesion characteristics. Acta Clin Croat. 2018; 57(4):713-20.
8. Tan CH, Rasool S, Johnston GA. Contact dermatitis: allergic and irritant. Clin Dermatol. 2014; 32:11-124.
9. The National Institute for Occupacional Safety and Health (NIOSH). www2a.ede.gov/nora/NaddinfoAllergy.html.
10. Peiser M, Tralau T et al. Allergic contact dermatitis: epidemiology, molecular mechanisms, in vitro and regulatory aspects. Current knowledge assembled at an international workshop at BfR, Germany. Dermatol Clin. 2012; 30:87-98.
11. Roelandts R. The Diagnosis of photosensetivity. Arch Dermatol. 2000; 136: 1152-7.
12. Beltrani VS et al. Contact dermatitis: a pratice parameter. Annals of Allergy, Asthma and Immunol. 2006; 97:S1-S30.
13. Agner T, Johansen JD et al. Combined effects of irritants and allergens. Contac Dermatitis. 2002; 47: 21-8.
14. Brasch J et al. Contact dermatitis. JDDG. 2007; 10:943-51.
15. Nowak D, Gomułka K, Dziemieszonek P, Panaszek B. Systemowe kontaktowe zapalenie skóry [Systemic contact dermatitis]. Postepy Hig Med Dosw (Online). 2016; 70:124-34.
16. Aquino M, Rosner G. Systemic contact dermatitis. Clin Rev Allergy Immunol. 2019; 56(1):9-18.
17. Motta AA, Grecco O. Dermatite de contato. In: Motta AA, Agondi RC. Alergia e imunologia aplicação clínica. São Paulo: Atheneu; 2015: 203-16.

Dermatite Atópica

Ariana Campos Yang ■ Nathalia Pessoa de Barros Simis ■ Patricia Salles Cunha

Introdução

A dermatite atópica (DA) é uma doença inflamatória crônica da pele, de caráter recidivante, caracterizada por lesões eczematosas, pruriginosas tipicamente distribuídas conforme a faixa etária. Trata-se de uma condição potencialmente debilitante que pode comprometer a qualidade de vida dos seus portadores e de seus familiares.

É uma doença de alta prevalência na infância, mas pode acometer indivíduos de todas as idades. Em estudo recente dados americanos calcularam uma prevalência de aproximadamente 6 a 13% em crianças até 17 anos de idade. Nos adultos, apesar de menos frequente, observou-se nos últimos anos aumento da prevalência de 2 para 7%, uma tendência também observada em outras doenças alérgicas.

Os sintomas de DA tendem a desaparecer em aproximadamente 50% dos casos durante a adolescência, com a possibilidade de recidiva mais tardiamente, ou por vezes persistem durante a vida adulta. Em geral, está associada a outras doenças atópicas como asma e rinoconjuntivite alérgicas, podendo ser uma das primeiras manifestações.

Fisiopatologia

Trata-se de uma doença complexa e multifatorial cuja patogênese não está completamente esclarecida. Sua expressão clínica baseia-se na interação de fatores genéticos, imunológicos e ambientais.

- *Genética*: estudos epidemiológicos evidenciam a contribuição da genética na expressão de DA. Em gêmeos monozigóticos há concordância de 85% da doença comparado com 21% nos gêmeos dizigóticos. Observou-se também a resolução da dermatite depois de transplante de medula óssea de doador não afetado pela doença. A atopia materna constitui um fator de risco maior para o aparecimento DA, assim como de outras doenças atópicas em seus descendentes; portanto, sabe-se da importância da genética no desenvolvimento da DA. Algumas alterações genéticas já foram identificadas em pacientes com DA tais como 1q21, cuja função é codificar a queratinização. Outro seria o complexo de diferenciação epidérmica que codifica a filagrina e outras proteínas estruturais da epiderme. Na DA uma alteração dessas proteínas resulta em desbalanço entre estimuladores e inibidores alterando a barreira cutânea. O gene da codificação da filagrina foi um dos mais estudados e está alterado em aproximadamente 30 a 50% dos pacientes com DA. Normalmente, a alteração desse gene é observada em pacientes com início precoce da doença, doença grave e persistente, com níveis séricos de igE total muito elevados ou com complicações, como eczema herpético. Vê-se também alteração desse gene em pacientes asmáticos.

- *Imunológicos*: a presença de níveis elevados de IgE e a ocorrência de lesões eczematosas indistinguíveis daquelas de portadores de imunodeficiências primárias de célula T, sugerem a base imunológica da DA. Sua transferência inadvertidamente para receptores de medula óssea indica que há envolvimento dessas células na gênese da doença. Várias alterações imunológicas, responsáveis por disfunções imunes, já foram descritas.

  Com base na dicotomia dos linfócitos T auxiliadores (Th), observou-se que a inflamação presente durante a fase inicial da doença apresenta predomínio do padrão Th2 (inflamação alérgica) que é substituído pelo padrão Th1 (citotoxicidade) nas fases posteriores. A presença das células Th1 sensibilizadas fica evidente com a resposta cutânea positiva ao teste de contato.

- *Ambientais*:
  - *Aeroalérgenos*: pacientes com DA tipicamente apresentam níveis elevados de IgE específica para aeroalérgenos, tais como ácaros da poeira doméstica, epitélio de animais e pólen. Esse fato pode ser explicado pela quebra da barreira cutânea encontrada nesses pacientes; contudo, seu impacto na doença nem sempre é claro. Os pacientes podem ser apenas sensibilizados, sem piora clínica ao contato com o alérgeno, ou podem apresentar testes positivos como *prick test* e/ou teste de contato com piora associativa das lesões, indicando uma alergia verdadeira. Estes últimos serão os que se beneficiarão com o controle ambiental adequado.
  - *Alérgenos alimentares*: alergias alimentares desempenham um papel na etiopatogenia de um subgrupo de pacientes com DA, sobretudo em crianças com quadros exuberantes e persistentes, e contribuem para gravidade da doença. Os principais alimentos implicados são leite, ovo, trigo, soja e peixe. Com exceção de peixes, nozes e amendoim, os indivíduos geralmente tornam-se tolerantes a esses alimentos depois dos 5 anos de idade. Corantes e conservantes podem contribuir para exacerbação dos sintomas, assim como alimentos ricos ou liberadores de histamina, como morango, queijos, chocolate e alguns peixes. É importante ressaltar que a reatividade a esses alimentos e aos aditivos alimentares não se caracteriza como alergia e sim como intolerância e, portanto, depende da quantidade ingerida.
  - *Agentes microbianos*: as exotoxinas secretadas pelo *Staphylococcus aureus* podem atuar como superantígenos resultando na persistência ou exacerbação da DA. Encontrou-se a presença de *S. aureus* na cultura de pele em mais de 90% dos portadores de DA. Metade dos indivíduos apresentam IgE específica para as toxinas dos estafilococos encontradas em sua pele. Recentemente, observou-se que a a-toxina estafilocócica é capaz de induzir profunda citotoxicidade aos queratinócitos. Além de atuar como agentes infecciosos, fungos lipofílicos, como *Pityrosporum ovale* e o dermatófito *Tricophytum rubrum*, têm sido associados a altos níveis de IgE específica em pacientes com DA. A significância clínica desses achados é sugerida pela melhora clínica depois do tratamento antifúngico.
  - *Fatores psicológicos e irritantes*: em geral, pacientes com DA respondem ao estresse com o ato de coçar, e a estimulação do sistema nervoso central pode intensificar a resposta vasomotora e da sudorese o que contribui para reforçar o ciclo do prurido. Fatores climáticos, hormonais e substâncias irritantes têm sido relacionados com a exacerbação da doença.

Quadro clínico

O *prurido* costuma ser intenso, sua ausência exclui o diagnóstico de DA. Sua fisiopatologia está pouco esclarecida, sabe-se que além da histamina, outros mediadores participam do processo. Em geral, ocorre em crises desencadeadas por inúmeros fatores: sudorese, contato com irritantes, alérgenos e estresse. Além das escoriações, o prurido pode resultar em distúrbio do sono e irritabilidade.

A *xerose* (pele seca) é característica comum da doença e está relacionada com anormalidades na barreira cutânea. A pele mostra alterações quantitativas e qualitativas na composição de lípides e apresenta maior perda transepidérmica de água, resultando em ressecamento e suscetibilidade aumentada a irritantes (hiperreatividade cutânea).

O *eczema*, principal lesão da doença, pode apresenta-se de forma aguda, subaguda ou crônica. Forma *aguda* com predomínio de eritema, edema, vesículas e exsudação; *subaguda* com lesões mais secas, eritema e descamação; *crônica* com liquenificação e alterações pigmentares. Sua distribuição varia de acordo com a idade. Na *fase infantil* (até 2 anos de idade) há o predomínio de lesões agudas na face e superfícies extensoras dos membros. Na *fase pré-puberal* (2 a 12 anos de idade), em geral, são subagudas e localizam-se preferencialmente em dobras flexoras e pescoço. Na *fase adulta* (a partir de 12 anos de idade) predominam as lesões crônicas, que tendem a afetar superfícies flexoras, pescoço e região periorbital.

Os pacientes apresentam, ainda, uma variedade de sinais, chamados estigmas atópicos, tais como: hiperlinearidade palmar, prega de Dennie-Morgan (segunda prega infraorbital), queratose pilar, sinal de Hertog (rarefação lateral das sobrancelhas).

A doença manifesta-se em um amplo espectro de gravidade, desde a presença de poucos sinais e sintomas leves até quadros persistentes e exuberantes. A DA é classificada em leve, moderada e grave considerando basicamente a intensidade do prurido e a área corporal acometida.

Diagnóstico

O diagnóstico de DA é essencialmente clínico, visto que não há achados laboratoriais ou histopatológicos específicos da doença. Os critérios de Hanifin e Rajka são os mais utilizados. A presença de três critérios maiores e três menores são necessários para o diagnóstico (Tabela 16.1).

Tabela 16.1. Critérios para diagnóstico de dermatite atópica conforme Hanifin e Rajka (1980)
Critérios principais: 3 dos itens abaixo
a. Prurido
b. Distribuição típica de lesões, liquenificação flexural em adultos; erupção facial e extensora nas crianças
c. Dermatite recorrente ou crônica
d. História pessoal ou familiar de atopia
Critérios secundários: mais 3 dos itens abaixo
a. Xerose
b. Ictiose, hiperlinearidade palmar, queratose pilar
c. IgE específica positiva
d. IgE total elevada
e. Idade de início precoce
f. Tendência para infecção cutânea
g. Eczema de mamilo
h. Queilite
i. Conjuntivite recorrente
j. Linha infraorbitária de Dennie-Morgan
k. Ceratocone
l. Catarata subcapsular anterior
m. Escucecimento da pele periorbital
n. Palidez facial e eritema facial
o. Pitiríase alba
p. Pregas no pescoço anterior
q. Prurido durante sudorese
r. Acentuação perifolicular
s. Dermografismo branco

Fonte: adaptada de Tada J. Diagnostic standard for atopic dermatites.[12]

Nos exames complementares encontram-se, em 80% dos pacientes, eosinofilia no sangue periférico, IgE total elevada e anticorpos IgE específicos para aeroalérgenos e alimentos. Entretanto, esses achados são inespecíficos. A pesquisa de IgE específica *in vivo* (teste cutâneo de leitura imediata) e *in vitro* (CAPsystem) têm valor preditivo negativo de 90%; porém, seu valor preditivo positivo é de apenas 50% em decorrência dos frequentes resultados falso-positivos. Em razão disso, a relevância dos resultados deve ser avaliada com base na história clínica e só se justifica orientar uma dieta restritiva depois de confirmar o envolvimento do alérgeno, por meio de provas de provocação.

A biópsia de pele é dispensável na maioria dos casos tendo em vista que as alterações encontradas (hiperqueratose, acantose e espongiose) são comuns ao eczema de qualquer etiologia. Sua indicação pode ser importante, em casos selecionados, para auxiliar no diagnóstico diferencial.

Diagnóstico diferencial

O diagnóstico diferencial é extenso pelas características inespecíficas das lesões, os mais frequentes são: dermatite seborreica, psoríase, dermatite de contato, escabiose, neurodermatite, dermatofitoses e até mesmo algumas formas de linfoma cutâneo. Algumas imunodeficiências como a síndrome de Wiskott-Aldrich e a síndrome de hiper IgE apresentam lesões cutâneas semelhantes as da DA. A relação das diferenças entre elas encontra-se na Tabela 16.2.

Tratamento

A abordagem do paciente com DA deve focar na restauração da barreira cutânea, na terapia anti-inflamatória, no controle do prurido e no controle de fatores desencadeantes e/ou agravantes, como infecções quando presentes, sempre associada a educação dos pacientes e cuidadores.

Educação do paciente e cuidadores

A educação dos pacientes e cuidadores em relação à sua doença, assim como orientações de autocuidado; de controle de fatores de piora como estresse, falta de sono; além de orientações de quais os sabonetes e hidratantes são mais adequados são de extrema importância para a adesão e envolvimento do paciente com o tratamento. No ambulatório de DA do Hospital das Clínicas da Faculdade de Medicina da Universidade de São Paulo, iniciamos um programa de educação para pacientes chamado Cuidado e Educação em Dermatite Atópica (CEDA), para orientações gerais de cuidados de banho, hidratação, uso de curativos oclusivos, controle de fatores agravantes, sinais de gravidade, entre outros, que tem se mostrado muito enriquecedor no tratamento dos pacientes.

Tabela 16.2. Diagnósticos diferenciais da dermatite atópica
Dermatite seborreica
Escabiose
Dermatite de contato
Psoríase

Imunodeficiências associadas a doenças cutâneas
    Síndrome de hiper-IgE
    Síndrome de Netherton
    Síndrome de Omenn

Linfoma cutâneo
Reação adversa a medicamento com eczema

Fonte: adaptada de Fishbein AB et al.[13]

Restauração da barreira cutânea

- *Cuidados com banho*: os pacientes com DA devem ser orientados a banhos de aproximadamente 10 a 15 minutos, morno, evitando o uso do sabonete em excesso, pois eles pioram o ressecamento da pele. Dar preferência para sabonetes de ph neutro ou ácido. Em geral, os sabonetes comuns são alcalinos.

  O banho com hipoclorito é uma opção para diminuição da colonização bacteriana nesses pacientes. Normalmente recomendado para pacientes com DA moderada a grave, os banhos consistem na imersão em solução diluída de 2 mL de hipoclorito a 2,5% por litro de água. Os pacientes devem permanecer imersos por aproximadamente 10 minutos e enxaguar depois. Esses banhos podem ser realizados 2 vezes por semana.

- *Hidratação*: a hidratação da pele é fundamental na abordagem clínica da DA. Ela está baseada no uso diário e frequente de emolientes a fim de reforçar a barreira cutânea. Em geral, os emolientes contêm uma substância umectante, que hidrata a camada córnea, e uma substância ocludente, que diminui a evaporação da água. O melhor momento para aplicação do hidratante é depois do banho, com a pele ainda úmida. O hidratante ideal para cada paciente é o que combina boa capacidade de hidratação na ausência de irritabilidade. Deve-se evitar formulações perfumadas e com concentração de ureia acima de 5%, pois podem ser irritantes para esses pacientes.

Terapia anti-inflamatória tópica

- *Corticosteroides tópicos*: os corticoides tópicos são a primeira linha de tratamento anti-inflamatório tópico. Sua principal indicação é o tratamento das lesões inflamatórias; porém, também tem sido indicado como medicamento de prevenção, sendo preconizada sua aplicação intermitente em locais onde o paciente tipicamente apresenta lesões antes mesmo de elas aparecerem, duas a três vezes por semana. Seus efeitos colaterais podem ser locais (atrofia, estria, telangectasia, hipopigmentação, acne) ou sistêmicos (supressão adrenal, catarata, glaucoma, déficit de crescimento em crianças). A escolha criteriosa do corticosteroide é capaz de minimizar esses efeitos, considerando a idade do paciente, local a ser aplicado, extensão da doença, tipo de preparação, potência, tempo de uso e método de aplicação.

  As crianças são mais suscetíveis aos efeitos colaterais, tanto locais como sistêmicos; por isso, nessa faixa etária, prefere-se o uso de os corticosteroides de baixa e média potências não fluorados (hidrocortisona, desonida, mometasona). Observa-se maior absorção da medicação nas áreas de pele fina, flexuras e face e, portanto, preparações potentes ou muito potentes devem ser reservadas para aplicação em placas liquenificadas, palmas e plantas. As pomadas penetram melhor na pele e são mais adequadas para as lesões crônicas. Cremes para lesões agudas e subagudas e loções para regiões pilosas.

  Em pacientes com DA mais grave, com lesões refratárias ao tratamento com corticoide tópico da maneira convencional, é possível tentar potencializar o efeito de tais medicamentos nas lesões. A técnica conhecida como *soak and smear* tem sido aplicada com bons resultados. Nesse caso, o paciente é orientado a fazer um banho de imersão, por aproximadamente 20 minutos e, posteriormente, com a pele molhada, aplicar o corticoide nas lesões e deixá-lo agindo durante a noite. Pela manhã, o paciente deve hidratar a pele normalmente e aplicar o corticoide nas lesões, se assim orientado pelo seu médico. Além dessa técnica, existe ainda a possibilidade de realizar curativos oclusivos, conhecidos como *wet wraps*, que consiste na aplicação do corticoide tópico na lesão, seguido pela sua oclusão com bandagem úmida, podendo manter o curativo por 8 a 24 horas.

- *Inibidores da calcineurina tópicos*: esses fármacos atuam por meio da inibição da calcineurina fosfatase impedindo a transcrição de genes para a secreção de citocinas envolvidas no processo inflamatório da doença. Estão disponíveis para uso no tratamento da DA o tacrolimo e o pimecrolimo. Eles estão indicados para o controle das exacerbações da DA, assim como para manutenção nos casos persistentes. Os inibidores de calcineurina apresentam maior eficácia quando usados logo no início dos sintomas e podem ser aplicados em qualquer área do corpo, inclusive em áreas mais sensíveis como face e virilha. A grande vantagem em relação aos corticosteroides é a segurança terapêutica. A irritação local é mencionada como principal efeito colateral e normalmente é tolerada depois da insistência do uso. A absorção sistêmica extremamente baixa permite seu uso a longo prazo sem os efeitos indesejáveis dos corticosteroides.

Terapia anti-inflamatória sistêmica

- *Corticosteroides sistêmicos*: a utilização de corticosteroides sistêmicos deve ser restrita a exacerbações em casos graves e refratários em relação aos demais tratamentos, em virtude do elevado risco de efeitos colaterais e da possibilidade do agravamento do quadro depois da sua retirada (efeito rebote). Os mais indicados são a prednisona ou prednisolona, na dose de 1 a 2 mg/kg/dia por via oral, administrados por períodos curtos. O uso de corticosteroides de depósito está contraindicado.
- *Ciclosporina A*: inicialmente utilizada para transplantados renais, a ciclosporina, um derivado macrolídio imunossupressor, é atualmente a primeira linha de tratamento em pacientes com DA grave que necessitam de imunossupressão sistêmica para controle da doença. É iniciada em dose de 2 a 5 mg/kg/dia, por 4 a 8 semanas, com redução gradual. Idealmente, seu uso não deve ultrapassar 2 anos de tratamento. Nesse período, deve-se manter o controle do paciente com a menor dose possível. Em geral, a melhora clínica é rápida. Seus principais efeitos colaterais, hipertensão arterial e insuficiência renal, devem ser monitorados com aferição da pressão arterial (PA) semanalmente no primeiro mês de tratamento e a seguir mensalmente, além de dosagens de creatinina e exames de urina. Um aumento de até 25% da PA basal implica redução da dose e maior que 25%, em suspensão do fármaco.
- *Outros imunossupressores*: metotrexate, azatioprina e micofenolato mofetil constituem opções terapêuticas para pacientes com DA grave resistente aos demais tratamentos. Importante lembrar que os três imunossupressores citados apresentam mielotoxicidade. Além disso, o metotrexate e o micofenolato mofetil são teratogênicos, devendo ser indicado uso de contraceptivos durante utilização de tais medicamentos.

Controle do prurido

A principal forma de tratamento do prurido é pelo controle da doença com todas as medidas necessárias. Com terapias tópica e sistêmica; porém, sobretudo em pacientes com DA mais grave, o uso de fármacos específicos para controle do prurido pode se fazer necessário.

Os anti-histamínicos têm papel limitado no controle do prurido; porém, acabam sendo os mais utilizados pelo seu perfil de segurança. Os anti-histamínicos de primeira geração (hidroxizine, difenidramina, clemastina) são mais efetivos no controle do prurido e podem melhorar o sono dos pacientes, principalmente nos períodos de exacerbação. Entretanto, seu uso prolongado está relacionado com a taquifilaxia, podendo ainda causar dificuldades no aprendizado escolar e na habilitação de trabalhar e dirigir. Nesses casos, pode-se tentar os anti-histamínicos não sedativos para avaliar sua eficácia.

Controle de fatores agravantes

Os principais fatores agravantes nos pacientes com DA são as infecções secundárias, sejam elas bacterianas, virais ou fúngicas.

- *Infecções bacterianas*: o *Staphilococcus aureus* é o principal agente responsável pelo agravamento das lesões e exacerbações em pacientes com DA, seguido pelo *Streptococcus pyogenes*. Nesses pacientes, a infecção bacteriana pode se apresentar sob a forma de impetigo ou apenas como um eritema generalizado.

Os *antibióticos tópicos* são indicados para infecções localizadas. A escolha fundamenta-se na ação antiestafilocócica e antiestreptocócica e, entre os fármacos disponíveis, destacam-se a mupirocina e o ácido fusídico.

A administração oral dos *antibióticos sistêmicos* está indicada no tratamento das lesões extensas. A eritromicina é o antibiótico de escolha; porém, nos casos de resistência bacteriana pode-se indicar cefalosporina ou clindamicina. Dependendo da gravidade e resposta do paciente ao tratamento oral, pode ser necessário uso de antibióticos endovenosos.

- *Infecções fúngicas*: o *Malassezia* ssp. é o principal fungo relacionado com as exacerbações da DA. Os pacientes podem apresentar sintomas clássicos como dermatite seborreica em couro cabeludo ou ainda eritema na pele em áreas próximas à região acometida, como pescoço, ombros e colo.

Antifúngicos tópicos: indicados xampus antifúngicos para aplicação em áreas pilosas como couro cabeludo e sobrancelhas. Antifúngicos sistêmicos: derivados imidazólicos orais são os mais amplamente utilizados para tratamento de lesões mais extensas, sem resposta ao antifúngico tópico.

- *Infecções virais*: a principal infecção viral nos pacientes com DA é causada pelo vírus herpes simples (HSV), conhecido como eczema herpético ou erupção variceliforme de Kaposi. Essa infecção é caracterizada por vesículas umbilicadas em base eritematosa, que evoluem para lesões erodidas com crostas. Antivirais sistêmicos: a escolha terapêutica nesse caso é o aciclovir oral ou endovenoso a depender da gravidade do caso.

Outras terapias

- *Fototerapia*: a fototerapia (UVA, UVB, UVA + UVB) e a fotoquimioterapia (PUVA) resultam em melhora dos sintomas e reduzem a necessidade de corticosteroides. São indicadas nos pacientes resistentes à terapia convencional. Os efeitos colaterais a curto prazo incluem eritema, prurido e pigmentação e a longo prazo, o fotoenvelhecimento e o câncer de pele.
- *Agentes biológicos*: o dupilumabe é um anticorpo monoclonal que bloqueia os receptores da IL-4 e IL-13, aprovado recentemente para uso no Brasil. Seu uso é recomendado em pacientes com DA moderada a grave sem resposta ao tratamento convencional. Esse fármaco tem se mostrado eficaz e segura, sendo seu principal efeito colateral uma conjuntivite leve.

Referências bibliográficas

1. Hanifin JM, RajKa G. Diagnostic features of atopic dermatitis. Acta Derm Venereol. 1980; 92(Suppl Stockh):44-7.
2. Burks AW, James JM, Hiegel A, Wilson G, Wheeler JG, Jones SM et al. Atopic dermatitis and food hypersensitivity reactions. J Pediatr. 1998; 132:132-6.
3. Hanifin JM. Allergy principles and practice. 5th ed. 1998, p. 1123-34.
4. Spergel JM, Paller AS. Atopic dermatitis and the atopic march. J Allergy Clin Immunol. 2003; 112(Suppl): S118-S127.
5. Ellis C, Luger T. International Consensus Conference on Atopic Dermatitis II (ICCAD II): clinical update and current treatment strategies. Br J Dermatol. 2003; 148(Suppl 63):3-10.
6. Boguniewicz M, Eichenfield LF, Hultsch T. Current management of atopic dermatitis and interruption of the atopic march. J Allergy Clin Immunol. 2003; 112(Suppl):S140-S150.
7. Boguniewicz, M. Topical treatment of atopic dermatitis. Immunol Allergy Clin North Am. 2004; 24:631-44.
8. Sicherer SH, Leung DY. Advances in allergic skin disease, anaphylaxis, and hypersensitivity reactions to foods, drugs, and insect stings. J Allergy Clin Immunol. 2004; 114:118-24.
9. Sturgill S, Bernard LA. Atopic dermatitis update. Curr Opin Pediatr. 2004; 16:396-401.
10. Harper JI et al. Ciclosporin for atopic dermatitis in children. Dermatol. 2001; 203: 3-6.
11. Associação de Apoio à Dermatite Atópica. www.aada.org.br
12. Tada J. Diagnostic standard for atopic dermatites. JMAJ. 2020; 45:460-5
13. Fishbein AB, Silverberg JI, Wilson EJ, Ong PY. Update on atopic dermatites: diagnosis, severity assessment, and treatment selection. J Allergy Cin Immunol. 2020; 8:91-101.

Mastocitose

Grazielly de Fátima Pereira ■ Danilo Gois Gonçalves ■ Pedro Giavina-Bianchi

Introdução

Os mastócitos residem no tecido conjuntivo de todos os órgãos vascularizados e nas mucosas, sendo mais numerosos na pele e nas mucosas dos tratos respiratório e intestinal. Localizam-se preferencialmente nas interfaces entre os ambientes interno e externo, onde atuam como sentinelas e podem responder rapidamente a microrganismos estranhos, antígenos e toxinas. Evolutivamente, as ações benéficas dos mastócitos compreendem respostas rápidas a substâcias tóxicas, parasitas e, possivelmente, infecções bacterianas.[1]

Nos distúbios de mastócitos, essas células estão aumentadas em número ou são hiper-reativas. Há uma variação em gravidade, desde distúrbios relativamente benignos e que não afetam a sobrevida do paciente até doenças clonais malignas que progridem rapidamente. Os distúrbios de mastócitos apresentam sinais e sintomas causados pela ativação e desgranulação de mastócitos e pela disfunção de órgãos infiltrados por essas células.

Quando ativados, os mastócitos liberam imediatamente mediadores vasoativos, como a triptase e a histamina, a partir de grânulos citoplasmáticos, e também geram e liberam citocinas ao longo de horas. Dessa forma, há um recrutamento de outras células inflamatórias aos tecidos envolvidos. Esses mediadores são responsáveis por muitas manifestações das reações alérgicas, incluindo rubor, prurido, urticas, angioedema, broncoconstrição, aumento da permeabilidade vascular e anafilaxia. Assim, pacientes com desordens de mastócitos apresentam sinais e sintomas que se sobrepõem aos de pacientes alérgicos.

Os distúrbios de mastócitos podem ser classificados em três tipos: primários, secundários e idiopáticos, como observado na Tabela 17.1.[2] Todos podem apresentar sinais e sintomas causados por ativação generalizada de mastócitos. No entanto, eles diferem em gravidade e no envolvimento de sistemas orgânicos. Os distúrbios primários de mastócitos são condições nas quais populações clonais de mastócitos surgem de um progenitor afetado. Essas células demonstram defeitos intrínsecos nas vias de proliferação e ativação, apresentando marcadores genéticos e superficiais anormais (por exemplo, a presença de mutação do gene KIT e a expressão aberrante de CD25 em mastócitos). Distúrbios secundários dos mastócitos são condições em que essas células são normais em quantidade e função e estão respondendo a algum estímulo, como alérgeno, autoanticorpo, medicamento ou produtos de ativação do complemento. Nos distúrbios idiopáticos de mastócitos, não há causa identificável de ativação de mastócitos nem marcadores genéticos ou de superfície celular, apesar da

Alergia Cutânea

Tabela 17.1. Classificação dos distúrbios de mastócitos	
Primário	Mastocitose
	Síndrome da ativação monoclonal de mastócitos
Secundário	Doenças alérgicas
	Urticária crônica espontânea (angioedema) Autoimune/autoalérgica
	Urticária induzida (física, aquagênica ou colinérgica)
	Ativação de mastócitos por inflamação crônica ou neoplasias
Idiopático	Anafilaxia idiopática
	Urticária crônica espontânea (e angioedema) – idiopática
	Síndrome da ativação idiopática de mastócitos

Fonte: os autores.

presença de sintomas ou sinais objetivos. Neste capítulo, abordaremos um dos distúrbios primários de mastócitos, a mastocitose. Esta síndrome compreende um grupo de doenças heterogêneas raras de proliferação clonal e acúmulo excessivo dessas células.

Epidemiologia

A mastocitose possui prevalência exata desconhecida. Um estudo recente mostrou uma estimativa de aproximadamente um caso para cada 10.000 pessoas.[3] A doença atinge ambos os sexos em proporções semelhantes, apesar de uma leve predominância masculina na infância e feminina na idade adulta.[4] Em crianças, 80% dos casos de mastocitose aparecem durante o primeiro ano de vida e a maioria é limitada à pele. Nessa faixa etária, a maioria melhora ou se resolve completamente na adolescência.[5] Já os adultos apresentam, na maior parte das vezes, a forma sistêmica da doença, que tende a persistir; e, neles, as formas cutâneas da doença correspondem a menos 5% dos casos.[6]

Patogênese

A patogênese de todas as formas de mastocitose resulta do acúmulo excessivo de mastócitos em um ou mais tecidos, com a liberação de seus mediadores. Os mediadores mais comuns incluem: histamina, heparina, leucotrienos, prostaglandinas, fator de ativação de plaquetas, proteases e citocinas, inclusive o fator de necrose tumoral e interleucina-6. Além da liberação dos mediadores, algumas formas de mastocitose apresentam sinais e sintomas decorrentes da infiltração tecidual por mastócitos.[7]

A patogênese molecular da mastocitose não é completamente compreendida. O fator de célula--tronco (*stem cell fator* [SCF]) é um fator de crescimento essencial para o desenvolvimento normal e a proliferação dos mastócitos. Os mastócitos expressam um receptor para SCF em sua superfície, do tipo receptor de tirosina quinase (KIT ou CD117). Muitos dos defeitos moleculares associados à mastocitose envolvem mutações de ganho de função no gene KIT. Existem dados escassos de que a superexpressão de SCF pode desempenhar papel em alguns casos.[8]

Mais de 95% dos adultos têm a mutação D816V no éxon 17 do gene KIT. Em crianças, os dados existentes sugerem que aproximadamente 40% das crianças com mastocitose cutânea têm mutações no éxon 17, com outros 40% carregando mutações no gene KIT; *porém*, fora desse éxon.[9,10] A mutação no códon 816 consiste na substituição de aspartato por valina (Asp816Val).

208

Parte 3

Em alguns estudos, observa-se a autofosforilação independente do SCF e a indução da cascata de sinalização Stat5-PI3K-Akt.[11] Na grande maioria dos pacientes, a mastocitose não é hereditária, embora possa estar presente ao nascimento, e não é transmitida aos descendentes, excetuando-se raros casos familiares. Portanto, as mutações do *gene* KIT são mutações somáticas em sua maioria.[12]

Manifestações clínicas

A apresentação clínica da mastocitose é variável, devido à ampla gama de subtipos de mastocitose. Os pacientes podem apresentar lesões cutâneas, rubor, diarreia, linfadenopatia, hepatoesplenomegalia, osteoporose e anafilaxia recorrente. Os envolvimentos pulmonar e renal são raros. As manifestações clínicas variam de doença assintomática à insuficiência de múltiplos órgãos, e isso depende da extensão da infiltração dos mastócitos nos tecidos.

Na mastocitose cutânea (MC), devido à agregação limitada de mastócitos na pele, os sintomas mais comuns são prurido e lesões cutâneas com edema e bolhas, principalmente quando friccionadas, podendo vir associadas a cólicas abdominais ou, raramente, anafilaxia (em menos de 10% dos casos). Os sintomas na mastocitose sistêmica (MS) podem ser crônicos ou episódicos. Em estágios avançados da doença, lesões de órgãos-alvo podem causar perda ponderal, fraturas patológicas e ascite.

Seguem algumas das manifestações clínicas mais comuns que podem ocorrer no paciente com mastocitose:

- *Sintomas constitucionais*: fadiga, letargia, perda ponderal, calafrio, sudorese e febre, este último mais raramente.
- *Pele*: rubor, prurido, urticária e angioedema.
- *Neurológico*: cefaleia, dificuldade de concentração, tontura, depressão, ansiedade e distúrbios do sono.
- *Aparelho respiratório*: dispneia, sibilância, congestão nasal e prurido nasal.
- *Aparelho cardiovascular*: hipotensão, taquicardia, episódios sincopais, tontura e derrame pericárdico.
- *Trato gastrintestinal*: diarreia, náusea, vômito, dor abdominal, distensão abdominal, pirose retroesternal, gastrite, hepatoesplenomegalia e hiperesplenismo.
- *Musculoesquelético*: artralgia, osteoporose e fraturas patológicas.
- *Aparelho reprodutor*: cólicas uterinas.
- *Hematológicas*: hemorragia e citopenias.

Diagnóstico e classificação

Uma investigação para mastocitose é necessária quando uma das seguintes condições está presente:[13]

- Lesões cutâneas características de mastocitose cutânea.
- Sinais e sintomas de ativação de mastócitos que afetam pelo menos dois órgãos (como rubor, taquicardia, diarreia, fadiga ou dor musculoesquelética). Os sintomas podem estar presentes diariamente ou podem ser relativamente raros.
- Sinais e sintomas de ativação de mastócitos associados à síncope ou lipotimia, inclusive hipotensão depois de ferroada de abelha, vespa ou outro himenóptero.
- Osteoporose em um adulto jovem, fratura óssea patológica ou anormalidades esqueléticas difusas radiográficas (lesões líticas ou escleróticas).

Alergia Cutânea

- Hepatoesplenomegalia inexplicada, hemograma completo anormal com diferencial ou presença de mastócitos no esfregaço de sangue periférico com quaisquer outros sinais e sintomas de ativação de mastócitos.

A mastocitose é diagnosticada de acordo com os critérios publicados pela Organização Mundial da Saúde (OMS) para as formas cutâneas e sistêmicas de mastocitose, conforme descrito na Tabela 17.2.[14]

Tabela 17.2. Critérios diagnósticos de MC e MS[15]
Mastocitose cutânea
Lesões cutâneas que demonstram os achados clínicos típicos de mastocitose cutânea maculopapular, mastocitose cutânea difusa ou mastocitoma e infiltrados histológicos de mastócitos em um padrão focal ou difuso em uma biópsia de pele adequada. Um pré-requisito para o diagnóstico de MC é a ausência de critérios para o diagnóstico de mastocitose sistêmica.
Mastocitose sistêmica
O diagnóstico é realizado quando um critério principal e um critério secundário ou quando três secundários estiverem presentes.
Critério principal: • Infiltrados de mastócitos (≥ 15 mastócitos por agregado) detectados em lâminas da medula óssea ou outro(s) órgão(s) extracutâneo(s).
Critérios secundários: • Biópsia de medula óssea ou de outros órgãos extracutâneos com > 25% de mastócitos fusiformes ou com morfologia atípica ou > 25% dos mastócitos imaturos ou atípicos em esfregaços de aspirado de medula óssea. • Detecção de mutação no códon 816 do **gene** KIT na medula óssea, sangue ou outro órgão extracutâneo. • Os mastócitos na medula óssea, sangue ou outros órgãos extracutâneos expressando CD2 ou CD25. • Triptase total sérica persistentemente maior que 20 ng/mL.

Fonte: Valent P et al. Standards and standardization in mastocytosis: consensus statements on diagnostics, treatment recommendations and response criteria. Eur J Clin Invest. 2007; 37:435-53.

A forma cutânea é forma mais comum de mastocitose em crianças. Normalmente caracterizada por máculas hiperpigmentadas, eritematosas e acastanhadas, que se tornam urticariformes quando friccionadas (sinal de Darier) ou em períodos de ativação da doença. Na maioria das crianças, as lesões se resolvem na puberdade. A MC está associada a mutações de ganhos de função do gene KIT em aproximadamente 60 a 80% dos casos. Crianças com lesões típicas não requerem biópsia de medula óssea desde que não apresentem sintomas ou sinais de manifestações sistêmicas da doença.[16] A mastocitose cutânea, a forma mais comum de mastocitose, pode ser dividida em maculopapular monomórfica ou polimórfica, cutânea difusa (Figura 17.1) e mastocitoma. Já a forma sistêmica é mais rara e pode ser classificada em cinco subtipos: indolente, latente, associada à neoplasia hematológica, agressiva e leucêmica, como observados nas Tabelas 17.3 e 17.4.

Entre os pacientes com mastocitose sistêmica indolente, que é a variante mais comum, a sobrevida é semelhante à da população geral. A mastocitose sistêmica agressiva, caracterizada por dano tecidual, é mais comumente identificada em medula óssea, fígado, trato gastrintestinal e osso cortical. Hipertensão portal e ascite, má absorção, citopenias e grandes lesões osteolíticas com fraturas patológicas podem se desenvolver nesses pacientes. Pacientes com mastocitose sistêmica e neoplasia hematológica associada frequentemente apresentam evidências de uma síndrome mieloproliferativa ou mielodisplásica adicional. O diagnóstico de leucemia de mastócitos é baseado na presença de mais de 20% de mastócitos atípicos em esfregaços de aspirados de medula óssea ou mais de 10% de mastócitos imaturos no sangue periférico.[15]

Mastocitose

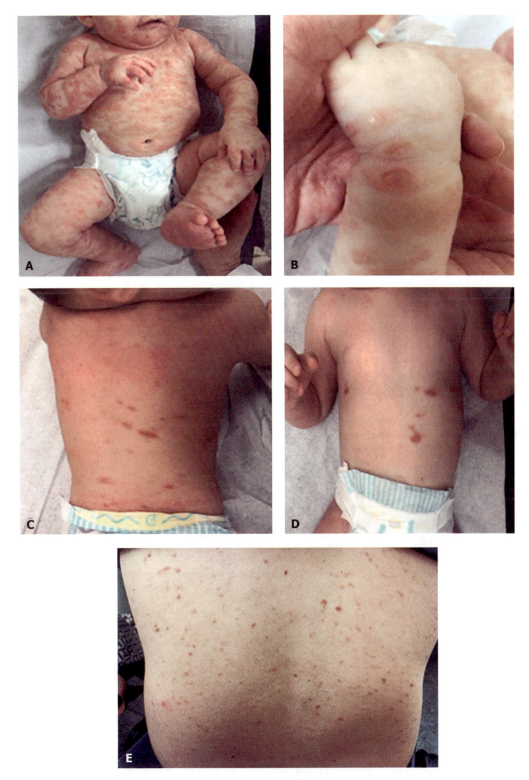

Figura 17.1. Subtipos de MC. **A** e **B.** MC difusa. **C** e **D.** MC maculopapular polimórfica. **E.** MC maculopapular monomórfica. Fonte: arquivo do Serviço de Imunologia Clínica e Alergia USP.

Alergia Cutânea

Tabela 17.3. Classificação da mastocitose[17]
Mastocitose cutânea
MC maculopapular: • Variante monomórfica   • Variante polimórfica
MC difusa
Mastocitoma cutâneo
Mastocitose sistêmica
MS indolente (MSI)
MS latente (MSL)
MS associada à neoplasia hematológica (MSANH)
MS agressiva (MSA)
Leucemia de mastócitos (MCL)
Sarcoma de mastócitos (MCS)

Fonte: Valent P et al. Advances in the classification and treatment of mastocytosis: current status and outlook toward the future. Cancer Res. 2017; 77:1261-70.

Tabela 17.4. Critérios diagnósticos dos subtipos de MS[17]	
Mastocitose sistêmica indolente • Critério para mastocitose sistêmica, menos de 2 "achados B" e ausência de "achados C"	
Mastocitose sistêmica latente • Critério para mastocitose sistêmica, dois ou mais "achados B" e ausência de "achados C"	
Mastocitose sistêmica agressiva • Critério para mastocitose sistêmica e 1 ou mais "achados C" (com ou sem "achados B" adicionais)	
Leucemia de mastócitos • Critério para mastocitose sistêmica e aspirado de medula óssea com infiltrado de mastócitos (≥ 20%) atípicos e imaturos	
Mastocitose sistêmica com neoplasia hematológica associada • Critério para mastocitose sistêmica e distúrbio hematológico clonal de células não mastocitárias	
Achados B Indicam alta carga de mastócitos e expansão do processo neoplásico em múltiplas linhagens hematopoiéticas, sem acometimento aparente das funções dos órgãos infiltrados	**Achados C** São indicativos de lesão de órgãos por possível infiltração mastocitária (deve ser confirmado em biópsia, se possível)
1. Infiltrado de mastócitos na medula óssea (MO) > 30% pela histologia e triptase sérica basal > 200 ng/mL. 2. Medula óssea hipercelular com perda de células adiposas, discretos sinais de dismielopoiese, sem citopenias importantes ou critérios da OMS para síndrome mielodisplásica ou neoplasia mieloproliferativa. 3. Organomegalia: hepatomegalia, esplenomegalia ou linfadenomegalia palpáveis (ou > 2 cm em tomografia computadorizada ou ultrassom), sem disfunção de órgãos.	1. Citopenia(s): contagem de neutrófilos < 1.000/mcL, Hb < 10g/dL ou plaquetas < 100.000/mcL. 2. Hepatomegalia com ascite ou disfunção hepática. 3. Esplenomegalia palpável com hiperesplenismo. 4. Má absorção com hipoalbuminemia e perda ponderal. 5. Lesões ósseas: osteolíticas de grande tamanho e fraturas patológicas. 6. Lesões orgânicas ameaçadoras à vida em outros sistemas causadas por infiltração mastocitária.

Fonte: Valent P et al. Advances in the classification and treatment of mastocytosis: current status and outlook toward the future. Cancer Res. 2017; 77:1261-70.

Avaliações clínica e laboratorial

A pele deve ser examinada em busca de lesões típicas, presentes na mastocitose cutânea, por definição, e em 80% das mastocitoses sistêmicas. O sinal de Darier (Figura 17.2), é um achado propedêutico típico que indica a presença de mastócitos na lesão; o sinal é caracterizado pela formação de urtica depois de fricção da lesão por 5 vezes, com espátula de ponta romba. O uso de anti-histamínicos pode interferir no resultado. Os mastocitomas **não** devem ser esfregados propositalmente, pois isso pode precipitar reações graves.

Mastocitose

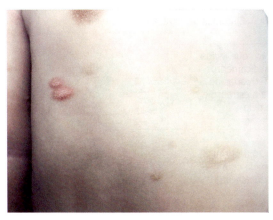

Figura 17.2. Sinal de Darier. Fonte: arquivo do Serviço de Imunologia Clínica e Alergia USP.

O diagnóstico da MC é feito pela observação das lesões cutâneas típicas associadas a biópsia de pele comprovando o aumento do número de mastócitos ou de células com mutação em pacientes com ausência de doença sistêmica. Na prática, o diagnóstico pode ser feito por meio da análise macroscópica da lesão; porém, em caso de dúvida, a biópsia pode confirmá-lo. Para identificação dos mastócitos devemos utilizar colorações histopatológicas específicas, Giemsa ou azul de toluidina, e imuno-histoquímica para triptase ou KIT.[19] Mastócitos também podem ser encontrados ao redor dos vasos sanguíneos na pele saudável e também em pacientes com psoríase, urticária e eczema.[19] Os adultos com MC devem, de preferência, ser avaliados para doença sistêmica, ao contrário das crianças, nas quais geralmente a doença é restrita à pele.

Alguns exames devem fazer parte da investigação do paciente com mastocitose. O fluxograma para investigação diagnóstica pode ser observado na Figura 17.3. Eles estão listados a seguir:

- Hemograma, para avaliar citopenias, leucocitose, policitemia, trombocitose, entre outras alterações hematológicas.
- Função hepática, para avaliar o envolvimento sistêmico.
- Densitometria óssea, deve ser realizada em todos os pacientes com critérios para MS, para avaliar osteopenia e osteoporose.
- Triptase total no soro no estado basal, já que pode se elevar depois de um quadro de anafilaxia, sendo recomendada nova aferição depois de reações anafiláticas para se determinar o valor basal. Se o nível de triptase for elevado durante um evento sintomático, deve ser medido novamente em pelo menos 24 horas depois da resolução dos sintomas. A triptase é uma protease produzida predominantemente em mastócitos. A presença de elevadas concentrações séricas de triptase alerta para o diagnóstico de MS. Os níveis normais estão entre 1 e 11,4 ng/mL. No entanto, o valor deve ser > 20 ng/mL para atender ao critério da Organização Mundial da Saúde (OMS) para MS. Em geral, a triptase é normal na MC e elevada na maioria dos pacientes com MS.[20]

Na MS, citopenias ou anormalidades da função hepática podem ser observadas. Na mastocitose sistêmica agressiva, na mastocitose sistêmica indolente e na mastocitose associada a neoplasias hematológicas, os níveis de triptase são semelhantes. Já na leucemia de mastócitos normalmente os níveis de triptase são bastante elevados, às vezes acima de 1.000 ng/mL.[13]

A análise da mutação do gene KIT é um dos critérios menores para MS e deve ser realizada nos adultos com suspeita desse diagnóstico. O exame pode ser realizado no sangue periférico, medula óssea ou outros tecidos, conforme o acometimento sistêmico. A mutação predominante é a D816V e, como será visto, guia o tratamento.[21]

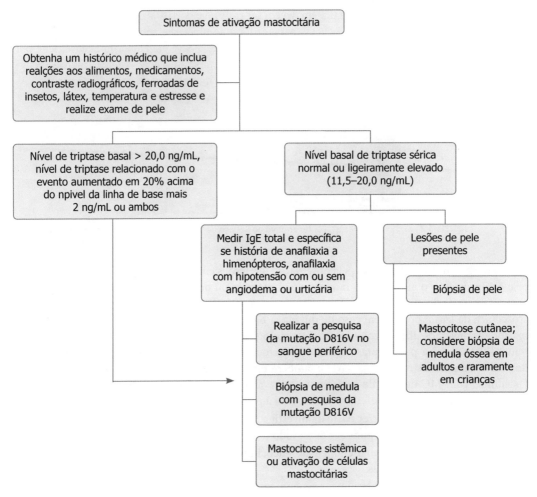

Figura 17.3. Fluxograma diagnóstico.[2]

Avaliação da medula óssea

O mielograma e a biópsia de medula óssea devem ser considerados em todos os pacientes adultos, mesmo que outros sinais e sintomas de doença sistêmica não estejam presentes; pois, a incidência da doença é alta nessa faixa etária. Além disso, os pacientes com sintomas ou características laboratoriais descritos a seguir, também devem ser submetidos aos procedimentos de avaliação medular, independentemente da presença de lesões cutâneas. Esses sintomas e características laboratoriais incluem: rubor inexplicável ou anafilaxia, principalmente se induzidos pelo veneno de himenópteros; anormalidades gastrintestinais inexplicáveis; anormalidades de função hepática ou citopenias; hepatomegalia, esplenomegalia ou linfadenomegalia inexplicadas; fraturas ósseas patológicas, osteopenia, osteoporose; e detecção de mutação de KIT no sangue periférico.[22]

O principal critério para o diagnóstico de MS é a presença de aglomerados multifocais de mastócitos fusiformes, que contêm pelo menos 15 mastócitos por agregado. Em pacientes com MS, os mastócitos da medula óssea costumam ter formato fusiforme, com projeções citoplasmáticas, núcleos excêntricos e ovais, citoplasma hipogranular com acúmulo focal de grânulos com ou sem fusão e alta relação núcleo/citoplasma; diferente das células normais que são redondas, com pequenos núcleos centrais e com citoplasma granulado.[23] Como critério secundário, a imuno-histoquímica para detectar CD25 (cadeia alfa do receptor de interleucina-2) e CD2 também devem ser realizada, pois os mastócitos de pacientes com MS podem expressar de maneira anômala esses marcadores de superfície, sobretudo CD25, que é mais específico.[22] A análise mutacional do gene KIT D816V na medula deve preferencialmente ser feita por meio da reação em cadeia da polimerase (PCR). A presença dessa mutação é um dos critérios secundários para MS. Outros órgãos podem ser avaliados, porém há limitações para essas investigações.[24] As alterações anatomopatológicas de medula óssea podem ser observadas na Figura 17.4.

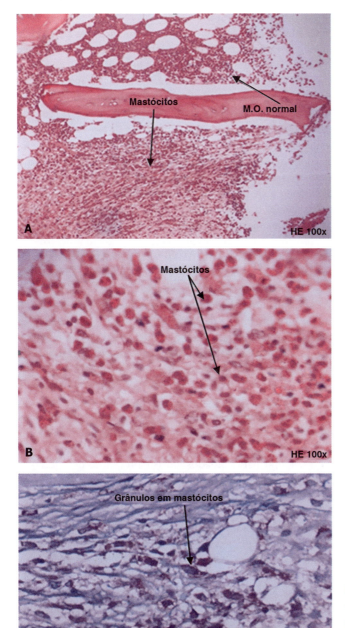

Figura 17.4. Biópsia de MO. **A.** Transição entre o aglomerado de mastócitos e a MO. **B.** Mastócitos "aspecto de ovo frito" com grânulos citoplasmático. **C.** Azul de toluidina evidenciando os grânulos em roxo. Fonte: arquivo do Serviço de Imunologia Clínica e Alergia USP.

Alergia Cutânea

A interpretação de biópsias do trato gastrintestinal é complicada, porque nele os mastócitos são, em geral, numerosos. Assim, o aumento do número de mastócitos em biópsias gastrintestinais não deve ser interpretado como diagnóstico de doença mastocitária sistêmica. Em contraste, a expressão de CD25 em mastócitos gastrintestinais é um marcador útil para a presença de MS e pode ser usado quando a amostra da medula óssea não é uma alternativa. Realizar biópsias seriadas é adequado, pois o acometimento desse órgão muitas vezes é irregular.[24]

Tratamento

Pacientes com mastocitose devem evitar substâncias e atividades que possam provocar ativação de mastócitos. Alguns medicamentos podem induzir esse processo, como opioides (em especial, morfina e codeína), contrastes iodados, bloqueadores neuromusculares, quinolonas e vancomicina. Algumas dessas medicações têm ação direta no receptor MRGPRX2 de mastócitos. São também desencadeantes de crises na mastocitose: o veneno de himenópteros, mudanças de temperatura, fricção mecânica, procedimentos invasivos (endoscopias, cirurgias, entre outros), estresse emocional, exercício físico, infecções, comida apimentada e álcool. Caso esses fatores sejam inevitáveis, pode ser necessário o uso de pré-medicação.

O risco de anafilaxia é maior em pacientes adultos com MS, ocorrendo em 50% dos pacientes; porém, crianças com quadros cutâneos extensos ou triptase basal sérica elevada também têm um risco aumentado (cerca de 10%) em relação à população geral.[25] Nesses pacientes, é necessária a preparação de protocolos para tratamento de possíveis exacerbações da doença. Se um quadro de anafilaxia acontecer, ele deve ser tratado com adrenalina, broncodilatadores, cristaloides, oxigenoterapia, anti-histamínicos, glicocorticoides etc., de acordo com as diretrizes para tratamento da anafilaxia.[26] É importante o tratamento de comorbidades, como rinite, asma e alergia ao veneno de himenópteros. Nos pacientes com anafilaxia ao veneno de himenópteros, a imunoterapia específica deve ser administrada e mantida *ad eternum*. Um risco aumentado de reações durante a imunoterapia para aeroalérgenos deve ser esperado. Se a imunoterapia não for eficaz ou resultar em um número elevado de reações, o tratamento com omalizumabe deve ser considerado.

Prurido e rubor são os sintomas mais comuns de mastocitose cutânea ou sistêmica. Em geral, são abordados por meio da administração de antagonistas do receptor H1 (anti-H1) e estabilizadores da membrana dos mastócitos (cromoglicato dissódico). Fármacos que interferem na ativação dos mastócitos, como cetotifeno e rupatadina, também atuam como anti-H1 e como estabilizadores da membrana do mastócito. Para os sintomas cutâneos, ainda pode ser útil a associação com os antagonistas do receptor de leucotrieno, como o montelucaste. Em casos refratários, pode-se tentar o uso de aspirina ou mesmo de glicocorticoides sistêmicos por curto período. Psoraleno e terapia com raios UVA ou UVB de banda estreita podem aliviar o prurido e ajudar a diminuir as lesões temporariamente.[18] Glicocorticoides tópicos podem ter um efeito discreto na redução das lesões; além disso, em alguns casos, a exérese cirúrgica de mastocitoma pode ser uma alternativa desde que único ou em pequeno número. Na lesão bolhosa, deve-se atentar para cuidados locais e prevenção de infecções. Bolhas extensas devem ser tratadas na unidade de grandes queimados.[18]

Os antagonistas de receptores H2 (anti-H2), como famotidina e ranitidina, e inibidores de bomba de prótons são úteis em pacientes com sintomas gastrintestinais. O cromoglicato dissódico reduz os sintomas gastrintestinais, embora seja um fraco inibidor *in vivo* da ativação de mastócitos.[18] Em casos refratários, glicocorticoides sistêmicos também podem ser usados. A ciproeptadina pode ser considerada para pacientes com diarreia, rubor ou cefaleia. Podem também ter efeito na cefaleia e em sintomas depressivos, o uso de outros anti-H1 e de anti-H2 e do cromoglicato de sódio.

Outro desafio clínico na MS é a osteoporose. Em todos os pacientes com MS, em quem o escore T chega a −2, a terapia com bisfosfonatos deve ser iniciada. Em casos resistentes, a terapia com inibidor de RANKL (denosumabe) pode ser considerada.[27] Nesses casos, o uso de terapia citorredutora, em especial do interferon-alfa (IFN-alfa) e da cladribina, também pode ser de grande valia.

A terapia citorredutora para MS avançada é desafiadora. A doença pode responder ao inibidor de tirosina quinase imatinibe quando não estiver presente a mutação D816V de KIT, o que é raro. Um novo padrão de terapia em MS avançada é a midostaurina, um inibidor multiquinase/

KIT da proliferação de mastócitos e da liberação de histamina dependente de IgE, que parece apresentar ação em todos os subtipos de MS, independentemente da presença ou ausência da mutação D816V. Outros inibidores de tirosina quinase estão em avaliação em protocolos de pesquisa. Em um subgrupo de pacientes ASM com progressão lenta, incluindo aqueles que apresentam envolvimento isolado do fígado, baixas doses de glicocorticoide e IFN-alfa podem ser eficazes. A cladribina é frequentemente recomendada em pacientes com MS avançada com envolvimento de vários órgãos e progressão lenta. Para pacientes ASM/MCL com rápida progressão e aqueles que são resistentes à cladribina ou à midostaurina, a poliquimioterapia é geralmente recomendada. De fato, midostaurina e 2CdA exercem fortes efeitos antineoplásicos sinérgicos *in vitro* em mastócitos com mutação de KIT D816V.[17,28,29] Nos pacientes que são jovens e em boa forma e têm um doador adequado, transplante de células-tronco (SCT) deve ser considerado, depois da terapia citorredutora. O resultado depois do SCT alogênico é melhor em pacientes que têm ASM ou SM-AHN em comparação com MCL.[17] As principais medicações orais de uso crônico na mastocitose podem ser observadas na Tabela 17.5.

Tabela 17.5. Principais medicações orais de uso crônico na mastocitose	
Loratadina	• Adultos e crianças maiores de 6 anos: 10 mg 1×/dia • Crianças de 2 a 6 anos: 5 mg 1×/dia
Desloratadina	• Adultos e adolescentes maiores de 12 anos: 5 mg 1×/dia • Crianças de 6 a 12 anos: 2,5 mg 1×/dia • Crianças de 2 a 6 anos: 1,25 mg 1×/dia • Crianças de 6 meses a 2 anos: 1 mg 1×/dia
Cetirizina	• Adultos e adolescentes maiores 12 anos: 10 mg 1×/dia • Crianças de 6 a 12 anos: 5 mg 1×/dia • Crianças de 2 a 6 anos: 2,5 mg 1×/dia
Levocetirizina	• Adultos e crianças maiores de 12 anos: 5 mg 1×/dia • Crianças de 6 a 12 anos: 2,5 mg 1×/dia • Crianças de 2 a 6 anos: 1,25 mg 1×/dia
Fexofenadina	• Adultos e adolescentes maiores de 12 anos: 180 mg, 1×/dia • Crianças de 2 a 12 anos: 30 mg 2×/dia • Crianças de 6m a 2 anos: 15 mg 2×/dia
Ebastina	• Adultos e adolescentes maiores de 12 anos: 10 mg 1×/dia • Crianças de 6 a 12 anos: 5 mg 1×/dia • Crianças de 2 a 6 anos: 2,5 mg 1×/dia
Epinastina	• Adultos e adolescentes maiores de 12 anos: 10 a 20 mg 1×/dia • Crianças de 6 a 12 anos: 5 a 10 mg 1×/dia
Rupatadina	• Adultos: 10 mg 1×/dia • Crianças: não recomendado
Bilastina	• Adultos: 20 mg 1×/dia • Crianças: não recomendado
Hidroxizina	• Adultos e adolescentes maiores de 12 anos: 25 mg 3 a 4×/dia • Crianças de 6 a 12 anos: até 100 mg/dia dividido em 3 a 4×/dia • Crianças de 2 a 6 anos: até 50 mg/dia 3 a 4×/dia
Cetotifeno	• Adultos: 1 mg 2×/dia • Crianças > 3 anos: 1 mg, VO, 2× dia • Crianças de 6 meses a 3 anos: 0,05 mg/kg 2×/dia
Ciproeptadina	• Adultos e adolescentes maiores de 12 anos: 4 mg 3×/dia • Crianças de 6 a 12 anos: 4 mg 3×/dia • Crianças de 2 a 6 anos: 2 mg 3×/ dia
Montelucaste	• Adultos e adolescentes maiores de 15 anos: 10 mg 1×/dia • Crianças de 6 a 14: 5 mg 1×/dia • Crianças de 6 meses a 6 anos: 4 mg 1×/dia
Cromoglicato de sódio	• Adultos e adolescentes a partir de 12 anos: 200 mg 6/6h • Crianças de 2 a 11 anos: 100 mg VO 6/6h (não exceder 40 mg/kg/dia)

Fonte: os autores.

Alergia Cutânea

Diagnóstico diferencial

A mastocitose é uma patologia complexa. O seu diagnóstico se faz por meio da história clínica e com avaliação histopatológica e genética. A seguir, são listados diagnósticos diferenciais:[13,30]

- Síndrome de ativação monoclonal de mastócitos é considerada em pacientes que experimentam episódios de rubor recorrente, cólicas gastrintestinais, hipotensão ou outros sinais de ativação de mastócitos e possuem um ou dois critérios diagnóstico menores para MS (mutação D816V, expressão de CD25 aberrante em mastócitos ou mastócitos fusiformes).
- Síndrome de ativação idiopática de mastócitos é um termo proposto para descrever um distúrbio idiopático, em que os pacientes apresentam episódios recorrentes de ativação de mastócitos que afetam pelo menos dois órgãos. É importante notar que os sinais e sintomas não devem preencher aos critérios para anafilaxia.
- Anafilaxia idiopática é considerada um diagnóstico de exclusão. Os níveis de triptase são necessários para essa suspeição, já que não devem estar elevados fora do episódio de anafilaxia.
- Síndrome carcinoide pode cursar com rubor episódico e diarreia. A elevação do ácido 5-hidroxi-indolacético, um produto da degradação da serotonina, aparece em amostra de urina de 24 horas, indicando esta síndrome, enquanto esse mediador é normal na mastocitose.
- Feocromocitoma pode acarretar rubor e episódios paroxísticos de hipertensão, enquanto os pacientes com mastocitose geralmente desenvolvem hipotensão durante um episódio agudo de desgranulação dos mastócitos.
- Doença metastática do osso pode fazer diagnóstico diferencial. As lesões líticas da MS são geralmente interpretadas como doença metastática. No entanto, níveis elevados de triptase sérica estão ausentes na maioria das outras doenças malignas.
- Tumores secretores de peptídeo intestinal vasoativo, ou vipomas, estão associados a níveis aumentados de VIP.
- Síndrome de Zollinger-Ellison pode cursar com diarreia. Alguns indivíduos afetados também podem ter doença metastática nos ossos.[13]
- Câncer medular da tireoide, um tumor neuroendócrino das células parafoliculares da tireoide ou células C, pode apresentar rubor recorrente e diarreia. A maioria dos pacientes também tem um nódulo tireoidiano solitário. Os níveis de calcitonina sérica podem estar elevados.
- Variante mieloproliferativa da síndrome hipereosinofílica, marcada por anormalidades nos genes para *FIP1L1* e receptor alfa do fator de crescimento derivado de plaquetas *PDGFRA*, tem quadro típico de pacientes do sexo masculino sem lesões cutâneas da MC, com medula óssea hipercelular (mieloproliferativa) e com níveis elevados de vitamina B12 no soro. Esses pacientes respondem bem ao imatinibe, enquanto os pacientes com mastocitose com mutações D816V, não.
- Mielofibrose primária, cuja biópsia da medula óssea revela fibrose extensa, que pode ser acompanhada por mastócitos fusiformes. No entanto, o aumento dos mastócitos na mielofibrose é geralmente difuso e intersticial, em vez de formar aglomerados.
- Outras causas de triptase elevada podem ser atribuídas a pacientes com doença mieloproliferativa ou mielodisplásica, insuficiência renal ou hepática crônica, leucemia eosinofílica crônica e hipertriptasemia familiar.

Referências bibliográficas

1. Galli SJ. The mast Cell-IgE paradox: from homeostasis to anaphylaxis. Am J Pathol. 2016; 186(2):212-24.
2. Theoharides TC, Valent P, Akin C. Mast cells, mastocytosis, and related disorders. N Engl J Med. 2015; 373(19):1885-6.
3. Cohen SS, Skovbo S, Vestergaard H, Kristensen T, Møller M, Bindslev-Jensen C et al. Epidemiology of systemic mastocytosis in Denmark. Br J Haematol. 2014; 166(4):521-8.
4. Méni C, Bruneau J, Georgin-Lavialle S, Le Saché de Peufeilhoux L, Damaj G, Hadj-Rabia S et al. Paediatric mastocytosis: a systematic review of 1747 cases. Br J Dermatol. 2015; 172(3):642-51.

5. Kettelhut BV, Parker RI, Travis WD, Metcalfe DD. Hematopathology of the bone marrow in pediatric cutaneous mastocytosis. A study of 17 patients. Am J Clin Pathol. 1989; 91(5):558-62.

6. Akoglu G, Erkin G, Cakir B, Boztepe G, Sahin S, Karaduman A et al. Cutaneous mastocytosis: demographic aspects and clinical features of 55 patients. J Eur Acad Dermatol Venereol. 2006; 20(8):969-73.

7. Cruse G, Metcalfe DD, Olivera A. Functional deregulation of KIT: link to mast cell proliferative diseases and other neoplasms. Immunol Allergy Clin North Am. 2014; 34(2):219-37.

8. Bibi S, Langenfeld F, Jeanningros S, Brenet F, Soucie E, Hermine O et al. Molecular defects in mastocytosis: KIT and beyond KIT. Immunol Allergy Clin North Am. 2014; 34(2):239-62.

9. Bodemer C, Hermine O, Palmérini F, Yang Y, Grandpeix-Guyodo C, Leventhal PS et al. Pediatric mastocytosis is a clonal disease associated with D816V and other activating c-KIT mutations. J Invest Dermatol. 2010; 130(3):804-15.

10. Akin C. Molecular diagnosis of mast cell disorders: a paper from the 2005 William Beaumont Hospital Symposium on Molecular Pathology. J Mol Diagn. 2006; 8(4):412-9.

11. Harir N, Boudot C, Friedbichler K, Sonneck K, Kondo R, Martin-Lannerée S et al. Oncogenic kit controls neoplastic mast cell growth through a Stat5/PI3-kinase signaling cascade. Blood. 2008; 112(6):2463-73.

12. Longley BJ, Metcalfe DD, Tharp M, Wang X, Tyrrell L, Lu SZ et al. Activating and dominant inactivating c--KIT catalytic domain mutations in distinct clinical forms of human mastocytosis. Proc Natl Acad Sci USA. 1999; 96(4):1609-14.

13. Valent P, Akin C, Arock M, Brockow K, Butterfield JH, Carter MC et al. Definitions, criteria and global classification of mast cell disorders with special reference to mast cell activation syndromes: a consensus proposal. Int Arch Allergy Immunol. 2012; 157(3):215-25.

14. Horny HP, Sotlar K, Valent P, Hartmann K. Mastocytosis: a disease of the hematopoietic stem cell. Dtsch Arztebl Int. 2008; 105(40):686-92.

15. Valent P, Akin C, Escribano L, Födinger M, Hartmann K, Brockow K et al. Standards and standardization in mastocytosis: consensus statements on diagnostics, treatment recommendations and response criteria. Eur J Clin Invest. 2007; 37(6):435-53.

16. Castells M, Metcalfe DD, Escribano L. Diagnosis and treatment of cutaneous mastocytosis in children: practical recommendations. Am J Clin Dermatol. 2011; 12(4):259-70.

17. Valent P, Akin C, Hartmann K, Nilsson G, Reiter A, Hermine O et al. Advances in the Classification and treatment of mastocytosis: current status and outlook toward the future. Cancer Res. 2017; 77(6):1261-70.

18. Abid A, Malone MA, Curci K. Mastocytosis. Prim Care. 2016; 43(3):505-18.

19. Wolff K, Komar M, Petzelbauer P. Clinical and histopathological aspects of cutaneous mastocytosis. Leuk Res. 2001; 25(7):519-28.

20. Schwartz LB, Metcalfe DD, Miller JS, Earl H, Sullivan T. Tryptase levels as an indicator of mast-cell activation in systemic anaphylaxis and mastocytosis. N Engl J Med. 1987; 316(26):1622-6.

21. Kristensen T, Vestergaard H, Bindslev-Jensen C, Mortz CG, Kjaer HF, Ollert M et al. Prospective evaluation of the diagnostic value of sensitive KIT D816V mutation analysis of blood in adults with suspected systemic mastocytosis. Allergy. 2017.

22. Tan A, Westerman D, McArthur GA, Lynch K, Waring P, Dobrovic A. Sensitive detection of KIT D816V in patients with mastocytosis. Clin Chem. 2006; 52(12):2250-7.

23. Parker RI. Hematologic aspects of mastocytosis: I: bone marrow pathology in adult and pediatric systemic mast cell disease. J Invest Dermatol. 1991; 96(3 Suppl):47S-51S.

24. Arock M, Sotlar K, Akin C, Broesby-Olsen S, Hoermann G, Escribano L et al. KIT mutation analysis in mast cell neoplasms: recommendations of the European Competence Network on Mastocytosis. Leukemia. 2015; 29(6):1223-32.

25. Alvarez-Twose I, Vañó-Galván S, Sánchez-Muñoz L, Morgado JM, Matito A, Torrelo A et al. Increased serum baseline tryptase levels and extensive skin involvement are predictors for the severity of mast cell activation episodes in children with mastocytosis. Allergy. 2012; 67(6):813-21.

26. Birn CS. Mastocytosis. Gastroenterol Nurs. 2018; 41(5):380-7.

27. Escribano L, Akin C, Castells M, Orfao A, Metcalfe DD. Mastocytosis: current concepts in diagnosis and treatment. Ann Hematol. 2002; 81(12):677-90.

28. Chandesris MO, Damaj G, Canioni D, Brouzes C, Lhermitte L, Hanssens K et al. Midostaurin in advanced systemic mastocytosis. N Engl J Med. 2016;374(26):2605-7.

29. Valent P, Akin C, Gleixner KV, Sperr WR, Reiter A, Arock M, et al. Multidisciplinary challenges in mastocytosis and how to address with personalized medicine approaches. Int J Mol Sci. 2019; 20(12).

30. Akin C, Valent P, Metcalfe DD. Mast cell activation syndrome: Proposed diagnostic criteria. J Allergy Clin Immunol. 2010; 126(6):1099-104.e4.

PARTE

4

Outras Manifestações Alérgicas

Reações Adversas a Medicamentos

Antonio Abílio Motta ■ Marcelo Vivolo Aun

Introdução e conceitos

Aos poucos, os laboratórios farmacêuticos estão lançando novos fármacos no mercado mundial, como: quimioterápicos, anticorpos monoclonais, "agentes biológicos", medicamentos de uso contínuo, vacinas etc., promovendo assim aumento de novas reações adversas a esses fármacos.

A Organização Mundial da Saúde (OMS) define reação adversa a fármaco como "qualquer efeito não terapêutico decorrente do uso de um fármaco nas doses habitualmente empregadas para prevenção, diagnóstico ou tratamento de doenças".[1]

Classificação

As reações adversas a medicamentos (RAM) ou fármacos são classificadas como: previsíveis, relacionadas com os efeitos diretos do medicamento, que podem ocorrer em qualquer indivíduo, por exemplo, superdosagem, efeitos colaterais, efeitos secundários e interações medicamentosas; e imprevisíveis, não relacionadas diretamente com os efeitos do medicamento, como as reações de intolerância, idiossincrasia e hipersensibilidade,[2] conforme detalhado a seguir:

- *Previsíveis* (qualquer indivíduo)
  - Superdosagem: reações tóxicas causadas por doses excessivas do fármaco ou pelo comprometimento no mecanismo de excreção/metabolização do fármaco.
  - Efeitos colaterais: efeitos indesejáveis, relacionados com a ação terapêutica do fármaco, todavia previstos, mesmo em doses farmacologicamente corretas.
  - Efeitos secundários: consequência indireta, mas não inevitável, da ação farmacológica primária do fármaco.
  - Interação medicamentosa: modificação do efeito farmacológico de um fármaco em decorrência do uso prévio ou concomitante de outro fármaco.
- Imprevisíveis (indivíduos suscetíveis)
  - Intolerância: maior sensibilidade a determinados fármacos, mesmo em pequenas doses, sem o envolvimento de qualquer mecanismo imunológico.
  - Idiossincrasia: reações a determinados fármacos, em decorrência de defeito genético-enzimático.
  - Hipersensibilidade: alérgica e não alérgica.

A Organização Mundial de Alergia (World Allergy Organization [WAO]) define como hipersensibilidade qualquer reação iniciada por um estímulo definido e que possa ser reproduzido.[3] Dessa forma, as reações de hipersensibilidade aos medicamentos podem ser subdivididas em:

- *Alérgicas ou imunológicas:* são reações de hipersensibilidade mediadas por um mecanismo imunológico conhecido.
- *Não alérgicas ou não imunológicas:* são reações clinicamente muito semelhantes às reações alérgicas; porém, desencadeadas por outros mecanismos não alérgicos, algumas vezes descritas como pseudoalérgicas.

As "alergias a medicamentos, drogas ou fármacos" deveriam ficar restritas às reações de hipersensibilidade alérgicas. Contudo, diversas reações adversas a fármacos, sobretudo as de hipersensibilidade não alérgica, acabam sendo taxadas equivocadamente como "alergias". Essa diferenciação é importante na hora de definir uma orientação futura ao paciente. O último consenso internacional sobre alergia a medicamentos sugere que o termo "alergia" fique restrito às reações nas quais foi possível comprovar um mecanismo imunológico, seja via teste *in vivo* ou *in vitro*. Caso não tenha havido tal demonstração, deve-se priorizar o termo reação de hipersensibilidade a medicamento (RHM).[4]

De qualquer forma, as RHMs, tanto alérgicas como não alérgicas, são atualmente classificadas de acordo com o tempo de instalação do quadro clínico em:[5]

- *Imediatas:* quando os sintomas aparecem até uma hora depois da administração do fármaco. Exemplos: urticária, angioedema, broncospasmo, anafilaxia etc.
- *Não imediatas:* quando os sintomas aparecem uma hora depois da administração do fármaco. Exemplos: eczemas, exantemas, algumas síndromes, pneumonites, nefrites, citopenias etc.

As RAMs também podem ser classificadas em:

- *Reações do tipo A:* são as reações mais frequentes. Cerca de 85 a 90% de todas as RAMs. Pode afetar qualquer tipo de pessoa em uso de medicamento em dose adequada. Essas reações adversas são as conhecidas para cada tipo de medicamento. Por exemplo: diarreia por algum antibiótico, gastrite por AINEs, sonolência por anti-H1, nefrotoxidade por aminoglicosídeos etc.
- *Reações do tipo B:* são as reações menos frequentes. Cerca de 10 a 15% das RAMs. São reações mediadas por mecanismos de hipersensibilidade imunológica ou por outro tipo de mecanismo. Ocorre em um subgrupo de pacientes suscetíveis e os sinais e sintomas são diferentes da ação farmacológica do medicamento e não são previsíveis. Em alguns pacientes com tipo específico de HLA, algumas reações de hipersensibilidade do tipo B podem ser previsíveis com abacavir, carbamazepina, alopurinol, dapsona e flucloxacilina.

As reações do tipo B também podem ser subdivididas em:

- Toxicidade exagerada ou intolerância mesmo com o uso do medicamento em doses terapêuticas.
- Idiossincrasia pode surgir por alteração genética-metabólica, por exemplo, deficiência de glicose 6 fosfato desidrogenase (G6PD), enzima primordial para metabolização de sulfas.
- Reações imunológicas a fármacos (alérgicas) desencadeadas por mecanismos imunológicos específicos. As reações alérgicas a fármacos ocorrem em cerca de 6 a 10% das RAMs, e 10% das RAMs fatais são em decorrência do mecanismo imunológico.[6]

Dados epidemiológico

Estima-se que as RAMs ocorram em 15 a 30% dos pacientes internados, levando ao óbito cerca de 0,1% dos pacientes clínicos e 0,01% dos pacientes cirúrgicos. Em pacientes ambulatoriais, a incidência de RAM é de 5% em adultos. De todas as reações adversas, 10 a 15% correspondem às RHM.[7]

Em 2018, Ribeiro MR publicou um trabalho em que demonstrou que pacientes internados apresentaram um aumento de 10% de RAM a cada medicamento acrescentado na sua prescrição.[8]

Etiologia e fisiopatologia

Um fármaco, uma vez administrado, pode ativar o sistema imune por vários mecanismos e levar a uma vasta gama de manifestações clínicas de acordo com o mecanismo envolvido na reação.[9]

Em geral, os medicamentos são haptenos, substâncias de baixo peso molecular (< 1.000 dáltons) e pouco imunogênicos. Os medicamentos do tipo hapteno podem se ligar a proteínas plasmáticas formando um complexo de alto peso molecular, sensibilizar o indivíduo e desencadear uma reposta imune. Alguns fármacos são antígenos completos tendo estrutura de alto peso molecular, como a insulina, os hormônios, as penicilinas e a estreptoquinase, podendo ativar o sistema imune mais facilmente.

Alguns fármacos comportam-se como pró-haptenos, ligando-se covalentemente a uma proteína depois da sua metabolização, por exemplo, o sulfametoxazol é um pró-hapteno e o seu metabólito é o hapteno que poderá desencadear uma reação de hipersensibilidade.[9] Depois da formação do antígeno (complexo medicamento-proteína), ocorre o reconhecimento por uma célula apresentadora de antígenos (APC). No processamento e na apresentação desse antígeno para o linfócito T, que se torna sensibilizado, podem ocorrer reações mediadas principalmente por linfócitos B, (sensibilização humoral) com a produção de anticorpos das classes IgE, IgG ou IgM e a ativação dos mecanismos tipos I, II ou III de hipersensibilidade de Gell e Coombs, dependendo do tipo de anticorpo e antígeno (fármaco), ou por linfócitos T (sensibilização celular/mecanismo tipo IV). Atualmente, o mecanismo tipo IV é subdividido conforme o quadro clínico e diferentes mediadores do sistema imune envolvidos nessa reação, em quatro tipos: a, b, c, d.[9] A Tabela 18.1 expressa os tipos de reações de hipersensibilidade, mecanismos envolvidos e alguns exemplos de síndromes clínicas.

Uma teoria recente é a da interação farmacológica com receptores imunológicos (*p-i concept*), em que determinados medicamentos poderiam se ligar diretamente ao receptor do linfócito T (TCR) ou ao complexo principal de histocompatibilidade (MHC), desencadeando uma resposta imune sem a necessidade da apresentação do antígeno por uma APC.[10]

Além disso, muitas das RHMs exigem a presença de algum cofator do meio ambiente, como vírus ou radiação ultravioleta, para ativar o sistema imune e se manifestar clinicamente. Alguns exemplos são as fotodermatites, os exantemas morbiliformes tardios por betalactâmicos na vigência de infecções por Epstein-Barr vírus (EBV) ou a DRESS (*drug reaction with eosinophilia and systemic symptoms*), onde ocorre simultaneamente a reativação de uma infecção viral por um agente da família herpes, o HPV-6.[11]

No entanto, grande parte das RHMs é considerada não alérgica, por não haver participação direta do sistema imune, por exemplo, a necessidade prévia de sensibilização a determinado fármaco. Os mecanismos que envolvem a maioria dessas reações ainda são pouco conhecidos. Alguns fármacos,

Tabela 18.1. Classificação das reações aos fármacos de acordo com os mecanismos de Gell e Coombs revisados		
Tipo	*Mecanismo*	*Exemplo*
I. Imediata	IgE, mastócitos e basófilos	Anafilaxia, urticária, angioedema, asma
II. Citotóxica	IgM e IgG, complemento, fagocitose	Citopenias, nefrites, pneumonites
III. Imunocomplexa	IgM e IgG, complemento, fagocitose	Doença do soro, febre, urticária, glomerulonefrite, vasculites
IV. Tardia		
IVa	Th1/ativação de macrófagos	Dermatite de contato
IVb	Th2/eosinófilos	Exantemas, SHIM/DRESS
IVc	Linfócitos T citotóxicos	Exantemas, SSJ e NET
IVd	Células T/neutrófilos	PEGA

SHIM/DRESS: síndrome de hipersensibilidade induzida por medicamento; SSJ: síndrome de Stevens-Johnson; NET: necrólise epidérmica tóxica; PEGA: pustulose exantemática generalizada aguda.

Fonte: os autores.

Outras Manifestações Alérgicas

como codeína, morfina e contrastes iodados, podem provocar a desgranulação direta dos mastócitos e dos basófilos, liberando os mediadores inflamatórios, que provocam reações clinicamente semelhantes às reações de hipersensibilidade do tipo I.[2] A aspirina e os anti-inflamatórios não esteroidais (AINEs), por meio de sua ação inibitória na via da ciclo-oxigenase (COX), podem promover modificações no metabolismo do ácido araquidônico, que se desvia para a via da lipo-oxigenase. Dessa forma, uma série de mediadores é produzida, como os leucotrienos, que levam a um quadro inflamatório, podendo se manifestar clinicamente por asma, angioedema, urticária ou anafilaxia.[12]

Quadro clínico

O quadro clínico das RHMs é muito variado, podendo simular, praticamente, todas as doenças ou síndromes conhecidas. As manifestações cutâneas são as mais comuns, tanto de forma isolada quanto em associação às manifestações sistêmicas. Porém, outros órgãos e sistemas podem ser acometidos na ausência de comprometimento cutâneo. As RAMs mais frequentes na prática clínica estão representadas na Tabela 18.2.[13]

As erupções por medicamentos podem variar de um simples eritema benigno e transitório, que ocorre entre 6 e 9 dias após a introdução de um fármaco (em 1 a 3% dos indivíduos que utilizam alguma medicação), até os tipos mais graves com a incidência menor do que 1/10.000 usuários, como a síndrome de Stevens-Johnson (SSJ) ou a necrólise epidérmica tóxica (NET – síndrome de Lyell).

As erupções exantemáticas ou maculopapulares são as manifestações cutâneas mais frequentes das RHMs (mais de 90% dos casos). Em geral, a erupção inicia-se entre o 4º e o 14º dia do tratamento ou até um ou 2 dias depois do seu término. Prurido e febre baixa podem acompanhar o quadro cutâneo, desaparecendo depois de alguns dias. O diagnóstico diferencial das reações exantemáticas por fármacos inclui as infecções (erupções) virais (EBV, CMV, HPV6, parvovírus B19 etc.), erupções tóxicas, reação enxerto *versus* hospedeiro agudo, síndrome de Kawasaki, doença de Still, entre outras. Os fármacos mais relacionados com esse tipo de manifestação são alopurinol, aminopenicilinas, cefalosporinas, anticonvulsivantes, antibióticos e sulfonamida.[13]

A urticária caracteriza-se pelo aparecimento de pápulas (eritema + edema) transitórias de vários tamanhos e até em forma de placas, com prurido importante. Em até 50% dos casos, está associada a angioedema, surgindo alguns minutos ou poucas horas depois da administração do medicamento. Os antibióticos e os relaxantes musculares estão entre as principais causas de urticária e angioedema por um mecanismo IgE mediado, enquanto os AINEs são as causas mais comuns por um mecanismo não IgE mediado (Figura 18.1).[13]

Tabela 18.2. Mecanismos de hipersensibilidade, algumas síndromes clínicas compatíveis e respectivos testes cutâneos			
Mecanismo de hipersensibilidade	**Quadro clínico**	**Teste cutâneo**	**Tempo para leitura**
I. Anafilático/imediato	Urticária, angioedema, rinite, asma, anafilaxia	Puntura	15 a 20 min
		Intradérmico	15 a 20 min
		Contato	15 a 20 min
II. Citotoxicidade celular dependente de anticorpo	Nefrites, citopenias, pneumonites, pênfigos	Contato (?)	–
III. Imunocomplexos	Doença do soro, febre, vasculites, glomerulonefrite	Intradérmico	6 a 8 h
IV. Celular	Eczemas, eritema fixo, exantemas, PEGA, DRESS, SSJ/NET	Intradérmico	72 h
		Contato	48 e 96 h (até 7 dias)

Fonte: os autores.

226

Parte 4

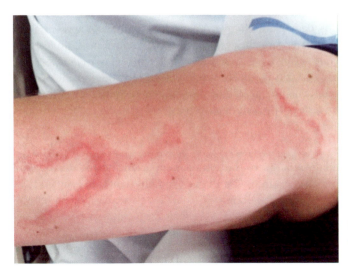

Figura 18.1. Placa de urticária desencadeada por ácido acetilsalicílico. Fonte: acervo pessoal dos autores.

Os fármacos estão também entre as três principais causas de anafilaxia, junto com alimentos e venenos de insetos (abordados separadamente em outro capítulo). Contudo, os fármacos são os maiores responsáveis pelos óbitos por anafilaxia. Nos países desenvolvidos, os antibióticos betalactâmicos e relaxantes neuromusculares estão entre as principais causas; todavia, estudo recentemente publicado por nosso grupo mostrou que, no Brasil, os AINEs são a principal causa de anafilaxia não IgE mediada.[12,13]

A erupção fixa por fármaco caracteriza-se por uma ou poucas placas eritemato-edematosas arredondadas e bem delimitadas, algumas vezes, com bolha no centro da lesão. Podem ocorrer em qualquer parte do corpo e envolver mucosas, sobretudo lábios e genitália. A erupção evolui em alguns dias para uma lesão de cor "vinhosa" que posteriormente fica "acastanhada", podendo ser reativada no mesmo local depois de uma nova exposição ao fármaco envolvido. Se o medicamento suspeito não for identificado e retirado e o seu uso for continuado pelo paciente, as lesões hipercrômicas (acastanhadas) residuais podem se cronificar. Com frequência, esse quadro está relacionado com o uso de derivados de fenazona, sulfonamidas, barbituratos, fenolftaleína, tetraciclinas e carbamazepina.[13,14]

São quatro as chamadas farmacodermias graves (RHMs não imediatas que acometem a pele, que têm alta morbidade e são potencialmente fatais): PEGA, DRESS, SSJ e NET. Algumas RAMs tardias graves podem começar entre 1 e 14 semanas durante um tratamento contínuo. Às vezes, essas RAMs graves podem demorar semanas até meses para uma resolução clínica completa (ver Capítulo 19).[15]

Reações a anestésicos locais

As reações de hipersensibilidade alérgica a anestésicos locais são muito raras; porém, na prática clínica é muito comum o encaminhamento de pacientes por dentistas com "alergia a anestésico local" para os alergistas.

Os anestésicos locais usados em anestesia dentária são divididos farmacologicamente em dois grupos: o grupo amida e o grupo ester, do ácido benzoico ou paraminobenzoico (PABA). Os anestésicos do grupo ester podem dar reação cruzada entre si, o paciente que é sensibilizado a um anestésico desse grupo não deve fazer uso de mais nenhum outro desse mesmo grupo (ester).

Muito raramente, os anestésicos do grupo amida podem dar reação cruzada entre si. Existem casos esporádicos, descritos na literatura médica, de reações de hipersensibilidade a esse grupo. Na prática clínica, se a história do paciente não sugerir uma reação grave podemos indicar outro anestésico do grupo amida ou até mesmo do grupo ester ou PABA, se o paciente não tiver feito uso deles no passado.

Os dois maiores estudos que envolveram pacientes com história sugestiva de reações a anestésicos locais, com 433 pacientes avaliados, demonstraram que, menos de 20 indivíduos apresentaram testes de punctura ou intradérmicos positivos para anestésicos locais, não houve nenhum teste de provocação com resultado positivo, o que sugere a ausência de reações mediadas por IgE nesses pacientes.[16] Quando o paciente não souber relatar o anestésico suspeito a que teria tido uma RAM, optamos em nosso serviço por realizar o teste de provocação com lidocaína. Encontramos apenas um paciente verdadeiramente alérgico, com teste positivo, num universo de mais de 100 testes realizados com a lidocaína desde 2005 (Tabela 18.3).[17]

Tabela 18.3. Grupos farmacológicos de anestésicos locais	
Amida	*Ester (PABA)*
Lidocaína	Benzocaína
Mepivacaína	Tetracaína
Bupivacaína	Butacaína
Dubucaína	Cloroprocaína
Etidocaína	Procaína
Cocaína	
Articaína	

Fonte: os autores.

A maioria das RAMs desencadeadas por anestésicos locais não são IgE mediadas, são devidas a mecanismos não alérgicos como resposta vasovagal: taquicardia, palidez, hipertensão arterial e ansiedade; reações tóxicas como: dormência, formigamento, tremores, excitação, convulsão, apneia, disritmias e estupor. Podem ocorrer reações psicomotoras como: hiperventilação (dispneia e taquipneia), parestesias, tontura e náusea. Algumas reações podem ser devidas ao efeito de reações idiossincrásicas por causa dos efeitos farmacológicos da adrenalina contida com o anestésico local.

Reações IgE mediadas a anestésicos locais são muito raras. Na suspeita de reações do tipo I (IgE mediadas) testes cutâneos e provocações são possíveis de serem realizados. Os anestésicos locais podem desencadear desde reações leves como: urticária, angioedema e dermatite de contato local até reação grave como anafilaxia. A ausência de sintomas como: prurido, urticária, angioedema ou sibilância sugere reação não IgE mediada[16,18]

Reações a contrastes radiológicos

Os contrastes usados na radiologia são metais radiopacos, os principais são: iodo (I 53), bário (Ba 137), gadolínio (Gd 64) e ferro (Fe 26). Eles podem levar a reações adversas por si sós ou por algum excipiente adicionado em sua composição. Os contrastes iodados são os que mais dão reações adversas.

Pacientes que relatam ter tido no passado algum tipo de reação imediata de hipersensibilidade a contraste radiológico (CR) têm um risco aumentado a uma segunda exposição a ele.[20] Os fatores de risco a reações adversas aos controles radiológicos estão relacionados na Tabela 18.4.

Tabela 18.4. Fatores de risco para reações adversas a contrastes radiológicos
História de alergia a contraste
História de alergia a outros fármacos
Urticária
Idade < 50 anos
Concentração do contraste > 70%
Dose total do contraste > 65 g

Fonte: os autores.

Reações a contrastes iodados

As reações de hipersensibilidade aos contrastes radiológicos iodados são relativamente comuns variando com o tipo de contraste usado. As reações imediatas leves variam de 4 a 13% com contrastes iônicos e de 1 a 3% com os não iônicos. As reações graves variam de 0,1 a 0,5% com os iônicos e de 0,02 a 0,04% com os não iônicos. A taxa de mortalidade não varia com o tipo de contraste iodado e é estimada em 1:100.000 procedimentos. As reações adversas com outros tipos de contraste são mais raras.

Alguns fatores de risco além dos relatados na Tabela 18.4 como: gênero feminino, asma, cardiopatas, uso crônico de corticosteroides e de beta bloqueadores podem aumentar ainda mais as reações adversas a contrastes radiológicos.

Reações tardias a contrastes, depois de uma hora até 10 dias, são raras, mas podem ocorrer em aproximadamente em 2% dos exames. A maioria são autolimitadas que não requerem tratamento.

Não há na literatura médica nenhuma evidencia de que "alergia a frutos do mar" aumente o risco de uma reação adversa a contrastes radiológicos (RACR), apesar de no Brasil este "mito" ainda ser veiculado (Tabela 18.5).[21]

Reações adversas ao bário

As reações ao bário são muito raras existem casos esporádicos relatados na literatura médica. O bário é mais usado para exames do trato gastrintestinal por via oral ou enema. Casos raros de choque anafilático foram relatados devido a um excipiente usado em sua preparação: a carragenana, um gelificante, emulsificante e estabilizante. Ela é uma proteína extraída de uma alga marinha, *Kappaphycus alvaregii*, que pode sensibilizar o paciente e, posteriormente, levar a choque anafilático (IgE mediado).

Reações a contrastes com gadolínio

O gadolínio, um metal pesado, elemento químico de número atômico 64 (Gd) da tabela periódica, é da família dos lantanídeos que possuem a capacidade de absorver nêutrons. No fim dos anos 1980 a Bayer® lançou o gadopentetato de demeglunina, para ser usado como contraste radiológico nas ressonâncias magnéticas. Pode ser usado por três vias: oral, intravenosa e órgão específico.

O gadolínio e o iodo não dão reação cruzada entre si. Uma reação adversa prévia a um deles não impede o uso de outro e vice-versa. Em geral, as reações adversas ao gadolínio ocorrem em 92/100.000 exames, sendo as reações graves 5,2/100.000. Os sintomas mais comuns são: hipóxia por broncospamo e/ou edema de glote, hipotensão e choque. A maioria das reações é fugaz: urticária, rouquidão sem hipóxia e obstrução nasal moderada. Devemos ter cuidado com pacientes nefropatas porque o gadolínio pode se depositar no rim podendo levar a uma fibrose renal.

Reações a contrates com óxido de ferro

O óxido de ferro é usado raramente como contraste em alguns tipos de ressonância magnética e pode, em casos selecionados, ser uma opção ao gadolínio. Esta indicação deve ser feita a critério exclusivo do radiologista. Os contrastes radiológicos a base de óxido de ferro são o Lumien® e o Feridex®).[22]

Tabela 18.5. Tipo de contraste iodado e osmolaridade		
Tipo	**Osmolaridade**	**Fármaco**
Iônico	1.400 a 2.400 mOsm/L	Daitrizoato (Hypaque®) Ioxatalamato (Telebrix®)
Iônico	600 mOsm/L	Ioxaglato (Haxabrix®)
Não iônico	290 a 860 mOsm/L	Iohexol (Omnipaque®) Iopamidol (Iomamiro®)
Não iônico	280 mOsm/L	Iodixanol (Visipaque®)

Fonte: os autores.

Outras Manifestações Alérgicas

Profilaxia aos contrastes radiológicos

Os pacientes que referem ter tido uma história prévia de reação a contraste radiológico, devem ser previamente avaliados e os seguintes tópicos devem ser abordados:

- Determinar se esse exame com contraste é essencial.
- Se existe a possibilidade de outro exame de imagem (p. ex., ultrassom).
- Explicar ao paciente o possível risco do exame.
- Hidratação adequada antes do exame.
- Usar contraste não iônico e iso-osmolar.
- Atenção aos pacientes asmáticos, cardiopatas ou em uso de β-bloqueadores.
- Necessidade ou não de profilaxia com fármacos antes do contraste.

Depois da avaliação inicial, às vezes, alguns pacientes necessitam realizar exames com contraste, mesmo tendo história prévia de reação grave ao contraste. Além da escolha adequada do contraste, o uso de medicamentos preventivos deve ser avaliado para cada paciente em particular. O uso de pré-medicação preventiva (profilática) é controverso na literatura, pois o seu uso não impede totalmente que o paciente tenha uma RAM grave. O paciente pode ter uma RAM mesmo sem nunca ter realizado um exame contrastado.

Alguns procedimentos simples podem diminuir o risco de uma RAM por contraste iodado como: escolher, se possível, contraste não iônico, iso ou hiposmolar; infundir o contraste de maneira mais lenta possível.[23]

As medicações preventivas podem ser usadas nos seguintes esquemas:[24]

- Prednisona 50 mg, VO, 13 h, 7 h e 1 h antes do contraste; ou metilprednisolona 32 mg, VO, 12 h e 2 h antes do contraste; ou hidrocortisona 200 mg, EV, 6 h antes do contraste.
- Difenidramina 50 mg, EV, IM ou VO, 1 h antes ou prometazina.

Casos em que o paciente não tenha tempo para realizar preparo podemos usar:

- Metilprednisolona 40 mg a cada 4 h até o uso do contraste.
- Prometazina 50 mg, 1 h antes ou diferinamina 50 mg, 1 h antes.

Diagnóstico

O diagnóstico de uma RAM deve se basear, principalmente, na anamnese e no exame físico. Em primeiro lugar, devemos lembrar que as RAMs são simuladoras de doenças e síndromes, que podem ou não acometer a pele. O questionamento ao paciente sobre medicações em uso deve fazer parte da anamnese de todo caso clínico, sobretudo de instalação recente. Devemos conhecer as reações adversas mais comuns que cada medicamento pode desencadear, facilitando o diagnóstico etiológico de uma eventual RAM.

Outro fator importante ainda na abordagem inicial, especialmente do clínico que atende o paciente na vigência da reação, é afastar quadro grave que leve o paciente a um maior risco. É essencial salientar mais uma vez que, pacientes com quadros cutâneos secundários a uma RHM, podem estar tendo acometimento sistêmico, inclusive correndo risco de morte. Existem alguns sinais de alerta clínicos e laboratoriais (*red flags*) para reações potencialmente mais graves ou até fatais, e que merecem atenção especial e, por vezes, hospitalização, até em UTI. Esses sinais estão sumarizados na Tabela 19.1 do Capítulo 19.[25]

A história clínica, embora muitas vezes cansativa, é de importância fundamental no diagnóstico das RHMs. Isso inclui a relação de todos os medicamentos utilizados pelo paciente no momento da reação e nos dias antecedentes ao quadro. Os fármacos utilizados devem ser organizados de forma cronológica procurando relacionar o tempo (início do uso e seu final) com os sintomas, formando uma "linha do tempo". Em geral, o medicamento introduzido mais recentemente é o fármaco envolvido. Quando um paciente está em tratamento com inúmeros medicamentos e apresenta uma RHM, os medicamentos de uso esporádico são, em geral, os mais implicados. De acordo com a manifestação clínica, é possível suspeitar de um tipo específico de medicamento. Por exemplo, o angioedema é mais

230   Parte 4

frequentemente causado por AINEs, inibidores da enzima conversora da angiotensina (IECA) e antibióticos. Por outro lado, a DRESS é mais frequente com o uso de anticonvulsivantes e sulfonamidas. Muitas vezes, existe uma grande dificuldade em determinar o agente causal da reação, mas a combinação de dados da história, com características do exame físico e tipo de fármaco possibilita a exclusão de determinado medicamento e a maior suspeita de outros.

Exames complementares

Quanto ao diagnóstico etiológico de qual foi o medicamento causador da reação, por vezes apenas a história e o exame físico não são suficientes. Nesses casos, testes *in vivo* e *in vitro* podem ajudar a afastar ou confirmar os fármacos suspeitos. Essa escolha deve ser discutida com médico alergista, haja vista que a realização e a interpretação desses testes são exclusivos do especialista. A escolha do teste ou do exame a ser realizado depende, basicamente, do mecanismo suspeito para aquele tipo de reação. A Figura 18.2 descreve a relação os tipos de RHM, seus mecanismos prováveis e testes cutâneos possíveis a serem propostos. É importante salientar que existem controvérsias na literatura quanto à realização de testes *in vivo* em pacientes que apresentaram reações graves, como: anafilaxia, SSJ, NET, DRESS ou PEGA. Cada caso deve ser analisado de forma isolada, a avaliação do risco-benefício do procedimento deve ser sempre considerada.[25]

Os testes *in vitro*, em geral, têm pouco valor na prática clínica, haja vista a pequena gama de exames disponíveis comercialmente. Em reações IgE mediadas, pode-se lançar mão da pesquisa de IgE específica, mas que no Brasil, só está disponível comercialmente para as seguintes substâncias: penicilina, ampicilina, amoxicilina, insulina e látex. Desse modo, além de não ter alta sensibilidade nas reações imediatas por esses agentes, só servem para investigação dessas reações imediatas. Outros exames laboratoriais na pesquisa das RHMs no Brasil estão ainda reservados para pesquisa, como os testes de ativação de basófilos (Basotest) para reações imediatas e os testes de linfoproliferação para reações não imediatas.

Alguns exames laboratoriais rotineiros podem apresentar alguma alteração nas RAMs: hemograma (hemólise, eosinofilia, linfocitose, linfopenia, plaquetopenia); função hepática (aumento da TGO, TGP e DHL); e função renal (aumento ureia e creatinina).[5]

Os testes cutâneos visam documentar a presença de uma sensibilização alérgica ao agente testado, de acordo com o mecanismo de hipersensibilidade envolvido no processo. São eles os testes: de puntura (*prick test*), intradérmico e contato (*patch test*). A realização dos testes cutâneos é reservada para especialistas em alergia e imunologia experientes nestes procedimentos e alguns testes têm o potencial de levar a reações sistêmicas. Contudo, apesar de ter alta especificidade e alto valor preditivo positivo, a sensibilidade dos testes cutâneos na RHM é baixa e, sem dúvida, o resultado negativo não exclui aquele fármaco como causa da reação.

Além disso, poucos testes têm diluição já bem padronizada. A Academia Europeia publicou recentemente um artigo sugerindo esquemas de diluições para testes cutâneos com vários grupos farmacológicos. Os testes de leitura imediata para a penicilina, por exemplo, são padronizados e estão disponíveis comercialmente na Europa, incluindo tanto o determinante principal da penicilina (*peniciloil polilisina* [PPL], responsável pela maior parte das reações) quanto os determinantes secundários (menores) MDM (responsáveis pelas reações mais graves). No Brasil, o Ministério da Saúde desenvolveu um protocolo para a investigação de reações imediatas à penicilina, que utiliza a penicilina G potássica para a realização dos testes cutâneos de leitura imediata, com sensibilidade e especificidade satisfatórias.[26,27]

Quando os testes *in vitro* e/ou cutâneos não são conclusivos ou não estão disponíveis, o diagnóstico definitivo de uma reação de hipersensibilidade pode ser fornecido pelo teste de provocação (TP).[22] Este teste consiste em administrar a substância suspeita, ou um medicamento relacionado (que possa dar reação cruzada), ao paciente que apresentou a reação. Deve ser sempre realizado por um médico especialista e experiente, em um ambiente hospitalar preparado para um atendimento de emergência. A European Network for Drug Allergy (ENDA) indica os testes de provocação para situações específicas, como as citadas na Tabela 18.6.[26]

Outras Manifestações Alérgicas

Tabela 18.6. Indicações para os testes de provocação com medicamentos

Excluir hipersensibilidade em pacientes com história não sugestiva de hipersensibilidade (p. ex., pacientes com sintomas inespecíficos, como sintomas vagais durante a aplicação de anestesia local)

Fornecer medicamentos farmacológicos e/ou estruturalmente não relacionados e seguros em caso de hipersensibilidade comprovada (p. ex., uso de antibióticos de outra classe em pacientes com alergia aos betalactâmicos)

Excluir a reatividade cruzada de medicamentos relacionados em casos de hipersensibilidade comprovada (p. ex., testar cefalosporina em pacientes com alergia a aminopenicilina)

Estabelecer o diagnóstico em pacientes com história sugestiva de RHM e testes negativos, não conclusivos ou não disponíveis (p. ex., exantema maculopapular por aminopenicilina e teste *in vitro* e cutâneos negativos)

Fonte: os autores.

Outra situação na qual utilizamos com frequência os testes de provocação é para encontro de alternativas terapêuticas em pacientes com hipersensibilidade a fármaco relacionado, como provocação com celecoxibe ou paracetamol em pacientes com RHM por AINEs ou provocação com cefalosporina em pacientes com RHM por aminopenicilinas. Utilizando as indicações de TP propostas pela Academia Europeia de Alergia, a positividade desses testes é baixa em nossa experiência.[28]

Tratamento

A primeira medida a ser tomada no tratamento de qualquer suspeita de RAM é a retirada de todos os medicamentos suspeitos. Em pacientes com AIDS, observou-se que, nas reações graves, o índice de mortalidade é menor quando o medicamento suspeito é suspenso antes do aparecimento das bolhas, em relação aos pacientes que o fizeram depois da evolução das lesões. Portanto, parece lógico que uma medida semelhante deva ser tomada em qualquer tipo de RAM. Alguns autores sugerem até o uso de plasmaférese para os casos graves (NET), em uma tentativa de eliminar os metabólitos da substância causadora e as citocinas inflamatórias envolvidas na fisiopatologia da reação, embora esse tipo de conduta mais agressiva ainda não tenha demonstrado um benefício evidente.[29]

Se o paciente estiver utilizando vários fármacos, deve-se eliminar os menos necessários e os mais prováveis e avaliar os riscos (necessidade do fármaco) *versus* os benefícios (gravidade da reação).[4]

O tratamento farmacológico deve ser sempre orientado de acordo com o quadro clínico. Reações imediatas mais brandas, como urticária não extensa ou angioedema palpebral, em geral, respondem bem com apenas anti-histamínicos-H1 por via oral. Por outro lado, reações mais graves, como a anafilaxia, requerem um tratamento de urgência, sendo necessárias medidas como manutenção das vias respiratórias, adrenalina intramuscular, anti-histamínicos anti-H1 e anti-H2, fármacos beta-adrenérgicos e corticosteroides. Para o tratamento das reações tardias, como *rash* cutâneo, DRESS e PEGA, o medicamento de escolha deve ser sempre o corticosteroide, podendo ser de uso tópico ou sistêmico, de acordo com a extensão das lesões. Na DRESS, por vezes essa corticoterapia é por tempo prolongado e em altas doses, com recorrência da reação quando da redução das doses usadas.

Profilaxia

Todo fármaco tem uma indicação precisa. Ao receitar um medicamento, o médico precisa conhecer muito bem sua farmacologia, sua dose, os efeitos colaterais, as interações com outros fármacos etc. Deve-se sempre avisar o paciente sobre os possíveis efeitos colaterais de um medicamento, por exemplo, sonolência com o uso de anti-histamínicos. Em geral, esses efeitos colaterais ocorrem nos primeiros dias de uso do fármaco e desaparecem com o uso regular. Os pacientes devem ser sempre questionados quanto à ocorrência de reação prévia com algum medicamento. Também é sempre importante considerar a possibilidade de reações cruzadas entre os fármacos administrados. Após o uso de um medicamento parenteral, o paciente deve ser observado por, pelo menos, uma hora, dada a possibilidade de ocorrência de reações anafiláticas nesse intervalo. Embora pouco frequente, existe casos descritos de anafilaxia bifásica (primeira anafilaxia em minutos e a segunda depois de uma hora ou mais). Esquemas profiláticos com corticosteroides e anti-histamínicos podem ser indicados para pacientes que apresentaram RHM não imunológica, como contrastes radiológicos.[29]

Dessensibilização

A dessensibilização ou indução de tolerância a um determinado fármaco é um procedimento que pode ser realizado em situações específicas, como na ausência de alternativas terapêuticas ao fármaco que provocou a reação. Um exemplo é o caso da gestante com sífilis, em que o único tratamento efetivo para a mãe e o feto só pode ser feito com a penicilina. Caso a gestante tenha um antecedente de RHM por penicilina, deve-se tentar a dessensibilização, uma vez que não há alternativa eficaz. Existem diversos protocolos para a dessensibilização, que variam de acordo com a experiência de cada centro.

Outras indicações comuns da dessensibilização incluem pacientes diabéticos tipo I com reação à insulina, pacientes com câncer que apresentam reação aos quimioterápicos, vasculopatas que necessitam de aspirina como antiagregante plaquetário e tenham RHM com AINEs ou em pacientes HIV positivo com indicação de profilaxia com sulfametoxazol-trimetoprim para pneumocistose e reação prévia com esse medicamento.

Algumas considerações são importantes sobre a dessensibilização. Ela é um procedimento de alto risco, reservado para casos onde não há alternativa terapêutica ao fármaco em questão. Sempre deve ser realizada em ambiente hospitalar, com alergista experiente presente. Além disso, temos que lembrar que essa tolerância é transitória e, se o medicamento for descontinuado, o procedimento terá de ser refeito antes de uma nova exposição.[4]

A abordagem do paciente com RHM, desde a suspeita clínica até os testes e orientação terapêutica, está resumida na Figura 18.2.

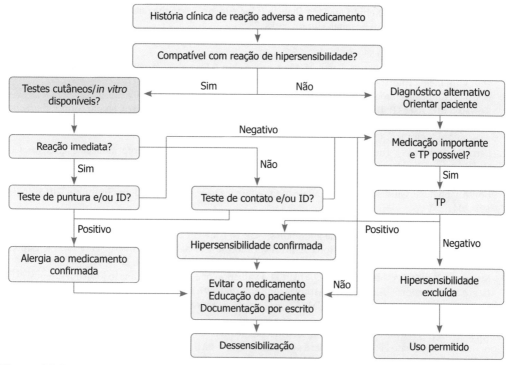

Figura 18.2. Proposta de abordagem para o paciente com história de reação de hipersensibilidade a medicamento. ID: intradérmico; TP: teste de provocação. **Fonte: adaptada de Motta & Ensina.**[30]

Considerações finais

As RHMs são frequentes e podem ser potencialmente graves. Grande parte dessas reações ocorrem por mecanismos não imunológicos. Entre os mecanismos imunológicos envolvidos, os mais comuns são os de hipersensibilidade tipos I e IVa. Embora as manifestações clínicas possam variar, o envolvimento cutâneo está presente em mais de 90% dos casos. O diagnóstico deve se basear, principalmente, na história clínica, uma vez que existem poucos exames subsidiários padronizados e com boa sensibilidade disponível. Portanto, os testes de provocação feitos por especialistas acabam sendo uma boa opção para definição diagnóstica e encontro de alternativa terapêutica. Depois da eliminação dos medicamentos suspeitos, o tratamento farmacológico e o prognóstico da reação dependem do mecanismo fisiopatológico envolvido. Para a prevenção de novas reações, é fundamental proporcionar alternativas terapêuticas e orientar o paciente de maneira adequada e sempre fazer um relatório (documento) por escrito.

Referências bibliográficas

1. Gruchalla RS. Drug allergy. J Allergy Clin Immunol. 2003; S548-59.
2. Ditto AM. Drug allergy – part a: introduction, epidemiology, classification of adverse reactions, immunochemical basis, risk factors, evaluation of patients with suspected drug allergy, patient management considerations. In: Grammer LC, Greenberger PA (eds.). Patterson's allergic diseases. 6th ed. Philadelphia: Lippincott Williams & Wilkins; 2002; 295-334.
3. Greenberger PA. Drug allergy. J Allergy Clin Immunol. 2006; S464-70.
4. Demoly P, Adkinson, Brockow K, Castells M, Chiriac AM, Greenberger PA et al. International consensus on drug allergy. Allergy. 2014; 69:420-37.
5. Romano A, Demoly P. Recent advances in the diagnosis of drug allergy. Curr Opin Allergy Clin Immunol. 2007; 7(4):299-303.
6. Gomes ER, Demoly P. Epidemiology of hypersensitivity drug reactions. Current Opin Allergy Clin Immunol. 2005; 5:309-16.
7. Ribeiro MR, Motta AA, Kalil J, Guiavina-Bianchi P. Increase of 10% in the rate of adverse drug reactions for each drug administered in hospital. Clinics. 2018; 73.
8. Caubet JC, Pichler WJ, Eigenmann PA. Educational case series: Mechanisms of drug allergy. Pediatr Allergy Immunol. 2011; 22(6):559-67.
9. Pichler WJ, Beeler A, Keller M, Lerch M, Posadas S, Schimd D et al. Pharmacological interaction of drugs with immune receptors: the p-i concept. Allergology International 2006; 55: 17-25.
10. Rojeau J. Clinical heterogeneity of drug hypersensitivity. Toxicology. 2005; 209:123-9.
11. Kowalski ML, Asero R, Bavbek S, Blanca M, Blanca-Lopez N, Bochenek G et al. Classification and practical approach to the diagnosis and management of hypersensitivity to nonsteroidal anti-inflammatory drugs. Allergy. 2013; 68:1219-32.
12. Lerch M, Pichler WJ. The immunological and clinical spectrum of delayed drug-induced exanthems. Curr Opin Allergy Clin Immunol. 2004; 4:411-9.
13. Simons FE, Ardusso LR, Dimov V, Ebisawa M, El-Gamal YM, Lockey RF et al. World Allergy Organization Anaphylaxis Guidelines: 2013 update of the evidence base. Int Arch Allergy Immunol. 2013; 162(3): 193-204.
14. Roujeau JC, Stern RS. Severe adverse cutaneous reactions to drugs. N Engl J Med. 1999; 331(19):1272-85.
15. Schatz M. Allergic reactions to local anesthetics – UP To Date Jan 2019.
16. Tanno LK, Ensina LFC, Kalil J, Motta AA. Provocation test in patients with suspected local anesthetics hypersensitivity: a practical proposal approach. Rev. Bras. Alerg. Imunopatol. 2008; 31(3):113-8.
17. Berkum Y, Ben-Zvi A, Levy Y, Galili D, Shalit M. Evaluation of adverse reactions to local anesthetics: experience in 236 patients. Ann Allergy Asthma Immunol. 2003; 91:342-5.
18. Helmut G, Kaufmann R, Kalveram CM. Adverse reactions to local anesthetics: analysis of 197 cases. J Allergy Clin Immunol. 1996; 97:933-7.
19. Umakoschi H, Pharmacologic and non-pharmacologic interventions to prevent hypersensityvite reactions of non-ionic iodinated contrast media: a systematic review. BMJ. 2020; 10.
20. Picher WJ. Immune Pathomechanism and classification of drug hypersensitivity. Allergy. 2019; 74(8):1457-71.
21. Felix MMR et al. Diagnóstico das reações imediatas aos meios de contraste iodados: revisão da literatura. Braz J Allergy Immunol. 2013; 1(6):305-12.

22. Unterweger H et al. Non-immunogenic dextran-coated superparamagnetic iron oxide nanoparticles: a biocompatible, size-tunable contrast agent for magnetic resonance imaging. International Journal of Nanomedicine International Journal of Nanomedicine. 2017; 12:5223-38.

23. Böhm IB. Lower dose and lower injection speed of iodinated contrast media: a new strategy to reduce the incidence rate of immediate hypersensitivity reactions. Quant Imaging Med Surg. 2020; 10:883-5.

24. Hong SJ, Cochran ST. Imediate hypersensitivity reactions to radiocontrast media: clinical manifestations, diagnosis, and tretament. Late literature review 19.3: Sept 30, 2011. This topic updated: May 2011.

25. Joint Task Force on Practice Parameters. Drugs allergy: um updated pratice parameter. Ann Allergy Asthma Immunol. 2010; 105:259-73.

26. Brockow K, Garvey LH, Aberer W, Atanaskovic-Markovic M, Barbaud A, Bircher A et al. Skin test concentrations for systematically administered – an ENDA/EAACI Drug Allergy Interest Group position paper. Allergy. 2013; 68:702-12.

27. Ministério da Saúde. Testes de sensibilidade a penicilina – manual, 1999. Disponível em: http://www.aids.gov.br

28. Aberer W, Bircher A, Romano A, Blanca M, Campi P, Fernandez J et al. Drug provocation testing in the diagnosis of drug hypersensitivity reactions: general considerations. Allergy. 2003; 58:854-63.

29. Motta AA, Ensina LFC. Reações adversas às drogas. In: Martins MA et al. Tratado de Clínica Médica Volume 7. 1st ed. Barueri-SP: Manole; 2009; 88-96.

Reações Adversas Graves a Medicamentos

Antonio Abílio Motta ■ Marcelo Vivolo Aun

Introdução

As reações de hipersensibilidade a fármacos são reações adversas a medicamentos (RAM). São reações imprevisíveis que ocorrem com doses habitualmente bem toleradas pela maioria dos indivíduos. As RAMs podem se apresentar como uma simples urticária ou até uma síndrome potencial mente fatal, como a necrólise epidérmica tóxica (NET). Podem ser imunológicas (alérgicas) ou não imunológicas (não alérgicas). Mais de 90% das reações de hipersensibilidade acometem a pele e/ou as mucosas. Algumas das reações sistêmicas podem levar até à morte. As farmacodermias graves acometem o sistema cutâneo mucoso e visceral.

O principal mecanismo imunológico envolvido nas RAMs graves (RAMG) é o do tipo IV de Gell e Coombs. Geneticamente, pode haver associação com populações específicas (tipos raciais), fenótipo clínico e alelos específicos de HLA, sobretudo com alguns tipos de fármacos.[1]

As farmacodermias graves costumam apresentar sinais de alerta gerais e/ou pródromos antes do surgimento do quadro clínico exuberante. Os sinais de alerta gerais são: febre alta (> 39°), quadro gripal "símile" (cefaleia, mialgia, indisposição, astenia), eritema confluente (> 60%), adenomegalia, artrite, artralgia, taquipneia, sibilos e hipotensão. Os sinais de alerta cutâneos são: dor, eritema doloroso (ardência), edema de face e úvula, púrpura, necrose, úlceras mucosas, bolhas e destacamento epidérmico (sinal de Nikolsky +). Os sinais de alerta laboratorial não são específicos, mas podem auxiliar no diagnóstico diferencial de outras patologias, são eles: eosinofilia acima de 1.000/mm,[3] linfocitose com atipia e alterações hepáticas (aumento de TGO, TGP e DHL)[2] (Tabelas 19.1 e 19.2).

Tabela 19.1. Sinais clínicos e laboratoriais de alerta para gravidade das RHMs[19]		
Clínicos		
Gerais	*Cutâneos*	*Laboratoriais*
• Febre	• Grande extensão de lesões	• Eosinofilia
• Mal-estar	• Lesões mucosas	• Linfocitose atípica
• Dores pelo corpo	• Bolhas	• Aumento de TGO, TGP e DHL
• Linfadenopatia	• Sinal de Nikolsky positivo	• Aumento de ureia e creatinina
• Hepatoesplenomegalia		• Acidose

Outras Manifestações Alérgicas

Tabela 19.2. Evolução clínica das farmacodermias graves	
Fase evolutiva	**Quadro clínico**
1ª fase/aguda	Pródromos, odinofagia, "conjuntivite", dermatite (face, tronco, membros, palmas e plantas)
Mucosas: "sinal de alerta": realizar biópsia de pele	
2ª fase	Bolhas, Sinal de Nikolsky positivo, destacamento cutâneo, necrose
3ª fase	Sequelas: hiper/hipopigmentação, distrofia ungueal, cerato-conjuntivite
4ª fase	Complicações tardias: xerostomia, "Sjogren-like", insuficiência poliglandular (pancreatite)
Óbito: sepse, choque, insuficiência de múltiplos órgãos e sistemas.	

Fonte: adaptada de Harr T & French LE.[11]

O grupo de farmacodermias graves inclui: síndrome de Stevens-Johnson (SSJ), NET, ou síndrome de Lyell, síndrome DRESS (*drug rash with eosinophilia and systemic symptoms*) e pustulose exantemática generalizada aguda (PEGA).[3]

Muito raramente, alguns pacientes podem apresentar quadros clínicos de sobreposição (*overplap*) dessas síndromes referidas anteriormente: DRESS com PEGA ou DRESS com SSJ-NET, isto é, os pacientes apresentam uma mistura dos quadros clínico e laboratorial dessas síndromes, não sendo possível definir uma delas. Nesses casos, seria melhor defini-los como síndrome de hipersensibilidade a droga (SHD).[4]

Epidemiologia das reações adversas graves a fármacos

A prevalência das RAMGs varia conforme a população de cada país, variando em menos de 1:1.000.000 na China até 20:1.000.000 na Índia. As substâncias mais implicadas são os anticonvulsivantes aromáticos, sulfas, antibióticos, anti-inflamatórios, alopurinol e antirretrovirais.[2]

Síndrome de Stevens-Johson e necroepidermólise tóxica

A SSJ e a NET são reações graves decorrentes do uso de fármacos com baixa incidência e alta mortalidade. Alguns autores sugerem que a SSJ e a NET sejam variantes de uma mesma doença. Tanto a SSJ quanto a NET caracterizam-se por descolamento da epiderme, que varia de leve a grave, conforme a superfície corpórea acometida, podendo também ocorrer acometimento gastrintestinal. O uso de medicamentos está relacionado com até 50% dos casos de SSJ e 80% dos casos de NET, sendo os antibióticos, as sulfonamidas, os anticonvulsivantes aromáticos, os AINEs, o alopurinol e a nevirapina os mais frequentes. O tratamento medicamentoso é muito controverso, a única intervenção certamente eficaz é o suporte geral, em unidade de queimados ou de terapia intensiva, com apoio multidisciplinar (Figuras 19.1 e 19.2).[2,5,6]

Epidemiologia da SSJ-NET

Estima-se que no Reino Unido a incidência de SJS/NET é de 5,76 casos por milhão de pessoas por ano, com um pico de 8,97 em crianças com 7 a 9 anos e outro de 8,75 em idosos acima de 80 anos de idade. Não existe diferença entre os gêneros, mas observa-se uma tendência de maior incidência em negros e asiáticos, quando comparados aos brancos.

Na Alemanha, a incidência varia de 1,53 a 1,89 casos por milhão de pessoas por ano. Aproximadamente, 75% dos pacientes com SSJ *overlap* (sobreposição) têm idade maior de 40 anos, enquanto 40% dos pacientes com SSJ têm acima de 40 anos. A mortalidade de SSJ é de 9%, enquanto do SSJ *overlap* é de 29% e da NET, 48%.

Reações Adversas Graves a Medicamentos

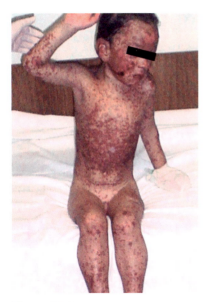 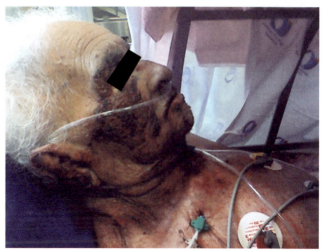

Figura 19.1. Síndrome de Stevens-Johnson por sulfametoxazol-trimetropima em criança. Fonte: arquivo do Serviço de Alergia do Hospital do Servidor Público Estadual HSPE-SP.

Figura 19.2. Necrólise epidérmica tóxica por fenitoína em paciente idosa. Fonte: arquivo do Serviço de Imunologia Clínica e Alergia do Hospital das Clínicas da FMUSP.

Nos EUA, Hsu *et al.*, em 2016, calcularam uma incidência de SSJ de 8,61 a 9,69 por milhão de habitantes: 1,46 a 1,84 para SSJ/NET *overlap* e 1,58 a 2,26 para NET. Observou-se associação desses quadros de dermatoses graves com malignidades hematológicas, certas infecções (HIV, infecções fúngicas), doenças hepáticas e renais. A taxa de mortalidade foi de 4,8% para SSJ, 19,4% para SSJ *overlap* e 14,8% para NET, sendo os principais fatores de risco: HIV, septicemia, pneumonia, malignidades hematológicas, doenças autoimunes, tuberculose, insuficiência renal, neoplasias e polimorfismo genético.[7,8]

Etiologia

A hipersensibilidade a fármacos está presente em aproximadamente 50% dos casos de SSJ e em 80% da NET.[7,9,10] As principais classes de medicamentos envolvidos com essas reações são: alopurinol, anticonvulsivantes aromáticos (fenobarbital, fenitoína, carbamazepina e lamotrigina), antibióticos (betalactâmicos), anti-HIV (nevirapina) sulfas e anti-inflamatórios não esteroidais (sobretudo os derivados do ácido enólico: oxicans e dipirona). Também podem ser secundários à infecção por *Mycoplasma pneumoniae,* em especial nas crianças ou herpes simples, que funcionariam como cofatores; porém, a sua fisiopatologia ainda não está bem estabelecida (Tabelas 19.3 a 19.5).[9]

Imunopatogênese

A patogênese da SSJ e da NET ainda não está completada elucidada.[7] Acredita-se ser uma reação imunomediada tipo IVc de Gell e Coombs; pois, a reexposição à mesma substância pode resultar em rápida recorrência do mesmo quadro clínico. Os medicamentos são moléculas de baixo peso, que frequentemente funcionam como antígenos estranhos, reconhecidos pelo receptor de célula T (TCR). Em alguns casos, como o da carbamazepina, o fármaco interage diretamente com o TCR dos linfócitos T citotóxicos CD8+. Esse modelo é conhecido como interação farmacológica (conceito p-i). Outros medicamentos, como os betalactâmicos, funcionam como hapteno, ligando-se a peptídeos e formando complexo antigênico, que é reconhecido pela célula apresentadora de antígeno e apresentado ao TCR (conceito hapteno).

Outras Manifestações Alérgicas

Tabela 19.3. Características clínicas e laboratoriais da SSJ/NET[12]

Característica	SSJ	Overlap	NET
Mucosas	< 90%	90%	> 90%
Área de destacamento cutâneo	< 10%	10 a 30%	> 30%
Sinal de Nikolsky	+	+	+
Erosões mucosas	Sim	Sim	Sim
Neutropenia	Não	Não	30%
Eosinofilia	Não	Não	Não
Linfocitose atípica	Não	Não	Não
Hepatite	10%	10%	10%
Linfadenopatia	Não	Não	Não
Pneumopatia	Sim	Sim	Sim
Cardite	Não	Não	Não
Mortalidade	5%	5 a 30%	30%

SSJ: síndrome de Stevens-Jonhson; NET: necrólise epidérmica tóxica; Overlap: SSJ-NET-overlap.

Tabela 19.4. Recomendações para identificar a medicação responsável pela SSJ/NET

Um intervalo de 4 a 28 dias entre o início do medicamento e o aparecimento da reação adversa é muito sugestivo de associação entre o fármaco e a SSJ/NET.

Nos pacientes em uso de vários medicamentos clinicamente essenciais, é importante construir uma linha do tempo de início dos fármacos, para determinar qual deve ser interrompido.

O risco de vários antibióticos induzirem SSJ/NET é o mesmo; todavia, muito menor que anti-infecciosos sulfonamidas.

Fonte: os autores.

Tabela 19.5. Escore para avaliação da NET (SCORTEN)

Características clínicas	Pontuação
Idade > 40 anos	1
Presença de malignidade	1
Frequência cardíaca > 120 bpm	1
Área de superfície corpórea envolvida > 10%	1
Ureia > 28 mg/dL	1
Glicose > 252 mg/dL	1
Bicarbonato < 20 mEq/L	1
Mortalidade estimada com base no escore de pontos: 0-1 (3,2%), 2 (12,1%), 3 (35,3%), 4 (58,3%), 5-7 (90%).	

Fonte: adaptada de Bastuji-Garin S et al.[12]

Histopatologicamente, as lesões mostram apoptose de queratinócitos seguida por necrose, que é a base patogênica do destacamento epidérmico observado nesses casos. A interação do receptor Fas (CD95) e seu ligante presente nas células epidérmicas (queratinócitos) pode ter uma papel importante na apoptose dos queratinócitos. O uso precoce de pulsoterapia com imunoglobulina humana impediria a ligação do Fas com o seu ligante no queratinócito, impedindo a sua apoptose. Os linfócitos T citotóxicos CD8+ têm função na lesão e destruição do epitélio. Estudos demonstram a presença dessa célula, além de células linfoides inatas do tipo I (*natural killers*) e de granulosinas, em grande quantidade nos fluidos extraídos de bolhas da epiderme. Várias outras proteínas citotóxicas e citocinas também estão implicadas nesse mecanismo como: Fas ligante solúvel, perfurina/granzima, TNFα e TNF (*trail*).[7]

Atualmente, fatores genéticos associados à hipersensibilidade a medicamentos vêm sendo estudados. Foram demonstradas associações de alguns alelos HLA com casos de SSJ e NET, como carmabazepina com HLA-B*15:02 e HLA-A*31:01; HLA-A*24:02 com oxicans; sulfonamidas com HLA-B*12; dapsona com HLA-B*13:01 e alopurinol com HLA-B*58:01. Essas associações parecem ser fármaco específico e fenótipo específico.[2]

Quadro clínico

A SSJ e a NET, ou síndrome de Lyell, são reações graves idiossincrásicas, mais comumente desencadeadas entre uma a três semanas depois do início de um tratamento medicamentoso. Se fizermos uma "linha do tempo" imaginária: dia 1 – tomada do medicamento; dias 2 a 3 – quadro "gripe influenza símile"; dias 7 a 21 – dias do início das lesões mucocutâneas e evolução para SSJ/NET.

Na evolução clínica da "gripe influenza símile" para SSJ-NET, ocorre o aparecimento de febre alta (> 39°), seguido de lesões mucocutâneas, fotofobia, prurido ocular, mialgia, artralgia, mal-estar e que culminam com a necrose e destacamento da epiderme.[6,7] Além do destacamento cutâneo, ocorrem eritrodermia, eritema doloroso (ardência – dor cutânea), lesões palpáveis de aspecto purpúrico, violáceo e formação de bolhas, que podem se romper (sinal de Nikolsky +).

O quadro cutâneo inicia-se pela face e pela região torácica e espalha-se por outras áreas simetricamente, o couro cabeludo é poupado. As palmas das mãos e solas dos pés podem ser acometidas, apresentando lesões em "alvo atípico" semelhantes às que ocorrem no eritema múltiplo ou multiforme. Há o surgimento de descamação cutânea seguida de vesículas e bolhas (sinal de Nikosky +).[7]

As mucosas oral, ocular, anal e genital estão frequentemente acometidas. Em alguns casos, os tratos respiratório, geniturinário e gastrintestinal podem ser afetados. Alterações cutaneomucosas que aparecem mais precocemente são sinais de alerta e requerem rápido diagnóstico. Atualmente, acredita-se que a SSJ, a SSJ *overlap* e a NET sejam doenças de mesmo espectro, distintas pela gravidade e porcentagem de superfície corpórea acometida: até 10% na SSJ, de 10 a 30% na SSJ *overlap* e de mais de 30% na NET, sendo o destacamento cutâneo mais importante na NET (Figuras 19.3 a 19.5).[7,9]

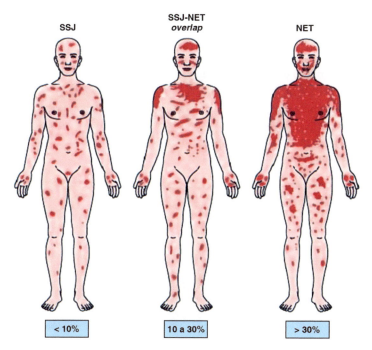

Figura 19.3. Distribuição das lesões cutâneas na SSJ, SSJ-NET-*overlap* e NET. Fonte: adaptada de Harr T, French LE.

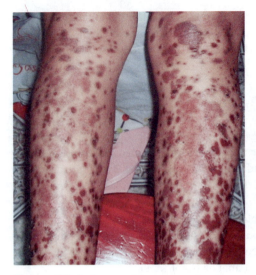
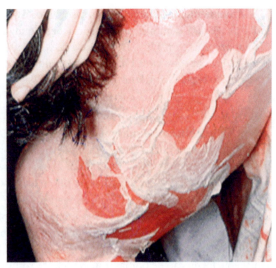

Figura 19.4. Stevens-Johnson *overlap*. Fonte: arquivo pessoal.

Figura 19.5. Necrólise epidérmica tóxica. Fonte: arquivo pessoal.

SSJ e NET são quadros bastante graves, e a mortalidade pode chegar a 35% na NET. Esses pacientes vão a óbito por choque séptico e/ou falência de múltiplos órgãos. Para estimar o risco de mortalidade dos pacientes com NET, foi criado um escore de pontuação (SCORTEN) que está sumarizado na Tabela 19.5. As características clínicas e laboratoriais da SSJ, SSJ *overlap* e NET estão sumarizadas na Tabela 19.3 (Tabelas 19.5 e 19.6 e ver Figura 19.7).

Diagnóstico

Não há ainda um conceito universal em relação ao diagnóstico da SSJ/NET e os achados da histologia não são específicos ou diagnósticos. Apesar disso, o diagnóstico é baseado sobretudo nos achados clínicos já vistos anteriormente.

Para identificar a substância responsável por essa síndrome, os testes de contato de leitura tardia e o teste de transformação de linfócitos podem ser realizados. Devido à gravidade do quadro, os testes intradérmicos e o teste de provocação oral são contraindicados.

Infelizmente, a sensibilidade dos testes de contato é muito baixa nos casos de SSJ e NET, embora sejam considerados seguros. Na literatura, a positividade do teste de contato nessas dermatoses chegou a 24%. Somente para carbamazepina a sensibilidade do teste mostrou-se superior, com positividade em 62,5% dos pacientes.

Tabela 19.6. Tipo de risco e fármacos como causa da SSJ/NET

Alto risco	Risco moderado	Sem risco aumentado
• Alopurinol • Carbamazepina • Sulfonamidas • Lamotrigina • Nevirapina • AINE (Oxicams) • Fenobarbital • Fenitoína	• Cefalosporinas • Macrolídeos • Quinolonas • Tetraciclinas • AINE (diclofenaco)	• Betabloqueadores • Inibidores da ECA • Bloqueador de canal de cálcio • Tiazídicos (sulfonamidas) • Antidiabéticos Sulfonilureia • Insulina • AINE (ibuprofeno) • Ácido valproico

AINEs: anti-inflamatórios não esteroidais; ECA: enzima conversora de angiotensina.
Fonte: os autores.

O teste de transformação linfocitária ainda não é disponível na prática clínica, somente realizado em pesquisa acadêmica. A maioria dos casos de NET apresenta baixa sensibilidade (< 10%). Entretanto, no caso dos anticonvulsivantes, como carbamazepina, fenitoína, fenobarbital e lamotrigina, os resultados positivos foram observados em 50% dos pacientes.[9,10]

Diagnóstico diferencial

As principais patologias que podem ser confundidas com a SSJ/NET são: eritema múltiplo, eritroderma, erupção eritematosa por fármaco, PEGA, erupção generalizada fixa bolhosa, fotodermatites, síndrome estafilocócica da pele escaldada, pênfigo paraneoplásico, dermatose bolhosa linear IgA e febre Chikungunya.[10]

Prognóstico

Nos últimos anos, a SSJ e a NET não têm sido consideradas apenas uma doença aguda. As sequelas devem ser acompanhadas. Frequentemente, são observadas alterações dermatológicas como: hiper ou hipopigmentação (72%), cicatriz hipertrófica, distrofias ungueais e alterações oculares.

Em 65 a 89% dos casos, os pacientes desenvolvem complicações oculares tardias como síndrome do olho seco, triquíase, fotofobia, inflamação córnea e neovascularização. Nos casos mais graves pode ocorrer diminuição da acuidade visual e cegueira.[10,11]

Tratamento

O tratamento padrão-ouro da SSJ/NET são os cuidados gerais e o suporte clínico com equipe multidisciplinar apta ao tratamento de paciente "grande queimado".

■ Suporte clínico e medidas gerais

O manejo deve ser multiprofissional e multidisciplinar, pois as medidas para equilíbrio ácido-básico e hidreletrolítico, suporte nutricional, cuidados oculares, controle de dor e monitoramento ou tratamento de infecções são essenciais. Assim, a equipe multidisciplinar deve conter médico intensivista, cirurgião plástico, dermatologista, alergista, oftalmologista, nutricionista e infectologista.

É indispensável o afastamento dos possíveis fármacos desencadeantes. Todo fármaco suspeito deve ser substituído e quando for indispensável substituí-lo por outro de classe diferente, todos aqueles dispensáveis devem ser suspensos. Pela alta morbimortalidade dessas síndromes, o tratamento deve ser instituído prontamente. Os pacientes devem ser internados em UTI, de preferência em unidade de queimados. Como há extensa lesão da epiderme como em um grande queimado, além da perda eletrolítica, a barreira física fica prejudicada e predispõe ao aparecimento de infecções. Assim, o uso de cremes e loções tópicas com efeito antimicrobiano pode ser aplicado. Entretanto, deve-se atentar para pacientes com suspeita de reação adversa às sulfonamidas, que têm contraindicação ao uso de sulfadiazina de prata. A realização de desbridamento da pele destacada e necrose fica a critério do cirurgião plástico, uma vez que não há evidência de benefício maior com uma ou outra conduta.

A nutrição é importante, pois grande quantidade de proteínas, bem como sacarídeos e lipídios, é perdida na necrose cutânea. Deve-se priorizar a via oral ou enteral, pois além de mais fisiológica, a via parenteral aumenta muito o risco de infecção dos cateteres centrais. A hidratação deve ser vigorosa, pois a perda de fluidos e eletrólitos é maciça, assim como nos grandes queimados. Além disso, o intensivista deve estar atento às condições de temperatura corpórea e do ambiente, pois há risco de hipotermia.[10]

Os cuidados oculares devem ficar a cargo do oftalmologista, mas a lubrificação ocular é mandatória, preferencialmente usando as apresentações sem conservantes.[10,12]

Outras Manifestações Alérgicas

■ Tratamento farmacológico

O tratamento medicamentoso é controverso e ainda não está bem estabelecido. Estudos controlados existem apenas com talidomida, que mostrou malefício. Os demais medicamentos denominados adjuvantes, tais como corticosteroides (CE), imunoglobulina humana intravenosa (IgIV), ciclosporina e ciclofosfamida, têm seu papel ainda indefinido.

Com relação ao uso de corticosteroides, alguns trabalhos foram associados a aumento de morbimortalidade em estudos retrospectivos, por aumento do catabolismo, risco de sepse e diminuição da reepitelização. Entretanto, novos trabalhos vêm mostrando algum benefício, especialmente quando o tratamento é instituído precocemente, com doses elevadas e por curto período de tempo (três dias). Na SSJ os CEs parecem ser mais seguros, mas na NET sua segurança ainda não está determinada. Em caso da opção pela introdução de CE, preconiza-se uso de doses acima de 2 mg por kg de peso de prednisona ou equivalente, chegando até 500 mg ao dia, por três dias, sendo iniciado até 48 horas do início do quadro.

O papel da IgIV ainda permanece controverso. Parece haver benefício quando administrada precocemente, em dose total acima 2 g por kg de peso. Um estudo retrospectivo mostrou redução de mortalidade de 75% para 26% com uso de IgIV, mas ainda faltam trabalhos prospectivos, randomizados e controlados. Esses estudos controlados não são eticamente possíveis, como usar placebo como tratamento em um grupo de pacientes com uma síndrome tão grave? Apenas um estudo não randomizado avaliou a associação entre CE e IgIV em pacientes com NET ou SSJ e não conseguiu demonstrar benefício em comparação com CE isolado. Recentemente, uma metanálise de 17 estudos sugeriu que o tratamento com altas doses de IgIV obteve mortalidade menor que baixas doses (18,9 e 50% respectivamente); porém, essa prática ainda não pode ser considerada "padrão" até o presente momento e deve ser avaliada caso a caso. Durante o uso de IgIV, a função renal de ser atentamente monitorada.[11-13]

A plasmaférese também já foi aplicada a esses pacientes com o objetivo de remover toxinas, metabólitos da substância causadora da reação e mediadores citotóxicos, mas sua segurança e eficácia na NET e SSJ também ainda não são conhecidas.[13,14]

Gilbert *et al.* revisaram cinco estudos de série de casos e uma metanálise sobre o uso de ciclosporina na SSJ/NET. Relataram redução na taxa de mortalidade e na progressão do destacamento epidérmico em adultos. A dose preconizada é de 3 mg/kg/dia por 10 dias e redução progressiva por um mês.

O tratamento da SSJ/NET com imunobiológicos anti-TNF parece promissor. Paradisi *et al.* avaliaram 10 pacientes com NET que receberam 50 mg de etanercept em uma única aplicação subcutânea. Todos os pacientes responderam rapidamente, alcançando a reepitelização completa, sem efeitos colaterais ou complicações.[15,16]

Em resumo, como se trata de duas doenças potencialmente fatais e sem tratamento farmacológico bem determinado, eficaz e seguro, as medidas de suporte e a retirada do agente causador permanecem como a opção terapêutica padrão-ouro até o momento. O uso de CE, ciclosporina, anti-TNF e IgIV deve ser individualizado, analisando-se cada caso.[15,16]

Síndrome sistêmica eosinofílica de reação à droga

A síndrome sistêmica eosinofílica de reação à droga (DRESS) é uma reação aguda e grave, definida pela presença de envolvimento multissistêmico. Clinicamente, manifesta-se por febre, erupção cutânea importante, aumento de linfonodos, hepatoesplenomegalia, alteração das funções hepática e renal e acometimento pulmonar ou cardíaco, com anormalidades hematológicas, sobretudo eosinofilia e linfocitose com atipias. Inicialmente, essa síndrome foi descrita com substâncias anticonvulsivantes (carbamazepina, fenitoína e fenobarbital), sendo inicialmente denominada síndrome de hipersensibilidade aos anticonvulsivantes. Posteriormente, foi relatada uma grande variedade de fármacos levando a essa síndrome, como: alopurinol, dapsona, minociclina e nevirapina, passando a receber a denominação DRESS (*drug reaction with eosinophilia and systemic symptoms*). Em geral, os sintomas aparecem entre duas e seis semanas após o início do tratamento, evoluindo de forma favorável depois da suspensão do fármaco. No entanto, casos fatais têm sido relatados na literatura, com uma incidência de 10 a 40% dos pacientes.[15] Os critérios diagnósticos clínico-laboratoriais para definição de caso de DRESS estão descritos na Tabela 19.7.

Quando a eosinofilia não está presente, a denominação mais adequada é rotular essa síndrome como: síndrome de hipersensibilidade a medicamento (SHIM) (Figura 19.6).[17]

Tabela 19.7. Critérios de inclusão para potencial diagnóstico de SHIM/DRESS pelo grupo RegiSCAR[16]

- Hospitalização
- Suspeita de reação relacionada com o uso do fármaco
- *Rash* cutâneo agudo*
- Febre acima de 38°C*
- Aumento de linfonodos em, no mínimo, dois sítios distintos*
- Envolvimento de, no mínimo, um órgão interno*
- Anormalidades no hemograma
- Linfocitose ou linfopenia*
- Eosinofilia (por porcentagem ou número absoluto)*
- Plaquetopenia*

São necessários três ou mais dos critérios destacados com asterisco (*).

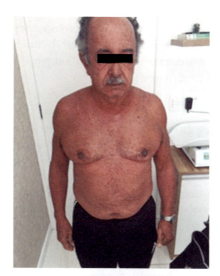

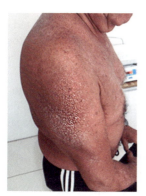 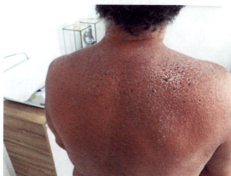 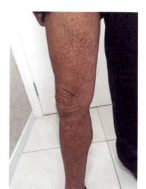

Figura 19.6. DRESS. Fonte: arquivo do Serviço de Imunologia Clínica e Alergia do Hospital das Clínicas da FMUSP.

Epidemiologia

A incidência da DRESS é desconhecida; porém, um trabalho indiano em 2011 durante sete anos estimou a incidência de 0,9/100.000/ano na Índia (Tabela 19.7).[17]

Etiologia

Em 80% dos casos, alguma substância está envolvida, sobretudo os anticonvulsivantes aromáticos (carmabazepina, lamotrigina, fenitoina e fenobarbital), alopurinol, febuxostat, olanzapina, sulfasalazina, dapsona, minociclina, vancomicina, trimetropin-sulfametosazol e inibidores das qu inases (imatinibe). Em aproximadamente de 20% dos casos a etiologia é desconhecida.[17,18]

Imunopatologia

Atualmente, acredita-se que a reação de hipersensibilidade tipo Vb de Gell e Coombs seja o mecanismo imunológico mais importante na fisiopatologia da DRESS. Na fase aguda ocorre a expansão e a ativação de linfócitos T CD4 e CD8, ativação de marcadores e proliferação de linfócitos T reguladores. Há também a participação de células TH2 (IL4, IL5 e IL13), eosinófilos e várias citocinas inflamatórias. A reativação viral é frequente, principalmente com os vírus herpes 6 e 7, Epstein-Barr e citamegalovírus. Em aproximadamente 60% dos casos foram encontrados anticorpos antivírus herpes 6 (HHV-6). Esses achados sugerem a hipótese que o evento inicial da DRESS é a ativação viral que induz a expansão de populações de células T e reação cruzada com o fármaco, levando a dano tecidual pela ativação de células T citotóxicas CD8+ diretamente contra antígenos virais.[19,20]

Biópsias cutâneas podem mostrar espongiose, acantose, dermatite de interface, infiltrado linfocítico perivascular na derme superficial, presença variável de eosinófilos e edema da derme. Ocasionalmente, pode haver o aparecimento de linfócitos atípicos podendo ser confundido com o diagnóstico de linfoma cutâneo (síndrome de Sezari).[20]

Quadro clínico

Na maioria dos pacientes, o quadro clínico inicia-se entre duas e seis semanas após o uso do medicamento suspeito. Esse tempo de latência é o mais longo quando comparado às síndromes de SSJ-NET e PEGA. Inicia-se com febre acima de 38° C, mal-estar geral, linfoadenomegalia e erupções cutâneas. A dermatite inicia-se pela face e tronco com um eritema morbiliforme que evolui para um eritema difuso, confluente, com acentuação folicular e descamação cutânea. O diagnóstico de DRESS será provável quando houver envolvimento de mais de 50% da superfície corporal com edema facial simétrico, descamação cutânea e púrpura. Pode ocorrer também o aparecimento de vesículas, bolhas e pústulas. Há o envolvimento sistêmico em 90% das vezes, podendo acometer várias vísceras. Mais frequentemente, 60 a 80% fígado, 10 a 30% rins e 5 a 25% pulmões.[17]

- *Fígado:* o comprometimento hepático ocorre em 60 a 80% das vezes. Hepatomegalia, icterícia e colestase podem estar presentes. Em geral, a hepatite é assintomática, só sendo detectada por exames da função hepática (enzimas). A biópsia hepática revela necrose de hepatócitos com infiltrados granulamatosos contendo eosinófilos. A hepatite grave é responsável pela maioria dos óbitos, sendo a encefalopatia o preditor mais importante do óbito.[21]
- *Rins:* o envolvimento renal manifesta-se com a nefrite intersticial aguda, tendo como fatores predisponentes pacientes idosos e uso de alopurinol. Ocorre um aumento moderado da proteinúria e da creatinina. O sedimento urinário pode conter eosinófilos. A biópsia renal mostra nefrite túbulo intersticial com infiltrado de linfócitos, histiócitos e eosinófilos.[22]
- *Pulmões:* o envolvimento pulmonar apresenta sintomas inespecíficos como tosse, febre, dispneia e taquipneia. Às vezes, a hipóxia é imperceptível e só é detectada com o oxímetro. RX ou tomografia evidencia derrame pleural e/ou pneumonite intersticial. A lavagem broncoalveolar pode revelar linfócitos T CD8+ e eosinófilos.[23]

Outros órgão também podem estar envolvidos, como coração (miocardite eosinofílica, pericardite); gastrintestinais (erosão mucosa, sangramentos); pâncreas (pancreatite); tireoide (tireoidite autoimune); cérebro (encefalite, meningite); músculo (miosite); nervos (polineurite); olhos (uveite).

O paciente com DRESS deve ser monitorado avaliando-se: hemograma, função hepática (bilirrubinas, tempo de protrombina, aminotransferases), ureia e creatinina.[24]

Diagnóstico

O diagnóstico de DRESS deve ser suspeitado quando o paciente receber tratamento com um novo fármaco, sobretudo os de maior risco (anticonvulsivantes, alopurinol), e depois de duas a seis semanas começar a apresentar: febre $\geq 38°$, dermatite morbiliforme, edema de face e enfartamento ganglionar. Fármacos que o paciente tenha tomado há menos de duas semanas ou a mais de três meses antes do início dos sintomas da síndrome são pouco prováveis como desencadeantes de DRESS. Tipicamente, a erupção morbiliforme se inicia em 4 a 9 dias depois da tomada do fármaco.

Na investigação laboratorial podemos encontrar: eosinofilia, linfocitose, aumento de enzimas hepáticas (ALT, fosfatase alcalina), proteinúria, aumento discreto da creatinina e eosinófilos no sedimento urinário. A sorologia viral para as hepatites A, B e C é importante como diagnóstico diferencial. O PCR é o melhor método para detectar a ativação ou reativação viral. O PCR para EBV, citalomegavírus, HHV-6 e HHV-7, devem feitos na admissão da internação e repetidos com 2 a 3 semanas de intervalo.

Testes de contato com o fármaco suspeito podem ser feitos depois da alta e da resolução completa do quadro e com protocolo adequado. Exames de imagem do pulmão (radiografia ou tomografia) podem mostrar pneumonite intersticial e/ou derrame pleural.

A biópsia cutânea mostra edema da derme, espongiose, infiltrado linfocítico perivascular na derme superficial; porém, não é específica para a DRESS.[17]

Diagnóstico diferencial

Outras dermatites graves entram como diagnóstico diferencial da DRESS: SSJ/NET, PEGA, síndromes hipereosinofílicas, lúpus eritamatoso cutâneo agudo, síndrome de Sezari (linfoma cutâneo) e linfoma de célula T.

Prognóstico

A maioria dos pacientes se recuperam completamente depois de 6 a 9 semanas ou meses após a retirada da substância causadora da DRESS. Alguns pacientes podem desenvolver doenças autoimunes (diabetes tipo 1, doença de Graves e anemia hemolítica) meses ou anos depois. Estudos retrospectivos têm reportado uma taxa de mortalidade de 5 a 10%.[17]

Tratamento

A pronta identificação e a retirada do fármaco suspeito são as principais medidas no tratamento, se possível evitar a introdução de novos medicamentos que possam agravar potencialmente a DRESS durante a evolução da doença. No caso de o fármaco causador ser um antiepiléptico da classe aromática (hidantoinas) deve-se substituí-lo por outro não aromático, por exemplo, o ácido valproico. Na maioria das vezes, o paciente necessita internação hospitalar. A dermatite esfoliativa requer: hidratação, reposição de eletrólitos e suporte nutricional.

■ Pacientes sem envolvimento visceral grave

Pacientes com DRESS sem alterações clínicas (visceromegalia) e exames laboratoriais (transaminases até 3 vezes a basal) importantes e também sem exames por imagem (rins e pulmão) anormais, podem ser tratados sintomaticamente, pode-se usar corticosteroides nos pacientes com dermatoses extensas, mas com acompanhamento e monitoração.

Outras Manifestações Alérgicas

■ Pacientes com envolvimento visceral

Os pacientes devem ser internados. Apesar de vários trabalhos publicados com corticosteroides, seu uso ainda é controverso. O uso de ciclosporina e imunoglobulinas parece não ter benefícios. Alguns autores sugerem o uso de antivirais (ganciclovir, foscarnet e cidofovir) nos casos graves com encefalites, colite ulcerativa e síndrome hemofagocitária. Devido a toxicidade desses fármacos eles devem ser usados cuidadosamente.

Os corticosteroides estão indicados sobretudo nos pacientes com envolvimento renal e/ou pulmonar. Seu uso é controverso em pacientes com envolvimento hepático somente. Alguns trabalhos relatam que seu uso não afeta sua evolução ou taxa de mortalidade. O uso da corticoterapia não é prejudicial ao paciente com DRESS. A corticoterapia deve ser avaliada caso a caso. A dose de uso sistemico é de: 0,5 a 2 mg/kg/dia até a normalização clínica laboratorial do paciente, e a sua retirada (redução) deve ser feita de maneira muito lenta. Se for retirada precocemente, poderá haver rebote. Às vezes o seu uso é prolongado, sua duração não está bem estabelecida, a maioria dos casos pode se estender por 8 a 12 semanas; porém, podemos monitorar essa retirada usando como parâmetro a dosagem das enzimas hepáticas alaminotransferase (ALT) e gama-glutamil-transferase (GGT).[24]

Prevenção

O paciente deve ser orientado a não usar mais a subtância causadora e as que dão reação cruzada com ela. As subtâncias causadoras devem ser evitadas por membros da família por eventual alteração genética (HLA).

Conclusão

O diagnóstico da DRESS é baseado na combinação de história, exposição ao fármaco suspeito, antecedentes familiares (HLA) e exame físico (febre, dermatite, envolvimetno visceral, adenomegalia e achados laboratoriais). Alguns pacientes podem evoluir com insuficiência hepática (hepatite grave sujeita a transplante), pancreatite, nefrite intersticial e pneumonia intersticial.[17]

Pustulose exantemática aguda

A pustulose exantemática aguda (PEGA) é uma dermatite rara que caracteriza-se por pequenas pústulas assépticas, em grande quantidade, que aparecem sobre uma área eritematosa, sobretudo no pescoço, nas axilas, no tronco e nas extremidades superiores, podendo vir acompanhada de lesões em alvo (Figura 19.2). Febre e leucocitose estão usualmente presentes, com um número elevado de neutrófilos, hipocalcemia e insuficiência renal transitórias. O tempo entre a administração do fármaco e o surgimento das lesões é relativamente curto. A dermatite inicia-se em horas e até dois dias depois da ingestão da substância suspeita, e se resolve expontaneamente entre uma a duas semanas depois da retirada do fármaco, e é seguida por uma descamação cutanea superficial (Figura 19.7).[25]

Epidemiologia

A incidência estimada de PEGA é de 1 a 5/1.000.000/ano. Afeta adultos com idade média de 56 anos de ambos gêneros, com leve predominância no genero feminino.[26]

Etiologia

Em aproximadamente 90% dos casos a PEGA é causada por medicamentos, sobretudo antibióticos (aminopenicilinas, macrolídeos), antifúngicos, antimaláricos, bloqueadores de canais de cálcio (diltiazem), hidroxicloroquina, sulfonamida e terbinafina. Há casos isolados na literatura associados a infecções virais, bacterianas e picadura de insetos.[27]

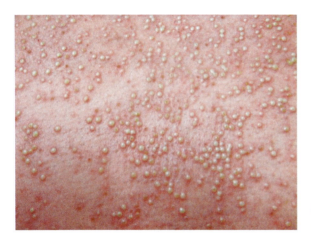

Figura 19.7. Pustulose exantemática aguda.
Fonte: arquivo pessoal.

Imunopatologia

A reação de hipersensibilidade tipo Vd de Gell e Coombs é o mecanismo imunológico mais importante na fisiopatologia da PEGA. O recrutamento de neutrófilos é essencial na resposta imunológica da PEGA. Ela envolve um processo inflamatório onde os neutrófilos são a chave desse mecanismo, com a participação de células CD4+ T droga específica, células CD8+ T citotóxicas, citocinas e quimocinas inflamatórias. As células CD4+ T droga específica produzem grande quantidade de GM-CSF e CXCL8 que induzem a quimiotaxia e a apoptose de neutrófilos, levando ao seu acúmulo. O linfócito T *helper* 17 (Th 17) também está envolvido no processo de recrutamento, migração e ativação dos neutrófilos.[28]

Quadro clínico

O quadro clínico da PEGA inicia-se de algumas horas a alguns dias depois do uso da substância suspeita com o aparecimeto de febre de 38° C ou mais, erupção de pústulas que inicia-se com edema eritematoso e dezenas a centenas de pequenas pústulas não foliculares e estéreis, principalmente em tronco e membros superiores com resolução rápida em duas a três semanas sem deixar sequelas. Alguns pacientes podem apresentar: edema de face, púrpura em membros inferiores, lesões atípicas em alvo, bolhas e vesículas. O acometimento de orgãos internos não é comum, quando ocorre, os rins, o fígado e o pulmão (dificuldade respiratória aguda) são os mais afetados nos pacientes mais idosos.[29]

Os critérios diagnósticos para PEGA são:
- Erupção pustulosa asséptica aguda.
- Febre acima de 38°C.
- Neutrofilia com ou sem eosinofilia leve.
- Pústulas subcórneas ou intraepidérmicas na biópsia de pele.
- Resolução espontânea em menos de 15 dias.

Diagnóstico por exames e biópsia

O teste de contato tardio com o fármaco suspeito pode ser útil na investigação diagnóstica da PEGA, podendo ser feito depois de 4 a 6 semanas da resolução do quadro clínico. O resultado negativo pode ser devido a sensibilidade baixa do teste, ao redor de 50%. O hemograma revela uma intensa neutrofilia (> de 7.000). Para afastar infecção bacteriana superficial, é feito exame bacterioscópico e cultura da secreção das pústulas.

Na biópsia, encontramos pústulas espongiformes, eosinófilos nas pústulas, necrose de queratinócitos e infiltrado na derme rico em neutrófilos.

Outras Manifestações Alérgicas

Diagnóstico diferencial

As síndromes ou doenças que entram no diagnóstico diferencial da PEGA: SSJ, NET, DRESS, psoríase pustular aguda (tipo von Zumbusch), dermatose subcorneal pustular (doença de Sneddon-Wilkson) e penfigo bolhoso.[2]

Tratamento

A PEGA é uma doença autolimitada com prognóstico favorável, retirada da substância suspeita, medida de suporte, sintomáticos para prurido e dermatite. Pacientes com forma mais grave devem ser internados, sobretudo os pacientes idosos com febre que necessitam de reposição de eletrólitos e suporte nutricional. Na fase pustular, curativos úmidos e antissépticos locais são usados para aliviar o prurido e prevenir as infecções. Na fase de descamação, emolientes são úteis para ajudar a restaurar a barreira cutânea. Corticosteroide cutâneo fluorado de média potência (p. ex., betametasona) pode ser usado, duas vezes por dia durante sete dias, se a área afetada for de até 20% da área corpórea, se mais que isso o corticoide sistêmico (prednisona) está mais indicado.[24,25]

Prognóstico

A PEGA resolve-se espontaneamente sem deixar sequelas na maioria dos pacientes. A mortalidade é baixa, por volta de 2%.[26]

Conclusão

O diagnóstico da PEGA é baseado na combinação de história, exposição ao fármaco suspeito, exame físico (febre, eritema, pústulas estéreis, descamação cutânea) e neutrofilia. Tem evolução benigna, resolve-se espontaneamente sem deixar sequelas.[29]

Referências bibliográficas

1. Ensina LF, Fernandes FR, Di Gesu G, Malaman MF, Chavarria ML, Bernd LAG. Reações de hipersensibilidade a medicamentos – Parte I. Rev Bras Alerg Imunopatol. 2009; 32:42-7.
2. Peter JG et al. Severe delayed cutaneous and systemic reactions to drugs: a global perpective on the science and art current practice. J Allergy Clin Immunol Pract. 2017; 547-63.
3. Motta AA, Ensina LF. Reações adversas a drogas. In: Martins MA, Carrilho FJ, Alves VAF, Castilho EA, Cerri GG, Wen CL. Clínica Médica. Volume 7. São Paulo: Manole; 2009. p. 88-96.
4. Mockenhaupt M. Drug reaction with eosinophilia and systemic symptoms – 2020 UpToDate.
5. Lee HY, Chung WH. Toxic epidermal necrolysis:the year review. Curr Opin Allergy Clin Immunol. 2013; 13:330.
6. Alvarado SA, Muñoz-Mendoza D, Bahna SL. High-risk drug rashes. Ann Allergy Asthma Immunol. 2018; 121(5):552-60.
7. High WA. Stevens-Johnson and toxic epidermal necrolysis. UpToDate 2019.
8. Hsu DY, Brieva J, Silverberg NB, Silverberg JI. Morbidity and mortality of Stevens-Johnson syndrome and toxic epidermal necrolysis in United States adults. J Invest Dermatol. 2016; 136(7):1387-97.
9. Dodiuk-Gad RP, Chung WH, Valeyrie-Allanore L, Shear NH. Stevens–Johnson syndrome and toxic epidermal necrolysis: an update. Am J Dermatol. 2015; 16(6):475-93.
10. Phillips EJ, Bigliardi P, Bircher AJ et al. Controversies in drug allergy: testing for delayed reactions. J Allergy Clin Immunol. 2019; 143:66-73
11. Lerch M, Mainetti C, Beretta-Piccoli BT, Harr T. Current perspectives on Stevens-Johnson syndrome and toxic epidermal necrolysis. Clinic Rev Allerg Immunol. 2018 Feb; 54(1):147-76.
12. Schneck J, Fagot JP, Sekula P, Bassolas B, Roujeau JC, Mockenhaupt M. Effects of treatment on the mortality of Stevens-Johnson syndrome and toxic epidermal necrolysis: a retrospective study on patients included in the prospective EuroSCAR study. J Am Acad Dermatol 2008; 58:33-40.
13. Yang Y, Xu J, Li F, Zhu X. Combination therapy of intravenous immunoglobulin and corticosteroid in the treatment of toxic epidermal necrolysis and Stevens-Johnson syndrome: a retrospective comparative study in China. Int J Dermatol. 2009; 48:1122-8.

14. Huang Y-C, Li Y-C, Chen T-J. The efficacy of intravenous immunoglobulin for the treatment of toxic epidermal necrolysis: a systematic review and meta-analysis. Br J Dermatol 2012; 167:424-32.
15. Gilbert M, Scherrer LA. Efficacy and safety of cyclosporine in Stevens-Johnson syndrome and toxic epidermal necrolysis. Dermatol Ther. 2019 Jan; 32(1):e12758.
16. Paradisi A, Abeni D, Bergamo F et al. Etanercept therapy for toxic epidermal necrolysis. J Am Acad Dermatol. 2014; 71(2):278-83.
17. Cacoub P, Musset P, Descamps V et al. The DRESS syndrome: a literature review. Am J Med. 2011; 124:588.
18. Vatel O, Aumont C, Mathy V et al. Drug reaction with eosinofilia and systemic symptoms induced by Imatinib in chronic myeloid leukemia. Leuk Lymphoma. 2017; 58:473.
19. Takahashi R, Kano Y, Yamazaki Y et al. Defective regulatory T cells in patients with severe drug eruptions: timing of the dysfunction is associated with the pathological phenotype and outcome. J Immunol. 2009; 182:71-80.
20. Chi MH, Hui RC, Yang CH et al. Histopathological analysis and clinical correlation of drug reaction with eosinophilia and sysiemic symptoms. Br J Dermatol. 2014; 170:866.
21. Lin IC, Yang HC, Strong C et al. Liver injury in patients with DRESS: a clinical study of 72 cases. J Am Acad Dermatol. 2015; 72:984.
22. Augusto JF, Sayegh J, Simon A et al. A case of sulphasalazine induced DRESS with delayed acute intertitial nephitis. Nephrol Dial Transplant. 2009; 24:2940.
23. Matsuno O. Drug induced interstitial lung disease: mechanisms and best diagnostic approaches. Respir Res. 2012;13:39.
24. Funck-Brentano E, Duong TA, Brouvesse S et al. Therapeutic management of DRESS e retrospective study of 38 cases. J Acad Dermatol. 2015; 72:246.
25. Speeckaer MM, Sppekaer R, Lambert J, Brochez L. Acute generalized exanthematous pustulosis: na overview of the clinical immunological and diagnostic concepts. Eur J Dermatol. 2010; 20:425.
26. Sidorff A, Dunant A, Viboud C et al. Risk factros for agute generalized exanthematous pustulosis – results of a multinational case report study (EuroSCAR). Br J Dermatol. 2007; 157:989.
27. Choi MJ, KimHS, Park Hj, et al. Clinic pathologic manifestations of 36 korean patients with acute generalized exanthematous pustulosis: a case series and review of literature. Am Dermatol 2010;22:163.
28. Britschgi M, Pichler WJ. Acute generalized exanthematous pustulosis, s clue to neutrophil-mediated inflamtory processes orchestrated by T cells. Curr Opin Allergy Clin Immunol 2002;2:325.
29. Ingen-Housz-Oro S, HotzC, Valeyrie-AllanoreL et el. Acute generalized exanthematous pustulosis: a retrospective audit of pratice between 1994 and 2011 at a single centre. Br J Dermatol 2015; 172: 1455.

Alergia ao Látex

Laila Sabino Garro ▪ Pedro Giavina-Bianchi

Introdução

A alergia ao látex é caracterizada pela reação de hipersensibilidade contra as proteínas do látex, que ocorre nos indivíduos sensibilizados previamente a estas proteínas.[1] Embora os estudos atuais realizados em países de alta renda mostrem que as medidas de prevenção reduziram as taxas de alergia ao látex, isso ainda não se aplica no mundo inteiro.[2] Em geral, diversos estudos foram capazes de mostrar que em alguns países a sensibilização e a alergia ao látex continuam sendo um problema.[3]

O principal grupo de risco para sensibilização ao látex são os pacientes com espinha bífida, os quais requerem múltiplas intervenções cirúrgicas em idade precoce, favorecendo a sensibilização, assim como, os pacientes com malformações urológicas ou ortopédicas.[4] Em pacientes com espinha bífida a prevalência relatada mais recentemente de sensibilização e alergia ao látex variou de 1 a 47,9% em diferentes países.[5] Foi realizado um estudo que incluiu 400 crianças e adolescentes em seguimento na Associação de Assistência à Criança Deficiente (AACD) em São Paulo (SP). A prevalência total de sensibilização ao látex foi de 33,2%, e 12,2% eram alérgicos ao látex e 21% eram apenas sensibilizados ao látex, sem associação com o aparecimento de sintomas até aquele momento.[6]

Além desses, os profissionais com exposição ao látex também são importantes grupos de risco, incluindo aqueles da área da saúde (sobretudo os profissionais da área cirúrgica), pessoal da limpeza, cabeleireiros, trabalhadores de fábricas têxteis, da indústria do látex e das plantações de seringueira.[2,4] Em profissionais e estudantes da área de saúde, expostos a luvas de látex, a prevalência relatada mais recentemente de sensibilização e alergia ao látex variou de 4 a 22,4% em diferentes países.[5]

No entanto, são descritos casos de reações alérgicas graves em indivíduos não pertencentes a grupos de risco, com a alergia ao látex acometendo também a população em geral. A sensibilização ao látex na população geral avaliada entre doadores de sangue voluntários variou de 2,1 a 6,4% em diferentes estudos.[5]

Outras situações também se associam ao maior risco de alergia ao látex, como antecedentes de doenças atópicas (asma alérgica, rinite alérgica, conjuntivite alérgica, dermatite atópica),[4,7] alergia alimentar com reatividade cruzada ao látex[7] e dermatite em mãos, pois esta última levaria à ruptura da camada córnea, facilitando a penetração dos alérgenos pela barreira dérmica.[4]

A alergia ao látex é a segunda causa mais comum de anafilaxia perioperatória na população em geral, e a primeira em pacientes com espinha bífida. Na França, a análise dos registros de anafilaxia perioperatória permitiu observar entre 1984 e 2000 um aumento crescente da alergia ao látex e aos antibióticos. Os sucessivos estudos epidemiológicos prospectivos mostraram a incidência de anafilaxia perioperatória pelo látex de 0,5% (entre 1984 e 1989), 16,7% (entre 1999 e 2000) e 22,3% (entre 2001 e 2002).[8]

Na indústria, o látex está presente como matéria-prima para produção de diversos produtos de uso diário, incluindo aproximadamente 400 produtos de uso médico-hospitalar.[9] No ambiente hospitalar, as luvas são as principais fontes de proteínas do látex e são mediadoras da maior parte das reações.[10,11] O látex é encontrado em muitos produtos hospitalares porque é relativamente barato, durável e resistente.

O contato frequente com o látex facilita o processo de sensibilização e, posteriormente, origina as reações alérgicas, que podem ser fatais. O nível e o tempo de exposição necessário para produzir sensibilização ainda não é conhecido. O látex pode entrar em contato com o indivíduo por meio das mucosas (vias respiratórias, trato geniturinário e trato digestório), pele, órgãos internos durante cirurgias, exposições intravenosa e inalatória.[9] O ar ambiente de centros cirúrgicos e de enfermarias contém partículas de látex em suspensão (aerossóis) que são carreadas pelo talco lubrificante (amido de milho) utilizado nas luvas. O talco lubrificante é bastante leve e contém proteínas do látex, sendo veículo para disseminação aérea e permitindo o contato do alérgeno com as mucosas das vias respiratórias superiores e inferiores.[4]

Alérgenos do látex

O látex é a seiva de origem vegetal extraída da seringueira (*Hevea brasiliensis*) e é utilizado para produção da borracha natural.[9] O principal constituinte do látex é a borracha, (hidrocarboneto polimérico 1,4 cis-poli-isopreno)[12,13] e apenas 1 a 2% do peso fresco do látex é constituído por proteínas heterogêneas distribuído na seiva do látex.[12] Essas proteínas do látex são a fonte de sensibilização mediada por IgE. Atualmente, 26 alérgenos da *Hevea brasiliensis*, incluindo isoformas e variantes com peso molecular entre 4,7 e 60 kDa foram listados segundo o Comitê Internacional de Nomenclatura de Alérgenos da International Union of Immunological Societies (IUIS), denominados Hev b 1–15 (www.allergen.org).[14] A Hev b 15, uma serina inibidora de protease que faz parte do grupo de proteínas de defesa da planta (proteínas relacionadas com a patogênese, chamadas proteínas PR) do tipo PR-6, foi o último alérgeno Hev b incluído na lista.[15,16] Existem evidências suficientes sugerindo que vários grupos de risco são sensibilizados por diferentes alérgenos do látex.[2] A Tabela 20.1 relaciona as principais informações dos alérgenos de acordo com seu uso na prática clínica.

Tabela 20.1. Alérgenos do látex e suas propriedades	
Alérgenos do látex	**Propriedades**
Hev b 1, 3 e 5	Principais alérgenos em pacientes com espinha bífida
Hev b 5, 6.01 e 6.02	Principais alérgenos em profissionais da saúde
Hev b 2, 4, 7, 13 e 15	Alérgenos secundários; porém, relevantes em profissionais da saúde
Hev b 6.02 e 7	Alérgenos com reatividade cruzada com frutas
Hev b 8	Panalérgeno com reatividade cruzada entre Hev b 8 e pólens; portanto, anticorpos específicos contra o látex podem não ter relevância clínica
Hev b 11	Panalérgenos com reatividade cruzada desconhecida com frutas apesar da homologia estrutural com Hev b 6.02.
Hev b 12	Panalérgenos com reatividade cruzada desconhecida com frutas
Hev b 10	Homologia com enzimas de mesma função no *Aspergillus*. Parece não ter relevância clínica
Hev b 9	Reage de forma cruzada *in vitro* com a enolase de fungos do gênero *Cladosporium* e *Alternaria*. Sua importância clínica é discutível
Hev b 14	Sua relevância clínica ainda não foi determinada
Hev b 15	Pode ser um componente útil para melhorar o diagnóstico individual em profissionais da área da saúde

CCD: determinantes de hidratos de carbono.

Fonte: adaptada de Cabañes (2012)[21] e Rihs (2015).[15]

A dosagem de IgE sérica específica para látex (K82) pode levar a resultados falso-positivos, sobretudo em pacientes com alergia ao pólen. Segundo estudo realizado por Gürlek *et al.* (2018), houve falsa positividade para IgE específica do látex na análise pelo ImmunoCAP®, observada em aproximadamente 19% dos pacientes com alergia ao pólen. A profilina do pólen de bétula e os determinantes de hidratos de carbono (CCD) são os principais contribuintes para valores positivos de IgE específica do látex, sem repercussão clínica de alergia ao látex.[17] Está provado que em indivíduos atópicos, especialmente aqueles sensibilizados ao veneno de insetos, pólens e/ou frutas, resultados falso-positivos em testes sorológicos para o látex podem ocorrer. A principal causa de resultados falso-positivos da IgE sérica específica de látex parece ser a sensibilização a profilina (Hev b 8) e CCD. O antígeno Hev b 8 está relacionado com a reatividade cruzada com frutas exóticas e pólens. Portanto, a relevância clínica da Hev b 8 ainda não está esclarecida.[20]

Segundo Raulf e Ribs (2017), caso ocorra um resultado positivo de IgE específica para látex em pacientes sem sintomas clínicos em exposição ao látex, a determinação de IgE específica para determinantes de carboidratos (CCD) pode ser realizada para esclarecer a origem da ligação da IgE ao látex (epítopos proteicos *versus* glicoproteicos). Com base nesses dados, pode-se discriminar entre pacientes com provável sensibilização clinicamente relevante para o látex, nos quais é necessário evitar o uso de produtos de látex, e pacientes polissensibilizados, nos quais a reatividade da IgE ao látex é baseada no CCD ou na Hev b 8 (profilina) ou na Hev b 12 (proteína inespecífica de transferência lipídica), e evitar dispositivos de látex não é necessário.[19]

Estudo realizado por Garnier *et al.*, (2012) também mostrou que a dosagem de IgE específica para rHev b 8 e CCD foram marcadores de sensibilização ao látex em pacientes assintomáticos. A rHev b 8 foi útil para identificar a reatividade cruzada entre o látex e o pólen. Além disso, o estudo também mostrou que a rHev b 5 é particularmente útil quando existe uma discordância entre história clínica e testes cutâneos. Para estes autores, a concentração de Hev b 5 em extratos para *prick test* eram insuficientes para atingir o limiar para reatividade da pele.[18]

Manifestações clínicas

As manifestações clínicas atribuídas à alergia ao látex apresentam grande heterogeneidade. Os componentes relacionados com o aparecimento das manifestações clínicas são a proteína natural do látex e a presença de aditivos químicos, como antioxidantes e estabilizantes utilizados no processo de industrialização dos produtos à base de látex. Entre os exemplos podemos citar os tiurans, os carbamatos, os benzotiazóis e a parafenilenodiamina.[4,9,7] Esses agentes químicos inorgânicos (haptenos), usados na manufatura da borracha, podem causar reações de hipersensibilidade do tipo IVa e a proteína natural do látex pode causar reações de hipersensibilidade do tipo I. Eventualmente, a proteína natural do látex também pode causar as reações de hipersensibilidade do tipo IVa (dermatite de contato).[4,9]

As reações de hipersensibilidade do tipo I caracterizam-se por uma notável diversidade de manifestações clínicas, podendo variar desde prurido local, angioedema, urticária de contato, urticária difusa, rinite, conjuntivite, tosse, disfonia, sibilância, asma, diarreia, dor abdominal e anafilaxia com colapso cardiocirculatório.[7,21] A anafilaxia pode surgir como a primeira manifestação de alergia ao látex, embora o mais frequente seja aparecer depois de alguns anos de outras manifestações.[7] Essas manifestações clínicas estão relacionadas com o desenvolvimento de IgE específica para as proteínas do látex.[9] O aparecimento dos sintomas tende a ser na primeira hora da exposição ao látex em indivíduos previamente sensibilizados. Sabe-se que manifestações clínicas de hipersensibilidade do tipo I dependem de vários fatores como atopia, via de exposição, quantidade e duração do contato. Esses fatores contribuem, inclusive, para os diferentes quadros clínicos.[4,7]

No contexto da anafilaxia perioperatória, a apresentação clínica da alergia ao látex pode incluir colapso cardiovascular, eritema cutâneo e broncospasmo. Podem ser reações graves que ocorrem principalmente nas fases de manutenção e recuperação anestésica, ao contrário das reações de

Outras Manifestações Alérgicas

hipersensibilidade aos fármacos administrados durante procedimentos cirúrgicos que tendem a ocorrer mais precocemente. As cirurgias mais comumente associadas a manifestações clínicas de alergia ao látex incluem procedimentos ginecológicos, obstétricos, abdominais e ortopédicos.[22]

Em um estudo francês que caracterizou 518 casos de anafilaxia perioperatória ocorridos entre 1999 e 2000, 34% dos pacientes que apresentaram anafilaxia perioperatória secundária ao látex possuíam registros médicos prévios que indicavam sinais e sintomas sugestivos de alergia ao látex, como manifestações alérgicas depois de ingestão de frutas (síndrome látex-fruta) e sintomas depois do contato com produtos à base de borracha.[23]

A reatividade cruzada do látex com alimentos de origem vegetal também é uma manifestação de hipersensibilidade do tipo I e é denominada síndrome látex-fruta. Ocorre pela presença de panalérgenos de origem vegetal. A homologia estrutural entre esses panalérgenos leva à reatividade cruzada entre as proteínas do látex e as proteínas de alimentos de origem vegetal. O principal panalérgeno associado à síndrome látex-fruta são as quitinases de classe 1, por exemplo, presentes no abacate, banana e castanha. A atividade alergênica dessas quitinases parece se perder pelo aquecimento, o que pode explicar porque as frutas frescas são os principais alimentos associados à síndrome látex-fruta.[4,24]

Em razão de sua frequência e gravidade, a possibilidade de alergia a frutas e a outros alimentos de origem vegetal, como algumas raízes (mandioca, batata etc.) com reatividade cruzada descrita com látex, deve ser investigada em todos os pacientes sensibilizados ao látex. Igualmente, em todos os indivíduos que apresentam manifestações clínicas com a ingestão ou contato com qualquer um desses alimentos alergia ao látex deve ser pesquisada.[25] Os alimentos envolvidos na síndrome látex-fruta variam de acordo com os hábitos alimentares de cada região. Apesar dos poucos estudos brasileiros sobre o tema, os alimentos mais relacionados com síndrome látex-fruta em nosso meio são: kiwi, maracujá, abacate, mandioca, batata e banana.[26]

Segundo estudo realizado por Santos et al., (2011), embora a Hev b 5 não tenha sido relatada como mediadora da reatividade cruzada entre látex e frutas ou legumes, seus resultados sugerem que ela é uma forte candidata ao envolvimento da reatividade cruzada com um alérgeno da mandioca, as custas de homologia estrutural com ele.[27]

A reação de hipersensibilidade do tipo IVa é representada pela dermatite de contato alérgica. Essa reação é mediada por linfócitos T em indivíduos previamente sensibilizados e localiza-se em áreas de contato da pele. As manifestações clínicas são eritema, edema e pápulas, além de prurido, vesículas, xerose e descamação, com evolução posterior para eczema, ulcerações e até necrose. Em geral, os sintomas são limitados à zona de contato e ocorrem principalmente em mãos e pés. A reação nos indivíduos sensibilizados surge de 4 a 6 horas depois da exposição, com pico entre 24 e 48 horas, sendo a resolução ao redor de 3 semanas.[7]

Em alguns casos, observa-se a dermatite de contato irritativa. Ela deve ser avaliada como diagnóstico diferencial da dermatite de contato alérgica aos aditivos da borracha e pode se tornar fator predisponente para a sensibilização às proteínas do látex. Não tem base imunológica e é causada por múltiplos fatores irritantes, como a lavagem frequente das mãos com detergentes, sabões e desinfetantes, o contato com o talco das luvas, a oclusão ou a fricção pelas luvas. Ocorre com maior frequência em região interdigital e na face dorsal das mãos.[4]

Diagnóstico

História clínica

Devido à sintomatologia relacionada com o látex ser muito diversificada, a história clínica direcionada, conduz de forma mais simples ao diagnóstico. Os pontos fundamentais na história clínica são:[28]

- O paciente faz parte de grupo de risco para alergia ao látex?
- O tipo de manifestação clínica na exposição ao látex (cutânea, respiratória, nasal, ocular e/ou cardiovascular), caracterizando se existem ou não sinais de anafilaxia.

Alergia ao Látex

- O intervalo de tempo entre a exposição ao látex e o início dos sintomas.
- Em que ambiente as reações ocorrem: domicílio, escola, festas, hospitais, laboratórios, procedimentos médico-hospitalares e/ou depois da ingestão de alimentos de origem vegetal relacionados.
- Qual a frequência com que essas reações ocorrem.
- Existe melhora espontânea dos sintomas? Quais medicações foram utilizadas para o tratamento da reação? Como foi a resposta às medicações?

Testes diagnósticos

■ Reações de hipersensibilidade do tipo I

Teste cutâneo de punctura – prick test

O teste cutâneo de punctura é realizado com extrato padronizado contendo as proteínas do látex. Deve ser aplicado na superfície volar do antebraço, acompanhado de controles negativo e positivo, por profissional treinado e em ambiente que disponha de recursos adequados para reversão de uma anafilaxia. O teste é considerado positivo se produzir uma pápula ≥ 3 mm de diâmetro em relação ao controle negativo, depois de 20 minutos da aplicação.[29]

Apesar do risco teórico de reações graves como anafilaxia durante o procedimento, principalmente em pacientes já sensibilizados ou com história de reação grave prévia, na literatura, ocorreram com o uso de extratos não padronizados. O uso de extratos padronizados é preferível aos não padronizados ou aos feitos artesanalmente, pois nestes há uma grande variação na sua composição proteica e o risco de reações adversas é maior, como já falado.[10,30]

Não existe contraindicação formal para o teste de punctura, mesmo nos pacientes que apresentaram reações graves, embora nesses casos seja preferível a investigação por meio da dosagem de IgE sérica específica.[10] A chance de um resultado falso-negativo no teste de punctura pode estar associada a ausência de algumas frações de determinados componentes do látex na fabricação dos extratos.

Dosagem de IgE sérica específica

Muitos autores relatam uma boa concordância entre teste cutâneo de punctura com extrato padronizado e IgE sérica específica para látex, concluindo que ambos os métodos podem ser usados para o diagnóstico de sensibilização ao látex.[31]

No Brasil, um dos métodos disponíveis e mais utilizados para a dosagem de IgE sérica específica contra o látex é o ImmunoCAP® (Thermo Fisher), que se caracteriza por ser um ensaio quantitativo in vitro. Estão disponíveis comercialmente kits para dosagem de IgE sérica específica para látex (K82) e para alguns de seus alérgenos recombinantes (rHev b 1, 3, 5, 6.01, 6.02, 8, 9 e 11). O resultado é fornecido em valores absolutos a partir de 0,10 KUA/L.[32] Em pacientes com espinha bífida estabeleceu-se a concentração de corte de 0,77 KUA/L para IgE sérica específica para látex associado ao diagnóstico de alergia ao látex em relação à sensibilização ao látex.[6]

Outro método disponível em nosso meio para dosagem in vitro é o Immulite® (Siemmens) que dispõe de kits para dosagem de IgE sérica específica para látex, com resultados também a partir de 0,10 KUA/L.[33] O ImmunoCAP ISAC® (Thermo Fisher), um teste semiquantitativo que possibilita a dosagem simultânea de vários anticorpos específicos em um único teste, necessitando apenas de 20 µL de soro, mas com contemplação apenas dos recombinantes do látex rHev b 1, 3, 5, 6, 8 e 11.[34] O teste para alérgenos recombinantes do látex é mais preciso no reconhecimento de perfis de alergia ao látex e nos leva ao reconhecimento sobre a chance de reatividade cruzada, chance de reações graves como anafilaxia e norteia que grupos poderão se beneficiar do uso de imunoterapia.[18,20] Entretanto, a sensibilidade desse ensaio em relação à detecção da sensibilização por látex foi menor em comparação com o convencional atualmente disponível, o ImmunoCAP k82.[35]

Outras Manifestações Alérgicas

Testes de provocação

O teste de provocação com látex pode ser usado nos casos de dúvida diagnóstica, sobretudo quando existe discordância entre a história clínica e o teste cutâneo de punctura e/ou dosagem de IgE sérica específica. Também é usado para avaliar resultados do tratamento com imunoterapia específica para látex.[36]

Várias técnicas têm sido propostas, por meio da exposição aos alérgenos do látex por diferentes vias: cutânea, sublingual, nasal e brônquica.[37,38] A dificuldade na interpretação e reprodutibilidade dos resultados dos testes de provocação reside na variabilidade entre os protocolos em relação ao material utilizado, ao tempo de exposição dos pacientes e à validação dos escores de sintomas e medicação.[10,38]

O teste de provocação deve ser realizado em regime de hospital-dia. O monitoramento deve incluir aferições de pulso, pressão arterial, saturação periférica de oxigênio, pico de fluxo expiratório e inspeção da pele e mucosas (orofaringe) depois de cada fase da provocação. Os pacientes devem permanecer sob vigilância médica por pelo menos duas horas depois da provocação. O teste será considerado positivo se ocorrerem um ou mais dos seguintes sinais e sintomas: eritema, prurido cutâneo local ou generalizado, prurido em mucosas, urticária, angioedema, tosse, dispneia, sintomas de conjuntivite, rinite ou asma.[36]

O teste de provocação cutânea ou teste do uso da luva (*use-test*) é a técnica mais utilizada e consiste em solicitar ao paciente que proceda à lavagem das mãos, mantenha um dedo molhado e, em seguida, coloque um dedo de luva de látex em uma das mãos por 15 minutos. Não ocorrendo nenhuma reação, com a mão molhada, procede-se à colocação da luva inteira de látex por 15 minutos. Na ausência de reação, deixa-se a luva inteira por uma hora. Como controle, utiliza-se uma luva sintética (vinil ou nitrila) na outra mão, pelo mesmo período. O *Use-test* é considerado positivo quando ocorrerem reações imediatas na mão exposta à luva de látex, sem a ocorrência de reações na mão exposta ao controle. Também podem ocorrer sintomas sistêmicos ou à distância, como sintomas de rinoconjuntivite e asma. Pacientes com dermatite nas mãos em atividade não devem ser provocados. Em casos duvidosos, o tempo de realização do teste pode ser prolongado para 2 horas ou o mesmo pode ser repetido em dias consecutivos. A maior limitação do teste de uso da luva é a natureza subjetiva da resposta e a dificuldade para mascarar o procedimento. Além disso, o conteúdo alergênico das luvas de látex com frequência é variável (mesmo entre lotes do mesmo fornecedor), tornando difícil a reprodução dos resultados.[4,21,29,36,39,40]

■ Reações de hipersensibilidade do tipo IVa

Teste de contato – patch test

O teste de contato tradicional, conhecido como bateria padrão, pode ser utilizado para o diagnóstico de reações de hipersensibilidade tardia (tipo IVa) aos aditivos da borracha em pacientes com quadro de dermatite de contato expostos ao látex. Os aditivos mais frequentemente envolvidos são os tiurans e os carbamatos; entretanto, também pode haver sensibilização para parafenilenodiamina, hidroquinona e mercapto mix.[7] O teste de contato com a bateria padrão é realizado pela aplicação de amostras de 30 substâncias na pele íntegra do dorso do paciente, mantidas por meio de contensores e uma placa adesiva. Não ocorrendo reações nos primeiros 15 a 30 minutos, dá-se continuidade e o paciente é reavaliado em 48 e 96 horas depois da aplicação do teste.[39]

A Figura 20.1 demonstra o fluxograma de forma prática as etapas que podem ser seguidas na investigação diagnóstica da alergia ao látex, de acordo com as recomendações sugeridas pela Associação Brasileira de Alergia e Imunopatologia.[28]

Alergia ao Látex

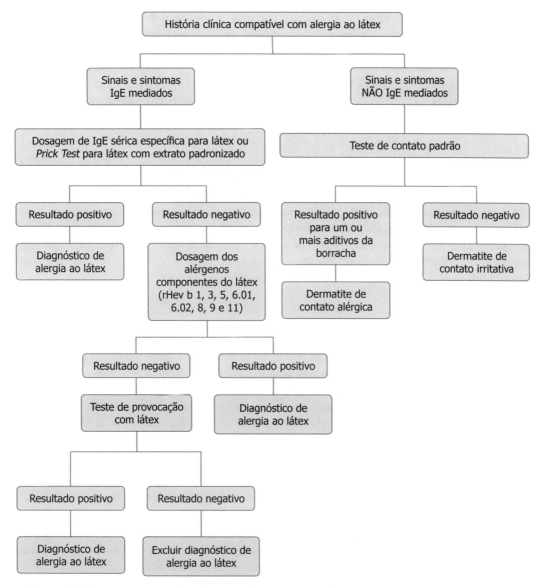

Figura 20.1 Algoritmo para o diagnóstico de alergia ao látex e/ou aditivos da borracha. Fonte: os autores.

Prevenção

Apesar de todos os avanços científicos, a medida mais efetiva para o controle da alergia ao látex ainda é evitar a exposição ao alérgeno. As medidas preventivas podem ser divididas em primária, secundária e terciária.

Prevenção primária

São medidas que visam evitar a sensibilização ao látex em indivíduos com alto risco para alergia ao látex, como crianças portadoras de espinha bífida ou malformações que necessitarão de várias correções cirúrgicas. Nesses indivíduos deve-se evitar o contato com o látex desde o nascimento, e em todos os procedimentos a que forem submetidos as luvas de borracha natural devem ser substituídas

Outras Manifestações Alérgicas

por luvas de borracha sintéticas (vinil, silicone, neoprene, nitrila ou poliuretano).[41] Essas medidas também devem ser aplicadas aos trabalhadores da área de saúde expostos ao látex. O uso de luvas sem talco e com baixos teores de proteínas do látex (< 50 μ/g de material) diminui a sensibilização ao látex em trabalhadores da área de saúde, pois ocasiona menor quantidade de partículas de látex em suspensão no ar.[39,42] Autores concluíram que o uso de luvas com baixo teor de proteínas podem reduzir a exposição a alérgenos do látex em hospitais, diminuindo o risco de desenvolver problemas respiratórios e sensibilização ao látex.[3]

Prevenção secundária

São medidas adotadas para aqueles indivíduos sensibilizados ao látex, detectados por meio de testes séricos e/ou cutâneos, mas que ainda não desenvolveram os sintomas de alergia ao látex. São indicadas as mesmas medidas da prevenção primária, não só para os grupos de risco e sim para todos os indivíduos sensibilizados. Os pacientes devem ser orientados quanto a precaução de contato com produtos de uso médico hospitalar, mas também de produtos de uso diário como balões de aniversário, preservativos, chupetas, brinquedos e utensílios de látex. Também devem ser orientados quanto à possibilidade de reação cruzada com certos alimentos.[10,39]

Prevenção terciária

Indicada para indivíduos alérgicos ao látex, ou seja, que apresentam sensibilização ao látex e história de reação após o contato com o látex. Além das medidas adotadas nas prevenções primária e secundária, o paciente deve ter um plano de ação por escrito, contendo a prescrição de adrenalina autoinjetável no caso da ocorrência de anafilaxia. Ele deve ser orientado quanto aos sintomas iniciais de anafilaxia e deve iniciar o plano de medicação proposto o mais breve possível.[10,39] Manter-se vigilante com as precauções de segurança do látex é necessário para as equipes de saúde. Identificar e restringir o contato com produtos de látex é crucial para garantir que os pacientes com alergia ao látex estejam seguros em ambientes médico-hospitalares.[43]

Prevenção em cirurgias, procedimentos e exames para diagnóstico

O primeiro passo na prevenção da anafilaxia em cirurgias, procedimentos e exames para diagnóstico consiste em realizar uma triagem que visa identificar pacientes com risco ou diagnóstico prévio de alergia ao látex. Na avaliação pré-operatória deve-se interrogar a respeito da ocorrência de manifestações clínicas alérgicas (prurido, urticária, angioedema, hiperemia conjuntival, lacrimejamento, dispneia e sinais de anafilaxia) secundárias à ingestão de frutas ou ao contato com produtos de borracha, por serem indicativas de alergia ao látex.

Confirmado o diagnóstico de alergia ao látex, o leito e o prontuário devem ser identificados com o objetivo de se evitar o contato do paciente com materiais contendo látex. Toda equipe que entrar no quarto do paciente deve estar ciente desse risco para o paciente. Ninguém na sala cirúrgica deve usar luvas de látex, todos os materiais (sondas, cateteres, drenos, máscaras faciais etc.) contendo látex devem ser substituídos e o procedimento deve ser marcado para o primeiro horário de agendamento da sala, quando as partículas dispersas de látex estão em níveis mais baixos. Medicações acondicionadas em frascos com tampas de látex devem ser evitadas sempre que possível. Na impossibilidade disso, a tampa não deve ser perfurada, mas sim retirada.[8]

Alguns protocolos recomendam medicações profiláticas pré-operatórias como corticosteroides e anti-histamínicos (anti H1 e anti H2) em pacientes alérgicos ao látex, mas tais medidas não impedem a ocorrência de reações anafiláticas e podem mascarar os sintomas iniciais de uma reação, sendo seu uso controverso na literatura.[44]

Alergia ao Látex

Imunoterapia

A imunoterapia sublingual para látex tem sido indicada com o objetivo de reduzir sintomas em indivíduos alérgicos ao látex. Pode ser usada como um tratamento eficaz para pacientes alérgicos ao látex que tenham dificuldades em aplicar medidas adequadas de prevenção. No entanto, o risco de reações sistêmicas deve ser lembrado e medidas suficientes de precaução devem ser disponibilizadas. A literatura tem mostrado uma fase de indução, conduzida sob supervisão médica, que pode ser seguida com segurança pela continuação da terapia em casa. No entanto, todos os indivíduos alérgicos ao látex devem ser fortemente aconselhados a evitar a exposição ao látex.[40,45]

Referências bibliográficas

1. Bernardini R, Novembre E, Ingargiola A, Veltroni M, Mugnaini L, Cianferoni A et al. Prevalence and risk factors of latex sensitization in an unselected pediatric population. J Allergy Clin Immunol. 1998; 101:621-5.
2. Raulf M. Current opinion in allergy and clinical immunology. 2020; 20:112-6.
3. Vandenplas O, Raulf M. Occupational latex allergy: the current state of affairs. Curr Allergy Asthma Rep. 2017; 17:14.
4. Gaspar A, Faria E. Alergia ao látex. Rev Port Imunoalergologia. 2012; 20:173-92.
5. Wu M, McIntosh J, Liu J. Current prevalence rate of latex allergy: Why it remains a problem? Journal of Occupational Health. 2016; 15-0275.
6. Garro LS. Identificação dos fatores associados à sensibilização e alergia ao látex em pacientes com defeito de fechamento do tubo neural [tese]. São Paulo: Faculdade de Medicina, Universidade de São Paulo; 2013.
7. Lopes I. Manifestações clínicas. Rev Port Imunoalergologia. 2005; 13:19-22.
8. Mertes PM, Lambert M, Guéant-Rodriguez RM, Aimone-Gastin I, Mouton-Faivre C, Moneret-Vautrin DA et al. Perioperative anaphylaxis. Immunol Allergy Clin North Am. 2009; 29:429-51.
9. Binkley HM, Schroyer T, Catalfano J. Latex allergies: a review of recognition, evaluation, management, prevention, education, and alternative product use. J Athl Train. 2003; 38:133-40.
10. Yunginger JW, Jones RT, Fransway AF, Kelso JM, Warncr MA, Hunt LW. Extractable latex allergens and proteins in disposable medical gloves and other rubber products. J Allergy Clin Immunol. 1994; 93:836-42.
11. Zucker-Pinchoff B, Stadtmauer GJ. Latex allergy. Mt Sinai J Med New York. 2002; 69:88-95.
12. Raulf M. The latex story. Chem Immunol Allergy. 2014; 100:248-55.
13. Kahn SL et al. Natural rubber latex allergy. Disease-a-Month. 2016; 6:25-17.
14. IUIS Allergen Nomenclature Sub-Committee. Allergen Nomenclature [Internet]. Disponível em: http://www.allergen.org/search.php?allergensource=latex&searchsource=Search. Acesso em: 15 de julho de 2020.
15. Rihs HP, Sander I, Heimann H et al. The new latex allergen Hev b 15: IgE binding properties of a recombinant serine protease inhibitor. J Investig Allergol Clin Immunol. 2015; 25:160-2.
16. Stangarlin JR, Kuhn OJ, Toledo MV, Portz RL et al. A defesa vegetal contra fitopatógenos. Scientia Agraria Paranaensis 10.1. 2011; 18.
17. Gürlek F, Ünsel M, Ardeniz Ö, Peker Koc Z, Gülbahar O, Sin AZ et al. Misleading allergens in the diagnosis of latex allergy: profilin and cross-reactive carbohydrate determinants. International Archives of Allergy and Immunology. 2018; 176(1):1-7.
18. Garnier L, Selman L, Rouzaire P, Bouvier M, Robert O, Bérard F et al. Molecular allergens in the diagnosis of latex allergy. Eur Ann Allergy Clin Immunol. 2012; 44(2):73-9.
19. Raulf M, Rihs HP. Latex allergens: source of sensitization and single allergens. Molecular Allergy Diagnostics. 2017; 459-70.
20. Nowakowska-Świrta E, Wiszniewska M, Walusiak-Skorupa J. Allergen-specific IgE to recombinant latex allergens in occupational allergy diagnostics. Journal of Occupational Health. 2019; 378-86.
21. Cabañes N, Igea JM, de la Hoz B, Agustín P, Blanco C, Domínguez J et al. Latex allergy: position paper. J Investig Allergol Clin Immunol. 2012; 22(5):313-30; quiz follow 330.
22. Galvão VR, Giavina-Bianchi P, Castells M. Perioperative anaphylaxis. Curr Allergy Asthma Rep. 2014; 14:452.
23. Mertes PM, Laxenaire M-C, Alla F. Groupe d'etudes des réactions anaphylactoïdes peranesthésiques. Anaphylactic and anaphylactoid reactions occurring during anesthesia in France in 1999-2000. Anesthesiology. 2003; 99:536-45.
24. Sánchez-Monge R, Blanco C, Perales AD, Collada C, Carrillo T, Aragoncillo C et al. Class I chitinases, the panallergens responsible for the latex-fruit syndrome, are induced by ethylene treatment and inactivated by heating. J Allergy Clin Immunol. 2000; 106(1 Pt 1):190-5.

Capítulo 20

Outras Manifestações Alérgicas

25. Pires G. Alergia cruzada. Rev Port Imunoalergologia. 2005; 13:23-6.

26. Almeida CA PP, Curi SV FF, Andrade MEB. Alergia ao látex tipo I e alergia alimentar. Rev Bras Alerg e Imunopatol. 2010; 33:123-6.

27. Santos KS, Santos LD, Mendes MA, Souza BM et al. Allergic reactions to manioc (Manihot esculenta Crantz): Identification of novel allergens with potential involvement in latex-fruit syndrome. Journal of Allergy and Clinical Immunology. 2011; 128:1367-9.

28. de Sá AB, Garro LS, Fernandes FR, Rizzo MCV, Leda das Neves A, Ensina LF. Recomendações para o diagnóstico de alergia ao látex. Rev. Bras. Alerg. Imunopatol. 2012; 35(5).

29. Bernardini R, Pucci N, Azzari C, Novembre E, De Martino M, Milani M. Sensitivity and specificity of different skin prick tests with latex extracts in pediatric patients with suspected natural rubber latex allergy – a cohort study. Pediatr Allergy Immunol. 2008; 19:315-8.

30. Nettis E, Dambra P, Soccio AL, Ferrannini A, Tursi A. Latex hypersensitivity: relationship with positive prick test and patch test responses among hairdressers. Allergy. 2003; 58(1):57-61.

31. Liccardi G, D'Amato G, Canonica GW, Salzillo A, Piccolo A, Passalacqua G. Systemic reactions from skin testing: literature review. J Investig Allergol Clin Immunol. 2006; 16:75-8.

32. Johansson SGO. ImmunoCAP Specific IgE test: an objective tool for research and routine allergy diagnosis. Expert Rev Mol Diagn. 2004; 4:273-9.

33. Biagini RE, MacKenzie BA, Sammons DL, Smith JP, Krieg EF, Robertson SA et al. Latex specific IgE: performance characteristics of the IMMULITE 2000. Allergy assay compared with skin testing. Ann Allergy Asthma Immunol Off Publ Am Coll Allergy Asthma Immunol. 2006; 97:196-202.

34. Shreffler WG. Microarrayed recombinant allergens for diagnostic testing. J Allergy Clin Immunol. 2011; 127:843-9; quiz 850-1.

35. Seyfarth F, Schliemann S, Wiegand C et al. Diagnostic value of the ISAC(1) allergy chip in detecting latex sensitizations. Int Arch Occup Environ Health. 2014; 87:775-81.

36. Nucera E, Schiavino D, Pollastrini E, Rendeli C, Pietrini D, Tabacco F et al. Sublingual desensitization in children with congenital malformations and latex allergy. Pediatr Allergy Immunol Off Publ Eur Soc Pediatr Allergy Immunol. 2006; 17:606-12.

37. Palczynski C, Walusiak J, Ruta U, Gorski P. Nasal provocation test in the diagnosis of natural rubber latex allergy. Allergy. 2000; 55:34-41.

38. Hamilton RG. Diagnosis of natural rubber latex allergy. Methods San Diego Calif. 2002; 27:22-31.

39. Taylor JS, Erkek E. Latex allergy: diagnosis and management. Dermatol Ther. 2004; 17(4):289-301.

40. Buyukozturk S et al. Latex sublingual immunotherapy: can its safety be predicted? Annals of Allergy, Asthma & Immunology. 2010; 104:339-42.

41. Nieto A, Mazón A, Pamies R, Lanuza A, Muñoz A, Estornell F et al. Efficacy of latex avoidance for primary prevention of latex sensitization in children with spina bifida. J Pediatr. 2002; 140:370-2.

42. LaMontagne AD, Radi S, Elder DS, Abramson MJ, Sim M. Primary prevention of latex related sensitisation and occupational asthma: a systematic review. Occup Environ Med. 2006; 63:359-64.

43. Liberatore K, Kelly KJ. Latex allergy risks live on. The Journal of Allergy and Clinical Immunology: In Practice. 2018; 6:1877-8.

44. Setlock MA, Cotter TP, Rosner D. Latex allergy: failure of prophylaxis to prevent severe reaction. Anesth Analg. 1993; 76:650-2.

45. Nettis E, Colanardi MC, Soccio AL, Pinto L et al. Double-blind, placebo-controlled study of sublingual immunotherapy in patients with latex-induced urticaria: a 12-month study. British Journal of Dermatology. 2007; 156:674-81.

Anafilaxia Perioperatória

Ana Carolina D'Onofrio-Silva ■ Nathália Coelho Portilho Kelmann

Definição e epidemiologia

Reação anafilática é definida como uma reação de hipersensibilidade (RHS) sistêmica grave, potencialmente fatal, e que tem início rápido, cujo diagnóstico é clínico baseado em critérios já bem definidos pela Organização Mundial de Alergia (World Allergy Organization – WAO).[1-4]

A Organização Mundial da Saúde (OMS) define como uma reação adversa ao fármaco "qualquer efeito não terapêutico decorrente do uso do fármaco em dose habitualmente empregada para prevenção, diagnóstico ou tratamento de doenças". E reações de hipersensibilidade a medicamentos são definidas pela WAO como uma reação iniciada por um estímulo definido e que pode ser reproduzida, sendo classificadas em alérgica ou imunológica e não alérgica ou não imunológica.[5]

O período perioperatório é definido como intervalo imediatamente pré-, intraoperatório e imediatamente após.[6] Reações de hipersensibilidade perioperatórias constituem um problema significativo tanto para anestesistas quanto para alergistas.[7]

A falta de estudos dirigidos para populações específicas, principalmente a brasileira, dificulta a elaboração de protocolos e planos de ação que diminuam o risco de reações anafiláticas e permita que o paciente conclua o procedimento proposto. Isso acarreta também risco aumentando de reação, sobretudo nos pacientes com história prévia de anafilaxia perioperatória (APEO). Portanto, esses pacientes deveriam ser previamente identificados em consultas pré-anestésicas e referenciados ao alergista para avaliação.[7]

Durante um procedimento cirúrgico, o paciente submetido à anestesia geral e cirurgia pode passar por mudanças fisiológicas complexas o que dificulta o reconhecimento de uma reação alérgica. Exposição à múltiplos medicamentos e látex, podem ser os causadores de reação no contexto perioperatório.[7]

Suspeitas de reações alérgicas perioperatórias são frequentemente graves. Para evitar uma reexposição potencialmente fatal ao medicamento culpado, é crucial estabelecer um diagnóstico definitivo e identificar o agente causador.[8]

Estatisticamente, a prevalência desse tipo de reação é 1:10.000 – 1:20.000, e essa estimativa chega a 1:5.000 – 1:13.000 em alguns países.[6,9] Na França, um estudo de 8 anos de casos de APEO, mostrou uma incidência de 1:10.000 em relação ao número de anestesias realizadas.[6] Um recente estudo prospectivo espanhol, mostrou uma incidência de reação perioperatória de 1:381, com 48% dos casos com envolvimento exclusivamente cutâneo e 52% com quadros anafiláticos.[7]

No Brasil, o grupo de medicamentos do Serviço de Alergia e Imunologia Clínica do Hospital das Clínicas – FMUSP, realizou um estudo em que anestesistas preenchiam um questionário no final do procedimento cirúrgico, mostrando uma incidência de 7:10.000 casos e 27,9:10.000 de casos isolados de pele o que pode ser explicado talvez pelo fato de o estudo estimular os anestesistas a preencherem o questionário. Nesse mesmo estudo, foi evidenciada uma diferença significativa entre o agente suspeito do anestesista e o agente confirmado pelo alergista.[10]

É provável que esta estatística esteja subestimada, pois este é um diagnóstico difícil que muitas vezes não chega ao consultório do alergista nem é pensado pelo anestesiologista.

Importante ressaltar que este é um evento com alta taxa de mortalidade e sequelas decorrentes a hipóxia cerebral (3 a 10%).[11] Os mecanismos fisiopatológicos envolvidos podem ser imunológicos ou não imunológicos. Reações imunológicas mediadas pela IgE são responsáveis por 60% dos casos e com risco maior de fatalidade em um segundo contato com o medicamento.

Algumas vezes, a reação IgE mediada pode ocorrer em um primeiro contato com o medicamento, devido a sensibilização por outras substâncias responsáveis por reação cruzada, como é o caso de uma possível sensibilização prévia aos bloqueadores neuromusculares (BNM) por quem usa cosméticos compostos de amônia quaternária.[7]

As RHSs imediatas no período intraoperatório são classificadas de acordo com sua gravidade em grau I (apenas sintomas cutâneos) a grau IV (paradas cardíaca ou respiratória), conforme apontada na Tabela 21.1.[11]

Em geral, reações não imunológicas são causadas por desgranulação direta dos mastócitos e basófilos, que não necessitam de sensibilização conforme demonstrado na Figura 21.1.

Tabela 21.1. Classificação da gravidade das reações de hipersensibilidade imediatas intraoperatórias

Grau de gravidade	Quadro clínico
Grau I	Sintomas cutâneos: eritema generalizado, urticária, angioedema
Grau II	Sintomas mensuráveis, mas não quase fatais: cutâneos, hipotensão, taquicardia, distúrbios respiratórios (tosse, dificuldade de ventilação)
Grau III	Sintomas quase fatais: colapso, taquicardia ou bradicardia, arritmias, broncospasmo
Grau IV	Paradas cardíaca ou respiratória

Fonte: adaptada de Mertes PM et al.[9]

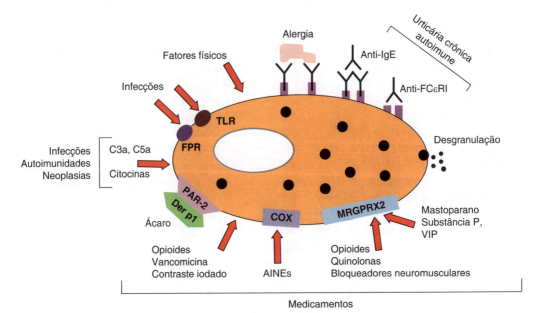

Figura 21.1. Mastócito e seus receptores. Fonte: reprodução autorizada por Giavina-Bianchi P.

Fatores de risco

No caso de APEO, temos que lidar com algumas dificuldades diagnósticas, pois geralmente durante uma cirurgia, o corpo do paciente está coberto, sendo exposta apenas a parte a ser abordada e, com isso, a avaliação da pele fica prejudicada. O paciente no intraoperatório está sedado, o que leva a não poder relatar sintomas leves, como prurido no corpo, rouquidão, coriza, espirros ou dor abdominal. Logo, o diagnóstico de suspeição do quadro anafilático se dá devido a dessaturação, dificuldade de ventilação mecânica ou hipotensão, sintomas de gravidade percebidos pelo anestesista.[7]

Não excluem o diagnóstico de anafilaxia a ausência de sintomas cutâneos, que podem aparecer apenas quando reestabelecida a perfusão, e a manifestação inicial, sendo o colapso cardiovascular.[13]

Deve ser considerado o diagnóstico precoce presuntivo na vigência de hipotensão e broncospasmo não responsivos às medidas habituais ou de parada cardíaca inesperada para aquele quadro ou momento cirúrgico, devido a não existirem estudos que avaliem a velocidade de progressão do quadro de anafilaxia.[14] Os principais fatores de risco estão mostrados na Tabela 21.2.

Durante uma história clinica bem detalhada de alergia ao látex, é importante questionar sobre o paciente ser portador de espinha bífida ou meningomielocele, história de sintomas ou outras múltiplas cirurgias, sinais compatíveis com reação alérgica imediata após exposição ao látex (bexiga de aniversário, preservativo, luvas de látex etc.) e pacientes com história de sintomas ou sinais compatíveis com reação alérgica imediata após exposição a alimentos que têm reatividade cruzada com látex (banana, abacate, kiwi, maracujá, mandioca etc.).

Quanto a obesidade, escala ASA (American Society of Anesthesiologists) e uso de medicamentos como betabloqueadores e/ou inibidores da enzima conversora de angiotensina, o risco de apresentar reação é o mesmo, mas caso aconteça a reação anafilática, são fatores de risco para colapso cardiovascular.[15]

Em alguns países, o uso do xarope antitussígeno folcodina mostrou um aumento de 10 vezes no risco de APEO por bloqueadores neuromusculares (BNM).[16]

Etiologia

Segundo estudos nos EUA e na Europa, as causas mais comuns de APEO são os antibióticos, em especial as penicilinas e cefalosporinas, os BNMs (causa mais comum em alguns estudos europeus) e medicamentos que têm aumentado a incidência de reação como clorexidine e sugamadex (medicação que tem alta afinidade pelos BNMs, levando à rápida reversão do bloqueio neuromuscular) que ainda são pouco utilizados no Brasil. Os demais grupos como hipnóticos, opioides, látex são responsáveis por menos de 15% dos casos.[6]

No Brasil, esse mesmo estudo já citado anteriormente, os BNMs foram os mais implicados, seguidos dos agentes hipnóticos e antibióticos, diferindo um pouco na literatura.[10]

O momento cirúrgico pode ajudar no raciocínio dos medicamentos mais implicados durante a reação (Tabela 21.3) e a planejar estratégias para reduzi-la.

Tabela 21.2. Principais fatores de risco envolvidos na anafilaxia perioperatória[14]
• História anterior de reação durante anestesia prévia
• História pregressa de alergia a algum fármaco ou produto que possa ser usado no procedimento
• História de reação de hipersensibilidade a algum fármaco ou produto relacionado com outro que possa ser usado no procedimento
• Pacientes com história prévia de alergia ao látex ou de alto risco para alergia ao látex

Outras Manifestações Alérgicas

Tabela 21.3. Principais medicamentos implicados em reações mais comuns em diferentes momentos cirúrgicos		
Minutos de indução	**Intraoperatório**	**Final da cirurgia/recuperção**
RM	AINES	Opioides EV
Anestésicos EV	Opioides EV	Coloides
Opioides EV	ATB	Agentes de reversão
ATB	Anestésicos locais	Látex
	Coloides	
	Látex	
	Contraste iodado	
	Corantes	
	Clorexidina	

EV: endovenoso.
Fonte: adaptada de Ewan et al.

Principais agentes causais

■ Bloqueadores neuromusculares

São a principal classe de medicamentos envolvidos no quadro de APEO (França, Noruega, Bélgica, a segunda no Reino Unido e menos comum na Dinamarca, Estados Unidos e Suécia), devido a capacidade de desgranular diretamente os mastócitos.[8]

No Brasil, no estudo já citado anteriormente do grupo de medicamentos do HCFMUSP, foi verificado que 58,08% dos casos de anafilaxia eram decorrentes desta classe de medicamentos.[10]

Por serem desgranuladores direto de mastócitos, o diagnóstico por meio dos testes cutâneos pode ser duvidoso. A provocação endovenosa dessas medicações está contraindicada, devido a sua ação farmacológica.

■ Antibióticos

Como já descrito anteriormente, o tempo de início dos sintomas relacionados com o momento do perioperatório, bem como a apresentação clínica ajuda a inferir as possíveis etiologias implicadas no quadro. Anafilaxia aos medicamentos de aplicação venosa, como os agentes de indução anestésica e os antibióticos, costuma ocorrer minutos após a administração pela possibilidade de infusão da quantidade total do medicamento em *bolus*.[17]

Em muitos países, os antibióticos, principalmente a classe dos betalactâmicos (BL), constituem uma das principais causas de anafilaxia por medicamentos no perioperatório, e no Brasil estão também entre as causas mais importantes, como já citado anteriormente.[6]

Os BLs são os antibióticos de primeira escolha para tratar a maioria das infecções bacterianas. Entre eles, a amoxicilina constitui o antibiótico mais consumido na Europa. Contudo, algumas vezes o agente terapêutico se torna um problema, e a alergia aos antibióticos BLs nos dias de hoje é um problema de saúde pública.[18]

Cerca de 15% de todos os antibióticos prescritos nos hospitais, são para profilaxia cirúrgica[19] e os de amplo espectro correspondem a mais de 60% das prescrições. Já para profilaxia de infecção do sítio cirúrgico, a cefazolina ou cefalosporina equivalente são a primeira linha recomendada, com ação importante nas cirurgias gerais, cardiológicas e ortopédicas, além das alternativas que são usadas no caso de relato de alergia a penicilina que podem aumentar a chance de infecção no sítio hospitalar e infecção secundária por *Clostridium difficile*.[20] O uso de antibióticos não BLs para essa causa tem sido associado a risco aumentado de infecção no sítio cirúrgico, sendo reportados mais 50% de aumento nos pacientes rotulados como alérgicos.[20,21] Um estudo retrospectivo recente mostrou, que nas 8.385 cirurgias avaliadas, um aumento de risco de 51% de desenvolver infecção cirúrgica e que 89% dos pacientes que reportaram alergia a penicilina receberam antibióticos não BLs contra 18% dos pacientes sem relato de alergia.[22]

Nos pacientes com tendência à sensibilização, a resposta imune principal não é contra a molécula do anel BL na sua forma nativa, e sim contra novos determinantes antigênicos formados pelo processo de degradação que se ligam a proteínas do hospedeiro. A IgE pode se formar contra o anel BL, a cadeia lateral, a molécula em sua forma nativa, ou contra outros epítopos semelhantes da molécula a serem descobertos. A porção da molécula para qual a IgE se sensibiliza determina o padrão de reatividade cruzada.[23] Diante dessa informação alguns estudos já demonstraram que a cefazolina possui cadeias laterais distintas de todos os demais BLs, sendo implicada como uma substância que acarreta alergia "seletiva", possibilitando tolerar os demais compostos da classe.[19] Na prática clínica, temos observado no Ambulatório de Reação Adversa a Medicamentos do Serviço de Alergia e Imunologia Clínica do Hospital das Clínicas – HCFMUSP que os pacientes que apresentam teste cutâneo positivo para cefazolina durante as etapas de investigação para anafilaxia perioperatória, toleram outras cefalosporinas, inclusive as de primeira geração depois do teste de provocação e, portanto, toleram todos os outros componentes da classe, exceto a própria cefazolina.

A investigação diagnóstica será semelhante as etapas que serão descritas a seguir para outros fármacos; porém, deve contar, se possível, com antibiótico suspeito descrito na ficha anestésica e com outros para avaliação de reatividade cruzada dentro do grupo. Esses testes devem ser realizados com os fármacos em apresentação parenteral diluída em solução salina.[23] A diluição para os principais fármacos sugeridos para os testes de punctura e intradérmico está descrita na Tabela 21.4.

Os testes de provocação nessa classe de antibióticos podem ser usados tanto para confirmar o diagnóstico (fármaco suspeito e reação não grave) como para encontrar uma opção terapêutica segura (história sugestiva com outra droga da classe).[24] No caso da avaliação perioperatória, a investigação deve ser realizada até a etapa final para fornecer alternativas seguras dentro da classe ou até mesmo descartar reação ao grupo, caso tenham sido encontrados outros suspeitos. Isso faz parte do processo de "desrotulação" evitando que o paciente seja considerado alérgico uma vez que 10% da população relata alergia a penicilina; porém, durante a investigação, pelo menos em 90% deles esse rótulo pode ser retirado.[19]

Existem também relatos de reação a outros antibióticos que podem ser usados para profilaxia caso tenham indicação, ou na impossibilidade, de uso do BL. Uma dessas classes são as quinolonas, que na sua fisiopatologia de reação têm envolvimento de mecanismos IgE mediado e não IgE mediado, este por meio da estimulação direta do mastócito pela ligação ao receptor MRGPRX2.[25] Os testes cutâneos, nesse caso, podem não ajudar uma vez que avaliam somente o mecanismo IgE mediado. História prévia de alergia aos BLs tem se mostrado um fator de risco para o desenvolvimento de alergia às quinolonas.[26]

Tabela 21.4. Principais extratos e concentrações utilizadas para teste cutâneo com betalactâmicos	
Extrato/medicação	*Diluição*
Benzilpenicilina potássica	10.000 U/mL
Benzilpenicilina-polilisina (PPL)*	5×10^{-5} mMol/L
Mistura de determinantes menores (MDM)*	2×10^{-5} mMol/L
Amoxicilina (com ou sem clavulanato)	20 mg/mL
Ampicilina	20 mg/mL
Cefalosporinas	20 mg/mL#

*Não disponíveis no Brasil; #para cefepime, a diluição sugerida é 2 mg/mL.
Fonte: adaptada de Romano A et al.[18]

A vancomicina, também utilizada algumas vezes como alternativa de profilaxia cirúrgica para pacientes que relatam alergia a penicilina, já se mostrou uma alternativa ruim, sendo limitada a cobertura de infecções como *Staphylococcus aureus* meticilina-resistentes. Ela pode dar, mais comumente, uma reação idiopática relacionada com a infusão, chamada "síndrome do homem vermelho" e mais raramente as reações IgE mediada. Nesse último caso, a investigação perioperatória poderia ter algum benefício; porém, os testes cutâneos ainda não estão devidamente padronizados e não se sabe ao certo os valores preditivos desses testes.[27]

■ Anti-inflamatórios não esteroidais

Os anti-inflamatórios não esteroidais (AINEs) podem ser utilizados em qualquer etapa do momento cirúrgico, tanto no pré quanto no intra e também no pós-operatório. Estudos mostram que na Europa quase a totalidade dos anestesiologistas empregam a classe em algum momento perioperatório.[19] Trata-se da classe de medicamentos mais comumente prescrita mundialmente, e está envolvida em 20 a 25% de todas as reações adversas a fármacos e reações de hipersensibilidade.[28] Estima-se que 0,3 a 2,5% dos indivíduos na população geral tenham hipersensibilidade aos AINEs.[29]

Na América Latina, a maioria dos estudos tem implicado essa classe de medicamentos como os principais causadores de anafilaxia induzida por fármacos, embora não esteja entre as causas mais comuns de anafilaxia perioperatória.[19,29]

Em indivíduos suscetíveis à inibição da enzima COX-1, o desvio da cascata para via das lipo--oxigenases, com consequente superprodução de cisteinil-leucotrienos, causa aumento da permeabilidade vascular, subsequentemente urticária/angioedema e inflamação do trato respiratório, sendo esse o mecanismo proposto envolvido na patogênese das RHs aos AINEs do tipo não alérgica (hipersensibilidade não imunológica), que representam o tipo mais comum de reações relatadas. Usualmente, esses pacientes apresentam intolerância cruzada entre os diferentes AINEs e são considerados reatores não seletivos, uma vez que reproduzem os sintomas depois da reexposição aos diferentes inibidores da COX-1, independentemente da sua estrutura química. Por outro lado, e menos frequente, há as RHs alérgicas (hipersensibilidade imunológica) que envolvem mecanismos imunológicos específicos, como as reações de hipersensibilidade tipo I (IgE-mediadas). Os pacientes acometidos por esses mecanismos são considerados reatores seletivos pois eles tendem a tolerar os AINEs quimicamente não relacionados àqueles imputados na primeira reação.[30]

Os testes cutâneos de punctura (*prick test*) e intradérmicos de leitura imediata estão indicados na suspeita de reação alérgica imediata, mediada por IgE, apesar de poucos estudos sobre o valor preditivo desses testes no diagnóstico da reação.[30] Relatos de caso na literatura descrevem concentrações de teste para dipirona, diclofenaco, cetoprofeno e paracetamol,[30] contudo o valor desses testes e se essas concentrações são adequadas à nossa população não estão definidos.

O teste de provocação com a droga (TPD) ainda é o padrão-ouro para o diagnóstico, sobretudo quando a história clínica for duvidosa, até porque não existe na literatura outros testes padronizados para o auxílio. O TPD pode ser usado para confirmar alguns diagnósticos ou para definir se existe um padrão de reatividade cruzada ou de seletividade do medicamento.[30] E como já dito anteriormente para outros fármacos, para evitar a rotulação errônea e a suspensão desnecessária, deve-se ir até a etapa final de investigação com o fármaco utilizado durante o procedimento cirúrgico quando outros suspeitos já foram encontrados na etapa de testes, ou como alternativa caso tenha apresentado resultado positivo para essa classe na etapa de testes, ou quando o paciente já relata história prévia com algum medicamento do grupo.

Apesar da pouca frequência das reações perioperatórias aos AINEs, nos casos de reação perioperatória prévia não investigada, sugere-se o uso de paracetamol e inibidores seletivos de COX-2, compostos sabidamente pouco envolvidos nas reações de hipersensibilidade a AINEs, tanto por mecanismos imunológicos, quanto por não imunológicos.[19]

Anafilaxia Perioperatória

■ Látex

O uso da borracha (produto derivado do látex), está diminuindo mundialmente, sendo provável que com o passar dos anos, as reações de hipersensibilidade ao látex também diminuam. Atualmente no Brasil, ele é responsável por 19,65% das causas de anafilaxia perioperatória abdominais, ginecológicas ou ortopédicas[10] e tem como população de risco profissionais da área da saúde, múltiplas cirurgias prévias, espinha bífida e/ou história prévia de anafilaxia perioperatória.[7]

■ Opioides

Podem ser divididos entre opioides naturais (morfina e codeína) e semissintéticos (folcodina, hidromorfina) além dos semissintéticos da classe dos fenilpiperidenos (fentanil, alfentanil, remifentanil). Os opioides das classes naturais são potentes liberadores desgranuladores direto de mastócitos, causando principalmente manifestações cutâneas (prurido, *flush* e urticária), mas não estão relacionados com broncospasmo e angioedema.[31,32]

Os semissintéticos da classe das fenilpiperidinas, não estão relacionados com a desgranulação direta de mastócitos, e não existe relato de reação cruzada com os sintéticos.[33] Devido a liberação direta de histamina, o diagnóstico continua sendo um desafio, mesmo com testes cutâneos na concentração preconizada na literatura.

■ Hipnóticos

Os hipnóticos mais conhecidos como causadores de APEO, são o tiopental e o propofol. Etomidato, cetamina e benzodiazepínicos, em geral, não estão associados a anafilaxia, mas dentre eles o midazolam é o principal causador.[34]

Devido ao propofol ter lecitina em sua formulação, foi aventada a probabilidade de pacientes com alergia a ovo terem um maior risco de reação, mas a Academia Americana de Alergia, Asma e Imunologia recentemente deliberou que pacientes alérgicos ao ovo podem receber com segurança a medicação sem nenhuma precaução.

■ Contrastes radiológicos

Como já mostrado anteriormente na Tabela 21.3, caso aconteça uma reação durante o intraoperatório e o contraste tenha sido uma das infusões necessárias, não se pode descartar que tenha sido a causa da reação e os testes com o contraste suspeito devem fazer parte da investigação de APEO.[17]

Os meios de contraste são amplamente usados no mundo todo, tanto os iodados de baixa osmolaridade quanto os contrastes base de gadolínio. As reações adversas a esses contrastes mais modernos são raras, mas podem acontecer.[36]

Não se sabe ao certo qual o epítopo alergênico que leva a sensibilização IgE; porém, o iodo não está implicado e, portanto, a expressão de "alérgico ao iodo" não deve ser usada.[19]

Os contrastes iodados podem desencadear reações imediatas e vários mecanismos são sugeridos:
- Desgranulação direta de mastócito:
  - Através do efeito direto na membrana, possivelmente pela osmolaridade da solução.
  - Pela ativação do sistema complemento.
  - Pela formação direta de bradicinina e, possivelmente, pela junção desses mecanismos.
- Pelas reações imediatas IgE mediadas que são mais raras, mas tem descrições de casos na literatura com testes cutâneos positivos e história sugestiva.[37]

A reatividade cruzada parece ser baixa, apesar da estrutura molecular semelhante. Realizam-se testes cutâneos depois de uma reação de hipersensibilidade para confirmar o agente suspeito e oferecer uma alternativa segura. Contrastes que resultam em testes cutâneos negativos têm sido usados com segurança em pacientes.[19]

A questão da pré-medicação permanece controversa. Embora seja recomendada em protocolos de alguns países, reserva-se para pacientes que sofreram reações prévias graves, não mediadas por IgE, mastocitose.[19]

Um posicionamento da Associação Brasileira de Alergia e Imunopatologia Clínica de 2016,[38] recomenda o uso de pré-medicação no caso de reação anterior prévia ao contraste de moderada a grave (tanto relacionada com sintomas alérgicos, quanto a sintomas do contraste, por exemplo, as reações vasovagais que requerem tratamento ou estão resistentes a ele).

Em síntese, a pré-medicação não previne reações IgE mediadas, e sua eficácia para prevenir reações moderadas a graves, imediatas ou tardias, não foi comprovada.[19]

■ Outros agentes

Clorexidina

Antisséptico usualmente utilizado em centro cirúrgico para higienização da pele ou impregnação em cateteres para acesso venoso central. No ambiente extra-hospitalar está presente em enxaguantes bucais, demaquilantes, curativos e soluções antissépticas. Mesmo que o paciente tenha feito uso domiciliar, sem ter tido reação de hipersensibilidade, pode apresentar anafilaxia.[19] Geralmente as reações aclorexidina acontecem imediatamente após a inserção do acesso venoso central[39] ou em até 20 a 40 minutos depois do início do procedimento. Para investigação é possível a realização da IgE sérica específica e ou testes cutâneos, com concentração já padronizada na literatura.

Povidona

Pode ser encontrada em soluções antissépticas e raramente está associada a anafilaxia perioperatória. O antígeno identificado como agente causador das reações de hipersensibilidade não é o iodo, e não existe reação cruzada com contrastes iodados.[19]

Corantes

Os corantes mais comumente utilizados em cirurgias são: azul patente V, isosulfan *blue* e o azul de metileno. Geralmente são utilizados na pesquisa de linfonodos sentinelas em cirurgias oncológicas. Cada vez mais vêm sendo implicados como agentes causadores de anafilaxia.[19]

Sempre que utilizados, devem ser investigados junto com outros agentes envolvidos. Já existe concentração padronizada na literatura para realização de testes cutâneos.

Quadro clínico e investigação diagnóstica

Clinicamente, anafilaxia durante um procedimento cirúrgico é igual a qualquer outra anafilaxia, podendo envolver pele, tratos respiratório, gastrintestinal e cardiovascular, mas apresenta algumas particularidades, como o paciente estar coberto dificultando a visualização da pele, ou os sintomas podem ser muito inespecíficos, como parada cardiovascular, hipotensão, arritmias e/ou broncospasmo. Broncospasmo está presente em cerca de metade dos casos, sobretudo nos pacientes com antecedente de asma.[9] Alterações relacionadas com o trato respiratório, como resistência à ventilação ou dessaturação, podem ser o primeiro sinal uma vez que o quadro de pele pode estar oculto, por isso geralmente quem faz o diagnóstico inicial é o anestesista.[7] As reações podem ocorrer em qualquer momento da cirurgia, mas 90% ocorre logo após a infusão do agente culpado.[7]

A estratégia inicial da investigação da alergia a medicamentos é a suspensão imediata dos fármacos suspeitos, e depois da estabilização do quadro, a investigação pode ser realizada por meio de testes cutâneos (teste de contato e testes de punctura/*prick test*, seguido ou não pelo teste intradérmico, dependendo do mecanismo de hipersensibilidade envolvido na reação) e testes de provocação (TP), sempre baseados na história clínica e enastratificação de risco.[40]

Idealmente, a investigação deverá ser feita depois de 4 a 6 semanas do quadro de anafilaxia, de acordo com os medicamentos descritos na ficha anestésica. Caso não seja possível, o ideal seria testar ao menos um medicamento de cada classe para liberar o paciente para uso.[9]

Os testes cutâneos devem, sempre que possível, ser executados com as concentrações dos medicamentos padronizadas na literatura, diminuindo assim, os casos de falso-positivos e falso-negativos. Essas concentrações estão descritas na Tabela 21.5.[41]

O principal desafio na investigação de uma anafilaxia perioperatória, é a impossibilidade de realização do teste de provocação oral, com boa parte dos medicamentos envolvidos, como BNM ou alguns hipnóticos.[8]

O TP é a última etapa da investigação das reações imediatas e o padrão-ouro na confirmação ou exclusão dessas. Deve ser feito depois da estratificação de risco, história clinica completa e realização de testes cutâneos (*prick test* e ID) nas doses padronizadas na literatura e com técnica correta. Para uma realização segura, o teste de provocação só deverá ser executado em ambiente preparado para ressuscitação do paciente caso seja necessário.[8,42]

Algumas publicações têm demostrado o benefício do TP na identificação do medicamento culpado em casos de alergia perioperatória, cujos os testes convencionais eram negativos e a suspeita clínica de alergia era alta.[43]

Tabela 21.5. Concentrações não irritativas sugeridas para realização de testes cutâneos com medicamentos nas anafilaxias perioperatórias		
Fármaco	**Teste de punctura**	**Teste intradérmico**
Cefalosporinas*	20 mg/mL	20 mg/mL
Tiopental	25 mg/mL	2,5 mg/mL
Propofol	10 mg/mL	1 mg/mL
Cetamina	10 mg/mL	1 mg/mL
Etomidato	2 mg/mL	0,2 mg/mL
Midazolam	5 mg/mL	0,05 mg/mL
Fentanil	0,05 mg/mL	0,005 mg/mL
Alfentanil	0,5 mg/mL	0,05 mg/mL
Sufentanil	0,005 mg/mL	0,0005 mg/mL
Remifentanil	0,05 mg/mL	0,005 mg/mL
Morfina	1 mg/mL	0,01 mg/mL
Atracúrio	1 mg/mL	0,01 mg/mL
Cisatracúrio	2 mg/mL	0,02 mg/mL
Mivacúrio	0,2 mg/mL	0,02 mg/mL
Rocurônio	10 mg/mL	0,05 mg/mL
Vecurônio	4 mg/mL	0,4 mg/mL
Pancurônio	2 mg/mL	0,2 mg/mL
Suxametônio	10 mg/mL	0,1 mg/mL
Pirazolonas	0,1 a 2 mg/mL	0,1 a 2 mg/mL
Outros AINES	0,1 mg/mL	0,1 mg/mL
Anestésicos locais	Puro	1/10
Azul patente	25 mg/mL	0,25 mg/mL
Azul de metileno	10 mg/mL	0,01 mg/mL
Clorexidine**	5 mg/mL	0,002 mg/mL
Povidona	100 mg/mL	Não realizar

*Cefepime: 2 mg/mL (Prick e ID).
**Solução estéril, sem álcool e incolor.
Fonte: modificada de Aun MV et al.[45]

Considerações finais

A falta de estudos dirigidos para populações específicas, principalmente a brasileira, dificulta a elaboração de protocolos e planos de ação que diminuam o risco de reações anafiláticas e permita que o paciente conclua o procedimento proposto. Isso acarreta também risco aumentado de reação, sobretudo nos pacientes com história prévia de anafilaxia perioperatória (APEO). Portanto, esses pacientes deveriam ser previamente identificados em consultas pré-anestésicas ou depois de reação presenciada durante o momento cirúrgico ser referenciados ao alergista para avaliação[7] e realização de um relatório completo, possibilitando cirurgias de urgência ou até procedimentos eletivos com segurança.

Referências bibliográficas

1. Johansson SGO, Bieber T, Dahl R, Friedmann PS, Lanier BQ, Lockey RF et al. Revised nomenclature for allergy for global use: report of the Nomenclature Review Committee of the World Allergy Organization, October 2003. J Allergy Clin Immunol. 2004; 113:832-6.
2. Sampson HA, Muñoz-Furlong A, Campbell RL, Adkinson NF Jr, Bock SA, Branum A et al. Second symposium on the definition and management of anaphylaxis: summary report - Second National Institute of Allergy and Infectious Disease/Food Allergy and Anaphylaxis Network symposium. J Allergy Clin Immunol. 2006; 117:391-7.
3. Campbell RL, Hagan JB, Manivannan V, Decker WW, Kanthala AR, Bellolio MF et al. Evaluation of national institute of allergy and infectious diseases/food allergy and anaphylaxis network criteria for the diagnosis of anaphylaxis in emergency department patients. J Allergy Clin Immunol. 2012; 129:748-52.
4. Simons FE, Ebisawa M, Sanchez-Borges M, Thong BY, Worm M, Tanno LK et al. 2015 update of the evidence base: World Allergy Organization anaphylaxis guidelines. World Allergy Organ J. 2015; 8:32.
5. Motta A, Aun MV. Reações adversas a fármacos. In: Kalil J, Motta A, Agondi RC. Alergia e imunologia – aplicação clínica. São Paulo: Atheneu; 2015: 227-42.
6. Mertes PM, Alla F, Tréchot P, Auroy Y, Jougla E, Peranesthésiques GdEdRA. Anaphylaxis during anesthesia in France: an 8-year national survey. J Allergy Clin Immunol. 2011; 128:366-73.
7. Laguna JJ, Archilla J, Doña I, Corominas M, Gastaminza G, Mayorga C et al. Practical guidelines for perioperative hypersensitivity reactions. J Investig Allergol Clin Immunol. 2018; 28:216-32.
8. Garvey LH, Ebo DG, Mertes PM, Dewachter P, Garcez T, Kopac P et al. An EAACI position paper on the investigation of perioperative immediate hypersensitivity reactions. Allergy. 2019; 74:1872-84.
9. Mertes PM, Lambert M, Guéant-Rodriguez RM, Aimone-Gastin I, Mouton-Faivre C, Vautrin DA et al. Perioperative anaphylaxis. Immunol Allergy Clin North Am. 2009; 29:429-51.
10. Garro LS, Aun MV, Soares ISC, Ribeiro MR, Motta AA, Kalil J et al. Specific questionnaire detects a high incidence of intraoperative hypersensitivity reactions. Clinics (São Paulo). 2018; 17:73:e287.
11. Mertes PM, Malinovsky JM, Jouffroy L, Aberer W, Terreehorst I et al. Reducing the risk of anaphylaxis during anesthesia: 2011 updated guidelines for clinical practice. J Investig Allergol Clin Immunol. 2011; 21:442-53.
12. Aun MV, Blanca M, Garro LS, Ribeiro MR, Kalil J, Motta AA et al. Nonsteroidal anti-inflammatory drugs are major causes of drug-induced anaphylaxis. J Allergy Clin Immunol Pract. 2014; 2:414-20.
13. Dewachter P, Mouton-Faivre C, Emala CW. Anaphylaxis anesthesia: controversies and new insights. Anesthesiology; 2009.
14. Simmons FE, Ardusso LR, Bil MB, Cardona V, Ebisawa M, El-Gamal YM et al. World Allergy Organization anaphylaxis guidelines: summary. J Allergy Clin Immunol. 2011; 127:587-93.
15. Harper NJN, Cook TM, Garcez T, Lucas DN, Thomas M, Kemp H, Kong KL. Anaesthesia, surgery, and life-threatening allergic reactions: management and outcomes in the 6th National Adult Project. Br J Anaesth. 2018; 121:172-88.
16. Florvaag E, Johansson SG, Irgens Å, de Pater GH. IgE - Sensitization to the cough suppressant pholcodine and the effects of its withdrawal from the Norwegian Market. Allergy. 2011; 66:955-60.
17. Ewan PW, Dugué P, Mirakian R, Dixon TA, Harper J, Nasser SM. BSACI guidelines for investigation of suspected anaphylaxis during general anaesthesia. Clin Exp Allergy. 2009; 40:15-31.
18. Romano A, Atanaskovic-Markovic M, Barbaud A, Bircher AJ, Brockow A, Caubet JC et al. Towards a more precise diagnosis of hypersensitivity to beta-lactams – an EAACI position paper. Allergy. 2020; 75:1300-15.
19. Solé D, Spindola MAC, Aun MV, Azi LA, Bernd LAG, Bianchi D et al. Atualizações sobre reações de hipersensibilidade perioperatória: documento conjunto da Sociedade Brasileira de Anestesiologia e Associação Brasileira de Alergia e Imunologia - Parte II: etiologia e diagnóstico. Arq Asma Alerg Imunol. 2020; 4:35-60.

20. Shenoy ES, Macy E, Rowe T, Blumenthal KG. Evaluation and management of penicillin allergy - a review. JAMA. 2019; 321:188-99.
21. Castells M, Khan DA, Phillips EJ. Penicillin allergy. N Engl J Med. 2020; 382:1380.
22. Rubin R. Overdiagnosis of penicillin allergy leads to costly, inappropiate treatment. JAMA. 2018; 320:1846-8.
23. Romano A, Valluzzi RL, Caruso C, Maggioletti M, Gaeta F. Cross-reactivity and tolerability of cephalosporins in patients with IgE-mediated hipersensitivity to penicllins. J Allergy Clin Immunol Pract. 2018; 6:1662-72.
24. Macy E, Romano A, Khan D. Practical management of antibiotic hypersensitivity in 2017. J Allergy Clin Immunol Pract. 2017; 5:577-86.
25. Doña I, Moreno E, Pérez-Sánchez N, Andreu I, Rojas DHF, Torres MJ. Update on quinolone allergy. Curr Allergy Asthma Rep. 2017; 17:56.
26. Blanca-Lopes N, Ariza A, Donã I, Mayorga C, Montañez MI, Garcia-Campos J et al. Hypersensitivity reactions to fluoroquinolones: analysis of the factors involved. Clin. Exp. Allergy. 2013; 43:560-7.
27. Minhas JS, Wickner PG, Long AA, Benerji A, Blumenthal KG. Immune -mediated reactions to vancomycin: a systematic case review and analysis. Ann Allergy Asthma Immunnol. 2016; 116:544-53.
28. Aun MV, Ribeiro MR, Kalil J, Giavina-Bianchi P. NSAIDs induced anaphilaxis. Curr Treat Options Allergy. 2017; 4:320.
29. Conaghan PG. A turbulent decade for NSAIDs: update on current concepts of classification, epidemiology, comparative efficacy, and toxicity. Rheumatol Int. 2012; 32:1491-502.
30. Giavina-Bianchi P, Aun MV, Jares EJ, Kalil J. Angioedema associated with nonsteroidal anti-inflammatory drugs. Curr Opin Allergy Clin Immunol. 2016; 16:323-32.
31. Baldo BA, Pham NH. Histamine-releasing and allergenic properties of opioid analgesic drugs: resolving the two. Anaesth Intensive Care. 2012; 40:216-35.
32. Hepner DL, Castells MC. Anaphylaxis during the perioperative period. Anesth Analg. 2003; 97:1381-95.
33. Nasser SM, Ewan PW. Opiate-sensitivity: clinical characteristics and the role of skin prick testing. Clin Exp Allergy. 2001; 31:1014-20.
34. Munoz-Cano R, Pascal M, Araujo G, Goikoetxea MJ, Valero AL, Picado C et al. Mechanisms, cofactors, and augmenting factor involved in anaphylaxis. Front Immunol. 2017; 8:1193.
35. Michavila Gomez AV, Belver Gonzalez MT, Alvarez NC, Giner Muñoz MT, Hernando Sastre V, Porto Arceo JA et al. Perioperative anaphylactic reactions: review and procedure protocol in paediatrics. Allergol Immunopathol (Madr). 2015; 43:203-14.
36. Blatman KSH, Sánchez-Borges M, Greenberger PA. Anaphylaxis in the Radiology Suite. J Allergy Clin Immunol Pract. 2020; 8:1203-9.
37. Ingelmo AR, Diaz DI, Moreno CR, Quesada MMC, Garcia-Avilés C, Sanchez-Nuñes I et al. Clinical practice guidelines for diagnosis and management of hypersensitivity reactions to contrast media. J Investig Allergol Clin Immunol. 2016; 26:144-55.
38. Silva BG e Grupo de assessoria de alergia a drogas da ASBAI. Posicionamento da ASBAI sobre contrates em radiologia. www.asbai.org.br.
39. Rose MA, Garcez T, Savic S, Garvey LH. Chlorhexidine allergy in the perioperative setting: a narrative review. Br J Anaesth. 2019; 123:e95-e103.
40. Warrington R, Silviu-Dan F, Wong T. Drug allergy. Allergy Asthma Clin Immunol. 2018; 14(Suppl 2):60.
41. Aun MV, Malaman MF, Felix MMR, Menezes UP, Queiroz GRS, Rodrigues AT et al. Testes in vivo nas reações de hipersensibilidade a medicamentos - Parte II: testes de provocação. Arq Asma Alerg Imunol. 2019; 3:7-12.
42. Demoly P, Adkinson NF, Brockow K, Castells M, Chiriac AM, Greenberger PA et al. International Consensus on Drug Allergy. Allergy. 2014; 69:420-37.
43. Asserhøj LL, Mosbech H, Krøigaard M, Garvey LH. No evidence for contraindications to the use of propofol in adults allergic to egg, soy or peanut. Br J Anaesth. 2016; 116:77e82.
44. Giavina-Bianchi P, Gonçalves DG, Zanadrea A, Castro RB, Garro LS, Kalil J et al. Anaphylaxis to quinolones in mastocytosis: hypothesis on the mechanism. J Allergy Clin Immunol Pract. 2019; 7:2089-90.
45. Aun MV, Malaman MF, Felix MMR, Menezes UP, Queiroz GRS, Rodrigues AT et al. Testes in vivo nas reações de hipersensibilidade a medicamentos – Parte I: testes cutâneos. Arq Asma Alerg Imunol. 2018; 2:390-8.

Alergia Alimentar

Ariana Campos Yang ▪ Paula Rezende Meireles Dias ▪ Roberta Almeida Castro Araújo

Definição e etiologia

Reação adversa a alimentos é qualquer resposta anormal do organismo causada pela ingestão de um alimento. Esta é uma denominação geral aplicada a qualquer reação que venha a ocorrer depois da ingestão de um alimento, independentemente de sua natureza. As reações adversas estão divididas em tóxicas e não tóxicas (Figura 22.1).

As reações tóxicas dependem de fatores inerentes ao alimento, como as toxinas produzidas pela sua deterioração, podendo afetar qualquer indivíduo que venha a ingerir tal alimento em quantidade suficiente para produzir sintomas. Já as reações não tóxicas dependem da suscetibilidade de cada indivíduo e podem ser divididas em reações imunomediadas (alergia alimentar) e não imunomediadas (intolerância alimentar).

Recentemente, alguns autores propuseram o termo hipersensibilidade alimentar para abranger tanto as reações imunomediadas, chamadas de hipersensibilidade alimentar alérgica, quanto as não imunomediadas, denominadas hipersensibilidade alimentar não alérgica. As reações de hipersensibilidade aos alimentos podem ser classificadas de acordo com o mecanismo imunológico envolvido em alergias e intolerâncias alimentares.

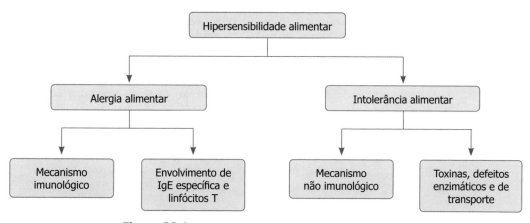

Figura 22.1. Hipersensibilidade alimentar. Fonte: os autores.

Outras Manifestações Alérgicas

A alergia alimentar é definida como uma doença decorrente de uma resposta imunológica anômala, mediada por anticorpos IgE ou não e depende de suscetibilidade individual. Ocorre depois da ingestão e/ou contato com determinado alimento. Mais de 170 alimentos têm sido associados a alergias alimentares, sendo os mais comuns: leite, ovo, trigo, peixe, moluscos, amendoim, soja e castanhas, embora ocorram variações regionais.

A intolerância alimentar é resultante dos mecanismos não imunológicos e dependem principalmente das substâncias ingeridas, dos componentes farmacológicos dos alimentos, defeitos enzimáticos e de transporte. As intolerâncias alimentares podem ser desencadeadas também pela fermentação e efeito osmótico de carboidratos ingeridos e não absorvidos. O exemplo clássico é a intolerância à lactose.

A sensibilidade não celíaca ao glúten é uma definição relativamente nova, que pode ser inserida no grupo das intolerâncias alimentares. É definida pela presença de sintomas gastrintestinais e/ou extraintestinais associados à ingestão de glúten e que melhoram com sua exclusão, desde que os diagnósticos de doença celíaca e alergia ao trigo tenham sido afastados. Mais recentemente, vêm sendo valorizados como causadores de intolerâncias alimentares outros carboidratos não completamente absorvidos, conhecidos pela sigla em inglês FODMAPs: F = fermentável, O = oligossacarídeos (frutanos, galacto-oligossacarídeos), D = dissacarídeos (lactose, sacarose), M = monossacarídeos (frutose), e P = polióis (sorbitol). Existem vários compostos químicos presentes em alimentos com potencial atividade farmacológica e estes incluem salicilatos, aminas vasoativas (por exemplo, histamina), glutamatos e cafeína. Os mecanismos envolvidos não são totalmente esclarecidos, mas podem influenciar o sistema neuroendócrino gastrintestinal (Tabela 22.1).

Epidemiologia

A alergia alimentar é um problema de saúde pública que acomete milhões de pessoas no mundo todo, afetando todos os aspectos da vida do paciente. Os dados sobre a prevalência de alergia alimentar ao redor do mundo, são conflitantes e variáveis a depender de idade e características da população avaliada (cultura, hábitos alimentares, clima), mecanismo imunológico envolvido, método de diagnóstico (autorreferido, questionário escrito, testes cutâneos, determinação de IgE sérica específica ou testes de provocação oral), tipo de alimento, regiões geográficas, entre outros. A prevalência global

Tabela 22.1. Fontes na dieta de componentes químicos e mecanismos propostos para desencadeamento de sintomas gastrintestinais		
Alimento químico	**Fontes dietéticas**	**Mecanismos propostos de provocação de sintomas gastrintestinais**
Salicilatos	Café, chá, maçã-verde, banana, limão, nectarina, ameixas, uvas, tomate, cenoura, pepino, ervilha, ervas e pimentas	Estimula superprodução mastocitária de metabólitos do leucotrieno que, por sua vez, podem levar a inflamação e reações contráteis de músculo liso
Aminas (p. ex., histamina)	Vinho, cerveja, queijo maduro, produtos de carne curada e processada, peixe enlatado	Baixa atividade da amina oxidase, causa aumento dos níveis de histamina e pode aumentar as contrações de músculo liso
Glutamatos	Tomate, queijo, cubos de caldo, extrato de levedura	Desconhecido
Cafeína	Café, chá, chocolate, refrigerantes de cola, bebidas de cafeína	Estimula o sistema nervoso central e aumenta a capacidade gástrica de secreção de suco e atividade motora do cólon, possivelmente via hormônios neuroendócrinos gastrintestinais (p. ex., colecistocinina, exorfina, gastrina ou motilina), mas isso é desconhecido

Fonte: adaptada de Lomer MC, 2015.

Alergia Alimentar

de alergia alimentar foi estimada entre 4 e 7% para crianças e entre 3 e 6% para adultos. O rápido aumento da prevalência de alergia alimentar em todo o mundo agora é chamado de "segunda onda da epidemia de alergia". No Brasil, os dados sobre a prevalência de alergia alimentar são escassos e limitados a grupos populacionais, o que dificulta uma avaliação mais próxima da realidade. Em um estudo realizado por gastrenterologistas pediátricos foi apontado que a incidência de alergia ao leite de vaca é de 2,2%.

A intolerância alimentar é comum no mundo moderno e afeta de 15 a 20% da população. Entre os pacientes que apresentam patologias gastrintestinais, os pacientes portadores de síndrome do intestino irritável são os que mais referem sintomas relacionados com intolerância alimentar. As intolerâncias alimentares mais comumente relatadas levando a sintomas gastrintestinais estão apontadas na Tabela 22.2.

Classificação da alergia alimentar

A alergia alimentar é classificada em reações IgE mediadas, mistas e não IgE mediadas.

a) *Reações mediadas por IgE*: a alergia alimentar IgE mediada, decorre de sensibilização a alérgenos alimentares com formação de anticorpos específicos da classe IgE, que se fixam a receptores de mastócitos e basófilos. Contatos subsequentes com esse mesmo alimento e sua ligação a duas moléculas de IgE próximas determinam a liberação de mediadores vasoativos e citocinas Th2, que induzem às manifestações clínicas de hipersensibilidade imediata. São exemplos de manifestações mais comuns que surgem logo após a exposição ao alimento: reações cutâneas (urticária, angioedema), gastrintestinais (edema e prurido de lábios, língua ou palato, vômitos e diarreia), respiratórias (broncospasmo, coriza) e reações sistêmicas (anafilaxia e choque anafilático).

b) *Reações mistas (mediadas por IgE e hipersensibilidade celular)*: neste grupo estão incluídas as manifestações decorrentes de mecanismos mediados por IgE associados à participação de linfócitos T e de citocinas pró-infamatórias. São exemplos clínicos deste grupo a esofagite eosinofílica, a gastrite eosinofílica, a gastrenterite eosinofílica, a dermatite atópica e a asma.

c) *Reações não mediadas por IgE*: as manifestações não mediadas por IgE não são de apresentação imediata e caracterizam-se basicamente pela hipersensibilidade mediada por células. Embora pareçam ser mediadas por linfócitos T, há muitos pontos que necessitam ser esclarecidos neste tipo de reação. Aqui estão representados os quadros de proctite, enteropatia induzida por proteína alimentar e enterocolite induzida por proteína alimentar.

Tabela 22.2. Prevalência de intolerâncias alimentares comuns em pacientes com distúrbios gastrintestinais funcionais		
Grupo de alimentos	*Alimento*	*Porcentagem de indivíduos que relatam sintomas (%)*
Cereais	Pão de trigo	4,8 a 34,8
Vegetais	Repolho	9,6 a 57
	Cebola	8,9 a 56
	Ervilhas/feijões	21,4 a 46
Produtos lácteos	Leite	4,4 a 41,7
Diversos	Pimentas	25,9 a 45
	Gorduras/frituras	13,3 a 44
Bebidas	Café	26,2 a 39

Fonte: adaptada de Lomer MC, 2015.

Outras Manifestações Alérgicas

Mecanismo de sensibilização a alérgenos alimentares

A tolerância imunológica é um processo ativo que começa com a captação de antígenos alimentares no intestino delgado, que contém grande parte do tecido linfoide associado ao intestino (GALT). Os mecanismos que levam à quebra da tolerância oral, à sensibilização alérgica e ao desenvolvimento de alergias alimentares em um subconjunto de indivíduos geneticamente predispostos, ainda são pouco compreendidos. Algumas alterações gênicas, que codificam as seguintes proteínas filagrina, FOXP3, STAT6, SPINK5, IL-10 e IL-13, já foram associadas com alergia alimentar e atopia. É provável que múltiplos caminhos possam levar a uma falha no desenvolvimento ou perda da tolerância oral.

O equilíbrio entre a tolerância imunológica e a inflamação é regulado em parte pela relação entre as células imunes (inatas e adaptativas) e a microbiota intestinal. Muitos estudos fornecem associações claras e fortes entre a composição e a atividade metabólica da microbiota bacteriana e o desenvolvimento de doença alérgica por um desbalanço nas vias tolerogênicas.

A sensibilização a antígenos alimentares pode ocorrer no trato gastrintestinal, na cavidade oral, na pele e, ocasionalmente, no trato respiratório. De forma geral, depois da ingestão, as proteínas são quebradas em grande parte pelo ácido gástrico e pelas enzimas digestivas no estômago e no intestino. Subsequentemente, as proteínas e os peptídeos alimentares intactos remanescentes são transportados do lúmen para a mucosa pelas células epiteliais do intestino e pelas células epiteliais especializadas chamadas de células M, localizadas acima das placas de Peyer.

Além disso, a apresentação direta de antígenos/alérgenos ingeridos pode ocorrer quando as células dendríticas da mucosa estendem seus dendritos para o lúmen intestinal capturando esses alérgenos. Na mucosa intestinal, as células dendríticas internalizam e processam essas proteínas que se movem para áreas de células T dos linfonodos. Essas células dendríticas interagem com células T virgens e apresentam o antígeno (proteína alimentar) às moléculas de MHC de classe II. Diferentes subtipos de células dendríticas e a expressão de moléculas coestimulatórias são importantes na determinação da resposta imune subsequente. Diversos fatores desempenharão um papel no desenvolvimento na polarização de uma resposta imunológica do tipo TH2.

A IL-4 secretada pelas células linfoides inatas, basófilos e células T natural *killer* são os principais agentes no desenvolvimento de respostas imunes. Produtos finais de glicação avançada em alimentos (gerados pelo alto calor ou na presença de alta concentração de açúcares nos alimentos) podem inadvertidamente ativar células dendríticas e linfócitos, resultando em um "falso alarme", levando à sensibilização e alergia alimentar.

Manifestações clínicas

O tipo de manifestação clínica que ocorre na alergia alimentar depende do mecanismo envolvido e frequentemente ocorrem anafilaxias. Nas reações IgE mediadas os sintomas cutâneos como urticária e prurido são os mais comuns, ocorrendo em mais de 80% das reações. Podem ocorrer ainda sintomas respiratórios, como broncospasmo; gastrintestinais, como vômitos e dor abdominal; e cardiovasculares, como síncope e parada cardiorrespiratória. Deve-se atentar para a possibilidade de reações bifásicas, que podem ocorrer em até 20% das reações causadas por alimentos (Tabela 22.3).

As alergias alimentares não IgE mediadas manifestam-se com sintomas no trato gastrintestinal como cólicas, gases, dor abdominal, refluxo, vômitos, muco, diarreia e sangramento nas fezes.

As intolerâncias alimentares resultam em sintomas gastrintestinais como diarreia, flatulência, cólicas e dor abdominal.

Geralmente, a alergia alimentar por leite de vaca, ovo, trigo e soja podem desaparecer na infância, ao contrário da alergia a amendoim, nozes e frutos do mar que tendem a ser por toda a vida. As reações graves e fatais podem ocorrer em qualquer idade, mas os indivíduos mais suscetíveis são adolescentes e adultos jovens com asma e alergia previamente conhecida a amendoim, nozes ou frutos do mar.

Alergia Alimentar

Tabela 22.3. Manifestações das alergias alimentares segundo o mecanismo etiológico envolvido

Órgão acometido	Mediada por IgE	Mediada por IgE e célula (misto)	Não mediada por IgE
Pele	Urticária Angioedema Rash eritematoso morbiliforme Rubor	Dermatite atópica	Dermatite herpetiforme Dermatite de contato
Respiratório	Rinoconjuntivite alérgica Broncospasmo agudo	Asma	Hemossiderose induzida por alimento (síndrome de Heiner)
Gastrintestinal	Síndrome de alergia oral Espasmo intestinal agudo	Esofagite eosinofíilca (EoE) Gastrite eosinofílica Gastrenterite eosinofílica	Síndrome da enterocolite induzida por proteína alimentar (FPIES) Síndrome da protocolite induzida por proteína alimentar (FPIPS) Síndrome de enteropatia induzida por proteína alimentar
Cardiovascular	Tontura e desmaio	–	–
Miscelânea	Cólicas e contrações uterinas Sentimento de "morte iminente"	–	–
Sistêmica	Anafilaxia Anafilaxia por exercício dependente de alimento (AIEDA)	–	–

Fonte: Consenso Brasileiro de Alergia Alimentar, 2018.

Diagnóstico

Na avaliação diagnóstica das reações de hipersensibilidade alimentar a história clínica tem papel fundamental. Com base nas informações obtidas pela anamnese, a investigação laboratorial poderá ser implementada ou não e, muitas vezes, utilizando exames complementares para confirmação e/ou elucidação diagnóstica. A avaliação crítica do mecanismo provável da alergia alimentar orientará a solicitação dos exames complementares, quando necessários (Figura 22.2).

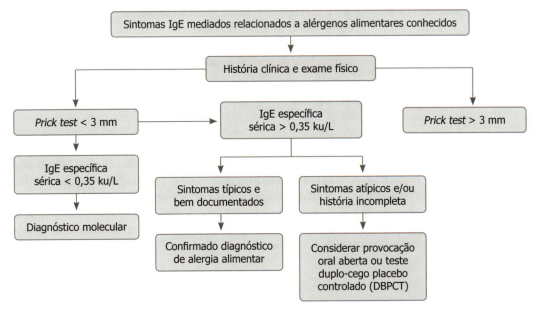

Figura 22.2 Algoritmo simplificado para abordagem diagnóstica de sintomas alérgicos mediados por IgE a um alérgeno alimentar conhecido. Fonte: adaptada do Molecular Allergology User's Guide EAACI 2016.

A determinação da IgE específica auxilia apenas na identificação das alergias alimentares mediadas por IgE e nas reações mistas. A pesquisa de IgE específica ao alimento suspeito pode ser realizada tanto *in vivo*, por meio dos testes cutâneos de hipersensibilidade imediata ou *prick teste*, como *in vitro*, pela dosagem da IgE específica no sangue.

O progresso da biologia molecular ao longo das últimas três décadas nos possibilitou identificar e caracterizar alérgenos isolados em detalhes. O uso de moléculas alergênicas únicas (em vez de extratos) introduziu uma nova área de alta resolução em diagnósticos de alergia molecular, também designados "diagnósticos resolvidos por componentes" (CRD, do inglês, *component resolved diagnostic*) e mudou nossa compreensão sobre perfis de sensibilização e reatividade cruzada. Em paralelo, os *microarrays* (ou plataforma multiplex) permitem que os componentes moleculares possam ser analisados concomitantemente quanto à capacidade de estimular a produção de IgE. Trata-se de um método semiquantitativo indicado para os casos de situações complexas de polissensibilização. Atualmente, a plataforma *microarray* disponível comercialmente para detecção de IgE a 112 componentes proteicos, provenientes de 51 diferentes fontes alergênicas, é denominada ImmunoCAP ISAC® (Thermo Fisher Scientific, Uppsala, Suécia). Sua indicação precisa e a interpretação criteriosa visam impedir um ônus indevido, bem como restrições dietéticas e terapêuticas medicamentosas desnecessárias.

Os testes de contato para alimentos apresentam baixa sensibilidade e não possuem uma padronização. Quando positivos, podem auxiliar no diagnóstico das reações tardias em pacientes com dermatite atópica ou esofagite eosinofílica. Em nosso serviço, realizamos o teste de contato com alimentos *in natura* e na forma como são consumidos, esses alimentos são condicionados em fitas adesivas com *chambers* de 12 mm e realizadas as leituras: imediata (30 minutos), 48 horas e 96 horas depois da colocação do teste.

Apesar dos avanços recentes, até o momento nenhum teste diagnóstico apresentou-se superior ao teste de provocação oral, que foi introduzido na prática clínica em 1970. O teste de provocação oral consiste na oferta progressiva do alimento suspeito em intervalos regulares, sob supervisão médica para monitoramento de possíveis reações clínicas, após um período de exclusão dietética necessário para resolução dos sintomas clínicos.

O diagnóstico das intolerâncias alimentares é realizado com a exclusão e posterior introdução do alimento ou aditivo alimentar envolvido, com desencadeamento de sintomas. Para o diagnóstico de intolerância a lactose exames laboratoriais com avaliação de curva glicêmica e exames genéticos estão disponíveis. Também há a possibilidade da realização do teste do hidrogênio exalado.

Tratamento da alergia alimentar

Na urgência

A história de ingestão de alimento suspeito, em paciente com antecedentes de reações clínicas anteriores desencadeadas pelo mesmo alimento, deve orientar a interrupção imediata da ingestão ou do contato com o alimento envolvido. O tratamento deve estar voltado para o alívio dos sintomas desencadeados. É importante que se identifique o paciente que está evoluindo para reação mais grave: edema de glote e/ou choque anafilático, e que se observem os critérios de definição para anafilaxia para o imediato uso de epinefrina intramuscular. A adrenalina intramuscular continua sendo a primeira linha de tratamento para anafilaxia de todas as causas.

Ambulatorial

O padrão atual de tratamento para alergia alimentar é evitar estritamente o alimento ofensivo. Prebióticos e probióticos carecem de evidências como produtos para prevenção ou tratamento de alergia alimentar.

Alergia Alimentar

Uma quantidade significativa de pesquisas foi direcionada a várias formas de imunoterapia para as alergias alimentares IgE mediadas, incluindo as imunoterapias por vias oral, sublingual e epicutânea. Embora a imunoterapia oral tenha mostrado a maior promessa de eficácia em termos da quantidade de proteína a ser ingerida, também demonstrou menor tolerabilidade e um perfil de segurança menos favorável quando comparado à imunoterapia sublingual e imunoterapia epicutânea, que oferece a menor proteção, mas tem melhor perfil de segurança e tolerabilidade (Tabela 22.4). Estudos foram realizados com a adição de adjuvantes e anti-IgE para aumentar a eficácia ou a segurança da imunoterapia alimentar. As perspectivas para pacientes alérgicos parecem melhores em um futuro próximo. A imunoterapia por diversas vias de administração, os alérgenos modificados, os imunobiológicos e os biomarcadores, são alguns recursos que poderão modificar a história do tratamento da alergia alimentar.

Prevenção da alergia alimentar

O papel da prevenção primária da doença alérgica tem sido debatido nas últimas décadas. Os fatores de risco associados ao desenvolvimento das alergias são vastos, compreendem fatores genéticos e ambientais. No entanto, poucas são as evidências a respeito de intervenções que possam minimizar o aparecimento das doenças alérgicas. A única medida que pode, de fato, diminuir esta chance é a amamentação exclusiva com leite materno até os seis meses. Restrições alimentares impostas à gestante devem ser desencorajadas. O adiamento na introdução do leite de vaca e dos alimentos sólidos também não está relacionado com a diminuição no risco de desenvolvimento de alergias alimentares.

Tabela 22.4. Imunoterapia na alergia alimentar			
Características	**OIT**	**SLIT**	**EPIT**
Alérgenos alimentares	Amendoim, leite de vaca, ovo, trigo, multialimentos	Amendoim, leite de vaca, avelã, pêssego	Amendoim, leite de vaca
Fase de estudo	Fase I-IV	Fase I-III	Fase I-III
Protocolo	Dia inicial de escalonamento de dose; doses administradas diariamente ao longo do protocolo, com aumentos bissemanais da dose durante a fase de acúmulo (meses), seguida de manutenção (meses-anos)		Aplicação diária de remendo para aumentar os intervalos até a manutenção 24 horas por dia (anos)
Dose de manutenção	Diariamente; 300 mg a 4 g	Diariamente; 2 a 7 mg	Diariamente; 50 a 500 µg
Doses observadas	Aumento da dose inicial é feito a cada 1 a 2 semanas	Aumento da dose é feito a cada 1 a 2 semanas	Início e observação periódica
Restrições de dosagem	Tomar com alimentos; evitar atividade física 2 horas depois; suspender durante a doença	Evitar comer 30 minutos após a dose	Nenhum
Vantagens notáveis	Eficácia melhorada em comparação com SLIT e EPIT; custo eficiente	Melhor perfil de segurança comparado ao OIT	Melhor perfil de segurança de AIT para alergia alimentar em estudo em humanos; facilidade de administração
Desvantagens notáveis	Visitas frequentes ao consultório durante a sobredosagem; EA frequente, que pode incluir anafilaxia; risco de EOE	Eventos adversos frequentes; risco teórico da EoE; dados limitados: parece ter eficácia reduzida em comparação com outras modalidades	–

OIT: imunoterapia oral; SLIT: imunoterapia sublingual; EPIT: imunoterapia epicutânea. Fonte: adaptada de Feuille E.[2]

Capítulo 22

281

Conclusão

A alergia alimentar é um importante e preocupante problema de saúde pública que tem aumentado em incidência. As reações consequentes à alergia alimentar podem ser fatais e são uma causa comum de anafilaxia. Portanto, é de extrema importância na avaliação do paciente que o médico determine se a condição é potencialmente fatal ou não.

Os médicos assistentes devem estar atentos ao momento e ao tipo dos sintomas, alérgenos específicos envolvidos e possíveis cofatores que podem potencializar uma reação. Deve-se fornecer planos de ação detalhados aos pacientes e cuidadores. Tais planos devem conter as medicações necessárias em caso de potenciais reações bem como orientações constantes de percepção dos primeiros sintomas clínicos das reações anafiláticas, treinamento de como utilizar a adrenalina autoinjetável, se pertinente, e recomendação de medidas apropriadas de prevenção e exclusão alimentar.

Referências bibliográficas

1. Burks AW, Sampson HA, Plaut M, Lack G, Akdis CA. Treatment for food allergy. J Allergy Clin Immunol. 2018; 141:1-9.
2. Feuille E, Nowak-Wegrzyn A. Allergen-specific immunotherapies for food allergy. Allergy Asthma Immunol Res. 2018; 10:189-206.
3. Mahdavinia M. Food allergy in adults: presentations, evaluation, and treatment. Med Clin North Am. 2020; 104:145-55.
4. Muraro A, Lemanske RF, Castells M, Torres MJ, Khan D, Simon H-U et al. Precision medicine in allergic disease-food allergy, drug allergy, and anaphylaxis-PRACTALL document of the European Academy of Allergy and Clinical Immunology and the American Academy of Allergy, Asthma and Immunology. Allergy. 2017; 72:1006-21.
5. Nowak-Wegrzyn A. Food allergy 2020: learning from the past, looking to the future. Ann Allergy Asthma Immunol. 2020; 124:409-10.
6. Lomer MC. Review article: the etiology, diagnosis, mechanisms and clinical evidence for food intolerance. Aliment Pharmacol Ther. 2015; 41:262-75.
7. Sampson HA, O'Mahony L, Burks AW, Plaut M, Lack G, Akdis CA. Mechanisms of food allergy. J Allergy Clin Immunol. 2018; 141:11-9.
8. Solé D, Silva LR, Cocco RR, Ferreira CT, Sarni RO, Oliveira LC et al. Consenso Brasileiro sobre Alergia Alimentar: 2018 - Parte 1 - Etiopatogenia, clínica e diagnóstico. Documento conjunto elaborado pela Sociedade Brasileira de Pediatria e Associação Brasileira de Alergia e Imunologia. Arq Asma, Alerg e Imunol. 2018; 2(1).
9. Tham EH, Leung DYM. How different parts of the world provide new insights into food allergy. Allergy Asthma Immunol Res. 2018; 10:290-9.
10. Chinthrajah RS, Hernandez JD, Boyd SD, Galli SJ et al. Molecular and cellular mechanisms of food allergy and food tolerance. J Allergy Clin Immunol. 2016; 137:984-97.
11. Yu W, Freeland DMH, Nadeau KC. Food allergy: immune mechanisms, diagnosis and immunotherapy. Nat Rev Immunol. 2016; 16:751-65.
12. Chapman JA, Bernstein L, Lee RE, Oppenheimer J. Food allergy: a practice parameter. Ann Allergy Asthma Immunol. 2006; 96:S1-S68.
13. Yang AC, Pomiescinski F, Castro FFM. Alergia alimentar. In: Martins M et al. Clínica Médica. Barueri, SP: 2016. p. 32-44.
14. Brough HA, Lack G, Kleine-Tebbe J, Muraro A. Molecular diagnostics in the management of food allergy. EAACI Molecular Allergology User's Guide. 2016; B09:147-55.

Gastrenteropatias Eosinofílicas

Ariana Campos Yang ▪ Pablo Michel Torres Córdova ▪ Adriana Marcia da Silva Cunha Barbosa

As doenças eosinofílicas do trato gastrintestinal são uma família de doenças caracterizadas por uma infiltração anormal do tecido gastrintestinal por eosinófilos; onde cada uma apresenta particularidades dependendo da localização anatômica desta infiltração. A complexidade dessas patologias reforça a importância do diagnóstico preciso e do tratamento individualizado e multidisciplinar, visando evitar futuras complicações.

Esofagite eosinofílica

Introdução

A esofagite eosinofílica (EoE) é uma doença relativamente nova, aparecendo seus primeiros relatos de casos nos anos 1970 e sendo definitivamente descrita como uma doença no ano 1993, em um grupo de pacientes com disfagia e presença de eosinófilos no epitélio esofágico.[1] A partir dessa data, ocorreram várias mudanças na definição e no entendimento da EoE, chegando a ser, atualmente, a primeira causa de disfagia e impactação alimentar em crianças, adolescentes e adultos jovens e a segunda causa mais prevalente de sintomas esofágicos crônicos ou recorrentes, perdendo apenas para a doença do refluxo gastresofágico (DRGE).[2] Considera-se, dependendo da população estudada, uma prevalência de 13-49/100.000 habitantes e incidência de 10/100.000, com relatos de casos em todas as faixas etárias, desde lactentes até idosos. É mais frequente no sexo masculino, com uma relação de 3:1.[3]

Definição

Atualmente, a EoE é definida como uma doença inflamatória crônica imunomediada restrita ao esôfago. Caraterizada clinicamente por apresentar sintomas de disfunção esofágica e histologicamente por uma inflamação de predomínio eosinofílico de ≥ 15 eosinófilos por campo de grande aumento (CGA) ou ± 60 eos/mm^2 nas biópsias do esôfago. Outras causas de eosinofilia esofágica devem ser excluídas. É importante avaliar as manifestações clínicas e histopatológicas em conjunto e nunca de forma isolada para se confirmar o diagnóstico.[4]

Fisiopatologia

A EoE é uma doença imune mediada por antígenos alimentares e aeroalérgenos que apresenta um perfil inflamatório de predomínio Th2, com mecanismo imunológico misto (IgE e não IgE) se classificada de acordo as reações adversas aos alimentos.[5] Assim como outras doenças imunomediadas de mecanismo misto, a EoE também apresenta alterações genéticas associadas, entre as principais temos as alterações no gene da Calpaína 14 (*CAPN14*) que está encarregado de reparação e da homeostase epitelial; alterações no gene transdutor de sinais e ativador da transcrição 6 (*STAT6*) responsável pela responsividade de IL-13 e, por último e não menos importante, alterações no gene que codifica a linfopoietina tímica estromal (*TSLP)*, conhecido como um potente estimulador da resposta imune Th2. Estas alterações favorecem à disfunção de barreira epitelial esofágica e a um ambiente inflamatório com predomínio de eosinófilos.[6]

A maioria dos pacientes com EoE são caucasianos e com uma relação de 3:1 a favor do sexo masculino. Essa caraterística é devida a uma variante genética no gene que codifica a proteína fator 2, similar ao receptor de citocina (CRLF2), a qual codifica o receptor de *TSLP*, que está localizado nos cromossomos X e Y.[7] A barreira epitelial do esôfago está protegida pela camada de mucosa esofágica que, quando quebrada, pode favorecer a entrada de antígenos externos que, consequentemente, podem desenvolver reações imune de hipersensibilidade e favorecer a sensibilizações.[8] Recentemente, foi visto que existe perda da diferenciação do epitélio esofágico na EoE, já que aproximadamente 40% dos genes que regulam a integridade da barreira epitelial estavam pouco funcionantes, por conseguinte, funções como queratinização e diferenciação da barreira epitelial estavam afetadas.[9] As células epiteliais esofágicas dos pacientes com EoE podem estimular a produção de citocinas e fatores quimiotáticos (*RANTES, CXCL16, eotaxina-3, TSLP* e *IL-33*) de várias células do sistema imune como linfócitos T, eosinófilos, basófilos, linfócitos T *natural killer* invariantes (iNKT), as quais produzem mediadores inflamatórios com um perfil de interleucinas Th2, levando à hiperplasia e disfunção de barreira epitelial esofágica, transição mesenquimal do epitélio e, finalmente, à fibrose e dismotilidade esofágica, característica da EoE.[10,11]

Deve-se levar em consideração todos estes fatores, anteriormente mencionados, para entender que EoE é uma doença multifatorial que se caracteriza por apresentar inflamação esofágica decorrente de estímulos ambientais externos (aeroalérgenos e alimentos) e internos (imunológicos), com caraterísticas genéticas já descritas, sendo muito importante para a compreensão da doença.

Os eosinófilos são as células mais importantes da fisiopatologia da doença e são conhecidos pelos diversos efeitos sobre o sistema imune e lesão tecidual, isso acontece devido as principais proteínas liberadas pelo eosinófilo: proteína básica principal (MBP), peroxidase derivada do eosinófilo (EPX) e proteína eosinofílica catiônica (ECP), que em concentrações fisiológicas são citotóxicas no epitélio. Sobressaem os efeitos da ECP, que pode danificar a membrana celular, e a MPB, que aumenta a reatividade da musculatura lisa e pode estimular a degranulação de mastócitos e basófilos.[5]

Tem sido visto que a interleucina-5, conhecida por regular a expansão, sobrevivência, migração e apoptoses de eosinófilos, tem sua expressão diretamente relacionada com o grau de eosinofilia esofágica na EoE.[12] A interleucina 13 (IL-13) é uma das citocinas mais importantes na patogênese da doença, e tem sido observado que esta citocina é responsável pelo recrutamento de eosinófilos, estimulando a produção de eotaxina – uma quimiocina que atrai eosinófilos. Também age sobre os fibroblastos, estimulando-os a produzir periostina, a qual aumenta a quimiotaxia de eosinófilos. A IL-13 é produzida por linfócitos Th2 e eosinófilos ativados e já foi visto em estudos que seus níveis encontram-se elevados em esôfago de pacientes com EoE.[13] Também age na integridade da barreira epitelial já que diminui a regulação da desmogleína-1 (DSG-1), filagrina e involucrina, encarregadas de manter a integridade da barreira epitelial intacta.[14] O fator de transformação do crescimento (do inglês, *transforming growth factor beta* [TGF-β]) é uma citocina produzida por mastócitos, eosinófilos e células do epitélio esofágico, que se encarrega do crescimento epitelial e fibrose, estimulando os miofibroblastos à produção de actina, colágeno e periostina, assim como também estimula a contratilidade da musculatura lisa esofágica, sendo um potente indutor de dismotilidade esofágica nos pacientes com EoE. Foi visto que pacientes com EoE ativa tem uma maior produção de TGF-β nas biópsias de esôfago comparados com os controles e pacientes com DRGE.[15]

Diagnóstico

Esofagite eosinofílica é uma entidade clinicopatológica que apresenta caraterísticas clínicas, endoscópicas e histopatológicas que não são patognomônicas, porém muito sugestivas da doença.[2] Os critérios diagnósticos são divididos em três pontos importantes e todos devem estar presentes:[4]

- Sintomas de disfunção esofágica.
- Eosinofilia esofágica de $\geq$ 15 eos/CGA ($\pm$ 60 eos/mm^2).
- Outras causas de eosinofilia esofágica devem ser excluídas.

Vale a pena ressaltar que o infiltrado eosinofílico deve ser restrito ao esôfago e que existem duas caraterísticas que aumentam a suspeita de EoE:[4]

- Doenças atópicas associadas (rinite alérgica, asma, dermatite atópica e alergia alimentar IgE mediada).
- Achados endoscópicos com alterações sugestivas de EoE:
  - Edema de mucosa.
  - Estrias longitudinais.
  - Estenoses.
  - Anéis ou traqueização.
  - Exsudatos esbranquiçados.

Com relação às patologias que devem ser excluídas como causais de eosinofilia esofágica, as mais frequentes estão citadas na Figura 23.1.[2]

A sintomatologia é muito variada e pode ser classificada de acordo a faixa etária estudada, porém quaisquer sintomas podem ser apresentados em diferentes idades. Nas crianças, predominam vômitos, dor abdominal, engasgos, recusa alimentar, atraso no crescimento, ato lento de mastigação e tosse durante a alimentação.

Mesmo o paciente sendo lactente ou criança, deve-se avaliar os sinais de compensação de disfagia progressiva aos sólidos: necessidade de ingestão abundante de líquidos nas refeições, mastigação excessiva, cortar os alimentos em pequenos pedaços. Tais atitudes podem ser adotadas pelo paciente para que consiga uma melhor deglutição. Nos adultos, predomina-se a disfagia para alimentos sólidos, impactação alimentar, sintomas de refluxo gastresofágico, dor torácica não cardiogênica e dor torácica depois do exercício físico, sendo a disfagia e a impactação alimentar mais prevalentes nas crianças, adolescentes e adultos jovens.[2,16]

Na endoscopia digestiva alta podem-se encontrar algumas características sugestivas de EoE, todavia não se deve considerar os achados patognomônicos para o diagnóstico, já que esta ferramenta depende da *expertise* e treinamento do endoscopista. As caraterísticas mais prevalentes são estrias longitudinais (48%), anéis concêntricos ou traqueização (44%), edema de mucosa (41%), exsudatos esbranquiçados (27%) e estenose esofágica (21%). Também podem ser encontradas outras caraterísticas como diminuição da vascularização, diminuição do calibre e fragilidade da mucosa esofágica, dando

---

- Doenças eosinofílicas gastrintestinais
- Doença do refluxo gastresofágico
- Hipersensibilidade induzida por drogas
- Doença do enxerto *versus* hospedeiro
- Doenças do tecido conectivo
- Síndrome hipereosinofílica
- Doenças de Crohn
- Infecções
- Acalasia
- Vasculite

Figura 23.1 Causas secundárias de eosinofilia esofágica. Fonte: os autores.

o aspecto de papel crepom. Existe uma pontuação de referência que classifica a presença e a gravidade das 5 caraterísticas mais prevalentes de EoE, de acordo com a sigla **EREFS** (*Exudates*: exsudatos; *Rings*: anéis; *Edema*: edema; *Furrows*: estrias longitudinais; *Strictures*: estenoses). As alterações macroscópicas da endoscopia nessa doença podem não estar presentes em alguns pacientes, já que em 10 a 32% dos pacientes adultos e pediátricos com EoE podem apresentar-se normal. Das alterações anteriormente mencionadas, exsudatos esbranquiçados, estrias longitudinais e edema de mucosa são os mais relacionados a um perfil de pacientes com caraterísticas inflamatórias, e os anéis ou traqueização e estenose esofágica estão mais relacionados com um padrão de fibroestenótico.[2,17]

O principal achado histopatológico do esôfago de pacientes com EoE é a presença de ≥ 15 eosinófilos/CGA em pelo menos uma das biópsias esofágicas, com sensibilidade de 100% e especificidade de 96%. A princípio, deve-se realizar de 4 a 6 biópsias de esôfago, independentemente da presença ou não de alterações macroscópicas, já que as alterações podem apresentar-se isoladas em placas e sabe-se que o número de biópsias é diretamente proporcional à eficácia diagnóstica e esse número de biópsias confere uma eficácia superior a 95%. Existem outras alterações sugestivas de EoE que têm sido medidas por uma pontuação de referência histológica de EoE – **EoEHSS** (do inglês, *eosinophilic esophagitis histologic scoring system*) e são elas: hiperplasia da camada basal, microabcessos eosinofílicos, aumento dos espaços intercelulares (espongiose), fibrose da lâmina própria, disposição superficial dos eosinófilos e elongação papilar.[2]

Tratamento

Os pilares fundamentais no tratamento da EoE são três, todos eles procuram diminuir a inflamação esofágica, restabelecer a função esofágica e evitar as complicações decorrentes da cronicidade da doença.[18] Os tratamentos consistem em:

- Tratamento dietético.
- Tratamento medicamentoso.
- Dilatação esofágica.

A escolha do tratamento inicial deve ser feita de forma individualizada, considerando vários fatores:[19]

- Perfil da EoE: se o paciente apresenta um perfil inflamatório ou fibroestenótico.
- Idade do paciente: os pacientes adolescentes e adultos jovens são menos aderentes ao tratamento dietético.
- Gravidade da doença: pacientes com sintomas graves devem ser tratados com corticoides tópicos deglutidos.
- Estilo de vida do paciente: avalia-se as esferas socioeconômica e psicológica.

Atualmente, recomenda-se discutir todas as possibilidades de tratamento com os pacientes e os familiares, para garantir melhor aderência ao tratamento (Figura 23.2).[19]

Objetivos do tratamento	**Atingir remissão visando**
• Diminuir a inflamação • Restabelecer a função • Evitar as complicações	• Menor dose possível • Menos restrições alimentares mantendo a doença controlada
Educação • Explicar sobre cronicidade da doença • Discutir sobre o tratamento mais adequado para o paciente • Explicar detalhadamente como executar o plano terapêutico escolhido Técnica e aderência são fundamentais para o sucesso terapêutico	**Tratar outras doenças atópicas concomitantes** (Rinite alérgica, asma, dermatite atópica, alergia alimentar IgE mediada) aeroalérgenos podem desencadear inflamação esofágica

Figura 23.2 Considerações iniciais antes da escolha terapêutica. Fonte: Molina-Infante J et al.

Tratamento dietético

As dietas são parte da primeira linha de tratamento na esofagite eosinofílica, sendo importante ressaltar que elas devem ser utilizadas para identificar o alimento que desencadeia a EoE, com posterior exclusão alimentar específica.[19]

- *Dieta elementar*: baseada na ingestão exclusiva de fórmula de aminoácidos mostrando eficácia superior ao 90%. Essa dieta elimina o contato com qualquer alérgeno alimentar e está restrita a poucos casos como: pacientes que não têm ingerido alimentos sólidos, com sintomas de inflamação grave e que persistem mesmo depois de outros tratamentos instituídos ou quando é necessária uma melhora clínica rápida. Alto custo, palatabilidade e pouco estímulo de desenvolvimento da musculatura orofacial são as principais desvantagens desta dieta.[19]
- *Dieta empírica de exclusão alimentar*: baseada na restrição dos principais alimentos envolvidos na piora da EoE, dentre eles: leite de vaca, trigo, ovo, soja, amendoim/castanhas, peixe/frutos do mar. A dieta de exclusão dos 6 alimentos (*six food elimination diet* [SFED]) tem sido mostrada em recente revisão sistemática e metanálise de eficácia de 72%. Como desvantagens, esta dieta acarreta múltiplas endoscopias e restrições alimentares, sendo difícil a manutenção e o seguimento desses pacientes. Com base nos trabalhos da SFED, tem sido proposto uma variante dessa dieta com menos restrições alimentares, o chamado protocolo *step-up empiric elimination diet 2-4-6 foods* que consiste em excluir os alimentos que mais frequentemente pioram a EoE, começando com os dois principais alimentos (leite de vaca e trigo, com eficácia de 43%), continuando com os 4 alimentos (leite de vaca, trigo, ovo e soja, com eficácia do 60%), terminando com a SFED. Esta dieta tem mostrado que, com menos restrições, obtemos eficácia relativamente boa, sendo uma boa opção para manutenção, já que reduz o número de endoscopias e o tempo de diagnóstico em 20%.[20]

Outros tipos de intervenções dietéticas, como a dieta de exclusão de alimentos com base nos testes alérgicos (teste de contato, teste cutâneo de leitura imediata, avaliação sérica de IgE específica), têm se mostrado pouco reprodutíveis e com resultados desalentadores. Atualmente, não é recomendada para crianças e adultos com EoE.[19]

■ Tratamento medicamentoso

A primeira linha de tratamento farmacológico consiste em:
- Inibidores de bomba de prótons (IBP).
- Corticoides tópicos deglutidos e corticoides sistêmicos.

Antigamente, o uso do IBP com repetição de endoscopia fazia parte do critério diagnóstico de EoE. Isso mudou drasticamente sendo, atualmente, parte da primeira linha de tratamento da doença.[25] O IBP age de 3 formas no tratamento da EoE:[4]
- Efeito anti-inflamatório: diminui a expressão de eotaxina-3.
- Efeito antiacidez: diminui a acidez esofagogástrica.
- Efeito de barreira: restabelece a barreira da mucosa esofágica.

Uma metanálise mostrou que aproximadamente 50% dos pacientes com EoE respondem ao IBP, sendo uma boa ferramenta terapêutica apresentando ótimo perfil de segurança em pacientes adultos.[3]

Os corticoides sistêmicos estão restritos a casos graves de emergência devido aos efeitos adversos frequentes e devem ser utilizados somente durante curtos períodos, em casos de disfagia grave, estenose esofágica, perda de peso importante e hospitalização causados pela EoE. Apresentam eficácia superior a 90% para remissão da EoE e devem ser utilizados em doses de 1 a 2 mg/kg.[2]

Os corticoides mais estudados para o tratamento da EoE são a budesonida e o propionato de fluticasona (para informações sobre as doses ver Figura 23.3). Estes corticoides são usados de forma deglutida para atingir contato direto com a mucosa esofágica, já que o sucesso terapêutico

Outras Manifestações Alérgicas

Tratamento medicamentoso

Corticoide tópico deglutido
- Propionato de fluticasona:
  - Crianças: 88 a 440 μg (2 a 4 vezes/dia)
  - Adultos: 440 a 880 μg (2 vezes/dia)

- Budesonida:
  - Crianças < 10 anos: 1 mg/dia
  - Crianças > 10 anos e adultos: 2 mg/dia

Corticoide sistêmico
- Prednisona:
  - 1 a 2 mg/kg

Inibidor de bomba de prótons
- Omeprazol:
  - Crianças: 1 mg/kg/dose
    (2 vezes/dia – 8 a 12 semanas)
  - Adultos: 40 a 80 mg/dia

Tratamento dietético

Dieta elementar
- Fórmulas de aminoácidos

Dietas empíricas de exclusão alimentar
- Dieta de exclusão dos 6 alimentos
  - Leite de vaca, trigo, ovo, soja,
    amendoim/castanhas, peixe/frutos do mar
- Protocolo *Step-up*

Dieta dirigida por testes alérgicos
- Teste de contato + *prick test*

Figura 23.3. Opções terapêuticas anti-inflamatórias. Fonte: Molina-Infante J et al.

é diretamente proporcional ao tempo que o corticoide fica em contato com a mucosa esofágica. Recomenda-se procurar o veículo adequado para obter uma suspensão viscosa que seja adequada para o tratamento, sendo o veículo mais estudado a sucralose. Assim como em outras doenças atópicas, deve-se reforçar a importância da aderência e técnica de uso dos corticoides tópicos deglutidos.[19]

No ambulatório de Esofagite Eosinofílica do Serviço de Alergia e Imunologia Clínica HCFMUSP são recomendadas as seguintes orientações:

- Não ingerir alimentos 20 minutos antes do uso do corticoide deglutido.
- Não ingerir alimentos ou líquidos 1 hora após tomar o corticoide.
- Enxaguar a boca ou escovar os dentes, sem engolir, após o corticoide.

Dilatação esofágica

A dilatação esofágica na EoE deve ser realizada por um endoscopista experiente, devendo ser feita cautelosamente para evitar complicações como lacerações esofágicas. Deve ser utilizada quando houver pacientes com estenose persistente ou com sintomas persistentes decorrentes de estenose. O risco de perfuração esofágica é baixo (< 1%) e se recomenda fazer um ciclo de tratamento anti-inflamatório antes da dilatação esofágica. A maioria dos pacientes (> 70%) referem dor torácica depois da dilatação e nunca deve ser utilizada como tratamento de manutenção, já que não age sobre a inflamação.[2]

Doenças gastrintestinais eosinofílicas

As doenças gastrintestinais eosinofílicas (do inglês, *eosinophilic gastrointestinal disorders* [EGID]) é uma condição crônica incomum do trato digestivo, caracterizada por infiltração eosinofílica na mucosa do trato gastrintestinal, tipicamente envolvendo estômago, intestino delgado e, menos comumente, cólon; na ausência de outras causas conhecidas de eosinofilia tecidual. De acordo com o sítio de infiltração de eosinófilos, é dividida em gastrite (EG), gastrenterite (EGE) e colite eosinofílica (EC).

No trato gastrintestinal, apenas o esôfago é desprovido de eosinófilos e, em adultos saudáveis, o número de eosinófilos na parede intestinal aumenta do esôfago para o cólon direito e diminui novamente no cólon esquerdo.[21] Não existe um consenso sobre o limiar máximo de eosinófilos no

Gastrenteropatias Eosinofílicas

trato gastrintestinal, sendo aceito recentemente uma densidade de até 30 eos/CGA para gastrenterites e, especialmente no cólon, já é considerado patológico uma contagem de eosinófilos que exceda 20 eos/CGA.[22]

Embora haja uma associação com doenças atópicas, como é visto na EoE, os pacientes com EGID têm uma expressão gênica única que não se sobrepõe completamente à expressão de EoE.

Gastrenteropatias eosinofílicas são doenças raras, com uma prevalência estimada de aproximadamente 5 a 10 por 100.000 habitantes.[23] Pode afetar crianças, mas adultos na quarta e quinta décadas de vida são os mais afetados. Acomete principalmente caucasianos, com uma leve predominância no sexo masculino 3:2. A maioria dos pacientes, cerca de até 70%, apresenta história pessoal ou familiar de outras comorbidades atópicas, tais como asma, dermatite atópica e rinite alérgica.[22]

Também podem ser subclassificadas de acordo com o grau de infiltração de eosinófilos na parede intestinal. O envolvimento da mucosa é o subtipo mais comum. Os pacientes desse subgrupo tendem a ter sintomas gastrintestinais não específicos de náusea, vômitos, dor abdominal e diarreia. O envolvimento da camada muscular frequentemente leva a sintomas de obstrução ou raramente intussuscepção. O envolvimento seroso é incomum e, nesse caso, os pacientes podem apresentar ascite e obstrução intestinal.

Fisiopatologia

Em pessoas saudáveis, eosinófilos residem na lâmina própria do estômago e intestino. Atuam como defensores contra agentes externos e infecciosos, fazendo parte da imunidade inata e agem também na reparação tecidual. Mas, quando estimulados de forma exacerbada, podem liberar produtos de seus grânulos (proteína catiônica eosinofílica, neurotoxina derivada de eosinófilos, peroxidase eosinofílica e proteína básica principal), os quais são responsáveis pelas lesões teciduais inflamatórias. Também estimulam uma cascata de agentes pró-inflamatórios, tais como citocinas IL-4, IL-5, IL-13, eotaxina, demonstrando um perfil Th2. Essas citocinas atraem mais células, tais como neutrófilos, para a superfície intestinal. Eosinófilos podem também atuar como células apresentadoras de antígenos, que por sua vez estimulam a proliferação e ativação de células T, perpetuando o processo inflamatório.

Sabe-se que a proteína básica principal induz degranulação de mastócitos e basófilos e podem também causar disfunção de receptores vagais muscarínicos (M2) e um aumento de reatividade do músculo liso. Outros mediadores secretados por eosinófilos, como os leucotrienos, são potentes constritores de músculo liso, além de promoverem uma permeabilidade vascular aumentada e secreção de muco. O fator TGF-β, induzido por eosinófilos, está associado a crescimento epitelial, remodelamento tecidual e fibrose.

No contexto das EGID, a resposta imune a vários alérgenos alimentares é considerada um tipo de reação de hipersensibilidade tardia.[24]

Quadro clínico

Os pacientes com gastrite eosinofílica podem apresentar sintomas não específicos, incluindo vômitos, dor abdominal ou até mesmo hematêmese. Pacientes com gastrenterite eosinofílica apresentam sintomas consistentes com disfunção do intestino delgado, como dor abdominal, diarreia e edema periférico secundário a perda de proteína e sangue. Podem até mesmo desenvolver enteropatia perdedora de proteínas ou anemia profunda com necessidade de transfusão sanguínea ou de albumina. Podem também apresentar sintomas decorrentes de disfunção de absorção de micronutrientes e vitaminas.

Na colite eosinofílica, pacientes podem apresentar diarreia, dor abdominal baixa, hematoquezia, tenesmo e até mesmo dor retal com uma apresentação bastante semelhante à doença inflamatória intestinal.

Capítulo 23

Diagnóstico

Não há um único teste ou procedimento laboratorial que seja típico para o diagnóstico. Os critérios considerados essenciais incluem a presença de sintomas gastrintestinais, infiltração eosinofílica do trato digestivo e exclusão de outras causas de eosinofilia intestinal, conforme a Tabela 23.1.

Tabela 23.1. Diagnóstico diferencial das doenças gastrintestinais eosinofílicas	
Doenças alérgicas	**Doenças infecciosas**
• Alergia alimentar • Síndrome hipereosinofílica	• *Ancylostoma caninium* • *Anisakis* • *Ascaris* • *Vírus Epstein-Barr* • *Enterobius vermicularis* • *Eustoma rotundatum* • *Giardia lamblia* • *Helicobacter pylori* • Esquistossomose • *Strongyloides stercoralis* • *Toxocara canis* • *Trichinella spiralis*
Doenças gastrintestinais	
• Apendicite • Doença celíaca • Estenose pilórica hipertrófica • Doença inflamatória intestinal	
Doenças imunológicas	
• Doença granulomatosa crônica	
Doenças reumatológicas	**Medicamentos**
• Doença do tecido conjuntivo • Lúpus eritematoso sistêmico • Esclerodermia • Dermatomiosite • Poliarterite nodosa • Polimiosite	• Azatioprina • Carbamazepina • Clofazimina • Enalapril • Gemfibrozil • Sais de ouro
Outros	
• Síndrome de Churg-Strauss • Pólipo fibroide inflamatório • Malignidade	

Fonte: adaptada de Barak N, Hart J, Sitrin MD. Enalapril-induced eosinophilic gastroenteritis. J Clin Gastroenterol. 2001; 33:157-8.

Laboratório

Eosinofilia periférica pode ocorrer em 20 a 80% dos casos, com níveis mais elevados em pacientes com comprometimento de serosa. Podem apresentar também anemia, mas raramente mostram sinais de inflamação periférica com taxa de sedimentação ou proteína C reativa elevadas.

Níveis elevados de IgE e albumina sérica baixa também podem apoiar o diagnóstico. Exames de fezes para descartar infecções parasitárias devem ser realizados, inclusive recomenda-se realizar sorologia de *Strongyloide stercoralis* e *Toxocara canis*.

A perda de proteína fecal pode ser avaliada pela obtenção de α-1 antitripsina nas fezes. Esteatorreia leve a moderada também foi descrita e pode ser quantificada por meio de teste de gordura fecal.

Endoscopia e histologia

Estudos endoscópicos podem apresentar alterações não específicas de gastrites ou colites. Podem apresentar hiperemia de mucosa, friabilidade, úlceras, mucosa espessada, nódulos, pólipos ou até mesmo mucosa normal.

As alterações histológicas descritas são eosinófilos degranulados, eosinófilos intraepiteliais, abscessos em criptas, alterações degenerativas e regenerativas epiteliais etc.

De acordo com Uppal, em revisão realizada em 2016, como há divergência sobre o limiar de eosinófilos para o diagnóstico, alguns autores aceitam a contagem de eosinófilos acima de 20 por CGA.[22] E outros consideram 30 eos/CGA para diagnóstico de gastrite eosinofílica, 50 eosinófilos em duodeno para gastrenterite e níveis ainda mais altos no cólon, sobretudo cólon direito para colite eosinofílica.[25]

Estudos de imagem

A imagem radiográfica pode revelar espessamento das pregas de mucosa intestinal, ulceração ou obstrução parcial. Ultrassonografia é um teste rápido e não invasivo para detectar também espessamento de parede intestinal, ascite e nódulos peritoneais que podem ser sugestivos de gastrenterite eosinofílica, prevenindo exames invasivos ou cirurgias abdominais desnecessárias. Pode ser utilizado para seguimento e monitoramento de resposta terapêutica.

Em pacientes pediátricos, espessamento colônico pode ser visto por meio de imagens de tomografia computadorizada. Estudos contrastados podem apresentar estenose em antro gástrico e irregularidades de mucosa em estômago e intestino delgado, secundário à edema. Paciente com gastrite eosinofílica antral pode apresentar o "sinal da corda" (ou string sign *of Kantour*), identificando obstrução gástrica.

Testes alérgicos

Avaliações de atopia incluindo teste cutâneo, IgE específica e teste de contato são geralmente realizados para avaliar alergia alimentar e a aeroalérgenos que podem desencadear o início dos sintomas. Porém, o papel dos testes são questionáveis e sua utilidade clínica continua controversa.

História natural da doença

Há relatos na literatura de pacientes que receberam diagnóstico inicial de gastrenteropatias eosinofílicas e por não apresentarem resposta ao tratamento (dieta de eliminação, anti-histamínicos, estabilizadores de mastócitos, antibióticos), após nova endoscopia, foram posteriormente diagnosticados histologicamente com retocolite ulcerativa (RCU) ou doença de Crohn. Esses relatos suscitam a hipótese de que doenças inflamatórias intestinais (DII) podem ser precedidas de doenças gastrintestinais eosinofílicas, já que compartilham algumas semelhanças em sua fisiopatogênese.[26] Pacientes persistentemente sintomáticos ou que não responderam ao tratamento devem ser reavaliados para excluir DII, dada sua alta prevalência nesse grupo de pacientes.

Tratamento

O tratamento de EG, EGE e EC é um desafio já que os dados são limitados a relatos de casos. Corticosteroides sistêmicos são um dos pilares da terapia, mas seus efeitos colaterais limitam o uso a longo prazo e, depois da sua descontinuação, a doença geralmente recorre. As EGIDs costumam responder prontamente a esse tratamento, e a falta de resposta terapêutica deve levar à consideração de diagnósticos diferenciais.

Na literatura, em geral a dose preconizada é de 20 a 40 mg por dia de prednisona por 2 a 6 semanas. Em alguns casos, este tratamento foi continuado com corticoterapia tópica (budesonida) com benefícios posteriores.[27]

Corticoides tópicos, como a budesonida, são úteis para liberação enteral e para cólon proximal. Para ação em estômago, é recomendado esmagar e engolir os grânulos de budesonida, podendo apresentar, no entanto, efeito variado.

Dietas restritivas também foram relatadas com estratégias semelhantes à da EoE, incluindo SFED, dieta restritiva de 7 alimentos (leite de vaca, carne vermelha, soja, trigo, ovo, peixe/crustáceos, castanhas) e fórmula elementar à base de aminoácidos.[28] Tais relatos apresentaram respostas variáveis sendo considerada estratégia poupadora de corticoides. Chehade *et al.* demonstraram que

Outras Manifestações Alérgicas

o tratamento com dieta baseada em fórmula de aminoácidos foi mais eficaz que dietas de eliminação e resultaram em rápida resolução dos sintomas clínicos, hipoalbuminemia e anemia em menos de 4 semanas em todos os pacientes.[29] Infelizmente, é uma modalidade complicada por estar associada a deficiências de nutrientes, alto custo e baixa qualidade de vida.

Finalmente, há relatos de casos dispersos de tratamentos associados com estabilizadores de mastócitos (cromoglicato, cetotifeno) e antileucotrienos (montelucaste), usados principalmente como poupadores de corticoides e com respostas variáveis.[22]

Terapias emergentes para doenças gastrintestinais eosinofílicas

Tem havido grande interesse no desenvolvimento de novos tratamentos farmacológicos para a EoE e EGID nos últimos anos. Além das novas formulações tópicas de corticosteroides, como observado acima, o crescente conhecimento da patogênese dessas doenças tem permitido o estudo de vários alvos terapêuticos. Os agentes anti-IL-5 mepolizumabe e reslizumabe são atualmente aprovados para o tratamento da asma eosinofílica e foram testados em EoE com impacto moderado na eosinofilia tecidual. O benralizumabe, antagonista do receptor anti-IL-5, também é aprovado para asma eosinofílica e pode ser usado no futuro para tratamento das EGID. Estudos com agentes anti--IL-13 também têm mostrado resultados promissores. Recentemente, um agente antilinfopoietina estromal tímica (TSLP) demonstrou eficácia para asma eosinofílica e pode ser no futuro mais um tratamento para EGID. Omalizumabe e infliximabe não demonstraram eficácia na EoE.[30]

Referências bibliográficas

1. Attwood SE, Smyrk TC, Demeester TRJJ. Esophageal eosinophilia with dysphagia. A distinct clinicopathologic syndrome. Dig Dis Sci. 1993; 38:10-6.
2. Lucendo AJ, Molina-Infante J, Arias A et al. Guidelines on eosinophilic esophagitis: evidence-based statements and recommendations for diagnosis and management in children and adults. United Eur Gastroenterol J. 2017; 5:335-58.
3. Arias A, Pérez-Martínez I, Tenías JM, Lucendo AJ. Systematic review with meta-analysis: the incidence and prevalence of eosinophilic oesophagitis in children and adults in population-based studies. Aliment Pharmacol Ther. 2016; 43:3-15.
4. Dellon ES, Liacouras CA, Molina-Infante J, Furuta GT, Spergel JM, Zevit N et al. Updated International Consensus Diagnostic Criteria for Eosinophilic Esophagitis: Proceedings of the AGREE Conference Gastroenterology. 2018; 155:1022-33.e10.
5. Davis BP, Rothenberg ME. Mechanisms of disease of eosinophilic esophagitis. Annu Rev Pathol. 2016; 11:365-93.
6. Davis BP. Pathophysiology of eosinophilic esophagitis - gastroenterology. Clin Rev Allergy. 2018; 154:333-45.
7. Eileen AS, Martin LJ, Collins MH, Kottyan LC, Sucharew H, He H et al. Twin and family studies reveal strong environmental and weaker genetic cues explaining heritability of eosinophilic esophagitis. J Allergy Clin Immunol. 2014; 134:1084-92.
8. Rochman M, Travers J, Miracle CE, Bedard MC, Wen T, Azouz NP et al. Profound loss of esophageal tissue differentiation in patients with eosinophilic esophagitis. J Allergy Clin Immunol. 2017; 140:738-49.
9. Fillon S, Robinson ZD, Colgan SP, Furuta GT. Epithelial function in eosinophilic gastrointestinal diseases. Immunol Allergy Clin N Am. 2009; 29:171-8.
10. Jyonouchi S, Smith CL, Saretta F, Abraham V, Ruymann KR, Modayur-Chandramouleeswaran P et al. Invariant natural killer T cells in children with eosinophilic esophagitis. Clin Exp Allergy. 2013; 44:5868.
11. Abonia JP, Rothenberg ME. Eosinophilic esophagitis: rapidly advancing insights. Annu Rev Med. 2012; 63:421-34.
12. O'Byrne PM, Inman MD, Parameswaran K. The trials and tribulations of IL-5, eosinophils, and allergic asthma. J Allergy Clin Immunol. 2001; 108:503-8.
13. Straumann A, Bauer M, Fischer B, Blaser K, Simon H-U. Idiopathic eosinophilic esophagitis is associated with a TH2-type allergic inflammatory response. J Allergy Clin Immunol. 2001; 108:954-61.
14. Sherrill JD, Kc K, Wu D, Djukic Z, Caldwell JM, Stucke EM et al. Desmoglein-1 regulates esophageal epithelial barrier function and immune responses in eosinophilic esophagitis. Mucosal Immunol. 2014; 7:718-29.

15. Aceves SS, Chen D, Newbury RO, Dohil R, Bastian JF, Broide DH. Mast cells infiltrate the esophageal smooth muscle in patients with eosinophilic esophagitis, express TGF-β1, and increase esophageal smooth muscle contraction. J Allergy Clin Immunol. 2010; 126:1198-204.
16. Lucendo A, Sánchez-Cazalilla M. Adult versus pediatric eosinophilic esophagitis: important differences and similarities for the clinician to understand. Expert Rev Clin Immunol. 2012; 8:733-45.
17. Alexander JA. Endoscopic and radiologic findings in eosinophilic esophagitis. Gastrointest Endosc Clin N Am. 2018; 28:47-57.
18. Munoz-Persy M, Lucendo AJ. Treatment of eosinophilic esophagitis in the pediatric patient: an evidence--based approach. European Journal of Pediatrics. 2018; 177:649-63.
19. Molina-Infante J, Gonzalez-Cordero PL, Arias A, Lucendo AJ. Update on dietary therapy for eosinophilic esophagitis in children and adults. Expert Rev Gastroenterol Hepatol. 2017; 11:115-23.
20. Molina-Infante J, Arias Á, Alcedo J, Garcia-Romero R, Casabona-Frances S, Prieto-Garcia A et al. Step-up empiric elimination diet for pediatric and adult eosinophilic esophagitis: The 2-4-6 study. J Allergy Clin Immunol. 2018; 141:1365-72.
21. Matsushita T, Maruyama R, Ishikawa N et al. The number and distribution of eosinophils in the adult human gastrointestinal tract: a study and comparison of racial and environmental factors. Am J Surg Pathol. 2015; 39:521-7.
22. Uppal V, Kreiger P, Kutsch E. Eosinophilic gastroenteritis and colitis: a comprehensive review. Clin Rev Allergy Immunol. 2016; 50:175-88.
23. Mansoor E, Saleh MA, Cooper GS. Prevalence of eosinophilic gastroenteritis and colitis in a population--based study, from 2012 to 2017. Clin Gastroenterol Hepatol. 2017; 15:1733-41.
24. Hogan SP, Mishra A, Brandt EB, Royalty MP, Pope SM, Zimmermann N et al. A pathological function for eotaxin and eosinophils in eosinophilic gastrointestinal inflammation. Nat Immunol. 2001; 2:353-60.
25. Collins MH. Histopathologic features of eosinophilic esophagitis and eosinophilic gastrointestinal diseases. Gastroenterol Clin North Am [Internet]. 2014; 43:257-68.
26. Mutalib M, Blackstock S, Evans V, Huggett B, Chadokufa S, Kiparissi F et al. Eosinophilic gastrointestinal disease and inflammatory bowel disease in children: is it a disease continuum? Eur J Gastroenterol Hepatol. 2015; 27:20-3.
27. Tan AC, Kruimel JW, Naber TH. Eosinophilic gastroenteritis treated with non-enteric-coated budesonide tablets. Eur J Gastroenterol Hepatol [Internet]. 2001; 13:425-7.
28. Yamada Y, Kato M, Isoda Y, Nishi A, Jinbo Y, Hayashi Y. Eosinophilic gastroenteritis treated with a multiple-food elimination diet. Allergol Int 2014; 63:53-6.
29. Chehade M, Sicherer SH, Magid MS, Rosenberg HK, Morotti RA. Multiple exudative ulcers and pseudo-polyps in allergic eosinophilic gastroenteritis that responded to dietary therapy. J Pediatr Gastroenterol Nutr. 2007; 45:354-7.
30. Straumann A. Eosinophilic esophagitis: emerging therapies and future perspectives. Gastroenterol Clin North Am. 2014; 43:385-94.

24

Reações Alérgicas Causadas por Venenos de *Hymenoptera*

Alexandra Sayuri Watanabe ■ Fabio Fernandes Morato Castro

Introdução

Os insetos da ordem *Hymenoptera* de maior importância para a área médica, em virtude da gravidade das reações que seus venenos podem ocasionar, pertencem às famílias *Apidae* (abelhas), *Vespidae* (vespas) e *Formicidae* (formigas). Esses insetos possuem na parte final do abdômen um aparelho ovipositor modificado, que durante a evolução das espécies perdeu sua função, servindo apenas como ferrão para defesa e imobilização de seus inimigos (Figura 24.1).[1]

Abelhas

Compostas de aproximadamente 20 mil espécies distribuídas em 9 famílias. Somente 5% das espécies de abelhas são realmente sociais, apresentando comportamento variável, que difere de espécie para espécie. No Brasil, com o intuito de aumentar a produção de mel, em 1957 foram introduzidas no país abelhas africanas (*Apis mellifera scutellata* sp.), ocorrendo a hibridização com as abelhas europeias (*Apis mellifera* sp.) aqui existentes.[2]

O ferrão da abelha compreende uma parte glandular, na qual se produz o veneno, e uma estrutura quitinosa e muscular, que serve para ejeção do veneno, protusão e introdução do ferrão. Apresenta farpas na sua superfície que se fixam à pele logo após a ferroada e quando o inseto tenta sair do local, todo sistema é destacado, permanecendo na vítima. O inseto, portanto, morre a seguir. Noventa por cento do conteúdo do saco do veneno é liberado em aproximadamente 20 segundos e o conteúdo total é introduzido dentro de um minuto.[3]

Vespas

No Brasil, há mais de 450 espécies catalogadas, sendo constituídas principalmente pelo gênero *Polistes*, apresentam distribuição cosmopolita e provavelmente são as maiores responsáveis por acidentes alérgicos. Algumas espécies de vespas, após o ato de ferroar, podem perder parte de seu ferrão e do abdômen, podendo confundir paciente e médico, pois geralmente são abelhas que deixam ferrão no local.[3]

Formigas

As pertencentes à subfamília *Myrmicinae*, de interesse médico, são chamadas de formigas-de-fogo ou formigas-lava-pés (gênero *Solenopsis*). As espécies mais importantes são a *Solenopsis invicta* (vermelha) e *Solenopsis richteri* (preta).[3]

Outras Manifestações Alérgicas

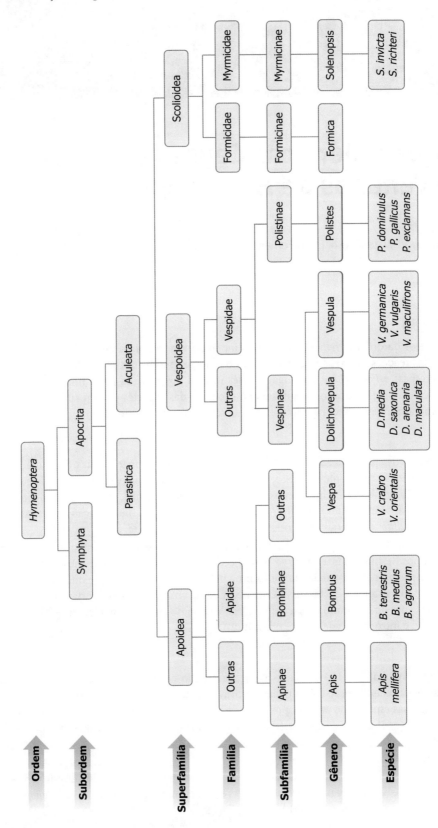

Figura 24.1 Taxonomia da ordem *Hymenoptera*. Fonte: Pesek RD, Lockey RF. Management of insect sting hypersensitivity: an update.[2]

Epidemiologia

A maioria das reações que os venenos desses insetos podem causar são reações locais, sem complicações a curto ou a longo tempos. Entretanto, algumas pessoas podem apresentar reações alérgicas sistêmicas ou até mesmo um evento fatal. Nos Estados Unidos, 0,5 a 8,9% dos adultos têm reação alérgica sistêmica após a ferroada. A incidência é menor nas crianças, ocorrendo em 0,15 a 0,8%.[4,5]

Prevalência de sensibilização

Indicada por teste cutâneo positivo ou pela determinação de imunoglobulina E específica contra o veneno do inseto em pacientes que não apresentam história positiva, é estimada entre 9,3 e 28,7% na população adulta.[4]

Fatores de risco

Na população geral, adultos jovens, gênero masculino (2 homens:1 mulher) e o tipo de inseto envolvido (ferroadas por abelhas na literatura demonstram maior gravidade de reações).

Adultos têm maior probabilidade do que crianças de apresentar reações ao serem ferroados novamente. O risco aumenta com a idade, pois está particularmente relacionado com comorbidades, sobretudo a presença de doenças cardiovasculares e pacientes que fazem tratamento com beta-bloqueadores e inibidores da enzima de conversão da angiotensina (IECA).

Pacientes que apresentam mastocitose, mesmo sendo pacientes não alérgicos, sabidamente são pessoas predispostas a reações graves depois da ferroada desses insetos. A possibilidade da atopia ser fator de risco para reações alérgicas tem sido bastante estudada e aceita por vários autores.[6]

Um grupo interessante de estudos são os apicultores, pois eles são frequentemente ferroados por abelhas durante um longo período. Na literatura mundial, muitos autores consideram apicultores atópicos como grupo de risco para manifestações alérgicas por venenos de abelhas. Porém, em 1995, foi realizado um estudo com 78 apicultores pelo Grupo de Alergia a Venenos de Insetos do Hospital das Clínicas do setor de Imunologia Clínica e Alergia da Faculdade de Medicina da USP, demonstrando não haver maior predisposição a manifestações alérgicas por venenos de abelhas no grupo de atópicos.[7] Talvez esses resultados divergentes estejam relacionados com as características da apicultura brasileira.

Mortalidade

Há variação na prevalência dependendo da região, pela presença de características geográficas do local, da densidade de insetos, hábitos da população e do sistema de registros de óbitos. Na Europa são registradas 100 mortes anuais por veneno de insetos e nos Estados Unidos, 40 mortes anuais.[4] No Brasil, segundo os dados do Centro de Vigilância Epidemiológica do Estado de São Paulo, entre os anos de 1998 a 2014, foram registrados 24.031 acidentes causados por abelhas, resultando em 36 óbitos.

História natural

Estudos conduzidos para se avaliar a história natural são importantes para orientar médicos e pacientes quanto a ferroadas futuras. O paciente que apresentar uma reação anafilática grave não significa que em uma ferroada subsequente desenvolverá a mesma reação ou uma reação mais grave. Estudos retrospectivos mostram que a simples presença de anticorpos IgE veneno-específicos constituem risco de reações sistêmicas futuras; porém, não há parâmetros identificados que possam predizer quais indivíduos sensibilizados apresentarão reações sistêmicas. Desde que uma reação alérgica a ferroada tenha ocorrido, o risco de uma nova reação é maior, e está relacionado também com a idade do paciente:

Outras Manifestações Alérgicas

- *Reação local extensa*: geralmente repete a mesma reação, mas pode ter 10% de risco de reação anafilática em ferroadas subsequentes e permanece nesse mesmo valor depois de 10 a 20 anos.
- *Reação sistêmica cutânea*: em crianças o risco de reações mais graves em futuras ferroadas é de aproximadamente 10% e em adultos, esse risco é de 20%. Depois de 10 a 20 anos, esse risco cai para 5% em crianças e 10% em adultos.
- *Reação sistêmica grave*: em crianças o risco de desenvolver uma reação sistêmica grave em ferroadas futuras é de 40% e em adultos, o risco é de aproximadamente 60% de reações sistêmicas graves. Depois de 10 a 20 anos diminui para 30% em crianças e 40% em adultos.[8]

Fisiopatologia

As reações alérgicas são direcionadas contra os constituintes alergênicos proteicos presentes nos venenos. O fator mais importante nessas reações alérgicas é a presença de anticorpos IgE veneno--específico. Já a presença de anticorpos IgG veneno-específico é considerada como fator de proteção ou "bloqueador" da reação. Nos pacientes alérgicos, há uma preferência na produção de interleucinas com perfil Th2 com a capacidade de induzirem a formação de IgE. As células ativadas na presença de IL-4 e IL-13 causam a seleção de isotipos de IgE durante a maturação das células B ativadas com subsequente produção de IgE específica ao veneno. Essa ativação das células B promove a formação de IgE e IgG4. As moléculas de IgE ligam-se a mastócitos e basófilos por meio de receptores de alta afinidade (FcεRI), mantendo-os em um estado de prontidão ou estado de sensibilização. No próximo contato com o mesmo alérgeno, ocorre a ligação deste a pelo menos duas moléculas de IgE fixadas à superfície de mastócitos, levando à desgranulação de mediadores químicos com as mais variadas atividades biológicas.

A resposta imunológica depende do tipo, quantidade e frequência de apresentação do veneno desses insetos. Portanto, podem estar envolvidos os seguintes mecanismos de hipersensibilidade: (i) imediata: pela participação da IgE específica (reação anafilática). (ii) Citotóxica: participação de anticorpos IgG e IgM contra antígenos da superfície celular ou da matriz celular. Um exemplo desse mecanismo seria a anemia hemolítica causada pelo veneno. (iii) Imunecomplexos: caracterizada pela participação de imunocomplexos circulantes de IgG ou IgM com antígenos dos venenos que, em grande quantidade, começam a depositar próximos ao leito vascular e ativam o sistema complemento, levando ao recrutamento e ativação de células inflamatórias, caracterizando a doença do soro.

Como os venenos também apresentam substâncias com as mais variadas atividades biológicas (aminas biogênicas, peptídeos, enzimas, lipídeos e aminoácidos livres), se forem injetadas em grandes quantidades podem causar reações de grande intensidade, por mecanismos tóxicos e pseudoalérgicos. A maioria das reações é resultante de ações farmacológicas de seus componentes; entretanto, podem estar relacionadas com outras doenças preexistentes, sendo o veneno apenas um agravante da situação, como ocorre, por exemplo, em pacientes que apresentam mastocitose.[7]

Quadro clínico

As reações a ferroadas de *Hymenoptera* podem ser classificadas como reação tóxica e reação alérgica. As reações tóxicas podem ser: reação local ou generalizada; já as reações alérgicas podem ser locais extensas ou anafiláticas. A reação tóxica local apresenta uma área de edema, calor local, eritema e dor no local da ferroada; resolvido em poucas horas. Ferroadas de formigas apresentam característica peculiar, pois no local há formação de pústula em 24 horas.

Por outro lado, reações tóxicas sistêmicas são causadas pelos efeitos fisiológicos de grande quantidade de veneno injetada depois de múltiplas ferroadas, simulando reações anafiláticas. Em geral, os sintomas são gastrintestinais: vômitos, diarreia e dores abdominais, podendo ser acompanhados por cefaleia, febre, espasmos musculares, convulsão e até mesmo ocasionar morte.

As reações locais extensas caracterizam-se por uma área maior de eritema e edema ao redor do sítio da ferroada, que podem persistir por 48 horas ou mais, chegando a durar mais de uma semana. A infecção secundária nesses casos não é rara.

As reações anafiláticas podem ser subdivididas, segundo a intensidade dos sintomas e pela classificação de Muller, em:[9]

- *Grau I:* urticária, prurido, mal-estar, ansiedade.
- *Grau II:* um dos sintomas anteriores e dois ou mais dos seguintes: broncoconstrição leve, náuseas, vômitos, dor abdominal, diarreia e angioedema. Este pode ser considerado grau II quando aparecer isoladamente.
- *Grau III:* um dos anteriores e dois ou mais dos seguintes: dispneia, sibilos, estridor (esses três já são considerados grau III quando aparecem isoladamente), disfagia, disartria, rouquidão, fraqueza, confusão mental e sensação de morte eminente.
- *Grau IV:* um dos anteriores e dois ou mais dos seguintes: queda de pressão arterial, colapso, perda de consciência, incontinência urinária e cianose.

As reações tardias de hipersensibilidade citotóxica e por imunecomplexos são pouco frequentes, talvez por falhas no diagnóstico etiológico, pois a correlação entre causa e efeito é extremamente difícil; podendo manifestar-se por distúrbios renais, encefalopatias, neurites, miocardites, vasculites, anemias hemolíticas e pela doença do soro.

Outras complicações incluem a síndrome de Guillain-Barré, púrpura de Henoch-Schönlein, síndrome de Reye-*like,* infarto do miocárdio e arritmia cardíaca.

Diagnóstico

O diagnóstico é baseado na história clínica e na pesquisa de anticorpos IgE veneno-específico, seja por teste cutâneo (*prick test* e/ou teste intradérmico) ou por teste *in vitro*, depois de pelo menos 3 a 4 semanas depois do evento agudo para reduzir a probabilidade de resultado falso-positivo.[10] Estes testes não apenas confirmam o diagnóstico, mas também identificam o veneno adequado para ser utilizado na imunoterapia.

A história clínica deve ser bastante valorizada e detalhada quanto a fatores como inseto responsável pelo acidente (solicitar ao paciente a descrever o inseto: tamanho, cor, formato), número e localização das ferroadas, descrição minuciosa dos sintomas apresentados (sintomas cutâneos, respiratórios, gastrintestinais ou cardiológicos); qual tratamento medicamentoso administrado e se há história anterior de ferroadas e tipo da reação.

Os testes cutâneos devem ser realizados com extratos padronizados e provenientes do próprio inseto. Realiza-se primeiro um *prick test* com diluições crescentes e, caso este seja negativo, faz-se o teste intradérmico. O teste positivo indica apenas sensibilização prévia, sendo incapaz de predizer se haverá reação na próxima exposição e a gravidade da reação.

Para a determinação de anticorpos IgE veneno-específicos (testes *in vitro*) podem ser utilizados radioimunoensaios, métodos enzimáticos e quimioluminescência. Aproximadamente 10 a 15% dos pacientes com testes cutâneos positivos podem apresentar pesquisa de IgE específica negativa ou baixa.

Reatividade cruzada

Sabe-se que existe reação cruzada entre os componentes dos venenos de diferentes himenópteros. O ensaio de inibição competitiva da IgE específica é utilizada para definir qual a melhor composição de venenos na imunoterapia de indivíduos alérgicos ao veneno desses himenópteros.[11]

Egner *et al.*[12] observaram que 30 a 50% dos pacientes alérgicos a venenos de *Hymenoptera* exibem teste cutâneo e/ou evidência sorológica de dupla-positividade ao veneno de abelha e de vespa. Ambos os venenos possuem hialuronidase, uma proteína em que se acredita ser a causa da dupla

Outras Manifestações Alérgicas

positividade, e também dipeptidil peptidase.[13] Outro fator importante a ser considerado foi recentemente investigado por Hemmer *et al.*[14] sobre o papel dos determinantes de carboidratos na reatividade cruzada entre venenos de abelha e vespa. Apesar de se acreditar que os anticorpos IgE carboidratos-específicos apresentam mínima implicação clínica, os autores reforçam o conceito de que esses anticorpos podem confundir o resultado sorológico ou do teste cutâneo e então interferir com a identificação correta de qual veneno seria sensibilizante.

A dupla positividade entre formiga e vespa ocorre porque a fosfolipase A1 apresenta homologia parcial com a fosfolipase A1 do veneno de vespa e Sol i 3 tem aproximadamente 50% de homologia com o antígeno 5 do veneno de vespa.[15]

Tratamento

Reações locais

Não necessitam de tratamento, mas analgésicos e compressas com água fria podem ser usados para reduzir a dor local e o edema. Infecções secundárias em pessoas imunocompetentes são raras e os antibióticos não são indicados na ausência de infecção. Caso a ferroada seja por formiga, a pústula deve ser mantida intacta.

Reação local extensa: conduzidas como nas reações anteriores, entretanto, em algumas ocasiões elas podem ser graves com edema e eritema extenso. Nesses casos, corticoides tópicos ou orais e anti-inflamatórios para controle da dor podem ser utilizados.

Reações sistêmicas

- *Generalizadas leves*: podem ser usados apenas anti-histamínicos.
- *Casos graves*: a Academia Americana de Alergia, Asma e Imunologia (AAAAI) indica com grau forte de recomendação (evidência B) a administração de adrenalina em dose adequada como tratamento de primeira linha para anafilaxia.[16] É muito importante reconhecer precocemente as reações e aplicar imediatamente a adrenalina. Em geral, as fatalidades ocorrem pela demora na aplicação desse medicamento.[17] Recomenda-se dose de adrenalina aquosa (concentração 1:1.000) de 0,3 a 0,5 mL em adultos e 0,01 mL/kg em crianças com 0,3 mL de dose máxima. Deve ser administrada por via intramuscular (vasto lateral da coxa), podendo ser repetida a cada 5 minutos, se necessário.[18]
- anti-histamínico injetável, corticoides por via parenteral, β2-agonista e vasopressores podem ser necessários, além dos cuidados de manutenção de vias respiratórias pérvias e controle da pressão arterial.
- *Profilaxia das reações alérgicas*: evitar uso de perfumes adocicados ou fortes; evitar andar com pés descalços em jardins ou próximo a piscina; procurar andar com botas em áreas rurais e orientar plano de ação e uso de adrenalina autoinjetável em caso de reação sistêmica grave.

Imunoterapia específica

Considerada tratamento seguro e eficaz para evitar reações anafiláticas induzidas por ferroadas de *Hymenoptera* em pessoas com história de reações sistêmicas. Esse tratamento previne as reações alérgicas sistêmicas em 75 a 95% quando a dose de manutenção da imunoterapia for de 100 mcg/mL. Em geral, é administrada por 3 a 5 anos e, quando descontinuada, protege contra reações sistêmicas futuras na maioria dos indivíduos por pelo menos 7 anos, além de uma melhora importante na qualidade de vida do paciente. Apesar de não haver estudos controlados, indivíduos que apresentam reações sistêmicas depois de ferroadas de formigas também ficam protegidos pela imunoterapia com o extrato de corpo total.[19]

Reações Alérgicas Causadas por Venenos de *Hymenoptera*

	Tipo da reação	Teste cutâneo	Imunoterapia
Tabela 24.1. Indicações da imunoterapia segundo a gravidade da reação alérgica[20,21]			
Criança	Reação generalizada graus I ou II	Positivo	Avaliar caso individualmente*
Adulto	Reação generalizada graus I ou II	Positivo	Sim
Criança ou adulto	Reação local extensa	Positivo ou negativo	Não**
	Reação generalizada graus III ou IV	Positivo	Sim

*A indicação dependerá da exposição e do inseto responsável.

**A imunoterapia também é eficaz para os indivíduos que têm reação local extensa especialmente naqueles que estão em alto risco para levar várias ferroadas por causa da ocupação ou da suscetibilidade, por esse motivo pode ser indicada nessas situações.

Embora a imunoterapia seja efetiva, há desvantagens que devem ser consideradas, como custo, inconveniência, ocorrência de reações adversas à imunoterapia e a necessidade de tratamento prolongado. Portanto, antes de iniciar o procedimento, é importante determinar quais pacientes devem ser considerados para o tratamento (Tabela 24.1).

Contraindicações à imunoterapia

Há várias contraindicações[21] a serem citadas, as mais importantes são: doença cardiovascular; tratamento com β-bloqueadores, incluindo soluções oftalmológicas tópicas; asma grave; obstrução de vias respiratórias crônicas irreversíveis, incluindo pacientes com FEV1 < 70% do predito apesar de tratamento adequado; desordens imunopatológicas tais como pneumonite de hipersensibilidade, incluindo aspergilose broncopulmonar alérgica; imunodeficiências; distúrbios psiquiátricos e pacientes não colaborativos.

Reações adversas à imunoterapia

Consistem em reações no local das injeções (dor, eritema ou edema), ocorrendo nas primeiras semanas do tratamento; ou mais graves, levando a reações anafiláticas. A frequência e a gravidade das reações sistêmicas variam entre os estudos, dependendo da seleção do paciente, da doença, do extrato do alérgeno e do regime de indução. Aproximadamente, 50% dos pacientes desenvolvem reações no local da aplicação e 16% dos pacientes adultos desenvolvem reações sistêmicas, que consistem em asma ou rinite leve que respondem adequadamente ao tratamento com anti-histamínicos ou com β2-agonista; urticária, angioedema, reações de prurido, eritema e, mais raramente obstrução brônquica e até mesmo choque anafilático. A segurança da imunoterapia pode ser aumentada introduzindo-se anti-histamínicos como pré-medicação.[20]

Considerações finais

As reações sistêmicas induzidas por venenos de *Hymenoptera* levam a importante morbidade e mortalidade. A imunoterapia veneno-específica é a opção de escolha para evitar reações sistêmicas futuras, diminuir reações locais extensas e melhorar da qualidade de vida desses pacientes. Além disso, orientações ao paciente são fundamentais em cada consulta, seja auxiliando no controle da ansiedade e do medo de nova reação, seja na revisão do plano de ação personalizado e da aplicação de adrenalina autoinjetável.

Referências bibliográficas

1. Wikipédia. 2014 [citado em 11/08/2014]. Disponível em http://pt.wikipedia.org/wiki/Hymenoptera.
2. Pesek RD, Lockey RF. Management of insect sting hypersensitivity: an update. Allergy Asthma Immunol Res. 2013; 5(3):129-37.

Outras Manifestações Alérgicas

3. Homem de Mello MHSH. Abelhas africanizadas na cidade de São Paulo – uma abordagem epidemiológica. [Dissertação de Mestrado]. São Paulo: Departamento de Epidemiologia da Faculdade de Saúde Pública da Universidade de São Paulo; 2000.

4. Golden DB,Marsh DG, Kagey-Sobotka A et al. Epidemiology of insect venom sensitivity. JAMA. 1989; 262:240-4.

5. Bilò MB, Bonifazi F. The natural history and epidemiology of insect venom allergy: clinical implications. Clin Exp Allergy. 2009; 39:1467-76.

6. Bilo BM, Bonifazi F. Epidemiology of insect-venom anaphylaxis. Curr Opin Allergy Clin Immunol. 2008; 8:330-7.

7. Castro FFM. Anafilaxia por venenos de hymenoptera: experiência de 20 anos. São Paulo. 2002. Tese de Livre-docência apresentada ao Departamento de Clínica Médica da Faculdade de Medicina da Universidade de São Paulo na área de Imunologia Clínica e Alergia.

8. Golden DBK. Insect sting allergy and venom immunotherapy: a model and a mystery. J Allergy Clin Immunol. 2005; 115:439-47.

9. Müller U. Hymenoptera venom hypersensitivity: an update. Clin Exp Allergy. 1998; 28:4-6.

10. Bilo BM, Rueff F, Mosbech H, Bonifazi F, Oude-Elberink JN. Diagnosis of Hymenoptera venom allergy. Allergy. 2005; 60:1339-49.

11. Hamilton RG, Adkinson NF. Clinical laboratory assessment of IgE-dependent hypersensitivity. J Allergy Clin Immunol. 2003; 111:S687-701.

12. Egner W, Ward C, Brown DL et al. The frequency and clinical significance of specific IgE to both wasp (Vespula) and honeybee (Apis) venoms in the same patient. Clin Exp Allergy. 1998; 28:26-34.

13. Muller U, Schmid-Grendelmeier P, Hausmann O, Helbling A. IgE to recombinant allergens Api m 1, Ves v 1, and Ves v 5 distinguish double sensitization from crossreaction in venom allergy. Allergy. 2012; 67: 1069-73.

14. Hemmer W, Focke M, Kolarich D et al. Antibody binding to venom carbohydrates is a frequent cause for double positivity to honeybee and yellow jacket venom in patients with stinging insect allergy. J Clin Immunol. 2001, 108:1045-52.

15. Hoffman D. Hymenoptera venom: XXIV. The amino acid sequences of imported fire ant venoms allergens Sol i II, Sol i III, and Sol i IV. J Allergy Clin Immunol. 1993; 91:71-8.

16. Shaker MS, Wallace DV, Golden DBK, Oppenheimer J, Bernstein JA, Campbell RL et al. Anaphylaxis-a 2020 practice parameter update, systematic review, and grading of recommendations, assessment, development and evaluation (GRADE) analysis. J Allergy Clin Immunol. 2020; 145:1082-123.

17. Simons FE, Gu X, Simons KJ. Epinephrine absorption in adults: intramuscular versus subcutaneous injection. J Allergy Clin Immunol. 2001; 108:871-3.

18. Golden DB, Kwiterovich KA, Kagey-Sobotka A, Lichtenstein LM. Discontinuing venom immunotherapy: extended observations. J Allergy Clin Immunol. 1998; 101:298-305.

19. Pesek RD, Lockey RF. Treatment of Hymenoptera venom allergy: an update. Curr Opin Allergy Clin Immunol. 2014; 14:340-6.

20. Sturm GJ, Varga EM, Roberts G, Mosbech H, Bilò MB, Akdis CA et al. EAACI guidelines on allergen immunotherapy: Hymenoptera venom allergy. Allergy. 2018; 73:744-64.

21. Cox L, Nelson H, Lockey R, Calabria C, Chacko T, Finegold I et al. Allergen immunotherapy: a practice parameter third update. J Allergy Clin Immunol. 2011; 127(Suppl 1):S1-S5.

25

Alergia Ocupacional

Clóvis Eduardo Santos Galvão ■ Cynthia Mafra Fonseca de Lima

Introdução

Com os novos hábitos de vida, o indivíduo adulto tem passado muito mais tempo no seu ambiente de trabalho, onde fica exposto a uma variedade de substâncias potencialmente irritativas e imunogênicas que podem causar doenças. O risco de o trabalhador desenvolver doenças devido à exposição a diferentes substâncias presentes no ambiente de trabalho é conhecido desde a antiguidade, no entanto, essa maior exposição tem sido considerada um dos fatores associados ao aumento da prevalência das doen ças ocupacionais.[1]

Não obstante o crescente aumento na incidência dessas doenças, acredita-se que o verdadeiro número seja subestimado, tanto pela dificuldade de confirmação diagnóstica como pela relutância do trabalhador que muitas vezes não procu ra um serviço médico para confirmar o diagnóstico com receio de perder o emprego. O conhecimento sobre as características e as comorbidades inerentes às doenças ocupacionais é importante, não só para o tratamento dos trabalhadores acometidos como também para a prevenção de novos casos.

A identificação de novos agentes, métodos diagnósticos e de novos conhecimentos sobre sua fisiopatologia e história natural trouxe um considerável avanço na área das doenças ocupacionais.[2] Quando o mecanismo patogênico envolvido nesses quadros ocupacionais é imunológico, por exemplo, uma reação de hipersensibilidade, pode-se dizer que se trata de uma alergia ocupacional. Clinicamente, os trabalhadores expostos podem desenvolver alergias ocupacionais respiratórias, como asma e rinite ocupacionais, bem como quadros cutâneos representados sobretudo pelas dermatites de contato ocupacionais.

A seguir, citaremos as principais características de doenças respiratórias e dermatoses alérgicas desenvolvidas no ambiente de trabalho, descrevendo seus principais aspectos, como o diagnóstico e tratamento, comentando ainda os fatores e/ou situações de risco, bem como os agentes causadores, enfatizando a visão imunoalérgica para essas doenças ocupacionais.

Asma ocupacional

Definição e epidemiologia

A asma ocupacional (AO) é caracterizada pela limitação variável ao fluxo de ar e/ou hiperreatividade das vias respiratórias devido a causas e condições presentes, especificamente, no ambiente de trabalho e não a estímulos encontrados fora dele. É considerada a pneumopatia ocupacional mais

Outras Manifestações Alérgicas

prevalente, correspondendo a 26 a 52% das doenças respiratórias ocupacionais nos países industrializados, mas essa frequência pode variar dependendo do tipo de ocupação e do país estudado. Acredita-se que até um quarto dos adultos com asma nos EUA e na Europa têm asma relacionada com o trabalho.[3]

Recentemente, especialistas do American College of Chest Physicians definiram asma relacionada com o trabalho (ART) como "asma que é exacerbada ou induzida por exposições a inalantes no local de trabalho".[4] Com base nessa definição, a ART pode ser ainda subclassificada em duas categorias que muitas vezes se sobrepõem:

1. Asma agravada no ambiente de trabalho, que refere-se a exacerbação da asma preexistente, devido a exposições no local de trabalho; e
2. Asma ocupacional (AO), que se refere à asma de início recente induzida por exposições no local de trabalho.

Essa condição se desenvolve como o resultado direto da exposição no ambiente de trabalho, nesses casos o paciente geralmente não apresenta história pessoal prévia de asma, e o início do quadro clínico se dá na idade adulta.[4]

É importante ressaltar que a história prévia de asma não descarta o diagnóstico de asma ocupacional e deve ser levado em conta se o agente etiológico for o mesmo responsável pelo quadro clínico anterior.

Mecanismos fisiopatológicos e agentes ocupacionais

A AO pode apresentar um período de latência, ou seja, um intervalo de tempo entre o início da exposição e o aparecimento dos sintomas que pode variar de semanas a vários meses, ou pode ocorrer sem período de latência, em que os sintomas aparecem logo após a exposição ao agente causador.

A forma clínica mais comum é a AO com período de latência, geralmente causada por substâncias naturais ou sintéticas de alto peso molecular como farinhas e proteínas animais e algumas de baixo peso molecular como anidridos e sais de platina. O mecanismo imunológico envolvido pode ser IgE dependente ou não mediado por IgE.

Quando os agentes ocupacionais induzem a produção de anticorpos IgE específicos, caracterizam uma reação de hipersensibilidade tipo I de Gel e Coombs (alergia clássica), mas, nos casos em que não há participação do anticorpo IgE, a maioria dos agentes tem baixo peso molecular, como os isocianatos, e induz AO por mecanismo imunológico inespecífico, pois há evidências de influxo de células inflamatórias e liberação de mediadores nas vias respiratórias sem demonstrar a participação consistente de IgE específica. Esse mecanismo não está completamente esclarecido, mas são descritos fenômenos imunológicos, como desgranulação inespecífica de mastócitos, fixação de complemento e infiltrado de linfócitos T.[5]

O mecanismo envolvido na AO sem latência é, na maioria das vezes, não imunológico e essa doença é classicamente desencadeada por mecanismos irritativos que incluem irritação direta na mucosa das vias respiratórias, lesão tóxica desencadeada por exposição a altas concentrações de agentes ocupacionais ou ainda efeitos farmacológicos dos irritantes, que podem induzir broncospasmo. Nesse grupo, está incluída a síndrome da disfunção reativa das vias respiratórias, que se segue a uma exposição aguda a grandes quantidades de fumaças e gases tóxicos, como a amônia. Nesses casos, acredita-se que a descamação do epitélio resulte em inflamação das vias respiratórias, devido à perda dos fatores relaxantes derivados do epitélio e à exposição e à estimulação de terminações nervosas (inflamação neurogênica).[6] Portanto, a AO pode ser induzida por diferentes mecanismos e também difere em muitos outros aspectos, como na apresentação clínica, nas características dos trabalhadores em risco, no tipo de reação produzida na broncoprovocação, dentre outros que estão resumidos na Tabela 25.1.[7]

Alergia Ocupacional

Características	Asma com latência		Asma sem latência
	IgE dependente	**IgE independente**	
Tempo de exposição	Longo	Curto	Em horas
Resposta à provocação	Imediata ou bifásica	Tardia	Desconhecida
Prevalência	Menor 5%	Maior 5%	Desconhecida
Fatores predisponentes	Atopia, fumo	Desconhecidos	Desconhecidos
Ativação de linfócitos	++++	++++	+
Ativação de eosinófilos	++++		+++
Fibrose subepitelial	+	+	++++
Espasmo de mambrana basal	++++	++++	++++
Descamação epitelial	+	+	++++

Tabela 25.1. Categorias de asma ocupacionais e suas principais características

Fonte: modificada de Chan-Yeung M et al., 1995.[6]

Embora a asma por mecanismo imunológico seja a mais frequente, os quadros que envolvem reações mediadas por IgE são minoria. Observa-se uma relação dose-resposta entre o grau de exposição e o desenvolvimento de AO relacionada com diferentes agentes, como cedro vermelho e colofônia, mas essa correlação não está clara para todos os agentes ocupacionais.[7]

Embora alguns estudos demonstrem que o nível de exposição ao agente causal é um fator importante para o desenvolvimento de AO, observa-se que apenas uma parte dos trabalhadores desenvolve sensibilização ou AO, mesmo considerando um nível de exposição semelhante. Portanto, não está estabelecido se picos de exposição ou exposições menores por mais tempo seriam mais relevantes na indução da sensibilização e desenvolvimento de AO. Esses achados sugerem que alguns fatores de suscetibilidade ligados ao próprio indivíduo estão também envolvidos.

A atopia tem sido constantemente associada aos casos que envolvem agentes de alto peso molecular, e o tabagismo tem sido associado ao desenvolvimento de AO em trabalhadores expostos a sais de platina e compostos de anidridos que possuem peso molecular mais baixo.[7]

Mais de 500 substâncias já foram descritas como agentes ocupacionais e incluem produtos naturais e sintéticos, encontrados em diferentes processos industriais. Esses agentes causam asma por meio de mecanismos imunológicos com a participação ou não de IgE. Os gases irritantes, como cloro e amônia, estão relacionados com AO sem período de latência. O composto parafenilenodiamina, presente nas tinturas de cabelo, é uma causa conhecida de dermatite de contato em cabeleireiros e consumidoras. Recentemente, também tem sido apontado como etiologia de asma, rinite e urticária de contato ocupacionais.[8]

A Tabela 25.2 apresenta os principais agentes ocupacionais envolvidos na AO.[6]

Quadro clínico e diagnóstico

As manifestações clínicas e a prevalência de sensibilização diferem de acordo com a natureza do agente desencadeante. O desenvolvimento dos sintomas pode ocorrer depois de algumas semanas até vários anos, e a duração da exposição tende a ser mais curta para os produtos químicos de baixo peso molecular.[5] A Figura 25.1 resume a história da AO com período de latência.

Os sintomas das vias respiratórias inferiores e a presença de hiper-reatividade brônquica podem ser precedidos de sintomas rinoconjuntivais. No primeiro momento da investigação dos quadros sugestivos de AO, o diagnóstico de asma deve ser confirmado pela história clínica e pelos testes de função pulmonar. Posteriormente, deve-se estabelecer o nexo causal e o diagnóstico etiológico por meio de testes imunológicos e da broncoprovocação específica, quando indicada. O monitoramento seriado do pico de fluxo expiratório pode ser útil, sobretudo se houver melhora nos períodos de afastamento do trabalho, como finais de semana ou férias. Deve-se considerar o diagnóstico de AO em

Tabela 25.2. Agentes ocupacionais envolvidos na asma ocupacional com período de latência

Agente causador	Profissões de risco
Agentes de alto PM	
Cereais	Padeiros e moleiros
Proteínas de animais	Tratadores, técnicos de laboratório
Enzimas	Padeiros, limpeza, farmácia
Látex	Área da saúde
Agentes de baixo PM	
Isocinatos	Profissionais que manipulem materiais como: tintas, plásticos, espumas, borrachas
Madeiras	Marceneiros, movilaria
Anidridos	Profissionais que manipulem materiais como: plásticos, resina epóxi
Metais	Refinarias, soldadores
Corantes	Confecções
Formaldeido, glutaraldeido	Hospital
Persulfato de amônia	Cabelereiros

Fonte: modificada de Chan-Yeung M et al., 1995.[6]

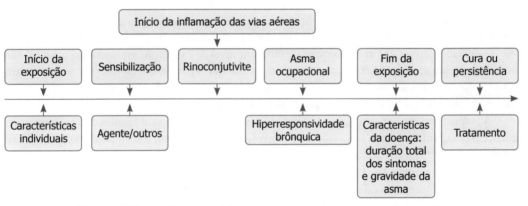

Figura 25.1. História natural da asma ocupacional com período de latência.

todo indivíduo com asma que se inicia na idade adulta. A queixa clássica é a piora dos sintomas no ambiente de trabalho, seguido de melhora nos finais de semana e feriados. No entanto, esse padrão nem sempre está presente, e os finais de semana podem não ser longos o suficiente para proporcionar melhora dos sintomas, que podem, inclusive, ser mais intensos após o fim da jornada de trabalho. Despertares noturnos também podem ocorrer.

Além do emprego atual, também devem ser consideradas as atividades profissionais anteriores e o histórico ocupacional, pois podem estar relacionados com o quadro. Não obstante a história sugestiva de AO e em trabalhador exposto a um sensibilizante conhecido ser importante, não pode ser utilizada isoladamente para fechar o diagnóstico, sendo necessários testes objetivos adicionais.

Deve ser realizada uma visita ao local de trabalho sempre, pois o trabalhador pode omitir informações importantes sobre o ambiente.[9]

É importante ressaltar que a obstrução reversível do fluxo de ar e/ou aumento da hiper-reatividade brônquica na presença de espirometria normal confirmam o diagnóstico de asma, mas não de AO. Por outro lado, o diagnóstico de AO deve ser afastado se a broncoprovocação inespecífica com histamina ou carbacol/metacolina, realizada durante o período em que o paciente está trabalhando e/ou sintomático, for negativa.[9]

Muitas vezes, devido a características intrínsecas ao agente suspeito, a broncoprovocação específica não pode ser realizada. Nesse caso, deve-se utilizar a medida seriada do pico de fluxo expiratório (PFE) que deve ser feita com o indivíduo trabalhando e afastado do trabalho, pelo mesmo período de tempo. Esse teste apresenta limitações, pois depende muito da habilidade e da colaboração do trabalhador, que deve ser orientado a registrar três a quatro medidas diárias, tanto no ambiente de trabalho como fora dele. A sensibilidade e a especificidade dessa abordagem são de 64 e 77% respectivamente, e o monitoramento deve ser feito durante o período mínimo de duas semanas.[10]

A broncoprovocação específica torna possível reproduzir, sob condições controladas, a exposição do trabalhador em seu ambiente de trabalho, e é considerada padrão-ouro para o diagnóstico de AO. Deve ser realizada por profissionais treinados e em um ambiente equipado para atendimento de reações sistêmicas graves.[11] Não há um protocolo padrão, mas algumas recomendações gerais devem ser seguidas, como não fazer em pacientes sintomáticos ou com VEF1 abaixo de 70% do predito e suspender os broncodilatadores antes do procedimento.[9]

A determinação da IgE específica *in vivo* e *in vitro* são úteis somente nos casos mediados por IgE, e têm valor limitado pela falta de reagentes padronizados comercialmente disponíveis.

O diagnóstico de AO induzida por irritantes é baseado inteiramente na história clínica e na demonstração de obstrução do fluxo de ar e/ou hiper-reatividade brônquica. Na maioria das vezes, há relato de exposição a grandes quantidades de determinado agente, seguida por sintomas respiratórios, na ausência de história prévia de asma.[5]

Técnicas não invasivas, como a medida do óxido nítrico exalado e a análise do escarro induzido, têm sido propostas como métodos de avaliação do processo inflamatório e podem ajudar no diagnóstico precoce da AO. No entanto, sua utilização ainda não está padronizada para a prática clínica diária.[12]

No ambulatório de alergia ocupacional do Serviço de Imunologia Clínica e Alergia do HC-FMUSP há disponível uma cabine de provocação desenhada especialmente para as provocações específicas, em que é possível controlar diferentes variáveis durante o teste, e o paciente com suspeita de AO é avaliado segundo algoritmo ilustrado na Figura 25.2.

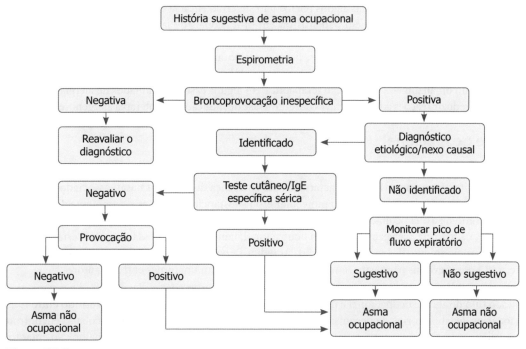

Figura 25.2. Fluxograma para diagnóstico de asma ocupacional. Fonte: modificada de Malo & Chan-Yeung, JACI 2001.[2]

Em nosso meio, entre os pacientes com diagnóstico suspeito ou confirmado de AO em acompanhamento no Ambulatório de Doenças Imunoalérgicas Ocupacionais do HCFMUSP, 40% apresenta quadro clínico sugestivo de AO e 60% de asma agravada pelo trabalho. Dentre os pacientes com AO, pouco mais da metade obteve confirmação diagnóstica, seja por monitoramento do PFE seriado, por broncoprovocação específica ou associação de ambos os exames. A maior limitação nesses casos se dá por não identificação do agente ocupacional envolvido, ou pelo fato de o trabalhador já se encontrar afastado do ambiente ocupacional. Nesse grupo, 45% eram atópicos. As profissões mais encontradas entre os pacientes com doença confirmada foram: funcionários de limpeza, trabalhadores de construção civil e manipulação de fármacos.

Tratamento

O afastamento da exposição ao agente causal é essencial para a obtenção de melhora clínica e para evitar a piora.[13] Estudos mostram que a permanência do trabalhador no local de trabalho, ou da exposição ao agente ocupacional envolvido, agrava o prognóstico da asma. Cerca 75% dos trabalhadores com AO permanecem com hiper-reatividade brônquica, mesmo depois da remoção da exposição ao agente causal, embora a intensidade dos sintomas seja geralmente leve.

Uma vez confirmado o diagnóstico de AO, o trabalhador é afastado da exposição e o tratamento medicamentoso deve ser iniciado, considerando as particularidades de cada caso e seguindo os consensos e diretrizes para o tratamento da asma não ocupacional, de acordo com a intensidade do quadro.

Essa confirmação é importante, não só para o trabalhador, mas também para o empregador, pois os órgãos envolvidos com previdência e seguridade social exigem diagnóstico bem documentado por meio de testes precisos e objetivos, antes de aceitarem um pedido de afastamento relacionado com a AO. A partir de então, programas de reabilitação adequados devem ser oferecidos ao trabalhador.[13,14]

Os tratamentos imunológicos (como agentes biológicos e imunoterapia alérgeno-específica) podem ser considerados como potenciais opções terapêuticas para as doenças ocupacionais mediadas por IgE. Por exemplo, muitos estudos com a imunoterapia específica para látex mostraram resultados favoráveis. Por outro lado, apenas alguns relatos têm sugerido eficácia da imunoterapia específica para os casos de asma ocupacional em padeiros ou em profissionais de laboratório que lidam com animais. Acredita-se que o desenvolvimento de novas tecnologias, como os alérgenos recombinantes e o diagnóstico resolvido por componentes, possam melhorar a qualidade dos testes diagnósticos e da imunoterapia específica para as alergias ocupacionais. Além disso, alguns autores relataram eficácia da utilização do omalizumab como opção terapêutica em alguns casos selecionados de alergia ocupacional e para reduzir reações adversas graves durante a fase de indução imunoterapia alérgeno-específica.[14]

Rinite ocupacional

Definição e epidemiologia

A rinite ocupacional (RO) é caracterizada pela presença de sintomas nasais associados à exposição aos agentes de alto ou baixo peso molecular e/ou substâncias irritantes no ambiente de trabalho. Assim como na asma ocupacional, pode envolver mecanismos imunológicos ou não. Essa condição coexiste, na maioria das vezes, com asma ocupacional, tendo sido apontada como um estágio inicial do comprometimento das vias respiratórias. Acredita-se que, se a exposição ao agente for persistente, a RO possa evoluir para asma, embora os relatos não sejam unânimes entre os autores.[15]

A prevalência pode variar de acordo com os critérios usados para o diagnóstico, a aérea geográfica, o tipo de agente ocupacional e da ocupação do trabalhador. Por exemplo, um estudo entre funcionários de laboratórios de pesquisa em uma universidade que eram expostos a cobaias encontrou prevalência de 42% para sintomas autorrelatados de rinite relacionados com o trabalho. No entanto, com relação a uma provável RO definida pela presença de sintomas de rinite e positividade aos testes cutâneos, a prevalência diminuiu para 15%. Quando esses casos foram submetidos a provocação específica, a prevalência caiu para 6%. Tais resultados confirmam a baixa especificidade dos questionários de sintomas para diagnóstico de RO.[16]

A incidência de sintomas rinoconjuntivais relacionados com o trabalho é maior nos primeiros 12 a 20 meses de atividade profissional e aumenta com a duração da exposição até um período de 24 meses. Este curto período de latência sugere a necessidade de maior vigilância nos primeiros anos de exposição. História de sintomas atópicos é comum em trabalhadores que desenvolvem RO alérgica, chamando atenção para atopia como um fator de risco para o desenvolvimento de RO.[15]

Mecanismos fisiopatológicos

A inflamação das vias respiratórias nasais pode ocorrer por meio de sensibilização específica, irritação aguda ou crônica da mucosa, ou ambos. As sensibilizações aos compostos de alto peso molecular são classicamente mediadas pela IgE, enquanto a sensibilização aos de baixo peso molecular envolve tanto resposta IgE mediada como outras por mecanismos menos esclarecidos. Agentes irritantes como partículas grandes, gases hidrossolúveis e vapores levam à lesão direta da mucosa, sem o envolvimento de resposta imunológica específica. A exposição a substâncias, como a fumaça de cigarro, formol e capsaicina, resulta na liberação de neuropeptídeos, como a substância P, que são neurotransmissores responsáveis pelo desencadeamento de resposta inflamatória neurogênica.[15]

A RO pode ser classificada em:

1. **Incômoda:** quando o indivíduo apresenta sensibilidade olfativa muito alta, relatando sintomas quando se expõe a substâncias, como detergentes e perfumes.
2. **Irritativa:** quando ocorre inflamação inespecífica no nariz sem envolver mecanismos imunológicos específicos.
3. **Corrosiva:** quando ocorre inflamação intensa, com lesão da mucosa nasal e alterações permanentes nas funções fisiológicas do nariz, depois de exposição a altas concentrações de gases químicos solúveis e irritantes, como cloro e amônia.
4. **Alérgica (ou imunológica):** que envolve mecanismo mediado por IgE.[17]

A Tabela 25.3 mostra alguns dos principais agentes causadores de RO com exemplos das exposições típicas.

Tabela 25.3. Agentes causadores de rinite ocupacional e exposições características		
Classificação	*Agente*	*Exposição*
Incômoda	Detergentes Perfumes	Supermercado Loja de departamento
Irritativa	Poluentes ambientais Fumaça de cigarro Ar frio *Spray* de cabelos Talco	Trabalhadores de rua Qualquer lugar Frigoríficos Loja de departamento Indústria de cosméticos
Alérgica (imunológica)	Naturais: • Látex	Profissionais da área de saúde
	Camundongos	Técnicos de laboratórios
	Sintéticos: • Anidridos ácidos • Platina • Isocianatos	Trabalhadores com resina epóxi Artesãos de joias Pintores
Corrosiva	Amônia	Indústrias químicas

Fonte: adaptada de Bardana EJ Jr. 1995.[14]

Quadro clínico e diagnóstico

Mediante o contato com os agentes no ambiente de trabalho, o indivíduo acometido apresenta a congestão nasal resultante da vasodilatação e do aumento da permeabilidade vascular, o prurido e os espirros decorrentes da estimulação nervosa sensorial, e a coriza, como resultado da estimulação das glândulas e do aumento da permeabilidade vascular. Dessa maneira, os sintomas da RO são os mesmos das outras rinites, e aparecem como resultado da resposta da mucosa nasal a estímulos externos.

Considerando a relevância epidemiológica e das implicações médico-legais, a rinite ocupacional deve ser considerada na prática clínica diária por todos os médicos. Em adultos com rinite de início tardio, causas ocupacionais devem ser pesquisadas e os pacientes que possuem uma associação ocupacional devem ser encaminhados para avaliações específicas.[18]

É essencial a confirmação do nexo causal entre o agente ocupacional suspeito e os sintomas por meio de medidas objetivas, como os testes cutâneos, que podem avaliar a presença de sensibilização, mas só significam doença se as manifestações clínicas forem associadas à sensibilização demonstrada no teste. Mesmo nos grupos de risco para RO, a alta frequência dos sintomas de rinite pode levar à incidência superestimada. Além disso, a maioria dos agentes ocupacionais não dispõe de extratos padronizados para a realização desses testes que ajudam apenas na avaliação dos casos mediados por IgE.[15]

A nasoprovocação específica, realizada sob condições controladas, seria o método mais adequado para a confirmação diagnóstica de RO, nos casos em que os testes cutâneos não estão indicados ou não podem ser realizados. A resposta à nasoprovocação pode ser medida por meio de escore de sintomas, análise de mediadores inflamatórios e avaliação da congestão nasal por rinomanometria, rinometria acústica e pico de fluxo inspiratório nasal. Esse procedimento, entretanto, ainda não é realizado na rotina da maioria dos centros, pois carece de melhor padronização tanto na sua realização como na interpretação.[19]

Tratamento

Assim como na asma ocupacional, a abordagem mais eficaz para o controle da RO seria evitar a exposição ao agente ocupacional desencadeante. Devem-se seguir as recomendações convencionais de farmacoterapia, com anti-histamínicos e corticoides tópicos nasais, visando ao controle dos sintomas de acordo com diretrizes e consensos vigentes para as rinites alérgicas não ocupacionais, como o ARIA.[20] Diversas medidas podem ser tomadas para evitar ou diminuir a exposição, como uso de equipamentos de proteção individual pelo trabalhador, redução do tempo de exposição, melhoria das condições de ventilação da área de trabalho e, finalmente, a substituição do agente ocupacional causal por outra substância.[15]

Dermatoses ocupacionais

Definição e epidemiologia

As dermatoses ocupacionais estão em segundo lugar entre as doenças ocupacionais mais frequentes e são definidas como desordens cutâneas causadas por fatores primariamente associados ao ambiente de trabalho.

Para identificar uma doença de pele, como dermatose ocupacional, são utilizados três critérios:

1. A lesão cutânea deve ter se desenvolvido pela primeira vez quando o paciente estava em uma ocupação presumivelmente associada a dermatite.
2. A lesão cutânea deve melhorar com o afastamento do ambiente de trabalho e piorar com o retorno.
3. Deve existir um agente etiológico no ambiente de trabalho que pode ser relacionado com o aparecimento da lesão.

Etiologia

Na ordem de frequência, as causas diretas de dermatose ocupacional são de naturezas química, mecânica, física e biológica. As causas mais comuns das dermatites de contato irritativas são produtos de limpeza, plásticos e resinas, lubrificantes, sabões/detergentes, fibra de vidro e poeira particulada, produtos alimentícios, e derivados de petróleo, metais e óleos para máquinas. Alguns grupos de trabalhadores estão mais suscetíveis, como os trabalhadores de limpeza profissional. Os alérgenos relevantes nessa população são os produtos químicos pre sentes na borracha e desinfetantes, sobretudo thiurams e formaldeído.[22]

A história pessoal de atopia, devido ao ressecamento, à alteração da barreira cutânea e à maior predisposição a outras sensibilizações, é considerada um fator de risco para o desenvolvimento de doenças ocupacionais cutâneas. Outros fatores de risco são conhecidos em indivíduos predispostos, como a imunossupressão, a capacidade intelectual do trabalhador para manusear materiais perigosos, o sítio anatômico exposto (quanto mais fina a pele maior a probabilidade de lesão), a pigmentação da pele (menos suscetível à lesão, mas leva mais tempo para cicatrizar e tende a ficar com mais cicatrizes) e o envelhecimento da pele, que a torna menos resistente (seja pela idade ou por ação do sol).[21]

Fatores ambientais, como a baixa umidade do ar e o frio, diminuem a quantidade de água no estrato córneo. Baixas temperaturas também reduzem a elasticidade do estrato córneo, causando rachaduras e fissuras. Exposição a irritantes é a causa de 80% de todas as dermatoses ocupacionais. Muitos agentes podem agir tanto como irritantes como alérgenos. As infecções ocorrem mais provavelmente nos trabalhadores da área da saúde e fazendeiros.[23]

Quadro clínico e fisiopatologia

A maioria dos casos de dermatite de contato tratada pelos médicos é atribuída a fatores ocupacionais; essas doenças compreendem em torno de 90 a 95% das doenças cutâneas ocupacionais. A dermatite de contato é definida como qualquer alteração na pele e/ou anexos (cabelos, unhas e mucosas), resultante do contato ou exposição a um agente exógeno (físico ou químico).

O tipo mais comum é a dermatite de contato irritativa, que é identificada quando a inflamação induzida pelo contato não é imunológica e o quadro clínico é resultado de lesão celular causada diretamente pelo agente irritante. Quando a inflamação ocorre por uma resposta inflamatória induzida por um hapteno em potencial, denomina-se dermatite de contato alérgica.[24]

A dermatite de contato irritativa compreende um espectro de alterações cutâneas, que incluem as formas aguda, aguda tardia, irritante, cumulativa, traumática, eczemátide, pustular e acneiforme subjetiva.

O aspecto clínico é dependente do tipo de substância e tempo de exposição. Uma reação inflamatória aguda e grave causada por um irritante primário forte pode incluir necrose e ulceração, enquanto as lesões crônicas se apresentam com liquenificação, escoriações, descamação e hiperqueratose. As mãos são as mais frequentemente afetadas pela dermatite irritativa, devido à maior exposição.[24]

Ao contrário da irritativa, a dermatite de contato alérgica é uma entidade clínica bem estabelecida. No ambiente de trabalho, são considerados os seguintes fatores para reações alérgicas: fatores ligados ao hospedeiro; fatores ligados ao ambiente, agentes causadores potenciais e a reação imunológica envolvida.[21,23]

A reação alérgica padrão, expressa pela pele quando ela reage com uma substância alergênica, é uma dermatite eczematosa, considerada um exemplo típico de reação de hipersensibilidade tardia (tipo IVa de Gell e Coombs), mediada, a princípio, por células Th1 sensibilizadas. Menos frequentemente, pode ocorrer uma reação urticariforme (urticária de contato), traduzindo uma reação de hipersensibilidade tipo I.

Outras Manifestações Alérgicas

Todas as reações alérgicas são específicas e não são dose-dependentes. Na reação de hipersensibilidade tardia, ocorre um período de latência depois do contato com o alérgeno, que pode variar de 12 a 48 horas, correspondendo ao tempo que as células de Langerhans (apresentadoras de antígeno) levam até carregar o hapteno aos linfonodos regionais, onde será apresentado aos linfócitos T que migram ao sítio do contato. Ao serem novamente ativados, esses linfócitos T liberam mediadores produzindo uma reação inflamatória que se traduz em uma erupção eczematosa, que, quando aguda, é bastante pruriginosa, eritematosa e vesicular e, quando crônica, tem prurido leve a moderado, com espessamento da pele, descamação, menos eritema e quase sempre tem fissuras; as lesões subagudas apresentam características das duas anteriores.[21,24] Observa-se uma considerável sobreposição entre as características das dermatites de contato irritativa e alérgica, como mostrado na Tabela 25.4.

Diagnóstico e tratamento

Não obstante a escassez de estudos, sabe-se que o impacto econômico dessa doença é considerável. Nos EUA, 20 a 25% de todos os casos relatados resultaram em média na ausência de 10 a 12 dias no trabalho. Além do desconforto e impacto na qualidade de vida, dermatites de contato também afetam a estabilidade psicossocial e econômica dos trabalhadores.[24]

A prevenção é de extrema importância e pode ser alcançada por meio de medidas simples, que nem sempre são colocadas em prática. A prioridade maior seria a eliminação e/ou substituição do irritante ou alérgeno no ambiente de trabalho, bem como o uso de equipamentos de proteção individual e medidas de higiene ambiental. Outra medida importante seria uma triagem dos indivíduos predispostos antes da contratação. No entanto, existem barreiras trabalhistas que consideram essa triagem como uma espécie de discriminação, tornando-a difícil de ser realizada na prática.[24]

O padrão-ouro para a identificação de um alérgeno é o teste de contato ou *Patch Test*, que é utilizado para confirmar o diagnóstico das dermatites de contato alérgicas e recomendado para qualquer paciente com lesão eczematosa persistente. A bateria padrão constituída de 25 a 30 antígenos é capaz de identificar até 80% dos alérgenos ocupacionais. Alérgenos adicionais podem ser testados baseados na história de exposição individual, mas a limitação nesses casos é a falta de padronização que compromete o resultado. Para o tratamento das lesões, recomenda-se o uso de corticoides tópicos e, nos casos mais graves, muitas vezes é necessário o uso de corticoides sistêmicos. O uso de anti-histamínicos ajuda a controlar o prurido.[21]

Tabela 25.4. Comparação entre dermatite de contato alérgica e irritativa		
	Irritativa	*Alérgica*
Morfologia clínica	Dermatite similar à alérgica	Dermatite espongiótica
Início da reação após o contato	Minutos a 48 horas	24 horas a 5 a 6 dias
Forma bem demarcada	Geralmente típica	Pode ocorrer
Resolução clínica	Diminui com 96 horas	14 a 28 dias
Causas comuns		
Concentração do agente	Importante	Menos importante
Mecanismo envolvido	Não imunológico; não requer sensibilização; lesão de queratinócitos	Imunológico; requer sensibilização; células T ativadas por antígenos
Teste diagnóstico	Nenhum	*Patch test*

Fonte: extraída de Beltrani VS, 2003.[20]

Diversos estudos têm sido realizados com o objetivo de entender melhor as questões sobre as alergias ocupacionais que ainda continuam sem resposta.

Estudo genéticos têm sido desenvolvidos visando identificar genótipos de alto risco para o desenvolvimento de alergias ocupacionais. Embora ainda existam poucos estudos, já têm sido descrito alelos HLA associados à asma induzida pelo diisocianato, assim como o polimorfismo nos genes do receptor de Il-4 e do CD14.[25]

Considerações finais

Um melhor entendimento sobre os fatores de riscos relacionados com o agente ocupacional, ao ambiente de trabalho e ao próprio trabalhador pode ajudar no desenvolvimento de métodos mais acurados para o diagnóstico e tratamento dessas doenças. Quanto mais precocemente a doença ocupacional for detectada, melhor será o prognóstico para o trabalhador afetado. Os novos conhecimentos sobre as alergias ocupacionais possibilitam, ainda, a criação de medidas preventivas que podem evitar o comprometimento de trabalhadores sadios. A abordagem deve ser multiprofissional, envolvendo a participação não apenas de profissionais da área de saúde, mas também de engenheiros higienistas, assistentes sociais, psicólogos, considerando o importante impacto socioeconômico das doenças ocupacionais para os trabalhadores e para a sociedade em geral.

Referências bibliográficas

1. Galvao CES. Asma e rinite ocupacionais – visão imunoalérgica. Rev. Bras. Alerg. Imunopatol. 2010; 33(1):2-7.
2. Peden DB1, Bush RK Advances in environmental and occupational disorders in 2012. J Allergy Clin Immunol. 2013 Mar; 131(3):668-74.
3. Kogevinas M1, Zock JP, Jarvis D et al. Exposure to substances in the workplace and new-onset asthma: an international prospective population-based study (ECRHS-II). Lancet. 2007 Jul 28; 370(9584):336-41.
4. Tarlo SM, Balmes J, Balkinssoon R et al. Diagnosis and management of work-related asthma: American College Of Chest Physicians Consensus Statement. Chest. 2008;134:1S-41S.
5. Malo JL, Chan-Yeung M. Occupational asthma. J Allergy Clin Immunol. 2001; 108:317-28.
6. Chan-Yeung M at al. Occupational asthma. Review article. N Engl J Med. 1995; 333:107-12.
7. Becklake MR, Malo JL, Chang-Yeung M. Epidemiological approaches in occupational asthma. Reactive airways dysfunction syndrome, or irritant-induced asthma. In: Bernstein IL, Chan-Yeung M, Malo JL, Bernstein DI, editors. Asthma in the workplace. 2nd ed. New York: Marcel Dekker Inc.; 1999. p. 27-65.
8. Helaskoski E, Suojalehto H, Virtanen H, Airaksinen L, Kuuliala O, Aalto-Korte K et al. Occupational asthma, rhinitis, and contact urticaria caused by oxidative hair dyes in hairdressers. Ann Allergy Asthma Immunol. 2014 Jan; 112(1):46-52.
9. Cartier A. Diagnosing occupational asthma. Allergy Clin Immunol Int. 2003;15:197-202.
10. Dykewicz MS. Occupational asthma: current concepts in pathogenesis, diagnosis and management. J Allergy Clin Immunol. 2009; 123:519-28.
11. Tarlo SM. When should specific occupational challenge tests be performed? Chest. 2013; 143(5):1196-8.
12. Lemiere C. Non-invasive assessment of airway inflammation in occupational lung disease. Curr Opin Allergy Clin Immunol .2002; 2(2):109-14.
13. Moscato G, Pala G, Boillat MA, Folletti I, Gerth van Wijk R, Olgiati-Des Gouttes D. EAACI position paper: prevention of work-related respiratory allergies among pre-apprentices or apprentices and young workers. Allergy. 2011 Sep; 66(9):1164-73.
14. Crivellaro M, Senna G, Marcer G, Passalacqua G. Immunological treatments for occupational allergy. Int J Immunopathol Pharmacol. 2013 Jul-Sep; 26(3):579-84.
15. Gautrin D, Desrosiers M, Castano R. Occupational rhinitis. Curr Opin Allergy Clin Immunol. 2006; 6:77-84.
16. Ruoppi P, Koistinen T, Susitaival P et al. Frequency of allergic rhinitis to laboratory animals in university emploees as confirmed by chamber challenges. Allergy. 2004; 59:295-301.
17. Bardana EJ Jr. Occupational asthma and related respiratory disorders. Dis Month. 1995; 41:143-199.
18. Moscato G, Rolla G, Siracusa A. Occupational rhinitis: consensus on diagnosis and medicolegal implications. Curr Opin Otolaryngol Head Neck Surg. 2011 Feb; 19(1):36-42.
19. Bousquet J, van Cauwenberge P, Khaltaev N. Allergic rhinitis and its impact on asthma. J Allergy Clin Immunol. 2001; 108 Suppl 5:147-334.

20. Howarth PH, Persson CG, Meltzer EO et al. Objective monitoring of nasal airway inflammation in rhinitis. J Allergy Clin Immunol. 2005; 115(3 pt 2): S414-S41.
21. Beltrani VS. Occupational dermatoses. Curr Opin Allergy Clin Immunol. 2003; 3:115-23.
22. Bauer A. Contact dermatitis in the cleaning industry. Curr Opin Allergy Clin Immunol. 2013 Oct; 13(5): 521-4.
23. Mozzanica N. Pathogenic aspects of allergic and irritant contact dermatitis. Clin Dermatol. 1992; 2:115-21.
24. Kock P. Occupational contact dermatitis. Am J Clin Dermatol. 2001; 2(6):353-65.
25. Bernstein DI. Genetics of occupational asthma. Curr Opin Allergy Clin Immunol. 2011 Apr; 11(2):86-9.

26

Erros Inatos da Imunidade

Cristina Maria Kokron ■ Myrthes Toledo Barros

Introdução

Os erros inatos da imunidade (EII), anteriormente denominados imunodeficiências primárias (IDPs), são doenças hereditárias causadas por defeitos em um ou mais componentes do sistema imunológico. Caracterizam-se por aumento de suscetibilidade a infecções, autoimunidade, doenças autoinflamatórias, alergias e/ou doenças malignas. Originalmente, eram vistas como doenças raras, caracterizadas por expressão clínica grave de início precoce. Entretanto, hoje dois aspectos ficaram mais evidentes: são patologias não tão raras quanto se acreditava inicialmente e a sua frequência é praticamente a mesma entre adolescentes e adultos, como em crianças e lactentes. Estima-se que nos EUA nasçam aproximadamente 1 em cada 1.000 indivíduos com defeito em algum componente do sistema imune, mas apenas uma pequena porcentagem tem defeitos que poderiam determinar complicações com risco de morte.[1] Os EEIs podem resultar de defeitos de maturação ou ativação de linfócitos, ou de defeitos dos mecanismos efetores da imunidade inata e adquirida. Boa parte dos EEIs são doenças monogênicas com herança mendeliana simples, enquanto outras apresentam origem poligênica complexa. Observa-se uma grande diversidade fenotípica que pode ser decorrente da variabilidade de penetrância e expressão gênica, além da interação entre os fatores genéticos e ambientais.[2] Nesse contexto, defeitos no mesmo gene podem determinar fenótipos clínicos diferentes assim como diferentes genes podem determinar fenótipos clínicos iguais.[3,4]

Desde a descrição da primeira imunodeficiência por Bruton, em 1952, mais de 400 patologias foram identificadas, e novos defeitos genéticos têm sido reportados praticamente todos os meses. Atualmente, o Comitê de Classificação das Imunodeficiências Primárias da União Internacional das Sociedades de Imunologia Clínica (IUIS) divide os erros inatos da imunidade da seguinte forma: 1. imunodeficiências combinadas; 2. imunodeficiências combinadas com características associadas ou sindrômicas; 3. deficiências predominantes de anticorpo; 4. doenças de desregulação imunológica; 5. defeitos congênitos de número e/ou função de fagócitos; 6. defeitos da imunidade intrínseca ou inata; 7. doenças autoinflamatórias; 8. deficiências de complemento; 9. fenocópias dos EIIs; 10. falhas na medula óssea.[4]

Na Figura 26.1, pode-se observar a distribuição das IDPs no Brasil,[5] conforme a classificação da IUIS. Carneiro-Sampaio et al.[6] publicaram a distribuição de uma casuística de 1.008 pacientes com diagnóstico de IDP acompanhados em um único complexo hospitalar em São Paulo (Hospital das Clínicas, Faculdade de Medicina da Universidade de São Paulo) e observaram distribuição semelhante.

Outras Manifestações Alérgicas

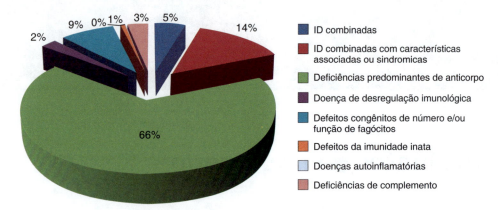

Figura 26.1. Distribuição das imunodeficiências primárias na América Latina. Fonte: dados obtidos do Latin American Society for Immunodeficiencies (LASID), julho 2020. N = 8.349 pacientes.

Estudos epidemiológicos revelam ampla variação geográfica e étnica da incidência, prevalência e padrão de distribuição das imunodeficiências primárias. Os principais dados epidemiológicos são: deficiência de IgA, a mais comum, 1:333 a 1:18.500; agamaglobulinemia 1:100.000 a 1:200.000; imunodeficiência comum variável 1:10.000 a 1:66.000; imunodeficiência combinada grave 1:50.000.[7,8] Também, é interessante ressaltar, que as diferentes faixas etárias têm prevalências diferentes dos diversos grupos de imunodeficiências, como observado na Figura 26.2.

Interessantemente, a prevalência das diversas imunodeficiências nos vários grupos etários diferiu apenas em crianças até os dois anos de idade. Vale ressaltar que nesses pacientes as deficiências predominantemente de anticorpos foram pouco frequentes com maior número de imunodeficiências combinadas.

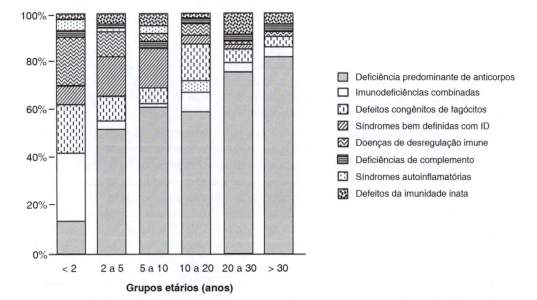

Figura 26.2. Distribuição das imunodeficiências primárias nas diferentes faixas etárias. Fonte: Carneiro-Sampaio et al., J Clin Immunol, 2013.[6]

Características clínicas comuns às imunodeficiências primárias

A história do paciente com suspeita de imunodeficiência deve abranger informações como número, localização e gravidade das infecções, necessidade de antibióticos e hospitalização. O tipo de infecção muitas vezes pode ser a primeira pista quanto à natureza do defeito imunológico, principalmente a presença de infecções oportunistas. Os pacientes imunodeficientes são mais propensos também ao desenvolvimento de autoimunidade – que não raramente é o primeiro sintoma – inflamação, alergias e processos malignos.[8,9] É importante também saber o histórico de imunizações com as possíveis reações adversas, assim como investigar a história familiar com relação à consanguinidade, mortes infantis prematuras por causas desconhecidas e história de imunodeficiência ou de ocorrência familiar dos sintomas. Alguns achados de exame físico como fenótipos sindrômicos também podem orientar em relação a determinadas imunodeficiências.[8,10] A Fundação Jeffrey Modell, junto com a Cruz Vermelha Americana, desenvolveu um folheto para divulgação dos 10 sinais de alerta sugestivos de imunodeficiências primárias, e o Bragid adaptou esses sinais a nossa sociedade (Tabelas 26.1 e 26.2).

Tabela 26.1. Dez sinais de alerta para imunodeficiências primárias na criança adaptados a nossa sociedade (Bragid)
1. Duas ou mais pneumonias no último ano
2. Quatro ou mais otites no último ano
3. Estomatites de repetição ou moniliase por mais de 2 meses
4. Abscessos de repetição ou ectima
5. Um episódio de infecção sistêmica grave (meningite, osteoartrite, septicemia)
6. Infecções intestinais de repetição ou diarreia crônica
7. Asma grave, doença do colágeno ou doença autoimune
8. Efeito adverso ao BCG e/ou infecção por micobactérias
9. Fenótipo clínico sugestivo de síndrome associada à imunodeficiência
10. História familiar de imunodeficiência

Fonte: adaptada da Fundação Jeffrey Modell e Cruz Vermelha Americana.

Tabela 26.2. Dez sinais de alerta para imunodeficiências primárias no adulto adaptados a nossa sociedade (Bragid)
1. Duas ou mais novas otites no período de 1 ano
2. Duas ou mais novas sinusites no período de 1 ano, na ausência de alergia
3. Uma pneumonia por ano por mais que 1 ano
4. Diarreia crônica com perda ponderal
5. Infecções virais de repetição (resfriados, herpes, verrugas, condiloma)
6. Uso de antibiótico de repetição para tratar infecção
7. Abscessos profundos na pele ou órgãos internos
8. Moniliase persistente ou infecção fúngica na pele ou qualquer lugar
9. Infecção por micobactéria tuberculosis ou atípica
10. História familiar de imunodeficiência

Fonte: adaptada da Fundação Jeffrey Modell e Cruz Vermelha Americana.

Capítulo 26

Outras Manifestações Alérgicas

Os defeitos de anticorpos caracterizam-se por infecções de repetição de vias respiratórias superiores e inferiores por bactérias piogênicas, podendo ocorrer também gastrenterites. A idade de início das infecções depende do grau de deficiência e, nos casos mais extremos, as infecções aparecem a partir dos 6 a 8 meses de vida, quando caem os níveis de anticorpos maternos.

O sistema complemento e os fagócitos também são importantes na defesa do organismo contra bactérias piogênicas, justificando a necessidade de avaliação dos três sistemas em pacientes com suscetibilidade anormal a infecções bacterianas. Defeitos da imunidade celular determinam aumento de suscetibilidade a infecções virais, fúngicas e por patógenos intracelulares. Observa-se também aumento das infecções bacterianas como consequência de anormalidades na resposta de anticorpos decorrentes da estimulação deficiente de linfócitos B pelos dos linfócitos T. As infecções podem ocorrer em qualquer sistema; contudo, microrganismos causadores das infecções são sugestivos do tipo de defeito imunológico presente.

Deficiências de fagócitos caracterizam-se por queda tardia do coto umbilical, furunculoses e abscessos profundos, além de gengivites e periodontites. Alguns desses defeitos determinam suscetibilidade aumentada a infecções fúngicas, como o *Aspergillus*. Os defeitos do sistema complemento podem determinar aumento de suscetibilidade a infecções, em especial meningites meningocócicas de repetição, bem como quadros sugestivos de autoimunidade. Os microrganismos mais prevalentes a causar infecção nos diversos grupos de imunodeficiências estão listados na Tabela 26.3.

Alguns dados de exame físico podem fornecer informações importantes. Atenção especial deve ser dada ao atraso do crescimento e desenvolvimento, perda ponderal, aumento ou ausência de linfonodos, organomegalia, dermatite, petéquias, anormalidades faciais, anormalidades cardíacas, candidíase oral, baixa estatura, ataxia e teleangiectasia.[8,10]

Pacientes com agamaglobulinemia apresentam ausência de tonsilas e outros tecidos linfoides. Albinismo parcial caracteriza defeitos de diluição de pigmentos, presença de ataxia e telangiectasias oculares é observada na ataxia-telangiectasia, microcefalia é comum nos defeitos de reparo do DNA. Petéquias e eczema são característicos de S. Wiskott-Aldrich, eritrodermia generalizada é observada na S. Omenn, mas também em IPEX.[10]

Tabela 26.3. Tipos de infecções associados às categorias maiores de imunodeficiências primárias

Deficiência/ patógeno	Anticorpos	Combinada	Fagócitos	Complemento
Vírus	Enteroviroses	Todos	Não	Não
Bactérias	*S. pneumoniae, H. influenzae, Moraxella, S. aureus, P. aeruginosa, N. meningitidis Mycoplasma*	*S. pneumoniae, H. influenzae, S. aureus, P. aeruginosa, N. meningitidis, L. monocytogenes, S. typhi,* flora entérica	*S. aureus,* flora entérica, *P. aeruginosa, S. typhi*	*S. pneumoniae, Moraxella, H. influenzae, S. aureus, P. aeruginosa,* especialmente *N. meningitidis*
Micobactérias	Não	Não tuberculosa, inclusive BCG	Não tuberculosa, inclusive BCG	Não
Fungos	Não	*Candida* sp., *Criptococcus, H. capsulatum, Aspergillus* sp.	*Candida* sp., *Aspergillus* sp.	Não
Protozoários	Giardia	*P. jirovecii Toxoplama gondii Cryptosporidium*	Não	Não

Fonte: adaptada de Notarangelo LD, J Allergy Clin Immunol, 2010.[2]

Avaliação laboratorial do paciente com suspeita de IDP

A avaliação inicial inclui hemograma completo, dosagem de imunoglobulinas e testes de hipersensibilidade tardia, que já fornecem um panorama sobre o estado imunológico do paciente. De acordo com a suspeita diagnóstica, podem ser solicitados exames mais específicos de acordo com os apresentados na Tabela 26.4.[8] Critérios diagnósticos para algumas das imunodeficiências primárias foram publicados por Conley.[12]

O diagnóstico de certeza da imunodeficiência deve ser estabelecido por meio de técnicas de biologia molecular sempre que possível.[8]

Pacientes imunodeficientes são mais propensos ao desenvolvimento de autoimunidade, inflamação, alergias e processos malignos, cabendo ressaltar que essas patologias também devem ser investigadas de acordo com o quadro clínico presente.[13]

Tratamento das imunodeficiências primárias

O tratamento depende do tipo e da gravidade da imunodeficiência.[13,14] Os avanços na compreensão dos mecanismos, imunobiologia e fisiopatologia dos erros inatos da imunidade criaram oportunidades para o uso da medicina de precisão para o tratamento de manifestações relacionadas com a doença. De modo geral, as deficiências de anticorpo mais graves necessitam de reposição de imunoglobulinas e antibioticoprofilaxia; as imunodeficiências celulares, de transplante de células tronco hematopoiéticas (TCTH); as doenças de desregulação imunológica, necessitam ser medicadas com imunobiológicos e profilaxia com antibióticos além de TCTH; as deficiências de fagócitos, de profilaxia com antifúngicos, antibióticos e TCTH; os defeitos da imunidade inata, profilaxia com antibióticos e antifúngicos, algumas podem ter indicação de TCTH, mas a experiência ainda é limitada; e as deficiências de complemento, antibioticoterapia.[13,14] O diagnóstico precoce é fundamental para a redução da morbimortalidade e crítico para o aconselhamento genético adequado.

Abordagem geral

As orientações devem ser individualizadas para cada paciente dependendo da idade, do tipo e da gravidade da imunodeficiência, complicações associadas e das condições socioeconômicas (Tabela 26.5).

Tabela 26.4. Avaliação laboratorial básica na suspeita de imunodeficiências		
	Avaliação inicial	*Avaliação adicional*
Imunidade humoral	Dosagem de IgG, IgA, IgM, IgE Dosagem de anticorpos específicos a antígenos vacinais ou infecções naturais: rubéola, sarampo, poliovírus, tétano, difteria, *Haemophilus influenzae* Dosagem de subclasses de IgG quantificação de iso-hemaglutininas para avaliação da função de IgM (exceto em indivíduos do grupo sanguíneo AB)	Quantificação de linfócitos B Dosagem de anticorpos para pneumococo após vacinação
Imunidade celular	Quantificação de linfócitos (hemograma) Testes cutâneos de hipersensibilidade tardia: PPD, tricofitina, candidina, difteria (teste de Schick), tétano	Quantificação de linfócitos T CD3+, CD4+, CD8+ Cultura de linfócitos com mitógenos e antígenos. Dosagem de citocinas, quantificação de expressão de receptores celulares por citometria de fluxo

Fonte: adaptada de Kokron e Barros, 2015.[11]

Outras Manifestações Alérgicas

Tabela 26.5. Tratamento das imunodeficiências (orientações gerais)	
Higiene ambiental	• Evitar contato com pessoas doentes (especialmente com infecções respiratórias e doenças exantemáticas), aglomerações e frequência a berçários e creches • Retardar admissão à escola para depois dos 4 anos de idade • Dormir em quarto individual • Limpeza adequada dos utensílios • Não utilizar vaporizadores e umidificadores que favoreçam a proliferação de fungos e bactérias • Evitar ressecamento excessivo do ar • Não fumar e evitar tabagismo passivo
Higiene pessoal	• Lavagem frequente das mãos, cuidados com as unhas e pele, banhos diários • Profilaxia e tratamento das cáries e das doenças periodontais, especialmente em pacientes com deficiência de fagócitos • Lavagem frequente da mucosa nasal com solução fisiológica
Nutrição	• Aleitamento natural prolongado • Evitar alimentos crus ou mal cozidos • Dieta balanceada rica em vitaminas, sais minerais, fibras, ferro e oligoelementos • Monitoramento de peso e altura, lembrando que o retardo do ganho pondero-estatural na criança ou a perda ponderal no adulto podem estar associados a processos infecciosos crônicos, doenças autoimunes ou neoplasias
Aspectos psicológicos	• Estabelecer relacionamento médico-paciente-família ideal • Evitar a superproteção • Promover a integração com a sociedade, de acordo com o grau da doença • Acompanhamento especializado se necessário
Prevenção ou antecipação	• Estabelecimento precoce do diagnóstico exato do defeito molecular • No caso de mutações hereditárias, deve ser realizado aconselhamento genético para gestações futuras; abortamento terapêutico (em países com legislação estabelecida), transplante de medula óssea (neonatal ou intrauterino), isolamento da criança desde o nascimento (como no caso do imunodeficiência combinada grave [SCID – do inglês, *severe combined immunodeficiency*]) • Redução da exposição a agentes infecciosos • Os derivados sanguíneos administrados a pacientes com suspeita de IDs celulares devem ser previamente irradiados (3.000 rads), conter poucos leucócitos e ser isentos de vírus
Vigilância periódica para neoplasias e doenças autoimunes	• Seguimentos clínico e laboratorial (exames bioquímicos, pesquisa de autoanticorpos, tomografia computadorizada de tórax, endoscopia do trato digestório, ultrassonografia abdominal, avaliação de função tireoidiana, mamografia etc.)

Fonte: adaptada de Kokron & Barros, 2015.[11]

Esquema vacinal

A vacinação de pacientes com imunodeficiências primárias deve ser criteriosa e obedecer normas já bem estabelecidas (Tabela 26.6).[14-16]

Vacinas com agentes mortos ou recombinantes (anti-influenza, DPT, antipneumocócica, anti-*haemophilus*, antimeningococo, antimeningococo B, hepatites A e B, antipólio inativada, raiva).

Vacinas com agentes vivos atenuados (BCG, antipoliomielite oral, sarampo, rubéola, caxumba, varicela, rotavírus, herpes-zóster, varíola, febre amarela e febre tifoide atenuada).

A vacina oral contra poliomielite deve ser substituída pela vacina de vírus inativado (parenteral), inclusive em indivíduos normais contactantes de pacientes imunodeficientes. Esta contraindicação aplica-se também a crianças que apresentam antecedente familiar de doenças por imunodeficiências.

Erros Inatos da Imunidade

Tabela 26.6. Esquema vacinal nas imunodeficiências primárias		
	Vacinas inativadas ou subunidades	**Vacinas vivas atenuadas**
Imunodeficiências combinadas — IDs graves	Sem restrições, benefício duvidoso, não recomendadas	Contraindicadas
Imunodeficiências combinadas — IDs leves	Recomendadas	Contraindicadas *Com risco baixo, mas podem ser indicadas:* SCR, varicela e herpes-zóster
Deficiências predominantes de anticorpos — IDs graves	Em geral, sem restrições mas com benefício duvidoso, não recomendadas *Exceções:* Influenza, HPV, antrax e raiva são recomendadas	Contraindicadas *Com risco baixo, mas indicadas:* BCG
Deficiências predominantes de anticorpos — IDs leves	Recomendadas	*Contraindicadas:* pólio oral, febre amarela, febre tifoide atenuada *Com risco baixo, mas podem ser indicadas:* SCR, rotavírus, varicela, varíola, herpes-zóster e BCG
Doenças de desregulação imune	Recomendadas	*Recomendadas:* pólio oral, SCR, rotavírus, varicela, varíola, herpes-zóster *Contraindicadas:* febre tifoide atenuada *Com risco baixo, mas podem ser indicadas:* febre amarela e BCG
Deficiências de fagócitos — DGC e neutropenia	Recomendadas, especialmente influenza	Em geral recomendadas *Contraindicadas:* febre tifoide atenuada e BCG
Deficiências de fagócitos — Deficiência de adesão leucocitária e deficiência de grânulos	Recomendadas	Contraindicadas
Deficiências de imunidade inata — Infecções bacterianas invasivas	Recomendadas, especialmente hemófilos influenza, meningococo e pneumococo	*Recomendadas:* pólio oral, SCR, rotavírus, varicela, varíola, herpes-zóster, febre amarela *Contraindicadas:* febre tifoide atenuada *Com risco baixo, mas podem ser indicadas:* BCG
Deficiências de imunidade inata — Infecções virais invasivas	Recomendadas	Em geral contraindicadas *Com risco baixo, mas podem ser indicadas:* BCG
Deficiências de imunidade inata — Infecções por micobactérias	Recomendadas	*Recomendadas:* pólio oral, SCR, rotavírus, varicela, varíola, herpes-zóster, febre amarela *Contraindicadas:* febre tifoide atenuada, BCG
Doenças autoinflamatórias	Recomendadas	*Recomendadas:* pólio oral, SCR, rotavírus, varicela, varíola, herpes-zóster, febre amarela, BCG *Contraindicadas:* febre tifoide atenuada
Deficiências de complemento	Recomendadas, especialmente hemófilos, influenza, meningococo e pneumococo	*Recomendadas:* pólio oral, SCR, rotavírus, varicela, varíola, herpes-zóster, febre amarela, BCG *Contraindicadas:* febre tifoide atenuada
Fenocópias de imunodeficiências	Recomendadas	*Contraindicadas:* febre tifoide atenuada *Com risco baixo, mas indicadas:* pólio oral, SCR, rotavírus, varicela, varíola, herpes-zóster, febre amarela, BCG

Fonte: adaptada de Sobh A, Bonilla FA. Vaccination in primary immunodeficiency disorders. J Allergy Clin Immunol Pract. 2016; 4:1066.[16]

Outras Manifestações Alérgicas

Processos infecciosos

a antibioticoterapia deve ser de início precoce e duração prolongada. Sempre que possível, a cultura de secreções e hemocultura devem ser realizadas previamente ao início do tratamento.[14] A profilaxia dos processos infecciosos está indicada em diversas ocasiões. Nas hipogamaglobulinemias complicadas por bronquiectasias, está indicada a antibioticoterapia associada à fisioterapia respiratória, mesmo na vigência de tratamento com imunoglobulina intravenosa. Na doença granulomatosa crônica, são utilizados o sulfametoxazol-trimetoprim para profilaxia das infecções bacterianas e o itraconazol para aspergilose. A penicilina benzatina é prescrita para prevenção da meningite na deficiência de complemento. Finalmente, nas deficiências celulares o sulfametoxazol-trimetoprim está indicado para a profilaxia do *P. jirovecii*.[14]

Terapêutica de reposição com imunoglobulina

As preparações de imunoglobulina humana (IG) contendo amplo espectro de especificidades de anticorpos têm sido indicadas como terapia de substituição em pacientes com imunodeficiências do isotipo G. A reposição pode ser realizada por via intravenosa (IV), intramuscular (IM) ou subcutânea (SC). No Brasil, a administração IV ainda constitui a forma mais utilizada, permite o uso de doses mais altas de IG, mas com maior risco de eventos adversos. Desde 2015, a IG para uso subcutâneo está disponível no Brasil e tem sido cada vez mais utilizada, com a vantagem da autoadministração domiciliar (uso aprovado pela Anvisa em 2019) e com menos efeitos colaterais.[17]

Antes do início da reposição de IG indica-se a realização de exames para avaliação de exposição a patógenos transmitidos pelo sangue, como HIV, HBV e HCV; além de hemograma completo e funções renal e hepática.[18]

A biodisponibilidade da IGIV é de 100%, e a taxa de degradação depende de sua concentração sérica, uma vez que concentrações mais altas resultam em catabolismo mais rápido. A vida-média é de 18 a 29 dias, embora possa variar de acordo com a condição clínica. As concentrações de IgA variam de 25 a 970 mcg/dL, havendo três preparações que variam de 0,33 a 3,4 mcg/dL.

Dosagem e administração da IGIV

A dose usual é de 300 a 600 mg/kg/mês administradas em intervalos de 2 a 4 semanas. A infusão deve ser iniciada em velocidade baixa (0,5 a 1,0 mg/kg por minuto); depois de 15 a 30 minutos, a velocidade é aumentada para 1,5 a 2,5 mg/kg por minuto e, a seguir, até o máximo tolerado (máximo de 4 mg/kg/min). Doses mais altas podem ser toleradas quando são utilizadas preparações com baixos teores de sódio e/ou açúcares como estabilizantes.[17,18] A IGSC é utilizada na mesma dose que a IGIV, sendo recomendado o uso de 100 a 150 mg/kg por semana. Esta via determina uma elevação mais lenta dos níveis de IgG, entretanto, estes níveis se mantêm mais estáveis. Mais recentemente, foi introduzido no mercado uma IGSC facilitada, que requer a aplicação prévia de hialuronidase, permitindo a aplicação por via subcutânea, apenas uma vez ao mês.

Efeitos adversos

A reposição de IGIV é uma terapia complexa que pode causar vários efeitos adversos em até 81% dos pacientes (Tabela 26.7). A maioria das reações depende da velocidade de infusão, podendo desaparecer se a IGIV for administrada mais lentamente ou suspensa até desaparecimento dos sintomas. A administração subcutânea raramente causa efeitos adversos sistêmicos (menos de 1% dos pacientes), sendo mais comum as reações no local da aplicação.[17,18]

Erros Inatos da Imunidade

Tabela 26.7. Efeitos adversos decorrentes da administração de imunoglobulina intravenosa

Efeitos adversos comuns	Lombalgia; febre; calafrios; cefaleia; retenção hídrica; hipotensão; hipertensão; astenia; náuseas; vômitos; prurido; rubor cutâneo; parestesias
Efeitos adversos raros	Meningite asséptica; dor torácica; opressão; dispneia; enxaqueca; insuficiência renal
Efeitos adversos muito raros	Anafilaxia; acrodínia; alopecia; artrite; descamação; hipotermia; infecção; vasculite; insuficiência respiratória; morte
Efeitos adversos teóricos (não documentados)	Infecção pelo HIV; doença de Creutzfeld-Jakob
Alteração de parâmetros laboratoriais	Aumento da viscosidade sérica; diminuição da velocidade de hemossedimentação; testes sorológicos falso-positivos para anticorpos antivirais, FAN, ANCA e fator reumatoide após infusão; hiponatremia dilucional; anemia hemolítica; neutropenia transitória

Fonte: adaptada de Kokron & Barros, 2015.[11]

Transplante de células-tronco hematopoéticas (TCTH)

Está indicado nos EIIs decorrentes de mutações em genes expressados exclusivamente em células hematopoiéticas ou subpopulações celulares. Como fontes de células-tronco podem ser usadas a medula óssea, as células-tronco do sangue periférico e as células-tronco do sangue do cordão umbilical. Entre os EIIs com indicação de TCTH temos: SCID (todos), IDs combinadas como deficiência de MHC classe II, deficiência de PNP; síndrome de hiper-IgM por defeito de CD40L, deficiência de DOCK8, defeitos dos canais de Ca/Mg; deficiências sindrômicas como hipoplasia cartilagem-cabelo, deficiência de modulador essencial do NFκB (NEMO), S. Wiskott-Aldrich; entre as doenças de desregulação imunológica: doença linfoproliferativa ligada ao X, linfo-histiocitose hemofagocítica familiar, síndrome linfoproliferativa autoimune, IPEX; nos defeitos de fagócitos: LAD, DCG, neutropenia congênita grave; nos defeitos da imunidade inata: deficiência do IFNγR, defeito de STAT1 com perda de função. Em geral, não está indicada nas deficiências predominantes de anticorpo e complemento e a experiência ainda é limitada nas doenças autoinflamatórias.[19]

A *terapia gênica* constitui tratamento com perspectiva de cura definitiva, cujas características são:

- Tem por base a introdução de uma cópia funcional do gene defeituoso em número suficiente de células apropriadas, com expressão dos genes e correção da imunodeficiência.
- Oferece como vantagem o fato de não exigir a imunossupressão do hospedeiro.
- Atualmente, têm sido utilizados vetores lentivirais com inserção do gene normal no genoma do hospedeiro. Suas principais indicações são: SCID com deficiência de ADA, SCID ligado ao X, doença granulomatosa crônica; síndrome de Wiskott-Aldich. Terapia gênica para outras diversas imunodeficiências estão em estudo.[20,21]

■ Grupo I: imunodeficiências combinadas

As imunodeficiências combinadas caracterizam-se por alterações da imunidade celular que, frequentemente, pela interação entre linfócitos B e T, podem também levar a defeitos na imunidade humoral, determinando deficiências graves ou não.[2,23,24] As principais deficiências combinadas estão listadas na Tabela 26.8.

Essas imunodeficiências são causadas por mutações genéticas conhecidas em grande parte dos casos, com herança autossômica recessiva ou ligada ao X.[23,24]

Clinicamente, os pacientes com imunodeficiência combinada apresentam um fenótipo clínico semelhante: infecções bacterianas, virais e fúngicas graves precocemente na infância, determinando pneumonias e diarreia com comprometimento importante do desenvolvimento pondero-estatural; infecções por microrganismos oportunistas (*C. albicans*, *P. jirovecii*, micobactérias atípicas, varicela e CMV). Disseminação do BCG vacinal também é observada nesses pacientes.

Tabela 26.8. Características de algumas imunodeficiências combinadas

Imunodeficiência	Patologias	Alterações imunológicas	Quadro clínico	Diagnóstico	Tratamento
IDCG T⁻B⁺	• IDCG ligada ao X (Deficiência de cadeia γ) • Autossômica recessiva (Deficiência de JAK3) • Deficiência de IL-7Rα • Deficiência de cadeias do CD3	Redução de LT LB normal ou aumentado NK normal ou reduzido, Redução de Ig	Infecções graves de início precoce – diarreia crônica, candidíase persistente, pneumonia intersticial, infecções disseminadas pelo BCG	Hemograma Subpopulações linfocitárias TRECs Cultura de linfócitos com mitógenos Estudo genético	TCTH Reposição de gamaglobulina IV ou SC Profilaxia antimicrobiana Terapia gênica
IDCG T⁻B⁻	• Deficiência de RAG 1 e 2 • Deficiência de ADA • Disgenesia reticular • Deficiência de Artemis	Redução de LT, LB e NK	Infecções graves com autoimunidade e/ou granulomas	Hemograma Subpopulações linfocitárias TRECs Cultura de linfócitos com mitógenos Estudo genético	TCTH Reposição de gamaglobulina IV ou SC Profilaxia antimicrobiana Terapia gênica
Outras ID combinadas	Síndrome de Omenn	LT presentes LB reduzidos ou normais Redução de Ig (exceto IgE)	Eritrodermia, adenopatias, hepatoesplenomegalia, eosinofilia	Hemograma Subpopulações linfocitárias Cultura de linfócitos com mitógenos Estudo genético	Profilaxia antimicrobiana Reposição de gamaglobulina IV ou SC TCTH
	Deficiência do ligante de CD40 • Mutações no CD40L	LT normais LB apenas IgM e IgD+ IgG aumentada ou normal, outros isotipos diminuídos	Neutropenia, doença gastrintestinal e de fígado e vias biliares, infecções oportunistas	Subpopulações linfocitárias Expressão de CD40L Estudo genético	
	Deficiência de PNP	Redução progressiva de LT LB e Ig normais	Anemia hemolítica autoimune, disfunção neurológica	Subpopulações linfocitárias Atividade de PNP reduzida ou ausente em eritrócitos Ácido úrico sérico baixo Linfoproliferação com antígenos ausentes Estudo genético	
	Deficiência de ZAP-70	CD8 diminuído, CD4 normal, LB e Ig normais	Infecções de início mais tardio comparado a IDCGs, linfadenopatia	Subpopulações linfocitárias Linfoproliferação com mitógenos Estudo genético	
	Deficiência de MHC classe I	Redução de CD8, CD4 normal LB normais, Ig normal	Sinusite crônica, doença pulmonar crônica, vasculite, início na 2ª-3ª décadas de vida	Subpopulações linfocitárias Ausência de expressão de MHC classe I Estudo genético	
	Deficiência de MHC classe II • -Mutações nos fatores de transcrição de MHCII	LT normais com redução de CD4 LB normais, Ig normais ou diminuídas	Diarreia, infecções do trato respiratório	Subpopulações linfocitárias Ausência de expressão de MHCII Linfoproliferação normal com mitógenos e ausente com antígenos Estudo genético	

Fonte: adaptada de Barreto & Kokron, Capítulo 31 – Imunodeficiências primárias: diagnóstico e tratamento, 2015.[22]

IDCG: imunodeficiência combinada grave; PNP: purina nucleosídeo fosforilase; RAG: gene ativador de recombinase; ADA: adenosina deaminase; TCTH: transplante de células-tronco hematopoiéticas; ZAP 70: proteína de 70 kD associada à cadeia ζ; TAP: transportador associado ao processamento de antígenos; TREC: círculos de excisão de receptor de linfócitos T; LT: linfócitos T; LB: linfócitos B; NK: células natural killer.

Este grupo de imunodeficiências representam entre 6 e 20% das imunodeficiências primárias. A avaliação laboratorial específica inclui, além do hemograma, radiografia do tórax (para visualização da imagem tímica), quantificação de linfócitos CD3, CD4 e CD8 e resposta linfoproliferativa. A linfopenia é observada no hemograma, e, nos casos de IDCG esta é muito importante.

Imunodeficiências combinadas graves

As imunodeficiências combinadas graves (IDCG) são causadas por uma variedade de mutações que afetam a função de desenvolvimento de linfócitos T,[24] podendo ou não apresentar redução ou ausência de linfócitos B e células NK. A causa mais comum de IDCG é o defeito na cadeia gama comum do receptor de IL-2, que é responsável por quase metade dos casos.

Em geral, as crianças com IDCG têm aspecto normal ao nascimento, mas precocemente apresentam infecções graves, potencialmente letais, causadas por bactérias, vírus e fungos. As infecções observadas são diarreia, pneumonias, otites, sepse e infecções cutâneas. Os pacientes geralmente apresentam comprometimento pondero-estatural importante e infecções persistentes por microrganismos oportunistas de baixa virulência (como *P. jirovecii*, *Candida* sp. e CMV [Tabela 26.3]).

Na IDCG, a linfopenia é importante e pode ser observada já no sangue de cordão (< 2.500/ mm^3) ou contagem menor que 4.000/mm^3 aos 6 a 7 meses de idade. As causas mais comuns e suas características estão apontadas na Tabela 26.7. IDCG é uma emergência pediátrica, e, a menos que se faça o TCTH, o paciente dificilmente completa o primeiro ano de vida. A reposição de imunoglobulinas não é suficiente para controlar as infecções. Entretanto, se o transplante for feito até os 3,5 meses de vida, existe 97% de chance de sobrevida.[19,24]

Todavia, é importante ressaltar que a apresentação da IDCG nem sempre tem apresentação clássica, sendo claro que a apresentação clínica tem fenótipos variantes com considerável variabilidade imunológica.[24]

■ Grupo II: imunodeficiências combinadas com características associadas ou sindrômicas

Este grupo de imunodeficiências compreende diversas doenças em que, além da imunodeficiência, outras características clínicas estão presentes. As doenças mais características deste grupo estão apresentadas na Tabela 26.9.

Com relação à síndrome de Wiskott-Aldrich, além do quadro clássico de eczema e púrpura trombocitopênica com megacariócitos normais e plaquetas pequenas e suscetibilidade a infecções, mutações hipomórficas do gene WASP estão associadas a uma forma mais leve da doença, apresentando apenas trombocitopenia ligada ao X. Outras mutações nesse gene determinam neutropenia e mielodisplasia ligada ao X.[2]

A primeira manifestação da síndrome de DiGeorge pode ser a convulsão neonatal por hipocalcemia. Na maior parte dos casos, ocorre apenas hipoplasia tímica, e, por esse motivo, geralmente os pacientes apresentam linfopenia leve com imunoglobulinas normais.[4,10]

Na ataxia-telangiectasia as alterações imunológicas são variáveis e aproximadamente 95% dos pacientes têm níveis de alfa-fetoproteína elevados, sendo este, aliado das manifestações clínicas, um método fácil para estabelecimento do diagnóstico. É importante lembrar que a exposição à radiação deve ser evitada.[4,14]

As infecções estafilocócicas, acometendo pele, pulmões, fígado, baço, articulações e outros órgãos associados a níveis muito elevados de IgE, caracterizam a síndrome de hiper-IgE. Frequentemente, os pacientes apresentam dermatite eczematosa pruriginosa sendo a dermatite atópica um diagnóstico diferencial.

Tabela 26.9. Imunodeficiências combinadas com características associadas ou sindrômicas

Imunodeficiência	Herança/defeito	Alterações imunológicas	Quadro clínico	Diagnóstico	Tratamento
Síndrome de Wiskott-Aldrich	XL Mutações no gene WASP	Redução de LT, LB normal, redução de IgM, aumento de IgA e IgE, pobre resposta a antígenos polissacarídicos, células NK número normal mas redução da citotoxicidade Redução da função de LT regulador Quimiotaxia de fagócitos prejudicada	Trombocitopenia com plaqueta diminuídas, eczema, linfoma, infecções bacterianas e virais	Hemograma com plaquetas Dosagem de Ig e anticorpos específicos Testes cutâneos de hipersensibilidade tardia Citometria para proteína WAS Estudo genético	Profilaxia com antibióticos e antivirais Infusão de plaquetas Reposição de imunoglobulina TCTH Terapia gênica (estudos)
Ataxia telangiectasia	AR Mutações no gene ATM (defeitos no reparo do DNA)	Redução de LT Redução de IgA, IgE e subclasses de IgG (IgG2), aumento de IgM	Ataxia cerebelar progressiva, telangiectasia, infecções pulmonares, predisposição a processos malignos, radiossensibilidade	Dosagem de Ig Testes de radiossensibilidade Dosagem de α – fetoproteína Estudo genético	Evitar radiação Considerar reposição de profilaxia com antibióticos ou reposição de imunoglobulina
Síndrome de DiGeorge	AD ou mutações novas Deleção do 22q11.2 – afetam o desenvolvimento do timo	LT normal ou reduzido, LB normal, Ig normais ou reduzidas	Hipopatireoidismo, malformações conotruncais, anormalidades faciais	Hemograma Dosagem de Ig Subpopulações linfocitárias TRECs Proliferação de linfócitos com mitógenos e antígenos FISH para deleção de 22q11.2	Antibioticoterapia Avaliar indicação de transplante de timo ou transplante de células hematopoiéticas (não TCTH)
Síndrome de hiper-IgE	AD, mutações no STAT3 AR, mutações em DOCK8, PGM3, SPINK5, TYK2 ou desconhecido	IgE≥ 2000UI, eosinofilia, Alterações na função Th17 Redução na produção de Ac específico	Alterações faciais, eczema, osteoporose, fraturas, alterações na dentição primária, infecções por S. aureus, Aspergillus e Candida sp.	Dosagem de IgE sérica total, Exames radiológicos Estudo genético	Profilaxia com antibióticos Considerar reposição de Imunoglobulinas TCTH (deficiência de DOCK8, STAT3)
Deficiência de NEMO (displasia ectodérmica anidrótica)	XL ou AD Mutações em NEMO	Linfócitos e monócitos afetados Defeito na sinalização da via NFκB IgG diminuída	Ausência parcial ou total de glândulas sudoríparas, cabelos esparsos, dismorfismos parcial e alterações na dentição, Infecções de repetição por micobactérias	Hemograma Subpopulações linfocitárias Estudo genético	Antibioticoterapia Tratamento das comorbidades TCTH

Fonte: adaptada de Barreto & Kokron, Capítulo 31 – Imunodeficiências primárias: diagnóstico e tratamento, 2015.[22]

NEMO: modulador essencial do NFκB; AD: autossômica dominante; AR: autossômica recessiva; XL: ligado ao X; IFT: imunofenotipagem; TCTH: transplante de células-tronco hematopoiéticas; STAT3: signal transducer and activator of transcription 3; DOCK8: dedicator of cytokinesis 8; PGM3: phosphoacetylglucosamine mutase 3; SPINK5: serine protease inhibitor Kazal-type 5; TYK2: tirosinaquinase 2.

Existem duas formas de apresentação: autossômica dominante (defeito no STAT3) e autossômica recessiva (defeito de DOCK8, PGM3, SPINK5 ou TYK2, outros com defeito genético ainda desconhecido). A forma autossômica dominante apresenta anormalidades faciais, esqueléticas e dentárias, enquanto na forma autossômica recessiva os pacientes têm também suscetibilidade a infecções virais, vasculite e autoimunidade.

■ Grupo III: deficiências predominantes de anticorpos

Entre 50 e 65% das imunodeficiências primárias são causadas por problemas na imunidade humoral, constituindo, portanto, o grupo mais prevalente.

As deficiências humorais resultam da produção inadequada de anticorpos, seja qualitativa ou quantitativamente. O defeito molecular pode ser intrínseco do linfócito B ou por falha na interação entre linfócitos T e B, além de distúrbios da imunidade inata.[25] As deficiências de anticorpo representam um espectro heterogêneo de condições que vão desde deficiência de IgA ou de subclasses de IgG frequentemente assintomáticas até agamaglobulinemias, nas quais a produção de todas as classes de imunoglobulinas e função de anticorpos estão gravemente comprometidas.

Caracteristicamente, as deficiências humorais determinam o aparecimento de infecções dos tratos respiratórios superior e inferior por bactérias encapsuladas, mas também apresentam infecções gastrintestinais (especialmente por giardia), abscessos cutâneos, meningites e artrites. Em geral, os pacientes portadores de deficiências humorais têm pouco comprometimento do desenvolvimento pondero-estatural. O início dos sintomas, dependendo do grau de imunodeficiência, pode ocorrer a partir do 6º ao 8º mês de vida, quando os anticorpos maternos, recebidos via transplacentária durante o terceiro trimestre da gravidez, ficam abaixo dos níveis protetores.[26] A avaliação laboratorial específica pode ser feita com a dosagem de anticorpos a antígenos vacinais, isso-hemaglutininas, resposta a antígenos polissacarídeos, quantificação de linfócitos B e RX do cavum (adenoides).

Os defeitos humorais são divididos em seis grupos: 1. redução importante de todas as classes de imunoglobulinas com linfócitos B ausentes ou muito diminuídos (agamaglobulinemias); 2. redução importante de pelo menos duas classes de imunoglobulinas com linfócitos B normais ou levemente diminuídos (imunodeficiência comum variável); 3. redução importante de IgG e IgA com IgM normal ou aumentada e número de linfócitos B normal (síndromes de hiper-IgM); 4. deficiências de isotipos de imunoglobulinas ou cadeia leve com número de linfócitos B normal (deficiência de subclasses de IgG e deficiência de IgA); 5. defeitos específicos de anticorpos com imunoglobulinas normais e número normal de linfócitos B, e; 6. hipogamaglobulinemia transitória da infância com número normal de linfócitos B.[4] As principais doenças e suas características estão apresentadas na Tabela 26.10.

Agamaglobulinemia ligada ao X (ALX)

É decorrente de defeitos em uma molécula de tradução de sinal chamada tirosina quinase de Bruton (BTK), que é essencial para a maturação dos linfócitos B e é responsável por 80 a 90% das agamaglobulinemias. O bloqueio precoce na maturação dos linfócitos B determina número ausente ou muito reduzido dos linfócitos B circulantes.

Além das infecções bacterianas, os pacientes com agamaglobulinemia são especialmente suscetíveis a infecções por enterovírus e micoplasma. A incidência de doenças autoimunes e de doenças malignas pode estar discretamente aumentada.

Os linfonodos são muito pequenos, e as tonsilas e adenoides estão praticamente ausentes devido à ausência de centros germinativos, assim como não se observa esplenomegalia. De modo geral, não há alterações de imunidade celular (Spickett, 2019).[2,4,8,25] Entretanto, as infecções por enterovírus e a doença pulmonar crônica continuam sendo as duas maiores complicações (Bundy, 2020).[2,26]

As características clínicas e laboratoriais, tratamento estão na Tabela 26.10.

Tabela 26.10. Deficiências predominantemente de anticorpos

Imunodeficiência	Herança/defeito	Alterações imunológicas	Quadro clínico	Diagnóstico	Tratamento
Agamaglobulinemia ligada ao X	Herança ligada ao X Mutações na BTK	Redução IgG, IgA e IgM Ausência de CD19 (< 2%) e CD20 Neutropenia em 25% dos casos	Infecções sinopulmonares, otites, osteomielite, piodermites, artrites, infecções virais, diarreia	Dosagem de Ig IFT de linfócitos B Análise da mutação genética	Reposição de gamaglobulina Profilaxia com antibióticos
Agamaglobulinemia autossômica recessiva	AR • Cadeia pesada μ • λ5, Igα, Igβ • BLNK	Redução IgG, IgA e IgM Ausência de CD19 (< 2%) e CD20	Infecções sinopulmonares, otites, osteomielite, piodermites, artrites, infecções virais, diarreia	Dosagem de Ig IFT de linfócitos B Análise da mutação genética	Reposição de gamaglobulina Profilaxia com antibióticos
Síndromes de hiper-IgM	XL • CD40L AR • CD40, AID, UNG	IgM aumentada ou normal, IgG, IgA e IgE diminuídas	Infecções sinopulmonares, infecções por germes oportunistas, diarreia, neoplasias, citopenias	Dosagem de Ig Hemograma com neutropenia Análise da mutação genética	Reposição de gamaglobulina Profilaxia com antibióticos contra P. jirovecii, TCTH (deficiência de CD40L)
Imunodeficiência comum variável	Herança variável, BAFF, TACI, ICOS, CD19, CD20, CD81, LRBA, IL21, PRKCD, NFKB1, NFKB2 maioria com defeito genético desconhecido	Redução de IgG e IgA e/ou IgM Falha na produção de anticorpos específicos	Infecções sinopulmonares, otites, diarreia, autoimunidade, esplenomegalia, linfadenopatia, bronquiectasias, granulomas	Dosagem de Ig Subpopulações linfocitárias Avaliação funcional de Ac: antígenos proteicos, polissacarídicos e iso-hemaglutininas Avaliação de subpopulações de LB de memória	Reposição de gamaglobulina Profilaxia com antibióticos
Deficiência de IgA	Herança variável Defeito desconhecido	Redução de IgA < 7mg/dL Pode estar associada a deficiência de IgG2	Assintomáticos Diarreia por giardia lamblia Sinusites, otites, pneumonias, atopia, autoimunidade	Dosagem de IgA	Não indicada reposição de gamaglobulina, exceto quando associada a outras deficiências humorais Profilaxia com antibióticos
Hipogamaglobulinemia transitória da infância	Herança variável Defeito desconhecido	Baixa expressão de LB e redução de IgG e IgA	Assintomáticos, infecções pouco significantes	Dosagem de Ig, Subpopulações linfocitárias	Profilaxia com antibióticos Considerar a reposição de imunoglobulinas
Deficiência de subclasses de IgG	Herança variável Defeito desconhecido	Redução de subclasses de IgG Falha na produção de anticorpos protéicos e/ou polissacarídicos	Assintomáticos Infecções respiratórias de repetição	Dosagem de subclasses de IgG 1, 2, 3 e 4	Profilaxia com antibióticos Considerar a reposição de gamaglobulina humana
Deficiência de anticorpo específico	Herança variável Defeito desconhecido	Resposta deficiente de anticorpos específicos Ig normais	Infecções sinopulmonares de repetição	Avaliação funcional de ac. (pesquisa de anticorpo contra polissacarídeos)	Profilaxia com antibióticos Considerar a reposição de gamaglobulina humana

Fonte: adaptada de Barreto & Kokron, Capítulo 31 – Imunodeficiências primárias: diagnóstico e tratamento, 2015.[22]
BTK: tirosina quinase de Bruton, AD: autossômica dominante, AR: autossômica recessiva, XL: ligado ao X; IFT: imunofenotipagem, TCTH: transplante de células-tronco hematopoiéticas.

Imunodeficiência comum variável (ICV)

Constitui a mais comum das imunodeficiências primárias, excluindo-se a deficiência de IgA. Sua prevalência varia de 1:25.000 a 1:100.000. Acomete desde crianças até adultos idosos, embora haja evidências de uma distribuição bimodal com picos entre 1 e 5 anos e entre 18 e 25 anos.[27-29]

É caracterizada por hipogamaglobulinemia com níveis baixos de pelo menos duas classes de imunoglobulinas: IgG e IgA e/ou IgM, número normal ou discretamente diminuído de linfócitos B e produção de anticorpos específicos em resposta reduzida ou ausente à exposição natural ou após imunização.

A imunidade celular pode estar comprometida em 50% dos pacientes caracterizando-se pela inversão da relação CD4/CD8, tanto por diminuição de TCD4[+] como por aumento de TCD8[+], e por testes de hipersensibilidade cutânea negativos (PPD, tricofitina, candidina).[29]

A ICV está associada a um amplo espectro de manifestações clínicas. As principais manifestações clínicas são as infecções agudas, crônicas ou de repetição, especialmente pneumonias, sinusite, otite e conjuntivite. Existe alta prevalência de doenças gastrintestinais infecciosas e inflamatórias incluindo giardíase, doença *sprue-like*, má absorção inespecífica, hiperplasia nodular linfoide, doenças intestinais inflamatórias (colite ulcerativa, proctite ulcerativa ou doença de Crohn). Podem ocorrer infecções oportunistas com agentes virais ou fúngicos mesmo na presença de imunidade celular aparentemente conservada. Alguns indivíduos desenvolvem granulomas não caseosos no pulmão, fígado, baço e pele, mimetizando sarcoidose, sendo as causas da relação aparente entre as duas doenças desconhecidas.[27-29]

Estima-se que 20 a 50% dos pacientes apresentem doenças autoimunes associadas, como citopenias, anemia perniciosa, doença celíaca-*like* e vitiligo. Também está documentada a incidência aumentada de processos malignos como linfoma não Hodgkin e câncer gástrico. O quadro clínico e laboratorial da doença é bastante heterogêneo, sugerindo etiologias diversas. No Brasil, em um estudo publicado de uma coorte de 71 pacientes acompanhados no HC-FMUSP,[29] observou-se que 86% dos pacientes apresentavam infecções de repetição, especialmente sinopulmonares, 15% apresentavam manifestações autoimunes e 8% neoplasias. A prevalência de disfunção da imunidade celular foi um pouco mais elevada nessa coorte do que nas relatadas na literatura.

O diagnóstico é estabelecido em pacientes com hipogamaglobulinemia nos quais outras causas de hipogamaglobulinemias primárias ou secundárias foram excluídas, tais como: neoplasias, infecções virais, enteropatias perdedoras de proteínas, síndrome nefrótica e uso de alguns medicamentos referidos na Tabela 26.11.

A fisiopatologia da ICV permanece pouco conhecida. A doença aparentemente pode resultar da desregulação do sistema imune em vários níveis que resultam em uma via final comum a hipogamaglobulinemia que poderia explicar a grande heterogeneidade do quadro clínico da ICV.[27-29] O tipo de herança genética ainda não foi estabelecido, sendo provavelmente poligênica. A maioria dos casos parece ser esporádica, embora sejam detectadas alterações da imunidade humoral em 20% dos familiares de pacientes com ICV.

O tratamento da ICV é a infusão de imunoglobulina intravenosa na dose de 300 a 600 mg/kg a cada 3 ou 4 semanas para manutenção de níveis séricos maiores do que 700 mg/dL e antibioticoterapia. Outra opção é a administração da gamaglobulina por via subcutânea.[14,17,18] Alguns pacientes que apresentam processos infecciosos frequentes ou diminuição da função pulmonar podem beneficiar-se com a introdução de antibioticoterapia profilática.

Deficiência seletiva de IgA

É a imunodeficiência primária mais comum cuja incidência varia entre os diferentes grupos étnicos: 1:70 (Espanha), 1:18.500 (Japão) e 1:965 no Brasil.[31] Embora a maioria dos casos seja esporádica, parece haver uma predisposição genética para a doença.

Outras Manifestações Alérgicas

Tabela 26.11. Imunodeficiências induzidas por medicações			
Medicação	**Hipogamaglobulinemia**	**DIgA-DIgG2**	**DIgA**
Sulfasalazina	X	X	X
Ouro			X
Cloroquina			X
Penicilamina			X
Captopril			X
Fenclofenaco			X
Ibuprofeno*			X
Ácido salicílico*			X
Tiroxina*			X
Levamisol*	X		
Glicocorticoides	X		
Hidantoina	X	X	X
Zonisamide		X	
Carbamazepina	X		X
Valproato			X
Fenitoína			X
Ciclosporina			X
Tacrolimus	X		
Micofenolato	X		
Ciclofosfamida	X		
Azatioprina	X		
6-Mercaptopurina	X		
Imunobiológicos (rituximab, etc)	X		

Fonte: Hammarström L et al. Clin Exp Immunol. 2000; Dhalla & Misbah, Curr Opin Allergy Clin Immunol. 2015.[30]
*falta comprovação.

A fisiopatologia da DIgA ainda não foi esclarecida. A deficiência de IgA é definida por níveis de IgA sérica menores do que 7 mg/dL. O quadro clínico é variável; todavia, a maioria dos indivíduos (entre 75 e 90%) é assintomática. Entretanto, apesar do curso relativamente benigno da DIgA, alguns pacientes apresentam predisposição para o desenvolvimento de doenças associadas, sendo as mais frequentes: a) infecções sinopulmonares de repetição que representam o quadro clínico mais comum. A associação com deficiência da subclasse IgG2 pode ser detectada em 12% dos pacientes nos quais a apresentação clínica tende a ser mais exuberante; b) alterações gastrintestinais: suscetibilidade aumentada a agentes infecciosos, principalmente à *Giardia lamblia*; intolerância a leite e glúten; má absorção isoladamente ou associada à hiperplasia nodular primária; c) doenças alérgicas decorrentes do defeito na barreira mucosa levando à sensibilização a alérgenos do meio ambiente. Estudos mostram uma incidência de DIgA de 1:50 em atópicos; d) produção de autoanticorpos e/ou doenças autoimunes, similares às encontradas na ICV; e) reações anafiláticas pós-transfusionais: ocorrem em aproximadamente um terço dos pacientes com DIgA, depois da administração de plasma ou até mesmo de imunoglobulina intravenosa, sendo devidas na maioria das vezes à presença de anticorpos IgG anti-IgA.[32,33]

Empiricamente, o diagnóstico definitivo de DIgA pode ser estabelecido somente após os quatro anos de idade, a partir de quando pode ser afastada a possibilidade de formas transitórias da doença. A DIgA pode ser primária ou secundária a condições similares à ICV.

Não há tratamento específico para a deficiência de IgA. Normalmente, a antibioticoterapia é introduzida conforme a necessidade ou profilaticamente. Em pacientes com DIgA associada à deficiência de subclasses de IgG ou à deficiência de anticorpos específicos, com persistência de infecções

Erros Inatos da Imunidade

graves apesar de antibioticoterapia profilática, a infusão de imunoglobulina pode ser indicada. Nesses casos, devido ao risco potencial de anafilaxia, deverão ser utilizados, preferencialmente, preparados com baixo teor de IgA.[32,33]

Síndrome de hiper-IgM

Caracteriza-se pela deficiência de IgG e IgA com níveis normais ou aumentados de IgM. O quadro clínico caracteriza-se pela presença de otite, sinusite, pneumonia e diarreia grave já no primeiro ano de vida. Neutropenia, anemia hemolítica e trombocitopenia estão frequentemente associadas. As infecções oportunistas por *Pneumocystis jirovecii* e doença hepática por *Cryptosporidium* também são comuns.[25]

A etiopatogenia da hiper-IgM é atribuída a um bloqueio na troca de isotipos das imunoglobulinas de IgM para os outros isotipos, havendo quatro defeitos moleculares já descritos.[4] O tratamento baseia-se na reposição intravenosa de imunoglobulinas e antibioticoterapia quando necessária ou profilática. O TCTH pode estar indicado em alguns casos.[14,18,19]

Deficiência de subclasses de IgG

São mais frequentes as infecções bacterianas e virais do trato respiratório. Têm sido descritas diversas associações entre deficiências de subclasses de IgG, tais como: redução de resposta a um número restrito de polissacarídeos presentes na vacina antipneumocócica; memória imunológica pouco duradoura com os níveis de IgG voltando aos níveis anteriores aos da imunização depois de 6 a 12 meses; ausência de anticorpos da subclasse IgG2 específicos. O diagnóstico é feito pelas dosagens de subclasses de IgG. O tratamento depende da gravidade do quadro clínico, podendo ser necessário desde apenas acompanhamento clínico até reposição de imunoglobulinas.[26]

■ Grupo IV: doenças de desregulação imune

Algumas formas de imunodeficiências são caracterizadas principalmente por manifestações autoimunes, refletindo distúrbio na homeostase do sistema imune. Esse grupo de imunodeficiências foi classificado separadamente a partir da classificação publicada em 2004 e consta de sete grupos maiores: síndromes de linfo-histiocitose hemofagocítica familiar, síndromes de linfo-histiocitose hemofagocítica familiar com hipopigmentação (Chediak-Higashi, Griscelli tipo 2); defeitos de células T reguladoras (IPEX, deficiência de CTLA-4, deficiência de LRBA, STAT3 com GOF); autoimunidade com ou sem linfoproliferação (APECED); imunodesregulação com colite (deficiência de IL-10); síndromes autoimunes linfoproliferativas (ALPS) e suscetibilidade ao EBV e condições linfoproliferativas (S. linfoproliferativa ligada ao X – XLP tipo 1 e 2, deficiência de CD27, XMEN).[4] As principais doenças de desregulação imunológica e suas características estão apontadas na Tabela 26.12.

Entre as imunodeficiências que cursam com autoimunidade, o APECED (poliendocrinopatia autoimune com candidíase e distrofia ectodérmica) e o IPEX (desregulação imune, poliendocrinopatia e enteropatia ligada ao X) apresentam diferentes endocrinopatias, e os pacientes com IPEX geralmente têm o início dos sintomas bem precoce com quadro bastante grave e fatal se não forem submetidos ao TCTH prontamente. Em contraste, o APECED tem início mais tardio com evolução benigna, caracterizando-se por candidíase mucocutânea, hipoparatireoidismo e insuficiência adrenal.[2]

■ Grupo V: defeitos congênitos de número e/ou função de fagócitos

As disfunções fagocitárias causam suscetibilidade a infecções por bactérias e fungos variando desde quadros cutâneos de repetição leves a infecções graves e até mesmo fatais. As características das principais deficiências de fagócitos estão descritas na Tabela 26.13.

Este grupo pode ser dividido em: 1) neutropenias congênitas (como síndrome de Kostman e neutropenia cíclica); 2) defeitos da motilidade (como defeito de adesão leucocitária tipo 1, 2 e 3, síndrome de Papillion-Lefevre); 3) defeitos do *burst* respiratório (como doença granulomatose crônica); 4) outros defeitos não linfoides (como GATA-2).[4]

Capítulo 26

Tabela 26.12. Doenças de desregulação imunológica

Imunodeficiência	Herança/defeito	Alterações imunológicas	Quadro clínico	Diagnóstico	Tratamento
Linfo-histiocitose hemofagocítica (LHF)	AR Mutações em PRF1- perforina, UNC 13D, STX 11, STXBP 2	LT e LB normais, Ig normais Redução ou ausência de NK	Inflamação grave, febre persistente, citopenia, esplenomegalia, hemofagocitose,	Estudo genético	TCTH
Síndrome de Chediak-Higashi	AR Mutações no gene LYST	Grânulos gigantes nos granulócitos Função de NK e LT diminuídas	Albinismo parcial citopenias, hepato-esplenomegalia Infecções recorrentes por *S. aureus*, *Candida* e *Aspergillus*	Hemograma com esfregaço de sangue periférico Estudo genético	Profilaxia com antibióticos TCTH
IPEX	XL Mutações em FOXP3	Falha na função do CD4+CD25+FOXP3+ (LT regulatórios) LB normais IgA e IgE elevados	Enteropatia autoimune, diabetes, tireoidite, anemia hemolítica, trombocitopenia, eczema	Dosagem de Ig, Autoanticorpos Estudo genético	Imunossupressores Corticoides TCTH
Deficiência de CD25	AR Mutações no IL-2Rα	LT normal ou discretamente reduzido, LB normal, Ig normais	Linfoproliferação, autoimunidade	Estudo genético	Imunossupressores
Haploinsuficiência de CTLA4	AD Mutação de CTLA4	Redução de LT e LB, alteração da função de Treg	Citopenias autoimunes, enteropatia, doença pulmonar intersticial, linfoproliferação, infecções de repetição	Estudo genético	Reposição de imunoglobulina Imunomoduladores
APECED	AR Mutações no gene AIRE (regula a tolerância imunológica)	LB e LT normais, Ig normais	Autoimunidade (paratireoide, tireoide, adrenal), candidíase crônica, hipoplasia dentária	Autoanticorpos Estudo genético	Reposição hormonal Antifúngicos
ALPS	Defeitos na apoptose de linfócitos AD-mutações em *TNFRSF6*, AR-TNSF6, mutações em CASP 10, CASP 8	Aumento de LT CD4-, CD8- LB normal ou aumento de CD5+ Ig normais ou reduzidas	Esplenomegalia, adenopatia, citopenia autoimune, maior risco de linfomas	Estudo genético	TCTH Corticoides Imunosupressores
Síndrome linfoproliferativa ligada ao X	XL Mutações em SAP e XIAP	LT normal LB normal ou reduzido Ig reduzidas NK ausente ou reduzido	Quadro desencadeado por infecção pelo EBV, febre, hepatites, linfadenopatia, síndrome hemofagocítica, anemia aplástica, linfoma	Dosagem de Ig Estudo genético	TCTH Reposição de gamaglobulina Etoposide

Fonte: adaptada de Barreto & Kokron, Capítulo 31 – Imunodeficiências primárias: diagnóstico e tratamento, 2015.[22]
XL: ligado ao X; AD: autossômica dominante; SAP: proteína associada ao SLAM (molécula de ativação do linfócito de sinalização); XIAP: inibidor ligado ao X da apoptose; ALPS: autoimmune lymphoproliferative syndrome; CASP: caspase; APECED: autoimune polyendocripathy with candidiasis and ectodermal dystrophy; IPEX: immune dysregulation polyendocrinopathy enteropathy X-linked; TCTH: transplante de células-tronco hematopoiéticas.

Tabela 26.13. Defeitos congênitos de número e/ou função de fagócitos

Imunodeficiência	Herança/defeito	Alterações imunológicas	Quadro clínico	Diagnóstico	Tratamento
Neutropenia congênita grave	AD – ELANE AR – SCN3 (síndrome de Kostmann)	Alterações na diferenciação mieloide-neutropenia	Mielodisplasia Estomatites, onfalite Infecções bacterianas graves e precoces	Hemograma Estudo genético	Considerar profilaxia com antibióticos Fator estimulador de colônias de granulócitos TCTH
Neutropenia cíclica	AD Mutações em ELANE?	Neutropenia cíclica, porém com pouca repercussão Oscilação no número de plaquetas e outros leucócitos	Úlceras orais	Hemogramas seriados Estudo genético	Fator estimulador de colônias de granulócitos
Doença granulomatosa crônica (DGC)	XL- CYBB AR- CYBA, NCF1, NCF2, NCF4	Defeito no burst oxidativo	Infecções fúngicas e bacterianas recorrentes, abscessos profundos, piodermites, oesteomielite	teste de oxidação da di-hidrorodamina ou teste do NBT Estudo genético	Profilaxia com antibióticos e antifúngicos Interferon-gama humano TCTH (ligada ao X) Terapia gênica (estudos)
Defeito de adesão leucocitária 1,2 e 3 (LAD)	AR LAD 1- mutação no gene do CD18 LAD 2- defeito no transporte da fucose LAD 3- KIDLIN 3 (integrina)	Defeitos de quiomiotaxia, aderência, endocitose LAD 1- expressão baixa ou ausente de CD18 e CD11 LAD 2- alterações no CD15s	Retardo na queda do coto umbilical, lesões cutâneas, periodontites Infecções bacterianas	Hemograma com leucocitose Avaliação da expressão do CD18 e CD11 em leucócitos Estudo genético	Profilaxia com antibióticos TCTH
Deficiência de GATA 2	AD Mutações de GATA 2	Citopenia em todas as linhagens por defeito no fator de transcrição GATA 2	Suscetibilidade a infecções por micobactérias, HPV, histoplasmose, proteinose alveolar	Estudo genético	Antibioticoterapia TCTH?

Fonte: adaptada de Barreto & Kokron, Capítulo 31 – Imunodeficiências primárias: diagnóstico e tratamento, 2015.[22]
AD: autossômica dominante; AR: autossômico recessivo; ELANE: elastase neutrophil expressed gene; CYBB: cytochrome b beta subunit; CYBA: cytochrome b alpha subunit; NCF: neutrophil cytosolic factor; STAT1: signal transducer and activator of transcription; GATA2: GATA binding protein 2; TCTH: transplante de células-tronco hematopoiéticas.

Outras Manifestações Alérgicas

Doença granulomatosa crônica

É a forma clássica de disfunção fagocitária. A DGC engloba um grupo heterogêneo de doenças cujo defeito está em um dos componentes do complexo fagocitário NADPH-oxidase ("PHOX"), que resulta na deficiência da produção de superóxidos, peróxidos e outros radicais microbicidas potentes e impede, portanto, a morte dos microrganismos fagocitados. A herança é recessiva ligada ao X decorrentes de defeitos na subunidade gp91(PHOX) em 70% dos casos. Os outros casos são de herança autossômica recessiva, causados por defeitos nas subunidades p47(PHOX), p67(PHOX) ou p22(PHOX). O quadro clínico da DGC caracteriza-se por infecções de repetição bacterianas e fúngicas, sendo as mais comuns, em ordem decrescente: pneumonias, abscessos (pele, órgãos), adenites supurativas, osteomielite, bacteremia, fungemia, celulites e impetigo por bactérias catalase-positivas (*Staphylococcus aureus* e *Burkholderia cepacia*). Os pacientes com DGC são também especialmente suscetíveis a infecções por *Aspergillus*. Outros patógenos comumente isolados são: *E. coli, Salmonella, Pseudomonas, Klebsiella, Proteus, Serratia marcescens, Nocardia* e *Candida*. As micobacterioses não são frequentes nesta imunodeficiência. Além das manifestações infecciosas, também são comuns as lesões granulomatosas em trato gastrintestinal e trato urinário, nos quais podem causar obstruções. O diagnóstico laboratorial é feito por meio de testes funcionais como o NBT (detecta reduções mediadas por superóxidos) ou DHR (depende da oxidação de um substrato fluoresceinado, a di-hidrorodamina). O diagnóstico de certeza é realizado pelas técnicas de biologia molecular para avaliação dos genes PHOX. Classicamente, o tratamento profilático inclui o uso de trimetroprim-sulfametoxazol e itraconazol. Também tem sido realizada com sucesso a profilaxia imunomoduladora com IFN-gama recombinante que, hipoteticamente, parece aumentar a produção de óxido nítrico e/ou a expressão do receptor Fc e/ou a fagocitose e, em última análise, restaurar ao menos parcialmente a função fagocitária. O tratamento curativo inclui o transplante de medula óssea ou de célula tronco e a terapia gênica está sendo testada em adulto.[2,19,34]

■ Grupo VI: defeitos da imunidade intrínseca e inata

Desde os anos de 1990, a importância da imunidade inata tem sido mais valorizada e estudada. O melhor entendimento propiciou o diagnóstico de algumas anormalidades pouco compreendidas até então. Atualmente, esse grupo é dividido em 9 subgrupos: 1) suscetibilidade mendeliana a doenças por micobactérias (MSMD – deficiência dos receptores de IL-12, IGN-γ, IRF8); 2) epidermodisplasia verruciforme (WHIM); 3) predisposição a infecções virais graves (deficiência de STAT1, deficiência de IFNAr1 e2); 4) encefalite por herpes simples; 5) predisposição a infecções fúngicas invasivas (CARD9); 6) predisposição a candidíase mucocutânea (IL-17RA, STAT1 GOF); 7) deficiências da via TLR com suscetibilidade bacteriana (IRAK4, MyD88); 8) outros erros inatos da imunidade não relacionados a tecidos hematopoiéticos (tripanossomíase – APOL1, hidradenite supurativa); e 9) outros erros inatos da imunidade relacionados com leucócitos (haploinsuficiência de IRF4). Algumas das imunodeficiências classificadas neste subgrupo e suas características estão listadas na Tabela 26.14.[4]

A candidíase mucocutânea crônica (CMC) é vista hoje, como várias síndromes, com a característica comum de apresentarem candidíase crônica ou recorrente localizada na pele, unhas e membranas mucosas. Não há predisposição à doença invasiva, entretanto, acaba interferindo com a qualidade de vida, pois as lesões podem ser desfigurantes e debilitantes. Além de ser secundária a uma série de condições clínicas, pode ser característica clínica predominante em imunodeficiências primárias como a síndrome de hiper-IgE e o APECED ou pode aparecer isoladamente sem outras manifestações infecciosas ou endocrinopatias. Neste último grupo de pacientes, foram detectadas mutações em CARD9, Dectina-1, IL17RA, IL17F, mas na maioria a causa é desconhecida.[35]

Suscetibilidade mendeliana a micobacterioses

Os defeitos na via de sinalização de IL-12/IFN-γ determinam a suscetibilidade mendeliana às micobacterioses. Clinicamente, caracteriza-se pela presença de infecções sistêmicas por micobactérias não tuberculosas. Lactentes podem apresentar infecções sistêmicas pelo BCG. Já foram descritos

Tabela 26.14. Alterações da imunidade intrínseca e inata

Imunodeficiência	Herança/ defeito	Alterações imunológicas	Quadro clínico	Diagnóstico	Tratamento
Susceptibilidade mendeliana a micobacterioses	AR – IL12RB1 AR – IL12p40 AR ou AD – IFNGR1 AR – IFNGR2 AD – STAT 1	Monócitos e linfócitos reduzidos	Suscetibilidade a infecções por salmonela e micobactérias, histoplasmose e infecções virais	Expressão dos receptores 1 e 2 Estudo funcional de STAT1 por citometria de fluxo Estudo genético	Reposição de IFN-γ e antibioticoterapia TCTH
WHIM	AD Mutação no CXCR4	IgG diminuída Neutropenia periférica, Hipercelularidade na MO	Infecções pelo HPV, verrugas, periodontite, queda prematura dos dentes, infecções respiratórias recorrentes (H. influenzae, S. aureus, P. mirabilis)	Hemograma, Dosagem de Ig Estudo genético	Antagonista do CXCR4 – perixafor (estudos) Antibioticoterapia Reposição de gamaglobulina
Candidíase mucocutânea crônica	AR – IL-17RA AD – IL-17F AD – ganho de função STAT1 AR – CARD9 Dectina-1	Alteração de função da via IL-17 Aumento de IL10 Redução da resposta de LT à Candida	Infecções recorrentes de pele e mucosas por Candida albicans Monitorar endocrinopatias	Cultura de linfócitos com Candida IL-17 Estudo genético	Antifúngicos STAT1 GOF- TCTH
Deficiência de IRAK 4	AR Mutações em IRAK4	Deficiência da quinase 4 associada ao receptor de IL1	Infecções bacterianas piogênicas pelo pneumococo e estafilococo	Estudo genético	Antibioticoterapia Tratamento das comorbidades

Fonte: adaptada de Barreto & Kokron, Capítulo 31 – Imunodeficiências primárias: diagnóstico e tratamento, 2015.[22]
XL: ligada ao X; AD: autossômica dominante; AR: autossômica recessiva; HPV: papiloma vírus humano; IRAK: quinase associada ao receptor de IL1; MO: medula óssea; WHIM: warts, hypogammaglobulinemia, infections, myelokathexis syndrome.

pacientes com defeitos completos do receptor de IFN-γ (IFNGR1 ou IFNGR2) que se manifestam de forma recessiva ou dominante e também defeitos parciais; defeitos da cadeia beta1 do receptor de IL-12 (IL-12R-beta 1); defeitos da cadeia p40 da IL-12 e defeitos do STAT1. O quadro clínico apresenta infecções micobacterianas não tuberculosas, especialmente osteomielite, histoplasmose ou salmonelose.[36]

- Grupo VII: doenças autoinflamatórias: este grupo de doenças será abordado no Capítulo 33.

- Grupo VIII: deficiências de complemento

Deficiências de praticamente todos os componentes solúveis do sistema complemento já foram descritas. A incidência é bastante baixa, entre 3 e 5%. Os defeitos dos componentes iniciais da via clássica (C1q, C1r, C2 e C4) determinam patologias inflamatórias autoimunes que lembram o lúpus eritematoso sistêmico e dificilmente estão associados a quadro de infecções de repetição, com exceção da deficiência de C2, que pode determinar infecções bacterianas leves. A deficiência de C3 causa infecções piogênicas graves de repetição e de início precoce, causadas principalmente por bactérias encapsuladas como pneumococo e hemófilos. Já os pacientes que apresentam deficiências de algum componente do complexo de ataque à membrana (C5, C6, C7 ou C8) ou de properdina ou fator D apresentam suscetibilidade aumentada a infecções recorrentes e invasivas por Neisseria. As deficiências de MBL (lectina ligadora de manose) podem também estar associadas a infecções recorrentes, especialmente na infância. O angioedema hereditário é causado pela deficiência do inibidor de C1 esterase, que é um regulador da via clássica do complemento.[2,37] A Tabela 26.15 mostra as características de algumas deficiências de complemento.

Outras Manifestações Alérgicas

Tabela 26.15. Deficiências de complemento

Imunodeficiência	Herança/defeito	Alterações imunológicas	Quadro clínico	Diagnóstico	Tratamento
Deficiência de C1q	AR, mutações em C1QA, C1QB, C1QC	Ausência de CH50, defeito no MAC	LES-*like*, doenças reumatológicas, infecções	CH50 AP50 C1q Estudo genético	Tratamento específico para as doenças autoimunes
Deficiência de C1r/s	AR Mutações em C1r e C1s	Ausência do CH50, defeito no MAC	LES-*like*, doenças reumatológicas, infecções	CH50 AP50 C1r C1s Estudo genético	Tratamento específico para as doenças autoimunes
Deficiência de C4	AR Mutações em C4 e perda precoce da ativação do complemento	AP50 normal Ausência do CH 50 Defeito na resposta a antígenos polissacarídicos	LES-*like*, doenças reumatológicas, LES, diabetes tipo1, infecções, meningite bacteriana	AP50 CH50 C4 Estudo genético	Considerar profilaxia com antibióticos
Deficiência de C2	AR Mutações em C2	AP50 normal CH 50 reduzido	LES-*like*, vasculite, polimiosite, infecções piogênicas, glomerulonefrite	CH50 AP50 C2 Estudo genético	Tratamento específico para as doenças autoimunes
Deficiência de C3	AR Mutações em C3 e perda da ativação do complemento pelas vias clássica e alternativa	CH50 e AP50 reduzidos, defeito no MAC, defeito na atividade bactericida, defeito na resposta imune humoral	Infecções piogênicas graves, LES-*like*, glomerulonefrite, síndrome hemolítico-urêmica, infecções por Neisseria, LES	CH50 AP50 C3 Estudo genético	Considerar profilaxia com antibióticos Tratamento específico para as doenças autoimunes
Deficiência de C5	AR Mutações em C5α ou C5β e perda da ativação do complemento	CH50 e AP50 reduzidos Defeito no MAC, defeito na atividade bactericida	Infecções por *Neisseria*, LES	CH50 AP50 C5 Estudo genético	Considerar profilaxia com antibióticos Considerar tratamento do LES
Deficiência de C9	AR Mutações em C9 Perda da ativação terminal do complemento	CH50 e AP50 reduzidos Defeito no MAC, defeito na atividade bactericida	Infecções por *Neisseria*, pode estar associada as deficiência de C5, C6, C7 e C8	CH50 AP50 C9, C5, C6, C7 e C8 Estudo genético	Considerar profilaxia com antibióticos

Deficiência de inibidor C1 esterase	AD Mutações no inibidor do C1 e perda da regulação da atividade proteolítica do C1	Ativação espontânea da via do complemento Consumo de C4 e C2 Produção de bradicinina	Angioedema hereditário	Dosagem do C1 esterase C2 C4 Estudo genético	Reposição de C1 esterase recombinante Bloqueador de bradicinina Bloqueador de calicreína Danazol e antifibrinolíticos- profilaxia
Deficiência de fator I	AR Mutações no fator I	Ativação espontânea da via alternativa do complemento Redução de C3, AP50, CH50	Infecções piogênicas recorrentes, gromerulonefrite, LES, síndrome hemolítico-urêmica	C3 AP50 CH50 Estudo genético	Considerar profilaxia com antibióticos
Deficiência de fator H	AR Mutações no fator H	Ativação espontânea da via alternativa do complemento Redução de C3, AP50, CH50	Infecções por *Neisseria*, gromerulonefrite membranoproliferativa, síndrome hemolítico-urêmica	C3 AP50 CH50 Estudo genético	Considerar profilaxia com antibióticos
Deficiência de properdina	XL Mutações na properdina	Ausência da atividade hemolítica AP50 reduzido CH50 normal	Infecções graves por *Neisseria*	AP50 CH50 Estudo genético	Considerar profilaxia com antibióticos
Deficiência de MASP2	AR Mutações em MASP 2	Ausência de atividade hemolítica pela via da lectina AP50 e CH50 normais	Infecções piogênicas Doença pulmonar inflamatória	AP50 CH50 Estudo genético	Considerar profilaxia com antibióticos

Fonte: adaptada de Barreto & Kokron, Capítulo 31 – Imunodeficiências primárias: diagnóstico e tratamento, 2015.[22]

AR: autossômica recessiva; AD: autossômica dominante; CH50: complemento hemolítico 50%; MAC: complexo de ataque a membrana; AP50: complemento hemolítico total; LES: lúpus eritematoso sistêmico; MBL: mannose binding lectina, MASP2: proteína ligadora da manone associada a serino proteinase 2.

Outras Manifestações Alérgicas

Referências bibliográficas

1. Zhang Q, Frange P, Blanche S, Casanova JL. Pathogenesis of infections in HIV-infected individuals: insights from primary immunodeficiencies. Curr Opin Immunol. 2017; 48:122-33.
2. Notarangelo LD. Primary immunodeficiencies. J Allergy Clin Immunol. 2010; 125:S182-94.
3. Maggina P, Gennery AR. Classification of primary immunodeficiencies: need for a revised approach? J Allergy Clin Immunol. 2013; 131(2):292-4.
4. Tangye SG, Al-Herz W, Bousfiha A, Chatila T, Cunningham-Rundles C, Amos Etzioni A et al. Human inborn errors of immunity: 2019 update on the Classification from the International Union of Immunological Societies Expert Committee. J Clin Immunol. 2020; 40:24-64.
5. Grupo Brasileiro de Imunodeficiências (BRAGID) www.imunopediatria.org.br
6. Carneiro-Sampaio M, Moraes-Vasconcelos D, Kokron CM, Jacob CM, Toledo-Barros M, Dorna MB et al. Primary immunodeficiency diseases in different age groups: a report on 1,008 cases from a single Brazilian Reference Center. J Clin Immunol. 2013; 33:716-24.
7. Bonilla FA, Geha RS. Update on primary immunodeficiency diseases. J Allergy Clin Immunol. 2006; 117:S435-41.
8. Spickett G. Oxford handbook of clinical immunology and allergy. 4th ed. Oxford: Oxford University Press; 2019.
9. Parvaneh N, Casanova JL, Notarangelo LD, Conley ME. Primary immunodeficiencies: a rapidly evolving story. J Allergy Clin Immunol. 2013; 131:314-23.
10. de Vries E. European Society for Immunodeficiencies (ESID) members. Patient-centred screening for primary immunodeficiency, a multi-stage diagnostic protocol designed for non-immunologists: 2011 update. Clin Exp Immunol. 2012; 167(1):108-19.
11. Kokron CM, Barros MT. Imunodeficiências primárias. In: Martins MA; Carrilho FJ, Avancini V, Alves F, Castilho EA, Cerri GG (Org.). Clínica médica. 2a ed. Tamboré: Manole; 2015, volume 7.
12. Conley ME, Notarangelo LD, Etzioni A. Diagnostic criteria for primary immunodeficiencies. Clin Immunol. 1999, 93:190-7.
13. McCusker C, Upton J, Warrington R. Primary immunodeficiency. Allergy Asthma Clin Immunol. 2018; 14(Suppl 2):61.
14. Bundy V, Barbieri K, Keller M. Primary immunodeficiency: overview of management. www.uptodate.com. Tópico atualizado em: 28/02/2020.
15. Platt CD. Immunizations in primary immunodeficiencies. www.uptodate.com. Tópico atualizado em: 25/01/2020.
16. Sobh A, Bonilla FA. Vaccination in primary immunodeficiency disorders. J Allergy Clin Immunol Pract. 2016; 4(6):1066-75.
17. Goudouris ES, Silva AMDR, Ouricuri AL, Grumach AS, Condino-Neto A, Costa-Carvalho BT et al. Comment to: II Brazilian Consensus on the use of human immunoglobulin in patients with primary immunodeficiencies. Einstein (São Paulo). 2017; 15(1):1-16.
18. Orange JS. Immune globulin therapy in primary immunodeficiency. www.uptodate.com. Tópico atualizado em: 20/11/2018.
19. Mitchell R. Hematopoietic stem cell transplantation beyond severe combined immunodeficiency: seeking a cure for primary immunodeficiency. J Allergy Clin Immunol Practice. 2019; 7(3):776-85.
20. Zhang ZY, Thrasher AJ, Zhang F. Gene therapy and genome editing for primary immunodeficiency diseases. Genes & Diseases. 2020; 7(1):38-51.
21. Puck JM. Gene therapy for primary immunodeficiency. www.uptodate.com. Tópico atualizado em: 23/01/2019.
22. Barreto AK, Kokron CM. Capítulo 31 – Imunodeficiências primárias: diagnóstico e tratamento. In: Diagnóstico e Tratamento das Doenças Imunológicas, Schainberg & Geller. Elsevier. 2a ed. 2015.
23. Notarangelo LD. Combined immunodeficiencies. www.uptodate.com. Tópico atualizado em: 6/3/2019.
24. Heimall J. Severe combined immunodeficiency (SCID): an overview. www.uptodate.com. Tópico atualizado em: 12/12/2019.
25. Durandy A, Kracker S, Fischer A. Primary antibody deficiencies. Nat Rev Immunol. 2013; 13:519-33.
26. Ballow M. Primary immunodeficiency disorders: antibody deficiency. J Allergy Clin Immunol. 2002; 109:581-8.
27. Jolles S. The variable in common variable immunodeficiency: a disease of complex phenotypes. J Allergy Clin Immunol Pract. 2013; 1:545-56.
28. Bonilla FA, Barlan I, Chapel H, Costa-Carvalho BT, Cunningham-Rundles C, de la Morena MT et al. International Consensus Document (ICON): common variable immunodeficiency disorders. J Allergy Clin Immunol Pract. 2016; 4(1):38-59.

29. Kokron CM, Errante PR, Barros MT, Baracho GV, Camargo MM, Kalil J et al. Clinical and laboratory aspects of common variable immunodeficiency. An Acad Bras Cienc. 2004; 76:707-26.

30. Hammarström L, Vorechovsky I, Webster D. Selective IgA deficiency (sIgAD) and common variable immunodeficiency (CVID). Clin Exp Immunol. 2000; 120:225-31.

31. Carneiro-Sampaio MM, Carbonare SB, Rozentraub RB, de Araujo MN, Riberiro MA, Porto MH. Frequency of selective IgA deficiency among Brazilian blood donors and healthy pregnant women. Allergol Immunopathol (Madr). 1989; 17:213-6.

32. Wang N, Hammarström L. IgA deficiency: what is new? Curr Opin Allergy Clin Immunol. 2012; 12:602-8.

33. Jorgensen GH, Gardulf A, Sigurdsson MI, Sigurdardottir STh, Thorsteinsdottir I, Gudmundsson S et al. Clinical Symptoms in adults with selective IgA deficiency: a case control study. J Clin Immunol. 2013; 33:742-7.

34. Lekstrom-Himes JA, Gallin JI. Immunodeficiency diseases caused by defects in phagocytes. N Eng J Med. 2000; 343:1703-14.

35. Puel A. Human inborn errors of immunity underlying superficial or invasive candidiasis. Human Genetics. 2020; 139:1011-22.

36. Rosain J, Kong XF, Martinez-Barricare R, Oleaga-Quintas C, Ramirez-Alejo N, Markle J et al. Mendelian susceptibility to mycobacterial disease: 2014-2018 update. Immunol Cell Biol. 2019; 97(4):360-7.

37. Liszewski MK, Atkinson JP. Inherited disorders of the complement system. www.uptodate.com. Tópico atualizado em: 28/3/2019.

Imunodeficiências Secundárias

Luiz Augusto Marcondes Fonseca ■ Danilo Gois Gonçalves

Definição

Imunodeficiência pode ser considerada *"um transtorno do sistema imunológico caracterizado pela incapacidade de se estabelecer uma imunidade efetiva em resposta ao desafio de antígenos de patógenos"*. Pacientes imunodeficientes também têm maior probabilidade de desenvolver neoplasias, atopia e transtornos inflamatórios. Para fins didáticos, as imunodeficiências são classificadas em primárias, quando existe um defeito direto na imunidade com possível causa genética; e secundárias, quando esse processo não é iniciado no sistema imune e em geral não tem base genética.

As imunodeficiências (IDF) secundárias são mais comuns que as imunodeficiências primárias. As IDFs secundárias não possuem um defeito genético diretamente ligado ao sistema imune e geralmente têm um fator etiológico identificável, como vírus, bactérias, drogas, comorbidades, transtornos metabólicos ou condições ambientais. A IDF secundária mais bem estudada é a aids (síndrome da imunodeficiência adquirida), doença causada pelo vírus da imunodeficiência humana (HIV), de alta mortalidade, mas que responde aos tratamentos antivirais atualmente disponíveis.

Clinicamente, as IDFs secundárias manifestam-se em dois polos:
- Como aumento da predisposição a infecções, comumente mais prolongadas que o habitual e de difícil resposta terapêutica;
- Pelo surgimento de determinados tipos de câncer (Figura 27.1).

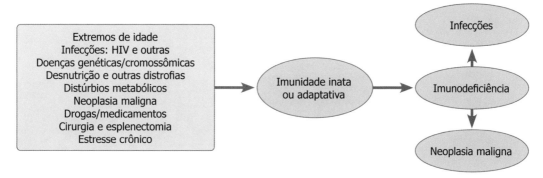

Figura 27.1. Relação entre as principais causas de IDFs secundárias e suas manifestações clínicas. **Fonte:** os autores.

Outras Manifestações Alérgicas

O tratamento de todas as IDFs secundárias é a retirada do agente causal para reconstituição do sistema imune. Contudo, o comportamento do sistema após a retirada do agente é imprevisível, sendo por vezes necessárias outras medidas, como a profilaxia com antibióticos, a reposição de imunoglobulina humana e imunizações. Portanto, neste capítulo revisaremos as principais causas e as manifestações clínicas das IDFs secundárias bem como as opções terapêuticas.

Alterações do sistema imune próprias de fases da vida normal

Alterações do sistema imune próprias dos neonatos

No período neonatal há uma maior incidência de infecções por patógenos comuns e oportunistas. O tecido linfoide só atinge a maturação completa anos após o nascimento. Em neonatos é possível a observação de certas características imunológicas: (a) número e função de neutrófilos reduzidos (oxidação, fagocitose, adesão e quimiotaxia); (b) Níveis menores de componentes do complemento; (c) função de células *natural killer* (NK) reduzida; (d) órgãos linfoides imaturos; (e) ausência de memória. Ademais, prematuros podem ter níveis mais baixos de imunoglobulina G (IgG), uma vez que a passagem transplacentária dessa imunoglobulina só ocorre de forma significativa depois da 32ª semana de idade gestacional.[1] É importante lembrar que a imunização com o bacilo de Calmette-Guérin (BCG) deve ser adiada em caso de recém-nascidos com peso menor que 2 kg até que seja atingido esse peso.[2]

Alterações do sistema imune próprias dos idosos

As alterações da imunidade próprias dos idosos, que constituem o que se chama de imunossenescência, predispõem a infecções, neoplasias e doenças inflamatórias. A idade traz ao sistema imune alterações nas subpopulações celulares, no padrão de secreção de citocinas e na tolerância imunológica (Tabela 27.1). O processo se inicia com a involução temporal do timo, que é substituído histologicamente

Tabela 27.1. Alterações das subpopulações celulares associadas com a senilidade			
Tipo celular	*Redução*	*Aumento*	*Sem alteração*
Células-tronco hematopoéticas	Número Proliferação	–	–
Macrófagos	Precursores Oxidação Fagocitose	–	–
Neutrófilos	Oxidação Fagocitose	–	Precursores Número periférico
Natural killer	CD56*bright*	CD56*dim*	Atividade citolítica
Precursores tímicos	Tamanho do timo Número de precursores tímicos	–	–
Linfócitos T	Número de T *naive* Relação T CD4+/CD8+ Repertório Proliferação Sinalização Função T regulatória	Expansão de T CD8 de memória	–
Linfócitos B	Pré-B Células B periféricas Repertório Resposta vacinal Capacidade de opsonização das imunoglobulinas	Autoanticorpos	Dosagens de imunoglobulinas

Fonte: adaptada das referências 10 a 17.

342

Imunodeficiências Secundárias

por tecido adiposo, causando diminuição da capacidade de proliferação de células T. Outra alteração observada com frequência é o aumento quantitativo das células de memória, em comparação com as células virgens, o que também é responsável por maior suscetibilidade a infecções.[3]

As células B estão quantitativamente pouco alteradas nos idosos. Em geral, não há alteração da dosagem de imunoglobulinas, porém ocasionalmente pode ocorrer aumento delas, e a elevação de IgA talvez seja um marcador prognóstico associado à aterosclerose.[4] Já as funções das imunoglobulinas podem estar prejudicadas devido às alterações das células T, que são coautoras das funções das células B. A resposta a antígenos polissacarídeos pode estar reduzida, o que contribui para explicar infecções bacterianas nos idosos.[5]

As células NK constituem outro subtipo celular que pode sofrer alterações com a senilidade, embora não haja consenso quanto a este fato. Em teoria, as células NK são linfócitos granulares que possuem em sua superfície marcadores CD56 e CD16, cuja função fisiológica consiste em lisar determinados grupos celulares neoplásicos, além de vírus, sem necessidade de contato prévio. Observa-se que com a idade as células CD56*dim* aumentam em número, mas suas funções citotóxicas não têm aumento de função. As células CD56*bright* têm como função principal a liberação de citocinas e seu número é reduzido com a imunossenescência.[6] Além disso, alterações funcionais de fagócitos ainda podem ocorrer, a saber, neutrófilos e macrófagos.[7]

As citocinas são proteínas de baixo peso molecular que agem de formas autócrina, parácrina e endócrina em resposta a diversos estímulos. No sistema imune elas têm função de controlar o tempo e a intensidade da resposta imunológica por meio da ativação, proliferação, secreção de anticorpos e secreção de outras citocinas. Diversas citocinas são consideradas importantes quando se estuda o sistema imune dos idosos, porém as de caráter pro-inflamatório ganham destaque, sobretudo IL-6, TNF-alfa e IL-1, além de outras citocinas que têm um papel na regulação imunológica, como IFN-gama e IL-12. Com a idade, ocorre um desequilíbrio entre a produção e a liberação das citocinas, com queda importante da IL-2 e aumento da IL-6. Como a IL-2 é um importante fator no estímulo às células T, não se sabe ao certo qual seria a causa ou a consequência desse desequilíbrio.[8] Esse conjunto de alterações imunológicas denomina-se *inflammaging*, que é característica importante da imunossenescência. Este é um estado inflamatório crônico que pode ser consequência tanto de estímulos antigênicos crônicos quanto de alterações idiopáticas de citocinas, que clinicamente acabam por manifestar-se como doenças crônicas.[9]

Déficits imunológicos secundários a doenças infecciosas

O encontro entre um organismo patogênico e seu hospedeiro resulta no desencadeamento de grande número de processos biológicos, durante os quais o patógeno busca estabelecer uma infecção e o hospedeiro eliminá-la. Dessa situação podem resultar alterações do sistema imune que acabam por favorecer infecções por um segundo organismo, o que pode ser exemplificado pela infecção pelo vírus da gripe (influenza), o qual, causando resposta inflamatória pulmonar, pode paradoxalmente favorecer infecções bacterianas. O exemplo mais notório, entretanto, é a infecção pelo HIV, que causa um estado de imunodeficiência secundária permanente, ao contrário da grande maioria das demais infecções, cujo dano ao sistema imune costuma ser transitório, refletindo mais a resposta normal do sistema do que o enfraquecimento das defesas imunes. Em alguns casos, como na tuberculose e infestações parasitárias, a imunossupressão se deve ao desgaste imposto ao organismo em geral, mais do que o comprometimento específico do sistema imune. A seguir, são descritos alguns exemplos de agentes infecciosos que podem induzir imunossupressão.

Infecção pelo vírus HIV

A infecção pelo HIV é a imunodeficiência secundária mais bem estudada e mais conhecida, devido às suas altas prevalência e mortalidade. Quando não tratada, praticamente todos os indivíduos infectados evoluem para infecções por variados e múltiplos agentes infecciosos, o que se denomina

Outras Manifestações Alérgicas

como aids. A transmissão do vírus HIV é feita pelas vias sexual e parenteral e, menos frequentemente, por contato de sangue e secreções contaminadas como feridas abertas e mucosas. Pode ocorrer também a transmissão vertical, da mãe para o feto ou o recém-nascido, na gravidez e no parto.[1]

O vírus HIV foi isolado em 1983 em sangue de indivíduos com aids; em 1986 outro vírus HIV foi isolado. A partir de então, o vírus descrito em 1983 se tornou o HIV-1 e o isolado em 1986 o HIV-2. Somente em 1986, o termo vírus da imunodeficiência humana foi sugerido, e este é o nome atual. O HIV é um RNA-vírus, da família *Retroviridae* (retrovírus) e subfamília *Lentiviridae*. É um vírus citopático e não oncogênico, que necessita da enzima transcriptase reversa para sua sobrevivência. Com essa enzima o vírus transforma sua fita de RNA em uma de DNA, implantando-se no genoma do hospedeiro e multiplicando-se. O vírus tem tropismo por células T CD4+ e por macrófagos.[18]

O vírus é bastante lábil no ambiente externo, sendo inativado por diversos agentes ambientais e químicos (calor, hipoclorito e glutaraldeído), e fora do corpo humano o vírus intracelular pode sobreviver até por um dia, enquanto a partícula viral livre parece ter sobrevida de até 15 dias.[18] O genoma do HIV possui três genes estruturais (*gap, pol* e *env*) e seis genes regulatórios (*tat, ref, nef, vif, vpr* e *vpu*). A proteína do HIV separa o gene *gap* em proteínas chamadas p24, matriz, nucleocapsídeo, p6 e p2, todas com função de estabilizar o genoma do vírus. A lise do *pol* produz três proteínas: integrase, transcriptase reversa e protease, que cliva a proteína viral. O gene *env*, quando clivado, produz duas proteínas, gp120 e gp 41, que são as responsáveis pela atração do vírus ao CD4.[19]

A infecção pelo HIV tem início com a ligação da proteína gp120 do vírus à molécula CD4 e ao receptor de citocina CCR5 nas células alvo. As células infectadas migram para os linfonodos, onde a replicação inicial e a infecção de células TCD4+ ocorrem. Durante a fase inicial da infecção pelo HIV, o tecido linfoide intestinal associado é drasticamente depletado e ocorre perda predominante das células TCD4+ de memória, gerando alta viremia e grande ativação imune. Nessa fase, pelo surgimento de células T citotóxicas CD8+, as células TCD4+ infectadas pelo vírus são controladas e a viremia diminui, observando-se aumento das células T CD8+, queda das células T CD8 virgens e aumento proporcional das células HIV reativas. A linfopenia induzida pelo HIV ocorre por diversos mecanismos: apoptose induzida pelo próprio vírus; efeitos citopáticos do vírus HIV e ativação imune inespecífica com apoptose celular. Ocorre ainda uma forma adicional de autofagia, na qual as organelas são sequestradas e direcionadas para a via de ativação lisossômica, estas principalmente associadas à proteína *env*.[19]

A fase aguda da infecção pelo HIV ocorre de uma a seis semanas depois da infecção, com sintomas inespecíficos como febre, fadiga, mialgia e cefaleias. O período que se segue é marcado por doença assintomática, que persiste em média por 8 a 10 anos, quando ocorre aumento importante da viremia, mediado por diversas citocinas, que podem até ser usadas como marcadoras do controle da resposta viral do HIV. Sem o início da terapia antiviral, as células TCD4+ infectadas pelo vírus HIV entram em queda progressiva e o hospedeiro inicia manifestações clínicas, causadas por diversos microrganismos, no geral de caráter oportunista, na maior parte definidores de doença (Tabela 27.2).[19] As células T CD8+, com o decorrer da doença, tendem a ficar menos efetivas, não se sabendo ao certo se se trata de defeito na ativação, na maturação ou intrínseco da célula. *In vitro*, assim como as células TCD4+, elas tendem a não proliferar na ativação com TCR.[20]

Quanto aos linfócitos B e à produção de anticorpos, o sistema imune dos pacientes com HIV mostra-se paradoxalmente hiperativado e pouco responsivo. A hiperativação fica bem evidenciada pela hipergamaglobulinemia, da qual somente uma parte é direcionada ao HIV; plasmocitose medular; aumento da expressão de moléculas nos linfócitos B circulantes; aumento da presença de anticorpos reativos no plasma. Apesar de não ter sido demonstrado, esse aumento de atividade das células B pode estar relacionado com o aumento do número de linfomas de células B nessa população. Apesar de hiperativadas, as células B estão pouco responsivas, o que é bem evidenciado pela pouca resposta vacinal a antígenos proteicos e polissacarídicos.[21] Os macrófagos teciduais são frequentemente infectados com HIV, e como não são mortos pelo vírus são considerados os reservatórios virais no

Imunodeficiências Secundárias

Tabela 27.2. Lista de doenças definidoras de AIDS

- Candidíase de brônquios, traqueia ou pulmões
- Candidíase esofágica
- Câncer cervical invasivo
- Paracoccidiodomicose disseminada ou extrapulmonar
- Criptococose extrapulmonar
- Infecção intestinal por criptosporídeo com mais de um mês de duração
- Doença por citomegalovírus (outra além de hepática, esplênica ou linfonodal) com início após o primeiro mês de vida
- Retinite por citomegalovírus (com perda da visão)
- Encefalopatia relacionada com o HIV
- Herpes simples causando úlceras crônicas (mais de um mês de duração), bronquite, pneumonite ou esofagite com início após o primeiro mês de vida
- Histoplasmose disseminada ou extrapulmonar
- Isosporíase intestinal crônica com mais de um mês de duração
- Sarcoma de Kaposi
- Pneumonia intersticial linfoide ou complexo pulmonar linfoide hiperplásico
- Linfoma de Burkitt ou equivalente
- Linfoma imunoblástico ou equivalente
- Linfoma primário cerebral
- *Mycobacterium avium* ou *Mycobacterium kansasii* disseminado ou extrapulmonar
- *Mycobacterium tuberculosis* em qualquer local
- *Pneumocystis jirovecii* pulmonar
- Pneumonia recorrente
- Leucoencefalopatia multifocal progressiva
- Sepse recorrente por *Salmonella*
- Neurotoxoplasmose de início após o primeiro ano de vida
- Infecções bacterianas múltiplas ou recorrentes

organismo humano. Além de se tornarem reservatórios para a replicação viral, os macrófagos teciduais também são mantenedores da reação inflamatória, responsáveis pela liberação de grande carga de citocinas na corrente sanguínea, dentre as quais TNF-alfa, IL-1, IL-6 e IL-10.[22]

O diagnóstico atual da infecção pelo HIV é feito por meio de um teste imunoenzimático de quarta geração, que, além da detecção de anticorpos IgM e IgG pelo método ELISA, também pesquisa o antígeno p24. O ELISA positivo deve ser obrigatoriamente confirmado por meio de exame confirmatório, como o *Western blot* ou o *Immunoblot*, ou ainda pela pesquisa de material genético do vírus por meio da reação de polimerase em cadeia (PCR). Encontra-se em estudo um teste imunoenzimático de quinta geração.

O tratamento medicamentoso atual, baseado em combinações de três ou mais medicamentos antirretrovirais, é capaz de conter a infecção, eliminar a população viral circulante e restabelecer, ao menos parcialmente, a integridade do sistema imune, de forma que a incidência de infecções oportunistas cai quase a zero. Entretanto, ainda não é possível considerar haver cura medicamentosa da infecção pelo HIV, já que o vírus permanece albergado em "santuários", como os tecidos linfoides do intestino e dos linfonodos. Tentativas de retirada da medicação antirretroviral de pacientes assintomáticos resultaram em reaparecimento do vírus na corrente sanguínea e queda do número de células T CD4, atestando a permanência da infecção no organismo. A antibioticoprofilaxia pode ser necessária de forma primária ou secundária. Em pacientes com contagem de T CD4 abaixo de 200 por mm^3, estão contraindicadas as vacinas de vírus vivo atenuado. Com relação à vacina contra febre amarela, a recomendação atual é que somente seja aplicada a pacientes cuja contagem de células TCD4+ seja superior a 350 por mm^3.

A síndrome inflamatória da imunorreconstrução é caracterizada por um intenso processo inflamatório que ocorre em 15 a 25% dos pacientes com AIDS, 2 a 3 semanas depois do início da terapia antirretroviral (TARV), e provavelmente decorre da recuperação do sistema imune orquestrada pela TARV. O tratamento das infecções oportunistas e a corticoterapia são medidas terapêuticas. Outros

Capítulo 27   345

Outras Manifestações Alérgicas

achados imunológicos são a prevalência três vezes maior de asma e o aumento da incidência de reações de hipersensibilidade a medicamentos, chegando a 60% com sulfametoxazol-trimetoprim, 17% com nevirapina e 14% com abacavir, cuja reação é previsível já que a síndrome de hipersensibilidade ao abacavir é associada à presença do HLA B5701.[1]

Para informações detalhadas sobre o manejo da infecção pelo HIV/AIDS, consultar o site aids.gov.br, mantida pelo Ministério da Saúde/SUS.

Vírus da gripe (influenza)

A infecção pelo vírus influenza causa linfopenia transitória, basicamente da subpopulação T.[24] Outras alterações encontradas são redução da linfoproliferação, aumento da atividade das células NK e geração de células T reguladoras, além de prejuízo da função de clareamento de muco, o que aumenta a aderência bacteriana e a susceptibilidade a infecções bacterianas secundárias, uma das causas mais comuns de morte durante as epidemias de gripe.[25]

Sarampo

Desde princípios do século XX, sabe-se que indivíduos com sarampo apresentam resposta abolida ao teste cutâneo com tuberculina. O vírus do sarampo infecta o tecido linfoide por meio da molécula CD46, que é um receptor de complemento presente em monócitos e linfócitos, afetando a apresentação de antígenos, a lise mediada por células e a síntese de imunoglobulinas.[26] Dessa forma, podem ocorrer deficiências imunológicas, compatíveis com linfopenia T, redução funcional celular *in vivo* ou *in vitro* e alterações humorais ou fagocíticas.[26] O período de imunossupressão dura apenas algumas semanas, mas pode persistir em alguns pacientes. Em casos raros, uma infecção persistente pelo sarampo se instala e causa panencefalite esclerosante subaguda, que é uma degeneração progressiva do sistema nervoso central, mediada por inflamação crônica desencadeada pela persistência do antígeno do sarampo, não obstante a presença de altos títulos de anticorpos específicos.[27]

Vírus da mononucleose infecciosa (vírus Epstein-Barr)

A infecção pelo vírus Epstein-Barr (EBV) é altamente disseminada em todo o mundo e geralmente subclínica. Às vezes, no entanto, ela pode se manifestar como uma doença linfoproliferativa autolimitada, a mononucleose infecciosa. O EBV parasita os linfócitos B, usando o antígeno de superfície CD21 para entrada e transforma tais células de forma a estabelecer uma infecção crônica, o que as impede de fazer apoptose. A eliminação das células B infectadas pelo EBV se dá pela ativação de linfócitos T (chamados de atípicos, devido a sua morfologia), que desenvolvem uma expansão oligoclonal maciça pela utilização limitada do gene Vβ do TCR (receptor de células T), o que resulta em anergia relativa de células T. Ocorre também expansão policlonal de células B, com aumento da produção de imunoglobulinas.[28] Todas essas alterações normalmente persistem por apenas algumas semanas.

Citomegalovírus

A infecção pelo citomegalovírus (CMV) também leva a uma síndrome EBV-símile. O CMV infecta monócitos, provocando redução da capacidade de apresentar antígenos, devido à redução da expressão e da função da proteína do complexo principal de histocompatibilidade (MHC, da sigla em inglês). Além disso, o CMV codifica um análogo da IL-10 humana, o qual inibe a ativação dos linfócitos.[29]

Bactérias

Várias infecções bacterianas estão associadas com alterações da imunidade inata, como redução da quimiotaxia e da função reticuloendotelial, as quais, entretanto, não são observadas de maneira consistente e variam com a invasividade bacteriana, com a produção de produtos tóxicos bacterianos e com a capacidade do hospedeiro de conter a disseminação da infecção. Os *Streptococcus* e os *Staphylococcus* spp. produzem uma família de toxinas, chamada de superantígenos, que induzem ativação não específica de linfócitos T, liberação de citocinas e apoptose celular, além de anergia de células T. Exemplos de doenças sistêmicas graves resultantes dos efeitos dos superantígenos são a escarlatina e a síndrome do choque tóxico.[30] Micobactérias podem inibir células dendríticas e a produção de citocinas, acarretando redução da proliferação de linfócitos T ao estímulo de mitógenos.[31]

Outros patógenos

Outros patógenos podem comprometer o sistema imune através de invasão da medula óssea ou outros mecanismos associados à sua patogenicidade. Parasitas podem estimular uma resposta imune tipo 2, e células regulatórias carrear outros patógenos, aumentar o risco de neoplasias malignas e de rejeição tardia de enxerto.[32] A malária pode aumentar o risco de linfoma pela inibição de células T no controle do EBV.[33]

Doenças genéticas e cromossômicas

Várias doenças genéticas ou cromossômicas, como a síndrome de Down (trissomia do cromossomo 21), a síndrome de Turner, a síndrome de Edwards e anemia falciforme, levam a graus variáveis de imunodeficiência e consequente predisposição a diferentes infecções e, no caso da primeira, a transtornos autoimunes.

Síndrome de Down

Nesta síndrome há uma frequência aumentada de infecções de vias respiratórias, principalmente das superiores. Além disso, surge tireoidite autoimune antes dos oito anos de idade em até 50% das crianças com a síndrome. Do ponto de vista imunológico ocorrem linfopenia, déficit da resposta vacinal, redução da quimiotaxia, da fagocitose e da capacidade de destruir bactérias.[1]

Síndrome de Turner

Na síndrome de Turner há diminuição da concentração sérica de imunoglobulinas e déficit da resposta proliferativa a mitógenos por parte dos linfócitos T. Em consequência, podem ocorrer infecções respiratórias e bronquiectasias.[1]

Anemia falciforme

Nesta doença genética frequente, que incide em populações de origem africana e seus descendentes, e se caracteriza por alterações na forma das hemácias que assumem aspecto de foice, os pacientes apresentam grande suscetibilidade a infecções por bactérias encapsuladas, particularmente o *Streptococcus pneumoniae*, as quais se manifestam mais frequentemente como pneumonia, meningite e sepse. A principal anormalidade associada a essas infecções é a autoesplenectomia, que ocorre antes dos dois anos de idade, prejudica a função de opsonização, e é devida a microinfartos do baço. A prevenção de infecções associadas à anemia falciforme deve incluir todas as imunizações de rotina, além da vacina antipneumocócica, meningocócica e para *Haemophilus influenzae* tipo B, além de profilaxia antimicrobiana com penicilina (ou eritromicina em pacientes alérgicos) até os 5 anos de idade.[34]

Distúrbios metabólicos

A resposta imune é mediada por linfoproliferação, a qual depende da disponibilidade de energia e nutrientes. Sendo assim, não surpreende que os distúrbios metabólicos e nutricionais afetem essa resposta em maior ou menor grau, resultando em aumento de morbidade e mortalidade por infecções. A desnutrição grave, o diabetes melito e a enteropatia perdedora de proteínas podem prejudicar a função de todos os órgãos e sistemas, incluindo o imune.

Desnutrição

A desnutrição é possivelmente a mais frequente causa de imunodeficiência, em termos mundiais, afetando indivíduos de todas as idades, com destaque para as crianças. Ela pode resultar de baixa ingestão, consequente à baixa disponibilidade de alimentos (causa mais frequente), mas também de perda excessiva e/ou má absorção. Os indivíduos que apresentam desnutrição proteico-calórica perdem progressivamente a função e a capacidade de produzir linfócitos T, o que conduz a grande incidência de diarreia e de infecções respiratórias, situação agravada pelo déficit concomitante de micronutrientes, que leva à perda da proteção conferida pelas barreiras mucosas e cutâneas. Há redução mais acentuada do linfócito T CD4+ em relação ao CD8+ e atrofia de órgãos linfoides, além de redução das atividades fagocítica e quimiotática de granulócitos, da produção de componentes do complemento, da concentração de IgA na saliva e nas lágrimas, e da resposta vacinal.[35] Em contraste, os níveis de imunoglobulinas séricas se mantêm normais por longo período. A realimentação das crianças desnutridas resulta em recuperação da capacidade de proliferação dos linfócitos T, da fagocitose e da função do timo.

Deficiência de vitaminas A e D e outras distrofias

A deficiência de vitamina A acarreta prejuízo da função das mucosas e redução da produção de interferon-α. Quando crianças desnutridas recebem vitamina A concomitantemente com a vacina de sarampo obtêm-se taxas mais elevadas de imunização efetiva. Quanto à vitamina D, recentemente tem sido demonstrado seu papel essencial na modulação do sistema imune, sobretudo no desenvolvimento de respostas do tipo Th1 e na imunidade contra patógenos intracelulares, como o *Mycobacterium tuberculosis*. A deficiência de zinco e o alcoolismo podem levar a alterações imunológicas semelhantes às da desnutrição.[1]

Diabetes melito

Ambos os tipos de diabetes melito (I e II) se associam a maior suscetibilidade a infecções, devido a déficits imunes, alteração do metabolismo da glicose, má irrigação sanguínea e desnervação tissular. As alterações imunes incluem linfopenia, anergia cutânea e deficiência da proliferação linfocitária *in vitro*. A resposta imune humoral está geralmente intacta, o que garante resposta normal às imunizações. Pode haver, no entanto, anormalidades da resposta imune inata, como má aderência de fagócitos, e anormalidades da quimiotaxia e da atividade bactericida. A manutenção da glicemia em níveis normais resulta na melhora da função fagocitária, reduzindo o risco de infecções.[1]

Doença renal crônica

Pacientes com doença renal crônica (DRC) são bastante susceptíveis a infecções, chegando a apresentar taxas de mortalidade até 300 vezes superiores às de indivíduos normais.[36] A predisposição a infecções ocorre mesmo nos pacientes não dialíticos, todavia é mais notória naqueles em diálise, seja peritoneal ou hemodiálise. Os mecanismos subjacentes a infecções são variados, incluindo desregulação do sistema imune, que se apresenta em estado de ativação celular, inflamação crônica e estresse oxidativo. Várias toxinas contra fagócitos já foram descritas no plasma e no líquido peritoneal desses pacientes, tais como a angiogenina e *op*-cresol, além de duas proteínas, uma delas homóloga à cadeia leve de imunoglobulinas e outra inibidora da desgranulação. A disfunção dos fagócitos é o defeito mais comum e ubiquitário nos pacientes com DRC, ocorrendo diminuição da fagocitose, da quimiotaxia, da capacidade lítica intracelular e da produção de radicais livres. Os mecanismos responsáveis por essas alterações não estão claros, porém sugere-se que o aumento do cálcio intracelular e a sobrecarga de ferro, que ocorrem em doença renal terminal, possam prejudicar a fagocitose. Várias outras anormalidades do sistema imune, tanto de seu braço inato como do adaptativo estão

Imunodeficiências Secundárias

presentes nos pacientes com DRC e em diálise, incluindo linfopenia, redução da capacidade linfo-proliferativa a mitógenos e antígenos e anergia cutânea. Pode haver prejuízo à resposta vacinal e, por exemplo, serem necessários uma maior dosagem e um número maior número de vacinações, a exemplo da imunização contra a hepatite B que pode ser feita em 4 doses duplicadas com monitoramento do nível de anti-HBs, o qual deve ficar em pelo menos 10 mUI/mL e ser monitorado anualmente, podendo-se realizar um reforço, se necessário.[37]

Outros distúrbios

Doenças que acarretam perda proteica podem levar à redução de imunoglobulinas, em especial da IgG. Porém, pode haver redução de IgA, IgG e IgM e até de linfócitos em casos de enteropatia perdedora de proteínas ou nefropatia perdedora de proteína, assim como no grande queimado, em dermatites graves, na diálise peritoneal e no quilotórax.[38] Portanto, é recomendável o monitoramento dos níveis de IgG caso essas condições persistam por mais de 2 a 3 semanas. Na cirrose, pode haver hipocomplementemia e presença de comorbidades, como a hipertensão portal, que pode diminuir a circulação para as células de Kupffer, com déficit à fagocitose local.[39]

Neoplasia

Os pacientes portadores de doenças malignas podem desenvolver IDF secundária pela presença da própria neoplasia, pelas comorbidades e pelas diferentes modalidades terapêuticas (cirurgia, radioterapia, quimioterapia e biológicos). Reduções da função de *natural killer* ou da função de células T são apontadas como fatores de risco para malignidade.[40] Neoplasias linfoproliferativas se destacam como causas de hipogamaglobulinemia e é possível o uso de antibioticoprofilaxia e da imunoglobulina humana para reposição de anticorpos, em especial na leucemia linfocítica crônica e no mieloma múltiplo.[41]

Medicamentos

Vários medicamentos podem interferir no funcionamento do sistema imune. Alguns podem levar à deficiência de IgA ou à hipogamaglobulinemia (Tabela 27.3).[42] Os corticoides sistêmicos inibem a proliferação de linfócitos, podendo manifestar defeitos humorais e celulares, em especial com a redução do linfócito T CD4+. Dessa forma, ocorre diminuição da produção de citocinas (IL-1, IL-6 e TNF-alfa). Há ainda defeitos na fagocitose.[1] Embora os inibidores de calcineurina também possam levar à linfopenia CD4+, eles poupam fagócitos. Agentes citotóxicos, como metotrexato, azatioprina, ciclofosfamida, sulfassalazina, hidroxicloroquina e leflunomida, interferem na síntese do DNA, aprisionando o ciclo celular e promovendo apoptose, o que pode levar à inibição da imunidade celular (quantitativa e funcionalmente) e humoral, e defeitos de fagocitose, quimiotaxia e de barreiras mucosas.[1] Os efeitos dos imunobiológicos e dos inibidores de quinases dependem da sua

Tabela 27.3. Medicamentos que podem causar deficiência de IgA e hipogamaglobulinemia	
Deficiência de IgA	*Hipogamaglobulinemia*
• Anticonvulsivantes (ácido valproico, hidantoína, carbamazepina) • AINEs (fenclofenaco, AAS e ibuprofeno) • Anti-hipertensivos (captopril) • Antiparasitáros (cloroquina e levamizole) • DMARD (sulfassalazina, penicilamina e sais de ouro) • Hormônios (tiroxina) • Imunossupressores (ciclosporina)	• Anticonvulsivantes (fenitoína e carbamazepina) • Corticoides • Imunobiológicos (rituximabe) • Imunossupressores

AINEs: anti-inflamatórios não esteroidais; AAS: ácido acetilsalicílico; DMARD: droga antirreumática modificadora da doença.

Capítulo 27

349

Outras Manifestações Alérgicas

ação sobre o sistema imune; por exemplo, o rituximabe é um anticorpo monoclonal quimérico que tem como alvo o CD20, marcador de linfócitos B, pode levar à linfopenia B e, consequentemente, à hipogamaglobulinemia.

Outras causas de imunodeficiência secundária

Traumas graves e cirurgias causam aumento da suscetibilidade a infecções por vários mecanismos, como perda da barreira epitelial, vasodilatação, aumento da permeabilidade dos vasos sanguíneos, ativação celular e liberação de citocinas. A maior ou a menor relevância de cada um desses mecanismos depende do tipo de trauma ou do porte da cirurgia. Em consequência deles pode haver facilitação do acesso de agentes patogênicos, hipotensão, aumento do número de células inflamatórias, lesão tissular inflamatória e liberação de IL-10, TGF-β e prostaglandinas. Esses fenômenos participam do desencadeamento da síndrome da resposta inflamatória sistêmica (SIRS, na sigla em inglês), a qual quando tem etiologia infecciosa caracteriza a sepse, e da síndrome do desconforto respiratório do adulto, as quais podem ocorrer após traumas graves ou cirurgias extensas.[43] Há aumento do risco de infecção pós-operatória em 30% ou mais após transfusões sanguíneas, fenômeno conhecido como imunomodulação relacionada com transfusão ou TRIM (*transfusion related-immunomodulation*).[44]

Esplenectomias pós-trauma, por questões hematológicas ou autoesplenectomia da anemia falciforme aumentam significativamente o risco de infecções por agentes encapsulados, como o *Streptococcus pneumoniae*, *Neisseria meningitidis* e *Haemophilus influenzae*, com quadros de sepse grave e mortalidade de 50 a 70%. Tais pacientes apresentam redução de anticorpos IgG2 e anticorpos antipolissacarídicos e são beneficiados por imunização contra esses agentes (preferencialmente pelo menos duas semanas antes da esplenectomia), e também devem receber antibioticoterapia profilática com penicilina até os 5 anos de idade.[45]

Exposições a grande intensidade de radiação ionizante, como as ocorridas em explosões de bombas atômicas sobre Hiroshima e Nagasaki, no Japão, acidentes de usinas nucleares, como as de Chernobyl, na antiga União Soviética, Three Mile Island, nos Estados Unidos e Fukushima, no Japão, além do acidente com uma cápsula contendo césio radioativo, descartada de uma clínica de radioterapia em Goiânia, causam imunossupressão significativa, fato evidenciado pelo aumento da suscetibilidade a infecções e tumores. A imunidade celular está comprometida, bem como a produção de neutrófilos e linfócitos. Outras possíveis causas de imunossupressão incluem a radiação ultravioleta (UV), a exposição a grandes altitudes, a hipóxia crônica, ao frio extremo e a luz solar, além de confinamento, isolamento ou alterações do ciclo do sono, voos espaciais, transtornos psiquiátricos e estresse psicológico.[1]

Referências bibliográficas

1. Chinen J, Shearer WT. Secondary immunodeficiencies, including HIV infection. J Allergy Clin Immunol. 2010; 125(2 Suppl 2):S195-203.
2. Ryan CA, Fejer K, Rigney A, Murphy C. BCG vaccination in low birth weight infants. Ir Med J. 2012; 105(10):348.
3. Luz C, Dornelles F, Preissler T, Collaziol D, da Cruz IM, Bauer ME. Impact of psychological and endocrine factors on cytokine production of healthy elderly people. Mech Ageing Dev. 2003; 124(8-9):887-95.
4. Frasca D, Landin AM, Lechner SC, Ryan JG, Schwartz R, Riley RL et al. Aging down-regulates the transcription factor E2A, activation-induced cytidine deaminase, and Ig class switch in human B cells. J Immunol. 2008; 180(8):5283-90.
5. Colonna-Romano G, Aquino A, Bulati M, Di Lorenzo G, Listì F, Vitello S et al. Memory B cell subpopulations in the aged. Rejuvenation Res. 2006; 9(1):149-52.
6. Borrego F, Alonso MC, Galiani MD, Carracedo J, Ramirez R, Ostos B et al. NK phenotypic markers and IL2 response in NK cells from elderly people. Exp Gerontol. 1999; 34(2):253-65.
7. Wessels I, Jansen J, Rink L, Uciechowski P. Immunosenescence of polymorphonuclear neutrophils. Scientific World Journal. 2010; 10:145-60.

Imunodeficiências Secundárias

8. Forsey RJ, Thompson JM, Ernerudh J, Hurst TL, Strindhall J, Johansson B et al. Plasma cytokine profiles in elderly humans. Mech Ageing Dev. 2003; 124(4):487-93.

9. Tonet AC, Nóbrega OT. Imunossenescência: a relação entre leucócitos, citocinas e doenças crônicas. Rev Bras Geriatr Gerontol [Internet]. 2008; 11:259-73.

10. Cancro MP, Hao Y, Scholz JL, Riley RL, Frasca D, Dunn-Walters DK et al. B cells and aging: molecules and mechanisms. Trends Immunol. 2009; 30(7):313-8.

11. Geiger H, Rudolph KL. Aging in the lympho-hematopoietic stem cell compartment. Trends Immunol. 2009; 30(7):360-5.

12. Weiskopf D, Weinberger B, Grubeck-Loebenstein B. The aging of the immune system. Transpl Int. 2009; 22(11):1041-50.

13. Opal SM, Girard TD, Ely EW. The immunopathogenesis of sepsis in elderly patients. Clin Infect Dis. 2005; 41(Suppl 7):S504-12.

14. Plowden J, Renshaw-Hoelscher M, Engleman C, Katz J, Sambhara S. Innate immunity in aging: impact on macrophage function. Aging Cell. 2004; 3(4):161-7.

15. Le Garff-Tavernier M, Béziat V, Decocq J, Siguret V, Gandjbakhch F, Pautas E et al. Human NK cells display major phenotypic and functional changes over the life span. Aging Cell. 2010; 9(4):527-35.

16. Naylor K, Li G, Vallejo AN, Lee WW, Koetz K, Bryl E et al. The influence of age on T cell generation and TCR diversity. J Immunol. 2005; 174(11):7446-52.

17. Henson SM, Akbar AN. Memory T-cell homeostasis and senescence during aging. Adv Exp Med Biol. 2010; 684:189-97.

18. Secretariat UN. A history of the HIV/AIDS epidemic with emphasis on africa New York: WHO; 2003 [Disponível em: http://www.un.org/esa/population/publications/adultmort/UNAIDS_WHOPaper2.pdf.

19. Zhang L, Su L. HIV-1 immunopathogenesis in humanized mouse models. Cell Mol Immunol. 2012; 9(3):237-44.

20. Migueles SA, Laborico AC, Shupert WL, Sabbaghian MS, Rabin R, Hallahan CW et al. HIV-specific CD8+ T cell proliferation is coupled to perforin expression and is maintained in nonprogressors. Nat Immunol. 2002; 3(11):1061-8.

21. Shirai A, Cosentino M, Leitman-Klinman SF, Klinman DM. Human immunodeficiency virus infection induces both polyclonal and virus-specific B cell activation. J Clin Invest. 1992; 89(2):561-6.

22. Beschorner R. Human brain parenchymal microglia express CD14 and CD45 and are productively infected by HIV-1 in HIV-1 encephalitis. Brain Pathol. 2003; 13(2):231.

23. (CDC) CfDCaP. AIDS-Defining Conditions 2008 [Disponível em: http://www.cdc.gov/mmwr/preview/mmwrhtml/rr5710a2.htm.

24. Merekoulias G, Alexopoulos EC, Belezos T, Panagiotopoulou E, Jelastopulu DM. Lymphocyte to monocyte ratio as a screening tool for influenza. PLoS Curr. 2010; 2:RRN1154.

25. Bahadoran A, Lee SH, Wang SM, Manikam R, Rajarajeswaran J, Raju CS et al. Immune responses to influenza virus and its correlation to age and inherited factors. Front Microbiol. 2016; 7:1841.

26. Griffin DE. Measles virus-induced suppression of immune responses. Immunol Rev. 2010; 236:176-89.

27. Garg RK, Malhotra HS, Rizvi I, Kumar N, Jain A. An unusual case of acute encephalitic syndrome: Is it acute measles encephalitis or subacute sclerosing panencephalitis? Neurol India. 2017; 65(6):1333-44.

28. Williams H, Crawford DH. Epstein-Barr virus: the impact of scientific advances on clinical practice. Blood. 2006; 107(3):862-9.

29. Vescovini R, Telera AR, Pedrazzoni M, Abbate B, Rossetti P, Verzicco I et al. Impact of persistent cytomegalovirus infection on dynamic changes in human immune system profile. PLoS One. 2016; 11(3):e0151965.

30. Langley R, Patel D, Jackson N, Clow F, Fraser JD. Staphylococcal superantigen super-domains in immune evasion. Crit Rev Immunol. 2010; 30(2):149-65.

31. Guenin-Macé L, Siméone R, Demangel C. Lipids of pathogenic Mycobacteria: contributions to virulence and host immune suppression. Transbound Emerg Dis. 2009; 56(6-7):255-68.

32. Maizels RM, McSorley HJ. Regulation of the host immune system by helminth parasites. J Allergy Clin Immunol. 2016; 138(3):666-75.

33. Moormann AM, Bailey JA. Malaria - how this parasitic infection aids and abets EBV-associated Burkitt lymphomagenesis. Curr Opin Virol. 2016; 20:78-84.

34. Adamkiewicz TV, Silk BJ, Howgate J, Baughman W, Strayhorn G, Sullivan K et al. Effectiveness of the 7-valent pneumococcal conjugate vaccine in children with sickle cell disease in the first decade of life. Pediatrics. 2008; 121(3):562-9.

35. Bourke CD, Berkley JA, Prendergast AJ. Immune Dysfunction as a cause and consequence of malnutrition. Trends Immunol. 2016; 37(6):386-98.

Capítulo 27

Outras Manifestações Alérgicas

36. Foley RN. Infectious complications in chronic dialysis patients. Perit Dial Int. 2008; 28(Suppl 3):S167-71.
37. Farhat F, Wortmann G. Vaccinating adults who are pregnant, older, or immunocompromised, or have chronic kidney disease. Cleve Clin J Med. 2015; 82(6):341-7.
38. Hauser AB, Stinghen AE, Kato S, Bucharles S, Aita C, Yuzawa Y et al. Characteristics and causes of immune dysfunction related to uremia and dialysis. Perit Dial Int. 2008; 28(Suppl 3):S183-7.
39. Albillos A, Lario M, Álvarez-Mon M. Cirrhosis-associated immune dysfunction: distinctive features and clinical relevance. J Hepatol. 2014; 61(6):1385-96.
40. Whiteside TL. Immune suppression in cancer: effects on immune cells, mechanisms and future therapeutic intervention. Semin Cancer Biol. 2006; 16(1):3-15.
41. Seppänen M. Immunoglobulin G treatment of secondary immunodeficiencies in the era of novel therapies. Clin Exp Immunol. 2014; 178(Suppl 1):10-3.
42. Hammarström L, Vorechovsky I, Webster D. Selective IgA deficiency (SIgAD) and common variable immunodeficiency (CVID). Clin Exp Immunol. 2000; 120(2):225-31.
43. Castellheim A, Brekke OL, Espevik T, Harboe M, Mollnes TE. Innate immune responses to danger signals in systemic inflammatory response syndrome and sepsis. Scand J Immunol. 2009; 69(6):479-91.
44. Dzik S, Blajchman MA, Blumberg N, Kirkley SA, Heal JM, Wood K. Current research on the immunomodulatory effect of allogeneic blood transfusion. Vox Sang. 1996; 70(4):187-94.
45. Di Sabatino A, Carsetti R, Corazza GR. Post-splenectomy and hyposplenic states. Lancet. 2011; 378(9785): 86-97.

Angioedema Hereditário

Antonio Abílio Motta ■ Pedro Giavina-Bianchi

Introdução

O termo edema foi proposto pelo "pai" da medicina ocidental, o médico grego Hipócrates (377–460 a.C.), que criou o termo "oidema" para descrever o "inchaço" dos órgãos. Somente em 1882, Quincke descreveu o *angioedema* como uma entidade clínica distinta (*edema de Quincke*) e, em 1888, Osler o descreveu como uma enfermidade com caráter hereditário (Angioedema Hereditário – AEH).

No século XX, em 1963, Donalson relata o papel fundamental do inibidor de C1 (C1-INH) na fisiopatologia do AEH e, desde então, muitos estudos foram publicados na literatura médica acerca desta doença. Em 1986, Bock e Davis descrevem a localização cromossômica do gene do C1-INH, o *Serping 1* e, no ano de 1998, Nussberger relata o papel da bradicinina na fisiopatologia do AEH.

Pode-se considerar que o tratamento medicamentoso do AEH inicia-se em 1960 com o uso de andrógenos por Spauldding, sendo o uso do Danazol, um andrógeno atenuado, relatado em 1976 por Gelfand. Os antifibrinolíticos, o ácido épsilon-aminocaproico e o ácido tranexâmico foram introduzidos, respectivamente, por Nilson em 1966 e por Sheffer em 1972.

Para a profilaxia das crises de AEH, no ano de 1969, Pickering estabelece o uso do plasma fresco e, em 1973, Brakertz purifica o inibidor de C1 (C1-INH) para uso terapêutico. Os avanços continuam: em 1999, Hock sintetiza o bloqueador do receptor β_2 de bradicinina, o qual foi denominado icatibanto; em 2004 Koles usando coelhas e engenharia genética desenvolve o C1-INH recombinante (rhC1-INH/Ruconest®); em 2008, Levy, por engenharia de DNA recombinante, fabrica o inibidor da calicreína, o ecalantide; e no ano de 2014, Martinez faz o primeiro relato do uso do C1-INH por via subcutânea. Novos produtos estão sendo desenvolvidos e testados em ensaios clínicos de fases dois e três. Recentemente, a FDA liberou nos USA um anticorpo monoclonal anticalicreína o lanadelumab desenvolvido pela Takeda (Takhzyro®).

Neste século, com o melhor conhecimento do AEH, consensos e diretrizes têm sido desenvolvidos, centros de referência especializados na doença se estruturado e programas educacionais dirigidos aos pacientes e seus parentes. Como consequência, o aprimoramento do diagnóstico e tratamento do AEH vem proporcionando melhoria na qualidade de vida aos pacientes.[1]

Epidemiologia

A prevalência estimada de AEH é de 1:50.000, porém existem na literatura médica trabalhos com variações de 1:10.000 a 1:150.000. O AEH não tem preferência por gênero ou raça.

Etiologia/genética

O AEH é uma doença genética autossômica dominante com penetração variável. Pode ser devida a deficiência quantitativa do C1-INH ou com sua disfunção. É uma doença hereditária rara devido a alterações genéticas no gene Serping 1 localizado no braço longo do cromossomo 11. Atualmente, já foram descritas mais de 400 mutações. Bork, em 2000, publica casos de AEH em mulheres com C1-INH normal que ele primeiramente chamou de angioedema dependente ou associado ao estrógeno, posteriormente chamado de AEH tipo III, hoje denominado AEH com C1-INH normal.

Fisiopatologia

O edema (angioedema) que ocorre no AEH resulta da produção em excesso da bradicinina, um potente vasodilatador. A bradicinina atua na parede vascular levando a sua dilatação e consequente edema local. Durante as crises agudas de AEH, o nível plasmático de bradicinina aumenta até sete vezes mais do que o basal (normal). A bradicinina não leva ao aparecimento de urticária, prurido ou broncoconstrição.

O AEH decorre da deficiência ou disfunção do inibidor de C1 (C1-INH), embora existam outras formas de AEH com níveis de C1-INH normais.

Atualmente, sabe-se pouco a respeito da fisiopatologia desse tipo de angioedema; porém, já foram descritas mutações e um pequeno número de variações patológicas de genes foi identificado em algumas famílias que podem explicar esses outros tipos de angioedema com C1-INH normal que podem estar relacionados com esta patologia. São alterações genéticas no fator de Hageman (fator de coagulação ou FXII), no gene da angiopoietina-1 (ANGPTI), no gene do cininogênio 1 ou no gene do plasminogênio (PLG).[2]

O C1-INH é um inibidor da serina protease, que pertence à superfamília das serpinas. O C1-INH atua em três vias que são interligadas entre si: a) via da lecitina do complemento; b) via da coagulação intrínseca (sistema de contato); c) via do sistema fibrinolítico (Figura 28.1).[3]

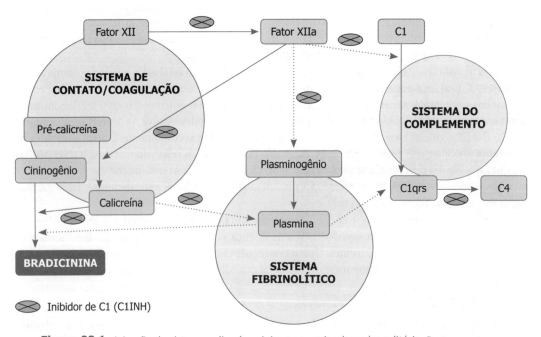

Figura 28.1. Ativação do sistema calicreína-cininas no angioedema hereditário. Fonte: os autores.

Quadro clínico

Pacientes com AEH têm episódios recorrentes de edema envolvendo a pele e a submucosa de vários órgãos. Esse edema não está associado à urticária ou prurido, refere, às vezes, a sensação de queimação e dor no local do edema. Os locais mais acometidos são face, extremidades, genitália, orofaringe, laringe e sistema digestório. A frequência e a gravidade variam muito entre os pacientes.

Vários fatores podem desencadear uma crise de AEH como trauma, estresse, infecção, menstruação, gravidez, uso do inibidor da enzima de conversão da angiotensina (IECA) e estrogênio.

Alguns pacientes relatam como pródomo de uma crise o aparecimento de "manchas" na pele sem prurido ou edema local – o *eritema serpiginoso* ou *marginatum*, que às vezes pode ser confundido pelo médico como urticária dificultando o diagnóstico de AEH. Em torno de 5% dos pacientes são assintomáticos durante a vida.

Na anamnese de um paciente suspeito de ter AEH devemos dar ênfase aos sinais de alerta, ver acrônimo das Figuras 28.2 a 28.5.

- **H**ereditariedade – perguntar ao paciente se há casos de edemas semelhantes na família ou morte súbita de parentes consanguíneos.
- **A**ngioedema e/ou cólicas recorrentes, sem resposta a tratamento convencional.
- **A**usência de urticária, prurido ou sibilância.
- **A**ssociação com estrógenos, se as crises iniciaram ou exacerbaram com a ingestão de anticoncepcionais com estrógeno.
- **E**xames de laboratório com níveis de C4 baixo.[4]

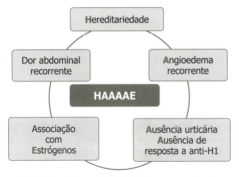

Figura 28.2. Acrônimo – sinais de alerta no angioedema hereditário. Fonte: os autores. HAAAAE: **H**ereditariedade, **A**ngioedema recorrente, dor **A**bdominal recorrente, **A**usência urticária, **A**usência de resposta a anti-H1 e associação com **E**strógenos.

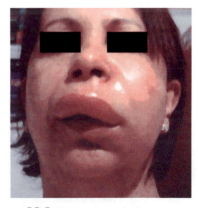

Figura 28.3. Angioedema de face. Fonte: acervo pessoal dos autores.

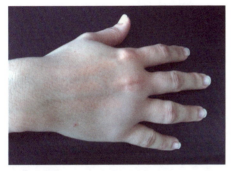

Figura 28.4. Angioedema de mão. Fonte: acervo pessoal dos autores.

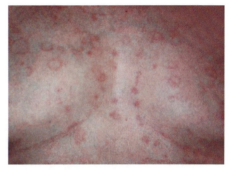

Figura 28.5. Eritema serpiginoso ou *marginatum*. Fonte: acervo pessoal dos autores.

Classificação

Segundo o Consenso Internacional de 2014, publicado por Cicardi M *et al.*[6] o angioedema hereditário atualmente é classificado em (ver Tabela 28.1):

- AEH com deficiência quantitativa do inibidor de C1-INH corresponde a cerca de 80% dos casos de AEH. Antes denominado Tipo I.
- AEH com disfunção de C1-INH corresponde a cerca de 15% dos casos. Antes denominado Tipo II.
- AEH com C1-INH normal, antes denominado Tipo III, acomete predominantemente mulheres e muito raramente pode acometer homens. Cerca de 10% de famílias dessas mulheres acometidas tem frequência maior a partir da adolescência. Tanto o C1-INH quantitativo como funcional estão normais, porém clinicamente esses pacientes têm o quadro clínico semelhante ao angioedema hereditário (Tipo I ou Tipo II) e a sua fisiopatologia é pouco conhecida.[12] Pode ser devida a mutações do fator FXII da coagulação (fator de Hageman). Recentemente, foram descritas mutações do gene da angiopoietina 1 (ANGPT1), cininogênio 1 e mutação do gene do plasminogênio (PLG) nesse tipo de angioedema.[5,6]

Diagnóstico

Em 2004, Agostoni propõe critérios clínicos e laboratoriais para auxiliar o diagnóstico do AEH*, são eles:

Critérios clínicos

■ Principais

- Angiodema subcutâneo autolimitado e doloroso sem urticária, recorrente, às vezes com duração > 12 h até 72 h.
- Dor abdominal sem etiologia evidente, recorrente com duração > 6 h.
- Edema recorrente de laringe.

Tabela 28.1. Diagnóstico diferencial dos angioedemas				
	AEH (I e II)	**AE C1NHN (Tipo III)**	**AEA**	**AE idiopático**
Quadro clínico	História familiar + − Mais precoce Eritema serpiginoso NÃO URTICÁRIA	História familiar + Mais tardio + mulheres Mais benigno Estrógeno Cólicas Língua Hematoma	Doença de base: linfoma, DAI Mais tardio	História familiar − Espontâneo Qualquer idade Urticária Face/lábios Mais frustro
Exames laboratoriais	↓ C1-INH C4 Gene *serpeing*	Sistema comportamental normal Gene fator XII	↓ C1-INH C4 C1q	Sistema comportamental normal
Resposta terapêutica	Andrógenos antifibrinolíticos C1-INH Icatibanto Ecalantide	Mesma medicação Progesterona	Doença de base Antifibrinolíticos C1-INH	Adrenalina Anti-H1 Corticosteroide

Fonte: os autores.

---

*O diagnóstico de AEH pode ser estabelecido na presença de pelo menos um critério clínico principal e um critério laboratorial.

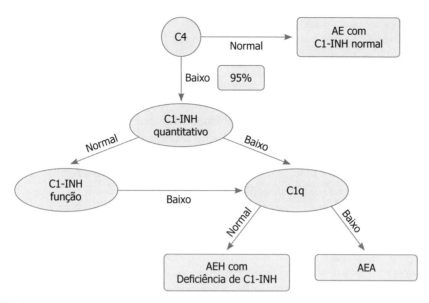

Figura 28.6. Algoritmo para diagnóstico do AEH. Fonte: adaptada de Giavina-Bianchi P, Motta AA et al. AE: angioedema; AEH: angioedema hereditário; AEA: angioedema adquirido. Se o nível de C4 for normal e a suspeita clínica permanecer, a dosagem de C4 deve ser repetida, preferencialmente durante uma crise de angioedema.

- Secundário
    - História familiar recorrente de angioedema e/ou dor abdominal e/ou edema de laringe, morte súbita na família. Em torno de 20% dos pacientes não tem antecedentes familiares.

Critérios laboratoriais
- Diminuição dos níveis de C1-INH em menos de 50% dos valores normais.
- Disfunção do inibidor de C1-INH em menos de 50% do normal nos períodos intercrises.
- Mutação do gene do inibidor de C1-INH (Serping 1) com alteração da síntese ou função.

Devemos ressaltar que esses critérios não são absolutos e que a história clínica é mais importante principalmente em localidades onde os exames laboratoriais não estão disponíveis. Teste terapêutico pode ser realizado em alguns pacientes selecionados (Figura 28.6).[7]

Diagnóstico diferencial

Algumas patologias podem compartilhar sinais clínicos e laboratoriais com os angioedemas hereditários, como os edemas mucocutâneo e/ou de laringe sem urticária, prurido ou broncospasmo decorrentes da liberação de mediadores, às vezes, não bradicininérgicos, como:
- *Reações alérgicas e anafilaxia:* reações alérgicas e anafilaxia podem envolver a pele e edema de laringe. É frequentemente associada a sintomas sistêmicos como: urticária, sibilos, vômitos, diarreia e hipotensão. Em geral, estes eventos são rápidos, se iniciam em menos de 30 minutos ou podem ser "explosivos" com início em poucos "minutos". As causas mais comuns são: drogas, insetos e alimentos. O diagnóstico de certeza pode ser feito com a dosagem de triptase sérica logo após a crise aguda.
- *Angioedema idiopático:* é um diagnóstico de exclusão, onde exames laboratoriais gerais e os do sistema de complemento estão normais.

Outras Manifestações Alérgicas

- *Angioedema induzido por fármacos:* dois grupos de fármacos são os mais importantes, os anti-inflamatórios não hormonais (AINEs), em que há participação da histamina, e os hipotensores IECA, no qual a participação da bradicinina é mais importante.
- *Dermatite de contato:* sem dúvida, na fase aguda é a que mais se confunde com angioedema hereditário de face; porém, na sua evolução clínica, na fase subaguda, há o aparecimento de microvesículas e descamação na região periorbital. Responde bem ao tratamento local com corticosteroides de baixa potência ou inibidores da calcioneurina.
- *Doenças autoimunes:* LES, polimiosite, dermatomiosite e síndrome de Sjögren são as mais comuns.
- *Tireoideopatias:* tanto o hipo- como o hipertireoidismo podem levar a edemas não episódicos.
- *Cheilite granulomatosa/síndrome de Melkerson-Rosenthal:* é uma doença rara que acomete principalmente os lábios, pode acometer também a região malar e as pálpebras. É um angioedema persistente que leva ao aumento de volume progressivo da região afetada. A síndrome completa é acompanhada da paralisia do 7º par craniano e língua com aspecto geográfico ou escrotal.
- *Síndrome da veia cava superior:* ocasionalmente, edema de face, pescoço e extremidades superiores podem se desenvolver devido ao aparecimento de tumores na cabeça ou pescoço, ou doenças linfoproliferativas como linfomas levando a esta síndrome.[8]

Exames laboratoriais

O paciente que suspeitamos de AEH e que tem os sinais de alerta positivos, devemos solicitar inicialmente a dosagem de C4, que na maioria dos pacientes com AEH deverá estar baixo, porém alguns pacientes podem apresentar C4 normal (10 a 40 mg/dL) fora das crises agudas, nesses pacientes, o ideal seria medir o C4 na crise aguda de angioedema. O nível de C4 abaixo de 50% do normal sugere fortemente uma deficiência de C1-INH. O C4 deve ser aferido pelo menos duas vezes antes de se fazer o diagnóstico definitivo de AEH.

O passo seguinte é medir a quantidade e a função de C1-INH, se C4 é normal e a função do C1-INH diminuída, ocorreu um erro de laboratório e o exame deve ser repetido.

Pacientes que estão em tratamento de profilaxia em longo prazo e necessitam exames de controle e estiverem tomando fármacos profiláticos (andrógenos ou concentrado de C1-INH), que influenciam o nível de C1-INH, devem suspender os fármacos por pelo menos sete dias antes da coleta.

Pacientes que estejam recebendo andrógenos e os resultados dos exames de C4 e C1-INH continuarem alterados (diminuídos), devem suspender os fármacos por pelo menos sete dias e realizar novos exames de C4 e C1-INH.

Os exames de mutações genéticas são muito restritos no Brasil sendo efetuados mais em pesquisas acadêmicas.

Atenção à coleta de sangue para os exames do sistema de complemento, o ideal é que esses exames sejam feitos com plasma fresco ou congelado e que os procedimentos laboratoriais sejam realizados em menos de quatro horas.[9]

Tratamento (ver Figura 28.7 e Tabela 28.2)

Orientações gerais

Educar o paciente e a família sobre a doença, evitando os fatores que possam desencadear as crises de angioedema como: mudanças bruscas de temperatura, traumas, estresse emocional, esportes de impacto, medicamentos que devem ser evitados etc. O tratamento do AEH deve focar a crise aguda, a profilaxia a curto e longo prazos e o seguimento ambulatorial. Deve-se aconselhar os pacientes a se vacinarem contra agentes infecciosos, devido ao fato de que plasma e concentrados de C1-INH podem conter tais agentes.

Angioedema Hereditário

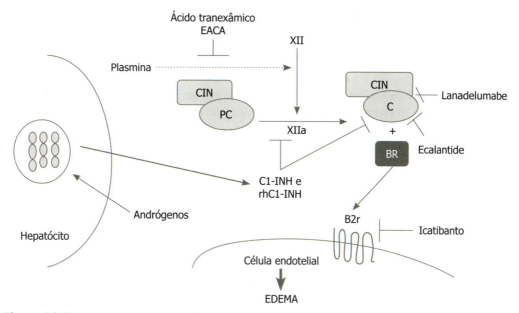

Figura 28.7. Mecanismo de ação dos fármacos para tratamento do AEH. CIN: cininogênio; PC: pré-calicreína; C: calicreína; BR: bradicinina; B2r: receptor de bradicinina.

Tabela 28.2. Tipo de fármaco para tratamento da crise e profilaxia do angioedema hereditário							
Nome	**Laboratório**	**Fármaco**	**Tipo ação**	**VIA**	**Indicação**	**Tempo ação**
Firazyr®	Takeda	Icatibanto	Antagonista receptor β bradicinina	SC	Sob demanda	2 a 4 h
Berinert®	CSL-Behring	C1-INH	Concentrado C1-INH pasteurizado	EV	Sob demanda Profilaxia	36 a 48 h
Cinryse®	Takeda	C1-INH	Concentrado C1-INH nanofiltrado	EV	Sob demanda Profilaxia	36 a 48 h
Haegarda®	CSL-Behring	C1-INH	Concentrado C1-INH	SC EV	Profilaxia Longo prazo	96 h SC 56 h EV
Ruconert®	Pharming	Conestat α	C1-INH recombinante	EV	Sob demanda	3 h
Takhzyro®	Takeda	Lanadelumabe	IgG1 recombinante humana anticalicreína	SC	Profilaxia Longo prazo	14 dias

Fonte: os autores.
C1-INH: inibidor de C1; EV: endovenoso; SC: subcutâneo.

Não associar contraceptivos hormonais a base de estrógenos. Não utilizar os hipotensores IECA e as gliptinas antidiabéticas orais, pois podem agravar o AEH devido ao aumento da bradicinina.

A profilaxia também está indicada antes do uso de radiocontrastes, estreptoquinase e plasminogênio (podem diminuir os níveis do inibidor de C1). O parto indicado deve ser discutido com o obstetra da paciente. Deve-se utilizar o esquema de profilaxia de curta duração uma hora antes do parto, sobretudo se for cesárea. O paciente deve ter aconselhamento genético, pois há 50% de chance de os filhos nascerem com esta doença.[10]

Outras Manifestações Alérgicas

Tratamento do AEH – crise aguda

Suporte de emergência: intubação orotraqueal ou traqueostomia, acesso venoso, fluidos e medidas básicas de emergência quando houver comprometimento de vias respiratórias e hipotensão.

O tratamento de escolha é a reposição do próprio inibidor da C1q esterase (C1INH) o (Cynrise® nanofiltrado – Takeda) ou Berinert-P® pasteurizado – Behring) quando disponível na dose de 20 U/kg EV. Início de ação em 30 a 60 min, com remissão do edema dentro de 2 a 3 horas, sendo completa após 24 h. Nos casos mais graves pode-se repetir a dose. A vida média é em torno de 64 h, porém a proteína pode ser catabolizada mais rapidamente durante as crises e no pós-operatório, atualmente o C1q esterase já está disponível no Brasil.

A segunda opção é o bloqueador do receptor da bradicinina, o icatibanto (Firazyr® – Takeda), 30 mg/subcutâneo o mais precoce possível após a instalação da crise, de preferência antes das primeiras seis horas. Em 2017, a Anvisa liberou a autoadministração domiciliar do icatibanto e do concentrado de C1-INH, que está de acordo com a experiência internacional.

A terceira opção é o ácido tranexâmico 10 mg/kg EV, se não tiver contraindicação (coagulação intravascular e vasculopatia oclusiva aguda). A quarta opção é 2 U/dia, por até dois dias, de plasma fresco congelado, porém há o risco de exacerbação paradoxal da crise de angioedema devido ao fato que o próprio plasma fornece mais componentes do complemento que pode intensificar o processo inflamatório, havendo o risco de reação transfusional e infecções. Tal fato não invalida o seu uso, quando o C1-INH não estiver disponível.

Nos Estados Unidos, existe outra opção aprovada pela FDA, o Ecallantide, que é uma proteína com 60 aminoácidos anticalicreína, produzida a partir de uma cultura em células de *Pichia pastoris* (fermento) por tecnologia de DNA recombinante. No Brasil, ainda não foi aprovada pela Anvisa. Existem vários relatos na literatura médica que esta proteína recombinante depois de algum tempo de uso pode causar reações alérgicas graves como choque anafilático.

Devido ao fato que uma crise aguda de AEH pode simular um choque anafilático de etiologia não bradicininérgica, quando o tratamento padrão da crise aguda de AEH não funcionar, podemos utilizar as substâncias usadas na rotina do tratamento do choque anafilático histaminérgico: adrenalina, anti-histamínicos e corticosteroides. O diagnóstico de AEH pode ser difícil na unidade de emergência porque o paciente com AEH pode também apresentar choque e/ou anafilaxia não dependente da falta do C1q esterase. Pacientes com AEH não referem prurido ou apresentam urticas e broncospasmo.[11]

Profilaxia de longa duração

No tratamento profilático do AEH usamos os andrógenos atenuados que no fígado estimulam a produção do C1-INH por meio do gene responsável pela produção desta enzima. Comercialmente, no Brasil dispomos do Danazol (Ladogal®) na dose de 50 a 200 mg/dia, a Oxandrolona na dose de 2,5 a 10 mg/dia ou o Estanazolol na dose de 1 a 4 mg/dia. Esses andrógenos devem ser utilizados na menor dose necessária para o controle dos sintomas.[19] Os efeitos adversos mais frequentes são: hipertensão arterial, amenorreia, virilização e colestase. A hepatite necrotizante é a complicação mais grave, porém rara. Os pacientes devem ser seguidos ambulatorialmente e a cada seis meses deve-se monitorar principalmente as funções hepática, renal e tireoidiana; colesterol, triglicérides, amilase e realizar USG abdome anualmente. Esses fármacos não devem ser utilizados em crianças e gestantes.

Outra opção terapêutica são os antifibrinolíticos que agem inibindo a plasmina, bloqueando a fibrinólise e a formação de fragmentos de C2b, evitando a ativação da cascata do complemento e, consequentemente, a liberação de mediadores inflamatórios. Podemos utilizar o ácido epsilon aminocaproico (EACA®) na dose de 7 a 10 g/dia ou o ácido tranexâmico (Transamin®) na dose de 1 a 2 g divididos em 3 a 4×/dia. Esses fármacos são mais indicados nas crianças, devido ao fato que os andrógenos são contraindicados em crianças pequenas. Eles reduzem a intensidade das crises sem alterar a sua frequência. Os efeitos adversos mais comuns são: náuseas, vômitos, cefaleia, tontura e hipotensão postural. Os antifibrinolíticos são contraindicados em pacientes com hipersensibilidade ao medicamento, gravidez, doença renal e predisposição a trombose.[3]

Nos Estados Unidos, existe o inibidor de C1 recombinante rhC1-INH (Ruconet®) usado na dose de 50 UI/kg 2 vezes por semana. O laboratório CLS Behring desenvolveu uma nova apresentação do inibidor de C1 (pd C1INH) de uso subcutâneo.

Em 2019, a Anvisa liberou no Brasil um anticorpo monoclonal anticalicreína, para profilaxia da crise aguda, o Lanadelumab (Takhzyro®) de uso subcutâneo, na dose de 300 mg a cada duas semanas a partir dos 12 anos de idade. Este medicamento foi desenvolvido pelo laboratório Takeda.[13]

O laboratório Bio Cryst está desenvolvendo um fármaco novo de uso oral para prolilaxia de crises, o BCX7353, um inibidor seletivo da calicreína plasmática, atualmente em fase III do estudo. (www.BioCryst.com.)

Profilaxia de curta duração

A profilaxia de curta duração está indicada nos procedimentos de alto risco, como nas cirurgias e procedimentos odontológicos. O estresse cirúrgico é um importante fator de risco para esses pacientes. Se possível, usar o concentrado purificado do C1-INH na dose de 0,15 a 0,35 UI/kg uma hora antes do procedimento. O plasma fresco congelado é uma alternativa quando não temos o rhC1-INH, ele é usado na dose de duas unidades de plasma fresco uma hora antes do procedimento.

Outra opção são os andrógenos atenuados usados 3 a 5 dias antes do procedimento em doses duas vezes maiores que a dose de manutenção do paciente até a dose máxima do andrógeno, no caso do Danazol até 400 mg.[12]

Terapias futuras

A nova era da terapia genética e anticorpos monoclonais levaram ao desenvolvimento de várias novas abordagens para o gerenciamento da AEH, que agora estão sendo investigadas. Novos medicamentos biológicos e terapias gênicas estão em andamento.

Os tratamentos mais interessantes são a terapia genética, que visa restaurar a falta do inibidor de C1 (C1-INH), administrando uma nova cópia extracromossômica do gen Serping 1 nas células dos pacientes, usando um vetor viral adeno-associado, o uso de um oligonucleotídeo *antisense* para reduzir a produção de pré-calicreína (PKK), o uso de uma interferência de RNA para reduzir a expressão do fator XII (ALN-F12, ARC-F12), um anticorpo monoclonal humano contra o fator XII (CSL-312) e um inibidor recente da calicreína (ATN-249). O principal objetivo dessas novas abordagens é reduzir a necessidade de medicamentos e melhorar a qualidade de vida dos pacientes com AEH, modificando o curso da doença.[14]

Situações especiais

Crianças e adolescentes

A maioria dos pacientes relata que suas crises iniciaram na primeira ou segunda década de vida, com maior frequência entre 4 e 12 anos, a apresentação clínica é variável. Os sintomas são muito raros na infância, em crianças, entre seis meses a quatro anos de idade. Nas mulheres, sobretudo na puberdade, os sintomas são mais frequentes, devido aos níveis crescentes de estrógeno endógeno. O início precoce dessa doença parece ter relação com a gravidade na idade adulta.

Edema de laringe é menos comum em pacientes pediátricos, embora as crises de cólicas sejam mais frequentes.

Outras Manifestações Alérgicas

Até um ano de idade os níveis de C4 e C1-INH são fisiologicamente mais baixos que os de adultos, e esses exames devem ser repetidos depois desse período. Crianças a partir de um ano de idade com antecedentes familiares de AEH, que apresentam muita cólica abdominal, devem ser observadas, pois esse sintoma pode ser o primeiro sinal de AEH. Testes genéticos seriam uma alternativa nesses recém-nascidos e lactantes.

Com relação ao tratamento, os andrógenos atenuados devem ser evitados, os agentes antifibrinolíticos são mais aceitáveis embora a sua eficácia não seja muito boa e com possibilidade de efeitos adversos.

O plasma fresco congelado pode ser usado nas crises ou prevenção nas crianças de qualquer idade.

Em 2018, a Anvisa liberou o concentrado de pdC1-INH e o icatibanto para crianças a partir de dois anos.

Gravidez, parto, puerpério e lactação

A gravidez pode melhorar, piorar ou não alterar a gravidade e a frequência das crises; porém, há uma tendência de piora dos sintomas no primeiro trimestre da gestação provavelmente devido aos níveis de estrogênio mais alto nesse período. O segundo trimestre costuma ser "mais calmo" e o terceiro trimestre, em geral, costuma haver um aumento da atividade da doença.

Em pacientes que estão em uso de fármacos para a profilaxia em longo prazo, estes devem suspensos e as crises agudas devem ser tratadas com o concentrado de pdC1-INH na dose de 500 U 1 vez por semana, a 2.000 U 2 vezes por semana, de acordo com a gravidade da crise. Na falta do pdC1-INH pode-se usar 2 a 4 U de plasma fresco congelado.

Na falta do pdC1-INH e do plasma fresco, o ácido tranexâmico pode ser tentado; porém, deve-se ficar atento pois este fármaco pode ter efeitos tromboembólicos.

Na profilaxia em curto prazo, deve-se preferir o uso do pdC1-INH de uma a seis horas antes de procedimentos que a gestante possa ser submetida. Durante o parto alguns autores indicam profilaticamente o uso do pdC1-INH (500 a 1.000 U) uma hora antes do parto, principalmente se for cesárea.

Logo após o parto ou no prazo de até 48 horas, crises graves podem se instalar com edema de vulva, obstrução uretral e cólica intensa. Essas pacientes devem ficar internadas por pelo menos 72 horas pós-parto e a maternidade deve estar preparada para atender esse tipo de paciente com fármacos que atuam na prevenção e tratamento das crises agudas.

A maioria das pacientes apresenta um aumento da frequência e do número de crises durante a lactação. O aumento da prolactina parece se responsável pelo aumento. Andrógenos e antifibrinolíticos devem ser evitados, pois eles são excretados através do leite materno.[3]

Considerações finais

O angioedema hereditário é uma doença rara causada pela deficiência ou disfunção do inibidor da C1 esterase (C1-INH). O AEH é caracterizado clinicamente por angioedema sem vir acompanhado de urticária, prurido ou broncoconstrição. Pode, às vezes, apresentar cólicas ou comprometer o trato respiratório superior (edema de glote). O principal mediador responsável por essa patologia é a bradicinina, um potente peptídeo com atividade de vasodilatação, e outros mediadores ainda pouco conhecidos.

Mais recentemente, as abordagens de terapia genética parecem ser promissoras para o tratamento de doenças hereditárias como o AEH. No entanto, ainda existem muitas necessidades não atendidas em relação a novas terapias, incluindo tecnologia de produção, eficácia, custos e vias de administração.

A educação dos profissionais da área da saúde, dos pacientes e familiares deve ser estimulada. Os medicamentos que atuam no controle ou nas crises agudas devem ser solicitados às autoridades competentes para que os pacientes tenham a melhor qualidade de vida possível.

Referências bibliográficas

1. Motta AA. Avanços no manejo do angioedema hereditário. Arquivos de Asma, Alergia e Imunologia. 2017; 1:7-8.
2. Bork K, Barnested SE, Koch P, Traupe H. Hereditary angioedema with C1-inibidor activity in women. Lancet. 2000; 356:213-7.
3. Giavina-Bianchi P, Motta AA et al. Diretrizes brasileiras para o diagnóstico e tratamento do angioedema hereditário-2017. Arquivos de Asma, Alergia e Imunologia. 2017; 1:23-48.
4. Craig T. WAO Journal. 2012; 5:183-99.
5. Bork K, Wulf K et al. Hereditary angioedema with mutation in the plasminogen gene. Allergy. 2018; 73:442.
6. Cicardi M, Aberer W, Banerji A, Bas M, Bernstein JA, Bork K et al. Classification, diagnosis and approach to treatment for angioedema: consensus report from the Hereditary Angioedema International Working Group. Allergy. 2014; 69:602-16.
7. Cicardi M, Aberer W, Banerji A, Bas M, Bernstein JA, Bork K, et al. Classification, diagnosis and approach to treatment for angioedema: consensus report from the Hereditary Angioedema International Working Group. Allergy. 2017; 58:474-79.
8. Cicardi M, Zuraw B. Hereditary angioedema: pathogenesis and diagnosis. Up ToDate. Dec 2018.
9. Longhurst H, Cicardi M. Heredity angioedema. Lancet. 2012; 379:474.
10. Gagivan G, Yang WH et al. The prophylactic use of C1 inhibitor in hereditary angioedema patients undergoing invasive surgical procedures a retrospective study. Allergy Asthma Clin Immunol. 2014; 10:1-17.
11. Moell JJ, Bemstein JA et al. A consensus parameter for the evaluation and management of angioedema in the emergency department. Acad Emerg Med. 2014; 21:469-84.
12. Bowen T, Cicardi M et al. International consensus algorithm for the diagnosis and management of hereditary angioedema. Asthma and Clinical Immunology. 2010; 6:1-13.
13. Cicardi M, Bork K, Caballero T et al. The burden of illness in patients with hereditary angioedema. Ann Allergy Asthma Imunol. 2013; 111(5):329-36.
14. Nicola S, Rolla G, Brussino S. Breakthroughs in hereditary angioedema management: a systematic review of approved drugs and those under research. Drugs in Context. 2019; 8:212605.

PARTE

5

Urgências em Alergia

Anafilaxia

Marcelo Vivolo Aun ■ Lucila de Campos

Definição

A anafilaxia pode ser caracterizada como uma reação sistêmica aguda, grave, que acomete vários órgãos e sistemas simultaneamente e é determinada pela atividade de mediadores farmacológicos liberados por mastócitos e basófilos ativados. A intensidade da liberação dessas substâncias e a sensibilidade individual determinam a repercussão clínica do fenômeno.[1] A definição mais atual sugerida pela Organização Mundial de Alergia (WAO) é a de que "anafilaxia é uma reação de hipersensibilidade sistêmica ou generalizada, que é grave, rápida em sua instalação e que pode levar à morte.[2] Também é conhecida como "alergia que mata" (*killer allergy*).

Mecanismos

A anafilaxia pode ocorrer tanto por mecanismos imunológicos (alérgicos) como por mecanismos não imunológicos (não alérgicos). Atualmente, todas essas reações são denominadas anafilaxia, tanto as imunológicas como as não imunológicas, e o antigo termo "anafilactoide" não deve ser mais utilizado.[1,2] O mecanismo clássico da anafilaxia envolve a produção de anticorpos IgE para alérgenos. A ligação de anticorpos IgE a mastócitos e basófilos prepara o cenário para ativação dessas células após novo contato com o antígeno específico. A manifestação clínica será decorrente da atividade dos mediadores liberados por essas células.[1-6] Entretanto, como mastócitos e basófilos são as células centrais desse processo, toda situação que causar uma ativação ou desgranulação maciça e generalizada dessas células pode ocasionar uma anafilaxia, independentemente de haver ou não o envolvimento da IgE ou do sistema imune.[1-3] Outros mecanismos que podem estar envolvidos em uma anafilaxia são:

- Ativação da cascata do complemento, com liberação das anafilatoxinas C3a e C5a (p. ex., uso de contrastes iodados).
- Modulação da cascata do ácido araquidônico com liberação de leucotrienos (p. ex., uso de anti-inflamatórios não esteroidais).
- Desgranulação ou ativação direta dos mastócitos (p. ex., opioides, bloqueadores neuromusculares etc.).
- Outros mecanismos (p. ex., anafilaxia induzida por exercício, dependente ou não de alimento).

Urgências em Alergia

Fatores de risco

O risco de um apresentar sintomas sugestivos de um episódio de anafilaxia na população geral é de 1,6%.[4] Os fatores que aumentam o risco de anafilaxia grave ou fatal incluem: doenças concomitantes como asma e outras doenças respiratórias graves, doenças cardiovasculares, idade (infância, adolescência ou idade avançada), gestação e mastocitose.[3,4] O uso de β-bloqueadores ou inibidores da enzima conversora da angiotensina (ECA) também é associado à maior morbimortalidade da anafilaxia.[1,2-6] Cofatores como exercício, álcool, infecções agudas, uso de anti-inflamatórios não hormonais, estresse, febre e período pré-menstrual também potencializam o risco de anafilaxia.[2-6]

Fatores desencadeantes

Nos doentes internados, os principais desencadeantes são medicamentos, contrastes radiológicos e látex da borracha. É importante salientar que os fármacos são apontados como a maior causa de óbito por anafilaxia.[7] Dentre os medicamentos, os antibióticos beta-lactâmicos são os mais citados pela literatura internacional, mas estudos nacionais mostram que os anti-inflamatórios são mais associados no nosso meio.[8,9]

Os alimentos são os principais desencadeantes nas crianças, adolescentes e adultos jovens. Crustáceos, nozes, peixe, soja e amendoim são responsáveis pela maioria dos casos; porém, outros alimentos podem ser causadores de anafilaxia podendo ocorrer uma variação regional, dependendo dos hábitos populacionais.[3] Venenos de insetos (principalmente abelhas, vespas e formigas) e medicamentos são frequentemente associados à anafilaxia nos adultos e idosos.

Outras causas de anafilaxia ligadas à prestação de serviço médico são: quimioterápicos, imunobiológicos, contraste iodado, testes cutâneos ou imunoterapia com alérgenos, provocação ou dessensibilização com alimentos ou drogas. Nas anafilaxias intraoperatórias, destacam-se: látex, bloqueadores neuromusculares, antibióticos, hipnóticos e opioides.[2,4]

Agentes menos comumente implicados são plasma seminal e alérgenos ocupacionais, mas há casos nos quais há repetição do quadro anafilático sem identificação do agente, classificados como anafilaxia idiopática.[1,2,6] Em especial, em pacientes portadores de anafilaxia idiopática está indicado se fazer a investigação para mastocitose sistêmica, mesmo que sem lesões cutâneas compatíveis com urticária pigmentosa, e para as síndromes de ativação mastocitária não clonal.[2,3]

Quadro clínico

Os sinais cutâneos estão presentes em 80 a 90% dos casos de anafilaxia e estes, quando ausentes, dificultam o diagnóstico. Os principais sinais e sintomas de anafilaxia são:[1,2,5,6]

- Pele, tecido subcutâneo e mucosas – prurido cutâneo, urticária, angioedema, *flushing*, prurido ocular, hiperemia de conjuntiva, edema palpebral, prurido nos lábios, língua, palato, ouvido, edema de língua, lábios, úvula, prurido de genitais, palmas e plantas.
- Sintomas respiratórios – prurido nasal, congestão, coriza, espirros, prurido em orofaringe, disfonia, sensação de aperto, estridor, tosse seca, aumento da frequência respiratória, dispneia, opressão torácica, sibilos, broncospasmo, diminuição do pico de fluxo, cianose, falência respiratória.
- Sintomas gastrintestinais – dor abdominal, náuseas, vômitos, diarreia, disfagia.
- Sistema cardiovascular – dor torácica, taquicardia, bradicardia, palpitações, outras arritmias, hipotensão, choque, falência cardíaca.
- Sistema nervoso central – alteração de comportamento, irritabilidade, cefaleia, fraqueza, confusão, alteração visual.

Anafilaxia

Aproximadamente 30% dos casos de anafilaxia), pelo recrutamento de eosinófilos, podem recidivar entre 4 e 24 horas após a fase hiperaguda (com média de 6 a 12 horas). Essa segunda reação (fase tardia ou reação bifásica) pode ser mais grave que a reação inicial, o que implica mudança no tratamento e leva à obrigatoriedade de se observar esses pacientes por 12 a 24 horas antes da alta hospitalar.[1,2,5,6]

Diagnóstico

O diagnóstico de anafilaxia baseia-se nos achados clínicos e estão sumarizados na Tabela 29.1.

Exames subsidiários

Algumas vezes, o diagnóstico da anafilaxia pode ser difícil. Como há vários diagnósticos diferenciais, pode-se realizar a dosagem da triptase sérica, que é liberada pelos mastócitos ativados e se encontra elevada até 6 horas depois do evento. As amostras de sangue devem ser colhidas 15 minutos até 3 horas do início dos sintomas, de forma seriada. Níveis aumentados sustentam a hipótese de anafilaxia por ferroada de insetos ou por medicamentos e em pacientes hipotensos. Entretanto, na anafilaxia por alimentos e em normotensos, a triptase pode se manter normal. É recomendada ainda a dosagem em momento distante da crise, pois pacientes portadores de mastocitose podem ter níveis persistentemente elevados. Contudo, muitas vezes o exame ainda não está disponível na maioria dos serviços de emergência.[1,3,4]

Diagnóstico diferencial

Os principais diagnósticos diferenciais da anafilaxia são: asma aguda, urticária aguda generalizada, angioedema, disfunção cordas vocais, doenças cardiovasculares, eventos neurológicos, choque hipovolêmico/cardiogênico/séptico, angioedema hereditário, angioedema por inibidor da ECA, feocromocitoma, transtorno de ansiedade, mastocitose, síndromes do homem vermelho (vancomicina).[1]

Abordagem

A abordagem do paciente com anafilaxia pode ser dividida em duas etapas:
- Tratamento da crise aguda, ou seja, da reação anafilática.
- Seguimento pós-crítico, com orientação futura para prevenir um novo evento ou minimizar os danos de uma nova crise aguda.

Tabela 29.1. Critérios clínicos para o diagnóstico de anafilaxia[1]

A anafilaxia é altamente provável quando qualquer um dos três critérios a seguir for preenchido:

1. *Doença de início agudo (minutos a várias horas) com envolvimento da pele, tecido mucoso ou ambos (p. ex., urticária generalizada, prurido ou rubor facial, edema de lábios, língua e úvula) e pelo menos um dos seguintes:*
  a) Comprometimento respiratório (p. ex., dispneia, sibilância, broncospasmo, estridor, redução do pico de fluxo expiratório [PFE], hipoxemia).
  b) Redução da pressão arterial ou sintomas associados de disfunção terminal de órgão (p. ex., hipotonia, síncope, incontinência).

2. *Dois ou mais dos seguintes eventos que ocorrem rapidamente depois da exposição a provável alérgeno para um determinado paciente (minutos ou várias horas):*
  a) Envolvimento de pele-mucosa (urticária generalizada, prurido e rubor, edema de lábio-língua-úvula).
  b) Comprometimento respiratório.
  c) Redução da pressão sanguínea ou sintomas associados.
  d) Sintomas gastrintestinais persistentes (p. ex., cólicas abdominais, vômitos).

3. *Redução da pressão sanguínea depois da exposição a alérgeno conhecido para determinado paciente (minutos ou várias horas):*
  a) Lactentes e crianças: pressão sistólica baixa (idade específica) ou maior do que 30% de queda na pressão sistólica.
  b) Adultos: pressão sistólica abaixo de 90 mmHg ou queda maior do que 30% do seu basal.

Urgências em Alergia

Tratamento da crise aguda

A anafilaxia é uma emergência médica e a base para o sucesso no tratamento é a rapidez das ações, seguindo o ABCD primário e secundário do doente grave. Nesse momento, a história clínica detalhada e o exame físico completo devem ser substituídos por uma abordagem direcionada visando à rápida estabilização do quadro.

Contudo, diferente de outras situações do paciente instável ou crítico, a instalação de um acesso venoso é secundária em relação à adrenalina intramuscular, que deve ser o primeiro medicamento aplicado e é o único que pode salvar a vida do paciente.[1-6] A adrenalina aquosa, concentração 1/1.000, deve ser aplicada na dose de 0,3 a 0,5 mL (0,01 mg/kg em crianças, máximo de 0,3 mg) por via intramuscular (IM) na face anterolateral da coxa, com repetição a cada cinco a dez minutos, se necessário.[1-6] Em vista dos vários estudos de farmacocinética e farmacodinâmica da adrenalina aplicada pelas vias intramuscular (IM) (no músculo deltoide ou vasto lateral) ou subcutânea (SC). A via preconizada é realmente a IM no vasto lateral. A via SC não é eficaz e não deve mais ser utilizada, e a absorção pelo músculo deltoide também se mostrou ineficaz.[7] A via intravenosa (IV) deve ficar reservada para os casos de parada cardiorrespiratória (PCR) e não deve ser usada como rotina na anafilaxia sem PCR, uma vez que não é conhecida a dose e diluição ideais. Os passos seguintes, a serem implementados imediatamente, são a remoção do agente causal, quando possível, chamar ajuda, posicionar o paciente em posição supina com elevação das extremidades superiores e proceder com instalação de oxigênio suplementar, fluidos intravenosos e ressuscitação cardiovascular quando necessária.

Os anti-histamínicos (antagonistas H1 e H2) são considerados segunda linha e não deveriam ser utilizados isoladamente. A ação do anti-H1 está muito bem estabelecida no controle das reações cutâneas. A difenidramina (25 a 50 mg para adultos e 1 mg/kg na criança) por via intravenosa é o fármaco de escolha. A prometazina pode ser usada a partir dos dois anos de idade na dose 0,25 mg/kg, preferencialmente IM.[1] Caso o paciente tenha condições de ingerir medicações por via oral, pode-se usar anti-H1 oral, uma vez que o principal papel é no controle do prurido e têm efeito menos sedante que os dois parenterais.

Os corticosteroides (CE) também são fármacos de segunda linha, mas têm ação anti-inflamatória importante na prevenção dos sintomas tardios da anafilaxia. Pode-se utilizar CE por via intravenosa em dose equivalente a 1 a 2 mg/kg de metilprednisolona. Contudo, a via oral também pode ser utilizada, uma vez que o início de ação dos CEs é lento (início em algumas horas) e seu principal efeito aqui será inibir a fase tardia da resposta imune (fase eosinofílica ou reação bifásica).[1] Nota-se, então, que o paciente com anafilaxia pode ser tratado sem estabelecimento de acesso venoso obrigatório nos casos moderados, pois as 3 principais medicações não exigem veia disponível (adrenalina IM, anti-H1 e CE podem ser orais).

Por outro lado, dada a grande eficácia do tratamento medicamentoso na anafilaxia, em especial com a adrenalina sendo utilizada como primeiro fármaco, não há estudos randomizados comparando nenhuma dessas três classes de fármacos com placebo.[8-11] Como são pacientes de alto risco de morbimortalidade, não será factível a aprovação ética de se realizar estudos placebo-controlados na anafilaxia, notadamente usando a adrenalina e, portanto, o tratamento padrão deve ser sempre aplicado.

O suporte ventilatório é primordial, devendo-se sempre priorizar as vias respiratórias pérvias, bem como suplementação de O_2, guiada por oximetria de pulso. Em casos de insuficiência respiratória, deve-se instituir via respiratória definitiva, se possível IOT, mas pode ser necessária cricotireostomia em casos de edema de glote grave. Nos pacientes com broncospasmo, os agonistas beta-2 adrenérgicos estão indicados.[1-3] Os anticolinérgicos, como o ipratrópio, podem ser usados, em especial nos usuários de betabloqueadores, para os quais os beta-2 adrenérgicos podem ser ineficazes.[2] Nos casos de estridor laríngeo por edema de glote, além da adrenalina IM, pode ser utilizada adrenalina por via inalatória (5 mg por nebulização), uma vez que além da ação beta-agonista (broncodilatadora), tem ação alfa-agonista (vasoconstritora).[5]

370   Parte 5

Expansores de volume (soluções cristaloides ou coloides) são necessários nos casos de hipotensão persistente a despeito da utilização de injeções de adrenalina. Pode-se lançar mão da posição de Trendelenburg (elevação dos membros inferiores) para aumentar o retorno venoso. Em caso de choque refratário, agentes vasopressores estão indicados.[1,4] Em especial, para pacientes usuários de betabloqueadores que apresentam hipotensão e bradicardia não responsivas à adrenalina, o glucagon IM pode ser utilizado.[2]

É necessário salientar que, todo paciente que apresenta uma anafilaxia, deve permanecer em observação por, no mínimo, 12 horas, pelo risco potencial de repetição da reação depois de algumas horas (reação bifásica). Pacientes que tiveram reação mais grave (choque anafilático, broncospasmo grave ou edema laríngeo) devem ficar em unidade intensiva, com monitoramento por ao menos 24 horas.[1] Além do suporte clínico e tratamento medicamentoso da anafilaxia, o médico deve tentar encontrar o possível desencadeante ainda durante a internação, sobretudo pela história clínica, e ser encaminhados ao especialista em alergia e imunologia para investigação e seguimento posterior. A abordagem depois da crise anafilática aguda está resumida na Figura 29.1.

Seguimento pós-crítico

O paciente que é atendido com uma reação anafilática ou que refere ambulatorialmente uma síndrome clínica que foi compatível com uma anafilaxia deve ser sempre encaminhado ao especialista em alergia e imunologia. É o profissional treinado e capacitado a fazer a investigação etiológica específica e dar as orientações quanto à evicção de novas reações incluindo a exclusão de substâncias

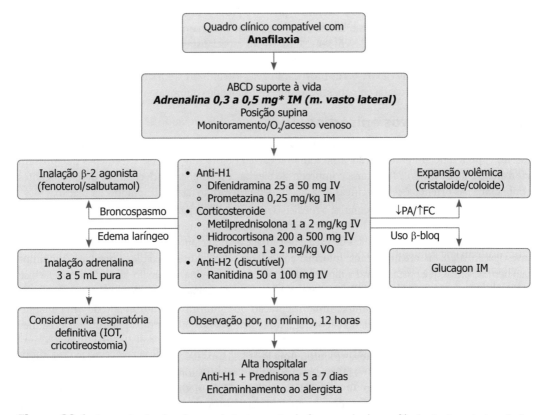

Figura 29.1. Proposta de abordagem do tratamento da fase aguda da anafilaxia. Fonte: autoria própria.
IM: intramuscular; IV: intravenoso; VO: via oral; Anti-H1: anti-histamínico H1; Anti-H2: anti-histamínico H2; IOT: intubação orotraqueal; PA: pressão arterial; FC: frequência cardíaca.

Urgências em Alergia

relacionadas com a causa da reação índice e indicação de procedimentos específicos, como dessensibilização ou imunoterapia. Por fim, o especialista também proverá ao paciente sua orientação por escrito do que evitar e de um plano de ação em caso de sinais e sintomas iniciais que possam indicar a instalação de uma nova reação.

Diagnóstico etiológico

O diagnóstico etiológico de uma anafilaxia deve ser sempre pautado numa anamnese detalhada, que permitirá a identificação de possíveis desencadeantes envolvidos. Quando a história clínica sugere uma anafilaxia mediada por IgE, a identificação da presença de anticorpos IgE é um passo importante na caracterização do agente causal. Entre os exames disponíveis para avaliação da IgE específica destacam-se os testes cutâneos de leitura imediata com alérgenos (teste de punctura ou *prick test* e o teste intradérmico) e a pesquisa de anticorpos IgE *in vitro*. Sempre lembrar que resultados positivos indicam sensibilização alérgica, somente. A causalidade deve ser estabelecida pelo médico com base na análise da história clínica, contexto do episódio e do exame do paciente. Além disso, a realização de testes alérgicos *in vivo*, mesmo que sejam apenas testes cutâneos, deve ser realizada exclusivamente por alergistas e imunologistas, pela dificuldade na técnica, interpretação dos resultados e, principalmente, risco de reações sistêmicas aos testes.[1] Outros testes diagnósticos, como teste de ativação de basófilos, vêm sendo aprimorados, mas ainda não estão disponíveis comercialmente no nosso meio.[1] Além disso, recomenda-se aguardar por volta de quatro semanas após a crise para realizar a investigação, uma vez que é possível haver um período refratário, principalmente nas anafilaxias IgE-mediadas, no qual esse anticorpo foi consumido na reação e a investigação pode ser falsamente negativa.[1]

Em situações pontuais bastante específicas, quando a propedêutica clínica e armada citadas não foram conclusivas, ainda existe a possibilidade de se lançar mão dos chamados testes de provocação, desafio ou desencadeamento, mas que só devem ser realizados por especialistas treinados e em ambiente hospitalar. São mais comumente utilizados com medicamentos e alimentos. Contudo, reação anafilática grave é uma contraindicação relativa aos testes de provocação e eles são utilizados em situações de exceção ou para excluir uma reatividade cruzada entre desencadeantes relacionados química ou farmacologicamente.[1]

Prevenção de novos episódios

É importante salientar que o paciente com antecedente de anafilaxia deve ser orientado por escrito e, preferencialmente, portar uma folha ou cartão de orientação a ele e a colegas que possam vir a atendê-lo, de modo a facilitar a compreensão e evitar exposições inadvertidas a desencadeantes conhecidos. As orientações específicas de evicção dependerão do agente imputado na reação.

No caso das anafilaxias alimentares, o médico deve orientar seu paciente a excluir os alimentos possivelmente envolvidos na reação, bem como alimentos quimicamente relacionados que possam levar a uma reatividade cruzada (p. ex., leites de vaca e de cabra, camarão e outros crustáceos etc.) até completar investigação. Além disso, é importante informar ao paciente sobre leitura de rótulos e possíveis sinônimos não bem descritos que possam levar à ingestão acidental, como caseína, caseinato, lactoalbumina, lactose etc., todos termos associados a substâncias que podem conter proteínas do leite de vaca.[1]

Com relação aos medicamentos, uma orientação que minimiza a morbidade de uma anafilaxia induzida por fármaco é a orientação de aguardar pelo menos 30 minutos para liberar qualquer paciente que receba uma medicação injetável, pois esse é o prazo para as reações mais graves. É importante orientar ao paciente que apresentou uma anafilaxia induzida por fármaco sobre a exclusão do provável causador e de todos os fármacos que possam ser relacionados a ele, seja por sua fórmula química ou mecanismo de ação. O paciente com alergia IgE-mediada ao látex, por sua vez, não poderá ser exposto ao látex, incluindo por via inalada. Assim, procedimentos médicos devem ser isentos de materiais com látex e, se possível, os pacientes devem portar orientações e até luvas sem látex para caso necessitem procedimentos não agendados. A abordagem de pacientes com reações a medicamentos será descrita em capítulo específico.

372

Parte 5

No caso das anafilaxias induzidas por venenos de insetos, os pacientes devem ser orientados a evitar locais onde haja tais animais, como matas fechadas, além de evitar roupas muito coloridas ou perfumes que possam atrair os insetos, e iniciar imunoterapia específica por um período de 3 a 5 anos.[1,3]

Medicação de emergência

Após ter sofrido uma reação anafilática, o paciente deverá ser liberado do hospital com medicação anti-histamínica e corticosteroide por um curso de alguns dias (classicamente cinco a sete dias). Porém, a depender da causa e da gravidade da reação prévia, o paciente deverá ser orientado sobre como tratar os sintomas de uma reação, desde exclusivamente cutânea até anafilática.

A medicação de emergência inclui, desde anti-histamínicos e corticosteroides orais até a adrenalina autoinjetável. Existe nas apresentações para adulto (0,3 mg por injetor) e infantil (0,15 mg por injetor). Embora não existam estudos controlados sobre sua eficácia, deve-se lembrar que a adrenalina é a única medicação que pode reverter, e rapidamente, todos os sintomas da reação sistêmica e, assim, evitar a morte.[4,9] A adrenalina autoinjetável não está disponível em muitos países, incluindo o Brasil, e nos países onde está disponível ainda é pouco prescrita e subutilizada.[4] Novos dispositivos de mais fácil aplicação estão sendo desenvolvidos, inclusive com orientações audiovisuais, para mais fácil manuseio no momento da crise. A educação do paciente e treinamento para o uso dessa ferramenta é essencial incluindo o seguimento de longo prazo.

Entretanto, além da dificuldade sobre como orientar o paciente a usar e quais seriam as situações nas quais ele deveria lançar mão dessa medicação, ainda temos dificuldade de acesso a essa ferramenta no Brasil, que ainda não foi autorizada pela Anvisa.

Considerações finais

A reação anafilática é grave, potencialmente fatal e, muitas vezes, evitável, sobretudo em sua reincidência. O diagnóstico sindrômico é simples e baseado em critérios clínicos, mas o diagnóstico etiológico pode ser difícil e, por vezes, necessitar de propedêutica armada. O paciente deve ser avaliado por especialista para melhor orientação e investigação completa para minimizar os riscos de uma reação posterior.

Pontos-chave

- A anafilaxia é uma reação sistêmica aguda, grave, que acomete vários órgãos e sistemas simultaneamente, potencialmente fatal.
- Os principais fatores desencadeantes são os medicamentos, alimentos, venenos de abelhas, contrastes radiológicos e látex.
- O diagnóstico baseia-se nos achados clínicos com acometimento da pele em 80 a 90% dos casos podendo acometer sistema respiratório, gastrintestinal, cardiovascular e sistema nervoso central (ver Tabela 29.1).
- Pode ser realizada a dosagem da triptase sérica para o diagnóstico da anafilaxia.
- A adrenalina por via intramuscular na face anterolateral da coxa é a primeira medicação a ser administrada ao paciente (concentração 1:1.000, dose 0,3 a 0,5 mL para adultos e 0,01 mg/kg em crianças).
- Todo paciente diagnosticado com anafilaxia deve ser encaminhado para um especialista para realização do diagnóstico etiológico .
- Após ter sofrido uma reação anafilática o paciente deve ser orientado em relação ao plano de ação na crise, incluindo treinamento para uso das medicações de emergências incluindo a adrenalina autoinjetável.

Urgências em Alergia

Referências bibliográficas

1. Bernd LAG, Sá AB, Watanabe AS, Castro APM, Solé D, Castro FM et al. Guia prático para o manejo da anafilaxia. Revista Brasileira de Alergia e Imunopatologia. 2012; 35:53-70.
2. Simons FER, Ardusso LRF, Bilò MB, El-Gamal YM, Ledford DK, Ring J et al. World Allergy Organization Guidelines for the Assessment and Management of Anaphylaxis. Journal of Allergy and Clinical Immunology. 2011; 127(3):22.
3. Simons FE, Ardusso LR, Bilò MB, Cardona V, Ebisawa M, El-Gamal YM et al. International Consensus on (ICON) Anaphylaxis. World Allergy Organization Journal. 2014; 7(1):9.
4. Simons FE, Ebisawa M, Sanchez-Borges M, Thong BY, Worm M, Tanno LK et al. 2015 update of the evidence base: World Allergy Organization Anaphylaxis Guidelines. World Allergy Organization Journal. 2015; 8(1):32.
5. Muraro A, Roberts G, Worm M, Bilò MB, Brockow K, Fernandez-Rivas M et al. on behalf of EAACI Food Allergy and Anaphylaxis Guidelines Group. Anaphylaxis: Guidelines from the European Academy of Allergy and Clinical Immunology. Allergy. 2014.
6. Lieberman P, Nicklas RA, Oppenheimer J, Kemp SF, Lang DM, Bernstein DI et al. The diagnosis and management of anaphylaxis practice parameter: 2010 update. J Allergy Clin Immunol. 2010; 7:477-480.
7. Liew WK, Williamson E, Tang ML. Anaphylaxis fatalities and admissions in Australia. J Allergy Clin Immunol. 2009; 123(2):434-42.
8. Aun MV, Blanca M, Garro LS, Ribeiro MR, Kalil J, Motta AA et al. Nonsteroidal anti-inflammatory drugs are major causes of drug-induced anaphylaxis. J Allergy Clin Immunol. 2014; 2(4):414-20.
9. Renaudin JM, Beaudouin E, Ponvert C, Demoly P, Moneret-Vautrin DA. Severe drug-induced anaphylaxis: analysis of 333 cases recorded by the allergy vigilance network from 2002 to 2010. Allergy 2013; 68(7):929-37.
10. Sheikh A, Simons FE, Barbour V, Worth A. Adrenaline auto-injectors for the treatment of anaphylaxis with and without cardiovascular collapse in the community. Cochrane Database Syst Rev. 2012; 8:CD008935.

30

Crise de Asma

Marcelo Vivolo Aun ■ Pedro Giavina-Bianchi

Introdução e conceitos

A asma é uma doença inflamatória das vias respiratórias associada a hiper-responsividade brônquica, que leva a episódios recorrentes de tosse, dispneia, sibilância e opressão torácica. A Iniciativa Global para a Asma (GINA), instituída pela Organização Mundial de Saúde, define exacerbações como os episódios nos quais ocorre piora dos sintomas e da função pulmonar em relação ao estado basal do paciente, requerendo mudança no tratamento. As exacerbações são também chamadas de crise de asma, ataque de asma, asma aguda ou estado de mal asmático. Com frequência, esses episódios acabam por levar os pacientes a uma visita extra ao médico ou mesmo ao pronto-socorro.[1] Esses doentes podem ou não ter o diagnóstico prévio de asma, mas a abordagem inicial é similar.

Neste capítulo, utilizaremos o termo "crise de asma", pois abordaremos mais diretamente a situação que leva o paciente ao serviço de emergência.

Abordagem inicial do paciente em crise de asma

Uma breve anamnese e exame físico direcionado devem ser conduzidos concomitantemente com as primeiras medidas terapêuticas. A história inicial deve contemplar os seguintes itens:[1]

- Tempo de início (e causa, se conhecida) da crise atual.
- Gravidade dos sintomas, incluindo limitação para esforços e perturbação do sono.
- Sintomas de anafilaxia.
- Fatores de risco para morte relacionada com a asma (Tabela 30.1).
- Medicações em uso atual, tanto de manutenção como de alívio, suas doses, aderência e resposta ao tratamento.

Pacientes que apresentam sinais de exacerbação grave, com risco de vida (Tabela 30.1), já devem ter seu tratamento prontamente iniciado. Deve-se começar sempre pelo ABCD de suporte à vida que, no paciente instável que mantém circulação espontânea, inicia-se nos moldes do treinamento de Suporte Avançado de Vida em Cardiologia (SAVC/ACLS): o doente deve ser levado à sala de emergência e submetido a monitoramento, suplementação de oxigênio e acesso venoso. Vale lembrar da regra mnemônica sugerida SAVC: "*quem se move, ganha M.O.V. (monitor, oxigênio e veia)*". No caso específico da crise de asma, antes mesmo do estabelecimento do acesso venoso, deve ser iniciada a inalação de um β-agonista de curta ação (SABA), além da administração de CE sistêmico. Pacientes com exacerbações leves a moderadas poderão ser tratados fora da sala de emergência.[1] Os sinais iniciais de gravidade de uma crise de asma estão sumarizados na Tabela 30.2.

Urgências em Alergia

Tabela 30.1. Fatores de risco para morte relacionada com a asma
• História prévia de asma quase fatal requerendo intubação orotraqueal (IOT)
• Visita à emergência ou hospitalização no último ano
• Uso atual ou suspensão recente de corticosteroide sistêmico (SCS)
• Não estar em uso de corticosteroide inalado (ICS)
• Abuso de beta-2 agonista de curta ação (> 1 frasco/mês)
• Doença psiquiátrica ou problema psicossocial associado
• Má aderência ao tratamento da asma
• Coexistência de alergia alimentar

Fonte: adaptada de GINA.[1]

Tabela 30.2. Classificação de gravidade da exacerbação da asma		
Leve a moderada	**Grave**	**Risco de vida**
Fala frases completas	Fala palavras ou frases entrecortadas	Sonolência
Prefere sentar a deitar	Postura curvado para a frente	Confusão mental
Sem agitação	Com agitação	Silêncio torácico
↑ FR	FR > 30 ipm	–
Sem musculatura acessória	Com musculatura acessória	–
FC entre 100 e 120 bpm	FC > 120 bpm	–
SatO$_2$ entre 90 e 95%	SatO$_2$ < 90%	–
PFE > 50% predito/melhor	PFE ≤ 50% predito/melhor	–

Fonte: adaptada de GINA.[1]
FR: frequência respiratória; FC: frequência cardíaca; SatO$_2$: saturação de oxigênio; PFE: pico de fluxo expiratório.

Tratamento medicamentoso da crise de asma

Beta-2 agonistas de curta ação

A principal e primeira medicação a ser administrada na asma aguda é o broncodilatador. A classe dos beta-2 agonistas de curta ação (SABA) é a mais eficaz e mais bem estudada. O salbutamol é o principal representante, conhecido também como albuterol.[1,2] O fenoterol não é aprovado para uso nos EUA, mas é o mais frequentemente encontrado no Brasil e mostra eficácia no tratamento das exacerbações.

Recomenda-se o início precoce da medicação, preferencialmente com dispositivo em *spray* dosimetrado com espaçadores (ou máscaras em menores de 4 anos), ou mesmo via nebulização convencional.[2,3] O *spray* é mais rápido e de menor custo que a nebulização, sem perda de eficácia.[1,3] A nebulização, porém, ainda deve ser a via preferencial em crises mais graves, quando o paciente não tiver condições de utilizar o dispositivo dosimetrado com a técnica adequada.[1] O uso deve ser repetido até a resolução da crise ou a indicação de hospitalização. Além disso, em crises mais graves, o uso contínuo deve ser considerado para melhora mais rápida dos sintomas e da função pulmonar.[2]

Por fim, não há evidência de benefício do uso de SABA intravenoso na asma aguda, devendo ser evitado e mantido apenas o uso pela via inalada.[4] Para pacientes que não têm condições de usar SABA, seja via *spray* ou via nebulização, é descrita a possibilidade de ser usada adrenalina, preferencialmente por via intramuscular (IM), mas a refratariedade, nesses casos, é indicativa da necessidade de hospitalização.[2]

Anticolinérgicos

A associação de anticolinérgico inalatório (brometo de ipratrópio) pode produzir efeito broncodilatador melhor do que beta-2 agonista isolado. Embora estudos tenham resultados controversos, recomenda-se a associação do ipratrópio aos SABA, em especial nas primeiras 3 horas das crises mais graves, o que acarreta redução de até 25% nas hospitalizações.[1,2,5] Porém, não há nenhum benefício no ipratrópio como monoterapia broncodilatadora, ou seja, sem SABA. Além disso, para população pediátrica, não se mostrou benefício no acréscimo de ipratrópio em crianças que já estão internadas pela crise, ou seja, o benefício se dá pelo uso nas horas iniciais do atendimento.[1]

Corticosteroides sistêmicos

O uso de CES na exacerbação que leva o paciente à emergência é mandatório a partir dos seis anos de idade, preferencialmente na primeira hora do atendimento.[1] Essa medicação reduz a taxa de hospitalização e de retorno ao pronto-socorro.[6]

A GINA recomenda o uso preferencial da via oral (VO) em relação à intravenosa (IV), pois a administração é mais rápida, menos invasiva e mais barata.[1] Além disso, o benefício clínico só começa a partir de 4 horas da aplicação, ou seja, o suposto benefício da administração injetável por mais rápido início de ação não se justifica. No paciente incapaz de deglutir, preconiza-se o uso IV e naqueles que serão liberados de alta. A adesão à corticoterapia oral domiciliar até a via IM é possível.[1]

A dose sugerida em adultos, pela última atualização da iniciativa GINA, é de 50 mg de predniso-na VO pela manhã ou 200 mg de hidrocortisona IV em doses fracionadas. Em crianças, recomenda-se 1 a 2 mg/kg de prednisona (máximo 40 mg). Além disso, o uso oral deve ser mantido por 5 a 7 dias em adultos e 3 a 5 dias em crianças, não havendo benefício adicional em prolongar esse prazo, tampouco em fazer redução gradual do SCS, que pode ser suspenso abruptamente.[1]

Corticosteroides inalados

Outra opção que vem sendo estudada é a de se administrar corticoides por via inalada (VI). Uma metanálise confirmou a eficácia dessa via de administração em estudos controlados com placebo quando não foram usados CE sistêmicos.[7] Porém, não há, até o momento, indícios de que haja benefício dessa prática quando os ICS forem administrados em associação aos SCS.[7] Dessa forma, dado o mais alto custo dos CEs por via inalada em relação aos sistêmicos, não sugerimos o uso VI como rotina na emergência.

Outras medidas

O uso do sulfato de magnésio ($MgSO_4$) não é recomendado de rotina para as crises de asma. Porém, em crises graves (p. ex., crises nas quais a função pulmonar está menor que 30%, hipoxemia refratária ou crianças que demoram a chegar a 60% de função pulmonar), a dose de 2 g IV, infundido em 20 minutos, acrescentou efeito broncodilatador e foi associada à redução da taxa de internações.[1] Uma revisão sistemática recente mostrou que, em pacientes que não obtiveram boa resposta clínica com SABA, SCS IV e suplementação de O_2, o $MgSO_4$ levou à redução das hospitalizações e melhora da função pulmonar de asmáticos adultos na emergência.[8] O uso de $MgSO_4$ VI também já foi estudado, com alguns bons resultados em crises graves. Entretanto, estudos mais recentes sugerem que essa via seja menos eficaz do que o uso IV.[9]

As metilxantinas de uso IV, particularmente a aminofilina, muito usadas no passado, vêm cain-do em desuso, pela alta gama de efeitos adversos e baixa eficácia. Uma revisão sistemática recente mostrou não haver benefício adicional do acréscimo de aminofilina IV ao esquema padrão, mas ocorreu aumento de vômitos, palpitações e arritmias.[10] Com isso, seu uso não é recomendado e ela já não faz parte do algoritmo de tratamento preconizado pela GINA (Figura 30.1).[1]

Outras medicações estudadas na crise de asma foram os antagonistas de leucotrienos e a quetamina. Porém, ainda não há evidências de benefício clínico de se adicionar esses fármacos à terapia padrão.[11,12]

Outro ponto importante do tratamento da crise de asma é o suporte ventilatório. Uma das medidas que mostrou eficácia foi a utilização da mistura hélio-oxigênio (Heliox) como meio gasoso para administração dos SABA. Uma metanálise recente mostrou que o Heliox é mais eficaz que o O_2 isolado em crises refratárias, mas essa medida ainda está pouco disponível no nosso meio.[13]

Urgências em Alergia

Há poucos dados na literatura sobre a aplicação das técnicas de ventilação não invasiva (VNI) no mal asmático, diferentemente de outros quadros respiratórios agudos, como edema agudo pulmonar ou exacerbação de doença pulmonar obstrutiva crônica. Pelos estudos atuais, ainda não se pode preconizar o uso de VNI no mal asmático como rotina e os pacientes tratados de tal forma devem ser monitorados com cautela e não se deve sedar pacientes agitados para que eles tolerem a VNI.[1] No caso de alteração importante do estado mental, a indicação atual ainda é de via respiratória definitiva, ou seja, intubação orotraqueal (IOT) e ventilação mecânica (VM) invasiva.

A decisão sobre a indicação de IOT é baseada em parâmetros clínicos, que estão sumarizados na Tabela 30.3.[14] Deve-se levar em consideração que a IOT é não é a primeira linha de tratamento na asma aguda potencialmente fatal e as medidas broncodilatadoras devem ser sempre a prioridade, pois revertem a maioria dos casos sem necessidade de ventilação mecânica. Uma vez decidindo-se pela IOT, deve-se realizar o procedimento de forma semieletiva. O preparo para a IOT inclui a disponibilidade de todo o material necessário, bem como acesso venoso permeabilizado, pré-oxigenação a 100% e seguimento por oximetria. Sugere-se proceder a uma sedação eficaz de modo a minimizar a interferência involuntária do paciente nas primeiras horas. Para tal, um esquema bem avaliado por um grupo canadense sugere indução da sedação com quetamina 1,5 mg/kg IV em bólus, podendo chegar a 2 a 3 mg/kg, ou propofol de 1,0 a 2,5 mg/kg IV, com ou sem midazolan 0,1 a 0,3 mg/kgIV. Esse mesmo grupo sugere ainda no início, o bloqueio neuromuscular do paciente com succinilcolina 1,5 mg/kg IV ou rocurônio 1,0 mg/kg IV. Opioides podem ser associados, como o fentanil, para otimizar a amnésia, a sedação e a analgesia. Os princípios da VM na asma estão descritos no Tabela 30.4.[14] Devemos destacar que a VM invasiva não inviabiliza o uso de broncodilatadores inalatórios. Podem ser utilizados por nebulização, mas deve-se dar preferência aos dispositivos do tipo aerocâmara e aerossol dosimetrado.

Tabela 30.3. Indicações para intubação orotraqueal e ventilação mecânica na asma aguda
• Exaustão
• Rebaixamento do nível de consciência (sonolência, arresponsividade, confusão mental)
• Sinais de fadiga da musculatura respiratória
• "Tórax silencioso"
• Início de hipercapnia
• Acidemia progressiva ou refratária (pH < 7,10)
• Inabilidade de manter $SatO_2$ > 90% com máscara
• Cianose
• Instabilidade cardíaca (hipotensão grave, arritmia ou isquemia)

Fonte: adaptada de Hodder R et al.[14]

Tabela 30.4. Princípios da ventilação mecânica inicial na asma aguda
• Manter $SatO_2$ > 92% (mesmo que às custas de FiO_2 = 100% no início)
• Redução lenta da pCO_2 (conhecida como hipercapnia permissiva)
• Manter pH > 7,10, mesmo que às custas de reposição de bicarbonato IV
• Minimizar hiperinsuflação dinâmica
• FR entre 8 e 12 inspirações por minuto
• Volume corrente baixo (de 6 a 8 mL/kg)
• Pressão inspiratória de pico < 50 cm H_2O
• Pressão de plateau < 35 cm H_2O
• PEEP inicial baixo (de 2 a 5 cm H_2O)
• Otimizar sedação com opioides e BNM para evitar assincronia paciente-ventilador

Fonte: adaptada de Hodder R et al.[14]
$SatO_2$: saturação de oxigênio; FiO_2: fração inspirada de oxigênio no ventilador; pCO_2: pressão parcial de oxigênio na gasometria arterial; FR: frequência respiratória; PEEP: pressão expiratória final positiva; BNM: bloqueadores neuromusculares.

A Figura 30.1 esquematiza a abordagem de um paciente com crise de asma na emergência.

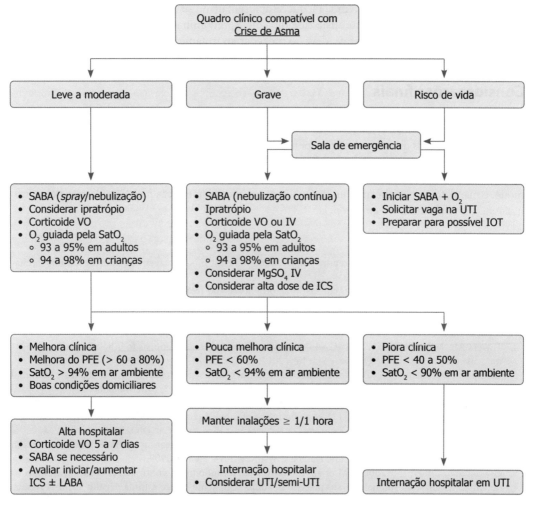

Figura 30.1. Proposta de abordagem do tratamento da crise de asma. Fonte: modificada de GINA.[1] SABA: β2-agonista de curta ação; VO: via oral; IV: intravenoso; SatO$_2$: saturação de oxigênio pela oximetria de pulso; MgSO$_4$: sulfato de magnésio; ICS: corticosteroide inalado; LABA: β2-agonista de longa ação; PFE: pico de fluxo expiratório; UTI: unidade de terapia intensiva; IOT: intubação orotraqueal.

Diagnósticos diferenciais da crise de asma

O diagnóstico diferencial da crise de asma é vasto e inclui inúmeras entidades clínicas, entre elas a exacerbação de doença pulmonar obstrutiva crônica (DPOC), a disfunção de pregas vocais (DPV), bronquite, bronquiectasias, epiglotite, corpo estranho, obstruções traqueais, edema pulmonar cardiogênico e não cardiogênico, pneumonia, tromboembolismo pulmonar, pneumonite química e síndrome da hiperventilação.[2]

Dentre todos os diferenciais citados, salientamos a DPV como a menos conhecida dos clínicos e pediatras, e que pode ser um diferencial ou mesmo uma comorbidade da asma. Trata-se de um quadro caracterizado pela movimentação paradoxal (adução) das cordas vocais durante a inspiração, resultando em obstrução ao fluxo aéreo. O paciente apresenta dispneia e sibilância, porém predominantemente cervical, mimetizando uma crise de asma. Entretanto, não ocorre hipoxemia associada e o quadro é autolimitado. Deve-se suspeitar de DPV especialmente em pacientes com história de múltiplas internações em UTI, que se apresentam ao serviço de emergência com suposta crise grave, associada a importante ansiedade, sibilância predominantemente cervical e saturação de O_2 adequada. Na dúvida diagnóstica, deve-se proceder ao tratamento como de uma crise de asma, condição potencialmente fatal.[15]

Considerações finais

A asma é hoje em dia uma doença de tratamento ambulatorial bastante eficaz com o advento dos ICS. Por conta disso, o número de internações hospitalares, especialmente nas UTIs tem reduzido bastante. Há dados que mostram que apenas 3% das admissões em UTI pediátricas são por asma. Entretanto, apesar do tratamento eficaz das crises, alguns pacientes ainda podem requerer IOT e VM e há potencial risco de óbito. No Brasil, notifica-se por volta de 500 a 1.000 óbitos por ano. Desse modo, é mandatório o conhecimento das melhores opções terapêuticas para essa doença pelos profissionais que trabalham em emergência.

Referências bibliográficas

1. https://ginasthma.org/2018-gina-report-global-strategy-for-asthma-management-and-prevention/ [citado em 4 de dezembro de 2018].
2. Fergeson JE, Patel SS, Lockey RF. Acute asthma, prognosis, and treatment. J Allergy Clin Immunol. 2017; 139:438-47.
3. Cates CJ, Welsh EJ, Rowe BH. Holding chambers (spacers) versus nebulisers for beta-agonist treatment of acute asthma. Cochrane Database Syst Rev. 2013; (9):CD000052.
4. Travers AH, Milan SJ, Jones AP et al. Addition of intravenous beta(2)-agonists to inhaled beta(2)-agonists for acute asthma. Cochrane Database Syst Rev. 2012; 12:CD010179.
5. Griffiths B, Ducharme FM. Combined inhaled anticholinergics and short-acting beta(2)-agonists for initial treatment of acute asthma in children. Cochrane Database Syst Rev. 2013; (8):CD000060.
6. Fiel SB, Vincken W. Systemic corticosteroid therapy for acute asthma exacerbations. J Asthma. 2006; 43:321-31.
7. Edmonds ML, Milan SJ, Camargo CA et al. Early use of inhaled corticosteroids in the emergency department treatment of acute asthma. Cochrane Database of Syst Rev. 2012; 12:CD002308.
8. Kew KM, Kirtchuk L, Michell CI. Intravenous magnesium sulfate for treating adults with acute asthma in the emergency department. Cochrane Database Syst Rev. 2014; 5:CD010909.
9. Goodacre S, Cohen J, Bradburn M et al. The 3Mg trial: a randomised controlled trial of intravenous or nebulised magnesium sulphate versus placebo in adults with acute severe asthma. Health Technol Assess. 2014; 18(22):1-168.
10. Nair P, Milan SJ, Rowe BH. Addition of intravenous aminophylline to inhaled beta(2)-agonists in adults with acute asthma. Cochrane Database Syst Rev. 2012; 12:CD002742.
11. Watts K, Chavasse R. Leukotriene receptor antagonists in addition to usual care for acute asthma in adults and children. Cochrane Database Syst Rev. 2012;(5):CD006100.
12. Jat KR, Chawla D. Ketamine for management of acute exacerbations of asthma in children. Cochrane Database Syst Rev. 2012 Nov 14; 11:CD009293.
13. Rodrigo GJ, Castro-Rodriguez JA. Heliox-driven beta(2)-agonists nebulization for children and adults with acute asthma: a systematic review with meta-analysis. Ann Allergy Asthma Immunol. 2014; 112:29-34.
14. Hodder R, Lougheed MD, FitzGerald JM, Rowe BH, Kaplan AG, McIvor RA. Management of acute asthma in adults in the emergency department: assisted ventilation. Canad Med Assoc J. 2010; 182:265-72.
15. Pinto LHE, Aun MV, Cukier-Blaj S et al. Vocal cord dysfunction diagnosis may be improved by a screening check list. Allergol Int. 2016; 65:180-5.

Angioedema Agudo

Marcelo Vivolo Aun ■ Antonio Abílio Motta

Introdução

Angioedema (AE) é definido como o edema localizado e transitório do tecido subcutâneo ou das membranas mucosas do trato respiratório superior ou do trato gastrintestinal.[1] O envolvimento da língua, úvula e laringe pode comprometer a patência das vias respiratórias, podendo levar à morte.[1,2] Há vários tipos distintos de AE, causados por processos patológicos distintos e que envolvem uma gama variada de mediadores inflamatórios.[1] Esse conhecimento é importante para o correto tratamento dos AEs, tanto na crise como na profilaxia.

Na fase aguda, durante uma crise, frequentemente o paciente procura o serviço de emergência ou pronto-socorro (PS) e o tratamento rápido é imprescindível, todavia a abordagem etiológica é fundamental, uma vez que nem todos os tipos de AE respondem ao tratamento convencional com corticosteroides (CE) e anti-histamínicos (anti-H1).[1] A abordagem geral ambulatorial dos AEs será realizada em um capítulo a parte. Nesta seção, focaremos no paciente que procura o atendimento por uma crise aguda de AE e, ao final, pontuaremos com mais detalhes o tratamento da crise aguda de um tipo específico de AE: o hereditário. Salientamos que há vários algoritmos de abordagem do AE agudo na emergência sugeridos na literatura,[1-5] mas até onde verificado, o escopo central não muda e será globalmente abordado adiante.

Abordagem do paciente com angioedema agudo

Inicialmente, assim como em qualquer situação de urgência, deve-se estratificar o paciente pelos riscos já na triagem; e pacientes instáveis, com hipotensão, dispneia ou hipoxia, devem ser levados à sala de emergência, monitorados e submetidos à punção venosa. Pacientes com outros sinais clínicos de acometimento sistêmico além do angioedema, tais como comprometimento respiratório ou cardiovascular, devem ser abordados como anafilaxia e não apenas AE.[1-4] A anafilaxia é abordada em outro capítulo deste livro.

Doentes que apresentam sinais claros de comprometimento grave da patência das vias respiratórias, por edema laríngeo, de úvula ou língua, podem necessitar de intubação orotraqueal (IOT) ou de uma via respiratória cirúrgica, como cricotireostomia ou traqueostomia (TQT).[1,4,5] Esses procedimentos não devem ser postergados em situações de risco. Na suspeita de se necessitar manejar via respiratória definitiva de um doente com AE agudo acometendo essa topografia, recomenda-se, prontamente, convocar o emergencista (intensivista, anestesista ou até cirurgião) mais experiente em manejo de via respiratória difícil que estiver de plantão.[4,5]

Urgências em Alergia

Para pacientes que procuram o PS com angioedema agudo, mas que estão mais estáveis, alguns dados da anamnese são fundamentais para a correta condução do caso. Deve-se questionar sobre a presença de urticária concomitante, tanto no episódio atual como em crises prévias.[1,4] A presença da urticária sugere fortemente desgranulação de mastócitos, tanto por mecanismos IgE-mediados como não IgE-mediados e esses pacientes costumam responder bem a CE e anti-H1, preferencialmente não sedantes, além da retirada do fator precipitante.[1,4,5]

Quando não houver urticária associada, ou seja, ocorrer um angioedema isolado, o próximo questionamento é se o paciente tem diagnóstico confirmado prévio de angioedema hereditário (AEH) ou adquirido (AEA).[1] Esses AEs são classicamente mediados por bradicinina (BK), não respondem a anti-H1 e CE e têm tratamentos específicos, que serão discutidos à frente.[1,3,4]

Muitas vezes, o paciente não tem diagnóstico prévio dessas duas condições, mas alguns dados clínicos podem sugerir essas hipóteses, tais como edemas de longa duração (maiores que 3 ou 4 dias), sem resposta ao tratamento convencional (anti-H1 e CE), presença de edema de via respiratória recorrente e crises de dor abdominal sem causa aparente, por vezes com passado de cirurgias abdominais não terapêuticas (laparotomias brancas).[3] Pacientes sem outra causa de AE com esses achados podem ser abordados como portadores de uma dessas síndromes, em especial se não houver resposta clínica ao tratamento convencional inicial na fase aguda.[1,5]

Algumas situações nos permitem diferir clinicamente entre o AEH e o AEA: o AEH se inicia mais precocemente (até adolescência) e, frequentemente, há antecedente familiar de condição semelhante; já o AEA normalmente ocorre após os 40 anos de idade e costuma ser secundário a doenças hematológicas linfoproliferativas ou autoimunes.[1] Caso o paciente já seja portador de alguma dessas condições clínicas, a hipótese de AEA se faz mais provável.[1] Os principais dados de anamnese encontrados em pacientes com AEH ou AEA estão compilados na Tabela 31.1.

Outra questão a ser feita precocemente é saber se o paciente utiliza alguma medicação da classe dos inibidores da enzima de conversão da angiotensina (IECA).[1,3-5] Estima-se que 0,5% dos usuários de IECA possam apresentar AE.[1] Como esses AEs também são mediados por BK, comumente a resposta clínica ao tratamento com anti-H1 e CE é insatisfatória.[4] Entretanto, devemos lembrar que nem todo paciente usuário de IECA que apresenta um AE está reagindo a essa medicação; portanto, o tratamento convencional pode ser eficaz.[1]

Outro dado clínico relevante é que esses AE mediados por BK costumam se instalar em um prazo de algumas horas.[1,5] Os AEs histaminérgicos, por desgranulação de mastócitos ou por alteração no metabolismo do ácido araquidônico, como aquele induzido por anti-inflamatórios não esteroidais (AINEs), costumam ter instalação mais rápida.[5] Quando o início do AE é rápido e há algum fator precipitante da crise, como alguma droga, alérgeno (alimento, veneno de inseto etc.) ou fator físico (exercício, calor, frio etc.), a remoção desse fator e o uso das medicações convencionais para a crise geralmente são eficazes.[1]

Por fim, existem os AEs idiopáticos ou secundários a uma condição de base, como uma infecção. Nesses casos, além de tratar a condição de base, se possível, o uso de CE e anti-H1 não sedante está indicado.[1,4,5]

Na Figura 31.1, propomos um fluxograma da abordagem do paciente com crise de AE.

Tabela 31.1. Condições clínicas que devem levar à suspeita de angioedema hereditário (AEH) ou adquirido (AEA)		
Comuns aos AEH e AEA	**Sugestivas de AEH**	**Sugestivas de AEA**
• Edemas de longa duração (> 3 a 4 dias) • Má resposta anti-H1 e CE • Edema de via respiratória recorrente • Dor abdominal recorrente sem causa orgânica aparente	• Início precoce (infância ou adolescência) • Antecedente familiar de AE	• Início mais tardio (depois dos 40 anos de idade) • Doença linfoproliferativa ou autoimune

Fonte: Encinas JA, Kuchroo VK. Mapping and identification of autoimmunity genes. Curr Opin Immunol. 2000; 12:691-7.

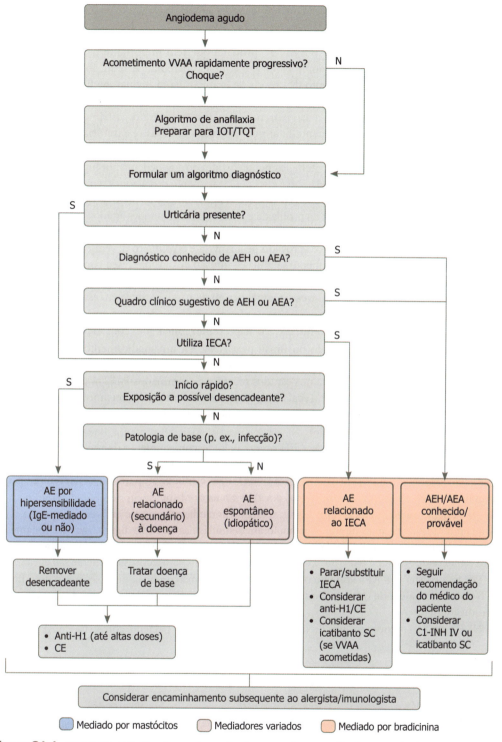

Figura 31.1. Algoritmo para abordagem do angioedema agudo no serviço de emergência. Fonte: modificada de Jaiganesh et al.[1] N: não; S: sim; VVAA: vias aéreas; AEH: angioedema hereditário; AEA: angioedema adquirido; IECA: inibidores da enzima conversora da angiotensina; Anti-H1: anti-histamínicos H1; CE: corticosteroides; SC: subcutâneo; IV: intravenoso; C1-INH: inibidor de C1.

Angioedema hereditário

Angioedema hereditário (AEH) é uma doença autossômica dominante rara causada pela deficiência do inibidor de C1 esterase (C1-INH), proteína que tem importante papel regulador nas cascatas do complemento, coagulação, fibrinólise e cinina-calicreína.[6] A redução dos níveis ou da atividade do C1-INH acarreta aumento dos níveis de bradicinina, principal mediador inflamatório do AEH.[6] Os pacientes apresentam ataques recorrentes de edemas subcutâneo e submucoso, que comprometem as vias respiratórias, face, extremidades, genitais e trato gastrintestinal.[6] O edema laríngeo é uma condição potencialmente fatal por obstrução das vias respiratórias superiores.[5,6] O diagnóstico e a abordagem desses pacientes serão abordados em outra seção deste livro.

Por se tratar de um quadro fisiopatologicamente distinto do angioedema por hipersensibilidade, o tratamento das crises com CE e anti-H1 não é eficaz.[3] O tratamento dos ataques sempre foi baseado na etiologia da doença. Desse modo, a reposição do C1-INH proveniente de plasmas de doadores de sangue tornou-se a terapia padrão, eficaz na profilaxia e tratamento dos ataques agudos.[7] Há dois preparados aprovados para uso no mercado americano, sendo um para profilaxia (Cinryze®) e outro para crises agudas (Berinert P®).[7] O segundo já foi aprovado pela Anvisa e o primeiro deverá estar disponível no Brasil até 2016. Em nosso país, comumente se utiliza a infusão de plasma fresco controlado (PFC), na dose de 2U, com o intuito de repor C1-INH. No entanto, não se sabe exatamente qual é a quantidade de C1-INH presente por unidade de PFC e essa terapêutica ainda não foi testada em estudos controlados.

Outras medicações que são classicamente usadas na profilaxia de longo prazo, mas podem ser usadas na crise, são os andrógenos atenuados e o ácido tranexâmico, mas com menor eficácia.[6]

Nos últimos anos, foi autorizado no Brasil pela ANVISA um medicamento para tratamento dos ataques de AEH: o icatibanto (Firazyr®). O icatibanto é um inibidor seletivo do receptor B2 da bradicinina e mostrou eficácia clínica nos estudos recentes denominados FAST-1 e FAST-2.[6,8] Outra medicação para os ataques de AEH é o ecalantide. Trata-se de um inibidor recombinante da calicreína plasmática e também demonstrou eficácia na melhora dos sintomas dos ataques de AEH, mas ainda não foi aprovado pela Anvisa.[9]

A dificuldade atual no manejo do AEH ocorre pelo desconhecimento da classe médica sobre a doença, levando a um subdiagnóstico, e ao alto custo das medicações realmente eficazes para crise, que já estão disponíveis no Brasil. Além disso, ainda faltam estudos comparando as diferentes opções de tratamento dos ataques para definir qual é a mais eficaz e segura.

De qualquer forma, dadas as dificuldades no acesso às medicações e à variabilidade de quadro clínico e de gravidade dos ataques de angioedema, foram definidas nas diretrizes brasileiras para tratamento do AEH as indicações de usar cada classe de fármacos. Essas indicações estão detalhadas na Tabela 31.2.

Tabela 31.2. Opções de tratamento para crise de angioedema hereditário[6]				
	Edema subcutâneo			
Tratamento	**Extremidades**	**Face e pescoço**	**Ataque abdominal**	**Edema laríngeo**
Observação clínica (aguardar resolução espontânea)	±	–	–	–
Concentrado de C1-INH* Antibradicinina* Anticalicreína	±	+	+	+
Plasma fresco congelado	±	±	±	±
Ácido tranexâmico	±	±	±	±
Internação em UTI (IOT ou TQT)	–	–	–	+

Fonte: adaptada de Giavina-Bianchi et al.[6]
*Disponíveis no Brasil: concentrado de C1-INH (Berinert®) e antibradicinina icatibanto (Firazyr®).
+: indicado; ±: possivelmente indicado; –: não indicado; IOT: intubação orotraqueal; TQT: traqueostomia.

No caso do AEA, cujo quadro clínico é similar ao do AEH, ainda não há tratamento medicamentoso bem estudado e para o qual haja indicação de bula de algum dos fármacos já aprovados para uso no AEH. Contudo, dada a similaridade na patogênese (deficiência do C1-INH) e na existência do mesmo mediador (BK), já há séries de casos descritos de boa resposta com uso de reposição de C1-INH ou anti-BK (icatibanto) e, embora sejam indicações *off-label*, em situações de alto risco, como acometimento grave da via respiratória, esses fármacos devem ser considerados (ver Figura 31.1).[1]

Considerações finais

O AE agudo é uma causa frequente de procura ao PS. Entretanto, como há uma grande variabilidade de mecanismos e mediadores envolvidos, muitas vezes os anti-H1 e CE são ineficazes. Nesses casos, deve-se pensar em causas "não alérgicas", nas quais a BK pode estar envolvida e pode ser necessário um tratamento específico. Além disso, o correto diagnóstico e a rápida abordagem são essenciais para evitar os riscos de desfecho ruim, como necessidade de via respiratória artificial ou cirurgias abdominais não terapêuticas. Com isso, é fundamental o apoio do especialista, sobretudo nos angioedemas recorrentes, para seguimento e manejo adequados.

Referências bibliográficas

1. Jaiganesh T, Wiese M, Hollingsworth J, Hughan C, Kamara M, Wood P et al. Acute angioedema: recognition and management in the emergency department. Eur J Emerg Med. 2013; 20(1):10-7.
2. Cicardi M, Bellis P, Bertazzoni G, Cancian M, Chiesa M, Cremonesi P, et al. Guidance for diagnosis and treatment of acute angioedema in the emergency department: consensus statement by a panel of Italian experts. Int Emerg Med. 2014; 9(1):85-92.
3. Depetri F, Tedeschi A, Cugno M. Angioedema and emergency medicine: From pathophysiology to diagnosis and treatment. Eur J Intern Med; 2018.
4. LoVerde D, Files DC, Krishnaswamy G. Angioedema. Crit Care Med. 2017 Apr; 45(4):725-35.
5. Floccard B, Javaud N, Deroux A, Boccon-Gibod I, Fain O, Amarger S, et al. Diagnosis and treatment of upper airway oedema caused by acute angio-oedema in the emergency department: a French consensus statement. Eur J Emerg Med. 2017; 24(5):318-25.
6. Giavina-Bianchi P, Arruda LK, Aun MV, Campos RA, Chong-Neto HJ, Constantino-Silva RN, et al. Diretrizes brasileiras para o diagnóstico e tratamento do angioedema hereditário – 2017. Arq Asma Alerg Imunol. 2017; 1(1):23-48.
7. Frank MM. Recombinant and plasma-purified human c1 inhibitor for the treatment of hereditary angioedema. World Allergy Organ J. 2010; 3(9 Suppl):S29-33.
8. Cicardi M, Banerji A, Bracho F, Malbran A, Rosenkranz B, Riedl M, et al. Icatibant, a new bradykinin-receptor antagonist, in hereditary angioedema. N Engl J Med. 2010; 363(6):532-41.
9. Cicardi M, Levy RJ, McNeil DL, Li HH, Sheffer AL, Campion M, et al. Ecallantide for the treatment of acute attacks in hereditary angioedema. N Engl J Med. 2010; 363(6):523-31.

PARTE

6

Doenças Autoimunes e Autoinflamatórias

32

Autoimunidade: Diferencial com Doenças Alérgicas

Myrthes Toledo Barros ■ Danilo Gois Gonçalves

Introdução

A capacidade de discriminação do sistema imunológico entre o próprio e o não próprio constitui um fenômeno primordial na homeostase da imunidade. Porém, em determinadas condições, o estado de autotolerância pode ser quebrado e o organismo passa a produzir anticorpos ou clones celulares que reagem a antígenos próprios, podendo provocar lesão tecidual e doença. As doenças autoimunes (DAIs) integram uma grande família com diferentes apresentações clínicas e compartilham uma resposta exacerbada da imunidade adaptativa. Individualmente, a maioria das DAIs é rara; no entanto, coletivamente, acomete cerca de 5% da população na América do Norte e na Europa Ocidental, não existindo dados sobre sua incidência nos países em desenvolvimento.[1]

Em geral, o gênero feminino é o mais atingido. Essa diferença está evidente em algumas doenças, como na tireoidite de Hashimoto (TH), doença de Graves (DG), lúpus eritematoso sistêmico (LES), miastenia *gravis* (MG) e artrite reumatoide (AR), 60% a 80% das quais ocorrem em mulheres. Por outro lado, as doenças inflamatórias intestinais e o diabetes melito do tipo I acometem igualmente os sexos, enquanto a incidência de espondilite anquilosante é maior em homens.[2] É provável que umas das causas de maior frequência em mulheres seja hormonal.

Há uma tendência para a ocorrência de mais de uma DAI no mesmo indivíduo, e nesses casos a associação mais comum é entre doenças do mesmo espectro. Como exemplo, está bem documentado que na TH e na DG ocorre uma incidência maior de anemia perniciosa.[3] Atualmente, a descoberta de alterações genéticas e imunológicas causadoras de tais associações levou à classificação de um novo grupo de imunodeficiências primárias conhecido como doenças de imunodesregulação.

Etiologia da autoimunidade

Para garantir a autotolerância e minimizar o risco de respostas autoimunes, o sistema imunológico utiliza vários mecanismos gerados tanto em nível central (timo e medula óssea) como periférico (baço e linfonodos).[3]

Durante o desenvolvimento da tolerância central, linfócitos T e B são inicialmente expostos a autoantígenos presentes no timo e na medula óssea, respectivamente. Interações de baixa afinidade estimulam e selecionam os linfócitos (seleção positiva), enquanto interações de alta afinidade levam à eliminação por apoptose (seleção negativa).[4] Por exemplo, a deficiência do regulador autoimune

Doenças Autoimunes e Autoinflamatórias

(AIRE), que participa na seleção negativa do timo leva à associação de doenças imunológicas, em especial, de hipocortisolismo autoimune, hipoparatireoidismo primário e candidíase mucocutânea crônica, conhecida como síndrome poliglandular autoimune do tipo 1 ou APECED (endocrinopatia poliglandular autoimune associada à candidíase e displasia ectodérmica).

Há vários mecanismos propostos para a tolerância periférica:

- *Ignorância imunológica*: ocorre quando células T ignoram os autoantígenos. Várias causas podem estar envolvidas: nível antigênico abaixo do limiar para indução de ativação ou deleção clonal; separação física entre antígenos e células T, como ocorre com a barreira liquórica e cristalino; ausência do auxílio de células TCD4+, impedindo que células TCD8+ sejam ativadas.[3,4] A quebra da barreira hematotesticular por trauma pode levar à exposição de antígenos e induzir infertilidade autoimune.

- *Deleção clonal*: pode haver eliminação do clone celular por apoptose durante apresentação do antígeno na ausência de moléculas coestimuladoras. Também pode ocorrer ausência de fatores de crescimento para linfócitos T ativados ou apoptose, por exemplo, por meio da ligação do Fas na superfície de células T com seu ligante (ligante do Fas).[4] O defeito da apoptose de linfócitos por mutações do Fas ou do seu ligante, do FADD e das caspases 8 e 10 podem levar à adenopatia crônica, esplenomegalia e citopenias autoimunes, quadro conhecido como síndrome linfoproliferativa autoime (ALPS). Defeitos da citotoxicidade celular, um dos processos indutores de apoptose, podem levar à linfo-histiocitose hemogagocítica, caracterizada por febre, citopenias/hemofagocitose, esplenomegalia, hiperferritinemia, hipertrigliceridemia, hipofibrinogenemia e aumento do CD25 solúvel.

- *Anergia*: ocorre quando linfócitos T ligam-se ao antígeno na ausência de sinais coestimulatórios ou na presença de sinais inibitórios, contato subótimo ou muito prolongado. O CTLA4 (antígeno linfocitário T citotóxico) é um sinal inibitório presente na superfície de linfócitos T, que quando defeituoso, leva a citopenias autoimunes, enteropatia e pneumopatia intersticial.

- *Defeitos na regulação da resposta autoimune*: determinados tipos de apresentação antigênica, como a via oral, geram linfócitos TCD4+CD25+FOXP3+ reguladores (Treg) ou células TCD8+ supressoras que, por meio da produção de citocinas como IL-10 e TGF-β, podem inibir a função (desvio funcional) ou suprimir outras células T.[3,4] Mutações de FOXP3 levam a IPEX (imunodesregulação; poliendocrinopatia, isto é, diabetes melito e hipotireoidismo que podem ter início no período neonatal; enteropatia; ligado ao cromossomo X). A deficiência do CD25, um coestimulador de linfócitos Treg, leva à linfoproliferação e autoimunidade, com quadros clínicos variáveis.

É amplamente conhecido que os linfócitos B participam positivamente da regulação da resposta imune por meio de várias funções como a produção de anticorpos, a apresentação de antígenos para linfócitos T, a ativação dessa população celular, a expressão de moléculas coestimulatórias e a produção de várias citocinas.[3,4] Recentemente, foram descritas subpopulações de células B com capacidade de regular negativamente os processos inflamatórios, dando origem ao conceito de linfócitos B reguladores, produtores de várias citocinas anti-inflamatórias.[5] Dentre estes, os mais estudados são os linfócitos B, que secretam IL-10 (linfócitos B10) e que apenas recentemente foram caracterizados em humanos, assim como os macrófagos M2. Ainda não foram identificados marcadores fenotípicos ou intracelulares específicos para linfócitos B10, especulando-se qual seria o seu papel na etiopatogênese das doenças autoimunes e sua potencial aplicação terapêutica.[6]

Desencadeamento das doenças autoimunes

Atualmente, atribui-se o desencadeamento e a perpetuação das DAIs à inter-relação de três fatores básicos: predisposição genética, agentes ambientais e desregulação do sistema imune.

Predisposição genética

Pode ser evidenciada por algumas constatações como a agregação familiar das DAIs e sua maior frequência entre parentes de primeiro grau, a maior taxa de concordância para sua coexistência em gêmeos monozigóticos do que em dizigóticos e sua associação com o cromossoma X.[3] Apenas 5% das DAIs apresentam *herança monogênica*, atualmente classificadas como um subgrupo das imunodeficiências primárias: as doenças de imunodesregulação. Como exemplos, são citadas APECED e IPEX.

É provável que a herança envolvida na maioria das DAIs seja poligênica, sendo mais proeminentes os genes do MHC.[7] As moléculas classe I ou II do MHC podem conferir suscetibilidade por si só, havendo uma evidente associação com algumas doenças como espondilite, diabetes tipo I e AR (Tabela 32.1). No entanto, as associações HLA–doença não são absolutas, haja vista que os polimorfismos genéticos também ocorrem em indivíduos normais. Cabe ressaltar que a presença de um alelo de suscetibilidade para uma determinada doença não constitui fator suficiente para o seu desencadeamento, sendo necessária interação com outros genes, citando-se como exemplo, aqueles que codificam para TNF-α e sistema complemento.[8] Finalmente, é possível que a vulnerabilidade de um determinado órgão-alvo em relação à lesão tecidual também seja determinada geneticamente. Essa hipótese é reforçada pela observação de que pessoas que apresentam os mesmos autoanticorpos necessariamente não desenvolvem as mesmas lesões teciduais.

Fatores ambientais

Uma taxa de concordância de DAIs menor do que 50% em gêmeos univitelinos indica que os fatores ambientais podem ser importantes para o desencadeamento da doença mesmo em indivíduos com predisposição genética.[9] Os agentes externos considerados mais importantes são:

■ Agentes infecciosos

Constituem os fatores externos mais implicados na deflagração das DAIs. Os mecanismos pelos quais esses agentes podem iniciar os processos autoimunes ainda não estão esclarecidos, sendo os mais investigados:

- *Mimetismo molecular*: baseia-se no compartilhamento de um ou mais epítopos entre o agente infeccioso e vários autoantígenos com similaridade suficiente para serem reconhecidos pelo mesmo linfócito T ativado (TCD4+ ou TCD8+) ou anticorpo.[3,4] Assim, o vírus Epstein-Barr tem sido associado ao surgimento de doenças autoimunes, como o LES e a esclerose múltipla (Tabela 32.2).

Tabela 32.1. Associação entre HLA e doenças autoimunes		
Doença	*Alelo HLA*	*Risco relativo*
Tireoidite de Hashimoto	DR11, DR5???	3,2
Doença de Graves	DR17(3)	3,7
Diabetes tipo I	DQ8	14
Artrite reumatoide	DR4, TNF-α	5,8 para DR4
Artrite reumatoide juvenil	DR8	8,1
Síndrome de Sjögren	DR3	9,7
Lúpus eritematoso sistêmico	DR3	5,8
Hepatite autoimune	DR17(3)	13,9
Pênfigo vulgar	DR4	14
Esclerose múltipla	DR2, DQ6	12
Espondilite anquilosante	B27	87,4
Miastenia *gravis*	B8	4,4
Doença celíaca	DQ2, DQ8	7
Dermatite herpetiforme	DR3	17

Fonte: adaptada de Delves PJ et al.[3] e Barros MT et al.[31]

Doenças Autoimunes e Autoinflamatórias

Tabela 32.2. Mimetismo molecular: homologia entre microrganismos e autoantígenos em doenças autoimunes		
Doença	**Agente infeccioso**	**Autoantígeno**
Febre reumática	*Streptococcus* do Grupo A	Miosina cardíaca
Guillain-Barré	*Campylobacter jejuni*	Gangliosídeos
Doença de Lyme	*Borrelia burgdorferi*	LFA1
Artrite reativa	*Shiguella* *Klebsiella*	HLA – B27 HLA – B27
Esclerose múltipla	EBV, influenza A, HBV octâmero	Mielina
Espondilite anquilosante	*Klebsiella*	HLA- B27
Cardiopatia chagásica	*T. cruzi*	Receptor β-adrenérgico humano
LES	EBV	DNA
Diabetes	*Coxsackie B*	GAD
Miastenia *gravis*	HSV	Receptor de acetilcolina
Cirrose biliar primária	*E. coli*	Subunidade E2 de mitocôndria

Fonte: adaptada de Delves PJ et al.[3] e Barros MT et al.[31]
GAD: descarboxilase do ácido glutâmico.

- *Ativação policlonal*: muitos microrganismos, inclusive vírus, produzem superantígenos que ativam inespecificamente linfócitos T. Essa interação estimula a expansão clonal, podendo resultar na ativação de subpopulações de células T autorreativas. Em humanos, os superantígenos têm sido implicados na etiopatogenia do diabetes melito do tipo I, na psoríase e na miocardiopatia dilatada idiopática.[3,4]
- *Liberação de antígenos sequestrados*: a destruição tecidual resultante do efeito citopático direto dos vírus pode levar à apresentação de autoantígenos previamente sequestrados no órgão-alvo para linfócitos T autorreativos.[3,4]
- *Distúrbios da resposta imune inespecífica*: embora normalmente as citocinas pró-inflamatórias atuem prevenindo a replicação viral, podem levar à ativação de células T autorreativas ocasionalmente. Nesse contexto, há evidências de que a infecção pelo vírus Coxsackie B contribua para a destruição de células β-pancreáticas e para o desencadeamento do diabetes tipo I pela produção local de IFN.[4] Os microrganismos comensais do trato gastrintestinal (microbiota) estão envolvidos com o surgimentos de doenças inflamatórias intestinais.
- *Destruição ou disfunção de células necessárias para a manutenção da autotolerância*: um exemplo é a infecção pelo HIV-1, que causa deleção de células CD4+NKT que exercem ações reguladoras da resposta imune; sua redução pode explicar, ao menos parcialmente, a presença de autoanticorpos e de cardiopatia autoimune em pacientes infectados.[3,4]

■ Medicamentos

Algumas DAIs podem ser induzidas por medicamentos como decorrência da produção de autoanticorpos contra antígenos nucleares, em particular histonas (H2A–H2B) e eritrócitos. São relativamente raras (10% dos casos de LES) e, frequentemente, os anticorpos desaparecem com a suspensão da medicação o que leva à rápida remissão dos sintomas.[10] Os mecanismos mais provavelmente envolvidos são:

- *Interferência na tolerância*: a hidralazina e a procainamida aumentam a expressão da molécula coestimuladora LFA-1, com consequente estabilização da interação da célula T com a célula apresentadora do antígeno e aumento da reatividade até mesmo para antígenos de baixa afinidade podendo desencadear a produção de anticorpos anti-DNA e doença similar ao LES.[11]

- *Reatividade cruzada*: alguns medicamentos (p. ex., penicilina) atuam como haptenos que se ligam covalentemente a peptídeos ou proteínas, gerando linfócitos T que reagem cruzadamente. Essas células também podem ser ativadas por alguns medicamentos (p. ex., sulfametoxazol, lidocaína, quinolonas, carbamazepina, lamotrigina e p-fenilenodiamina) que reagem diretamente com os receptores TCR.[4]
- *Modificação de autoantígenos*: a exposição a medicamentos ou outros agentes químicos pode modificar componentes do organismo resultando na formação de neoantígenos para os quais não havia sido estabelecida autotolerância. Um exemplo é o do halotano que pode desencadear hepatite fulminante autoimune ou acelerar o desenvolvimento de cirrose biliar primária subclínica.[12] Outros exemplos de indução de DAIs induzidas por medicamentos são: α-metildopa e anemia hemolítica; isoniazida e LES e AR; penicilamina e LES, miastenia *gravis* e pênfigo.[3,4]
- *Interferência na regulação imune*: metais pesados como mercúrio e ouro podem ser imunotóxicos. Em animais suscetíveis, o mercúrio induz ativação policlonal de células B e altos níveis de anticorpos antinucleares, similares àqueles observados em indivíduos com esclerose sistêmica.[13]

■ Outros agentes

A luz UV altera a estrutura do DNA, além de induzir apoptose em queratinócitos, expondo antígenos nucleares e citoplasmáticos e pode induzir ou exacerbar o lúpus. Evidências epidemiológicas sugerem que a ingestão de l-triptofano seja causa de esclerodermia; e a ingestão de produtos que contêm L-canavanina, de doenças lúpus-símile.

■ Poluição ambiental

Embora há muitos anos os efeitos da poluição atmosférica venham sendo associados às pneumopatias crônicas, apenas mais recentemente passaram a ser implicados também na etiopatogenia das doenças inflamatórias. Estudos focando gêmeos univitelinos demonstraram que a interação entre fatores genéticos e a poluição ambiental pode contribuir para o desencadeamento de AR e artrite idiopática juvenil.[14] As associações mais relevantes são:
- *Tabagismo*: há fortes evidências de que o tabaco possa aumentar o risco para AR[15] e LES[16] em adultos. O risco para AR entre tabagistas é aproximadamente 2 vezes maior em homens e 1,3 em mulheres em comparação aos respectivos controles não tabagistas.[15]
- *Exposição à sílica*: a inalação constante de sílica e amianto, que pode levar à doença pulmonar inflamatória crônica, também tem sido considerada um possível fator de risco para o desenvolvimento de AR e LES.[17] Também foi relacionada com a presença de esclerose sistêmica e de vasculites como Wegener, poliangiite microscópica e síndrome de Churg-Strauss.[18]
- *Exposição a solventes orgânicos*: está associada às alterações autoimunes com início em membrana basal como ocorre, por exemplo, na síndrome de Goodpasture. Outros exemplos são o desencadeamento de esclerodermia pela inalação de tolueno, benzeno e de alguns herbicidas e o de fasciite eosinofílica e doença escleroderma-*like*, desencadeadas pela exposição prolongada a tricloroetileno.[18]

Desregulação da resposta imune

Há evidências atuais de que o timo constitua o centro controlador da autorreatividade patológica, onde ocorre a eliminação das células T potencialmente autorreativas e a seleção das células TCD4+ CD25+ reguladoras (Treg) específicas para autoantígenos.[3,4] A atividade reduzida de células Treg parece tornar os indivíduos mais suscetíveis às DAIs, como ocorre, por exemplo, na esclerose múltipla e na AR. Ainda não está totalmente esclarecido se essa redução seria causa ou consequência da doença de base.

Em circunstâncias normais, os macrófagos fagocitam as células apoptóticas evitando assim a liberação do seu conteúdo intracelular e consequente inflamação ou ativação da resposta imune. Nas DAIs, pode ocorrer aumento da apoptose com diminuição da remoção de células apoptóticas pelos macrófagos, resultando em uma oferta grande antígenos e maior risco de quebra da autotolerância. A deficiência de fatores de opsonização, tais como componentes C2, C4 ou C1q do complemento ou de seus receptores, também retarda a destruição do material apoptótico por fagócitos, resultando em exposição prolongada de autoantígenos e indução da autoimunidade, como observado nos casos de doenças lúpus-símile, decorrentes das deficiências da via clássica do complemento.[3,4]

Doenças autoimunes

De acordo com o número de órgãos atingidos e o tipo de autoanticorpos presentes, as DAIs podem ser agrupadas didaticamente em órgão-específicas, de espectro intermediário ou sistêmicas (Tabelas 32.3 a 32.5).[3,4] A seguir, serão abordados alguns aspectos imunológicos das principais doenças autoimunes. Para detalhes de aspectos clínicos, deverão ser consultados livros e periódicos especializados.

Tabela 32.3. Doenças autoimunes órgão-específicas: autoantígenos e possíveis mecanismos efetores		
Doenças	**Antígenos**	**Mecanismos efetores**
Tireoidite de Hashimoto	Tireoglobulina Peroxidase da tireoide (TPO)	• Ativação de linfócitos B com produção de autoanticorpos • Ativação de linfócitos TCD8+ citotóxicos e de T CD4+ • ↓ Treg (CD4+CD25+Foxp3+)
Doença de Graves	Receptor de TSH	• Ligação agonista ao receptor der TSH com aumento da produção de hormônios
Diabetes autoimune	Células β – pancreáticas Anticorpos antidescarboxilase do ácido glutâmico (GAD) Insulina, pró-insulina, receptor de insulina Glucagon Proteínas similares à tirosina fosfatase Proteína 2 associada ao insulinoma (IA-2 e IA-2 β)	• Ativação de linfócitos TCD4+ • Ativação de linfócitos TCD8+ • ADCC (?)
LADA (diabetes autoimune latente do adulto)	Anticorpos antidescarboxilase do ácido glutâmico (GAD) Proteína 2 associada ao insulinoma (Anti-IA2)	• Ativação de linfócitos TCD4+ • Ativação de linfócitos TCD8+ • ADCC (?)
Diabetes insulinorresistente	Receptor para insulina	• Anticorpo bloqueador do receptor da insulina
Miastenia *gravis*	Receptor de acetilcolina MuSK (tirosina quinase músculo específica) Miosina, α-actina, rapsina, rianodina e titina	• Anticorpo bloqueador do receptor de acetilcolina
Esclerose múltipla	Proteína básica da mielina (MBP) Proteína proteolipídeo (PLP) Glicoproteína de mielina/oligodendrócitos (MOG)	• LT CD4+
Neuromielite óptica	Aquaporina-4 Mielina de oligodendrócitos	• Ligação do anticorpo a astrócitos • Ligação do anticorpo a oligodendrócitos
Síndrome miastênica de Lambert-Eaton (SMLE)	Canais de cálcio pré-sinápticos	• Anticorpo bloqueador do canal de cálcio prevenindo a ligação de vesículas à membrana pré-sináptica e a liberação de acetilcolina
Uveíte autoimune	Antígeno S retiniano	• LTCD4+

Fonte: adaptada de Delves PJ et al.[3] e Barros MT et al.[31]
ADCC: citotoxicidade mediada por célula e dependente de anticorpo.

Autoimunidade: Diferencial com Doenças Alérgicas

Tabela 32.4. Doenças autoimunes de espectro intermediário: autoantígenos e possíveis mecanismos efetores

Doença	Antígeno	Mecanismo efetor
Hepatite autoimune tipo 1	Actina F/músculo liso, DNA, p-ANCA atípico Microssomos de fígado e rim (LKM) Receptor de asialoglicoproteínas Antígeno hepático solúvel	• Linfócitos TCD8+ (?) • ADCC?
Hepatite autoimune tipo 2	Microssomos de fígado e rim (LKM) Citosol hepático Antígeno fígado/pâncreas	• Linfócitos TCD8+ (?) • ADCC?
Cirrose biliar primária	Subunidade E2 do complexo piruvato-desidrogenase (mitocôndria)	• Linfócitos TCD4+ e LTCD8+
Retocolite ulcerativa	Lipopolissacarídeos do cólon	• Linfócitos TCD4+ (T21)
Doença celíaca	Transglutaminase tecidual (tTG)	• Ativação de linfócitos T intestinais • Liberação de citocinas pró-inflamatórias como IFN-γ, TNF-α e IL-2 • Lesão de enterócitos
Púrpura trombocitopênica idiopática	Plaquetas (glicoproteína IIb/IIIa)	• Anticorpos citotóxicos/opsonizantes
Anemia hemolítica autoimune	Hemácias (Rh, antígeno I)	• Anticorpos citotóxicos/opsonizantes
Anemia perniciosa	Células parietais gástricas (ATPase Na^+/K^+) Fator intrínseco	• Anticorpos citotóxicos • Anticorpo bloqueador
Pênfigo vulgar	Desmogleína 1 Desmogleína 3	• Anticorpos fixadores de complemento • ADCC? • Linfócitos TCD4+
Pênfigo foliáceo	Desmogleína 1	• Anticorpos fixadores de complemento

Fonte: adaptada de Delves PJ **et al.**[3] e Barros MT **et al.**[31]
ANCA: anticorpo anti-cipoplasma de neutrófilos, ADCC: citotoxicidade mediada por célula e dependente de anticorpo.

Tabela 32.5. Doenças autoimunes sistêmicas: autoantígenos e possíveis mecanismos efetores

Doença	Autoantígeno	Mecanismo efetor
Artrite reumatoide	Peptídeo cíclico citrulinado (CCP) IgG (porção Fc da cadeia pesada) Colágeno tipo II Citoplasma de neutrófilos (p-ANCA)	• Ativação de linfócitos Th1 da sinóvia • Produção de citocinas que levam à proliferação sinovial • Produção de citocinas por macrófagos (IL-1 e TNF-α) mantêm o processo inflamatório • Ativação do sistema complemento por autoanticorpos com liberação de cininas, enzimas lisossômicas e radicais livres de oxigênio
Síndrome de Sjögren	SS-A (Ro), SS-B (La) Receptor de acetilcolina do epitélio glandular Ductos, mitocôndria, núcleo, IgG, tireoide Alfa-fodrin (proteína ligadora de actina)	• Linfócitos TCD4+ • Linfócitos TCD8+ citotóxicos • ADCC (?)
Esclerose sistêmica progressiva	Topoisomerase I (Scl-70), centrômero, RNA polimerase I, II e III Fibrilarina, endoribonuclease	• Ativação de linfócitos TCD4 e TCD8, macrófagos, mastócitos e plaquetas • Aumento da produção de citocinas pró-fibróticas (TGF-β, IL-1), PGDF e endotelina-1 com aumento da proliferação fibroblástica • Aumento da expressão do regulador da resposta CD19 em linfócitos B

Continua

Capítulo 32

Doenças Autoimunes e Autoinflamatórias

Tabela 32.5. Doenças autoimunes sistêmicas: autoantígenos e possíveis mecanismos efetores (*continuação*)

Doença	Autoantígeno	Mecanismo efetor
Polimiosite	Nucleares, IgG, U1 RNP, Ro, La Sintetase (Jo-1)	• Linfócitos TCD8+ citotóxicos para miócitos em endomísio
Dermatomiosite	Nucleares, IgG, U1 RNP, Ro, La Enzima de acetilação de histonas (Mi-2) Proteína citoplasmática de transporte (anti-SRP)	• Linfócitos TCD4+ e linfócitos B nas áreas de perimísio e perivasculares
Lúpus eritematoso sistêmico	dsDNA RNP/Sm Ro/La Nucleoproteína, Proteína P ribossômica Cardiolipina/β2-glicoproteína 1	• Complexos dsDNA e anti-dsDNA • Alteração da fagocitose (?) • Alteração do complemento (?) • Atividade de NK ↓ (?) • Atividade de linfócitos T CD8+ ↓ (?)
LE induzido por fármacos	Histona Nucleoproteína	• Imunocomplexos
Síndrome antifosfolípide (SAF)	Cardiolipina, β2-glicoproteína I, protrombina e anexina V	• Ligação anticorposa de fosfolípideos da membrana celular (cardiolipina ou fosfatidilserina) mediada pelo cofator β2-glicoproteína I • Ligação de anticorpos a proteínas plasmáticas (β2-glicoproteína I, protrombina ou anexina V) ligadas a fosfolípideos aniônicos
Granulomatose com poliangiite	Proteinase 3 (ANCA c) Mieloperoxidase (ANCA p)	• Anticorpo? • Linfócitos TCD4+ • Citocinas pró-inflamatórias

Fonte: adaptada de Delves PJ et al.[3] e Barros MT et al.[31]
ADCC: citotoxicidade mediada por célula e dependente de anticorpo.

Mecanismos imunológicos efetores nas doenças autoimunes

Os mecanismos envolvidos na patogenia das DAIs ainda não estão suficientemente esclarecidos. Nas doenças órgão-específicas, ocorre a participação de linfócitos T autorreativos e de autoanticorpos, e a citólise dependente de células T citotóxicas pode ser causada por necrose (via perforinas) ou apoptose (via granzima B).[3,4] Aparentemente, os linfócitos Th1 são críticos para a indução de DAIs pelo recrutamento de células e mediadores inflamatórios, enquanto os linfócitos Th2 parecem ser protetores.[19] Mais recentemente, outra subpopulação de células TCD4+ foi identificada – células Th17 – que tem propriedades pró-inflamatórias.[3,4]

Os autoanticorpos podem causar lesão através de mecanismos de citólise ou fagocitose de células-alvo, assim como interferência na função celular.[19] Nas DAIs sistêmicas, anticorpos IgG são produzidos contra autoantígenos amplamente distribuídos (DNA, nucleoproteínas), formando complexos na circulação. A deposição tecidual desses imunocomplexos causa inflamação mediada por complemento.[3,4] Cabe ressaltar que, à luz dos conhecimentos atuais, a distinção entre DAIs mediadas por células T ou anticorpos parece inapropriada, havendo uma tendência a se considerar que ambos componentes da resposta imune possam atuar simultaneamente na lesão do órgão-alvo.

Aspectos clínicos e diagnósticos das doenças autoimunes

O diagnóstico das DAIs é estabelecido na presença de sinais e sintomas que caracterizam cada doença e seguindo critérios de classificação aceitos e validados em consensos internacionais e divulgados para o uso na clínica diária, em estudos epidemiológicos e de pesquisa. Os autoanticorpos, que constituem a principal alteração laboratorial nas DAIs, são dirigidos contra moléculas próprias do núcleo, citoplasma e superfície celular. Os autoanticorpos constituem os marcadores sorológicos das DAIs, tendo frequentemente valor diagnóstico e, mais raramente, prognóstico. Podem ser detectados por várias técnicas laboratoriais, sendo os testes imunoenzimáticos e os de imunofluorescência os mais utilizados.[20] Os mais característicos são os anticorpos antinucleares (ANA ou FAN). Considerando-se que uma porcentagem significativa de indivíduos com autoanticorpos séricos não tem DAIs identificáveis, infere-se que sua presença não possa diferenciar entre doença e saúde.

É importante mencionar que na prática médica, apesar da existência de critérios para a classificação das DAIs, as manifestações clínicas e alterações sorológicas iniciais podem ser sugestivas de DAIs; porém, sem preencher critérios suficientes para definir uma determinada patologia; esta condição é denominada *doença autoimune indiferenciada*. As principais manifestações clínicas dessa entidade são: artralgia (66%), artrite (32%), Raynaud (38%) e leucopenia (24%), sendo detectada positividade do FAN e do anti-Ro em 90% e 80% dos casos, respectivamente. Entretanto, considerando a literatura atual, 25% dos pacientes com doença autoimune indiferenciada podem desenvolver doenças específicas nos primeiros cinco anos, principalmente lúpus eritematoso sistêmico.[20] Os anticorpos detectados em indivíduos saudáveis que ocorrem em baixos níveis, são do isotipo IgM, polirreativos e de baixa afinidade. Em contraste, os pacientes com DAIs ostentam títulos elevados de anticorpos de alta afinidade contra antígenos específicos, habitualmente do tipo IgG.[3,4]

Um aspecto intrigante das DAIs é sua associação com as imunodeficiências primárias (IDPs). As associações clínicas mais descritas são a imunodeficiência comum variável e deficiência de IgA associadas a TH, AR, anemia hemolítica autoimune (AHA), síndrome de Sjögren (SS), LES, dermatomiosite (DM), polimiosite (PM) e anemia perniciosa.[21] As deficiências predominantemente celulares estão associadas a endocrinopatias autoimunes. Já as deficiências dos componentes da via clássica do complemento estão associadas a doenças lúpus-símile e vasculites.

Também é intrigante a presença de autoanticorpos em idosos aparentemente saudáveis. Ela tem sido associada à perda da autotolerância com redução da população de linfócitos T *naïve* e aumento relativo dos linfócitos T de memória, com aumento da produção de autoanticorpos e possível desencadeamento de DAIs. A interpretação da presença de autoanticorpos no idoso, de um modo geral, implica muitas dificuldades, devido à apresentação clínica insidiosa das DAIs e com características atípicas. Autoanticorpos podem ser detectados em idosos saudáveis, com destaque para antifosfolípides em 28%, fator reumatoide em 22% e fator antinúcleo em 14%. O diagnóstico de miopatias inflamatórias e de síndrome antifosfolípide em pessoas idosas deve necessariamente levar à investigação ativa de possível neoplasia subclínica.[22] Nesse contexto, nas últimas décadas tem sido discutida a associação entre autoimunidade e neoplasias. Entre essas associações citam-se: a progressão de LES, Sjögren e AR para doenças linfoproliferativas; o desenvolvimento de autoanticorpos (ANA, anti-DNAds, anti-sm, anti-Ro, e outros) em pacientes com câncer sem evidências de doenças autoimunes associadas (Tabela 32.6).[22] O exato mecanismo da produção de autoanticorpos na ausência de

Tabela 32.6. Autoanticorpos encontrados em pacientes com câncer	
Doença	*Autoanticorpo*
Neoplasias hematológicas	Anti-DNA, anti-Sm, anti-p53, anti-Ro (SSA), anti-La (SSB), antifosfolípide
Neoplasias gastrintestinais	Anti-DNA, anti-Sm, anti-p53, anti-c-myc, anti-HSP60
Câncer de mama	ANA, anti-p53, anti-La (SSB), anti-c-myc, anti-GAD65, antifosfolípide, anti-HSP60, anti-HSP90
Câncer de pulmão	ANA, anti-RNP, antialfa-enolase, anti-GAD65, antifosfolípide, anticolagene I, III, V
Carcinoma de células renais	Anti-Sm, antifosfolípide, ANCA, anticentrômero
Melanoma	Antifosfolípide, antitirosinase, anticentromero
Carcinoma hepatocelular	Anti-DNA

Fonte: adaptada de Lleo A et al.[20] e Barros MT et al.[31]

DAIs em pacientes com câncer ainda não está bem estabelecido. O papel desses anticorpos nos indivíduos com câncer ainda é incerto e a principal pergunta é se eles têm ou não um papel patogênico na formação, manutenção e progressão da doença.[22]

Tratamento das doenças autoimunes

Medidas gerais

São adotadas para limitar o início ou a gravidade da doença, incluindo entre outras: uso de protetor solar para evitar a exposição à radiação UV que altera o DNA das células, alteração associada à exacerbação dos sintomas em algumas DAIs (LES, DM); contraceptivos orais em altas doses devem ser evitados, devendo ser encorajados outros métodos; prevenção e tratamento da osteoporose durante corticoterapia ou acometimento muscular, requerendo fisioterapia motora e exercício físico.[23]

Controle metabólico

Embora a maioria das terapêuticas envolva a manipulação da resposta imune, em algumas doenças órgão-específicas, nas quais as lesões tendem a instalar-se de forma progressiva levando à insuficiência funcional do órgão acometido, o tratamento requer apenas seu controle metabólico (p. ex., reposição de insulina no diabetes melito do tipo I, de vitamina B12 na anemia perniciosa, de levotiroxina na TH e de anticolinesterásicos na MG).

Fármacos anti-inflamatórios não esteroidais (AINEs)

Constituem um grupo variado de fármacos que tem em comum a propriedade de controlar a inflamação, a analgesia e combater a hipertermia. Incluem numerosos medicamentos classificados de acordo com seu grupamento químico e atuam suprimindo a síntese de prostaglandinas por meio da inibição da ciclo-oxigenase (COX), podendo ser inibidores não seletivos, inibidores preferenciais para a COX-2 ou seletivos para a COX-2. Geralmente são usados nos quadros clínicos leves ou associados a outros fármacos em quadros moderados a graves. Cuidados especiais devem ser tomados quanto à sua toxicidade renal e gastrintestinal.

Corticoides

Têm efeitos anti-inflamatórios/imunológicos em doses baixas/moderadas, incluindo a modulação negativa do fator nuclear κB, responsável pela transcrição de proteínas. São prescritos em doses baixas na ausência de envolvimento grave de órgãos, risco importante de vida ou na falha no controle dos sintomas pelos AINHs e/ou DMARDs; na presença de uma agressão maior, risco potencial de vida ou quadros clínicos rapidamente progressivos, estão indicados em altas doses. São amplamente utilizados na AR, artrite idiopática juvenil, DM, PM, LES, lúpus cutâneo, AHA e MG. A dose e o tempo de tratamento variam de acordo com a doença de base e sua gravidade. As contra-indicações do uso incluem hipersensibilidade documentada, doença gastrintestinal, infecção viral, fúngica e tuberculose.

Drogas antirreumáticas modificadoras da doença (DMARDs)

Constituem um grupo de medicações que tem a capacidade de modificar o curso de doenças reumáticas (DMARDs – do inglês, *Disease-Modifying Anti-Rheumatic Drugs*). São amplamente prescritas, embora seus mecanismos de ação em algumas ocasiões não estejam bem estabelecidos (Tabela 32.7).

Autoimunidade: Diferencial com Doenças Alérgicas

Tabela 32.7. Fármacos antirreumáticos modificadores da doença		
DMARDs	**Mecanismo de ação**	**Indicações**
Metotrexato (MTX)	Inibidor das purinas e antagonista do ácido fólico, reduz a atividade de LTB4 e da fosfolipase A$_2$ e diminui a produção de IL-1, IL-6 e TNF	AR, ARJ, LES, LE cutâneo, DM, PM e SS
Antimaláricos (hidroxicloroquina e difosfato de cloroquina)	Diminuem a produção de IL-1 e parecem interferir na apresentação antigênica	AR, ARJ, LES, LE cutâneo, SS e DM
Leflunomide	Inibidor da síntese das pirimidinas de linfócitos T e B	AR, LES
Sulfassalazina	Desconhecido	AR, ARJ, RCU
Dapsona	Desconhecido	LE cutâneo
Minociclina	Inibe as metaloproteinases que degradam as cartilagens	AR soropositiva leve
Penicilamina	Quebra pontes dissulfídricas nos complexos IgG-IgM	Atualmente pouco utilizada devido a sua toxicidade

Fonte: Goodman e Gilman's. The Pharmacological Basis of Therapeutics, 10th Edition. 2001.[32]
AP: artrite psoriática; AR: artrite reumatoide; ARJ: artrite reumatoide juvenil; DC: doença de Crohn; DM: dermatomiosite; DMA: diabetes melito; EA: espondilite anquilosante; GW: granulomatose de Wegener; LD: lúpus discoide; LES: lúpus eritematoso sistêmico; MG: miastenia gravis; PM: polimiosite; PTI: púrpura plaquetopênica idiopática; SS: síndrome de Sjögren; TRAPS: TNF receptor-1 associated periodic syndrome.

Imunossupressores (citotóxicos)

Sua principal indicação é o inicio abrupto da doença com envolvimento importante de um ou vários órgãos, basicamente para evitar danos irreversíveis dos órgãos acometidos. Uma segunda indicação é a diminuição da dosagem dos corticoides e outros imunomoduladores ou na falha terapêutica. Administradas como fármacos únicos ou em associação (Tabela 32.8).

Imunomodulação

O uso de agentes biológicos no tratamento das doenças autoimunes vem se expandindo rapidamente nos últimos anos, tendo em vista os resultados promissores e o perfil de segurança dessas drogas. Adicionalmente, o melhor conhecimento da imunorregulação nesse grupo de doenças tem

Tabela 32.8. Imunossupressores (citotóxicos)		
Imunossupressor	**Mecanismo de ação**	**Indicações**
Azatioprina	Inibição do metabolismo das purinas	AR, ARJ, nefropatia lúpica, MG corticorresistente, DM e PM refratárias, RCU
Micofenolato mofetil	Inibição da síntese das purinas; apenas de linfócitos	AR, nefropatia lúpica, MG corticorresistente, DM e PM refratárias
Ciclosporina	Inibição da calcineurina e transcrição da IL-2	Uveíte, diabetes tipo I incipiente, psoríase, com efeito moderado no LES, PM, PTI, DC, CBP, MG corticorresistente e AR refratária
Ciclofosfamida	Alquilante – inibe células T e B	Nefrite lúpica, DM, PM e AHA refratárias, MG corticorresistente e vasculites
Clorambucil	Alquilante	Manifestações extra-articulares da AR, vasculites e outras DAIs refratárias a tratamentos anteriores

Fonte: Goodman e Gilman's. The Pharmacological Basis of Therapeutics, 10th Edition. 2001.[32]
AHA: anemia hemolítica autoimune; AR: artrite reumatoide; ARJ: artrite reumatoide juvenil; CBP: cirrose biliar primária; DC: doença de Crohn; DM: dermatomiosite; DMA: diabetes melito; GW: granulomatose de Wegener; MG: miastenia gravis; PM: polimiosite; PTI: púrpura plaquetopênica idiopática; RCU: retocolite ulcerativa.

Capítulo 32

399

Doenças Autoimunes e Autoinflamatórias

contribuído de modo decisivo para a definição dos alvos terapêuticos para ação dos agentes biológicos. As abordagens mais importantes referentes à imunomodulação nas doenças autoimunes são: 1) antagonismo das funções das citocinas; 2) inibição das moléculas coestimulatórias (segundo sinal para a ativação dos linfócitos T); 3) depleção de linfócitos B.

■ Antagonistas de citocinas

As células T *helper* estão imersas em um *pool* de citocinas que constituem os principais agentes da inflamação crônica que iniciam e perpetuam as doenças autoimunes sistêmicas. Nesse contexto, o antagonismo das citocinas pró-inflamatórias decorrentes da ativação Th1 (IL-2, interferon gamma, TNF, IL-12, IL-15, IL-18) constitui o principal instrumento para o controle das doenças inflamatórias crônicas. Uma estratégia alternativa seria a ativação de citocinas de perfil Th2 (IL 4, IL 5, IL 9 e IL 13) objetivando diminuir a inflamação crônica, mas vários testes terapêuticos não alcançaram bons resultados.[3,4]

Para facilitar o entendimento e a memorização do tratamento com "anticitocinas" específicas, foi estabelecida uma logística na qual a nomenclatura dos imunobiológicos baseia-se na utilização de sufixos que indicam sua natureza: proteína de fusão (-cepte), refere-se à proteína de fusão de um receptor a uma fração Fc de uma IgG1 humana; anticorpo monoclonal (-mabe), pode corresponder a: -umabe indica um anticorpo monoclonal humano (mabe); -ximabe indica anticorpo monoclonal quimérico; -zumabe indica um anticorpo monoclonal humanizado (Tabela 32.9). Os inibidores de tirosinas quinases têm a terminação (-tinibe)

Agentes bloqueadores do TNF-α

Os atualmente disponíveis são: 1) proteínas de fusão humanizadas que consistem em um complexo solúvel formado pela porção extracelular do receptor de TNF-α ligada à porção Fc de uma IgG1 (etanercept); 2) anticorpos monoclonais solúveis que se ligam ao especificamente ao TNF-α

Tabela 32.9. Imunobiológicos		
Imunobiológico	*Mecanismo de ação*	*Indicações*
Inibição de citocinas		
Etanercept, Infliximab, Adalimumab, Certolizumab	Anti-TNF-α	AR, DC, EA, AP refratária
Golimumab,	Anti-TNF-α	AP refratária, EA
Anakinra, Canakinumab	Anti-IL-1β	AR, TRAPS, gota
Tocilizumab	Anti-IL-6	Ar, ARJ
Citocinas		
IFN-β-1a, IFN-β-1b	–	Esclerose múltipla
IL-10	–	Psoríase
Depleção de células B		
Rituximab	Anti-CD20	MG, GW, DMA, PTI, AR
Belymumab	Anti-Blys (solúvel)	Nefrite lúpica
Blisimod	Anti-Blys (solúvel e de membrana)	Nefrite lúpica
Atacicept	Anti-Blys, anti-April	LES

Fonte: Adaptada de Pérez-De-Lis M et al. Autoimmune diseases induced by biologicals agentes. A review of 12,731 cases (BIOGEAS Registry). Exp Opin Drug Safety. 2017; 16:1255-71.33.
AP: artrite psoriática; AR: artrite reumatoide; ARJ: artrite reumatoide juvenil; DC: doença de Crohn; DM: dermatomiosite; DMA: diabetes melito; EA: espondilite anquilosante; GW: granulomatose de Wegener; LD: lúpus discoide; LES: lúpus eritematoso sistêmico; MG: miastenia gravis; PM: polimiosite; PTI: púrpura plaquetopênica idiopática; TRAPS: TNF receptor-1 associated periodic syndrome.

400   Parte 6

solúvel ou de membrana (infliximabe, adalimumabe, golimumabe, certolizumabe pegol). Ambos os tipos de preparados são altamente eficazes na prevenção de erosões ósseas na AR quando associados ao metotrexato (MTX).[24] O bloqueio do TNF-α também é eficaz na doença de Crohn, espondilite anquilosante e artrite psoriática refratária a terapêuticas prévias; 3) O inibidor de tirosina quinase tofacitinibe é utilizado no tratamento da AR, doença de Crohn e artrite psoriásica.

Agentes bloqueadores da IL-1β

Esta citocina exerce um papel chave na inflamação e em vários aspectos da resposta imune. A IL-1β exerce seus efeitos por meio de dois receptores: IL-1RI e IL-1RAcP (*interleukin-1 receptor accessory protein*), que formam um complexo trimérico de sinalização. O antagonista do receptor de IL-1R (anakinra) neutraliza a IL-1β por competição pelo receptor de IL-1 ligando-se sem ativá-lo, enquanto o canaquinumabe neutraliza a IL-1β.[25]

Inibidores de IL-6: A IL-6 tem ação anti e pró-inflamatória, pois possui habilidade de ativar células T, B, macrófagos e osteoclastos, além de ser pivô para a resposta aguda hepática. O principal agente inibidor de IL-6 é o tocilizumabe.

■ Inibição da coestimulação

Resultados promissores têm sido obtidos no tratamento da psoríase humana e, mais recentemente, da AR, com CTLA-4-Ig (Abatacept), uma proteína de fusão recombinante, que inibe a interação das moléculas coestimulatórias CD80 e CD86 presentes nas células apresentadoras de antígeno com seu ligante CD28 presente em células T.[26] Tratamentos que bloqueiam outras moléculas coestimulatórias (p. ex., CD4O que se liga ao CD40 ligante), atualmente em avaliação clínica, parecem não ser seguros ou eficazes.

■ Depleção de células B

Durante a ontogenia, os linfócitos B submetidos expressam CD20, uma molécula específica de linfócitos B que está presente na fase de pré-células B. A expressão de CD20 na superfície celular é perdida; assim, as células B diferenciam-se em células produtoras de anticorpos.[3,4] Rituximabe, um anticorpo monoclonal quimérico anti-CD20, tem-se mostrado eficaz no tratamento de doenças malignas e na nefrite lúpica. Adicionalmente, o grande inconveniente desse imunobiológico é a consequente ausência de imunoglobulinas pela depleção de linfócitos B, que pode ser transitória ou persistente, requerendo porventura reposição intravenosa de imunoglobulinas após o tratamento.[27] Mais recentemente, tem sido utilizado o anticorpo anti-CD20 (rituximab) que causa profunda depressão de linfócitos B por citotoxicidade; tem efeitos promissores na MG, granulomatose de Wegener, DM e púrpura trombocitopênica.

O estimulador do linfócito B (*B-lymphocyte stimulator* [BLyS]) constitui um fator homeostático para a diferenciação e sobrevivência da célula B.[3,4] Pode ser encontrado em concentrações aumentadas no soro e tecidos de pacientes com AR e LES. Recentemente, a FDA aprovou o imunobiológico belimumabe, um anticorpo monoclonal humanizado que inibe o BLyS, para tratamento do LES com resultados promissores.[27] De modo geral, esses fármacos são bem tolerados pelos pacientes; no entanto, a inconveniência da administração intravenosa na maioria delas e seu alto custo são fatores impeditivos para o uso como terapêutica de primeira linha nas doenças autoimunes.

■ Administração de citocinas

Interferons β-1a e β-1b já foram aprovados pela FDA para o tratamento da esclerose múltipla.[28]

Doenças Autoimunes e Autoinflamatórias

■ Outros agentes biológicos

Bloqueios das IL-12/IL-23 (ustequinumabe) e da IL-17 (secuquinumabe) podem ser usados no tratamento da psoríase. O bloqueio da adesão leucocitária (α-4-integrina) pelo natalizumabe é uma opção terapêutica no tratamento da esclerose múltipla e da doença de Crohn.

Outros procedimentos

■ Plasmaférese

É utilizada temporariamente enquanto o tratamento com corticosteroides ou outros agentes imunossupressores não surte efeito. Esse procedimento diminui o nível de anticorpos e citocinas circulantes, reduzindo assim a deposição de imunoglobulinas em tecidos. Quando associada a substâncias imunossupressoras, a plasmaférese tem boa resposta no LES refratário ao tratamento, MG, síndrome de Goodpasture e Wegener (doença pulmonar).[29] Seu benefício notoriamente comprovado é o controle mais rápido dos quadros graves e rapidamente progressivos, quando usada em associação com imunossupressores.

■ Imunoglobulina intravenosa

Seu exato mecanismo de ação não é conhecido, embora esteja estabelecido que possa bloquear os receptores Fc de células fagocitárias, prevenindo a ligação de imunocomplexos. Utilizada com resultados satisfatórios em citopenias autoimunes, esclerose múltipla, MG, SLE, miopatias inflamatórias refratárias, DM juvenil, abortamentos recorrentes associados a anticorpos anticardiolipina e presença de autoanticorpos para fator VIII (hemofilia adquirida).

■ Transplante autólogo e alogênico de células-tronco

Tem sido realizado em pacientes com DAIs graves refratárias a outros tratamentos, como diabetes melito do tipo I, LES, AR, esclerodermia e em psoríase, com resultados variáveis.[30]

Referências bibliográficas

1. Dooley MA, Hogan SL. Environmental epidemiology and risk factors for autoimmune disease. Curr Opin Rheumatol. 2003; 15:99-103.
2. Whitacre CC. Sex differences in autoimmune disease. Nature Immunol. 2000; 2:777-80.
3. Delves PJ, Martin SJ, Burton DR, Roitt IM. In: Roitt's Essential Immunology. 11th ed. USA: Blackwell Science; 2006.
4. Abbas AK, Lichtman AH, Pillai S. Cellular and molecular immunology. 6th ed. USA: Saunders Elsevier; 2010.
5. DiLillo DJ, Matsushita T, Tedder TF. B10 cells and regulatory B cells balance immune responses during inflammation, autoimmunity, and cancer. Ann NY Acad Sci. 2010; 1183:38-57.
6. Iwata Y, Matsushita T, Horikawa M et al. Characterization of a rare IL-10-competent B cell subset in humans that parallels mouse regulatory B10 cells. Blood. 2011; 117:530-41.
7. Encinas JA, Kuchroo VK. Mapping and identification of autoimmunity genes. Curr Opin Immunol. 2000; 12:691-7.
8. Christen U, von Herrath MG. Initiation of autoimmunity. Curr Opin Immunol. 2004; 16:759-67.
9. Bach JF. Infections and autoimmune diseases. J Autoimmun. 2005; 25:74-80.
10. Rubin RL. Etiology and mechanisms of drug-induced lupus. Curr Opin Rheumatol. 1999; 11:357-63.
11. Yung R, Powers D, Johnson K et al. Mechanisms of drug-induced lupus II: T cells overexpressing lymphocyte function-associated antigen 1 become autoreactive and cause a lupus-like disease in syngeneic mice. J Clin Invest. 1996; 97:2866-71.
12. Gut J. Molecular basis of halothane hepatitis. Arch Toxicol. 1998; 20:3-17.
13. Olsson AR, Skogh T, Wingren G. Comorbidity and lifestyle, reproductive factors, and environmental exposures associated with rheumatoid arthritis. Ann Rheum Dis. 2001; 60:934-9.

Autoimunidade: Diferencial com Doenças Alérgicas

14. Farhat SCL, Silva CA, Orione MA, et al. Air pollution in autoimmune rheumatic diseases: a review. Autoimmunity Reviews. 2011; 11:14-21.

15. Sugiyama D, Nishimura K, Tamaki K, Tsuji G, Nakazawa T, Morinobu A et al. Impact of smoking as a risk factor for developing rheumatoid arthritis: a metaanalysis of observational studies. Ann Rheum Dis. 2010; 69:70-81.

16. Simard JF, Costenbader KH, Liang MH, Karlson EW, Mittleman MA. Exposure to maternal smoking and incident SLE in a prospective cohort study. Lupus 2009; 18:431-5

17. Rosenman KD, Moore-Fuller M, Reilly MJ. Connective tissue disease and silicosis. Am J Ind Med. 1999; 35:375-81.

18. Farhat SCL, Silva CA, Orione MAM et al. Air pollution in autoimmune rheumatic diseases: a review. Autoimmunity Reviews. 2011; 11:14-21.

19. Balasa B, Sarvetnick N. Is pathogenic humoral autoimmunity a Thl response? Lessons from (for) myasthenia gravis. Immunol Today. 2000; 21:19-33.

20. Lleo A, Invernizzi P, Gao B, Podda M, Gershwin ME. Definition on autoimmunity – autoantibodies versus autoimmune disease. Autoimmune Reviews. 2010; 9:259-66.

21. Brandt D, Gershwin ME. Common variable immune deficiency and autoimmunity. Autoimmun Rev. 2006; 5(7):465-70.

22. Ramon-Casals M, Brito-Zeron P, Font J. Systemic autoimmune diseases in elderly patients: atypical presentation and association with neoplasia. Autoimmun Rev. 2004; 3:376-82.

23. Lichenstein LM, Busse WW, Geha RS. Current therapy in allergy. Immunology & Rheumatology. 6th ed. Philadelphia: Mosby; 2004.

24. Maini RN, Taylor PC. Anti-cytokine therapy for rheumatoid arthritis. Annu Rev Med. 2000; 51:207-29.

25. Blech M, Peter D, Fischer P, Bauer MMT et al. One target–two different binding modes: structural insights into gevokizumab and canakinumab interactions to interleukin-1β. Journal of Molecular Biology. 2013; 425:94-111.

26. Abrams JR, Kelley SL, Hayes E et al. Blockade of T lymphocyte costimulation with cytotoxic T lymphocyte--associated antigen 4-immunoglobulin (CTLA4Ig) reverses the cellular pathology of psoriatic plaques, including the activation of keratinocytes, dendritic cells, and endothelial cells. J Exp Med. 2000; 192:681-94.

27. Thanou-Stavraki A and Sawalha AH. An update on belimumab for the treatment of lúpus. Biologics. 2011; 5:33-43.

28. Jacobs LD, Beck RW, Simon JH et al. Intramuscular interferon betal therapy initiated during a first demyelinating event in multiple sclerosis. N Engl J Med. 2000; 343:898-904.

29. Nussenblatt RB, Gery I, Weiner HL et al. Treatment of uveitis by oral administration of retinal antigens: results of a phase I/II randomized masked trial. Am J Ophthalmol. 1997; 123:583-92.

30. Cope AP, Feldmann M. Emerging approaches for the therapy of autoimmune and chronic inflammatory disease. Curr Opin Rheumatol. 2004; 16:780-6.

31. Barros MT, Mendonça L, Barros RT. Autoimunidade: visão do alergista. In: Geller M, Scheinberg M. Diagnóstico e tratamento das doenças imunológicas. Elsevier; 2015.

32. Goodman & Gilman's The Pharmacological Basis of Therapeutics. 10th ed. 2001.

33. Pérez-De-Lis M, Retamozo S, Flores-Chávez A, Belchin K, Perez-Alvarez R, Brito-Zerón P et al. Autoimmune diseases induced by biologicals agentes. A review of 12,731 cases (Biogeas Registry). Exp Opin Drug Safety. 2017; 16:1255-71.

Capítulo 32

Doenças Autoinflamatórias

Leonardo Oliveira Mendonça ■ Myrthes Toledo Barros ■ Jorge Kalil ■ Marco Gattorno

Introdução: conceito e imunofisiopatologia

O conceito imunológico de autoinflamação foi introduzido na literatura médica nos anos 1990 após a descoberta de que duas situações clínicas semelhantes possuíam genes e heranças genéticas diferentes, a febre familiar do Mediterrâneo (FMF) e a síndrome periódica associada ao receptor de TNF (TRAPS). Este conceito redefiniu as doenças inflamatórias sistêmicas, capacitou catalogar um novo grupo de doenças, as doenças autoinflamatórias (DAI), permitiu a dissecção genética da inflamação e alcançou os objetivos maiores da medicina genômica: a terapia individualizada e o aconselhamento genético.

Didaticamente, dividimos o sistema imunológico em dois grandes grupos: adaptativo e inato. O sistema imune inato, ou natural, é o mais antigo na escala de evolução e é caracterizado por ter respostas rápidas (minutos e horas), inespecíficas ao antígeno e por não formar memória imunológica. Ele é composto pelas barreiras naturais do corpo, como a pele e as membranas mucosas, e seus componentes celulares são os fagócitos e as células natural *killer*, e tem como mediadores imunológicos as citocinas e a cascata do complemento. O sistema imune inato reconhece o ambiente através de moléculas de reconhecimento de padrões (PAMPs, infecciosos; e DAMPs não infecciosos) que podem ou atacar diretamente o invasor ou potencializar a eficácia do hospedeiro contra um invasor. Já o sistema imune adaptativo ou adquirido, é mais recente em termos evolucionais e é caracterizado por ter resposta lenta (horas a dias) e ser antígeno-específica além de formar memória imunológica. O sistema adaptativo é composto pelos linfócitos T e B e estes reconhecem o ambiente por meio dos receptores de células T (TCR) e receptores de células B (BCR) e protegem o corpo humano por meio da secreção de anticorpos pelos linfócitos B ou pela formação de específicos e eficientes subgrupos de linfócitos T.

Imunologicamente, as DAIs são desordens caracterizadas por mutações genéticas em compartimentos responsáveis pela formação do sistema imune inato. Até o momento atual, cinco compartimentos são reconhecidos: quatro citoplasmáticos (inflamossoma, imunoactinopatias, imunoproteinopatias e proteossoma) e um nuclear (o sistema NFκB). As inflamossomopatias ocorrem da desregulação de complexos multiproteicos, chamados de inflamossomas, que culminam com secreção exagerada de interleucinas, IL1β e IL18. O acúmulo de proteínas mal formadas, que levam ao estresse do retículo endoplasmático, como ocorre com o gene TNFRS1A, leva ao grupo das imunoproteinopatias. Quando defeitos genéticos desregram a polimerização da actina e, consequentemente, defeitos no citoesqueleto celular, reconhece-se as imunoactinopatias. Defeitos de sinalização celular,

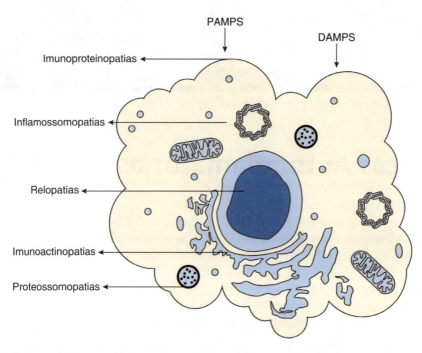

Figura 33.1. Ilustração do neutrófilo e componentes intracelulares. Os estímulos da imunidade inata através de DAMPs (Padrões Moleculares Associadas a Perigo) e PAMPs (Padrões Moleculares Associados a Patógenos) com as respectivas síndromes autoinflamatórias a depender do caminho imunológico hiperativado. Fonte: autoria própria.

via sistema NFκβ, como ocorre nas desordens clínicas associadas ao gene NOD2, ou por meio de defeitos na ubiquinização do proteossoma, são reconhecidos como relopatias. Por fim, um grupo de doenças cursam com defeitos na regulação do proteossoma, as interferonopatias (Figura 33.1). Diversos outros genes já conhecidos e envolvidos em processos fisiológicos diversos também foram associados a sinais e sintomas autoinflamatórios, o que traz hoje ao redor de 100 genes envolvidos nesse grupo de doenças.

Inflamossomopatias
Síndromes periódicas febris recorrentes

As síndromes periódicas febris recorrentes são desordens conhecidas por apresentarem períodos recorrentes, periódicos de episódios febris. Geralmente tem início precoce na vida (em geral antes do primeiro ano), mas diversos casos, com início mais tardio ou até mesmo na vida adulta, já foram observados.

A síndrome PFAPA (síndrome febril periódica, aftose oral, adenite cervical e amigdalite) é a síndrome febril periódica e a doença autoinflamatória mais comum. Ela tem origem multifatorial, ou seja, não apresenta gene identificado. Em geral, inicia-se aos dois anos de vida, com febres recorrentes mensais, com pelo menos um dos sintomas que nomeiam a síndrome além de excelente resposta clínica a dose única de corticosteroides. Porém, o uso de corticosteroides pode levar ao encurtamento do período febril e, naqueles que requerem uso frequente corticosteroides, associado ou não a complicações mecânicas das vias respiratórias superiores, indica-se a tonsilectomia, que tem efeito curativo nesta síndrome. Contudo, observa-se que em um grupo ao redor dos 7 a 8 anos cessa-se os episódios febris. Já foi observado recorrência dos episódios na adolescência ou na vida adulta e reserva-se para casos refratários à cirurgia o uso de agentes biológicos, neste caso, bloqueadores da interleucina 1.

A FFM é a segunda doença autoinflamtória mais prevalente. Tem apresentação bimodal, na primeira infância, antes dos 4 anos ou na vida adulta. Tem origem genética de herança recessiva, por mutações no gene MEFV (*mediterranean fever*) e acomete principalmente populações de ascêndencia mediterrânea, em especial judeus sefaraditas, sírios e italianos. Clinicamente, os principais achados são febres curtas (1 a 2 dias de duração), associadas a dores abdominal e torácica do tipo pleurítica, além de lesões cutâneas neutrofílicas (erisipela *like*) (Figura 33.3). Outras manifestações mais raras já foram observadas, tais como: urticária e angioedema, púrpura de Henoch-Schönlein, artralgia difusa, monoartrites, sacroileíte e diarreia/constipacão. O uso de colchicina contínua é eficaz para controlar os ataques da doença bem como para profilaxia de amiloidose. Para casos refratários por intolerância a colchicina, eventos adversos ou para observação de desenvolvimento de amiloidose indica-se o uso de bloqueadores da interleucina 1.

A síndrome autoinflamatória associada à criopirina (CAPS) caracteriza-se por um grupo espectral de síndromes, de herança autossômica dominante, associadas a mutações no gene NLRP3. Geralmente, a doença inicia-se no primeiro ano de vida, mas também já foram observados casos na vida adulta. No espectro mais leve, reconhece-se a síndrome síndrome autoinflamatória familiar desencadeada pelo frio (FCAS), que se manifesta como febres recorrentes (duração de 2 a 3 dias), lesão neutrofílica urticária-símile, dor abdominal, úlceras orais e mialgia difusa sempre que em contato com mudanças de temperatura (Figura 33.3). Por maior gravidade, principalmente pela presença de surdez neurossensorial e artrites no espectro mediano, encontra-se a síndrome de Muckle-Wells, que também apresenta lesões urticariformes, mas nem todos os casos são desencadeados por mudanças de temperatura. Quando de início muito precoce na vida, com grave acometimento articular (supercrescimento de epífises ósseas), surdez neurossensorial, ventriculites, meningites neutrofílicas e papiledema, reconhece-se a síndrome CINCA ou NOMID. Contudo, diversos pacientes apresentam-se com quadros mistos entre os três espectros o que pode dificultar a classificação. Quanto mais grave a síndrome, maior a chance de evolução para amiloidose e somente doses elevadas de corticosteroides ou bloqueio de interleucina 1 mostraram-se eficazes no tratamento.

A TRAPS tem herança autossômica dominante por mutações no gene TNFRS1A. Também tem início precoce na vida, antes do primeiro ano de vida, mas diagnósticos na vida adulta também já foram descritos. Clinicamente, caracteriza-se por febres recorrentes de intervalos variados (5 até 20 dias), dor abdominal intensa com diarreia, lesões eritematosas neutrofílicas, migratórias e dolorosas além de importante acometimento do estado geral. O risco de evolução para amiloidose acontece em cerca de 30% dos casos. O tratamento pode ser feito com bloqueio do receptor alfa de TNF (etarnecept) e, em casos refratários ou em evolução para amiloidose, requer-se o uso de anti-IL1.

A síndrome por deficiência de mevalonatoquinase (Hiper-IgD ou deficiência de mevalonato quinase), é uma desordem espectral de herança autossômica recessiva, por mutações no gene MVK. Tem prevalência elevada em populações de origem holandesa, onde os primeiros casos da síndrome foram descritos. Clinicamente, manifesta-se como febre recorrente com início antes do primeiro ano de vida, com duração entre 3 e 7 dias, dor abdominal intensa com ou sem diarreia, linfonodomegalia cervical importante e *rash* macular neutrofílico inespecífico. No espectro mais grave, na deficiência de mevalonato quinase, observa-se acometimento do sistema nervoso central por meningite asséptica neutrofílica ou vasculites do sistema nervoso central. Alguns poucos pacientes, com síndromes mais brandas, têm resposta ao uso de colchicina; porém, quadros mais graves ou que evoluem para amiloidose (40%) requerem uso ou de antirreceptor alfa de TNF (etarnecept) ou anti-IL1.

A Figura 33.2 resume a prevalência e os principais achados clínicos, laboratoriais e genéticos das síndromes febris periódicas no ambulatório de doenças autoinflamatórias do Serviço de Imunologia Clínica e Alergia do HC-FMUSP.

Doenças Autoimunes e Autoinflamatórias

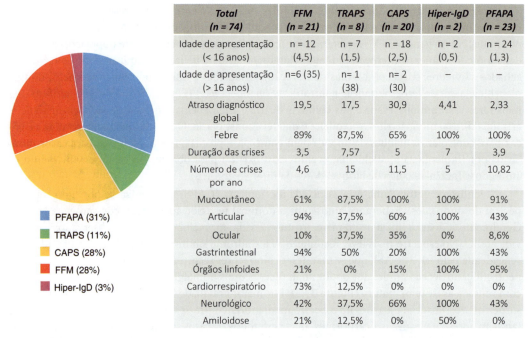

Figura 33.2. Dados demográficos e análise comparativa das características clínicas sindrômicas de cada doença. Fonte: desenvolvida pelos autores – achados clínicos, laboratoriais e genéticos de pacientes do Serviço de Imunologia Clínica e Alergia do HC-FMUSP (FFM: febre familiar do mediterrâneo; TRAPS: síndrome autoinflamatória associada ao TNF; CAPS: síndrome autoinflamatória associada a criopirina; PFAPA: febre periódica com aftas orais, faringoamigdalite e adenite cervical).

Imunoproteinopatias e imunoactinopatias

Síndromes ósseas autoinflamatórias

A síndrome óssea autoinflamatória mais comum é a osteomielite crônica, multifocal, não infecciosa (OMRC-NI). Apresenta distribuição bimodal, por volta dos 16 anos de idade ou entre 30-40 anos. Os principais locais de acometimento são ossos do esterno, mandíbula e ossos da coluna. O diagnóstico é clínico e radiológico depois da exclusão de outras desordens infecciosas e neoplásicas, e o método mais importante na investigação é a ressonância. Recentemente, o gene FBLIM1 foi encontrado com alta prevalência em uma coorte italiana de pacientes com OMRC-NI. O tratamento em casos mais brandos é feito com anti-inflamatórios não esteroidais (AINEs) e casos mais graves com corticosteroides sistêmicos. Para casos muito recorrentes, com localização grave ou com grande risco de evolução para déficit definitivo, estimula-se o uso de anti-TNF ou bifosfonados, pois apresentam bons resultados clínicos.

A síndrome PAPA (artrite piogênica, pioderma gangrenoso e acne conglobata) tem herança autossômica dominante associada ao gene PSTPIP1. Como o próprio acrônimo diz, a síndrome caracteriza-se por artrite piogênica estéril, geralmente de grandes articulações (joelhos e cotovelos); pioderma gangrenoso de níveis e distribuições variadas e acne grave. Já foram observadas combinações variadas dos sintomas da síndrome, bem como é comum encontrar familiares portadores da mesma mutação com apenas um sintoma do espectro. Como os sintomas são graves e com grande chance de sequelas definitivas, sugere-se uso precoce de corticosteroides além de anti-TNF ou anti-IL1.

A síndrome de Majeed tem herança autossômica recessiva associada ao gene LIPIN2. A doença tem início muito precoce na vida e manifesta-se como osteomielite multifocal recorrente associada à dermatite pustulosa. O achado laboratorial de anemia congênita grave, desidropoiética é um dos primeiros achados da síndrome que se caracteriza por anemia microcítica e hipocrômica, em níveis variados que usualmente requerem transfusão. As lesões osteolíticas apresentam-se em locais diversos, mais frequente em metáfises de ossos longos, com radioluscência à radiografia simples e com esclerose subcondral. À ressonância magnética, lesões ósseas ativas exibem aumento de sinal em T2 e redução de sinal em T1. As lesões de pele típicas são dermatite pustulosa, mas casos de síndrome de Sweet já foram observados. Em casos de anemia, lesões de pele e lesões ósseas, graves e/ou recorrentes, o uso de anti-IL1 também é encorajado.

A síndrome da deficiência do antagonista natural da interleucina 1 (DIRA) tem herança autossômica recessiva geralmente de apresentação neonatal. A primeira manifestação clínica é a osteomielite não febril que evolui para síndrome inflamatória sistêmica e, enfim, aparecem lesões pustulosas que têm distribuições típicas da síndrome: axilas, região cervical posterior e fronte. Se não tratada rapidamente, ocorre evolução para tempestade de citocinas, choque inflamatório e óbito. O tratamento com corticosteroides sistêmicos deve ser iniciado o quanto antes e o uso de fármacos capazes de bloquear ou o antagonista natural ou ambas as subunidades da interleucina 1 apresenta excelente resposta terapêutica. Trabalho recente do grupo do HC-FMUSP em colaboração com o grupo italiano mostrou que a deleção no gene IL1RN, p.I71_P75del é comum a todos os pacientes brasileiros com a síndrome DIRA, o que acarreta fator "founder" para esta variante.

A Figura 33.3 mostra um *rash* pustuloso e osteomielite típica de um paciente com DIRA, e os resultados clínicos obtidos com o uso de anti-IL1.

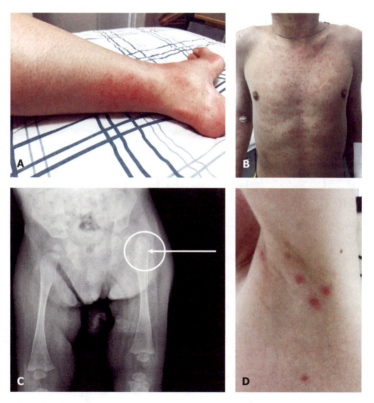

Figura 33.3. *Rashs* cutâneos observados em algumas síndromes autoinflamatórias (**A, B e D**) e achados de pacientes com doenças ósseas autoinflamatórias (**C**). **A.** *Rash* erisipela-*like* observado em pacientes com febre familiar do mediterrâneo. **B.** *Rash* urticariforme observado em pacientes com síndromes autoinflamatórias associadas à criopirina. **C.** Osteomielite em fêmur proximal com ampla destruição óssea em paciente carreando deleção dos éxons 2,3,4 no gene IL1RN. **D.** *Rash* pustuloso observado em pacientes com DIRA. Fonte: acervo pessoal dos autores.

Doenças autoinflamatórias granulomatosas

As doenças autoinflamatórias com manifestações granulomatosas são todas decorrentes de mutações no gene NOD2. A depender do domínio onde se localiza a mutação observa-se uma manifestação clínica.

A síndrome de Blau, caracteriza-se por artrite com intensa sinovite dolorosa e eritema na pele da articulação além de cistos granulomatosos, geralmente de distribuição poliarticular, uveíte granulomatosa e dermatite ictisiosiforme, cuja análise anatomopatológica demonstra presença de granulomas não caseosos. Apresenta-se na primeira infância mas há casos mais brandos descritos de diagnóstico tardio. Tem herança autossômica dominante e decorre por mutações no domínio NACHT do gene NOD2. O tratamento requer equipe multiespecializada pois, sobretudo, o acometimento ocular pode levar a perda visual total. O uso de anti-TNF tem capacidade de regressão dos sintomas inflamatórios articulares e cutâneos mas a capacidade de controle das lesões oculares está diretamente relacionada com o diagnóstico e o tratamento precoce. Quadros oculares mais graves requerem tanto infiltração de corticoide tópico quanto cirurgias para correção de sequelas.

Em geral, a sarcoidose de início precoce inicia-se depois do quarto ano de vida, com manifestações clássicas da síndrome, que além de acometer pele (lesões granulomatosas), articulações (artrite granulomatosa) e uveíte, também apresenta-se com adenomegalia hilar, infiltrado pulmonar granulomatoso não caseoso típico. Além disso, sintomas constitucionais como febre, mialgia e perda ponderal também acompanham a síndrome. Tem a mesma herança genetica da síndrome de Blau, autossômica dominante e as mutações localizam-se no mesmo domínio NACHT do gene NOD2. Ao contrário da síndrome de Blau, os pacientes apresentam boa resposta clínica ao uso de metotrexate oral em doses baixas e em casos refratários também encoraja-se o uso de agentes imunobiológicos bloqueadores de TNF.

Outra síndrome autoinflamatória que esta associada ao gene NOD2 é a síndrome de Yao. Tal síndrome também tem herança autossômica dominante e, ao contrário das outras, as mutações estão localizadas no *splice-site* do domínio LRR do gene NOD2. Clinicamente, ela se manifesta com febre, *rash* facial, dor abdominal difusa, dores articulares inespecíficas, pericardite, com início na vida adulta, por volta dos 40 anos de idade. O tratamento com corticosteroides e o uso de anti-IL1 também mostrou-se eficaz.

Proteossomopatias (síndromes autoinflamatórias associadas ao proteossoma)

A síndrome de dermatose neutrofílica atípica, com lipodistrofia e temperatura alta (CANDLE) tem início precoce, antes do primeiro ano de vida, herança autossômica recessiva por mutações no gene PSMB8, um dos responsáveis pela modulação do proteossoma e, consequentemente, produção de interferon tipo-1. Apresenta-se com febre alta recorrente e ataques de placas eritemato-violáceas que duram de dias a semanas e deixam manchas residuais. A lipodistrofia facial e em quadril é uma característica marcante e que tem apresentação progressiva bem como retardos no crescimento e desenvolvimento. Outras características comuns são: artrites, esclerites e condrite nasal. Parte dos pacientes apresentam calcificação do sistema nervoso central, principalmente dos gânglios da base. Em fases iniciais, o bloqueio do sistema *janus-jak* quinase mostrou resultados promissores.

Já a síndrome Nakajo-Nishimura tem origem preferencialmente em população oriental e apresenta-se na primeira infância. A doença tem herança autossômica recessiva por mutações no gene PSMB8. Clinicamente, os principais achados clínicos são febres recorrentes, com manchas eritematovioláceas também chamadas de eritema pérnio, pois surgem durante a exposição ao frio. Com o decorrer do tempo aparecem lipodistrofias, principalmente interfalangianas e na parte superior do corpo, que causam limitação de movimentação articular generalizada. Alguns pacientes apresentam resposta clínica favorável com uso de anti-IL6 e até o momento, inibidores de *janus-jak* quinase não foram testados.

Doenças Autoinflamatórias

A síndrome JMP, é caracterizada por contraturas articulares, atrofia muscular, anemia microcitica e paniculite. A síndrome tem herança autossômica recessiva por mutações no gene PSMB8. O uso de tocilizumabe revolucionou a vida desses pacientes e ainda não foi testado inibidores do sistema *janus-jak* quinase. Contudo, apensar de controlar a inflamação, as lesões cutâneas a lipodistrófica já desenvolvida é irreversível.

Relopatias

As relopatias englobam diversas síndromes por degradação do sistema NFκB onde diversos genes estão envolvidos. Compreendem grupo de doenças recentemente descritas e ainda com muitos fenótipos clínicos a serem bem caracterizados bem como tratamentos a serem testados. Destaca-se a síndrome da haploinsuficiência de A20. A forma monogênica da síndrome de Behçet já está bem estabelecida. Clinicamente, os pacientes apresentam-se com as características clássicas da síndrome de Behçet, com úlceras bipolares, manifestações de patergia, além de febres recorrentes e tendem a ter manifestação gastrintestinal de forma mais agressiva. O quadro monogênico tem herança autossômica dominante por mutações no gene TNFAIP3. Soma-se ao quadro clínico, início muito precoce na vida, história familiar positiva da mesma síndrome além de infecções de repetição, sobretudo de vias respiratórias superiores.

Outro quadro já bem descrito é a síndrome DADA2, por mutações homozigóticas no gene CERC1, por perda de função da enzima ADA2. Clinicamente, os pacientes apresentam-se com poliarterite nodosa cutânea e renal, fenômenos embólicos de repetição do sistema nervoso central além de graus variados de defeitos imunológicos, com linfopenia de séries B (CD19 e 20) além de hipogamaglobulinemia. O uso de anti-TNF mostrou-se eficaz em controlar a doença.

Síndromes imunodesregulatórias, síndromes multifatoriais e doenças autoinflamatórias indefinidas

Apesar do avanço genético ter permitido dissecar os genes envolvidos nas síndromes autoinflamatórias, em torno de 50% dos pacientes com manifestações clínicas compatíveis, nenhum gene responsável pode ser identificado. Diante da negatividade genética, três situações distintas devem ser consideradas: i) síndromes com fenótipo autoinflamatório não genéticas e não sindrômicas, as chamadas doenças autoinflamatórias indefinidas; ii) síndromes autoinflamatórias sindrômicas que são classicamente não genéticas; iii) síndromes com fenótipo de imunodesregulação, cuja análises imunológica e genética são diferenciadas.

Síndromes inflamatórias febris recorrentes indefinidas

São um grupo de doenças com fenótipos clínicos sugestivos de síndromes autoinflamatórias clássicas, ou seja, apresentam-se com: febres recorrentes, manifestações multissistêmicas, aumento de provas inflamatórias nas crises, mas que não apresentam mutações genéticas compatíveis com o quadro clínico. Esse grupo de pacientes representam, em média, 50% dos pacientes encontrados em serviços terciários. Dados de 52 pacientes em acompanhamento no Serviço de Imunologia Clínica e Alergia do HC-FMUSP, mostram que 44% são do gênero feminino, a maioria de apresentação na faixa etária pediátrica com média de início dos sintomas aos 4 anos (Figura 33.4). Uma pequena parcela também tem início dos sintomas na vida adulta, por volta dos 30 anos de idade. Os períodos febris caracterizam-se por serem recorrentes, irregulares, com duração média de 9 dias e média de 14 crises por ano. Observa-se grande variabilidade de manifestações clínicas. Os sistemas que chamam atenção são: mucocutâneo, articular, gastrintestinal, órgãos linfoide e neurológico. Outra curiosidade é que poucos pacientes apresentam *triggers*, um achado que é mais frequentemente observado nas síndromes clássicas. O sequenciamento por painel ou exoma realizado em 65% dos pacientes com esse diagnóstico resultou em variantes diversas de genes já conhecidos, mas cuja relação genotípica e fenotípica não pode ser confirmada, seja pela segregação, pelas análises funcionais ou pelas análises de bioinformática.

Capítulo 33 411

Doenças Autoimunes e Autoinflamatórias

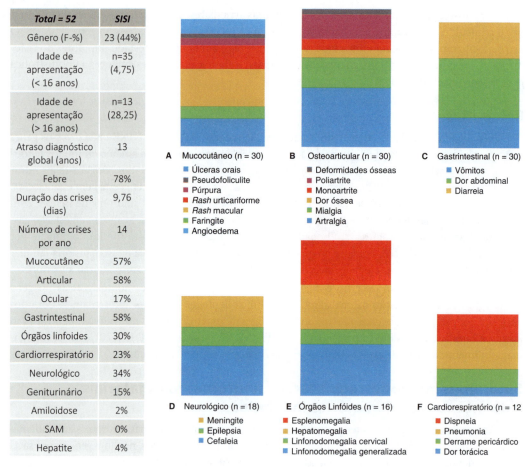

Figura 33.4. Principais achados demográficos e clínicos encontrados em síndromes inflamatórias sistêmicas indefinidas (SISI). A tabela mostra a distribuição global. **A** a **F.** Distribuição e achados de cada sistema envolvido.
Fonte: autoria própria. SAM: síndrome de ativação macrofágica.

Contudo, apesar de não terem diagnóstico etiológico bem definido, esses pacientes devem ser tratados. Na análise retrospectiva dos pacientes em acompanhamento no Serviço de Imunologia Clínica e Alergia do HC-FMUSP, observa-se uma boa resposta desses pacientes a colchicina e a DMARDs clássicos, todavia uma pequena parcela requereu biológicos, anti-TNF, anti-IL1 ou anti-IL6. Somente dois pacientes evoluíram para amiloidose tecidual.

Síndromes inflamatórias multifatoriais

Síndromes inflamatórias multifatoriais (SIM) são assim denominadas por possuírem clinicamente fenótipo sindrômico capaz de ser diferenciado e por não possuir base genética. Clinicamente, têm apresentação multissistêmica, mas geralmente são focadas a um sistema. Em revisão dos pacientes em seguimento 22,5% (*n* = 50) receberam o diagnóstico final de SIM. Compuseram os achados, síndromes inflamatórias intestinais de início precoce (não Chron e não retocolite ulcerativa), pericardites recorrentes idiopáticas, síndrome de Schnitzler, síndromes Behçet-símiles e síndromes associadas ao gene NOD-2. Curiosamente, ao contrário das síndromes clássicas e indefinidas, a maioria tem início na vida adulta, aos 35 anos de idade. Cada síndrome tem suas características próprias, mas observa-se de forma global, acometimento mucocutâneo, gastrintestinal e osteoarticular mais pronunciados.

Síndromes inflamatórias sistêmicas imunodesregulatórias

O conceito de imunodesregulação refere-se a um conjunto de sinais clínicos associados a achados imunológicos de autoimunidade, autoinflamação e imunodeficiência. Clinicamente, a característica marcante desses pacientes é a linfoproliferação. Laboratorialmente, observa-se aumento de provas inflamatórias e maior acometimento hematopoiético, com leucopenia, linfopenia e plaquetopenia, que podem ser transitórias ou permanentes. Em revisão de 28 pacientes que tiveram diagnóstico final de imunodesregulação, a maioria teve início, em média, na faixa etária pediátrica com início aos 3 anos de idade. A pequena parcela que teve início na faixa etária adulta, teve início por volta dos 40 anos de idade. Os principais achados clínicos foram febres (não tão frequentes e não regulares) e em alguns os períodos febris eram contínuos. Manifestações mucocutâneas, articulares, gastrintestinal e envolvimento de órgãos linfoides foram os achados sindrômicos mais frequentes. Laboratorialmente, foi observada com frequência e persistência acometimento hematopoiético com leucopenia, linfopenia, plaquetopenia. Também foi observada grande prevalência de positividade em altos títulos de fator antinucleo (FAN) e sinais de imunodeficiência, como níveis baixos de IgA, IgG e/ou IgM, além de grande parcela apresentar níveis elevados de células T alfa e beta, duplo negativas. De forma interessante, infecções como desencadeantes de crises foram os *triggers* mais identificados. A maioria, 78%, teve resultado genético positivo depois da indicação de exoma. A terapêutica aplicada é variada e depende dos achados imunológico e genético.

O diagnóstico "imunodrômico" de imunodesregulação permite não só a indicação mais precisa do sequenciamento genético, mas também permite a introdução de terapêuticas mais eficazes. Em revisão desses mesmos 28 pacientes, as substâncias utilizadas com grande eficácia terapêutica foram: imunoglobulina humana, DMARDs clássicos, inibidores do sistema M-tor, biológicos (anti-TNF, anti-CD20) e indicação de transplante de medula óssea.

Indicação, interpretação de sequenciamento genético e correlação genotípica e fenotípica

As diversas técnicas de sequenciamento genético foram fundamentais para a caracterização clínica dessas doenças. Contudo, em mais de 50% dos pacientes, não foi possível encontrar um gene responsável pela clínica observada. A modernização das técnicas e o surgimento de novas análises não genéticas (análises funcionais) vêm permitindo cada vez mais novos diagnósticos, novas armas terapêuticas bem como aconselhamento genético correto. A Figura 33.5 mostra os resultados obtidos depois da indicação de painel e exoma na coorte de doenças autoinflamatórias em seguimento no HC-FMUSP. Contudo, tanto a indicação para a realização quanto a interpretação do resultado genético merecem cautela e avaliação especializada.

O primeiro passo é a reconstrução cautelosa do heredograma familiar, com pelo menos três gerações. Outro detalhe é a indagação da ascendência do paciente e seus familiares e a presença ou não de consanguinidade na família, pois algumas doenças, como visto, são mais prevalentes em determinadas populações ou em populações consanguíneas. Esses detalhes ajudam a interpretar o provável tipo de herança (autossômica dominante, autossômica recessiva, ligada ao x, ligada ao y, provável mutação de novo, entre outros). O segundo passo é uma caracterização clínica direcionada, com biópias de tecido bem avaliadas, exames inflamatórios nos períodos de crise, ausência de infecção bem documentadas, entre outros.

Feito isso, pode-se direcionar o sequenciamento através de pesquisa direta de genes, pesquisa de mutações em painéis já determinados, pesquisa de sequenciamento de todo exoma ou genoma. Após o resultado, o passo fundamental é segregar os achados genéticos na família para observar se há ou não semelhança com o heredograma construído.

O uso de técnicas laboratoriais adicionais ajudam a caracterizar como patogênicas, novas variantes, novas mutações bem como assegurar o diagnóstico em casos atípicos. A Figura 33.6 mostra de forma prática como deve ser feita a análise de interpretação genética.

Orienta-se que todos os pacientes com suspeita e diagnóstico de doenças autoinflamatórias procurem ao menos uma vez um centro de referência com experiência no assunto.

Doenças Autoimunes e Autoinflamatórias

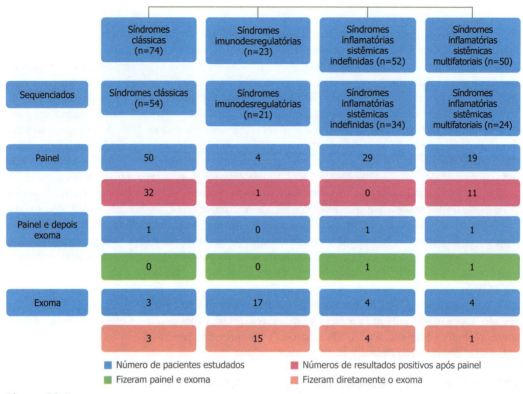

Figura 33.5. Resultados de positividade após indicação de sequenciamento de painel genético *versus* exoma em uma coorte específica de síndromes inflamatórias sistêmicas. Fonte: autoria própria.

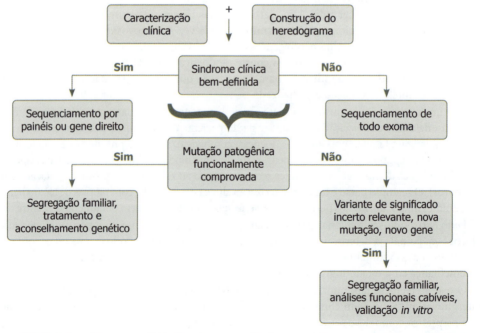

Figura 33.6. Guia prático para solicitação e interpretação de sequenciamento genético em síndromes autoinflamatórias. Fonte: autoria própria.

Doenças Autoinflamatórias

Agradecimentos

Agradeço enormemente aos esforços dos grandes médicos residentes do serviço de Imunologia e Alergia do HC-FMUSP no cuidado integral e extremamente carinhoso e atencioso com os pacientes com síndromes autoinflamatórias e imunodesregulatórias. Agradeço em especial: Dr. Alex Prado; Dra. Francine Zanetti; Dra. Grazielly de Fátima; Dra. Jaqueline Brandão; Dra. Nazoneth Samucanda pela colaboração neste capítulo.

Referências bibliográficas

1. Mendonça LO, Azzolini RK, Assis JP, Franco A, Kalil J, Castro FM et al. Uma nova classe de doenças: doenças autoinflamatórias. Arq Asma Alerg Imunol. 2017; 1(3):263-71.
2. Harapas CR, Steiner A, Davidson S, Masters SL. An update on autoinflammatory diseases: inflammasomopathies. Curr Rheumatol Rep. 2018; 20(7):40.
3. Davidson S, Steiner A, Harapas CR, Masters SL. An update on autoinflammatory diseases: interferonopathies. Curr Rheumatol Rep. 2018; 20(7):38.
4. Steiner A, Harapas CR, Masters SL, Davidson S. An update on autoinflammatory diseases: relopathies. Curr Rheumatol Rep. 2018; 20(7):39.
5. Papa R, Picco P, Gattorno M. The expanding pathways of autoinflammation: a lesson from the first 100 genes related to autoinflammatory manifestations. Adv Protein Chem Struct Biol. 2020; 120:1-44.
6. Demir F, Doğan ÖA, Demirkol YK et al. Genetic panel screening in patients with clinically unclassified systemic autoinflammatory diseases [published online ahead of print, 2020 May 26]. Clin Rheumatol. 2020; 10.1007/s10067-020-05108-1.

PARTE

7

Diagnóstico em Alergia e Imunopatologia

34

Testes Alérgicos *In Vivo*

Antonio Abílio Motta ■ Nathália Coelho Portilho Kelmann ■ Octavio Grecco

Histórico

Em 1873, Charles Blackley escarificou uma área de 1 cm² em seu próprio antebraço para correlacionar seus sintomas nasais com o pólen do *Lolium italicum*.[1] Smith (1909) e Walter (1917) já usavam os testes de escarificação como exames auxiliares no diagnóstico das alergias. Em 1908, Mantoux propôs a reação intradérmica, posteriormente adaptada por Schlöss para uso nas doenças alérgicas, publicando, em 1912, um notável trabalho no qual relatou o diagnóstico de um paciente com alergia grave a alimentos por meio de testes de escarificação.[2]

Em 1924, Lewis descreveu o teste de punctura (*prick test*),[3] modificado por Pepys em 1968,[4] com pequenas alterações como é utilizado até hoje. Em 1882, Robert Koch descreveu a reação cutânea de hipersensibilidade tardia, ao observar a resposta cutânea (depois de 24 a 48 horas) com a injeção de tuberculina em pacientes com tuberculose.

Jadassöhn, em 1896, introduziu o teste de contato (*patch test*), posteriormente aperfeiçoado por Bloch (1910) e empregado como meio diagnóstico por Cooke (1916). Nas décadas de 1930 e 40, a escola alemã padronizou o teste de contato e os métodos para se determinar as concentrações de algumas das substâncias que são usadas nestes testes até hoje.[5]

Em um século, muitas técnicas e dispositivos diferentes foram utilizados e descritos, assim como diversas padronizações de antígenos, e soluções foram propostas. Apesar dos inúmeros avanços, a história clínica realizada pelo alergologista continua sendo o principal elemento diagnóstico e o elo crítico entre os testes (*in vivo* e *in vitro*) e a doença alérgica.

Introdução

Os testes *in vivo* representam uma ferramenta diagnóstica auxiliar importante em alergia. Idealmente, os testes devem ser rápidos, de fácil execução, de baixo custo, com boas sensibilidade e especificidade, eficientes e com boa reprodutibilidade.

A limitação principal dos testes alérgicos são os resultados falso-positivos ou falso-negativos e sua interpretação inadequada. Um teste alérgico positivo não indica necessariamente a presença de doença alérgica, visto que testes positivos são encontrados em indivíduos sem alergia, do mesmo modo que testes negativos não excluem a etiologia alérgica. Tal fato ocorre porque os pacientes podem ser apenas sensibilizados, sem apresentar sintomas em contato com determinadas substâncias

Diagnóstico em Alergia e Imunopatologia

a que ele é sensibilizado. Por isso, os testes devem sempre ser relacionados com a história clínica, com o exame físico e à observação de sinais de sintomas da doença depois da exposição aos agentes suspeitos.[5]

O objetivo dos testes *in vivo* é reproduzir alguns sinais e/ou sintomas da doença alérgica para relacionar o agente causal ao quadro clínico do paciente.

Podemos dividir os testes *in vivo* conforme o tipo de hipersensibilidade (classificação de Gell e Coombs) que buscamos identificar (Tabela 34.1).

O teste de escarificação, embora muito utilizado no passado, tornou-se obsoleto. Em sua técnica era feita uma escoriação cutânea linear realizada através do extrato, o que provocava sangramentos locais frequentes, muitas reações falso-positivas e lesões residuais com desconforto para o paciente. Ele é 500 vezes menos sensível do que os testes intradérmicos e 50 a 60 vezes menos sensível do que os testes de punctura.[5]

Extratos alergênicos

Extratos alergênicos são usados em uma variedade de aplicações diagnósticas e terapêuticas, incluindo teste cutâneo diagnóstico, teste de provocação, testes *in vitro,* assim como imunoterapia alérgeno específica (oral e sublingual). O ingrediente ativo é o alérgeno relevante da fonte, apesar das formulações diferirem entre as aplicações.

Os extratos alergênicos são misturas complexas, incluindo proteínas, glicoproteínas, polissacarídeos, ácidos nucleicos, lipídeos, sais, pigmentos e metabólitos de baixo peso molecular. Muitos alérgenos são proteínas ou glicoproteínas, mas, em algumas circunstâncias, podem ser carboidratos puros ou substâncias químicas de baixo peso molecular que podem funcionar como alérgeno.[6] A composição e as propriedades biológicas do extrato podem influenciar na qualidade e purificação da fonte, assim como no seu processo de estratificação e armazenamento. Os extratos podem conter:

- **Alérgenos maiores:** são definidos como antígenos que se ligam na IgE do soro ≥ 50% do grupo de pacientes clinicamente alérgicos. Os outros alérgenos são chamados de menores.
- **Proteases:** conferem instabilidade para o extrato, necessitando de armazenamento em baixas temperaturas ou serem estabilizadas por glicerol.[7]

Um extrato efetivo contém espectro completo dos alérgenos relevantes nas doenças alérgicas humanas, assim como quantidades suficientes do alérgeno maior. O processo de padronização garante a qualidade e a complexidade do extrato, otimizando a efetividade no diagnóstico e no tratamento dos indivíduos alérgicos.[6]

Os alérgenos recombinantes são reproduzidos de forma mais consistente e grau elevado de pureza, possibilitando mais especificidade no diagnóstico e também uma opção mais segura na imunoterapia. Dessa maneira, é possível administrar um peptídeo imunogênico de um alérgeno sem expor o indivíduo à molécula completa que aumentaria risco de reação anafilática.[8]

Tabela 34.1. Tipo de hipersensibilidade e teste cutâneo recomendado	
Tipo de hipersensibilidade	*Testes in vivo recomendados*
Imediata (tipo I ou IgE mediada)	Teste de punctura de leitura imediata (*prick test* e intradérmico) Teste de contato de leitura imediata Teste de provocação (ou desencadeamento)
Por imunocomplexos (reação de Arthus ou tipo III)	Intradérmico de leitura tardia de 4 a 8 horas
Tardia (celular ou tipo IV)	Teste de contato de leitura tardia (*patch test* e *fotopatch test*) Intradérmico de leitura tardia de 72 horas

Fonte: os autores.

Testes Alérgicos *In Vivo*

O teste cutâneo de punctura ou *prick test* usa como fonte de extrato materiais que são derivados de polens, fungos, animais, artrópodes, insetos, ácaros, Hymenopteros e alimentos. A seguir, algumas características dos principais extratos utilizados nos testes:

- **Ácaros:** de acordo com o método, são produzidos os extratos de corpo inteiro ou um extrato que contém ácaros decompostos, carcaças e partículas fecais. As fezes e partes decompostas do corpo contêm os principais componentes antigênicos, como os grupos 1 e 2 (Der p 1 e 2) e o terceiro e importante grupo identificado em 2013, Der p 23, proteína que pode ser transportada pelo ar e reconhecida por 74% dos pacientes alérgicos a ácaros.[9] Níveis acima de 2.000 mcg/g de superfície de reservatório de ácaro estão associados a risco aumentado de sensibilização e níveis acima de 10.000 estão associados a risco de sintomas alérgicos.[10]

- **Animais:** uma variedade de animais domésticos como gato, cão, porquinho-da-índia, *hamsters*, coelhos e ratos produzem em seus pelos, salivas e urinas os seus principais alérgenos utilizados nos testes cutâneos. Até mesmo ambientes sem a presença de animais apresentam níveis basais de alérgenos de cães e gatos, sendo esses transportados nas roupas daqueles que possuem os animais em casa. Níveis entre 8.000 e 10.000 e 80.000 ng/g de poeira aumentam risco de sensibilização e sintomas, respectivamente.[5,11]

- **Insetos:** a família dos Hymenopteros é a mais importante, sendo as abelhas, formigas e vespas as mais comuns. Os extratos são produzidos por meio de choque elétrico, extração manual de bolsa de veneno ou a partir da trituração do corpo. Entre os insetos domésticos, a barata constitui importante fonte de sensibilização, sendo a *Blatela germanica* e a *Periplaneta americana* as mais conhecidas. Os alérgenos estão presentes na saliva, material fecal, secreção e pedaços de pele ou de corpo.[5]

- **Fungos:** os alérgenos de fungos em suspensão são carreados em partículas de 2 a 100 μm de diâmetro. A maioria dos extratos comerciais é feita com esporos e micélios. Alguns fungos podem ser usados na avaliação da imunidade celular pela via intradérmica, por exemplo, a *Candida albicans*, a tricofitina.[10]

- **Alimentos e medicamentos:** a padronização de extratos com alimentos é difícil e limitada, uma vez que os alimentos passam por uma variação no cultivo e condições de desenvolvimento. Para muitos alimentos, o processo de cozimento pode afetar sua alergenicidade e, muitas vezes, não é possível recriar esse efeito no extrato. A maioria dos extratos comerciais é padronizada em peso/volume, já os medicamentos são testados em sua forma comercial disponível quando possível, devido à dificuldade em extrair o princípio ativo e baixa frequência de reação com aditivos. Há protocolos específicos de testes para cada classe de medicação.[12]

Teste de punctura de leitura imediata (*prick test*)

O teste de punctura, em conjunto com a história clínica, é o passo mais importante no diagnóstico das alergias IgE-mediadas. É um dos melhores métodos diagnósticos iniciais para investigar indivíduos com quadro clínico de alergia, sendo um procedimento rápido, sensível e de custo-efetivo para detectar as doenças mediadas por IgE.

Vantagens[13]

- Resultados avaliados em 15 a 20 minutos.
- Muitas vezes os testes *in vivo* são menos custosos que a detecção de IgE sérica específica.
- Tamanho da reação pode ajudar a identificar indivíduos sensíveis a determinados alérgenos.
- Paciente consegue ver a reação e compreender melhor a ausência ou presença de sensibilização a determinado alérgeno.
- Variedade maior para uma série de extratos já padronizados e disponíveis comparada com os testes *in vitro*.

Diagnóstico em Alergia e Imunopatologia

Mecanismo

Detecta a presença de IgE específica para determinado alérgeno no mastócito do paciente. Se a IgE e o alérgeno estiverem presentes em quantidades suficientes, ocorre ligação na superfície da célula e se inicia o processo de sinalização. Esse evento leva a ativação do mastócito com processo de degranulação e liberação de mediadores pré-formados já presentes no grânulo, como a histamina, principal mediador responsável pela presença de pápula e eritema, e mediadores inflamatórios neoformados.[13] Pode ocorrer então uma fase tardia do teste em alguns indivíduos com edema mais profundo, calor, prurido e eritema, resolvendo-se em 24 a 48 horas.[14]

Indicações[15]

- Asma, rinite e conjuntivite alérgica.
- Alergia alimentar.
- Algumas alergias a medicamento IgE mediadas para as quais já tenha concentração padronizada na literatura.
- Alergia a venenos de inseto (teste de escolha).
- Alergia a látex.

Contraindicações

O teste cutâneo é seguro, mas é importante ter certeza de que o paciente não está em risco alto para anafilaxia.[15]

- Pacientes com asma mal controlada e função pulmonar reduzida.
- Pacientes com história de reação grave com pequenas quantidades de alérgeno.
- Anafilaxia recente menos de 30 dias (deixa pele em estado temporário de não reatividade). Em situações de necessidade de realização rápida, deve levar em consideração o teste apenas quando resultado positivo.
- Evitar condições da pele que possam gerar resultado falso-positivo: dermografismo, urticária aguda ou crônica e mastocitose cutânea.
- Relativas: gravidez, doença cardiovascular significante e idosos com saúde prejudicada.

Fatores que interferem no resultado do teste[15]

■ Medicações que devem ser descontinuadas

- **Anti-histamínicos H1:** podem suprimir a reatividade da pele de 1 a 7 dias dependendo do medicamento. Os de primeira geração, geralmente de 1 a 3 dias, enquanto os de segunda geração podem suprimir até 7 dias. Nos casos de resposta fraca, avaliar o grau de resposta à histamina é importante, pois o paciente pode não ter evitado pelo tempo necessário.[16]
- *Sprays* **de anti-histamínico:** podem ser absorvidos de forma sistêmica e devem ser evitados por 3 dias.
- **Fenotiazinas antieméticas (p. ex., prometazina) ou agentes empregados para vertigem ou insônia (meclizina):** podem bloquear a reatividade cutânea por 2 semanas.
- **Antagonista receptor H2:** em geral, descontinuado por 48 horas.
- **Corticoides tópicos:** na área de aplicação do teste, usados por mais de uma semana, podem suprimir a resposta ao alérgeno e à histamina.
- **Omalizumabe:** pode suprimir a reatividade cutânea por até 6 meses.
- **Antidepressivos tricíclicos:** podem suprimir a reatividade por até duas semanas; porém, como é difícil descontinuar a medicação, pode-se tentar fazer o teste, mesmo em baixas doses; apenas considerar o valor da histamina nessa situação.
- **Inibidor tópico de calcineurina:** nenhum efeito reportado com pimecrolimus; já o tacrolimus pode ter um efeito na resposta da histamina, sendo ideal evitar o uso uma semana antes do teste.

422

Parte 7

■ Medicações que não interferem na reatividade cutânea[15,17]

- Antagonista receptor de leucotrieno;
- Descongestionantes, β2 agonista inalado, teofilina e cromoglicato;
- Glicocorticoide inalado e intranasal;
- Glicorticoide oral: os corticoides em doses moderadas, como a metilpredinisolona, 25 mg por dia, por sete dias, não têm efeito supressivo nos testes para avaliação da reação do tipo I de Gell e Coombs ou imediata. Alguns estudos mostraram que doses de 10 até 60 mg/dia, administradas por 2 anos, têm interferência mínima no teste cutâneo; apenas observar que uma resposta negativa ou fraca da histamina, nesse caso, pode indicar uma interferência da medicação;[18]
- Ciclosporina;
- Betabloqueadores: não interferem no teste, mas dificultam o tratamento da anafilaxia. Caso isso aconteça, descontinuar a medicação para realizar o teste é uma decisão que depende da dose e do motivo pelo qual foi introduzida.

Na Tabela 34.2, mostramos as principais medicações que devem ser suspensas e a quantidade ideal de dias.

■ Variações fisiológicas

- **Idade:** Os níveis de IgE variam de acordo com a idade do paciente, sendo mínimos ao nascimento, vão aumentando na infância, atingem o pico na segunda década e caem progressivamente com o passar da idade. Assim, crianças abaixo dos 3 anos de idade têm reações com histamina em torno de 60% menor que a dos adultos. Por outro lado, a partir dos 50 anos de idade começa a haver uma diminuição da reatividade cutânea e, após os 71 anos, a reatividade cutânea está cerca de 73% da de um indivíduo adolescente.[5]
- **Local de realização do teste:** a pele da região volar do braço produz pápulas menores do que a pele do dorso, e esse efeito é mais pronunciado com o alérgeno do que com a histamina. O teste na região do braço tem a vantagem de permitir que o paciente veja a reação, e a realização de torniquete no local do teste garante absorção lenta dos alérgenos no caso de anafilaxia no teste.

Técnica

Os alérgenos devem ser selecionados de acordo com a história clínica do paciente, sua idade e seu ambiente, especialmente nas alergias ocupacionais.[20] Além disso, devem ser padronizados, ter procedência conhecida e conservados em temperatura adequada.[21]

Tabela 34.2. Medicamentos que devem ser suspensos para realização do teste cutâneo e tempo ideal para evitar o uso[15]	
Medicamentos que devem ser evitados	*Tempo ideal de suspensão*
• Anti-histamínicos H1	• 1 semana antes do teste
• Colírio anti-histamínico	• 3 dias antes do teste
• Anti-histamínicos uso não alérgico	• 2 semanas antes do teste
• Medicações usadas vertigem/insônia	• 2 semanas antes do teste
• Bloqueador de receptor H2	• 48 horas antes do teste
• Corticoide tópico	• Fazer em outra localização pele
• Antidepressivos tricíclicos	• Se possível, 2 semanas antes do teste
• Inibidor de calcineurina	• 1 semana antes do teste
• Omalizumabe	• Talvez necessário 6 meses antes do teste

Coloca-se uma pequena gota dos extratos alergênicos que devem ser investigados, uma solução de controle negativo e outra de controle positivo na superfície volar do antebraço do paciente, depois da limpeza local com álcool e algodão. A pele deve estar íntegra (sem lesões), as gotas devem estar a uma distância de cerca de 2 cm para que não se misturem e para evitar interpretação inadequada. Uma lanceta própria de metal ou plástico deve ser utilizada para execução do teste. A lanceta é inserida perpendicularmente através da gota, fazendo-se uma pressão suficiente por cinco segundos para que a ponta perfure a pele através da gota.

A qualidade dos extratos está relacionada com a confiabilidade do teste cutâneo. Os controles negativo e positivo auxiliam na interpretação do teste. O controle negativo é a solução utilizada na conservação dos extratos (solução glicerinada ou soro fisiológico). Seu objetivo é identificar falso-positivos como pacientes com dermografismo. O controle positivo mais utilizado é a histamina, na concentração 10 mg/mL, e sua função é detectar os falso-negativos durante uso de certas medicações ou doenças como síndrome da imunodeficiência humana adquirida (SIDA) e insuficiência renal crônica.[21] A leitura deve ser feita depois de 15 a 20 minutos. São considerados positivos os testes nos quais haja formação de pápulas com diâmetro médio igual ou superior a 3 mm, após desconto do diâmetro do controle negativo caso haja formação de pápula. O método mais usado é o cálculo do diâmetro médio das pápulas, em milímetros, conforme a equação: $D1+D2/2$, em que $D1$ é o maior diâmetro da pápula obtida e $D2$ é o diâmetro perpendicular, medido a partir da metade de $D1$. O resultado positivo significa presença de IgE específica, demonstrando sensibilização ao alérgeno, mas não necessariamente à doença (Figura 34.1).[5]

Temos que relacionar o resultado do teste com a história e o exame clínico do paciente. Cerca de 2 a 8% de indivíduos não atópicos apresentam teste cutâneo positivo para aeroalérgenos, esses indivíduos são denominados "atópicos latentes".[5,21]

Os testes cutâneos são mais sensíveis e menos específicos que os testes *in vitro* (dosagem de IgE específica sérica), mas possuem boa correlação (85 a 90%) para a maior parte dos alérgenos.

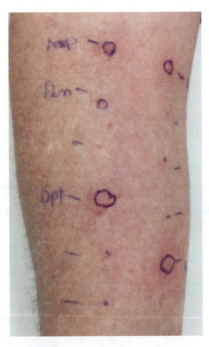

Figura 34.1. Técnica e formação da pápula no teste de punctura (*prick test*). Fonte: acervo pessoal dos autores.

Material

O material utilizado pode influenciar no resultado do teste e o especialista responsável tem que considerar essas variáveis quando for realizá-lo. Foram desenvolvidas, ao longo do tempo, lancetas de metal e plástico, que permitiam a utilização de múltiplos alérgenos ao mesmo tempo e até agulhas intravenosas para a realização do teste. Um estudo europeu concluiu que as lancetas de metal e agulhas intravenosas são mais sensíveis que as de plástico.[22]

As lancetas que possibilitam a realização de múltiplos testes produzem mais resultados falso-negativos que as lancetas únicas, e as que têm ponta para dentro produzem uma resposta mais fraca do que as que contêm ponta mais no canto. Apesar dessas limitações, as lancetas que possibilitam vários testes são de muita utilidade em testes com criança, por permitir rapidez na aplicação de múltiplos alérgenos.[23]

Prick to prick

Essa técnica é uma variação do teste epicutâneo disponível, utilizada principalmente com alimentos *in natura* como fonte de alérgeno. Quando não há extratos padronizados disponíveis, podemos utilizar o alérgeno a ser testado *in natura*, especialmente para investigação de alergias alimentares. Nesse caso, com maior sensibilidade para os alérgenos com extratos comerciais equivalentes disponíveis. Na técnica *prick to prick*, fazemos uma punctura no alimento a ser testado e, a seguir, com a mesma lanceta utilizada, procedemos à punctura da pele[5] (Figura 34.2). Dessa maneira, o alérgeno do alimento é introduzido na pele para ser apresentado ao mastócito cutâneo.

A técnica é muito aplicada em investigações de alimentos, sobretudo frutas e vegetais, pois suas proteínas são mais propensas à degradação durante processo de produção dos extratos comerciais.[24] Uma pápula de pelo menos 3 mm após a subtração da pápula formada pela solução salina, caso haja, será considerada positiva. Nesse caso, o teste deve ser repetido em indivíduos considerados não alérgicos, para evitar resultados falso-positivos por irritação da pele.[25]

Teste intradérmico

O teste intradérmico pode ser utilizado para avaliação de vários tipos de hipersensibilidade a um determinado antígeno, dependendo do tempo de leitura. É um método alternativo mais sensível, aproximadamente 100 a 1.000 vezes mais sensível que o teste de punctura, detectando a resposta ao alérgeno com mais acurácia, porém com risco maior de reação sistêmica, incluindo choque anafilático. Os falso-positivos são mais comuns; portanto, nos indivíduos sem história clínica, o teste positivo perde um pouco seu valor.[15]

Durante a avaliação da hipersensibilidade imediata, os antígenos testados pela via intradérmica devem estar em concentrações 25 a 50 vezes menores daquelas usadas nos testes de punctura.[5]

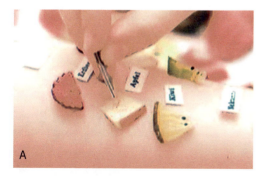 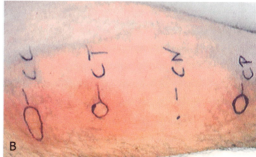

Figura 34.2. A. Técnica do método *prick to prick*. B. *Prick to prick* positivo para castanha-do-pará. Fonte: acervo pessoal dos autores. CC: castanha crua; CT: castanha torrada; CN: controle negativo; CP: controle positivo.

Indicação

O teste intradérmico está indicado quando o teste de punctura for negativo. Tem melhor reprodutibilidade que o teste de punctura e alta sensibilidade com extratos de baixa potência, sendo utilizado para avaliação da potência e padronização de extratos alergênicos; porém, apresenta mais reações adversas que os testes de punctura, por volta de 2%.[5] Entre as indicações do teste intradérmico estão:

- Resultado do *prick test* negativo com suspeita ainda grande.
- Investigação de alergia a veneno de Hymenopteras.
- Investigação de alergia a medicamentos naqueles que têm concentrações padronizadas pela literatura.
- Definir o *end point* de determinados extratos que serão utilizados para imunoterapia.
- Avaliar resposta tipo III e IV de hipersensibilidade de Gell e Coombs.
- Avaliar a capacidade funcional da imunidade celular *in vivo*.

A técnica de diluição do *end point* consiste em identificar a concentração de extrato que produz uma resposta positiva no teste para, a partir dessa resposta, definir a concentração que será utilizada no tratamento. Quanto mais sensível o indivíduo for ao extrato/alérgeno, menor será a concentração necessária para produzir uma reação considerada positiva na pele. É realizada injetando na pele do paciente uma série de diluições até se obter uma pápula necessária. Sua indicação inclui estudos de pesquisa para eficácia de imunoterapia, padronizar a força do extrato para os parâmetros laboratoriais, avaliar qual concentração deve ser iniciada à provocação nasal ou brônquica com determinado extrato e definir a concentração de início da imunoterapia para alergia a Hymenopteras.[17]

No caso da reação do tipo III (reação de Arthus), a leitura deve ser realizada depois de 4 a 8 horas. Se a reação for positiva, ocorre eritema e edema com enduração, às vezes hemorrágica, que pode evoluir para necrose. No caso das reações do tipo IV, a leitura deve ser depois de 24 a 48 horas e é considerada positiva a reação com presença de nódulos subcutâneos doloridos iguais ou maiores que 5 mm.[5,26]

Os testes cutâneos de hipersensibilidade tardia ajudam a avaliar a capacidade funcional da imunidade celular *in vivo*, por meio da resposta a antígenos de agentes infecciosos (Tabela 34.3). Ausência de resposta pode ser causada por doenças graves, induzidas por medicamento ou em caso de imunizações recentes.[26]

Tabela 34.3. Principais antígenos, tipo de doença e tempo de leitura[26]		
Antígeno	*Doença*	*Leitura*
PPD	Tuberculose	48 a 72 h
Candidina 1/100 ou 1/10	Candidíase	72 h
Tricofotina 1/30	Dermatofitoses	48 h
Toxina tetânica 1/100	Tétano	48 h
Toxina diftérica 1/100	Difteria	48 h
Reação de Montenegro	Leishmaniose	48 a 72 h
Reação de Mitsuda	Hanseníase	28 a 30 dias
Reação de Kveim	Sarcoidose	28 dias

Contraindicação

O teste intradérmico está contraindicado nas mesmas situações já citadas acima para o teste de punctura ou *prick test*; além de, nesse caso, ser também contraindicada a realização com alérgenos alimentares e látex, pelo alto risco de reação sistêmica.[17]

Técnica

O teste deve ser realizado na face volar do antebraço, com a pele limpa com algodão e álcool etílico. Deve ser utilizada uma seringa de 1 mL, com uma agulha 10 × 4,5 ou 10 × 5. Injeta-se 0,03 a 0,05 mL do antígeno a ser testado por via intradérmica, com o bisel da agulha voltado para cima e com ângulo da seringa de 45° em relação à pele, com distância mínima de 3 cm entre cada antígeno e de 5 cm se o antígeno testado for veneno de Hymenopteras, para evitar falso-positivos. Após a injeção, forma-se uma pápula onde os poros da pele ficam em maior evidência, com aspecto de "casca de laranja".[5,27] Devemos delimitar essa pápula com caneta esferográfica.

A leitura é realizada depois de 15 a 20 minutos, no caso da reação do tipo I, sendo considerada como reação positiva se houver aumento da pápula inicial maior que 3 mm de diâmetro (Figura 34.3). Alguns estudos consideram a pápula positiva quando apresentar 5 mm ou mais.[5,27]

Acurácia

Os testes intradérmicos são mais reprodutíveis e sensíveis que o *prick test*, porém acontecem mais resultados falso-positivos. Esses resultados são mais comuns com alérgenos inalantes, e a falsa positividade pode se dar por presença de histamina, endotoxina e irritantes presentes no alérgeno. O sangramento intracutâneo também pode gerar resultados falso-positivos.[17]

Para alérgenos de cães, gatos e polens, o teste tem mostrado uma adição na acurácia para detectar a presença do alérgeno.[17] Já para alergia a venenos de Hymenopteros, a sensibilidade alta do teste intradérmico é importante, evitando falhas no diagnóstico.

■ Cuidados na execução dos testes de punctura e intradérmico

Devemos evitar a realização dos testes nos períodos de exacerbação da doença alérgica ou se a pele estiver com lesões nos locais da aplicação. Embora não contraindique a realização dos testes, no caso de reações anafiláticas, o ideal é realizar a dosagem de IgE específica sérica antes, caso disponível.[5,26]

O risco de reações sistêmicas é baixo (inferior a 0,02%) e principalmente relacionado com alimentos frescos (*prick to prick* para kiwi, peixe, amendoim e castanhas), látex (luvas e extratos) e medicações. Apesar disso, é necessário estar preparado para identificar e tratar reações sistêmicas e ter material de emergência disponível.[5,26]

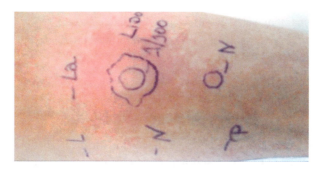

Figura 34.3. Teste intradérmico positivo para lidocaína na diluição 1:100. **Fonte:** acervo pessoal dos autores.
L: *prick* com lidocaína; La: *prick to prick* com luva de látex; N: controle negativo; P: controle positivo.

Diagnóstico em Alergia e Imunopatologia

Teste de contato de leitura tardia (*patch test*)

Ao longo dos séculos, pesquisadores têm usado agentes que podem desencadear dermatoses em seus pacientes, com a intenção de causar uma reação na pele e correlacionar com o agente causador. Ainda no século XIX, Joseph Jadassohn criou o teste de contato (TC) ou *patch test*, usando o método pela primeira vez como ferramenta diagnóstica. Bruno Bloch, pupilo de Jadassohn, encontrou uma maneira de graduar a intensidade da reação no teste de contato, bem como sugeriu uma bateria padrão de teste. Depois da Segunda Guerra Mundial, as dermatoses ocupacionais e dermatites de contato (DC) se tornaram foco das pesquisas, surgindo a necessidade de clínicas especializadas e padronização dos testes. Em 1967, foi então criado o International Contact Dermatitis Research Group (ICDRG), um passo muito importante para padronização dos testes de contato.[28]

O teste de leitura tardia é a prova mais eficiente para confirmar o diagnóstico e encontrar a etiologia da dermatite de contato. Os bons resultados dependem da correta indicação, técnica de aplicação e interpretação dos resultados obtidos. O mecanismo fisiopatológico dos testes de contato é o mesmo da dermatite de contato alérgica (DCA). Supondo-se que o paciente tenha desenvolvido, em algum momento, a sensibilização para determinado antígeno, a colocação em uma parte do corpo da substância suspeita induz a formação da fase de elicitação, produzindo no local do teste de contato lesão clínica do tipo eczematosa.[29]

Fundamentos imunológicos

Alérgenos são substâncias com propriedades físico-químicas que possibilitam atravessar a barreira cutânea. Costumam ter baixo peso molecular (< 500 Da) e são lipofílicos, ativando o sistema imune de indivíduos suscetíveis. Quebra na integridade da barreira epidérmica parece ser o primeiro passo para permitir o contato com o alérgeno. Este, em contato com a parte interna, se liga a proteínas endógenas, levando à formação do complexo hapteno-proteína (já com peso molecular adequado, acima de 5.000 kDa) que induz resposta imune da pele. O complexo vai ser apresentado pelas células apresentadoras de antígeno para o MHC dos linfócitos T, essa é a fase de sensibilização. Depois de um novo contato na fase de elicitação, há a indução de uma resposta inflamatória que tem sua atividade máxima em 2 a 3 dias e, gradualmente, vai reduzindo sua atividade se o agente causador for removido.[28]

A função TC ou *patch test* é produzir em um ambiente controlado a fase de elicitação da dermatite de contato (DC) e determinar o agente etiológico dessa dermatite.[28]

Seleção de alérgenos

Estudos observacionais já identificaram mais de 4.350 alérgenos com potencial de causar DCA, embora apenas uma pequena quantidade esteja entre as causas mais comuns.[30]

Os componentes de cada bateria são preparados para uma boa penetração na pele e não causar irritação local. Cada alérgeno tem o veículo mais adequado; o mais usado é a vaselina petrolada, que permite boa oclusão, mantém o alérgeno estável e tem baixo custo.[28]

As baterias devem ser padronizadas para apresentar um resultado produtível e comparável com elevados níveis de segurança.[28]

■ Bateria-padrão

Inclui os sensibilizantes mais comuns para DCA de uma determinada região, é a bateria inicial recomendada para o teste. As substâncias utilizadas na realização do TC que compõem a bateria-padrão correspondem a 22 elementos, definidos pelo North International Contact Dermatitis Research Group (ICDRG), e mais oito substâncias acrescentadas pelo Grupo Brasileiro de Estudo em Dermatite de Contato, e seriam responsáveis por mais de 80% dos casos de DCA. Na Tabela 34.4, segue a bateria-padrão bem como suas concentrações utilizadas.[31]

428　　　　Parte 7

Testes Alérgicos *In Vivo*

Tabela 34.4. Substâncias da bateria-padrão e suas diluições[5]	
Substâncias da bateria-padrão	*Concentração*
Antraquinona	2%
Bálsamo-do-peru	25%
Benzocaína	5%
Bicromato de potássio	0,50%
Butilfenol para terciário	1%
Carba "mix"	3%
Cloreto de cobalto	1%
Colofônio	20%
Epóxi-resina	1%
Etilenodiamina	1%
Formaldeído	1%
Hidroquinona	1%
Irgasan	1%
Kathon CG	0,50%
Lanolina	20%
Mercapto "mix"	2%
Neomicina	20%
Nitrofurazona	1%
Parabeno "mix"	15%
Parafenilenodiamina	1%
Perfume "mix"	7%
PPD "mix"	0,40%
Prometazina	1%
Propilenoglicol	10%
Quaternium 15	1%
Quinolina "mix"	6%
Sulfato de níquel	5%
Terebintina	10%
Timerosal	0,10%
Tiuran "mix"	1%

Essa bateria-padrão não cobria todas as necessidades da população para avaliação dos possíveis desencadeantes. Nesse sentido, baterias suplementares foram desenvolvidas focando na exposição ocupacional, necessidade de cada faixa etária e perfil populacional. No Brasil, as baterias mais utilizadas são a padrão, cosmética e regional. À medida que novas necessidades foram surgindo, novas baterias mais específicas apareceram, como para unhas, cabelo, materiais dentários e mais recente a bateria-padrão pediátrica. Esta possui formulações específicas e sensibilidade adequada para a faixa etária, podendo ser indicada para crianças a partir de 1 ano de idade.[32] Na Tabela 34.5, estão os componentes dessa nova bateria-padrão infantil.

Quando a bateria-padrão e as séries complementares não identificam o antígeno responsável, o paciente pode ser testado com alguns produtos suspeitos de acordo com sua história. De modo geral, é aceitável a aplicação de produtos *leave in*, que podem ser deixados na pele; já produtos *rinsed off*,

Capítulo 34

429

Diagnóstico em Alergia e Imunopatologia

Tabela 34.5. Componentes e códigos da bateria-padrão pediátrica[32]	
Substâncias da bateria-padrão pediátrica	**Código da substância na bateria-padrão**
Sulfato de níquel	CH1
Propilenoglicol	CH2
Metilisotiazolina	CH3
Hidroquinona	CH4
Bicromato de potássio	CH5
Butilfenol para-terciário	CH6
Neomicina	CH7
Diazolidinil ureia	CH8
Cloreto de benzalcônio	CH9
Metildibromo glutaronitrila	CH10
Octil galato	CH11
Carba "mix"	CH12
Azul disperso 106	CH13
Perfume (mix II)	CH14
Tixocortol	CH15
Sesquioleato de sorbitano	CH16
Terebentina	CH17
Cloreto de cobalto	CH18
Alfa-tocoferol	CH19
Formaldeído	CH20

que devem ser retirados da pele, não devem ser testados, pois podem causar irritações ou até lesões mais sérias. Nesse caso, algumas vezes, podem ser testados por meio do teste aberto, que será citado posteriormente.[30] Novos alérgenos vêm surgindo à medida que são usados com mais frequência, principalmente para cosmética. Dessa forma, os acrilatos vêm causando muita DC pelo uso inadvertido de produtos para unha.[33] Os alérgenos presentes nas baterias são de diferentes categorias e algumas características dos mais comuns estão citadas a seguir:

- **Metal:** níquel, cobalto, ouro e cromo são os alérgenos mais prevalentes desse grupo. Correação com os metais acontece e não deve ser considerada como reatividade cruzada. Níquel e outros metais que são liberados em dispositivo de implante médico, podem causar dermatite de contato alérgica no local de implante e reações sistêmicas.[33] Níquel é o metal mais comum, com 19% dos pacientes reagindo a ele, com uma relevância clínica de mais de 50%. Pode estar presente em várias bijuterias, utensílios e até em roupas e alimentos. Evitar o contato é importante e aqueles pacientes que não melhoram podem se beneficiar de uma dieta com baixo teor de níquel.[34]

- **Medicações:** os medicamentos tópicos são usados frequentemente em pacientes com doença de pele crônica. Nesse caso, o teste de contato deve ser considerado nos pacientes que pioraram de uma dermatite previamente bem controlada ou nos casos de resposta fraca ao tratamento proposto, já em uso por tempo prolongado. Nos pacientes mais idosos, há uma taxa elevada de sensibilidade aos antibióticos tópicos, conservantes usados nos medicamentos tópicos e produtos de higiene pessoal. Pacientes com dermatite de longa data não curada, que foram tratados com corticoide tópico, devem ser investigados para dermatite de contato por corticoide diante das situações já citadas anteriormente. O ideal é incluir na

Testes Alérgicos *In Vivo*

bateria de investigação corticoides representantes de todos os grupos (A-D2) para avaliar a reatividade. Pacientes que usam medicação tópica contendo corticoide para rinite e asma também podem manifestar dermatite de contato alérgica. O teste de contato com esse grupo de medicamentos em alta concentração pode negativar na primeira leitura, pelo próprio efeito anti-inflamatório que o medicamento exerce e pode levar ao *edge efect*, que consiste no teste positivo fora da área da *chamber* e negativo dentro da *chamber*, podendo positivar mais tarde (6 a 7 dias depois). Outros medicamentos que também podem causar efeito incluem AINEs, alguns anestésicos e antibióticos.[34] O grupo do ácido benzoico (Ester) pode causar dermatite de contato. A benzocaína é muito utilizada em preparações para prurido e alívio de dor. Pode apresentar reação cruzada com agentes derivados do ácido paraminobenzoico (PABA).[33] Própolis, amplamente usado como antibacteriano e anti-inflamatório, também pode ser um sensibilizante e fazer reatividade cruzada com bálsamo-do-peru.

- **Cosméticos:** inclui produtos de higiene pessoal, cabelo, unha e protetor solar. Os alérgenos mais comuns são as fragrâncias e os conservantes. Fragrâncias são responsáveis por 30 a 40% das alergias a cosméticos. O bálsamo-do-peru é o segundo alérgeno mais comum e pode estar presente também em alimentos e temperos. Determinar a real relevância da positividade desses produtos no teste de contato é difícil, podendo variar, de acordo com estudos, de 64 a 87%.[34] Parabeno é um sensibilizante fraco nos cosméticos e parafenilenodiamina é um sensibilizante importante nas tinturas pretas de cabelo e nas que usam essa tonalidade na formação de determinado tom, pinturas de pele e tatuagens temporárias. É um dos principais aditivos que podem ser usados na henna (exceto naquelas que são puras).[34] Podem fazer reatividade cruzada com o grupo PABA de medicamentos contendo sulfonamida e anestésico locais do grupo éster.[33]

- **Conservantes:** são adicionados aos cosméticos para prevenir contaminação. Classificados como formaldeídos, liberadores de formaldeído e não liberadores de formaldeído. Formaldeído é um sensibilizante importante, além de carcinógeno; muitos produtos químicos usados como preservativo ao longo do tempo liberam formaldeído. Reatividade cruzada pode acontecer com todos os liberadores de formaldeído. Os mais comuns que fazem parte do grupo são: quaternium-15, imidazolidinyl urea, diazolidinyl urea, DmDM hidantoína e bronopol. Methylisothiazolinone, um não liberador de formaldeído, é uma das causas mais comuns de dermatite de contato, podendo ser achado em produtos de bebê (como colônias, óleos, lenços), produtos de banho, maquiagem, produtos de cabelo, produtos de coloração de cabelo, cuidados de unha, produtos de barbear, desodorantes e protetores solares. Deve ser considerado nos casos de dermatite de face, dermatite causada por cosmético e alergia a protetor solar.[34] Propileno glicol é um excelente veículo, umectante e preservativo, comumente adicionado em preparações tópicas de corticoide para aumentar a penetração na epiderme, sendo um dos componentes comuns dos desodorantes. Ainda é usado como preservativo e solvente alimentar, seu uso tópico pode causar DCA, mas sua ingestão pode causar dermatite sistêmica e urticária.[35] Usado também como lubrificante e gel condutor de eletrocardiograma. Reatividade cruzada pode acontecer com 1,3-butileno glicol.[33] Timerosal é um veículo muito usado em preparações tópicas, cosméticos, imunoglobulina e vacinas. Nesta última, pode ser encontrado em baixas concentrações ou traços[33]

- **Aceleradores de borracha:** são usados para acelerar o processo de polimerização (vulcanização) do látex natural e sintético. Incluem tiuram, carbamatos e mercaptobenzothiazoles. Os dois primeiros são os principais responsáveis pelas dermatites de contato alérgicas, com prevalência de 2,9 e 4,7%, respectivamente.[36]

- **Adesivos:** colofônio e epóxi-resina são os representantes mais comuns do grupo. Colofônio está presente em adesivos (principalmente bandagens, fábricas, cimentos e limpadores de couro). Usado por ginastas, jogadores de baseból e tocadores de instrumento de cordas.

Capítulo 34

Reação cruzada pode ocorrer com bálsamo-do-peru e própolis.[33] Epóxi-resinas plásticas e adesivas são usadas para fazer materiais esportivos, partes de veículos e também na área de construção.

- **Corantes e finalizadores:** Blue 106 e 124 usados em tecidos são causas comuns de dermatite de contato alérgica. Reação cruzada pode acontecer com p-fenilenodiamina (ingrediente de tintura de cabelo permanente). Normalmente, isso envolve locais que estão em contato próximo com as roupas, como a axila. Podem piorar em áreas de fricção e com suor. Formaldeído é usado em roupas novas e uma maneira de tentar remover é deixar as roupas mergulhadas em solução de leite ou também usando água fria. Devem ficar cerca de 12 horas mergulhadas e depois ser bem enxaguadas.[33]
- **Alérgenos emergentes:** novos alérgenos adicionados em 2017 pela American Contact Dermatitis Society foram: sulfato de polimixina B, lavanda, benzoato de sódio e ácido benzoico.[33] Em 2019, saiu na Contact Dermatitis novos alérgenos recomendados para inclusão pelo The European Baseline Series (EBS) como: própolis e 2-hidroxietil-metacrilato, sendo o último importante para carregar a *chamber* no momento de colar por ser um hapteno volátil; além do uso de *caine mix* ou em vez de benzocaína para aumentar a sensibilidade aos anestésicos locais.[37] Como já dito anteriormente, o uso dos acrilatos em plásticos, adesivos, tintas e principalmente em unhas artificiais aumentou a incidência de casos de DCA.[33] Outros alérgenos não preencheram critérios para inclusão, mas serão futuramente mais bem avaliados: sódio metabissulfito, alguns liberadores de formaldeído (imidazolidinil urea 2%, diazolidiyil urea 2%), linalol hydroxiperoxide, benzisothiazolinone, decyl glucoside e lauryl glucoside.[37]

Indicações[30]

- Pacientes com eczema quando dermatite de contato for uma suspeita.
- Dermatite crônica, sobretudo de mãos, pés, face ou pálpebras.
- Dermatite eczematosa em indivíduos com alto risco ocupacional.
- Dermatite de etiologia desconhecida.
- Piora de uma dermatite previamente estável.
- Em alguns casos, a dermatite de contato pode ser uma complicação de uma doença de base e, nesse caso, também está indicado: dermatite atópica, dermatite de estase, dermatite seborreica, eczema numular, eczema astestótico e psoríase.

Contraindicações

Pacientes com dermatite generalizada aguda ou eczema extenso no dorso precisam controlar primeiro a doença antes da realização do teste. Idealmente, também não devem estar em uso de medicação imunossupressora. Apesar de não fazer parte das recomendações absolutas do teste de contato, gestantes ou mulheres amamentando não devem realizar o teste, e os pacientes devem evitar bronzeamento de 2 a 4 semanas antes da realização do teste.[34] Algumas medicações, principalmente tópicas, podem ter um efeito imunossupressor nas células do paciente a ser avaliado. A seguir, essas medicações serão listadas e a necessidade de suspensão ou não, bem como por quanto tempo devem ser evitadas:

- Corticosteroide tópico potente deve ser descontinuado pelo menos 2 semanas antes do teste.[30]
- Estudos mostram que pacientes usando doses até 20 mg por dia de prednisona poderiam realizar o teste; porém, alguns alérgenos fracos poderiam ter uma resposta negativa ou fracamente positiva. Essa situação poderia ser semelhante com o uso de azatioprina, ciclosporina, metotrexato, infliximabe, adalimumabe e etanercept.[30,34]
- Anti-histamínicos orais podem ser usados, uma vez que têm efeito mínimo no mecanismo de hipersensibilidade tardia, estando o mecanismo relacionado com a atividade de linfócitos e não da histamina.[30]

Testes Alérgicos *In Vivo*

- Pacientes devem evitar o efeito da radiação ultravioleta tanto natural quanto artificial. A radiação UVB pode reduzir o número de células apresentadoras de antígeno na pele e, com isso, a intensidade da reação do teste de contato. Nesse caso, o ideal seria evitar a exposição solar, como já citado acima.[30]

Material

- ***Finn Chambers on Scanpor®:*** são contensores especialmente desenvolvidos para testes de contato e adotados como equipamento padrão. A utilização de fitas adaptadas com material absorvente (papel-filtro) prejudica a sensibilidade do teste de contato e, consequentemente, determina erros na interpretação do diagnóstico da causa de uma dermatite de contato.[5,26] As câmaras dos testes e contato de alumínio ou plástico têm 8 mm de diâmetro, vêm aderidas à fita de contensão, que permite a evaporação do suor. As substâncias semissólidas (em vaselina) são aplicadas diretamente nas câmaras e as substâncias líquidas necessitam de um pequeno disco de papel-filtro. O volume de cada câmara garante que a quantidade de substância semissólida adicionada nunca ultrapasse em média 31 µL, determinando a padronização da quantidade da preparação em todos os testes.[26]
- ***Finn Chambers Acqua®:*** com a difusão do teste de contato pelo mundo, surgiu a necessidade de desenvolvimento de contensores que resistissem à água, possibilitando maior produtividade no trabalho e qualidade de vida durante a realização do teste. Essa fita, além de manter as especificações hipoalergênicas, é de poliuretano impermeável, permitindo a prática de atividades físicas leves.

Técnica

As substâncias devem ser padronizadas, com boa técnica de execução, utilizando materiais especialmente desenvolvidos para garantir a sensibilidade e a especificidade do teste. Os contensores devem permitir oclusão total do teste, e o tempo, entre sua colocação e as leituras, deve ser adequado.[26]

Local do teste: geralmente prefere-se a região dorsal (escapular e infraescapular), pela possibilidade de se fazer simultaneamente grande número de substâncias. A área não deve ter pêlos, nem deve ser usado hidratante ou produto oleoso no local da aplicação do teste. Algumas vezes, a parte superior dos braços também pode ser utilizada para aplicação dos testes. São utilizadas câmaras especiais (*Finn Chambers*), preferencialmente com diâmetros de 12 mm nos testes com medicamentos.[5,38]

Preferencialmente, utilizam-se apresentações pastosas dos medicamentos, como comprimidos diluídos em vaselina petrolada (*petrolatum*), em concentrações variáveis. Aplicam-se 5 mm de cada substância nas câmaras (em discos individuais) ou 1 gota (suficiente para embeber o disco de papel-filtro) em caso de medicamentos líquidos.[5,38]

O adesivo deve ser mantido por 48 horas, a não ser que ocorra alguma reação grave e, nessa data, o paciente deverá ser reavaliado. No total, 3 visitas consecutivas com o médico deverão ocorrer para a realização do teste de contato.[5,38]

- **Visita 1:** aplicação do teste de contato. Essas substâncias deverão ficar aderidas às suas costas até sua próxima visita em 48 horas.[38]
- **Visita 2 (48 horas após a colocação do adesivo):** o adesivo é removido e a região é examinada, sendo feita a primeira leitura. Os locais das substâncias são marcados com canetas marcadoras de pele.[38]
- **Visita 3 (96 horas após a colocação do adesivo):** o médico responsável examinará o local do teste e realizará a leitura final, que será comparada com a primeira (Visita 2).[38]

Capítulo 34

433

Diagnóstico em Alergia e Imunopatologia

Os resultados devem ser anotados conforme a graduação a seguir:[5,38]

- (–): negativo.
- (?): duvidoso: eritema leve mal definido, sem edema.
- (+): positivo fraco: eritema + edema, infiltração e raras vesículas.
- (++): positivo forte: eritema, infiltração, pápulas, vesículas isoladas.
- (+++): positivo muito forte: eritema, infiltração, pápulas, vesículas agrupadas ou bolhas.

De modo geral, o teste é considerado positivo quando ocorrer resultado positivo na segunda leitura (Visita 3), particularmente se tal resultado for de intensidade igual ou maior do que na primeira leitura (Visita 2). Porém, em caso de redução da intensidade da positividade entre as Visitas 2 e 3, a tendência é considerar o resultado como negativo, sugestivo de irritação primária.[5,38]

Interpretação do teste de contato

Testes de contato positivos não indicam sempre DCA, mas sim sensibilização. Portanto, devem ser correlacionados com a história clínica. Quando o paciente apresenta todos os testes de contato negativos, as seguintes eventualidades podem ocorrer:[29]

- Trata-se de caso de dermatite de contato por irritação primária.
- Houve falha na aplicação do teste, na concentração da substância ou no veículo utilizado. Se o teste não permaneceu em contato com a pele em tempo suficiente para induzir a fase de elicitação ou o teste foi aplicado em local de uso prolongado de corticoide, podem ocorrer falso-negativos.
- A substância implicada na DCA não foi testada. As baterias-padrão incluem apenas os testes que estatisticamente são comuns no nosso meio. Se necessário, devem-se realizar testes com outros elementos, de acordo com a história clínica do paciente e a disponibilidade junto ao laboratório fabricante.
- A substância testada é fotossensibilizante.

Reações adversas aos testes de contato[5,26,29]

- **Flare up ectópico da dermatite:** teste de contato positivo pode levar à exacerbação da dermatose preexistente.
- **Fenômeno de Koebner:** pacientes com psoríase ou líquen plano podem reproduzir a dermatose no local do teste.
- **Alteração de pigmentação:** hiperpigmentação por testes positivos para fragrâncias ou hipopigmentação por componentes da borracha.
- **Reações irritantes:** na periferia do teste (efeito borda), pelo aumento da concentração da substância no local, comum com contensores inadequados.
- **Reações pustulosas:** desencadeadas por metais, observadas em pacientes atópicos.
- **Necrose, escaras e queloide:** raro para as substâncias padronizadas.
- **Síndrome da pele excitada ou "Angry back síndrome":** descrita por Mitchell em 1975, acontece quando poucas reações com positividade forte levam a uma corrente de múltiplas reações a outras substâncias que poderiam ser negativas, criando reações falso-positivas. Sua fisiopatologia está relacionada com uma reação inflamatória do tipo irritativa, que pode ser desencadeada por substâncias aplicadas muito próximas durante o teste, substâncias com afinidade química testada próxima ou por uma dermatite eczematosa ativa levando à formação de testes falso-positivos. A melhor maneira de avaliar essa síndrome é a repetição dos testes suspeitos em distância maior que 5 cm entre eles ou que eles sejam testados separada e sequencialmente, considerando a relevância clínica.[30]

Tipos de teste de contato[30]

- **Teste fechado:** técnica mais comum, aplicar os alérgenos ocluindo a pele por dois dias.
- **Teste aberto:** testar produtos que têm potencial de irritação na pele, incluindo tintas, óleos solúveis, sabões, colas e outros agentes de limpeza. A área é mantida aberta; depois de 30 minutos, o material é removido e as leituras do teste são feitas semelhantes às do teste de contato convencional. Se o teste for negativo, mas a dermatite de contato ainda for muito suspeita, pode-se avaliar teste fechado com alguns produtos em concentrações e veículos apropriados.
- **Teste semiaberto:** usado para produtos com potencial irritante leve, incluindo produtos farmacêuticos contendo antissépticos como componentes de mercúrio, sais de amônia quaternária, aqueles que contêm emulsificantes e também produtos contendo solvente como o propilenoglicol em altas concentrações. Além disso, o teste pode ser aplicado em produtos cosméticos e industriais, como tintas, removedores, colas. Nesse teste, quantidades de 1 a 2 mcL de alérgenos são aplicadas na pele, que posteriormente é seca e coberta com uma fita não oclusiva por dois dias e feita leitura em 2 a 4 dias.
- **Teste aberto de aplicação repetida (TAAR):** pode ser usado para avaliar medicações que deixaram dúvida no TC convencional, em preparações nas quais o alérgeno está presente em baixas concentrações. O teste é feito aplicando 0,1 mL da substância em uma área específica duas vezes ao dia por 28 dias ou até uma reação eczematosa aparecer. A região cubital e o braço são os locais de escolha. Muito usado em drogas de uso tópico e cosméticos de uso *leave on*.[5]
- *Use test:* esse teste é usado quando o TC aberto e fechado dá negativo e a suspeita pela história clínica de DCA ainda for grande. É solicitado para o paciente usar o produto em condições reais, reproduzindo situações que podem estar associadas à dermatite como suor, fricção ou em áreas já lesionadas. Nesse caso, o teste pode falhar em diferenciar a dermatite alérgica da irritativa. Pode ser realizado se houver risco ocupacional, por exemplo, nos profissionais de saúde, quando as luvas de látex podem ser a causa da dermatite nas mãos.
- **Foto teste de contato (*fotopatch test*):** utilizado para substâncias fotossensibilizantes, com a mesma técnica do teste de contato, com a diferença de as substâncias serem testadas em duplicata, em ambos os lados do dorso do paciente. Depois de 48 horas, os testes são retirados e procede-se a primeira leitura. A seguir, um dos lados é coberto com material opaco e o outro lado é irradiado com radiação ultravioleta A. A segunda leitura é realizada 96 horas depois da colocação do teste, comparando-se os resultados entre o local irradiado e o não irradiado. Se houver suspeita, sugere-se realizar *fotopatch test* para substâncias utilizadas pelo paciente, como: protetores solares, anti-histamínicos tópicos, sulfas, anti-inflamatórios não esteroidais (AINEs).[39]

■ Testes para avaliação de doenças específicas

Testes cutâneos com medicamentos

Os testes cutâneos com medicamentos visam confirmar a alergia a determinado fármaco e, ainda, definir qual foi o mecanismo imunológico envolvido na reação. São eles: teste de punctura (*prick test*), teste intradérmico e teste de contato (*patch test*). A realização dos testes cutâneos é reservada para médicos experientes e bem treinados nesses procedimentos, pois a técnica de preparo e diluição é complexa e alguns testes têm o potencial de levar a reações sistêmicas, uma vez que você expõe o paciente à substância suspeita de ter ocasionado a reação índice. Quanto a medicamentos de uso sistêmico que podem interferir com os resultados, salientamos que, para os testes de leitura imediata, anti-histamínicos devem ser suspensos por mais de 96 horas antes do procedimento.[5,38] Para os testes de leitura tardia, anti-histamínicos estão liberados, mas o paciente deve, preferencialmente, estar sem corticosteroides e imunossupressores sistêmicos por 30 dias antes do teste.[5,38] As metodologias dos testes são as mesmas já descritas anteriormente, com algumas particularidades.

Diagnóstico em Alergia e Imunopatologia

Para as reações do tipo I (anafilaxia, urticária imediata, angioedema), depois da aplicação, aguarda-se 20 minutos para a leitura, e é medida a diferença formada entre a pápula inicial e a final em mm. Quando a pápula dobra de diâmetro em relação à inicial, o teste é considerado positivo. Para as reações do tipo III (vasculites, doença do soro etc.), a leitura deve ocorrer entre 6 e 8 horas depois da aplicação e é medida a enduração em mm (reação de Arthus). Por fim, para as reações do tipo IV (exantemas, dermatites, farmacodermias graves, como Stevens-Johnson e *Drug Reaction with Eosinophilia and Systemic Symptoms* [DRESS]), a leitura ocorre 48 a 72 horas depois da aplicação, na qual se mede o nódulo em mm. Esta última é semelhante ao PPD ou teste de Mantoux, chamado de teste de hipersensibilidade tardia, feito para tuberculose. Porém, aqui é utilizada a droga a ser investigada.[5,38] Em casos de farmacodermias graves, o intradérmico só poderá ser realizado caso a medicação testada tenha concentração bem definida em acurácia e segurança, como penicilina e cefalosporinas. Caso não se conheça bem a diluição e seu perfil de segurança, a substância não deve ser testada via intradérmica, pelo potencial risco de absorção e de reação à distância ou sistêmica.

Preparo das medicações para os testes cutâneos

Nem todos esses testes com medicamentos têm diluição já bem padronizada. A academia europeia publicou, há alguns anos, um artigo sugerindo esquemas de diluições para testes cutâneos com vários grupos farmacológicos.[38] Os testes de leitura imediata para a penicilina, por exemplo, são padronizados e estão disponíveis comercialmente na Europa, incluindo tanto o determinante principal (peniciloil – responsável pela maior parte das reações) quanto os determinantes menores (responsáveis pelas reações mais graves). No Brasil, o Ministério da Saúde desenvolveu um protocolo para a investigação de reações imediatas à penicilina, que utiliza a penicilina G potássica para a realização dos testes cutâneos de leitura imediata, com sensibilidade e especificidade satisfatórias.[38] Em casos de medicamentos dos quais as diluições não irritativas para testes não são conhecidas, fazer pesquisa mais profunda na literatura para procurar descrições de experiências prévias com tais substâncias. A diluição sugerida para realização dos testes de punctura, intradérmico e contato, com algumas classes de drogas já disponíveis na literatura e sugeridas pela academia europeia, estão resumidas na Tabela 34.6.[12,38]

Indicações e contraindicações dos testes cutâneos com medicamentos

A vantagem dos testes cutâneos é que, além de ajudarem a compreender o mecanismo fisiopatológico envolvido na reação, são mais seguros, pois não se está administrando a medicação na íntegra e pela via terapêutica que desencadeou a reação. Existe um risco potencial de reações sistêmicas por testes cutâneos, mas a frequência é inferior a 10% dos testes positivos. Já os testes de provocação são o padrão-ouro, pois comprovam a tolerância ou reatividade à substância testada e, com isso, possibilitam o uso futuro seguro desse fármaco. Porém, podem ocasionar reações sistêmicas, inclusive graves, pois o paciente está sendo exposto à medicação em dose terapêutica e pela mesma via de uso terapêutico, o que necessita experiência no procedimento e no tratamento de reações, inclusive anafiláticas.[5,38]

A realização dos testes de punctura e intradérmico com fármacos não é tecnicamente difícil, mas as medicações necessitam ser diluídas adequadamente pelo médico assistente, e a interpretação do resultado necessita de experiência técnica aliada ao conhecimento científico e prático, e tem uma relação muito direta com o grau de suspeita do agente etiológico investigado durante a história clínica. Além disso, é necessário que se escolham adequadamente as medicações a serem testadas, bem com as diluições, concentrações e tempo adequado de leitura do resultado.[5,12,38] Claramente a história clínica cuidadosa, podendo ser guiada pelo questionário da rede europeia,[38] é imprescindível para levar à indicação do teste correto e para relacionar o resultado do teste cutâneo à etiologia do quadro clínico. Só então será realizada a orientação adequada do paciente, no sentido de evitar o contato com os medicamentos causadores da reação alérgica ou mesmo de prosseguir a investigação com o teste de provocação, se indicado.

Testes Alérgicos *In Vivo*

Tabela 34.6. Concentrações não irritativas sugeridas para a realização de testes cutâneos de punctura e intradérmico com medicamentos[12,38]			
Substância	**Teste de punctura**	**Teste intradérmico**	**Teste de contato**
PPL	5×10^{-5} mM	5×10^{-5} mM	NA
MDM	2×10^{-2} mM	2×10^{-2} mM	NA
Benzilpenicilina	10.000 UI/mL	10.000 UI/mL	5%
Amoxicilina	20 mg/mL	20 mg/mL	5%
Ampicilina	20 mg/mL	20 mg/mL	5%
Cefalosporinas*	20 mg/mL	20 mg/mL	5%
Tiopental	25 mg/mL	2,5 mg/mL	NA
Propofol	10 mg/mL	1 mg/mL	NA
Quetamina	10 mg/mL	1 mg/mL	NA
Etomidato	2 mg/mL	0,2 mg/mL	NA
Midazolam	5 mg/mL	0,5 mg/mL	NA
Fentanil	0,05 mg/mL	0,005 mg/mL	NA
Alfentanil	0,5 mg/mL	0,05 mg/mL	NA
Sulfentanil	0,005 mg/mL	0,0005 mg/mL	NA
Remifentanil	0,05 mg/mL	0,005 mg/mL	NA
Morfina	1 mg/mL	0,01 mg/mL	NA
Atracúrio	1 mg/mL	0,01 mg/mL	NA
Cisatracúrio	2 mg/mL	0,02 mg/mL	NA
Mivacúrio	0,2 mg/mL	0,002 mg/mL	NA
Rocurônio	10 mg/mL	0,05 mg/mL	NA
Vecurônio	4 mg/mL	0,4 mg/mL	NA
Pancurônio	2 mg/mL	0,2 mg/mL	NA
Suxametônio	10 mg/mL	0,1 mg/mL	NA
Heparina	Puro	1/10	Puro
Heparinoides	Puro	1/10	Puro
Carboplatina	10 mg/mL	1 mg/mL	NA
Oxaliplatina	1 mg/mL	0,1 mg/mL	NA
Cisplatina	1 mg/mL	0,1 mg/mL	NA
Pirazolonas	0,1 a 2 mg/mL	0,1 a 2 mg/mL	
Outros AINEs	0,1 mg/mL	0,1 mg/mL	10%
Adalimumabe	50 mg/mL	50 mg/mL	Puro
Etanercepte	25 mg/mL	5 mg/mL	NA
Infliximabe	10 mg/mL	10 mg/mL	NA
Omalizumabe	1,25 mcg/mL	1,25 mcg/mL	NA
Anestésicos locais	Puro	1/10	Puro
Contrastes iodados	Puro	1/10	Puro
Gadolíneo	Puro	1/10	NA
Azul patente	Puro	1/10	NA
Azul de metileno	–	1/100	NA
Fluoresceína	Puro	1/10	Puro
IBP	Puro	40 mg/mL	10%
Anticonvulsivantes	NA	NA	10%
Clorexidina	5 mg/mL	0,002 mg/mL	1%

Dados mais recentes sugerem que cefalosporinas devem ser testadas a 20 mg/mL, com exceção do cefepime, que deve ser diluído a 2 mg/mL.

PPL: peniciloil polilisina (determinante maior da penicilina); MDM: mistura de determinantes menores da penicilina; NA: não aplicável ou não recomendável; AINEs: anti-inflamatórios não esteroidais; IBP: inibidores de bomba de prótons.

Capítulo 34

Diagnóstico em Alergia e Imunopatologia

Contudo, apesar de ter alta especificidade e alto valor preditivo positivo, a sensibilidade dos testes cutâneos na reação de hipersensibilidade aos medicamentos (RHM) não é tão elevada e, sem dúvida, o resultado negativo não exclui aquele fármaco como causa da reação.[12,38] A vantagem dos testes cutâneos é que têm menor risco do que os testes de provocação, pois a quantidade (dose) da substância suspeita utilizada é baixa e se aplica em área pequena da pele, diferente da provocação, na qual o paciente volta a utilizar a medicação pela mesma via na qual a reação índice ocorreu, mas sob supervisão médica.

A escolha do tipo de teste cutâneo a ser realizado depende, basicamente, do mecanismo imunopatológico suspeito para aquele tipo de reação. Isso exige conhecimento profundo dos mecanismos de hipersensibilidade de Gell e Coombs e da apresentação clínica das doenças que cada mecanismo pode acarretar.[38] Os testes de contato são indicados para diagnóstico das reações de hipersensibilidade tardia, do tipo IV e, ocasionalmente, para as reações do tipo II. Já os testes de punctura e intradérmico, abrangem os demais mecanismos. A realização do teste inadequado ou da leitura em tempo inapropriado pode acarretar falso-negativos.

Embora as diluições descritas na Tabela 34.6 sejam consideradas não irritativas, a sensibilidade e a especificidade, bem como o valor preditivo positivo e negativo de cada uma, não estão bem determinadas. A classe de fármacos mais bem avaliada e detalhada na literatura é a dos antibióticos beta-lactâmicos. Ela é considerada uma das maiores causas de RH, em especial anafilaxia. Segundo as diretrizes britânicas de reações aos beta-lactâmicos, mesmo para essa classe, o cálculo da sensibilidade não é possível, pois o teste de provocação, considerado o padrão-ouro, não deve ser realizado em pacientes com teste cutâneo positivo.[38] Mesmo assim, o teste cutâneo mostra-se eficaz no diagnóstico e para evitar a provocação.

Outra indicação muito bem definida dos testes cutâneos em reações a fármacos é quando a provocação é notadamente contraindicada, seja pela gravidade da reação inicial, seja pela classe de fármacos suspeitos. Segundo as diretrizes alemãs de hipersensibilidade a fármacos, essa é uma indicação precisa, por exemplo, em casos de reações intraoperatórias, em que vão ser investigados os bloqueadores neuromusculares (curares). Por questões éticas e de segurança, ainda não há forma de fazer desencadeamento com tais fármacos e, portanto, os testes cutâneos são a única opção.[38]

Por fim, os testes cutâneos podem ser usados na investigação da reatividade cruzada entre antibióticos beta-lactâmicos. Mesmo nos poucos pacientes verdadeiramente alérgicos à penicilina ou a algum outro beta-lactâmico, essa classe toda de antimicrobianos raramente precisa ser excluída. Em revisão ampla e bastante completa, publicada nas diretrizes britânicas de alergia aos beta-lactâmicos, foi descrito que a reatividade cruzada entre penicilina e cefalosporinas de primeira e segunda gerações é de no máximo 10%, entre 2 e 3% comparando penicilina com as cefalosporinas de terceira geração, e menor que 1% em comparação aos carbapenêmicos. Essa reatividade cruzada é baseada na estrutura química de cada beta-lactâmico e, portanto, a investigação da reatividade cruzada entre esses fármacos é tão relevante que pode levar à exclusão de poucos antibióticos da classe e consequente liberação dos demais do mesmo grupo.[38]

Teste de contato com medicamentos

O teste de contato com medicamentos (TCM) pode ser utilizado como método complementar para auxiliar na determinação causal das reações de hipersensibilidade não imediatas de apresentação cutânea. Existem poucas publicações sobre sua utilização em reações graves, mas parece ser uma ferramenta importante para auxiliar situações na qual o teste de provocação oral, considerado padrão-ouro, está contraindicado.[39]

Exceto para alguns antibióticos e alguns outros grupos de medicamentos, a maioria das substâncias não tem padronização de concentração e veículo, algumas vezes sendo necessário estar em sua forma ativada, pois a imunogenicidade da medicação está no seu metabólito ativo.[40]

438   Parte 7

O TCM mostrou-se útil no exantema maculopapular, eczema generalizado, síndrome de Baboon (SDRIFE), pustulose exantemática generalizada aguda (PEGA), eritema pigmentar fixo, DRESS, hoje conhecida por síndrome de hipersensibilidade a fármacos, síndrome de Stevens-Jonhson e necrólise epidérmica tóxica (NET), entre outras.[12,41]

Quando um quadro de reação de hipersensibilidade não imediata por uma ou múltiplas medicações é suspeita, o TCM pode mostrar múltiplas sensibilizações, reatividade cruzada entre medicamentos com estrutura química semelhante ou ajudar a excluir múltipla sensibilização.[42]

De maneira prática, podemos usar como diluição para maioria dos medicamentos a concentração de 10% em vaselina. A concentração máxima que se pode obter uma solução homogênea em vaselina sólida, água ou álcool é de 30%. Se o teste for feito com a forma comercializada do medicamento, sugere-se usar concentrações de 10, 15 e 30%, ou apenas 30% da concentração do produto final diluído em vaselina ou água. Para os medicamentos em sua forma pura, é possível usar diluições de 0,1, 1 e 10% em água ou vaselina e quando o peso do metabólito ativo e do excipiente comercial são conhecidos costuma-se usar uma concentração de 10% da substância ativa. Existem algumas substâncias que estão sendo comercializadas para TCM a 10% em vaselina (Chemotechnique Diagnostics, Vellinge, Sweden).[12,42]

Alguns medicamentos apresentam particularidades a serem consideradas. Para os opioides não existem um consenso sobre o melhor veículo ou a concentração (ideal de 3 a 5%), parece haver reatividade cruzada entre morfina e fosfato de codeína 5%. Com a heparina e outros anticoagulantes, o teste pode ser feito sem diluição. O mesmo vale para alguns anticorpos monoclonais. Inibidores de bomba de prótons podem ser testados com concentração de 10 a 50%, sem risco de irritação.[12] Existe descrição de reatividade cruzada entre glicocorticoides. A interpretação do teste é semelhante à bateria padrão e é sugerida a realização de 2 leituras (48 a 96 horas) (Figura 34.4).

Teste de contato atópico ou *atopy patch test* (APT)

Consiste em um teste epicutâneo com substâncias proteicas inaláveis (ácaros, polens etc.) ou ingeridas (alimentos) que permite avaliar reações IgE mediadas (leituras em até 24 horas), bem como manifestações tardias de algumas doenças como asma, eczema atópico e esofagite eosinofílica (leituras de 24 a 72 horas). A primeira descrição usando APT com alimentos foi feita em 1989, com *kit* comercial DIMSOFT, hoje em desuso. Posteriormente, uma série de estudos foi realizada com alimentos e aeroalérgenos, sobretudo nos pacientes com dermatite atópica.[43] Na prática clínica, ainda é um método pouco utilizado devido à falta de resultados que comprovem sua utilidade para algumas doenças. O teste pode ter alguma aplicabilidade nos casos de dermatite atópica que manifestam

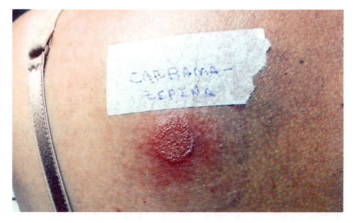

Figura 34.4. *Patch test* positivo para carbamazepina 10% na leitura de 96 horas. Fonte: acervo pessoal dos autores.

Diagnóstico em Alergia e Imunopatologia

sintomas mais tardios em contato com alimento; nesse caso, com valores preditivos negativos e positivos mais altos; nas doenças gastrintestinais como esofagite eosinofílica e nas doenças não IgE mediadas, como FPIES, pela participação de células T.

O método ainda não está padronizado, havendo possibilidade de serem realizados com diferentes concentrações, veículos e material empregado. Os alimentos podem ser usados com extratos liofilizados purificados ou *in natura*; contudo, alguns estudos mostram melhor acurácia diagnóstica com a utilização dos alimentos *in natura*.[44] A técnica de aplicação e a padronização da leitura são as mesmas utilizadas para o teste de contato convencional. Alguns extratos com aeroalérgenos são comercializados em uma mistura de solução de 20% em vaselina sólida, outros com alérgenos de ácaros são comercializados na concentração de 1:10 (FDA Allergenic, Rio de Janeiro, Brasil). Os alimentos não estão bem padronizados, causando controvérsia no teste. Até o momento, alimentos *in natura* são preferidos; porém, proteínas recombinantes futuramente poderão ser usadas. Os alimentos podem ser aplicados puros ou com diluição de 10 ou 20%.[43,45] As reações têm se mostrado significativamente mais positivas com as diluições em vaselina, que deve ser usada como controle negativo. São mais positivas no dorso (94%) em comparação com o braço (69%).[43] Nos aeroalérgenos, bem como nos alimentos, os resultados são melhores com *chambers* de 12 mm de diâmetro. Recomendam-se as leituras de 48 e 72 horas.[43]

Os demais testes *in vivo*, como provocação (tanto com alimento quanto com medicamentos), broncoprovocação e provocação nasal, muitas vezes são de extrema importância para estabelecer a etiologia do quadro, sendo considerados padrão-ouro para diagnosticar a doença. Esses testes serão descritos em outros capítulos.

Referências bibliográficas

1. Blackley CH. Hay fever: its causes, treatment and effective prevention; experimental researches. 2nd ed. London: Bailliere Tindal and Cox; 1880.
2. Mantoux C. Intradermoréaction de la tuberculose. Cr Acad Sci. 1908; 147:3554
3. Lewis T, Grant RT. Vascular reactions of the skin to injury. Heart 1924; 11: 209-65.
4. Pepys J. Skin tests in diagnosis. In: Gell PGH, Coombs RRA (eds). Clinical aspects of immunology. 2nd ed. Philadelphia: FA Davis; 1968. p. 189-220.
5. Mota AA, Kalil J, Barros MT. Testes cutâneos. Rev Bras Alerg Imunopatol. 2005; 28:73-83.
6. Hauck PR, Williamson S. The manufacture of allergic extracts in North America. Clin Allergy Immunol. 2001 Oct; 21:93-110.
7. King TP et al. Allergen nomenclature. J Allergy Clin Immunol. 1995; 96:5.
8. Esch RE. Allergen source materials and quality control of allergenic extracts. Methods. 1997; 13:2.
9. Weghofer M et al. Identification of Der p 23, a peritrophic-like protein as a new major dermatophagoides pteronyssinus allergen associated with peritrophic matrix of mite fecal pallets. J Immunol. 2013; 190(7):3059-67.
10. Hamilton RG. Assessment of indoor allergen exposure. Curr Allergy Asthma Rep. 2005; 5(5):394-401.
11. Zahradnik E, Raulf M. Animal allergens and their presence in the environment. Front Immunol. 2014. 5:76.
12. Brockow K et al. Skin test concentrations for systemically administered drugs – an ENDA/EAACI. Drug Allergy Interest Group position paper. Allergy. 2013; 68:702-12.
13. Heinzerling L et al. The skin prick test - European standards. Clin Transl Allergy. 2013; 3(1):3.
14. Dolovich J. Late cutaneous allergic responses in isolated IgE- dependent reactions. J Allergy Clin Immunol. 1973; 52(1):38.
15. Tourlas K, Burman D. Allergy testing. Prim Care Clin Office Pract. 2016; 43:363-74.
16. Santos RV et al. Supression of histamine- and allergen-induced skin reactions: comparision of first- and second- generation antihistamines. Ann Allergy Asthma Immunol. 2009; 102(6):495.
17. Kowal K, DuBuske L et al. Overview of skin testing for allergic disease. Uptodate. 2016, Oct 14.
18. Des Roches A et al. Long-term oral corticosteroid therapy does not alter the results of immediate-type allergy skin prick tests. J Allergy Clin Immunol. 1996; 98(3):522.
19. Nelson HS et al. Effect of distance between sites and region of the body on results of skin prick testes. J Allergy Clin Immunol. 1996; 97(2):596.

20. Van Kampen V et al. EAACI position paper: skin prick testing in the diagnosis of occupational type I allergies. Allergy. 2013; 34:580-4.
21. Bousquet J et al. Practical guide to skin prick tests in allergy to aeroallergens. Allergy. 2012 Jan; 67(1):18-24.
22. Masse MS et al. Comparison of five techniques of skin prick tests used routinely in Europe. Allergy. 2011 Nov; 66(11):1415-9.
23. Carr WW et al. Comparison os test devices for skin prick testing. J Allergy Clin Immunol. 2005; 116(2):341.
24. Ortolani C et al. Comparison of results of skin prick tests (with fresh foods and commercial food extracts) and RAST in 100 patients with oral allergy syndrome. J Allergy Clin Immunol. 1989; 83(3):683.
25. Eigenmann PA, Sampson HA. Interpreting skin prick tests in the evaluation of food allergy in children. Pediatr Allergy Immunol. 1989; 9(4):186.
26. Castro FFM. Diagnóstico clínico e laboratorial em alergia. Barueri, SP: Minha Editora; 2012. p. 33-57.
27. Rüeff F et al. Skin tests for diagnostic of allergic immediate-type reactions. Guideline of the German Society for Allergology and Clinical Immunology. Pneumologie. 2011 Aug; 6598:484-95.
28. Lazzarini R, Duarte I, Ferreia AL. Patch tests. An Bras Dermatol. 2013; 88(6):879-88.
29. Bourke J, Coulson I, English J. British Association of Dermatologists. Therapy Guidelines and Audit Subcommittee. Guidelines for the management of contact dermatitis: an update 2009. Br J Dermatol. 2009; 160(5):946-54.
30. Broad BA, Fowler J, Corona R. Patch testing. Uptodate 2017 Jul 04.
31. Sheretz EF, Swartz SM. Is the screening patch test tray still worth using? J Am Acad Dermatol. 1993; 36:1057-8.
32. Pires RMG, Diniz TACB, Fernadez FR, Pires MC. Patch test in children using specific series. In: 28th Annual meeting of the American Contact Dermatitis Society (ACDS). 2017 Mar 2, Orlando, USA.
33. Schalock PC, Fowler J, Corona, R. Common allergens in allergic contact dermatitis. Uptodate 2019, Feb.
34. Fonacier L, Noor I. Contact dermatitis and patch testing for the allergist. Annals of Allergy, Asthma & Immunology. 2018.
35. Catanzaro JM, Smith JG. Propylene glycol dermatitis. J Am Acad Dermatol. 1991 Jan; 24(1):90-5.
36. Warszawa EM et al. North American contact dermatitis group patch test results: 2011-2012. Dermatitis. 2015 Jan- Feb; 26(1):49-59.
37. Mark Wilkinson et al. The European baseline series and recommended additions: 2019. Contact Dermatitis. 2019; 80:1-4.
38. Aun MV et al. Testes in vivo nas reações de hipersensibilidade a medicamentos - Parte I: testes cutâneos. Arq Asma Alerg Imunol. Vol. 2. n. 4, 2018.
39. Tanno LK, Ensina LFC, Aun MV, Ribeiro MR, Rodrigues AT, Garro SL et al. Teste de contato com medicamentos na investigação das reações de hipersensibilidade não imediatas. Rev Bras Alerg Imunopatol. 2011; 34(6):201-9.
40. Demoly P, Adkinson NF, Brockow K, Castells M, Chiriac AM, Greenberger PA et al. Internacional Consensus on drug allergy. Allergy. 2014; 69:420-37.
41. Barbaud A. Skin testing in delayed reactions drugs. Immunol Allergy Clin N Am. 2009; 29:517-35.
42. Liippo J, Pummi K, Hohenthal U, Lammintausta K. Patch testing and sensitization to multiple drug. Contact Dermatitis. 2013; 69(5):296-302.
43. Turjanmaa K et al. EAACI/GA ^{2}LEN Position Paper: Presente status of atopy patch test. Allergy. 2006: 61:1377-84.
44. Berni Canini et al. Atopy patch test in children with food allergy – related gastrointestinal symptoms. Allergy. 2007; 62:738-43.
45. Dortas Junior SD, Levy SAP, Pires AHS, Abe AT, Valle SOR, Coelho VP et al. Teste de contato com aeroalérgenos no diagnóstico da dermatite atópica. Braz J Allergy Immunol. 2013; 1(1):65-70.

Testes Alérgicos *In Vitro*

Cristina Maria Kokron ■ Keity Souza Santos

Introdução

O laboratório clínico desempenha uma função cada vez mais importante no diagnóstico das alergias ou, mais especificamente, das reações de hipersensibilidade. A maior parte das alergias causadas por antígenos ambientais, alimentos e medicamentos clinicamente significantes são causadas por processos inflamatórios envolvendo a imunoglobulina E-IgE (alergias mediadas por IgE, hipersensibilidade tipo I). Entretanto, podem ser desencadeados por qualquer um dos mecanismos imunológicos descritos por Gel e Coombs em 1963: *hipersensibilidade tipo I*, é a clássica, mediada por anticorpos do tipo IgE; *hipersensibilidade tipo II*, reação citotóxica; *hipersensibilidade tipo III*, determinada por imunocomplexos e *hipersensibilidade tipo IV*, reação do tipo celular. O clínico inicia a investigação com uma história clínica detalhada e exame físico, fazendo as hipóteses diagnósticas pertinentes e suspeitas de alérgenos desencadeantes. Para comprovação de suas hipóteses e do(s) agente(s) etiológico(s) deve-se proceder com testes *in vivo* e *in vitro* para instituição de tratamento específico. Os exames laboratoriais, que vêm apresentando uma evolução considerável especialmente nos últimos 20 anos, facilitam o diagnóstico e também o manejo do paciente alérgico.[1] A utilização otimizada dos recursos para o diagnóstico de alergia depende da boa parceria entre o médico requisitante e o laboratório clínico.

A Tabela 35.1 resume as análises realizadas com maior frequência no diagnóstico, acompanhamento e pesquisa de pacientes alérgicos em laboratório de imunologia clínica.

Dosagem de IgE específica

Em 1967, logo após a descoberta da imunoglobulina E, Wide *et al.* descreveram o primeiro ensaio imunométrico para dosagem da IgE específica sérica, chamado de *radioallergosorbent test* (RAST). Este acrônimo, RAST, permanece em uso apesar de hoje a reação ser revelada por fluorescência ou luminescência. No Brasil, os métodos mais prevalentes para dosagem de IgE específica são o ImmunoCAP (Phadia Laboratory Systems, Thermo Scientific) e o Immulite (Siemens Healthcare Global).

A presença de IgE específica é necessária, mas não suficiente para uma doença alérgica clinicamente manifesta, entretanto, ela se tornou a medida laboratorial inicial utilizada no diagnóstico das alergias. A complexidade dos extratos alergênicos e sua padronização representam os maiores desafios para maior otimização da dosagem de IgE específica. Progressos têm sido feitos na produção e na caracterização de alérgenos recombinantes, ainda que lentamente.

Diagnóstico em Alergia e Imunopatologia

Tabela 35.1. Testes *in vitro* para diagnóstico de reações alérgicas			
Metodologias	*Característica*	*Vantagens*	*Desvantagens*
Dosagem de IgE total	Quantitativa	Automatizado Demonstra sensibilização	Associação com parasitoses
Dosagem de IgE específica	Quantitativa Qualitativa	Automação Armazenamento do soro Pouco material biológico Diagnóstico de diferentes alérgenos	Baixa sensibilidade para alguns
***Array* de alérgenos (ImunoCAP-ISAC)**	Semiquantitativa Qualitativa	Automatizado Pouco material biológico para mais de 100 alérgenos diferentes	Caro
Dosagem de IgG específica	Quantitativa Qualitativa	Automatizado	Utilidade limitada
Triptase	Quantitativa	Automatizado Diagnóstico de reações anafiláticas Monitoramento da asma	Associação a outros testes
Liberação de histamina	Quantitativa Qualitativa	Demonstra sensibilização Diagnóstico de diferentes alérgenos	Demorado Processamento em 24 horas Falso negativos
Ativação de basófilos	Quantitativa Qualitativa	Simples Rápido Pesquisa de diferentes alérgenos	Processamento em 24 horas
ECP	Quantitativa	Automatizado Monitoramento do tratamento	–
Imunoblot	Qualitativa	Identificação de novos alérgenos Monitoramento do tratamento	Demorado Caro
Linfoproliferação	Quantitativa Qualitativa	Diagnóstico de hipersensibilidade tipo IV	Demorado

Adaptada de Oliveira, Pedreschi e Kokron, 2013.[2]

Uma das maiores controvérsias em alergia tem sido a comparação entre os resultados de IgE específica sérica e os testes biológicos de sensibilização alérgica. Assim como no teste de puntura, não se pode fazer uma correlação direta entre a presença de IgE específica sérica e doença clínica. Assume-se que a maior parte dos pacientes com IgE sérica específica tem doença clínica. A sensibilidade dos imunoensaios para IgE específica comparados ao teste de puntura é em média 70-75%, fazendo com que, na maioria das vezes, os testes cutâneos sejam mais úteis na prática clínica para o diagnóstico das doenças IgE mediadas. A sensibilidade e a especificidade de um determinado nível de IgE específica em diagnosticar alergia variam entre os pacientes.[3] A dosagem de IgE específica sérica tem baixa especificidade em um indivíduo com dermatite atópica e altos níveis de IgE e baixa sensibilidade nos pacientes com IgE sérica total baixa.

Outro dado importante a ressaltar é que os resultados gerados pelas diferentes metodologias de dosagem de IgE sérica específica não são intercambiáveis, sendo as diferenças decorrentes da especificidade dos reagentes que contém os alérgenos utilizados pelos diferentes métodos. As preparações de alérgenos utilizadas são misturas de proteínas preparadas a partir de extratos biológicos que diferem em sua composição entre os fabricantes. Fatores como a época do ano em que a matéria-prima foi coletada, o grau de dificuldade em identificar a fonte pura da matéria-prima, a presença de

Em linhas gerais, a técnica de dosagem de IgE específica baseia-se no acoplamento covalente do alérgeno de interesse a uma superfície fixa que reage com a IgE específica da amostra de soro. Posteriormente, são adicionados anticorpos anti-IgE conjugados a uma enzima e o substrato. A reação é interrompida para aferição da fluorescência. Os resultados são expressos em unidades internacionais (kIU/L, em que 1 kIU = 2,44 µg/L de IgE sérica), e quanto maior o valor, maior é a quantidade de IgE específica na amostra.

matérias-primas morfologicamente similares que podem contaminar a fonte de interesse, e diferenças na extração e processamento final durante a produção do reagente alergênico pelos fabricantes dos ensaios estão entre as causas dessa variabilidade. Felizmente, os extratos alergênicos selecionados para uso passam por um intenso controle de qualidade e documentação por diversos métodos.[4]

Em linhas gerais, a técnica de dosagem de IgE específica baseia-se no acoplamento covalente do alérgeno de interesse a uma superfície fixa que reage com a IgE específica da amostra de soro. Posteriormente, são adicionados anticorpos anti-IgE conjugados a uma enzima e o substrato. A reação é interrompida para aferição da fluorescência. Os resultados são expressos em unidades internacionais (kIU/L, em que 1 kIU = 2,44 µg/L de IgE sérica), e quanto maior o valor, maior é a quantidade de IgE específica na amostra.

A utilização dessas novas metodologias permitiu mensurações quantitativas e reprodutíveis de IgE específica no soro do paciente, o que tem permitido aos pesquisadores, avaliar a relação entre os níveis de IgE alérgeno-específicos e a probabilidade do desencadeamento de uma reação alérgica clinicamente relevante para o paciente após a exposição alergênica. Essas correlações têm sido feitas principalmente em alergia alimentar, comparando-se ao padrão-ouro de diagnóstico que é a provocação oral duplo cego placebo controlada. Estudos realizados comparando-se os níveis de IgE específica de alérgenos alimentares com história e provocação oral determinaram valores de IgE específica que poderiam predizer a reatividade clínica com boa segurança, reduzindo assim a necessidade de provocações orais em cerca de 50%.[5]

A potência e a estabilidade entre os extratos alergênicos disponíveis comercialmente dependem da alergenicidade intrínseca do alérgeno, sendo mais alta nos polens, alimentos anafilatogênicos estáveis, ácaros domiciliares, alguns alérgenos epidérmicos e fungos do que nos venenos, medicamentos e substâncias químicas.[1]

Em geral, os testes cutâneos são preferidos para o diagnóstico das doenças alérgicas IgE mediadas por serem mais rápidos, mais baratos e mais sensíveis.[6] Entretanto, os testes *in vitro* podem ser os mais indicados em situações como:

- O teste *in vitro* não causa risco de reação alérgica ao paciente como no idoso com doença cardiovascular, pacientes com reações anafiláticas e pacientes com história de reações graves a quantidades mínimas de alérgeno.
- O teste *in vitro* não é influenciado pelas medicações em uso pelo paciente, portanto, é interessante naqueles que não podem parar de tomar anti-histamínicos, alguns antidepressivos e também naqueles que não podem interromper o uso de medicamentos que inibem o manejo ou a resposta fisiológica à anafilaxia, como betabloqueadores e inibidores da enzima conversora de angiotensina (ECA).
- Pacientes que apresentam alterações cutâneas, como pacientes com dermatite atópica generalizada, dermografismo, lactentes com menos de 12 meses cuja reatividade cutânea pode não refletir a sensibilidade alérgica.
- Maior conveniência para o paciente.
- Os testes *in vitro* podem ser superiores aos testes cutâneos em algumas situações clínicas, como alergias a determinados alimentos.

Teste de ELISA de inibição da IgE específica

Este teste é uma variação da dosagem de IgE específica básica, onde quantidades conhecidas de um alérgeno (antígeno) e IgE específica (anticorpo) para aquele alérgeno são misturadas e, posteriormente, uma amostra de um reagente desconhecido (antígeno ou anticorpo) é adicionado, competindo com os componentes conhecidos. Esta técnica pode ser utilizada para determinar a quantidade de alérgeno ou IgE específica numa amostra desconhecida ou para pesquisar a possibilidade de reatividade cruzada entre diferentes alérgenos.[6]

Diagnóstico em Alergia e Imunopatologia

Dosagem de IgE total

O nível de IgE no soro varia com a idade e tende a flutuar em consequência de contato com antígenos. A maior parte da IgE produzida se fixa a receptores de alta afinidade, presente na membrana celular de mastócitos e basófilos. No entanto, o nível de IgE no soro está relacionado com a IgE total produzida, refletindo a quantidade total de IgE disponível a nível celular.

Indivíduos atópicos se caracterizam por desenvolver altos títulos de IgE, disto resulta que a simples determinação de IgE pode discriminar indivíduos atópicos de não atópicos, entretanto, existe um alto grau de sobreposição entre as duas populações. Níveis elevados sugerem doença alérgica, mas não informa qual patologia ou a que alérgenos o paciente é sensibilizado.[6]

A aplicação clínica da dosagem de IgE sérica total tem valor modesto. Observam-se altos níveis de IgE sérica total nas doenças alérgicas especialmente na dermatite atópica; nas parasitoses intestinais; em doenças infecciosas como aspergilose broncopulmonar alérgica (ABPA) e hanseníase; em imunodeficiências primárias e secundárias (síndrome de HiperIgE, síndrome de Wiskott-Aldrich, Aids e doença enxerto-hospedeiro); doenças inflamatórias (síndrome de Churg-Strauss e doença de Kawasaki); efeito colateral de alguns medicamentos; além de algumas doenças malignas.[6] Sua dosagem seriada pode ser utilizada para avaliar resposta a terapêutica instituída. Os níveis de IgE total também são necessários para a indicação ou não da terapêutica com o anticorpo monoclonal omalizumab e determinação da dose inicial deste medicamento.[1]

Diagnóstico molecular – *microarray* de alérgenos

O progresso e o desenvolvimento ocorrido no campo dos alérgenos recombinantes permitiram o desenvolvimento de um novo conceito em diagnóstico de alergia, o diagnóstico molecular, que possibilita a identificação de moléculas potencialmente causadoras de doenças alérgicas. Diagnóstico molecular da alergia é uma abordagem utilizada para mapear a sensibilização alergênica de um paciente a nível molecular, utilizando moléculas alergênicas naturais purificadas ou recombinantes (componentes alergênicos) em vez de extratos alergênicos brutos.[7,8]

O diagnóstico molecular permite um aumento da acurácia no diagnóstico e prognóstico da alergia e tem papel fundamental em três aspectos do diagnóstico da alergia: a) resolução da sensibilização genuína ou reatividade cruzada em pacientes polissensibilizados, melhorando o entendimento dos alérgenos desencadeantes; b) em casos selecionados, avaliação de risco de reações graves, sistêmicas ou locais leves em alergia alimentar, reduzindo a ansiedade desnecessária do paciente e necessidade de provocações orais; c) identificação de pacientes e alérgenos desencadeantes para imunoterapia específica.[8]

Hamilton *et al.*[9] revisaram os últimos avanços de diagnóstico em alergia utilizando métodos moleculares. A especificidade da análise de anticorpos IgE foi aprimorada com o uso de componentes alergênicos moleculares[10] e, mais recentemente, epítopos alergênicos.[11] O aprimoramento da especificidade analítica permitiu um monitoramento mais eficaz de reatividade cruzada alergênica, avaliação de risco para reações alérgicas graves e melhor previsão de sucesso após imunoterapia, particularmente na alergia alimentar.

Nesse contexto, a tecnologia de microarranjos (*microarray*) permite a pesquisa de IgE específica para diversos componentes alergênicos (ou peptídeos) de uma só vez e com mínima quantidade de soro em vez da pesquisa de alguns alérgenos totais separadamente. O *biochip* disponível comercialmente nos dias atuais no Brasil é o ImmunoCAP ISAC® (Immuno Solid-phase Allergy Chip) da Phadia que contém 112 componentes oriundos de 51 fontes alergênicas.

Microarranjos de peptídeos e proteínas podem ser particularmente úteis na melhor compreensão associada às mudanças do repertório de anticorpos na tolerância natural ou induzida por imunoterapia. Os microarranjos poderão ter ainda algumas centenas de proteínas alergênicas imobilizadas,

446

Parte 7

levantando uma questão sobre como isso influenciará o diagnóstico das doenças alérgicas. O diagnóstico molecular pode ser um instrumento de suporte para a escolha do tratamento certo para o paciente certo no momento certo.[7] Certamente, o uso regular desses microarranjos contribuirá para a melhor compreensão da causa e desenvolvimento dessas doenças, possibilitando a personalização do tratamento de cada paciente.[12] A Figura 35.1 ilustra a utilidade de moléculas alergênicas para diagnóstico de alergias.

Além disso, as melhorias na tecnologia para tornar imunoensaios quantitativos[12] disponíveis para avaliar a proporção de IgE específica/IgE total permitiu uma previsão mais precisa do desfecho do tratamento com omalizumabe em relação às reações alérgicas.[12] Por fim, outro parâmetro de resposta imune (avidez/afinidade)[13] que também pode ser avaliado, mas é o único parâmetro imune humoral que não é facilmente medido na rotina clínica de laboratório com métodos de ensaio existentes.

Dosagem de IgG e IgG4 específica

A presença de IgG sérica específica indica exposição ao alérgeno. A IgG alérgeno-específica pode ser detectada mais facilmente que a IgE específica pois geralmente está presente em concentrações mais elevadas.

Embora alguns autores acreditem que as dosagens de IgG e IgG4 específicas podem ser úteis no diagnóstico de alergia alimentar, essas dosagens ainda não têm relevância clínica, não foram validadas e não têm controle de qualidade suficientes e, portanto, não devem ser realizadas.[1] Stapel et al. (2008)[10] acreditam que a presença de IgG específica para alimentos indica que o organismo tem sido exposto repetidamente a componentes do alimento e reconhecidos como proteínas estranhas pelo sistema imune. Sua presença não deve indicar hipersensibilidade, mas sim um indicador de tolerância imunológica.[6]

Exceção se faz na dosagem de IgG específica, em particular da IgG4 específica, no acompanhamento da imunoterapia alérgeno-específica, sobretudo para veneno de insetos, correlacionando-se com a eficácia desse tratamento. Entretanto, são necessárias a confirmação e a validação dos valores preditivos de IgG4 para eficácia terapêutica da imunoterapia.[1]

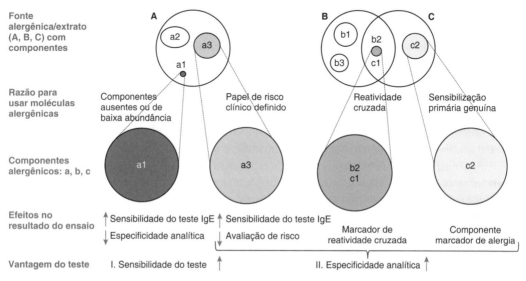

Figura 35.1. Utilidade de moléculas alergênicas como reagentes para testes de anticorpos IgE específicos. Fonte: adaptada de Hamilton et al. (2020).[9]

Diagnóstico em Alergia e Imunopatologia

Dosagem de triptase

A triptase é produzida por mastócitos e basófilos, entretanto a expressão em mastócitos é aproximadamente 500 vezes maior que em basófilos. Quando os mastócitos são ativados, a triptase é um dos mediadores liberados com histamina, prostaglandinas e leucotrienos e, por isso, considerada um bom marcador de ativação de mastócitos. Triptase existe na forma madura e imatura. A forma imatura, também conhecida como protriptase, é secretada espontaneamente por mastócitos não estimulados, e podem ser processados proteoliticamente em triptase madura.[16] As triptases de relevância clínica são a beta-triptase (maior) e a alfa-triptase (menor). A beta-triptase é liberada durante a ativação de mastócitos por alérgenos e a alfa-triptase geralmente está elevada nos pacientes portadores de mastocitose sistêmica.

Durante um quadro de anafilaxia ou na mastocitose, grandes quantidades de triptase são liberadas na circulação pelos mastócitos (> 20 ng/mL) com pico em 2 horas após o início da reação. Os níveis séricos normais de triptase variam de 1 a 15 ng/mL. Depois de uma anafilaxia, os níveis de triptase podem estar marginalmente elevados até níveis acima de 100 ng/mL.[1,16]

A dosagem da triptase sérica tem utilidade em duas situações: confirmar a possível anafilaxia especialmente em situações em que o paciente está inconsciente (fazendo diagnóstico diferencial com reações vasovagais, choque séptico, convulsões, infarto e síndrome carcinoide) e auxiliar o diagnóstico das mastocitoses. Os níveis basais de triptase devem ser obtidos sempre que possível e comparados ao da fase aguda. Níveis basais de triptase elevados aumentam o risco de reações anafiláticas mais graves, especialmente no indivíduo alérgico a veneno de himenópteros, tanto após uma ferroada quanto durante a imunoterapia específica.[16]

A triptase deve ser dosada de 30 minutos a 4 horas depois do início da reação alérgica (especialmente na anafilaxia acompanhada de hipotensão), pois apresenta declínio rápido. A triptase também pode ser detectada em 15 a 30 minutos depois de uma provocação alergênica, com declínio em 2 horas. Pode ser detectada também no lavado broncoalveolar, fluido nasal e lágrimas, mas a dosagem nesses fluidos ainda não tem utilidade clínica.[1]

Teste de liberação de histamina

Assim como a triptase, a histamina é uma amina biogênica produzida e estocada em mastócitos e basófilos, sendo o único mediador pré-formado dessas células com atividade vasoativa potente e espasmogênica de músculos lisos.[16] A histamina é uma molécula muito lábil, com meia vida muito curta no sangue.[3] A liberação da histamina ocorre depois de o alérgeno estabelecer uma ponte entre moléculas de IgE ligadas ao seu receptor de IgE de alta afinidade na superfície celular.

A liberação de histamina dos basófilos é um valioso instrumento de pesquisa *in vitro* da alergia. Na maioria dos estudos acrescenta-se alérgeno ou antígeno aos leucócitos do sangue periférico, com a dosagem direta da histamina no sobrenadante. Em indivíduos alérgicos a polens, observa-se uma boa correlação entre a gravidade dos sintomas e a quantidade de histamina liberada *in vitro*.

O critério para considerar uma amostra positiva varia de 1% a 20% do total de histamina liberada; porém, esses valores podem diferir para alguns alérgenos dependendo de suas concentrações.

Pode ser utilizado também como medida da especificidade do alérgeno, podendo ser comparado aos testes de inibição. Essa dosagem, apesar de ter maior sensibilidade que a triptase, ainda tem tido pouca aplicação clínica devido à curta meia-vida da histamina no plasma e às dificuldades em manipular as amostras.[1,16]

Dosagem de proteína catiônica específica

A proteína catiônica específica (ECP) é um dos produtos liberados pelos grânulos dos eosinófilos. É uma proteína básica de 18,5-22 kDa que age como uma neurotoxina potente e agente citotóxico que mata os parasitas provavelmente por meio de dano à membrana. Níveis elevados de ECP têm sido observados no soro, escarro e secreção nasal de indivíduos durante a fase tardia da reação alérgica (6 a 24 horas após a exposição alergênica) quando o influxo de eosinófilos é predominante no local da reação. Os resultados se correlacionam fortemente com o número de eosinófilos sanguíneos.

A dosagem de ECP pode ser feita incubando-se o soro do paciente com o alérgeno a ser pesquisado em uma superfície fixa contendo anticorpos monoclonais anti-ECP. Depois da incubação, a reação é interrompida para aferição da fluorescência. Valores acima de 15 mg/L devem ser considerados elevados. Pode também ser dosada por meio de um kit comercializado pela Thermo Scientific - Phadia (ImmunoCAP-ECP).

A mensuração dos níveis séricos de ECP pode ser utilizada para diagnóstico e monitoramento de asma, dermatite atópica e verificar pacientes que não estejam aderindo ao tratamento, além de outras doenças alérgicas em que os eosinófilos podem estar induzindo a dano tecidual, mas com limitada utilidade clínica.

Imunoblot

O imunoblot combina a seletividade da eletroforese em gel com a especificidade da interação antígeno-anticorpo. Utilizado para detectar e caracterizar proteínas, podendo ser aplicado para a identificação de múltiplas proteínas presentes em substâncias alergênicas no diagnóstico de doenças e reações alérgicas. Trata-se de um instrumento para pesquisa, não quantitativo.[6]

As proteínas, separadas por tamanho, são transferidas do gel para um suporte estável como papel ou nitrocelulose. Para a detecção da proteína de interesse, incuba-se a membrana contendo os antígenos com a amostra a ser estudada e, depois da lavagem, um anticorpo anti-IgE humano marcado com enzima ou radioisótopo é adicionado.

Os experimentos de imunoblot permitem obter uma informação mais detalhada do que a pura detecção de anticorpos específicos. Além da confirmação da presença das bandas alergênicas específicas, pode ser utilizado nos estudos de reatividade cruzada e no monitoramento da imunoterapia.

Análises de imunoblot para reatividade a IgE específicas contra extratos de alérgenos, utilizando-se anti-IgE humanos marcados após eletroforese do alérgeno em questão, permitiu a identificação e a discriminação de moléculas alergênicas a partir de uma única fonte, além de permitir a detecção de padrões individuais de sensibilização a moléculas alergênicas específicas em fontes diferentes com reatividade cruzada.[9]

Em muitos casos, a sensibilização geral a proteínas imunodominantes, bem como a sensibilização individual a alérgenos menores, pode ser observada utilizando-se o imunoblot. Além disso, o padrão de reatividade a IgE específica pode ser diferenciado entre pacientes com alergias a um mesmo extrato total.

Os experimentos de imunoblot são essenciais para o desenvolvimento de testes de IgE específicos *in vivo* e *in vitro* com alérgenos purificados. Entretanto, a detecção de IgE específico por meio do imunoblot não apresenta relevância clínica, porque um único epítopo de IgE é suficiente para causar uma reatividade *in vitro*, não causando necessariamente uma manifestação clínica.

Teste de ativação de basófilos

A base de diagnóstico de alergia pela citometria de fluxo é a quantificação de alterações na expressão de marcadores na superfície dos basófilos. Estas células, quando encontram o alérgeno específico, reconhecido pela IgE, não só segregam e geram mediadores quantificáveis, mas também aumentam a expressão de diferentes marcadores de superfície (p. ex., CD63, CD69 e CD203c). Destes, os mais utilizados são o CD63 e o CD203c.[17]

Diagnóstico em Alergia e Imunopatologia

Ambas as moléculas são encontradas em pequenas quantidades na superfície celular dos basófilos, pois estão ligadas na membrana dos grânulos intracitoplasmáticos. Porém, depois da ativação, com a fusão dos grânulos com a membrana celular, essas moléculas são translocadas para a superfície. O grau de ativação de basófilos é avaliada por meio da expressão de CD63 e CD203c por citometria de fluxo.

O teste de ativação de basófilos é um teste *in vitro*, simples e rápido, e tem sido sugerido como procedimento útil no diagnóstico de alergia alimentar, pólen, ácaros, medicamentos, látex e também a venenos de himenópteros. Atualmente, tem valor reconhecido principalmente no diagnóstico de reações de hipersensibilidade imediata a medicamentos e tem uma potencial indicação no monitoramento da imunoterapia para venenos e no seguimento da história natural de alergia alimentar. O soro de pacientes portadores de urticária crônica idiopática também apresentam autoanticorpos ativadores de basófilos.[1,18]

Os ensaios baseados em células nos dão uma ideia da resposta funcional que pode refletir melhor o que ocorre *in vivo*, onde a resposta clínica individual é influenciada por diversos fatores, muitos dos quais ainda não caracterizados. Sabemos que para um dado nível de IgE específica, a chance de o paciente desenvolver sintomas ao desafio com alérgeno varia. A responsividade do mastócito é aumentada por citocinas como a IL-13 e é influenciada por variáveis como uso de aspirina e outras substâncias químicas.[3]

Linfoproliferação

Para o auxílio no diagnóstico das reações por hipersensibilidade tipo IV (celular) pode-se utilizar os ensaios de linfoproliferação (cultura de linfócitos), estimulando-se as células com mitógenos e/ou antígenos. A ativação das células T está associada a sua proliferação e secreção de citocinas. Por ser um teste celular é mais complexo que os testes séricos e vários fatores interferem com sua reprodutibilidade e sensibilidade. Proliferação linfocitária tem sido utilizada nas reações de hipersensibilidade a medicamentos, especialmente antibióticos betalactâmicos e anti-inflamatórios não esteroidais. O valor dessa reação como método diagnóstico é muitas vezes prejudicado pela ausência de um antígeno completo relevante, isto é, "haptenizado", com o qual poderíamos realizar o teste; entretanto, quando positivo, ele provavelmente reflete o que ocorre *in vivo*.[2,13]

Referências bibliográficas

1. Bernstein IL, Li JT, Bernstein DI, Hamilton R, Spector SL, Tan R et al. Allergy diagnostic testing: an updated practice parameter. Ann Allergy Asthma Immunol. 2008; 100(3Suppl 3):S1-148.
2. Oliveira AKB, Pedreschi M, Kokron CM. Doenças alérgicas. In: Ferreira AW, Moraes SL (org.). Diagnóstico laboratorial das principais doenças infecciosas e autoimunes. 3. ed. Rio de Janeiro: Guanabara Koogan. 2013; 449-58.
3. Williams P, Sewell WAC, Bunn C, Pumphrey R, Read G, Jolles S. Clinical Immunology Review Series: an approach to the use of the immunology laboratory in the diagnosis of clinical allergy. Clin Exp Immunol. 2008; 153:10-8.
4. Hamilton RG. Clinical laboratory assessment of immediate-type hypersensitivity. J Allergy Clin Immunol. 2010; 125:S284-96.
5. Sampson HA. Utility of food-specific IgE concentrations in predicting symptomatic food allergy. J Allergy Clin Immunol. 2001; 107:891-6.
6. Nolte H, Kowal K, DuBuske L. Overview of in vitro allergy tests. UpToDate, www.uptodate.com, topic last updated 2012.
7. Sastre J. Molecular diagnosis in allergy. Clin Exp Allergy. 2010; 40:1442-60.
8. Canonica GW, Ansotegui IJ, Pawankar R, Schmid-Grendelmeier P, Hage M, Baena-Cagnani CE et al. A WAO - ARIA - GA2LEN consensus document on molecular-based allergy diagnostics. World Allergy Organ J.2013; 6:17.
9. Hamilton RG, Hemmer W, Nopp A, Kleine-Tebbe J. Advances in IgE testing for diagnosis of allergic disease. J Allergy Clin Immunol: In Practice. 2020; 8:2495-04.

Testes Alérgicos *In Vitro*

10. Matricardi PM, Kleine-Tebbe J, Hoffmann HJ, Valenta R, Hilger C, Hofmaier CS et al. EAACI molecular allergology user's guide. Pediatr Allergy Immunol. 2016; 7(Suppl 23):1-250.

11. Suárez-Fariñas M, Suprun M, Chang HL, Gimenez G, Grishina G, Getts R et al. Predicting development of sustained unresponsiveness to milk oral immunotherapy using epitope-specific antibody binding profiles. J Allergy Clin Immunol. 2019; 143:1038-46.

12. Johansson SGO, Nopp A, Oman H, Ankerst J, Cardell LO, Grönneberg R et al. The size of the disease relevant IgE antibody fraction in relation to total-IgE' predicts the efficacy of anti-IgE (Xolair) treatment. Allergy. 2009; 64:1472-7.

13. Christensen LH, Holm J, Lund G, Riise E, Lund K. Several distinct properties of the IgE repertoire determine effector cell degranulation in response to allergen challenge. J Allergy Clin Immunol. 2008; 122:298-304.

14. Santos KS, Kokron CM, Palma MS. Diagnóstico in vitro. In: Castro FFM, Jacob CMA, Castro APBM, Yang AC. Alergia alimentar. Tamboré: Phadia e Ed Manole; 2010.

15. Stapel SO, Asero R, Ballmer-Weber BK, Knol EF, Strobel S, Vieths S et al. EAACI task force. Testing for IgG4 against foods is not recommended as a diagnostic tool: EAACI Task Force Report. Allergy. 2008; 63(7):793-6.

16. Schwartz LB. Laboratory tests to support the clinical diagnosis of anaphylaxis. UpToDate, www.uptodate.com, topic last updated 2012.

17. Ebo DG, Sainte-Laudy J, Bridts CH, Mertens CH, Hagendorens MM, Schuerwegh AJ et al. Flow-assisted allergy diagnosis: current applications and future perspectives. Eur J Allergy Clin Immunol. 2006; 61(9):1028-39.

18. Mayorga C, Sanz ML, Gamboa P, Garcia-Aviles MC, Fernandez J, Torres MJ. In vitro methods for diagnosing nonimmediate hypersensitivity reactions to drugs. J Investig Allergol Clin Immunol. 2013; 23:213-25.

Capítulo 35

Princípios da Provocação e Dessensibilização com Medicamentos

Amanda Rocha Firmino Pereira ■ Rosana Câmara Agondi ■ Marcelo Vivolo Aun

Introdução

As ferramentas clínicas que permitem o diagnóstico das reações de hipersensibilidade a medicamentos (RHM) são: história clínica, testes cutâneos, testes *in vitro* e testes de provocação. O diagnóstico definitivo de uma RHM é, em muitos casos, essencial para instituir medidas preventivas adequadas. Um teste de provocação a drogas (TPD) é a administração controlada de um medicamento para diagnosticar reações de hipersensibilidade ou fornecer alternativas que foram relacionadas a ele. O TPD é o padrão-ouro para o diagnóstico da RHM, podendo confirmar, excluir ou demonstrar tolerância ao medicamento envolvido. Muitas pessoas fazem uso de associações de medicamentos, e certos eventos adversos são às vezes indicativos, mas nunca específicos de uma substância. O TPD não apenas reproduz sintomas alérgicos, mas qualquer outra manifestação clínica adversa, sendo ferramenta importante para que se evite que uma pessoa seja taxada como alérgica e exclua medicamentos ou terapias de primeira linha.[1,2]

Pode ser difícil determinar a causalidade da RHM somente pela história clínica, pois os relatos dos pacientes podem ser imprecisos, especialmente quando a reação ocorreu há muito tempo. A cronologia pode não ser exata, as manifestações clínicas podem ser heterogêneas e o paciente pode não lembrar o nome exato do fármaco envolvido.[3]

Menos de 20% dos pacientes com história de RHM reagem no TPD com medicamento suspeito pela história clínica.[4] As *guidelines* atuais contraindicam os TPDs quando os resultados dos testes cutâneos forem positivos; portanto, seu valor preditivo positivo raramente é mensurado em relação ao TPD.[5]

Avaliação das RHMs

Os procedimentos diagnósticos para a avaliação de RHMs são indicados conforme o tipo de reação, tempo de início e gravidade, conforme o algoritmo a seguir (Figura 36.1).[6]

Como o valor preditivo negativo dos testes *in vivo* e *in vitro* não é 100%, os TPDs devem ser realizados para excluir a reação alérgica imediata após IgE específica e/ou testes cutâneos negativos.[1] Além disso, o TPD pode ser a única forma de avaliação em alguns casos, como em RHM aos AINEs, em que a hipersensibilidade cruzada inclui reações causadas por mecanismos não imunológicos, por alterações nas vias farmacológicas pela inibição da ciclo-oxigenase e, atualmente, o TPD é o único teste diagnóstico disponível.[7]

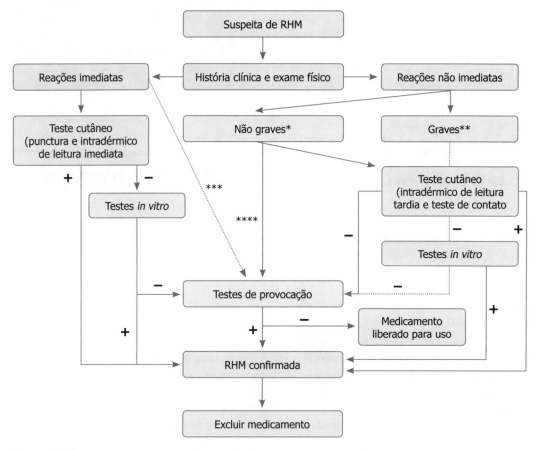

Figura 36.1. Avaliação das reações de hipersensibilidade aos medicamentos (RHMs). Fonte: adaptada de Doña I et al.[6]
*Exantemas não complicados não graves.
**Reações graves (alta extensão e densidade das lesões de pele, longa duração, envolvimento de órgãos específicos).
***Para os anti-inflamatórios não esteroides (AINEs) e os antibióticos não os antibióticos não beta-lactâmicos, o valor diagnóstico dos testes cutâneos não está bem definido. No caso de urticária isolada, um TPD pode ser realizado diretamente.
****Testes validados in vitro recomendados antes dos testes cutâneos se houver história de reação grave ou se os testes cutâneos não forem possíveis ou recusados.
Observação: na população pediátrica, foi demonstrado que um teste de provocação a drogas pode ser realizado diretamente, sem teste cutâneo anterior, em crianças com exantemas não graves.

Com relação ao diagnóstico de reações não imediatas, os testes intradérmicos de leitura tardia e/ou os testes de contato são geralmente recomendados.[1] Estes testes foram estudados para um número limitado de medicamentos, principalmente antibióticos; porém, faltam dados sobre a padronização de concentrações e veículos para a maioria dos outros medicamentos. Foi demonstrado que em crianças que desenvolvem um exantema benigno, os TPDs podem ser realizados sem teste cutâneo prévio o que facilitaria a condução e a resolução da investigação.[8,9]

Teste de provocação a drogas

Os TPDs devem ser realizados sob as mais elevadas condições de segurança, em local equipado e com profissionais treinados, preparados para reconhecer sinais de uma reação positiva e tratar eventuais reações graves.[1]

Princípios da Provocação e Dessensibilização com Medicamentos

A provocação só deve ser considerada depois de pesado o risco-benefício individual. Para o teste com a droga suspeita, é necessário que ela seja substancialmente mais efetiva que outras alternativas, que nenhum método alternativo esteja disponível, que os resultados dos testes para investigação sejam inconclusivos ou que estejam indisponíveis. O paciente deve ser informado sobre as consequências do uso de tratamentos alternativos e dos riscos envolvidos no TPD. Ciente de todas as implicações, o paciente deve assinar o consentimento livre e esclarecido. É importante documentar os detalhes pessoais do paciente, histórico médico e terapia medicamentosa concomitante antes de iniciar o TPD.[1,2]

Antes de se iniciar o teste também é realizado questionamento sobre sinais e sintomas e exame físico direcionado, incluindo sinais vitais, pico de fluxo expiratório e oximetria, que serão reavaliados a cada etapa do teste.[10]

Indicações do teste de provocação com medicamento

As indicações para realização do *teste de provocação com medicamento* foram definidas pelas diretrizes Europeias de 2003 (Tabela 36.1).[2]

Hoje em dia tem-se priorizado na prática diária a realização das indicações 3 e 4, nas quais a reação prévia foi compatível e o risco de um TPD positivo é verdadeiramente maior. No caso de uma história clínica com alto valor preditivo positivo, as provas de provocação com medicamentos podem ser realizadas diretamente com um medicamento alternativo.

Protocolos de provocação

O tópico TPD é em geral controverso, e os procedimentos de teste não são validados na maioria dos casos. Protocolos específicos para cada fármaco ou pelo menos para um grupo de medicamentos seriam úteis, nas quais as indicações, contraindicações, dosagem, via e classificação da reação seriam definidas. No entanto, o desenvolvimento de protocolos individuais de TPD é impraticável por causa dos inúmeros medicamentos que podem causar vários tipos de reações de hipersensibilidade, alérgicas e não alérgicas, com diferentes cursos de tempo, gravidade e desfecho, além da situação individual de cada pessoa e dos cofatores que podem influenciar o resultado do teste.[2]

Em geral, o TPD não deve ser realizado antes de 4 a 6 semanas depois da reação; porém, não há um limite definido. Nas reações com penicilina, por exemplo, o tempo influencia no resultado da IgE sérica específica, que pode desaparecer, e na reatividade cutânea, que diminui ao longo do tempo permanecendo a hipersensibilidade clínica. O TPD pode ser realizado no mesmo dia em que os testes cutâneos diagnósticos são realizados. Embora a via oral seja teoricamente mais segura, recomenda-se

Tabela 36.1. Indicações para a realização de um teste de provocação com medicamento (TPD)		
	Indicação	*Exemplo prático*
1	Excluir RH em pacientes com história não sugestiva ou sintomas inespecíficos	Síncope isolada após anestesia local no consultório odontológico
2	Fornecer alternativa segura em pacientes com RH confirmada por medicamento não farmacologicamente relacionado	Antibiótico não beta-lactâmico em pacientes com RH induzida por beta-lactâmico; também útil quando paciente ansioso recusa-se a usar medicação sem tolerância comprovada
3	Excluir reatividade/intolerância cruzada em pacientes com RH confirmada	TPD com cefalosporina em paciente com RH a amoxicilina, ou AINE alternativo (p. ex., coxibe) em pacientes sensíveis ao AAS
4	Estabelecer diagnóstico definitivo em pacientes com história sugestiva de RH e testes diagnósticos negativos ou indisponíveis	Exantema maculopapular por amoxicilina e testes cutâneos e *in vitro* negativos

RH: reação de hipersensibilidade; AINE: anti-inflamatório não esteroidal; AAS: ácido acetilsalicílico.
Fonte: adaptada de Aberer W et al.[2]

testar pela via na qual a droga desencadeou a reação índice, ou na qual a droga substituta será usada no futuro. O indivíduo deve estar em bom estado de saúde no dia do teste, sem nenhum sinal de exacerbação alérgica ou infecções que possam atuar como cofatores potenciais para a reação.[2]

Alguns medicamentos precisam ser interrompidos para que não alterem o resultado do teste (Tabela 36.2).

O TPD com um medicamento suspeito não deve ser realizado em gestantes, ou em pacientes com risco aumentado por comorbidades ou doenças não controladas como asma, cardiopatias, hepatopatias, nefropatias, entre outras, onde a exposição poderia provocar uma situação incontrolável. Exceções podem ser feitas se o medicamento sob suspeita for essencial para o paciente e até mesmo para o controle de sua doença, por exemplo, em pacientes coronariopatas com hipersensibilidade ao AAS.[1,2]

O TPD nunca deve ser realizado em pacientes que apresentaram reações graves que podem ameaçar à vida, como síndromes vasculíticas, eritema multiforme, síndrome de Stevens-Johnson, reações de hipersensibilidade induzida por drogas (DRESS), necrólise epidérmica tóxica e pustulose exantemática generalizada aguda; em pacientes que apresentaram manifestações orgânicas específicas como citopenia, hepatite, nefrite; pacientes que evoluíram com doença autoimune induzida por drogas (lúpus eritematoso sistêmico, pênfigo vulgar, penfigoide bolhoso etc.) ou em pacientes que cursaram com anafilaxias graves.[1,2]

A provocação geralmente começa com uma dose baixa do medicamento que é aumentada até que ocorram os primeiros sintomas objetivos. Se nenhum sintoma aparecer, a dose única máxima do medicamento é atingida e o medicamento é liberado para uso.[2]

O TPD deve ser realizado preferencialmente com uma etapa de placebo por ocultação simples e, em certas situações em que os aspectos psicológicos podem prevalecer, em duplo-cego. Um estudo demonstrou que mesmo em estudantes e funcionários saudáveis de um hospital, que receberam cápsulas de placebo, foram relatados sintomas, principalmente subjetivos em 41% deles, e entre os sintomas sedação, irritação, congestão nasal, febre, exantemas e urticária durante um período de observação de 3 dias.[11]

Para teste de provocação em RHMs imediatas, a primeira publicação nacional do nosso grupo sugeria a realização em cinco etapas, com placebo, seguido de 10%, 20%, 30% e 40% da dose terapêutica (total 100%), com intervalos de 20 a 30 minutos entre as doses e observação mínima de 60 minutos ao final.[10] Contudo, modificamos o protocolo nos últimos anos, pois cogita-se que muitas etapas aumentariam o risco de uma dessensibilização parcial, resultando em testes falso-negativos.[12]

Atualmente, utilizamos o esquema em 3 etapas, sendo a primeira de placebo, seguida por 10 e 90% da dose, com intervalos de 30 minutos e observação de 60 minutos ao final. Esse esquema já se mostrou seguro e eficaz em publicação recente.[9] Em situações especiais, como nos TPD para

Tabela 36.2. Fármacos que podem alterar a reatividade e influenciar o resultado do teste			
Medicação oral e endovenosa	*Reação imediata*	*Reação não imediata*	*Intervalo livre*
Anti-histamínicos anti-H1	+	−	5 dias
Antidepressivos	+		5 dias
Glicocorticoides			
Longo prazo	±	+	3 semanas
Curto prazo dose alta (> 50 mg/dia)	±	+	1 semana
Curto prazo dose baixa (< 50 mg/dia)	±	−	3 dias
Betabloqueadores	+	+	1 dia
IECA	+	+	1 dia

−: não influencia; +: influencia; ±: pouca influência.
Fonte: adaptada de Aberer W et al.[2]

confirmação diagnóstica em reações mais extensas ou mais preocupantes, como anafilaxia, a tendência é aumentarmos uma etapa inicial (1%, 9% e 90%). Para reações não imediatas iniciamos o teste no ambiente hospitalar, seguindo os protocolos de RHMs imediatas, mas estendemos por período de 3 a 7 dias, a princípio em dose e posologia terapêuticas, de modo a aumentar a positividade dos TPD. Esses esquemas, apesar de limitados na literatura, têm se mostrado seguros, praticamente não havendo relatos de reações graves nessa situação.[13-15]

Recomendamos que o médico que for realizar um TPD com medicação com a qual tenha menor experiência, que faça um levantamento da literatura, pois há fármacos e reações que exigem protocolos peculiares.

O tratamento de sintomas durante o TPD só deve ser iniciado quando estes forem suficientemente específicos para permitir considerar um resultado positivo conclusivo. No momento da interpretação dos resultados do TPD é importante que se atente para algumas considerações, e caso haja dúvida quanto ao resultado do teste, que se repita o teste (Tabela 36.3).

Diante do resultado, é crucial entregar a documentação adequada ao paciente para evitar exposição acidental futura.[16] O paciente, seus familiares ou cuidadores devem estar cientes dos medicamentos ou classes de medicamentos que eles precisam evitar e os medicamentos que podem ser usados como alternativa, além disso, essas informações devem ser apresentadas por escrito a qualquer médico ou prescritor que realize atendimento desse paciente em outra ocasião.[6]

Dessensibilização a drogas

No caso de um TPD positivo, existem dois caminhos a serem seguidos, a exclusão total do medicamento ou a dessensibilização. As dessensibilizações a medicamentos datam desde de 1942 e tornaram-se base do tratamento de pacientes com reações de hipersensibilidade induzidas por fármacos no século XXI, enfatizando a necessidade crítica de alergistas para auxiliar todas as especialidades médicas na avaliação de pacientes alérgicos a seus melhores medicamentos.[17] As dessensibilizações a drogas visam reintroduzir uma medicação potencialmente perigosa, de forma controlada, em pacientes sensibilizados, de forma a aumentar sua expectativa ou qualidade de vida.[18]

A dessensibilização a medicamentos é definida como a indução de um estado temporário de ausência de resposta ou tolerância a um composto responsável por uma RHM.[1]

Indicações para dessensibilização com medicamento

Os critérios de indicação para dessensibilização são: necessidade urgente de terapia ou profilaxia para uma doença, fármaco insubstituível ou mais efetivo do que as potenciais alternativas, indisponibilidade de agentes sem reatividade cruzada farmacológica para o tratamento, reação não imediata não grave ou sem risco de vida, o benefício supera os potenciais riscos.[5]

Tabela 36.3. Considerações importantes ao interpretar os resultados de TPD	
Motivos potenciais para reações falso-positivas	*Motivos potenciais para reações falso-negativas*
• Sintomas psicológicos • Sintomas preexistentes (p. ex., urticária) • Agravamento de doença preexistente induzido por medicamentos	• Fármacos antialérgicos • Cofatores perdidos (luz, comedicação, infecção viral, exercício físico etc.) • Exposição e/ou observação por tempo muito curto • Intervalo de tempo muito curto/muito longo da última reação • Exposição a dosagem muito baixa do medicamento com possível dessensibilização pelo teste

Fonte: adaptada de Aberer W et al.[2]

Capítulo 36

457

Exemplos das situações citadas são hipersensibilidade ao bactrim em paciente HIV, a agentes quimioterápicos em pacientes com neoplasias, a aspirina em coronariopatas e a penicilinas em gestantes com sífilis.

Protocolos de dessensibilização

Os protocolos de dessensibilização rápida a fármacos abordam reações imediatas com envolvimento de mastócitos/basófilos/IgE, e os protocolos lentos de dessensibilização abordam reações não imediatas com envolvimento de células T. As reações tipo I e tipo IV são as passíveis de dessensibilização. Os pacientes que nunca poderão ser submetidos a dessensibilização são os mesmos que nunca poderão realizar o TPD. Para essas reações, quantidades minúsculas de medicação, poderiam desencadear reações para a qual não são conhecidas as vias inibitórias. Para o caso das dessensibilizações em relação ao TPD, uma exceção é feita quanto as anafilaxias graves que devem ser analisadas caso a caso, e se necessário podem ser realizadas conforme risco-benefício oferecido ao paciente.[19]

O princípio crítico de todas as dessensibilizações é que o aumento palatino das doses da medicação desencadeia mecanismos inibitórios que protegem os pacientes contra as reações.[20] Pacientes mais jovens estão sendo dessensibilizados com sucesso, como demonstrado por Tsilo-Christou et al.,[21] fornecendo evidências de que não há limitação de idade para o procedimento.[19]

A dessensibilização é realizada aumentando progressivamente as doses subótimas do medicamento culpado até que a dose necessária seja alcançada, induzindo uma tolerância temporária que protege o paciente.[22-24]

Na programação de um procedimento de dessensibilização, é recomendado que se utilize protocolos publicados detalhando taxas de sucesso baseadas em mais de 10 pacientes, se disponíveis. Eles precisam ser baseados na farmacocinética específica da droga, assim como na fisiopatologia da RHM, na história clínica e comorbidades do paciente. Os protocolos variam na duração até que seja atingida a dose terapêutica, variando de poucas horas até muitas semanas.[5]

Protocolos de sucesso foram descritos para diferentes RHM, entre eles, antibióticos, produtos biológicos, quimioterapia, progesterona, bem como muitos outros tratamentos.[22,23,25-28]

Nos pacientes com doenças subjacentes que possam interferir no metabolismo ou eliminação da droga, como hepatopatias ou nefropatias, as doses e intervalos precisam ser adaptados, assim como para crianças em que a dose deve ser ajustada conforme peso.[5]

A dessensibilização foi estabelecida como segura e eficaz para RHM mediadas por IgE; no entanto, os protocolos para reações não imediatas ainda não foram padronizados. Pacientes HIV positivos com exantema maculopapular vêm sendo dessensibilizados com sucesso.[27] O motivo é que, apesar da dessensibilização nas reações não imediatas ser possível, ainda não existem estudos controlados. Os casos documentados são poucos e a fisiopatologia envolvida ainda é desconhecida.[29] Atualmente, esse tipo de dessensibilização vem sendo restrita a exantemas leves, não complicados e a erupções fixas aos fármacos.[5]

Os protocolos *rush* têm uma clara vantagem acima dos protocolos lentos, pois a dose terapêutica cheia pode ser atingida em poucas horas a 1-2 dias, porém eles também exibem maiores taxas de intercorrências e falhas. Quanto a via, embora nas reações imediatas a via intravenosa seja a preferida, nas não imediatas usualmente a via oral é a escolhida, dependendo da formulação do fármaco. Não existe um consenso sobre o valor da pré-medicação, o tipo e a dose dos medicamentos a serem utilizados, os anti-histamínicos e os corticosteroides são habitualmente os mais utilizados. Também não está claro se ela influencia na eficácia da dessensibilização.[5]

Outro fator desconhecido é o tempo no qual essa tolerância é perdida com a suspensão do fármaco depois da dessensibilização. A duração pode depender do tipo de reação, do fármaco e de fatores relacionados com o paciente. Até o momento, os pacientes dessensibilizados, que suspendem o medicamento, necessitam ser submetidos a novo procedimento para nova indução da tolerância.[30]

Provocação e dessensibilização no paciente com doença respiratória exacerbada por aspirina

A doença respiratória exacerbada por aspirina (DREA) ou outro AINE inibidor de Cox-1 se caracteriza pela rinossinusite crônica com polipose nasal bilateral recorrente e a história de hipersensibilidade à aspirina (AAS) ou outro AINE. Com frequência, a história clínica é muito sugestiva; entretanto, o padrão-ouro para o diagnóstico da DREA é a provocação com AAS. A provocação deve ser realizada com doses crescentes de AAS seguindo protocolos bem estabelecidos na literatura para sua realização. A resposta positiva à aspirina no paciente com DREA inclui crises de rinoconjuntivite ou crises de broncospasmo que ocorrem 30 a 60 minutos e, não raro, até 3 horas depois da administração de AAS.[31,32]

A dessensibilização com AAS está indicada para o paciente que apresenta sintomas não controlados apesar do tratamento otimizado para rinossinusite crônica e asma, frequentemente graves; para pacientes que necessitam do uso de corticoide sistêmico frequente ou contínuo para controle dos seus sintomas; para pacientes com polipose nasal recorrente e com múltiplas cirurgias ou pacientes com indicação para utilização de AINE para tratamento de comorbidades.[32,33]

Entre 70 e 85% dos pacientes com DREA irão se beneficiar com dessensibilização com AAS, cerca de 10% dos pacientes podem apresentar intolerância, apesar do benefício e outros 15% não apresentarão benefício. O procedimento deve ser realizado em ambiente hospitalar com pessoal treinado; medicamentos e equipamentos para tratar broncospasmo grave e, eventualmente anafilaxia, devem estar sempre disponíveis. O protocolo para dessensibilização com AAS segue as mesmas recomendações do protocolo de provocação com AAS, entretanto, depois de uma resposta positiva, o paciente deve ser tratado e após completa recuperação, o protocolo de dessensibilização deve ser continuado.[32,33]

Para o paciente com DREA, após a dessensibilização com AAS, o uso do AAS deve ser mantido, utilizando-se uma dose diária de AAS entre 650 e 1.300 mg por muitos meses. Tanto a dessensibilização quanto a redução da dose do AAS devem ser realizadas com cautela por profissional experiente. Esses pacientes apresentam apenas uma tolerância temporária e se ocorrer uma interrupção do AAS por 2 dias ou mais, nova dessensibilização deverá ser realizada com os mesmos cuidados descritos anteriormente.[32,33]

Os pacientes com DREA que são submetidos à dessensibilização com AAS apresentarão, após semanas a meses de tratamento, diminuição dos sintomas respiratórios, melhora da qualidade de vida, redução do número de infecções respiratórias, redução da recorrência dos pólipos nasais e redução de intervenções cirúrgicas.[32]

Considerações finais

Nos casos indicados, a TFD traz resposta clara aos pacientes acerca de evicções desnecessárias e fornece alternativas terapêuticas, otimizando a gestão de recursos e incrementando a qualidade dos serviços de saúde prestados. Como no caso dos antibióticos, em que as evicções desnecessárias levam a um aumento do consumo de fármacos de amplo espectro, o que pode refletir em possível aumento de resistência antimicrobiana, com impacto na saúde pública. A dessensibilização surge como opção no caso de um TFD positivo para um medicamento estritamente necessário ou que não apresente alternativa igualmente eficaz ou estruturalmente não relacionada.[31]

Referências bibliográficas

1. Demoly P, Adkinson F, Brockow K. Consenso Internacional em Alergia Medicamentosa (ICON). Allergy. 2014; 69:420-37.
2. Aberer W, Bircher A, Romano A et al. Drug provocation testing in the diagnosis of drug hypersensitivity reactions: general considerations. Allergy. 2003; 58:854-63.
3. Demoly P, Kropf R, Bircher A et al. Drug hypersensitivity: questionnaire. EAACI interest group on drug hypersensitivity. Hypersensitivity. 1999; 54(9):999-1003.
4. Messaad D, Sahla H, Benahmed S et al. Drug provocation tests in patients with a history suggesting an immediate drug hypersensitivity reaction. Ann Intern Med. 2004; 140(12):1001-6.

Diagnóstico em Alergia e Imunopatologia

5. Scherer K, Brockow K, Aberer W et al. Desensitization in delayed drug hypersensitivity reactions – an EAACI position paper of the Drug Allergy Interest Group. Allergy. 2013; 68:844-52.
6. Doña I, Caubet JC, Doyle M, Moreno E et al. An EAACI task force report: recognising the potential of the primary care physician in the diagnosis and management of drug hypersensitivity. Clin Transl Allergy. 2018; 8:16.
7. Kowalski ML, Asero R, Bavbek S et al. Classification and practical approach to the diagnosis and management of hypersensitivity to nonsteroidal anti-inflammatory drugs. Allergy. 2013; 68(10):1219-32.
8. Caubet JC, Kaiser L, Lemaitre B, Fellay B, Gervaix A, Eigenmann PA. The role of penicillin in benign skin rashes in childhood: a prospective study based on drug rechallenge. J Allergy Clin Immunol. 2011; 127(1):218-22.
9. Gomes ER, Brockow K, Kuyucu S et al. Drug hypersensitivity in children: report from the pediatric task force of the EAACI Drug Allergy Interest Group. Allergy. 2016; 71(2):149-61.
10. Aun MV, Bisaccioni C, Garro LS et al. Outcomes and safety of drug provocation tests. Allergy Asthma Proc. 2011; 32:301-6.
11. Reidenberg MM, Lowenthal DT. Adverse nondrug reactions. N Engl J Med. 1968; 279:678-9.
12. Iammatteo M, Blumenthal KG, Saff R et al. Safety and outcomes of test doses for the evaluation of adverse drug reactions: a 5-year retrospective review. J Hypersensitivity Clin Immunol Pract. 2014; 2:768-74.
13. Lezmi G, Alrowaishdi F, Bados-Albiero A et al. Non-immediate-reading skin tests and prolonged challenges in non-immediate hypersensitivity to beta-lactams in children. Pediatr Allergy Immunol. 2018; 29:84-9.
14. Ponvert C, Perrin Y, Bados-Albiero A, Le Bourgeois M, Karila C, Delacourt C et al. Allergy to betalactam antibiotics in children: results of a 20-year study based on clinical history, skin and challenge tests. Pediatr Allergy Immunol. 2011; 22:411-8.
15. Brockow K, Aberer W, Atanaskovic-Markovic M et al. Drug allergy passport and other documentation for patients with drug hypersensitivity: an ENDA/EAACI Drug Allergy Interest Group Position Paper. Allergy. 2016; 71(11):1533-9.
16. Castells M. Rapid desensitization for hypersensitivity reactions to medications. Immunol Allergy Clin North Am. 2009; 29:585-606.
17. Castells M, Tennant NM, Sloane DE, Hsu FI, Barrett NA, Hong DI et al. Hypersensitivity reactions to chemotherapy: outcomes and safety of rapid desensitization in 413 cases. J Allergy Clin Immunol 2008; 122:574-80.
18. Castells M. A new era for drug desensitizations. J Allergy Clin Immunol Pract. 2015; 3:639-40.
19. Castells M et al. Drug hypersensitivity and desensitizations: mechanisms and new approaches. Int J Mol Sci. 2017; 18:1316.
20. Tsilochristou O, Gkavogiannakis NA, Ioannidou EN, Makris M. Successful rapid desensitization to imiglucerase 1 in an adult patient with Gaucher 2 disease and documented IgE-mediated hypersensitivity [published online ahead of print]. J Allergy Clin Immunol Pract. 2015; 3:624-6.
21. Sloane D, Govindarajulu U, Harrow-Mortelliti J, Barry W, Hsu FI, Hong D et al. Safety, costs, and efficacy of rapid drug desensitizations to chemotherapy and monoclonal antibodies. J. Allergy Clin. Immunol. Pract. 2016; 4:497-504.
22. Brennan PJ, Bouza TR, Hsu FI, Sloane DE, Castells MC. Hypersensitivity reactions to mAbs: 105 desensitizations in 23 patients, from evaluation to treatment. J. Allergy Clin. Immunol. 2009, 124, 1259-66.
23. Castells, M. Desensitization for drug allergy. Curr. Opin. Allergy Clin. Immunol. 2006; 6:476-81.
24. Fox S, Park MA. Penicillin skin testing in the evaluation and management of penicillin allergy. Ann. Allergy Asthma Immunol. 2011; 106:1-7.
25. Foer D, Buchheit KM, Gargiulo AR, Lynch DM, Castells M, Wickner PG. Progestogen hypersensitivity in 24 cases: diagnosis, management, and proposed renaming and classification. J Allergy Clin Immunol Pract. 2016; 4:723-9.
26. Daulat S, Solensky R, Earl HS, Casey W, Gruchalla RS. Safety of cephalosporin administration to patients with histories of penicillin allergy. J Allergy Clin Immunol. 2004; 113:1220-2.
27. Castells GMC. Rapid drug desensitization for hypersensitivity reactions to chemotherapy and monoclonal antibodies in the 21st century. J Investig Allergol Clin Immunol. 2014; 24:72-9.
28. Mori F, Cianferoni A, Barni S, Pucci N. Amoxicillin allergy in children: five-day drug provocation test in the diagnosis of nonimmediate reactions. J Allergy Clin Immunol Pract. 2015; 3:375-380.
29. Scherer K, Brockow K, Aberer W, Gooi JH, Demoly P, Romano A et al. Desensitization in delayed drug hypersensitivity reactions – an EAACI position paper of the Drug Allergy Interest Group. Allergy. 2013; 68:844-52.
30. Carlos SP, Carvalho S, Almeida T et al. Hospital de Dia na hipersensibilidade a fármacos: segurança das provas de provocação. Rev Port Imunoalergologia. 2007; 15(6):485-97.
31. Wangberg H, White AA. Aspirin-exacerbated respiratory disease. Curr Opin Immunol. 2020; 66:9-13.
32. White AA, Stevenson DD. Aspirin desensitization in aspirin-exacerbated respiratory disease. Immunol Allergy Clin N Am. 2013; 33:211-22.
33. Cook KA, Stevenson DD. Current complications and treatment of aspirin-exacerbated respiratory disease. Expert Rev Respir Med. 2016; 10:1305-16.

PARTE

8

Tratamento Específico

Controle de Exposição Ambiental

Bárbara de Souza ■ Clóvis Eduardo Santos Galvão ■ Rosana Câmara Agondi

Introdução

O desenvolvimento de doenças alérgicas respiratórias depende de uma interação complexa entre fatores genéticos e ambientais. Entre os fatores ambientais, a exposição aos alérgenos, endotoxinas, poluição exterior ou de interiores parecem os mais relevantes. Também é provável que as mudanças induzidas pelas atividades humanas nos ambientes internos e externos, como o estilo de vida "ocidentalizado", desempenhem um papel importante no aumento da prevalência de doenças atópicas na população em geral. Por outro lado, é geralmente aceito, com algumas exceções, que a atopia é o principal fator de risco para o desenvolvimento de rinite e asma.[1]

Certamente, as características dos ambientes internos modernos (isolamento de portas e janelas, ventilação natural reduzida, móveis estofados, aquecimento central e etc.), pelo menos nos países ocidentais, além do estilo de vida atual (mais tempo gasto em ambientes fechados) aumentam a duração e a intensidade de exposição a ácaros, animais de estimação e componentes de barata misturados à poeira doméstica.[1]

Estima-se que até 30% da população geral de países desenvolvidos apresentem uma ou mais doenças alérgicas. Em muitos países, o estímulo alérgico mais comum para rinite persistente alérgica é o ácaro da poeira doméstica (HDM, do inglês, *house dust mite*). Existem várias técnicas para diminuir a exposição ao HDM, elas podem ser classificadas como tratamento físico (aquecimento, ventilação, resfriamento, lavagem, métodos de barreira, filtragem de ar, aspiradores e ionizadores), tratamento químico (acaricidas) ou uma combinação dessas abordagens. A tentativa de reduzir a exposição ao HDM no manejo de pacientes com alergia respiratória inclui várias intervenções; porém, estas esbarram em várias dificuldades como, praticidade, viabilidade, efetividade e custo-efetividade.[2]

O controle ambiental contempla as medidas de prevenção da exposição aos aeroalérgenos comuns ao ambiente em que o indivíduo vive, e consiste em um dos componentes do manejo das doenças respiratórias alérgicas.[3,4] Os alérgenos de exterior (*outdoor*): fungos e polens, e os intradomiciliares (*indoor*): substâncias do corpo e fezes dos ácaros da poeira doméstica, antígenos fúngicos, de animais domésticos, como cão e gato, e de insetos, como as baratas. Esses alérgenos são próprios das habitações e os mais comuns a que os seres humanos estão expostos.[5,6]

Tratamento Específico

Um amplo espectro de intervenções foi projetado e tem sido sugerido para reduzir a exposição aos aeroalérgenos no ambiente em que indivíduos alérgicos estão inseridos, juntamente com o tratamento farmacológico, com o objetivo de reduzir exacerbações, seus impactos epidemiológicos e socioeconômicos e melhorar a qualidade de vida.[7]

O conhecimento sobre a sensibilização alergênica dos indivíduos e quais fontes de alérgenos encontram-se em maior quantidade no domicílio do asmático é de fundamental importância na educação sobre o controle ambiental, e este deve englobar uma abordagem multicomponente, ou seja, deve incorporar várias intervenções que juntas irão contribuir para a redução da exposição a múltiplos alérgenos simultaneamente.[8]

A alergia aos ácaros da poeira doméstica está fortemente implicada na patogênese da doença respiratória alérgica e a sensibilização aos ácaros é uma das principais causas de sintomas perenes nos pacientes com rinite alérgica e/ou asma alérgica.[9,10] A sensibilização aos ácaros é um fator de risco para o desenvolvimento e para as exacerbações de asma recorrente.[1,11]

Os alérgenos do ácaro da poeira doméstica consistem de proteínas do corpo e enzimas digestivas contidas nas células dissociadas da parede intestinal do ácaro e retidas nas bolotas fecais. As estratégias de controle ambiental na alergia aos ácaros são primariamente baseadas em encapar travesseiros e colchões, limpeza doméstica e uso de acaricidas.[11]

Ácaros da poeira doméstica

Embora a importância do HDM como fonte de alérgenos tenha sido reconhecida desde a década de 1920, a fonte mais importante de alérgenos do HDM não foi reconhecida até 1967. A descoberta veio da identificação microscópica de ácaros rastejando em amostras de poeira doméstica obtidas de casas úmidas na Holanda. Isso levou rapidamente ao desenvolvimento de técnicas para o cultivo desses ácaros, o que possibilitou a produção de extratos de ácaros, tanto para testes cutâneos quanto para os ensaios *in vitro*. A disponibilidade de extratos de ácaros forneceu evidências de que a sensibilização aos ácaros estava fortemente associada à asma em muitas ou na maioria das áreas do mundo. O impacto desses achados foi dramático, porque este foi o primeiro alérgeno perene bem definido que não pôde ser identificado visualmente. A natureza não sazonal dessa exposição leva a um debate sobre causalidade e o impacto das medidas de controle ambiental desempenha um papel importante nesses argumentos (Tabela 37.1).[12]

Tabela 37.1. Principais fontes de aeroalérgenos, suas principais espécies, número de alérgenos e os alérgenos reconhecidos de cada alérgeno			
Fonte	**Espécie**	**Nº**	**Nomenclatura**
Ácaros da poeira doméstica	*Dermatophagoides pteronyssinus*	35	**Der p** *1-8, 10, 11, 13-18, 20-29, 30-37, 39*
	Dermatophagoides farinae	30	**Der f** *1-9, 10, 11, 13, 15, 18, 20, 21, 23-26, 28, 29, 30-33, 36-38*
	Blomia tropicalis	14	**Blo t** *1-8, 10-13, 19, 21*
Fungos	*Aspergillus fumigatus*	23	**Asp f** *1-9, 10-13, 15-18, 22, 23, 27-29, 34*
	Altemaria altemata	12	**Alt a** *1, 3-8, 10, 12-15*
	Penicillium chrysogerum	6	**Pen ch** *13, 18, 20, 31, 33, 35*
	Cladosporium herbarum	8	**Cla h** *2, 5-9, 10, 12*
Epitélio de animais	*Canis familiaris*	8	**Can f** *1-8*
	Felis domesticus	8	**Fel d** *1-8*
Pólen	*Lollium perene*	6	**Lol p** *1-5, 11*
Barata	*Blatella germânica*	11	**Bla g** *1-9, 11, 12*
	Peniplaneta americana	11	**Per a** *1-3, 5-7, 9-13*

Fonte: www.allergen.org.

Controle de Exposição Ambiental

Os HDMs são aracnídeos de tamanho microscópico (cerca de 0,3 mm de comprimento). Eles são encontrados na poeira e nos locais com tecido ou preenchimento, como colchões, travesseiros, bichos de pelúcia e roupas de cama. Seu ciclo de vida, do ovo ao adulto, leva de 3 a 4 semanas e eles vivem de 6 a 8 semanas. As fêmeas produzem de 40 a 80 ovos durante esse período. Sua fonte natural de alimento são escamas da pele e esporos de fungos. As espécies mais comuns são *Dermatophagoides pteronyssinus* e *Dermatophagoides farinae*. Existem seis grupos principais de alérgenos dos ácaros da poeira doméstica, mas os mais relevantes são Der p 1 e Der f 1. As partículas fecais contêm o alérgeno principal e as maiores concentrações de ácaros estão nos colchões. Os principais fatores que afetam o crescimento dos ácaros são o calor e a umidade. Os ácaros absorvem a água dos ambientes úmidos onde vivem e desidratam quando a umidade cai abaixo de 50%.[13]

Platts-Mills *et al.*, em um *workshop* sobre asma e alérgenos de interiores em 1997, sugeriram que o aumento na prevalência de asma no mundo ocorria principalmente em relação à asma perene e que os pacientes asmáticos eram sensibilizados a um ou mais alérgenos de interiores, sendo o ácaro o aeroalérgeno mais importante.[14] Outros estudos também avaliaram a causalidade entre uma exposição ambiental e o desenvolvimento de uma doença alérgica. Tais estudos mostraram que os ácaros da poeira doméstica seriam a principal causa para o desenvolvimento e a exacerbação da asma, especialmente, da asma perene, como também teriam um papel importante no desenvolvimento da hiper-responsividade brônquica e que a sensibilização aos ácaros seria um fator de risco para asma em comunidades com altos níveis de exposição a esses aracnídeos.[14-16]

Embora seja importante ter um plano geral para o controle da exposição ambiental aos HDMs, alguns pontos deveriam ser considerados separadamente e incluem: a) materiais usados para cobrir travesseiros e colchões, b) controle de umidade, c) purificadores de ar ambiente, d) tapetes; e) aspiradores de pó. Os HDMs dependem da umidade do ambiente para seus crescimento e reprodução, embora possam sobreviver por períodos prolongados em ambientes de baixa umidade. Uma umidade relativa de 45-50% é normalmente considerada o limiar para obter o controle. Isso contribui para a explicação de que pode haver variação sazonal na quantidade de ácaro no ambiente, como também nos sintomas respiratórios relacionados com o ácaro.[12]

Os ácaros de gênero *Dermatophagoides*, das espécies *pteronyssinus* (Der p) e *farinae* (Der f), junto com o *Blomia tropicalis* (Blo t) são os mais prevalentes globalmente e seus principais alérgenos são Der p 1 (de 35 alérgenos), Der f 1 (de 30 alérgenos) e Blo t 5 (de 14 alérgenos), respectivamente. Os principais alérgenos são provenientes do corpo e, principalmente, das fezes dos ácaros ou as bolotas fecais que contêm as enzimas digestivas, como as proteases. Essas bolotas fecais apresentam também uma mistura complexa de outra proteínas derivadas de alérgenos dos ácaros, endotoxinas, enzimas e DNA bacteriano, os quais podem ser imunoestimuladores.[7,17,18]

Os alérgenos dos HDMs são transportados em partículas relativamente grandes (10 a 30 mm) que não permanecem no ar por muito tempo. Os ácaros infestam tecidos (especialmente roupas de cama), não são particularmente móveis e com requisitos de crescimento exigentes, tornando a eliminação da fonte relativamente fácil. As camas são a fonte mais importante de alérgenos do ácaro. Os HDMs podem encontrar uma grande quantidade de alimento, material derivado de epitélio humano, e assim, os HDMs se proliferam otimamente nos colchões. Embora tenha sido demonstrado claramente que os alérgenos são um importante fator de risco para o desenvolvimento de sintomas respiratórios e que várias medidas de prevenção reduzem os níveis de alérgenos, é discutível se isso influencia na melhora dos sintomas clínicos.[1,19]

No topo da lista de métodos eficazes para reduzir o HDM estão as capas impermeáveis aos alérgenos instaladas no colchão e travesseiros. Outras medidas de primeira linha incluem lavar todas as roupas de cama semanalmente com água morna e detergente. As medidas de segunda linha incluem aplicação de acaricidas (por exemplo, benzoato de benzila), desumidificação e remoção de carpetes. A remoção de tecidos, como cortinas e de móveis acumuladores de poeira, parece lógico porque

Capítulo 37

Tratamento Específico

eles podem manter a proliferação de ácaros, mas isso não demonstrou aumentar o efeito de aspirar e cobrir as roupas de cama sozinho. Os acaricidas apresentam baixa eficácia, provavelmente devido a dificuldade de limpeza completa, por exemplo, nos carpetes.[19]

Uma intervenção para reduzir os níveis de ácaros é envolver o colchão e os travesseiros com capas especiais. Existem diferentes tecidos, como capas plásticas, fibras sintéticas permeáveis e sintéticos não tecidos. Os tecidos com tamanho de poro inferior a 10 micra bloqueiam os alérgenos dos ácaros e um tamanho de poros de 6 micra também bloqueiam os alérgenos de gato. No entanto, o uso de capas antiácaros como única intervenção é controverso[13].

Um estudo prospectivo duplo-cego controlado por placebo realizado por Halken et al.,[20] no qual 60 crianças (faixa etária entre 6 e 15 anos) asmáticas e sensibilizadas ao HDM foram randomizadas, uma parte recebeu capas de colchões impermeáveis (intervenção ativa) e outra parte dos pacientes recebeu capas placebo. Depois de 12 meses foi constatada uma redução significativa das concentrações dos alérgenos de ácaro nos colchões e diminuição nas doses de corticosteroides inalados, pela metade, nos pacientes que receberam intervenção ativa em relação aos que utilizaram placebo.

Outros dois estudos com pacientes adultos asmáticos e com rinite alérgica que utilizaram capas de colchão impermeáveis a alérgenos de ácaros, durante um período de 12 meses, não demonstraram benefício clínico dos participantes, porém houve redução dos alérgenos nos colchões do grupo intervenção concluindo que o uso de barreiras físicas deve ser recomendado para diminuir a exposição aos alérgenos de ácaros, se possível, como parte de um amplo plano de controle ambiental.[21,22]

As intervenções combinadas trazem mais benefícios do que uma intervenção isolada. Platts-Mills et al.[23] demonstraram em seu estudo, realizado em 1982, uma melhora significativa dos pacientes com asma e sensibilizados ao HDM após um longo período de controle ambiental. Os nove participantes dessa pesquisa utilizaram um quarto de hospital como quarto de dormir e ao final foram avaliados em relação aos sintomas clínicos e uso de medicação. Dois participantes pararam de usar todos os medicamentos para asma e cinco não mais necessitaram de corticosteroides inalados, havendo remissão dos sintomas clínicos e redução da hiper-reatividade brônquica.

A revisão realizada por Becher et al.[24] fez uma síntese da literatura e mostrou que o uso de carpetes e tapetes podiam atuar como reservatório de poluentes do ar de interiores como, alérgenos e microrganismos e que poderiam ficar em suspensão novamente após atividade sobre a área de carpete. Em contraste com os revestimentos frios, os carpetes e o uso de tapetes estavam associados ao aumento do risco de uma série de resultados adversos à saúde, incluindo sintomas irritativos, infecções respiratórias e piora da asma.

Uma abordagem multifacetada para evitar a exposição ao HDM, incluindo educação/orientação, utilização de capas impermeáveis nos colchões e travesseiros, troca de carpetes por pisos frios, controle da umidade interna, utilização de purificadores de ar com filtros específicos e remoção de reservatórios de ácaros como, móveis estofados, cortinas, tapetes e pelúcias pode trazer bons resultados tanto na diminuição da exposição quanto na redução dos sintomas de exacerbação de doenças alérgicas.[12,25]

Animais de estimação

A introdução de animais de estimação nos domicílios vem aumentando ao longo dos anos, com isso ocorre o aumento da exposição aos aeroalérgenos eliminados por esses animais. Cães e gatos são considerados os mais comuns nas residências em todo mundo. Vários alérgenos desses animais foram identificados com uma variedade de propriedades biológicas e imunológicas.[25]

Nos gatos, Fel d 1 (proteína do tipo uteroglobulina) é o alérgeno dominante, e até 96% dos indivíduos sensibilizados ao gato produzem IgE específica contra esse alérgeno, que é produzido principalmente pelas glândulas salivar, sebácea e anal desses animais. Além do Fel d 1, outros alérgenos como Fel d 2-8, podem estar presentes na pele, pelo, urina e soro dos felinos. Todos as espécies de gatos produzem Fel d 1, mas os machos produzem uma quantidade maior. Atualmente existem oito alérgenos de cães identificados (Can f 1-8), e o principal é o Can f 1 (lipocalina), pois 64% dos indivíduos sensibilizados ao cão apresentam IgE específica para esse alérgeno. Estes são encontrados no epitélio, glândulas salivares e urina.[13,26,27]

Os alérgenos de gatos e cães são onipresentes e também são encontrados em ambientes onde nenhum animal de estimação pode estar presente. Esses alérgenos são predominantemente transportados em pequenas partículas (< 1 a 20 μm), e permanecem em suspensão no ar por longos períodos de tempo, aderindo a roupas e superfícies e favorecendo a ampla distribuição no ambiente.[13,28]

Gergen et al.[29] concluíram em seu estudo, realizado nos Estados Unidos, que a exposição a níveis elevados de alérgenos de cães e gatos entre indivíduos sensibilizados, com asma, estava associada à exacerbação dos sintomas da doença, e que reduzir as exposições aos alérgenos de animais de estimação tinha o potencial de uma redução significativa na morbidade da asma.

Dar banho em gatos e cães pode reduzir os níveis de Fel d 1 e Can f 1; porém, é claramente uma medida temporária que necessita ser repetida regularmente para que seja eficaz, tendo como ideia a remoção dos alérgenos da pele dos animais antes que possam espalhar-se para o ambiente, pois eles continuam sendo produzidos.[30]

A estratégia a longo prazo mais recomendada e eficaz para o controle ambiental de indivíduos sensibilizados aos alérgenos de cão e gato é remover o animal do ambiente domiciliar, uma vez que mesmo depois da remoção do animal doméstico, os níveis de alérgenos podem levar vários meses para alcançar uma redução significativa.[31] O estudo feito por Shirai et al.,[31] com 20 adultos asmáticos alérgicos no período de um ano, indicou que a remoção de animais de estimação das residências reduziu a responsividade das vias respiratórias permitindo a redução das doses de corticosteroides inalados.

Cipriani et al.[7] encontraram nível de evidência B em relação à utilização de purificadores de ar com filtro HEPA (*High Efficiency Particulate Arrestance*) para redução dos níveis internos de alérgenos transportados pelo ar. Nessa revisão, os autores avaliaram a utilização dos filtros de ar e sugeriram que os pacientes alérgicos deveriam escolher as seguintes opções: purificadores de ar portáteis com filtro HEPA, especialmente durante o sono, ou em casas com sistema de ar-condicionado, manutenções regulares e uso de filtros HEPA.

Outros animais também criados como bichos de estimação, porém menos comuns, podem ser encontrados no ambiente domiciliar estando associados à sensibilização alergênica, como porco-da--Guiné (porquinho-da-índia), *hamster*, coelho e furão doméstico.[25]

Baratas

As baratas são insetos cosmopolitas e um importante fator de risco para desencadeamento de sintomas e exacerbação da asma nos pacientes sensibilizados aos seus alérgenos em todo mundo. O alérgeno da barata é um dos principais problemas nas cidades. A sensibilização e a exposição às baratas estão fortemente relacionadas com a densidade populacional e fatores socioeconômicos, ocorrendo principalmente quando as condições de vida favorecem a infestação pelo inseto.[32,33]

Um grande número de espécies de baratas existe globalmente, mas poucas são baratas domiciliares. Duas espécies predominam em áreas temperadas e tropicais, sendo elas, as baratas alemãs (*Blatella germanica*) e as baratas americanas (*Periplaneta americana*). Essas baratas são capazes de produzir vários alérgenos potentes e contaminantes pró-inflamatórios que são derivados de várias fontes incluindo saliva, material fecal, secreções, ovos e fragmentos de baratas mortas. Essas proteínas são potentes indutoras de respostas IgE-mediadas em indivíduos geneticamente predispostos que vivem em ambientes infestados por baratas.[34,35]

Tratamento Específico

Os principais alérgenos são Bal g 1 e Bla g 2 para a *Blatella germanica* e Per a 1 para a *Periplaneta americana*. Tal como acontece com os alérgenos dos ácaros, os alérgenos da barata são transportados pelo ar em partículas aerodinamicamente grandes (> 10 μm) e rapidamente se depositam no chão. Estudos mostraram que a sensibilização aos alérgenos da barata estava relacionada com os níveis de alérgenos de barata no quarto da criança e que as crianças alérgicas a baratas e expostas aos seus alérgenos eram mais sintomáticas.[13]

Um estudo de intervenção ambiental abrangente, controlado e randomizado, com 937 crianças asmáticas atópicas, em grandes cidades dos EUA, foi realizado durante o período de um ano. Esse estudo mostrou que o controle ambiental com a redução da exposição aos alérgenos domiciliares, incluindo baratas e ácaros, levou à diminuição da morbidade associada à asma.[36] Em concordância, um estudo transversal, realizado no nordeste do Brasil, com crianças asmáticas em bom *status* socioeconômico demonstrou que a exposição a baratas esteve significativamente associada à asma entre elas, podendo ser considerada um fator de risco para a doença. *Blattella germanica* e *Periplaneta americana* foram as espécies encontradas em 96% das residências infestadas.[36,37]

As principais intervenções para diminuir a exposição a baratas são, teoricamente, de simples manejo e incluem inseticidas, pesticidas e armadilhas para baratas; os alimentos devem ser armazenados em recipientes e organizados no ambiente próprio; fechar ralos; limpeza rigorosa da residência, especialmente a cozinha para reduzir a exposição aos alérgenos. Ou seja, manter a indisponibilidade de água, alimento e abrigo, pois se estes fatores estiverem ausentes, o ambiente desencorajará a migração de baratas de fora para dentro das residências e fará com que as que já estiverem presentes morram ou procurem outro ambiente.[13,35]

Fungos

Os esporos de fungos são responsáveis por sintomas de alergia respiratória sazonais ou perenes. Os esporos de exterior prevalecem no verão. As espécies de fungos alergênicos mais importantes são membros dos gêneros *Aspergillus* e *Penicillium*, predominantes no ambiente interior e *Alternaria* e *Cladosporium*, presentes em ambientes externos e internos.[38]

A sensibilização aos fungos pode estar associada a maior morbidade da asma. A *Alternaria* é o fungo mais prevalente em climas quentes e secos. É comumente encontrada no solo, sementes e plantas. Vários estudos mostraram que a sensibilização à *Alternaria* foi fator de risco para asma grave e para exacerbações da asma. O *Cladosporium* é o esporo mais prevalente nas regiões temperadas e é o fungo externo mais comumente identificado. Esse fungo pode ser encontrado em plantas mortas ou em matérias vegetais.[7,13]

Aspergillus é frequentemente isolado na poeira domiciliar. Também é encontrado em material de compostagem e vegetação morta. O *Penicillium* é encontrado no solo, alimentos e grãos e poeira doméstica. Cresce em edifícios danificados com umidade, papel de parede e tecidos deteriorados, levando a uma coloração esverdeada. Todos esses fungos podem induzir rinite alérgica, asma alérgica e pneumonite de hipersensibilidade.[7,13]

Um estudo realizado no Reino Unido, com 181 pacientes asmáticos entre 16 e 60 anos de idade, mostrou maior prevalência de sensibilização aos fungos nos pacientes com múltiplas internações por exacerbações da asma. Esses achados mostraram que a sensibilização aos fungos estava associada a crises graves de asma.[39] Pongracic *et al.*[40] observaram que crianças com idades entre 5 e 11 anos, sensibilizadas a um alérgeno fúngico, tiveram significativamente mais dias de sintomas de asma em comparação com aquelas não sensibilizadas.

A umidade excessiva no domicílio pode ser decorrente de condições climáticas, ventilação inadequada, infiltrações ou outros problemas relacionados com a construção, facilitando a proliferação dos fungos. Em vista disso, estratégias para reduzir a umidade interna, melhorando a ventilação do ambiente podem desestimular a proliferação dos fungos (Tabela 37.2).[7]

Controle de Exposição Ambiental

Tabela 37.2. Principais fontes de alérgenos e exemplos de controle de exposição ambiental	
Fonte de alérgenos	**Controle ambiental**
Ácaros da poeira doméstica	Manter ambiente arejado e com claridade
	Usar pano úmido para limpeza da casa
	Evitar uso de vassouras e espanadores
	Usar capas impermeáveis em colchões e travesseiros
	Trocar a roupa de cama ≥ uma vez por semana
	Retirar carpete, tapetes e cortinas
	Armazenar livros, pelúcia e outros objetos em caixas fechadas, fora do quarto
	Aspirador de pó com filtro HEPA
Fungos	Manter ventilação do ambiente
	Checar o aparecimento de infiltrações
	Remover mofo de ambientes
Epitélio de animais	Banho semanal, quando não for possível a retirada do animal
Baratas	Realizar refeições apenas na cozinha
	Armazenar alimentos em recipientes fechados
	Remover o lixo caseiro diariamente
	Inseticidas, pesticidas e armadilhas
	Vedar ralos

Fonte: os autores.

Polens

O papel dos polens na natureza é o transporte do gameta masculino para a parte feminina da flor por meio do vento (anemófilos) ou por meio de insetos (entomófilos). A polinose é mais recorrente nas regiões de clima temperado e surge, periodicamente, nos meses de setembro a dezembro. Alérgenos de polens, na região Sul do Brasil, são originários das gramíneas e podem ocasionar sintomas respiratórios e oculares, de caráter sazonal, em indivíduos sensibilizados.[25]

Lolium perenne é uma das principais fontes de proteínas alergênicas por ser mundialmente distribuído e por sua alta produção de pólen durante a floração e seus principais alérgenos são Lol p 1 e Lol p 5.[41] No Brasil, o *Lolium multiflorum*, conhecido como azevém, tem sido demonstrado como a principal gramínea causadora de polinose na região Sul.[42]

Em geral, os alérgenos do pólen são considerados um fator principal de risco para rinite alérgica sazonal e asma, enquanto os alérgenos intradomiciliares parecem ser um risco para rinite alérgica persistente. Além disso, alguns estudos mostraram que mais de 50% dos pacientes com rinite alérgica persistente são sensibilizados aos alérgenos dos polens; porém, essa sensibilização varia consideravelmente dependendo da localização geográfica da população analisada. A sensibilização ao pólen é normalmente restrita às plantas anemófilas, que compreendem 10 a 18% das plantas com flores e para aumentar a chance de fertilização, estas plantas se adaptaram a produzir polens pequenos e desidratados com boas propriedades aerodinâmicas que permitem sua disseminação por quilômetros. As proteínas alergênicas são liberadas durante a reidratação dos polens.[43]

Evitar atividades em ambientes externos nos períodos de alta contagem de polens (entre as 5 e as 10 horas da manhã) e nos dias secos, quentes e com vento, manter as janelas da casa e do carro fechadas dando preferência ao uso do ar-condicionado e secar as roupas em secadoras automáticas em vez de secá-las ao ar livre são algumas medidas preventivas que devem ser adotadas pelos indivíduos alérgicos aos polens.[44]

Capítulo 37

Tratamento Específico

Considerações finais

A prevalência de doenças respiratórias alérgicas vem aumentando em todo o mundo, muito provavelmente como consequência da exposição aos aeroalérgenos perenes, como a exposição aos ácaros. O controle ambiental é um dos pilares do tratamento das doenças respiratórias alérgicas, além do tratamento medicamentoso e com biológicos e a imunoterapia. Embora, muitas vezes o controle da exposição aos aeroalérgenos seja um desafio e seja também controverso, esta medida pode interferir na evolução da doença, sobretudo, na faixa etária pediátrica.

Referências bibliográficas

1. Liccardi G, Cazzola M, Cabnonica GW, Passalacqua G, D'Amato G. New insights in allergen avoiadnce measures for mite and pet sensitized patients. A critical appraisal. Respir Med. 2005; 99:1363-76.
2. Nurmatov U, van Schayck CP, Hurwitz B, Sheikh A. House dust mite avoidance measures for perennial allergic rhinitis: an update Cochrane systematic review. Allergy. 2012; 67:158-65.
3. Johansson SGO, Bieber T, Dahl R, Friedmann PS, Lanier BQ, Lockey RF et al. Revised nomenclature for allergy for global use: report of the Nomenclature Review Committee of the World Allergy Organization. J Allergy Clin Immunol. 2004; 113:832-6.
4. Platts-Mills TA, Vaughan JW, Carter MC, Woodfolk JA. The role of intervention in established allergy: avoidance of indoor allergens in the treatment of chronic allergic disease. J Allergy Clin Immunol. 2000; 106:787-804.
5. Diette GB, McCormack MC, Hansel NN, Breysse PN, Matsui EC. Environmental issues in managing asthma. Respir Care. 2008; 53:602-17.
6. Tovey ER, Marks GB. It's time to rethink mite allergen avoidance. J Allergy Clin Immunol. 2011; 128:723-7.
7. Cipriani F, Calamelli E, Ricci G. Allergen avoidance in allergic asthma. Front Pediatr. 2017; 10:103.
8. Melo RMB, Lima LSL, Sarinho ESC. Associação entre controle ambiental domiciliar e exacerbação da asma em crianças e adolescentes do município de Camaragibe, Pernambuco. J Bras Pneumol. 2005; 31:5-12.
9. Platts-Mills TA, Heymann PW, Chapman MD, Hayden ML, Wilkins SR. Cross-reacting and species-specific determinants on a major allergen from Dermatophagoides pteronyssinus and D. farina: development of a radioimmunoassay for antigen P1 equivalent in house dust and dust mite extracts. J Allergy Clin Immunol. 1986; 78:398-407.
10. Calderón MA, Kleine-Tebbe J, Linneberg A, De Blay F, Rojas DHF, Virchow JC, Demoly P. House dust mite respiratory allergy: an overview of current therapeutic strategies. J Allergy Clin Immunol Pract. 2015; 3:843-55.
11. ten Brinke A, Sterk PJ, Masclee AA, Spihoven P, Schmidt JT, Zwinderman AH et al. Risk factors of frequent exacerbations in difficult-to-treat asthma. Eur Respir J. 2014; 2005:812-8.
12. Wilson JM, Platts-Mills TAE. Home environment interventions for house dust mite. J Allergy Clin Immunol Pract. 2018; 6:1-7.
13. Baxi SN, Phipatanakul W. The role of allergen exposure and avoidance in asthma. Adolesc Med State Art Rev. 2010; 21:57-71.
14. Platts-Mills TAE, Vervloet D, Thomas WR, Aalberse RC, Chapman MD. Indoor allergens and asthma: report of the third international workshop. J Allergy Clin Immunol. 1997; 100:S1-24.
15. Kuehr J, Frischer T, Meinert R, Barth R, Forster J, Schraub S et al. Mite allergen exposure is a risk for the incidence of specific sensibilization. J Allergy Clin Immunol. 1994; 94:44-52.
16. Sporik R, Chapman MD, Platts-Mills TAE. House dust mite exposure as a cause of asthma. Clin Exp Allergy. 1992; 22:897-906.
17. Gautier C, Charpin D. Environmental triggers and avoidance in the management of asthma. J Asthma Allergy. 2017; 7:47-56.
18. Arruda LK, Vailes LD, Platts-Mills TA, Fernandez-Caldas E, Montealegre F, Lin KL et al. Sensitization to Blomia tropicalis in patients with asthma and identification of allergen Blo t 5. Am J Respir Crit Care Med. 1997; 155:343-50.
19. Eggleston PA. Improving indoor environments: reducing allergen exposures. J Allergy Clin Immunol. 2005; 116:122-6.
20. Halken S, Host A, Niklassen U, Hansen LG, Nielsen F, Pederson S et al. Effect of mattress and pillow encasings on children with asthma and house dust mite allergy. J Allergy Clin Immunol. 2003; 111:169-76.
21. Woodcock A, Forster L, Matthews E, Martin J, Letley L, Vickers M et al. Control of exposure to mite allergen and allergen-impermeable bed covers for adults with asthma. N Engl J Med. 2003; 349:225-36.

22. Sanders G, Singer A. Evaluation of impermeable covers for bedding in patients with allergic rhinitis. J Pediatr. 2004; 144:137.
23. Platts-Mills TA, Tovey ER, Mitchell EB, Moszoro H, Nock P, Wilkins SR. Reduction of bronchial hyperreactivity during prolonged allergen avoidance. Lancet. 1982; 2:675-8.
24. Becher R, Ovrevik J, Schwarze PE, Nilsen S, Hongslo JK, Bakke JV. Do carpets impair indoor air quality and cause adverse health outcomes: a review. Int J Environ Res Public Health. 2018; 15:E184.
25. Rubini NPM, Wandalsen GF, Rizzo MCV, Aun MV, Neto HJC, Solé D. Guia prático sobre controle ambiental para pacientes com rinite alérgica. Arq Asma Alerg Imunol. 2017; 1:8-19.
26. Chan SK, Leung DYM. Dog and cat allergies: current state of diagnostic approaches and challenges. Allergy Asthma Immunol Res. 2018; 10:97-105.
27. www.allergen.org – Último acesso em março de 2020.
28. Ahluwalia SK, Matsui EC. Indoor environmental interventions for furry pet allergens, pest allergens, and mold: looking to the future. J Allergy Clin Immunol Pract. 2018; 6:9-19.
29. Gergen PJ, Mitchell HE, Calatroni A, Sever ML, Cohn RD, Salo PM et al. Sensitization and exposure to pets: the effect on asthma morbidity in the US population. J Allergy Clin Immunol Pract. 2018; 6:101-7.
30. Portnoy JM, Kennedy K, Sublett J, Phipatanakul W, Matsui E, Barnes C, et al. Environmental assessment and exposure control: a practice parameter–furry animals. Ann Allergy Asthma Immunol. 2012; 108:233.e1-15.
31. Shirai T, Matsui T, Suzuki K, Chida K. Effect of pet removal on pet allergic asthma. Chest. 2005; 127:1565-71.
32. Arruda LK, Santos ABR, Ferriani VPL, Sales VS. Alergia a barata. Rev Bras Alerg Imunopatol. 2005; 28:172-80.
33. Pomés A, Mueller GA, Randall TA, Chapman MD, Arruda LK. New insights into cockroach allergens. Curr Allergy Asthma Rep. 2017; 17:25.
34. Do DC, Zhao Y, Gao P. Cockroach allergen exposure and risk of asthma. Allergy. 2016; 71:463-74.
35. Portnoy J, Chew GL, Phipatanakul W, Williams PB, Grimes C, Kennedy K et al. Environmental assessment and exposure reduction of cockroaches: a practice parameter. J Allergy Clin Immunol. 2013; 132:808.e1-25.
36. Morgan WJ, Crain EF, Gruchalla RS, O'Connor GT, Kattan M, Evans R et al. Results of a home-based environmental intervention among urban children with asthma. N Engl J Med. 2004; 351:1068-80.
37. Sarinho E, Schor D, Veloso MA, Rizzo JA. There are more asthmatics in homes with high cockroach infestation. Braz J Med Biol Res. 2004; 37:503-10.
38. Borchers AT, Chang C, Gershwin EM. Mold and human health: a reality check. Clin Rev Allergy Immunol. 2017; 52:305-22.
39. O´Driscoll BR, Hopkinson LC, Denning DW. Mold sensitization is common amongst patients with severe asthma requiring multiple hospital admissions. BMC Pulm Med. 2005; 5:1-10.
40. Pongracic JA, O'Connor GT, Muilenberg ML, Vaughn B, Gold DR, Kattan M et al. Differential effects of outdoor versus indoor fungal spores on asthma morbidity in inner-city children. J Allergy Clin Immunol. 2010; 125:593-9.
41. Taketomi EA, Sopelete MC, Moreira PFS, Vieira FAM. Doença alérgica polínica: polens alergógenos e seus principais alérgenos. Rev Bras Otorrinolaringol. 2006; 72:562-7.
42. Rosário Filho NA. Reflexões sobre polinose: 20 anos de experiência. Rev Bras Alergia Imunopatol. 1997; 20:210-3.
43. Asam C, Hofer H, Wolf M, Aglas L, Wallner M. Tree pollen allergens – an update from a molecular perspective. Allergy. 2015; 70:1201-11.
44. Pollen. National Institute of Environmental Health Sciences. Disponível em: https://www.niehs.nih.gov/health/topics/agents/allergens/pollen/index.cfm. Acesso em: julho, 2018.

38

Imunizações

Jorge Kalil ■ Ana Karolina Barreto Berselli Marinho

Introdução

Situação de prevenção e controle das doenças transmissíveis no Brasil

A situação epidemiológica das doenças transmissíveis, observadas por meio dos padrões de morbimortalidade em todo o mundo, tem apresentado mudanças significativas nos últimos tempos. Essas doenças são um desafio aos programas de prevenção devido ao surgimento de doenças como a síndrome da imunodeficiência humana adquirida (SIDA) ou de agentes que sofreram modificações genéticas e se disseminaram rapidamente, como a pandemia produzida pelo vírus da Influenza A (H1N1) e, mais recentemente, pelo vírus SARS-CoV-2. Algumas doenças ressurgiram como é o caso da dengue e outras nunca desapareceram como a tuberculose, sendo um grande problema para o sistema de saúde do país. É indiscutível a redução da morbimortalidade causada pelas doenças infecciosas e parasitárias no final do século XX decorrente da instituição das vacinas; porém, os índices de morbidade nas diversas regiões do país ainda são elevados.[1] Até meados de 2016, o Ministério da Saúde direcionava as doenças transmissíveis no Brasil em três tendências: doenças transmissíveis com tendência declinante (poliomielite, tétano neonatal, sarampo); doenças transmissíveis com quadro de persistência (hepatites virais, tuberculose) e doenças transmissíveis emergentes e reemergentes (SIDA, dengue, influenza pandêmica – H1N1).[2] Atualmente, a queda nas coberturas vacinais tem contribuído para o aumento de doenças até então controladas, como o sarampo (Tabela 38.1). Em 2020, foram notificados 2.184 casos suspeitos de sarampo, destes, foram confirmados 338 (15,5%) casos no Brasil de acordo com informes epidemiológicos.

Programa Nacional de Imunizações

O Programa Nacional de Imunizações (PNI) foi implantado em 1973 e foi responsável por grandes marcos na história da saúde pública do Brasil como: erradicação da varíola, em 1973; eliminação da poliomielite, em 1989; controle do sarampo; redução da morbimortalidade infantil e estabelecimento da notificação compulsória das doenças transmissíveis. Em 1994, houve a publicação da primeira edição do Manual para Centro de Referência para Imunobiológicos Especiais (CRIE). Nos CRIEs, são disponibilizadas vacinas para determinados grupos de pacientes como imunodeprimidos, profissionais de saúde e outros grupos de indivíduos suscetíveis a doenças preveníveis.[2]

Tratamento Específico

Tabela 38.1. Distribuição dos casos confirmados de sarampo e coeficiente de incidência dos estados com surto de sarampo, segundo faixa etária e sexo, semanas epidemiológicas 1 a 6, Brasil, 2020

Faixa etária (em anos)	População (em milhões)	Número de casos*	%	Coeficiente de incidência (casos/população 100.000 hab.)	Coeficiente de incidência (por faixa etária das estratégias de vacinação)	Distribuição por sexo**	
						Feminino	Masculino
< 1	0,5	64	19,6	11,60	13,00	34	30
1 a 4	1,9	28	8,6	1,40		19	11
5 a 9	2,6	6	1,8	0,23		7	1
10 a 14	3,0	4	1,2	0,13	2,24	3	10
15 a 19	3,0	57	17,4	1,88		24	32
20 a 29	6,8	108	33,0	1,58	1,58	42	57
30 a 39	6,2	32	9,8	0,51	1,04	11	21
40 a 49	5,3	19	5,8	0,36		11	6
50 a 59	4,1	6	1,8	0,17		3	3
> 60	4,5	2	0,6	0,05	0,05	2	0
Total	**37,9**	**327**	**100,0**	**0,86**	**0,86**	**156**	**171**

Fonte: Secretaria de Vigilância em Saúde (SVS/MS).
*Por população dos municípios de residência dos casos.
**11 casos sem informação de idade e sexo.
https://www.saude.gov.br/images/pdf/2020/marco/04/Boletim-epidemiologico-SVS-09.pdf

Em 2004, foi instituído o calendário básico de vacinação da criança, do adolescente, do adulto e do idoso. Os programas de imunização têm o objetivo de prevenir as doenças transmissíveis em indivíduos suscetíveis em todo o mundo, reduzindo a morbimortalidade.[1,2]

Considerações gerais

A resposta adequada às vacinas depende de uma série de fatores, incluindo o tipo de vacina, a idade do indivíduo que receberá a vacina e a integridade do sistema imunológico. As recomendações de acordo com a idade em que as vacinas são administradas são influenciadas pela exposição a determinadas doenças, aos riscos específicos de complicações em relação a idade e potenciais interferências com a resposta imune por anticorpos maternos transferidos passivamente.[3]

Certos produtos, incluindo as vacinas inativadas, toxoides, vacinas de subunidades recombinantes e vacinas de polissacarídeos requerem mais de duas doses para induzir uma resposta de anticorpos adequada. Vacinas de polissacarídeos não conjugados não induzem a memória das células T e doses adicionais podem aumentar o nível de proteção. A conjugação com uma proteína aumenta a eficácia de vacinas de polissacarídeos por indução dependente de linfócitos T. Muitas vacinas podem estimular tanto a imunidade mediada por células como os anticorpos neutralizantes, podendo induzir uma imunidade prolongada, mesmo com a redução dos títulos de anticorpos ao longo do tempo. Os adjuvantes são componentes incorporados às vacinas com o objetivo de otimizar a resposta imune aos antígenos vacinais por meio das células apresentadoras dos antígenos e da indução de citocinas imunomoduladoras.[4]

Imunidades ativa e passiva

A imunidade protetora contra um microrganismo geralmente é induzida pela resposta do hospedeiro ao microrganismo. A forma de imunidade que é induzida pela exposição a um antígeno é denominada imunidade ativa, haja vista que o indivíduo imunizado desempenha um papel ativo na

Imunizações

resposta ao antígeno. Esse tipo de imunidade é aquele conferido pelas vacinas ou toxoides e induz uma resposta imune primária: proliferação de linfócitos B, resposta de anticorpos e estímulos de linfócitos T. A imunidade conferida a um indivíduo pela transferência de soro ou de linfócitos de um indivíduo especificamente imunizado constitui um processo conhecido e é chamada de imunidade passiva. O receptor torna-se imune ao antígeno específico sem nunca ter sido exposto. A imunização passiva constituiu um método útil para se conferir uma resposta imunológica protetora rápida sem que haja a necessidade de uma resposta imunológica ativa do indivíduo, por exemplo, a transferência passiva de anticorpos maternos para o feto.[4]

Tipos de vacinas

Vacinas inativadas e atenuadas

As vacinas de agentes mortos ou inativados são processadas com antígenos mortos viral ou bacteriano, com o benefício de não expor o indivíduo aos riscos de infecção pelo antígeno vacinal selvagem. Alguns determinantes antigênicos permanecem intactos na vacina garantido uma reposta imune satisfatória. A vantagem na administração dessas vacinas sem dúvida é a segurança; porém, as vacinas inativadas não têm a capacidade de estimular a produção de IgA nas mucosas e não têm um efeito duradouro como as vacinas atenuadas. São necessárias doses de reforço em sua maioria para garantir uma resposta vacinal prolongada.

As vacinas atenuadas ou vivas têm a capacidade de induzir a replicação viral induzindo uma resposta imune protetora sem resultar em infecção clínica significativa. A atenuação é conseguida por passagem do vírus em linhagens de células não humanas. Por serem vacinas vivas atenuadas têm a capacidade de reproduzir a infecção natural resultando em uma resposta imune duradoura em alguns casos, eliminando a necessidade de doses de reforço. Além disso, a resposta imune celular e da mucosa pode ser alcançada, otimizando a qualidade da imunidade contra os patógenos. Indivíduos imunocomprometidos têm restrições ao uso de vacinas atenuadas virais ou bacterianas.

Vacinas conjugadas

Algumas bactérias, incluindo o *Haemophilus* spp. e o *Streptococcus pneumoniae*, têm uma cápsula externa composta por polissacarídeos e são de particular importância patogênica em crianças menores de 2 anos de idade.

O objetivo da vacinação é induzir anticorpos contra a cápsula do polissacarídeo dessas bactérias. Porém, a resposta T-dependente está abaixo do ideal em crianças pequenas, devido à imaturidade do sistema imunológico. Para melhorar o efeito da vacina contra o *Haemophilus* spp. e o *Streptococcus pneumoniae* foram conjugadas proteínas carreadoras a fim de tornar a resposta vacinal dependente de células T e, consequentemente, com indução de memória imunológica e aumento da avidez dos anticorpos (predominantemente da classe IgG1).[5]

Subunidades de vacinas

As subunidades de vacinas são frequentemente produzidas com a utilização de DNA recombinante. Como exemplo, temos a vacina contra a hepatite B que foi desenvolvida pela clonagem de antígeno de superfície da hepatite B (HBsAg), e é capaz de estimular a produção de anticorpos neutralizantes e imunidade mediada por células induzindo proteção prolongada.

Vacinas de RNA

São vacinas que contêm fragmentos do vírus envoltos em uma capa protetora. Eles penetram nas células humanas, que então começam a fabricar proteínas do agente infeccioso induzindo o sistema imune a produzir anticorpos.

Capítulo 38

475

Tratamento Específico

Vacinas semelhantes a vírus (*virus-like particles* [VLP])

Moléculas que possuem o mesmo formato do vírus, mas não contém RNA. São construídas em laboratório e replicadas por meio de células animais ou vegetais. Tendem a ser mais eficazes do que as vacinas de RNA.

Vacina de vetor viral

Feita a partir de um vírus inofensivo para os seres humanos, como o adenovírus, modificado em laboratório para que produza proteínas do agente patogênico e induza a produção de anticorpos específicos.

Administração simultânea de vacinas

A administração simultânea de vacinas é definida como a administração de mais de uma vacina no mesmo dia, em diferentes locais anatômicos e em seringas diferentes. Vários estudos sugerem a administração simultânea de vacinas seguras. Esta medida assegura que o indivíduo receberá adequadamente o maior número de vacinas possível com segurança. Um estudo realizado durante um surto de sarampo demonstrou que aproximadamente um terço dos casos de sarampo entre os não vacinados, mas por vacinas elegíveis pré-escolares poderiam ter sido evitadas se SCR (sarampo, caxumba e rubéola) tivesse sido administrada na mesma visita quando outra vacina foi administrada. A administração simultânea também é fundamental quando na programação de viagens e quando o profissional de saúde não tem certeza que o indivíduo retornará ao serviço de saúde para receber outras vacinas. Não existem evidências que vacinas inativadas interfiram com a eficácia de outras vacinas inativadas ou atenuadas.

A administração rotineira de todas as doses apropriadas à idade das vacinas simultaneamente é recomendada para crianças para as quais não existem contraindicações específicas no momento da visita.

Intervalo entre a administração de vacinas e os produtos contendo anticorpos

Alguns produtos derivados do sangue, como sangue total, imunoglobulinas, plaquetas, plasma, entre outros, podem inibir a resposta imune às vacinas contra sarampo e rubéola por 3 meses ou mais. Os produtos têm elevadas concentrações de anticorpos contra a varicela e caxumba. Sendo assim, vacinas vivas atenuadas não devem ser administradas simultaneamente a hemoderivados. O intervalo de tempo mínimo recomendado entre a administração dos hemoderivados e das vacinas vivas atenuadas depende do produto e da dose (Tabela 38.2).[3,6]

Tabela 38.2. Uso simultâneo ou sequencial de duas ou mais vacinas e/ou imunoglobulinas	
Primeira aplicação	*Segunda aplicação*
Viral atenuada parenteral	Viral atenuada parenteral: aplicação simultânea ou aguardar 30 dias*
Viral inativada	Viral inativada: qualquer intervalo
Viral inativada	Viral inativada: qualquer intervalo
Imunobiológico	*Imunobiológico*
Viral atenuada parenteral	Imunoglobulina: depois de duas semanas
Viral inativada	Imunoglobulina: qualquer intervalo
Imunoglobulina	Imunoglobulina: qualquer intervalo
Imunoglobulina	Viral atenuada: intervalos variáveis

Fonte: modificada do Manual do CRIE. 5ª edição. Modificada da American Academy of Pediatrics, 2018.
*Excepcionalmente, em áreas remotas ou de difícil acesso, a vacina contra febre amarela pode ser aplicada com intervalo de 15 dias.

Eficácia das vacinas

Alguns fatores interferem na eficácia das vacinas como:

- *Segurança*: a maioria das vacinas é segura causando efeitos colaterais leves. Podem surgir efeitos locais como dor, hiperemia e enduração no local da injeção até efeitos sistêmicos como febre e mialgia. Efeitos colaterais graves são descritos embora raros, como anafilaxia e, muitas vezes, podem estar relacionados com os componentes das vacinas (estabilizantes, conservantes, antibióticos, resíduos de proteínas).
- *Proteção*: a vacina deve proteger o receptor contra a doença resultante da exposição ao patógeno vivo.
- *Proteção prolongada*: a proteção contra a doença deve ser prolongada, senão por toda a vida.
- *Indução da neutralização de anticorpos*: os anticorpos neutralizantes têm papel fundamental na reposta contra o antígeno, principalmente em relação aos antígenos virais.
- *Indução de proteção celular*: a indução da resposta celular é importante principalmente contra patógenos intracelulares e micobactérias.

Além dos efeitos imunológicos e segurança devemos considerar: efeitos colaterais aceitáveis, baixo custo na produção, fácil armazenamento, produção em larga escala e fácil administração como fatores relacionados com a eficácia das vacinas.[5]

Contraindicações e precauções

São as condições em que, no momento, as vacinas não devem ser administradas, pelo risco de reações adversas graves. A maior parte das contraindicações e precauções é temporária, muitas vezes, as vacinas podem ser administradas posteriormente. As vacinas não devem ser administradas quando uma contraindicação estiver presente, por exemplo, a vacina contra SCR não deve ser administrada a pessoas gravemente imunocomprometidas. Por outro lado, certas condições são interpretadas como contraindicações resultando em oportunidade perdida para a vacinação, como diarreia, infecções de vias respiratórias superiores com ou sem febre e reações adversas leves a vacinas anteriores. Eventos adversos graves são contraindicações a todas as vacinas ou a seus componentes. Indivíduos imunocomprometidos e gestantes não devem receber vacinas vivas atenuadas, salvo em condições epidemiológicas de risco elevado.[3,6,7]

Recomendações de vacinas – calendário básico de vacinação e em situações especiais[8-10]

Na Tabela 38.3, estão descritas as vacinas recomendadas por faixas etárias e condições de acordo com o Programa Nacional de Imunizações. Estão contemplados crianças, adolescentes, adultos, idosos e gestantes.

Ocupacional

As recomendações do calendário de vacinação têm o objetivo de prevenir doenças de acordo com o risco de exposição ocupacional. Os seguintes grupos se enquadram neste calendário: profissionais de saúde, profissionais que lidam com alimentos e bebidas, profissionais de lidam com dejetos e água potencialmente contaminada, policiais, bombeiros, militares, cuidadores de crianças e idosos, profissionais do sexo, profissionais administrativos (trabalham em ambiente fechado), profissionais viajantes, receptivos de estrangeiros, profissionais da aviação, aquaviários, manicures, podólogos e coletores de lixo. Em todas essas situações a tríplice viral e a vacina contra influenza estão indicadas. A tríplice bacteriana deve ser indicada para todos os grupos com exceção dos profissionais administrativos. Para outras vacinas devemos considerar o risco de cada profissão.[9]

Tabela 38.3. Calendários Nacional de Vacinação 2020. Ministério da Saúde/PNI

Vacinas		BCG	Hepatite B	VORH Rotavírus	Pentavalente (DTP + Hb + Hep B)	DTP	VIP e VOP	Pneumocócica 10	Meningocócica C	Febre amarela	Tríplice viral	Tetra viral	Varicela monovalente	Hepatire A	HPV	Dupla adulto	dTpa (adulto)
Proteje contra		Formas graves da tubercolose	Hepatite B	Rotavírus	Difteria, tétano, coqueluche. hepatite B e meningite por *Haemophilus influenzae tipo b*	Difteria, tétano e coqueluche	Poliomielite	Pneumonia, otite, meningite e outras doenças causadas pelo pneumococo	Doença invasiva causada pela *Neisseria meningetidis*	Febre amarela	Sarampo, caxumba e rubéola	Sarampo, caxumba, rubéola e varicela	Varicela	Hepatie A	HPV	Difteria e tétano	Difteria, tétano e coqueluche
Grupo alvo	**Idade**																
Criança	Ao nascer	Dose única (1)	Dose ao nascer (2)														
	2 meses			1ª dose	1ª dose		1ª dose VIP (1)	1ª dose									
	3 meses																
	4 meses			2ª dose	2ª dose		2ª dose VIP (1)	2ª dose									
	5 meses																
	6 meses				3ª dose		3ª dose VIP (1)										
	9 meses									Dose inicial							
	12 meses							Reforço (1)	1º reforço (1)		1ª dose						
	15 meses					1º reforço	1º reforço VOPb (1)					Dose única (1)		Dose única (1)			
	4 anos					2º reforço	2º reforço VOPb (1)			Reforço (3)			2ª dose (6)		2 doses (9)		
	9 anos									1 dose (4)					2 doses		
Adolescente	10 a 19 anos		3 doses: a partir de 7 anos de idade (5)						Entre 11 a 12 anos de idade: 2º Reforço com a vacina meningocócica ACWY (7)	1 dose (4)	2 doses (5)					3 doses e reforço a cada 10 anos (5)	10 a 19 anos
Adulto	20 a 59 anos		3 doses (5)							1 dose (4)	Até 29 anos: 2 doses. Entre 30 e 59 anos: 1 dose (5) e (8)					3 doses e reforço a cada 10 anos (5)	Profissional de Saúde: 1 dose + reforços a cada 10 anos (10)
Idoso	60 anos ou mais		3 doses (5)													3 doses e reforço a cada 10 anos (5)	
Gestante			3 doses (5)													2 doses (5)	

Comentários: *(1)* Até menor de 5 anos de idade. *(2)* Essa dose pode ser feita até 30 dias de vida do bebê. *(3)* Considerar intervalo mínimo de 30 dias entre as doses. *(4)* Pessoas entre 5 e 59 anos de idade não vacinadas – administrar uma dose e considerar vacinado. *(5)* A depender da situação vacinal, completar esquema. *(6)* Pode ser feita até menor de 7 anos de idade. Profissionais de saúde que trabalham na área assistencial devem receber uma ou duas doses a depender do laboratório produtor; *(7)* Para adolescentes na faixa etária de 11 e 12 anos de idade, com a vacina meningocócica ACWY, independente de dose anterior de meningocócica C ou dose de reforço. *(8)* Profissionais da saúde devem receber duas doses independente da idade. *(9)* Para meninas de 9 a 14 anos e meninos de 11 a 14 anos: 2 doses – 0, 6 meses a depender da situação vacinal. Adolescentes e adultos de 9 a 26 anos vivendo com HIV/aids: 3 doses – 0, 2 e 6 meses. *(10)* Profissionais de saúde e parteiras tradicionais, como dose complementar no esquema básico da dT e reforços a cada dez anos. *(11)* A partir da 20ª semana gestacional (até 45 dias após o parto).

Fonte: Ministério da Saúde/PNI (2020). https://www.saude.go.gov.br/files/imunizacao/calendario/Calendario.Nacional.Vacinacao.2020.atualizado.pdf

Viajantes

A vacinação do viajante é importante medida de prevenção de doenças em virtude da exposição de agentes patológicos pela água, alimentos e insetos não comuns ao país de origem. O indivíduo imunizado não adquire a infecção e não é fonte de disseminação de infecção na comunidade. As vacinas devem ser administradas com antecedência de 10 a 15 dias antes da viagem afim de assegurar níveis de proteção adequadas ao viajante. Além do calendário próprio de cada idade, considerar as vacinas específicas para cada área de risco, por exemplo, a vacina contra a febre amarela, pólio inativada, influenza e hepatite A.[9]

Imunodeprimidos

A importância da vacinação em indivíduos imunodeprimidos tem dois aspectos: proteger o indivíduo contra doenças graves e evitar a disseminação de agentes infecciosos. A imunização com vacinas virais ou bacterianas atenuadas é um risco para os doentes com imunodeficiências primárias ou erros inatos da imunidade (EII) graves de células T, células B, fagócitos e outros estados de imunossupressão secundária (neoplasias, imunossupressão por drogas, HIV, doenças crônicas cardíacas, pulmonares, renais, hepáticas, entre outras), porém devemos considerar aspectos importantes relacionados com as vacinas inativadas e aos familiares e contactantes desses pacientes. Os pacientes imunodeprimidos têm indicação de receber as vacinas do calendário básico e algumas vacinas específicas disponíveis nos Centros de Referência de Imunobiológicos Especiais (CRIE). Dependendo do *status* imunológico do indivíduo podemos ter uma eficácia reduzida a algumas vacinas inativadas havendo a necessidade de doses de reforço ou doses dobradas. As vacinas atenuadas a seguir são contraindicadas em indivíduos imunodeprimidos: sarampo, caxumba, rubéola, poliomielite oral, varicela, febre amarela, BCG, febre tifoide e cólera oral.[8]

Avaliando a indicação das vacinas nos pacientes imunodeprimidos é desejável imunizar no início da doença ou início da terapia imunossupressora afim garantir uma resposta imunológica satisfatória enquanto o sistema imunológico ainda estiver preservado. O esquema vacinal deve ser atualizado até 14 dias antes da terapia imunossupressora ou procedimento (p. ex., esplenectomia). Pacientes transplantados de um modo geral podem receber vacinas inativadas depois de seis meses do transplante.

Pacientes infectados pelo HIV têm indicação de receber todas as vacinas do calendário vacinal, com exceção das atenuadas, acrescidas das vacinas contra o pneumococo, influenza, Hib, hepatites B e A. Em alguns casos, devemos considerar a contagem das células $CD4^+$ do indivíduo. Contagem de linfócitos T $CD4^+$ superior a 25% da contagem para idade permite que o indivíduo receba as vacinas contra SCR, varicela e febre amarela dependendo das circunstâncias epidemiológicas.[3]

Com relação às imunodeficiências primárias, algumas recomendações e contraindicações específicas são mostradas na Tabela 38.4.[11]

Cuidadores e familiares de pacientes imunodeprimidos devem ser vacinados contra varicela, influenza e SCR. Deve-se evitar a poliomielite oral para os conviventes uma vez que o vírus vacinal pode ser transmitido pelas fezes aos pacientes imunodeprimidos.

É importante conscientizar médicos e pacientes sobre a importância em imunizar pacientes imunodeprimidos para garantir a vacinação de rebanho e protegê-los das doenças infectocontagiosas imunopreviníveis e suas complicações, e avaliar casos especiais com cautela e, se possível, com a ajuda do especialista.[11]

Eventos adversos pós-vacinais (EAPV)

Ocorrem de 3 a 83 eventos adversos a vacinas por 100.000 doses aplicadas. É imperativo o diagnóstico correto das reações adversas, com finalidade de prevenir reações futuras graves e evitar restrições desnecessárias à administração das vacinas. Os eventos adversos podem ser:

- *Alérgicos imediatos (minutos a horas):* IgE mediadas (p. ex., urticária, angioedema, sintomas gastrintestinais, hipotensão).

Tratamento Específico

Tabela 38.4. Vacinas indicadas nos CRIE para pessoas com imunodeficiências primárias ou EII

Imunodeficiência/erros inatos das imunidades	Vacinas
Deficiências combinadas da imunidade celular e humoral	VIP, Pneumo 10/Pneumo 13*, Pneumo 23, Meningo C, INF, HA, HPV. Não usar vacinas de agentes vivos atenuados. Aplicar as demais vacinas inativadas da rotina do PNI, e avaliar a imunogenicidade sempre que possível
Deficiências da imunidade humoral grave	VIP, VZ, Pneumo 10/Pneumo 13*, Pneumo 23, Meningo C, INF, HA, HPV e demais vacinas da rotina do PNI, exceto BCG
Deficiência seletiva de IgA e de subclasses de imunoglobulinas	VIP, VZ, Pneumo 10/Pneumo 13*, Pneumo 23, meningo C, INF, HA, HPV e demais vacinas da rotina do PNI
Deficiências do complemento	VZ, Pneumo 10/Pneumo 13*, Pneumo 23, meningo C, INF, HA, HPV e demais vacinas da rotina do PNI
Deficiências da fagocitose: doença granulomatosa crônica	Pneumo 10/Pneumo 13*, Pneumo 23, meningo C, INF, HA, HPV e demais vacinas da rotina do PNI exceto BCG

VIP: vacina poliomielite inativada; VZ: varicela-zóster; HA: hepatite; IFN: influenza.
Fonte: Modificada do Manual do CRIE, 5ª edição e Modificada da American Academy of Pediatrics, 2018.
*Recomenda-se a aplicação dessas vacinas segundo o esquema básico indicado para cada uma delas, com posologia, número de doses e intervalos conforme idade.

- *Alérgicos tardios (horas a dias):* não IgE mediadas (poliartrite, eritema nodoso), *rash* maculopapular, eritema multiforme.
- *Reações não imunológicas:* reações locais, nódulos subcutâneos depois da aplicação de vacinas que contém alumínio, febre, irritabilidade, reações vasovagais.

As reações de hipersensibilidade ainda podem ser diferenciadas em locais ou extensas, imediatas ou não imediatas e de acordo com a gravidade (leve, moderada ou grave). As reações de hipersensibilidade relacionadas com a vacina DTP têm uma frequência de 1:50.000 doses, enquanto nas outras vacinas observa-se uma frequência de 1:500.000 a 1.000.000 de doses aplicadas.

As reações anafiláticas são raras e se devem às vacinas ou aos seus componentes (gelatina, ovo, proteínas do leite, látex, antibióticos, conservantes, entre outros); porém, em muitos casos, não é possível identificar a causa.

Devemos aventar a hipótese de reações IgE mediadas a partir da história clínica (reações até 4 horas depois da administração da vacina) e é possível a confirmação do diagnóstico por meio da detecção de IgE específica pelos testes cutâneos (usar o mesmo lote da vacina) e testes intradérmicos (ID) com diluição de 1/100 da vacina utilizada. Se houver a suspeita de algum componente da vacina, devemos levar em consideração a história pregressa de exposição a alérgenos (p. ex., ovo, látex, gelatina, antibióticos) e aplicar os testes para detecção de IgE específica *in vivo* ou *in vitro* (testes cutâneos, IgE específica *in vitro*, ID).[12]

Gelatina

A gelatina é um estabilizante de origem bovina ou suína utilizado em muitas vacinas (SCR, varicela, influenza e raiva), que está associada a reações adversas, incluindo reações IgE mediadas. Estudos têm descrito a associação de alergia a gelatina e o HLA-DR9 (principalmente no Japão). O diagnóstico baseia-se na história clínica e na detecção de IgE específica. Os pacientes que apresentam um teste negativo podem ser vacinados com a vacina suspeita e devem permanecer em observação por um período mínimo de 30 minutos depois da aplicação. Em pacientes com teste positivo para gelatina, devem-se considerar alternativas de vacinas que não contenham esse componente ou a vacina pode ser feita em doses crescentes em ambiente seguro, com suporte para o atendimento de possível anafilaxia e o paciente deve assinar termo de consentimento.

Proteína do ovo (ovalbumina)

Existe uma quantidade muito pequena de ovalbumina nas vacinas contra influenza, SCR e raiva. Geralmente, a concentração de ovalbumina nessas vacinas tem um baixo risco para anafilaxias. Porém, a vacina contra a febre amarela pode desencadear reações graves. Pacientes com alergia comprovada ao ovo que necessitem de vacina contra influenza podem receber a vacina trivalente em ambiente seguro e aguardar pelo menos 30 minutos depois da aplicação. Já existem disponíveis vacinas contra influenza livre de proteínas do ovo para indivíduos com mais de 18 anos. Indivíduos com indicação para receber a vacina contra febre amarela, com história de reação alérgica ao ovo e testes cutâneos negativos, devem receber a vacina em ambiente seguro e aguardar no mínimo 30 minutos e aqueles com teste positivo deve-se considerar riscos e benefícios e fazer doses escalonadas em ambiente para atendimento de anafilaxia e termo de consentimento livre e esclarecido.[13,14]

Látex

O látex está presente em invólucros de vacinas, tampas e luvas utilizadas pelos profissionais de saúde. O risco de reações alérgicas relacionados com o látex e vacinas é raro. O diagnóstico de alergia ao látex é feito pela história clínica e pela avaliação de IgE específica para látex *in vitro* ou testes cutâneos. Uma vez diagnosticada a alergia ao látex, deve-se evitar o contato do paciente e do profissional de saúde com luvas de látex, usar vacinas que não contenham tampas ou invólucros de látex. Se não for possível, o paciente pode ser vacinado em ambiente seguro com preparo para atendimento de anafilaxias e aguardar pelo menos 30 minutos depois da administração da vacina. Devemos lembrar que a alergia de contato ao látex não contraindica a administração de vacinas que contenham látex.

Caseína

As vacinas DTaP e pólio oral podem conter traços de caseína; porém, a maioria dos estudos realizados em crianças com alergia grave ao leite mostraram que não há relatos de reações graves.

Antibióticos

Algumas vacinas (pólio, SCR, influenza) podem conter antibióticos (neomicina, gentamicina, estreptomicina, polimixina B) e os pacientes com história adversa a esses componentes devem ser avaliados cuidadosamente. Dermatite de contato alérgica a alguns antibióticos não contraindica o uso de vacinas.

Vacinas contendo adjuvantes como o alumínio podem causas reações de hipersensibilidade tardia incluindo dermatite de contato e granulomas. Do mesmo modo, os conservantes (p. ex., timerosal, fenoxietanol, formaldeído), além de dermatite de contato, podem ocasionar reações generalizadas tardias, como *rash* maculopapular, e não contraindicam a administração das vacinas.

A vacina BCG, contra SCR e rotavírus, contém dextran e pode causar reações imediatas possivelmente pela ativação do complemento e reações tardias (exantema maculopapular, eritema nodoso e urticária vasculite).

O manejo de pacientes com reações alérgicas não imediatas a componentes de vacinas pode ser feito a partir da realização de testes de contato para ajudar na detecção do componente implicado na reação, embora um teste de contato positivo nem sempre reproduz a reação alérgica depois da administração da vacina. Deve-se evitar tal componente e na impossibilidade de excluir o agente causal, devemos avaliar o risco e o benefício da vacinação. A administração intramuscular de vacinas que contém alumínio pode evitar a formação de granulomas cutâneos. Antecedente de reação de Arthus não é contraindicação absoluta de revacinação.[13,15]

Os eventos adversos associados às vacinas devem ser reportados aos centros de vigilância nacional (Sistema Nacional de Vigilância Epidemílogica de Eventos Adversos Pós Vacinação [VEAPV]) e, em alguns casos, internacional, como o United States Department of Health and Human Services Using the Vaccine Adverse Events Reporting System (**VAERS**) (http://vaers.hhs.goc/index). A seguir citamos alguns eventos que devem ser notificados:

- Anafilaxia ou choque anafilático até 7 dias da administração da vacina.
- Encefalopatia, encefalite ou convulsões.
- Alguma sequela do evento reportado ou outro evento considerado grave.

Eventos que devem ser notificados de acordo com a vacina administrada:

- Tétano: neurite braquial até 28 dias.
- *Pertussis*: encefalopatia ou encefalite até 7 dias.
- Sarampo, caxumba e/ou rubéola: encefalite e/ou encefalopatia até 15 dias.
- Rubéola: artrite até 6 semanas.
- Sarampo: púrpura trombocitopênica de 7 a 30 dias. Considerar a possibilidade de infecção por sarampo em indivíduos imunodeficientes até 6 meses da administração da vacina.
- Pólio oral: poliomielite de 30 dias a 6 meses depois da vacinação.[16]

Perspectivas futuras

Estudos sobre as tendências do desenvolvimento de vacinas foi feito para o Brasil e os pontos mais importantes destacados foram: aumento da população de idosos havendo a necessidade de novas vacinas e estratégias de administração; tendência à melhoria do sistema de vigilância epidemílogica havendo um relativo crescimento das doenças infecciosas endêmicas; futuras epidemias podem surgir havendo a necessidade de desenvolvimento de vacinas de alta qualidade e tecnologia. Estes e outros pontos fazem com que o Brasil tenha a oportunidade de colaborar com o desenvolvimento de novas vacinas e melhoria dos produtos já existentes.

As vacinas de DNA e as vacinas de vírus vivos envolvendo vírus recombinantes estão em desenvolvimento para diversos agentes infecciosos. O método para a produção de vacinas de DNA baseia-se na inoculação de um plasmídeo contendo DNA complementar (cDNA) que codifica um antígeno proteico levando a resposta imunológica celular e humoral fortes e duradouras contra o antígeno. As vacinas envolvendo vírus recombinantes teriam a capacidade de introduzir genes que codificam antígenos microbianos em vírus não citopáticos e infectar indivíduos, gerando uma resposta imunológica com ativação do complemento e da imunidade humoral e celular. Mediante a pandemia da Covid-19, vacinas contra o SARS-CoV-2 (inativadas, DNA, RNA e VLP) estão em desenvolvimento e fazem parte de ensaios clínicos para avaliação de segurança e eficácia.

É imperativo o desenvolvimento de vacinas importantes regionalmente, como as vacinas contra a dengue e a leishmaniose, e a colaboração para vacinas importantes mundialmente, como a vacina contra o HIV.

Referências bibliográficas

1. Doenças infecciosas e parasitárias. Ministério da Saúde. 8ª edição revisada. Brasília – DF, 2010. Disponível em: http://bvsms.saude.gov.br/bvs/publicacoes. Acesso em: 10/06/2020.
2. Ministério da Saúde. Programa Nacional de Imunizações, 40 anos, 2013 Disponível em: http://bvsms.saude.gov.br/bvs/publicacoes/programa Acesso em: 25/03/2020.
3. Martins MA, Carrilho FJ, Alves VAF, Castilho EA, Cerri GG, Wen CL. Clínica médica. São Paulo: Manole; 2009. p. 755-77.
4. Abbas AK, Lichtman AH, Pillai S. Imunologia celular e molecular. 9. ed. Rio de Janeiro: Elsevier; 2019. p. 1-14.
5. Moylett EH, Hanson IC. Houston, Immunization. J Allergy Clin Immunol. 2003; vol 111, n. 2.

Imunizações

6. Center for Disease Control and Prevention. General recommendations on Immunization recommendations of the Advisory Committee on Immunization Practice (ACIP). MMWR Morb Mortal Wkly Rep. 2011; 60(RR-2):1-64.

7. Hibberd PL. Approach to immunizations in healthy adults, UpToDate. Disponível em: htt://www.uptodate.com.contents/approach-to-immunizations-in-healthy-adults. Acesso em: 26/06/2020.

8. Ministério da Saúde. Manual dos Centros de Referência para Imunobiológicos Especiais. 5. Edição. Disponível em: https://sbim.org.br/images/calendarios/manual-centros-referencia_imunobiologicos-especiais--5ed-web.pdf. Acesso em: 21/08/2020.

9. Sociedade Brasileira de Imunizações. Guias de vacinação, 2013. Disponível em: http://www.sbim.org.br/wp (content /uploads/2013/10/ calendários-sbim 2013-2014). Acesso em: 10/06/2020

10. World Health Organization (WHO). Vaccine-preventable diseases and vaccines, chapter 6 Disponível em: http://www.who.int/ith/ITH chapter 6.pdf. Acesso em: 27/07/2020.

11. Shearer TW, Fleisher AT et al. Recommendations for live viral and bacterial vaccines in immunodeficient patients and their close contacts. J Allergy Clin Immunol. 2014.

12. Kelso JM. Allergic reactions to vaccine, UpToDate. Disponível em: http://www.uptodate.com.contents/allergic-reactions-to-vaccines. Acesso em: 26/06/2020.

13. Caubet J-C, Rudzeviciene O, Gomes E, Terreehorst I, Brockow K, Eigenmann PA. Managing a child with possible allergy to vaccine. Pediatric Allergy Immunol. 2014; 25:394-403.

14. Marinho AKBB et al. Yellow fever vaccine: adverse reactions and at-risk populations. Arq Asma Alerg Imunol. 2017; v. 1, n. 1, p. 245-56.

15. Hutchins SS, Escolan J, Markowitz LE et al. Measles outbreak among unvaccinated preschool-age children: opportunities missed by health care providers to administer measles vaccine. Pediatrics. 1989; 83:369-74.

16. Manual de Vigilância Epidemiológica de Eventos Adversos Pós Vacinação. 2ª edição, 2008. Ministério da Saúde. Disponível em: http://bvsms.saude.gov.br/bvs/publicacoes/manualposvacinacao. Acesso em: 10/05/2020.

17. Buss PM, Temporão JG, Carvalheiro JR. Vacinas, soros e imunizações no Brasil. Rio de Janeiro: Fiocruz; 2005. p. 25-49.

Imunoterapia Alérgeno-Específica

Alexandra Sayuri Watanabe ■ Clóvis Eduardo Santos Galvão

Introdução

Muitos avanços ocorreram na imunoterapia alérgeno-específica (IAE), e isso se deve ao melhor entendimento dos mecanismos IgE mediados, da caracterização de alérgenos específicos e da melhor padronização dos extratos utilizados.[1] A sua eficácia tem sido demonstrada por vários estudos controlados e bem desenhados, nos últimos 30 anos, sobretudo no tratamento da rinite alérgica, conjuntivite alérgica, asma alérgica e na hipersensibilidade a venenos de insetos *Hymenoptera*. Além disso, a IAE pode evitar o desenvolvimento de asma nos pacientes com rinite alérgica.[2-4]

Há ainda alguma evidência da sua eficácia no tratamento de pacientes com dermatite atópica com sensibilização a aeroalérgenos.[5-9]

A IAE consiste na administração de quantidades gradualmente crescentes de um extrato alergênico a um paciente alérgico, até atingir-se uma dose efetiva capaz de promover a redução dos sintomas associados à exposição subsequente ao alérgeno causal.[10]

Os procedimentos com base na estimulação dos indivíduos, feitos com pequenas doses dos agentes causadores de doenças, com o objetivo de torná-los resistentes aos agressores tiveram início na antiguidade. Em 590 a.C., os chineses empregavam a "variolação" que consistia na introdução de algodão impregnado com líquido de pústulas de lesões de varíola em umas das narinas, resultando em doença relativamente benigna, que conferia imunidade. De forma semelhante, no Oriente Médio, os povos nômades faziam a inoculação do pó das crostas de lesões de varíola para estimular a imunidade nas mulheres das tribos. Na Grécia antiga, o Rei Mitridates VI, para se proteger dos inimigos, conseguiu se tornar resistente a diversos venenos ingerindo quantidades progressivamente crescentes dos venenos (mitridatização). Em 1796 na Inglaterra, Jenner começou a estudar os conceitos da vacinação com critérios mais científicos. Ele inoculou um garoto de 8 anos de idade com material virulento de lesões de varíola de vaca. O garoto desenvolveu um quadro de lesões leves com febre baixa e algumas semanas depois, quando propositalmente reexposto à varíola, o menino não desenvolveu a doença. A imunização preventiva apresentou um grande avanço com as pesquisas de Louis Pasteur, que criou a termo vacina (do latim "vacca") em homenagem aos estudos de Jenner.

A IAE para tratamento das doenças alérgicas foi introduzida em 1911 por Noon e Freeman no tratamento da polinose. Em 1918, nos Estados Unidos, Cooke afirmava que manifestações alérgicas como asma e febre do feno eram similares à anafilaxia e resultavam de anticorpos produzidos depois

Tratamento Específico

de exposições a sensibilizantes. Julgou então que o tratamento com extrato de alérgenos se tratava de uma dessensibilização. Em 1922, o próprio Cooke propôs a revisão do termo "dessensibilização" para "hipossensibilização", uma vez que ocorria uma diminuição da sensibilização e não sua completa eliminação. Lowell, em 1965, considerou o termo "imunização" mais apropriado, pois na primeira fase do tratamento com hipossensibilização era produzido o anticorpo bloqueador da classe IgG, que diferia da reagina alérgica.[1]

As vacinas são utilizadas em medicina como modificadores da imunidade, e a IAE também. A OMS lançou um relatório sobre IAE classificando-a como vacina, pois modifica a resposta imune e, portanto, faz parte dessa ampla categoria de terapia desenvolvida para tratar outras doenças imunológicas.

Padronização

A qualidade da vacina com alérgenos é muito importante tanto para diagnóstico como para tratamento. Vacinas padronizadas de potência conhecida devem ser utilizadas sempre que possível. Os informes europeus e americanos recomendam que as vacinas alergênicas sejam padronizadas quanto à potência alergênica total, atividade biológica e concentração do alérgeno principal em unidades de massa. As vacinas alergênicas são biologicamente padronizadas usando testes cutâneos de puntura e a potência *in vitro* é medida por métodos derivados de ensaios de inibição do RAST. O rápido desenvolvimento de novas tecnologias para análise de proteínas e DNA tem permitido melhor padronização dos extratos. Muitos dos principais alérgenos de polens, ácaros, epitélios de animais, insetos e alimentos já foram clonados e têm sido expressos como proteínas recombinantes com atividade alergênica comparável às proteínas naturais.[12]

As preparações para imunoterapia específica incluem: vacinas puras não modificadas, vacinas modificadas quimicamente (p. ex., formaldeído), vacinas modificadas pela adsorção de diferentes carreadores (depot). Essas modificações foram desenvolvidas para tornar a imunoterapia mais efetiva e reduzir os efeitos colaterais.[4]

Quando um paciente apresenta múltipla sensibilidade a alérgenos relacionados ou não, podem ser prescritas vacinas com misturas desses alérgenos. Porém, isso pode trazer problemas como a diluição excessiva por vários alérgenos o que pode resultar em dosagens insuficientes de outros, e a potência de cada alérgeno pode diminuir com mais rapidez quando diluída ou misturada com outros alérgenos, por exemplo, as vacinas de polens e ácaros podem degradar as de fungos ou alérgenos de baratas.

Mecanismos

Os mecanismos da IAE são complexos e podem diferir dependendo do alérgeno envolvido ou da via de administração utilizada. Mudanças características nas imunoglobulinas séricas são detectadas. Observa-se inicialmente um aumento da IgE específica, que ao longo do tratamento vai diminuindo de forma lenta e gradativa, até atingir níveis mínimos ao longo de meses. Isso é acompanhado por um aumento na IgG (bloqueadora) alérgeno-específica. Acredita-se que a IgG4 atue por competição com a IgE, ligando-se ao antígeno impedindo assim a ativação de mastócitos e basófilos. Estudos mostram ainda que os complexos antígeno-IgG poderiam alterar o processamento e a apresentação de antígenos, impedindo a coestimulação através do CD28. Dessa forma, os linfócitos T se tornariam não responsivos ao alérgeno (teoria da anergia). A imunoterapia desencadeia um desvio da resposta Th2 (caracterizada pela produção de IL4, IL5 e IL13, responsáveis pela resposta alérgica inflamatória) para Th1 (com produção predominante de IFNγ e IL2). Durante e depois da imunoterapia a resposta proliferativa de linfócitos T alérgeno-específicos está significativamente diminuída.[13,14]

De acordo com trabalhos recentes, este efeito é devido à produção de IL10 (citocina imunossupressora). A IAE reduz recrutamento e ativação de células inflamatórias, reduzindo a liberação de mediadores.[15,16]

Papel da IAE no curso natural das doenças alérgicas

Embora os fármacos sejam eficazes e geralmente sem efeitos colaterais importantes, eles representam apenas um tratamento sintomático, enquanto a IAE é o único tratamento capaz de afetar o curso natural das doenças alérgicas. A eficácia em longo prazo da imunoterapia após a sua interrupção tem sido demonstrada para a IAE específica por via subcutânea.[2]

A IAE tem sido usada para o tratamento curativo das doenças alérgicas, mas existem evidências de que pode haver uma eficácia preventiva. A sensibilização a alérgenos começa geralmente muito cedo na infância e os sintomas geralmente se iniciam na primeira década de vida. Tem sido demonstrado que a IAE é menos eficaz em pacientes mais velhos do que em crianças e que a inflamação e o remodelamento das vias respiratórias na asma têm um pior prognóstico para a eficácia da IAE. Outros estudos mostram ainda que a IAE em crianças monossensibilizadas a ácaros altera o curso natural da alergia prevenindo o desenvolvimento de novas sensibilizações. Além disso, para demonstrar se o uso da IAE evita o desenvolvimento da asma em pacientes com rinite alérgica, foi realizado um estudo multicêntrico internacional – o *Preventive Allergy Treatment* (PAT). Este estudo, realizado na Áustria, Dinamarca, Finlândia, Alemanha e Suécia em crianças com 7 a 13 anos de idade, mostrou que depois de dois anos de imunoterapia um maior número de crianças no grupo controle desenvolveu asma quando comparados ao grupo que recebeu o tratamento.[3] Por isso, vários autores propõem que a IAE deve ser iniciada precocemente com o objetivo de modificar a progressão a longo prazo da inflamação e da doença alérgica.

Eficácia e segurança da IAE

Baixas doses de imunoterapia são muitas vezes ineficazes e, por outro lado, doses altas levam a uma taxa inaceitável de reações sistêmicas. A dose de manutenção ideal para imunoterapia seria aquela que induz efeito clinicamente relevante na maioria dos pacientes sem causar efeitos colaterais importantes. Para a maioria dos aeroalérgenos, por exemplo, a dose de manutenção ideal fica entre 5 a 20 μg do alérgeno principal.[4]

Estudos controlados mostram que a imunoterapia com alérgenos é eficaz para pacientes com alergia a venenos de insetos, rinite/conjuntivite alérgica e asma alérgica e ainda há evidência de eficácia na dermatite atópica com sensibilização a aeroalérgenos.[5]

O maior risco envolvido na IAE é a anafilaxia, portanto sua administração deve ser indicada e supervisionada por um médico especialista com treinamento para reconhecer e tratar os primeiros sinais de uma reação anafilática. Além disso, deve haver equipamento mínimo necessário para atendimento de emergência no local onde a imunoterapia é realizada. Para minimizar os riscos e melhorar a eficácia da imunoterapia, existem algumas recomendações: deve ser prescrita por especialistas e administradas por médicos treinados no tratamento de reações sistêmicas; pacientes com sensibilização múltipla podem não se beneficiar com IT; presença de desencadeantes não alergênicos; maior eficácia em crianças e adultos jovens; ausência de sintomas no momento da aplicação; VEF1 $\leq$ 70% do previsto.[4]

Indicação

A IAE está indicada naquelas situações clínicas onde sua eficácia já foi demonstrada: rinite e conjuntivite alérgica, asma alérgica, reações alérgicas a veneno de himenóptera.[10] O seu papel como tratamento da dermatite atópica ainda está em avaliação, até o momento possui baixo grau de evidência devido a heterogeneidade e poucos estudos, mas tem papel potencial no tratamento dessa patologia.[11]

Além da imunoterapia, o tratamento deve ser constituído de orientações a respeito do controle ambiental, farmacoterapia e educação do paciente sobre sua alergia. O médico deve ter conhecimento sobre a aerobiologia local e a exposição intra e extradomiciliar do paciente antes de escolher os extratos utilizados. Segundo o informe da OMS (1998)[10] antes de indicar imunoterapia, o especialista

Tratamento Específico

deve considerar: se é doença com evidência de mecanismo dependente de IgE específica a alérgenos clinicamente relevantes; se há documentação que a sensibilização está envolvida nos sintomas; se há exposição ao alérgeno sensibilizante; a gravidade e a duração dos sintomas; se há disponibilidade de vacinas padronizadas; se o paciente está disposto a aderir ao tratamento e considerar os seus custos.

Contraindicações à imunoterapia

As contraindicações[4] para o tratamento são: obstrução crônica irreversível das vias respiratórias, incluindo pacientes com volume de fluxo expiratório no primeiro segundo < 70% do predito, apesar de tratamento adequado; outras doenças imunológicas (pneumonite de hipersensibilidade, doenças autoimunes, neoplasias, imunodeficiências etc.); distúrbio psicológico grave que impeça o paciente de aderir ao tratamento e pacientes não colaborativos. Algumas situações podem constituir contraindicações relativas como: tratamento com agentes betabloqueadores, asma grave não controlada, doenças cardiovasculares. A IAE não deve ser iniciada durante a gravidez, mas se a paciente engravidar durante o tratamento a dose atual pode ser mantida até o final da gestação e depois do parto avaliar sua continuação.

Reações adversas à imunoterapia

As reações podem ser locais ou sistêmicas. As reações locais ocorrem no ponto de aplicação, ocorrendo 20 a 30 minutos depois da administração e, mais raramente, depois de 30 minutos. Clinicamente, podem se manifestar desde um eritema, com ou sem nódulo, até edema local extenso, necessitando de tratamento sintomático. As reações locais são frequentes, sendo estimado que ocorram em 26 a 82% dos pacientes e em 0,7 a 4% das aplicações. Os resultados de muitos estudos retrospectivos indicaram que as reações locais são preditores fracos de reação sistêmica subsequente em uma próxima aplicação.[4]

As reações sistêmicas caracterizam-se por sinais e sintomas generalizados com comprometimento de órgãos distantes do local da aplicação. Normalmente, começam poucos minutos depois da injeção, a incidência varia entre 5 e 7% e a maior parte das reações é de intensidade leve a moderada.

A World Allergy Organization (WAO)[17] desenvolveu um sistema de classificação das reações sistêmicas à imunoterapia subcutânea para uma melhor caracterização e padronização dos estudos científicos (Tabela 39.1).

Alguns dos principais fatores de risco que provocam o aparecimento de reações graves são: erro de dosagem, administração da injeção sem supervisão de profissional capacitado, presença de asma não controlada, grau elevado de sensibilidade, uso concomitante de betabloqueadores (potencializam reações sistêmicas e interferem no tratamento), reações sistêmicas anteriores à imunoterapia e administração do alérgeno durante o pico sazonal, além do uso de novas vias e de novos produtos.[10]

Esquemas de imunoterapia

A imunoterapia é dividida em 2 fases: fase de indução – doses crescentes do alérgeno até que se alcance a fase de manutenção – dose fixa mensal. O tipo de esquema utilizado difere de acordo com o tempo que se alcançará a fase de manutenção. Esquemas convencionais demoram semanas até atingir a fase de manutenção, e esquemas acelerados (*cluster*, *rush* e *semirush*) alcançam a dose ideal em dias ou horas.[10]

Duração da imunoterapia

A duração ótima da imunoterapia ainda é desconhecida. Aconselha-se três a cinco anos de tratamento para pacientes que tenham obtido boa resposta terapêutica. Contudo, a decisão de interrompê-la deve ser individualizada.[10]

Imunoterapia Alérgeno-Específica

Tabela 39.1. Sistema de classificação das reações sistêmicas à SCIT				
Grau 1	**Grau 2**	**Grau 3**	**Grau 4**	**Grau 5**
Sintomas e sinais em um órgão sistema: *cutâneo* **ou** *trato respiratório superior* (rinite, prurido em orofaringe ou tosse) *conjuntivas* **ou** *outros* – náuseas, sabor metálico ou cefaleia	Sintomas e sinais em mais de um órgão sistema **ou** *trato respiratório inferior* queda < 40% do PFE ou VEF1, com resposta ao broncodilatador inalado **ou** *gastrintestinal* **ou** *contrações uterinas*	*Trato respiratório inferior* queda ≥ 40% do PFE **ou** VEF1 e ausência de resposta ao broncodilatador inalado **ou** *trato respiratório superior* edema de laringe, úvula ou língua, com **ou** sem estridor	*Insuficiência respiratória* **ou** *cardiovascular*	*Óbito*

Fonte: Santos N et al. (precisa ser corrigida no texto).

Outras vias de administração

A administração parenteral é a principal abordagem para IAE, porém devido ao desconforto das aplicações e ainda ao risco de reações sistêmicas, vias de administração alternativas têm sido estudadas, como oral, nasal e sublingual. A eficácia da via oral foi demonstrada em alguns, mas não na maioria dos estudos duplo-cego controlados com placebo (DBPC). De 7 estudos, 4 não conseguiram demonstrar eficácia clínica; 2 estudos mostraram redução do escore de sintomas e medicação, mas a melhora clínica foi observada somente depois de 12 meses de tratamento e, na maioria dos casos, devido às doses elevadas, os pacientes apresentaram efeitos colaterais gastrintestinais leves. A via nasal se mostrou eficaz na maioria dos estudos DBPC, 13 em 14 estudos comprovaram melhora em pacientes com rinite, onde a eficácia parece estar relacionada com a dose, porém os pacientes apresentaram alta taxa de efeitos colaterais locais.[18]

A eficácia da IAE sublingual tem sido demonstrada por estudos DBPC; entretanto, a dose cumulativa chega a ser 100 vezes maior que na via subcutânea. Embora o tratamento com imunoterapia subcutânea seja capaz de obter alterações imunológicas mais rápidas e robustas,[19] o tratamento com a imunoterapia sublingual vem provando ser uma terapia eficaz. Em um estudo duplo-cego placebo controlado[20] em pacientes com rinoconjuntivite alérgica a polens, verificou-se que a sublingual induziu respostas de anticorpos neutralizantes, bem como diminuição do escore de sintomas até dois anos após a conclusão do tratamento. Além disso, em uma revisão sistemática sobre eventos adversos relatados com imunoterapias sublingual e subcutânea para rinite alérgica a polens, os autores observavam que a sublingual obteve melhor perfil de segurança.[21]

Estratégias futuras para imunoterapia

Novas tecnologias e melhora do conhecimento sobre os mecanismos básicos das doenças alérgicas podem alterar a maneira como a IAE será utilizada no futuro, resultando em métodos mais seguros e eficazes de manipular a resposta imune no ser humano. Essas novas abordagens serão utilizadas não apenas em doenças induzidas por antígenos, como asma, mas também em doenças autoimunes como diabetes tipo I e esclerose múltipla.

Muitos dos alérgenos responsáveis por respostas IgE mediadas têm sido clonados, seus epítopos identificados e alérgenos modificados já se encontram disponíveis para estudos. A tecnologia do DNA recombinante possibilita a produção em larga escala de alérgenos puros e definidos para fins diagnósticos e terapêuticos. Muitas vacinas que estão atualmente sendo desenvolvidas e testadas são

Tratamento Específico

compostas de subunidades antigênicas sintéticas, recombinantes ou altamente purificadas que conferem maior segurança e menos imunogenicidade aos extratos. Várias abordagens com adjuvantes têm sido investigadas como IL12 recombinante, sequência de dinucleotídeos imunoestimuladores – CpG, imunização com plasmídeo de DNA e anticorpos monoclonais Anti-IgE.[1,22]

Considerações finais

A IAE é um tratamento altamente eficaz que tem sido utilizado na rinite alérgica, asma alérgica e alergia a venenos de insetos há mais de um século. Analisando os dados dos estudos, a imunoterapia subcutânea tem um excelente perfil de segurança, e acreditamos que é em grande parte devido às medidas de segurança que são implementadas quando SCIT é administrada em um ambiente sob supervisão médica com pessoal e equipamento apropriado, sabendo reconhecer imediatamente e tratar a anafilaxia. A seleção de alérgenos para a imunoterapia é baseada na história clínica, na presença de anticorpos IgE específicos e na exposição a alérgenos. Antes de iniciar a imunoterapia, os pacientes devem entender os benefícios, riscos e custos do tratamento. Deve-se discutir também sobre quando a imunoterapia começará a fazer efeito e sobre a duração do tratamento, assim como o risco de anafilaxia e a importância de aderir ao tratamento.

Referências bibliográficas

1. Norman PS. Immunotherapy: past and present. J Allergy Clin Immunol. 1998; 102(1):1-10.
2. Malling HJ. Immunotherapy as an effective tool in allergy treatment. Allergy. 1998; 53:461-72.
3. Pajno GB, Barberio G, De Luca F, Morabito L, Parmiani S. Prevention of new sensitizations in asthmatic children monosensitized to house dust mite by specific immunotherapy: a six-year follow-up study. Clin Exp Allergy. 2001; 31(9):1392-7.
4. Cox L, Nelson H, Lockey R, Calabria C, Chacko T, Finegold I et al. Allergen immunotherapy: a practice parameter third update. J Allergy Clin Immunol. 2011; 127(Suppl 1):S1-55.
5. Bussmann C, B€ockenhoff A, Henke H, Werfel T, Novak N. Does allergen-specific immunotherapy represent a therapeutic option for patients with atopic dermatitis? J Allergy Clin Immunol. 2006; 118:1292-8.
6. Bussmann C, Maintz L, Hart J et al. Clinical improvement and immunological changes in atopic dermatitis patients undergoing subcutaneous immunotherapy with a house dust mite allergoid: a pilot study. Clin Exp Allergy. 2007; 37:1277-85.
7. Werfel T, Breuer K, Rueff F et al. Usefulness of specific immunotherapy in patients with atopic dermatitis and allergic sensitization to house dust mites: a multi-centre, randomized, dose-response study. Allergy. 2006; 61:202-5.
8. Novak N. Allergen specific immunotherapy for atopic dermatitis. Curr Opin Allergy Clin Immunol. 2007; 7:542-6.
9. Pajno GB, Caminiti L, Vita D et al. Sublingual immunotherapy in mite-sensitized children with atopic dermatitis: a randomized, double-blind, placebo-controlled study. J Allergy Clin Immunol. 2007; 120:164-70.
10. Bousquet J, Lockey R, Malling H. WHO Position Paper. Allergen Immunotherapy: therapeutic vaccines for allergic diseases. Allergy. 1998; 54.
11. Ridolo E. Martignago I, Riario-Sforza GG, Incorvaia C. Allergen immunotherapy in atopic dermatitis. Expert Rev Clin Immunol. 2018; 14(1):61-8.
12. Des Roches A, Paradis L, Menardo JL, Bouges S, Daures JP, Bousquet J. Immunotherapy with a standardized Dermatophagoides pteronyssinus extract. VI. Specific immunotherapy prevents the onset of new sensitizations in children. J Allergy Clin Immunol. 1997; 99(4):450-3.
13. Durham SR, Walker SM, Varga EM, Jacobson MR, O'Brien F, Noble W et al. Long-term clinical efficacy of grass pollen immunotherapy. N Engl J Med. 1999; 341:468-75.
14. Durham SR, Till SJ. Immunologic changes associated with allergen immunotherapy. J Allergy Clin Immunol. 1998; 102:157-64.
15. Committee on Safety of Medicines. Desensitisation vaccines. BMJ. 1986; 293:949.
16. Till SJ, Francis JN, Nouri-Aria K, Durham SR. Mechanisms of immunotherapy. Review. J Allergy Clin Immunol. 2004 Jun; 113(6):1025-34.
17. Santos N, Pereira AM, Silva R et al. Characterization of systemic reactions to subcutaneous immunotherapy with airborne allergens and classification according to WAO 2010. Allergol Immunopathol. 2014.

18. Canonica GW, Passalacqua G. Noninjection routes for immunotherapy. Review. J Allergy Clin Immunol. 2003; 111(3):437-48.
19. Durham SR, Penagos M. Sublingual or subcutaneous immunotherapy for allergic rhinitis? J Allergy Clin Immunol. 2016; 137(2):339-49.
20. Durham SR, Emminger W, Kapp A et al. SQ-standardized sublingual grass immunotherapy: confirmation of disease modification 2 years after 3 years of treatment in a randomized trial. J Allergy Clin Immunol. 2012; 129(3):717-25.
21. Aasbjerg K, Dalhoff KP, Backer V. Adverse events during immunotherapy against grass pollen-induced allergic rhinitis - differences between subcutaneous and sublingual treatment. Basic Clin Pharmacol Toxicol. 2015; 117(2):73-84.
22. Valenta R, Kraft D. From allergen structure to new forms of allergen-specific immunotherapy. Review. Curr Opin Immunol. 2002; 14(6):718-27.

Terapia Monoclonal nas Doenças Alérgicas

Rosana Câmara Agondi ■ Pedro Giavina-Bianchi ■ Jorge Kalil

Introdução

As doenças alérgicas constituem uma das principais causas de morbidade em todo o mundo e um custo considerável sobre os sistemas de saúde em ambos os países, desenvolvidos e emergentes. A resposta imune exagerada, a inflamação crônica e o remodelamento dos tecidos afetados definem a dinâmica e o espectro heterogêneo da anafilaxia, alergia alimentar, asma, rinite, rinossinusite crônica com polipose nasal e dermatite atópica (DA). As doenças alérgicas afetam pelo menos 30% da população mundial e, segundo estudos recentes, sua prevalência ainda está aumentando globalmente.[1,2]

A fisiopatologia das doenças alérgicas é complexa e influenciada por muitos fatores, incluindo suscetibilidade genética, via de exposição e dose do alérgeno, tempo de exposição e características estruturais do antígeno. Devido a essa complexidade, nem todos os pacientes apresentam as mesmas características clínicas ou mesma resposta a um tratamento convencional. Conforme uma manifestação clínica observável, os pacientes podem ser agrupados em fenótipos e quando um certo fenótipo apresenta um mecanismo fisiopatológico específico, os pacientes podem ser agrupados em endótipos. Um endótipo bem definido está associado a um biomarcador e, portanto, um biomarcador poderia auxiliar na melhor escolha terapêutica para um subgrupo de pacientes.[3,4]

Os dois principais subtipos de resposta imune envolvidos na asma e na DA são denominados T2 *high* e T2 *low*. A maioria dos pacientes com DA, asma e rinossinusite crônica apresenta um perfil T2 *high*, que se caracteriza pela secreção de várias citocinas por linfócitos T *helper* 2 (Th2) e células linfoides inatas (ILC2), principalmente, interleucinas IL-4, 5, 9, 13 e 31. Além dessas citocinas, há também a participação da imunoglobulina (Ig) E, das alarminas IL-25, 33 e da linfopoietina estromal tímica (TSLP). Todas essas citocinas e a IgE seriam potenciais alvos terapêuticos para doenças alérgicas.[2]

Apesar dos recentes avanços no manejo farmacológico de doenças alérgicas, muitos pacientes mantêm seus sintomas não controlados. As diferenças encontradas na resposta clínica a um tratamento convencional ou no curso da doença ao longo do tempo estão relacionadas com variações subjacentes nos mecanismos genético, farmacológico, fisiológico, biológico e/ou imunológico que produzem subtipos de fenótipos denominados endótipos. Essa heterogeneidade dirigida pelo endótipo na resposta terapêutica, levou ao uso de termos como medicina de precisão ou personalizada para direcionar a terapia mais especificamente. A medicina de precisão reconhece que mesmo em pacientes com apresentações clínicas semelhantes da doença, os mecanismos fisiopatológicos adjacentes podem ser diversos, levando o espectro de respostas a um agente terapêutico específico

Tratamento Específico

nos pacientes com a mesma doença. Entretanto, identificar quais fatores patogênicos individuais são importantes para determinados pacientes é um desafio no tratamento de doenças alérgicas e respiratórias.[5,6]

Os agentes biológicos são agentes terapêuticos de alto peso molecular, complexos, sintetizados por organismos vivos. Eles representam uma classe diversa e heterogênea, como hormônios, citocinas, fatores de crescimento e anticorpos monoclonais (mAb), que visam um determinante específico. Os mAbs são derivados de um único clone de linfócitos e são direcionados especificamente contra um alvo molecular, semelhantes às balas mágicas imaginadas por Paul Ehrlich no início do século 2. Em contraste com os compostos químicos e agonistas ou antagonistas de pequenas moléculas, os agentes biológicos se ligam a um determinante específico, por exemplo, uma citocina ou um receptor. Devido a essa seletividade, os biológicos são ideais para o tratamento "personalizado" ou "de precisão".[4,7,8]

Enquanto a resposta imune a um antígeno é geralmente de natureza policlonal, os mAbs são anticorpos monovalentes que se ligam ao mesmo epítopo e são produzidos de um único clone de linfócitos B. Em 1975, Köhler e Milstein descreveram a técnica de produção *in vitro* dos mAbs por meio da formação dos hibridomas, ou seja, por meio da fusão, por métodos químicos ou induzidos por vírus, de linfócitos B coletados de camundongos sensibilizados previamente com um antígeno específico e de células do mieloma ou tumorais. Por definição, os mAbs são cópias idênticas de Ig derivada de um único clone de células B e, portanto, um anticorpo monoclonal será específico para somente um epítopo de um antígeno heterólogo. Os mAbs terapêuticos são tipicamente do isotipo de imunoglobulina G (IgG). As regiões hipervariáveis de cada região das cadeias pesada e leve se combinam para formar o sítio de ligação do antígeno, referido como o domínio de ligação ao antígeno do fragmento (Fab), enquanto o domínio cristalizável do fragmento (Fc) é responsável pela função efetora, composta de dois domínios constantes (Figura 40.1).[9-12]

O primeiro anticorpo monoclonal licenciado foi Orthoclone OKT3 (muromonab-CD3), que foi aprovado em 1986 para uso na prevenção de rejeição de transplante renal. É um anticorpo monoclonal IgG2a totalmente murino cujo antígeno cognato é CD3. Ele se liga e bloqueia os efeitos da molécula de CD3 expressa nos linfócitos T. No entanto, o seu uso foi limitado a casos agudos devido aos diversos efeitos colaterais. Os mAbs murinos estão frequentemente associados à indução de anticorpos humanos antimurino (*human anti-mouse antibody* [HAMA]) e a formação desses HAMAs pode causar ou contribuir para uma reação de hipersensibilidade, pode alterar o perfil farmacocinético e reduzir a

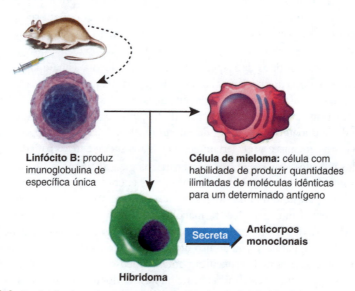

Figura 40.1. Produção de anticorpos monoclonais a partir de hibridomas. Fonte: os autores.

eficácia de um medicamento proteico. Os mAbs murinos exibem uma meia-vida relativamente curta em humanos quando comparados com a IgG humana, que ocorre devido à ligação fraca com os receptores de Fc e, também, apresentam uma baixa função efetora, como citotoxicidade celular dependente de anticorpos (ADCC) e citotoxicidade dependente de complemento, que são essenciais para sua eficácia. A produção de HAMAs levou a relativa falta de sucesso clínico e comercial dos primeiros mAbs.[8,12]

Em uma tentativa de superar a imunogenicidade dos anticorpos murinos no homem, novos mAbs foram desenvolvidos e apresentaram uma grande evolução, desde a transição dos mAbs murinos para os mAbs totalmente humanos. Os mAbs quiméricos (sufixo: -ximabe), disponíveis em 1994, compreendiam a fusão de regiões variáveis antígeno-específicas do camundongo com as regiões constantes de um anticorpo humano, usando-se a tecnologia da engenharia genética, resultando em moléculas que são aproximadamente 70% humanas, o que os torna consideravelmente menos imunogênicos para os humanos. Esses mAbs quiméricos exibem uma meia-vida prolongada no homem e mostram uma imunogenicidade reduzida, mas, no entanto, a propensão desses mAbs quiméricos induzirem HAMAs ainda era considerável (Figura 40.2).[8,12,13]

Para melhorar ainda mais as propriedades desses mAbs, a evolução de novos mAbs sofreu um processo de humanização, diminuindo o risco de indução de HAMA. Os mAbs humanizados (sufixo: -zumab) foram desenvolvidos enxertando-se apenas as regiões hipervariáveis murinas em uma estrutura de anticorpo humano, resultando em moléculas que são 85 a 90% humanas, disponíveis em 1997, e ainda menos imunogênicas que as quiméricas. Entretanto, a humanização tem limitações e pode ser um processo laborioso, o enxerto da região que determina a complementaridade é tecnicamente mais exigente do que uma mera fusão, e abordagens de mutagênese dirigida são frequentemente necessárias para restaurar a afinidade com o anticorpo murino (Figura 40.2).[8,12-14]

O advento da tecnologia *in vitro* do *phage display* e a geração de várias linhagens de camundongos transgênicos expressando domínios variáveis humanos possibilitou a geração de mAbs totalmente humanos (sufixo: -umab) a partir de 2002. Ambos os mAbs humanizados e totalmente humanos têm reduzido potencial imunogênico e mostram propriedades semelhantes às IgGs humanas endógenas (Figura 40.2).[12,13]

Devido ao alto custo dos produtos biológicos, as tentativas de se identificar biomarcadores individuais para ajudar a prever qual paciente apresentará uma melhor capacidade de resposta clínica e uma menor ocorrência de eventos adversos têm sido um desafio e são fundamentais para determinar o uso desses produtos biológicos. O biomarcador ideal inclui não apenas a capacidade de identificar uma resposta clínica ou uma resposta ao tratamento, mas também a facilidade com que o biomarcador pode ser coletado e medido no momento oportuno. O advento dos produtos biológicos para o manejo de doenças alérgicas, respiratórias e urticária crônica começou há muitos anos, mas veio à tona com a aprovação, pela *Food and Drug Administration* (FDA), do omalizumabe para o tratamento de asma alérgica perene ou persistente, moderada a grave, em 2003.[5]

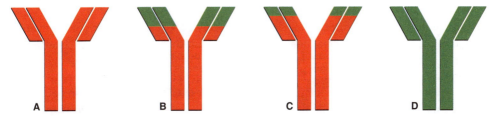

Figura 40.2. Evolução dos anticorpos monoclonais. Transição de anticorpos murinos para totalmente humanos. **A.** Anticorpo monoclonal murino (100% de proteína murina, sufixo –omabe). **B.** Anticorpo monoclonal quimérico (aproximadamente 65% de proteína humana, sufixo –ximabe). **C.** Anticorpo monoclonal humanizado (aproximadamente 95% de proteína humana, sufixo –zumabe). **D.** Anticorpo monoclonal totalmente humano (100% de proteína humana, sufixo –umabe). Fonte: os autores. Fonte: os autores.

Tratamento Específico

Alvos terapêuticos no tratamento das doenças alérgicas e urticária crônica

Os mecanismos envolvidos nas doenças alérgicas são complexos e redundantes. Os alvos terapêuticos das doenças alérgicas seriam os componentes relacionados com a resposta imune mediada pelas células T *helper* 2 (Th2). Tais alvos incluem as citocinas ou interleucinas IL-4, 5, 9 e 13 ou o bloqueio dos receptores dessas citocinas e o bloqueio de moléculas efetoras Th2, como IgE, CD23 e receptor de prostaglandina (PG) D2. A imunomodulação para tratamento de doenças alérgicas tem como objetivo diminuir a resposta imune patológica mais do que causar um retorno a um estado prévio imunologicamente não sensibilizado.[15]

Portanto, essas citocinas Th2 têm sido um alvo de modulação imune e diversos mAbs foram pesquisados. As terapias de bloqueio de citocinas devem ser avaliadas cuidadosamente, pois a redundância dos mecanismos efetores pode tornar ineficazes as terapias dirigidas contra citocinas únicas. No entanto, a inibição de citocinas pleiotrópicas pode levar a efeitos colaterais indesejáveis e inesperados e a riscos que superam os potenciais benefícios terapêuticos nos pacientes, como já foi demonstrado anteriormente com agentes direcionados contra a citocina IL-2 (anti-IL-2) e contra o fator de necrose tumoral-alfa (TNF-α).[15]

As doenças alérgicas, incluindo a asma e outras doenças atópicas, são caracterizadas pelo infiltrado inflamatório de células T e granulócitos, incluindo mastócitos, eosinófilos e neutrófilos. O recrutamento de células Th2 e de eosinófilos é uma característica da fase tardia da resposta alérgica. A IL-5 derivada de células Th2 e os eosinófilos parecem essenciais na indução da hiper-responsividade brônquica e no desenvolvimento do remodelamento da parede brônquica na asma. Além disso, as citocinas secretadas pelo epitélio brônquico, a TSLP, a IL-25 e a IL-33, também parecem estar envolvidas na eosinofilia e na indução de inflamação alérgica na asma.[16]

A IL-5 é liberada por diversas células inflamatórias incluindo eosinófilos, células Th2, células linfoides inatas 2 (ILC2s) e mastócitos, e se liga ao seu receptor, IL-5R, nos eosinófilos induzindo a proliferação, ativação, recrutamento e aumento da sobrevida dessas células.[17,18]

Imunoglobulina E

■ Omalizumabe

A partir de 1996, os laboratórios Novartis, Tanox e Genentech, em colaboração, desenvolveram e aprovaram o anticorpo monoclonal rhuMAb-E25 – hoje mais conhecido como omalizumabe (Xolair®). Ele foi o primeiro anticorpo anti-IgE terapêutico lançado em 2003 e ainda hoje ainda é o único anti-IgE terapêutico licenciado. Apesar de sua indicação restrita para o tratamento de asma persistente grave (moderada a grave nos EUA) e de urticária crônica espontânea (UCE), o omalizumabe é frequentemente usado *off-label* para tratamento de rinite alérgica ou rinossinusite crônica com polipose nasal, alergia alimentar e imunoterapia específica para alérgenos.[19]

O omalizumabe é um anticorpo monoclonal da subclasse IgG1 humanizado recombinante dirigido contra IgE humana. O principal modo de ação desse anticorpo monoclonal é a neutralização da IgE livre, por meio da ligação ao seu domínio Cε3, portanto, impedindo a ligação da IgE a ambos os receptores de IgE, de alta afinidade (FcεRI) e de baixa afinidade (CD23). É importante ressaltar que o omalizumabe não reconhece a IgE já ligada ao FcεRI ou ao CD23 e, portanto, não pode induzir a ativação celular pela ligação cruzada dos receptores de IgE. Entretanto, estudos *in vitro* sugerem que o omalizumabe possa acelerar a dissociação da IgE dos seus receptores, FcεRI e CD23, e então o omalizumabe poderia se ligar a esta molécula de IgE livre.[19,20]

O omalizumabe leva à redução dos níveis de IgE livre, porém, há um aumento na IgE sérica total como consequência da formação de imunocomplexos IgE e omalizumabe, devido a uma depuração mais lenta desses imunocomplexos da circulação. O fármaco também leva à diminuição da expressão de receptores (FcεRI) da superfície de basófilos, células dendríticas e mastócitos, isso ocorre como consequência da diminuição da IgE sérica livre e, desse modo, impede a ativação dessas células e a liberação de diversos mediadores. O medicamento teria também a habilidade de diminuir a produção de IgE pela ação nas células B positivas para IgE de membrana (mIgE).[12,20] Em 2003, o omalizumabe foi aprovado para tratamento de asma alérgica moderada a grave, nos EUA[18,20,21] e, no Brasil, em 2004, para asma alérgica grave.

A dose de omalizumabe para asma é de 75 a 375 mg por via subcutânea a cada 2 ou 4 semanas, dependendo do nível de IgE sérico total (30 a 1.500 UI/mL) e do peso corporal do indivíduo (20 a 150 kg), para adultos e crianças acima de 6 anos. O fármaco foi adicionado ao nível 5 da *Global Initiative for Asthma* (GINA) em 2017 que orienta a abordagem terapêutica escalonada para asma. Os estudos mostraram um efeito poupador de corticoides sistêmicos, melhora da qualidade de vida, diminuição da frequência de exacerbações da asma e alguns trabalhos mostraram melhora do VEF_1 com significado clínico.[18,20,22]

A partir de 2014 nos EUA e dezembro de 2015 no Brasil, o omalizumabe foi aprovado para o tratamento da UCE refratária aos anti-histamínicos, para adultos e adolescentes com idade igual ou superior a 12 anos, na dose de 300 mg por via subcutânea a cada 4 semanas. Os estudos de fase 3 demonstraram que pacientes com UCE refratária aos anti-histamínicos apresentaram redução importante dos sintomas, incluindo a prevenção do angioedema, e melhora dos escores de qualidade de vida. Estudos clínicos retrospectivos, prospectivos, duplo-cego placebo-controlados, de vida real e metanálises mostraram que o omalizumabe para UCE mostrou-se eficaz e seguro, e apresenta rápido início de ação.[18,23]

■ Ligelizumabe

Ligelizumabe é outro anticorpo monoclonal humanizado anti-IgE, que se liga a IgE com alta afinidade e não interage com a IgE ligada ao seu receptor (FcεRI) e diferente do omalizumabe, não acelera a dissociação dos pré-formados complexos FcεRI:IgE. Análises recentes revelaram que o ligelizumabe reconhece um epítopo distinto da IgE, somente sobrepondo-se parcialmente com o reconhecimento do omalizumabe. O fármaco se liga ao domínio Cε3 da IgE com maior afinidade que o omalizumabe e, por outro lado, mostra quase nenhuma ligação à região da IgE que se liga ao receptor CD23, portanto, menos eficiente que o omalizumabe em bloquear as interações IgE:Cd23. Esse perfil distinto de inibição do receptor pode ter um papel importante na eficácia terapêutica em certas doenças. Estudos clínicos de fase IIb para tratamento de UCE mostraram que o ligelizumabe foi significantemente superior ao omalizumabe no controle clínico da doença. Entretanto, o ligelizumabe seria menos adequado para tratamento de doenças alérgicas que dependem fortemente de processos dependentes de CD23, como a apresentação antigênica, e isso explicaria a menor eficácia do ligelizumabe em relação ao omalizumabe, observada nos estudos clínicos de fase IIb realizadas com pacientes asmáticos alérgicos.[19]

■ Moléculas que dissociam a IgE dos seus receptores

Uma nova classe de moléculas anti-IgE apresentaria um modo de ação com maior atividade na dissociação da IgE do FcεRI, sendo denominadas "inibidores *disruptivos* da IgE". Essas moléculas removeriam ativamente as IgE pré-fixadas ao FcεRI por um mecanismo de dissociação facilitado. A possibilidade de dessensibilizar ativamente as células alérgicas efetoras poderia encurtar o início da ação e o grau de benefício do tratamento. Tais inibidores *disruptivos* de IgE também poderiam ser de grande valor para a dessensibilização antes ou durante a imunoterapia específica para alérgenos, reduzindo o tempo para o início do efeito da imunoterapia e reduzindo as reações adversas e, portanto, aumentando a segurança geral da imunoterapia específica para alérgenos.[19]

Interleucina 5

O eosinófilo é uma das células centrais na asma de perfil T2 (via TH2 ou ILC2). O eosinófilo aumentado no sangue periférico ou no escarro induzido estaria relacionado com exacerbações de asma frequentes e com a gravidade da doença. A asma eosinofílica e alérgica representa cerca de 60%

Tratamento Específico

dos tipos de asma, a asma eosinofílica e não alérgica, 25 a 30% deles, portanto, os medicamentos que tenham como alvo terapêutico os eosinófilos parecem bem promissores. Embora a IL-5 desempenhe um papel central na biologia dos eosinófilos, ela não é necessária nem suficiente para induzir totalmente uma doença mediada por eosinófilos. Nos seres humanos, a IL-5 é frequentemente coexpressa com outras citocinas T2, incluindo IL-4 e IL-13 e, em indivíduos atópicos, é associada ao aumento da produção de IgE.[24,25] Três mAbs anti-IL-5 diferentes foram desenvolvidos e já estão licenciados no Brasil para asma. O mepolizumabe e o reslizumabe, que se ligam diretamente à IL-5 impedindo sua ligação ao seu receptor; e o benralizumabe, que se liga à subunidade α do receptor de IL-5 nos eosinófilos e basófilos, impedindo a ligação da citocina ao seu receptor. O benralizumabe, por meio da sua fração Fc, leva à citotoxicidade dependente de anticorpos mediada por células (ADCC), que resulta na depleção de eosinófilos e basófilos.[18,26]

O mepolizumabe foi a primeira terapia anti-IL-5 aprovada pela Food and Drug Administration (FDA), nos EUA, para asma com um fenótipo eosinofílico e está disponível como injeção subcutânea mensal. O mepolizumabe reduziu em aproximadamente 50% as exacerbações da asma e aumentou o volume expiratório forçado no primeiro segundo (VEF_1) em aproximadamente 0,1 L nos estudos de fase 3. Houve também diminuição de idas ao pronto-socorro ou internações, melhora na qualidade de vida e redução em mais de 50% da dose de corticosteroide oral necessária para controle da asma. O maior benefício foi observado nos pacientes com níveis elevados de eosinófilos. Atualmente, a outra única liberação de mepolizumabe aprovada pela FDA e pela Anvisa, no Brasil, é a síndrome granulomatosa eosinofílica com poliangiite.[18,27]

O reslizumabe também foi aprovado pela FDA como um medicamento adicional ao tratamento convencional da asma grave eosinofílica em indivíduos com idade igual ou superior a 18 anos, uso de CI em doses intermediárias ou altas e eosinófilos periféricos acima de 400 células/μL. Atualmente, está disponível apenas como uma preparação intravenosa na dose de 3 mg/kg e administrada mensalmente. Estudos demonstraram que houve uma diminuição das taxas de exacerbação em 50 a 60%, melhora do VEF_1 e os escores de qualidade de vida da asma.[2] Esse medicamento também já está licenciado no Brasil para uso nos pacientes com asma grave eosinofílica.[18,27]

O benralizumabe, além de se ligar à cadeia α do receptor da IL-5 expressa em eosinófilos, também se liga aos receptores FcΥRIIIa, da fração Fc da molécula monoclonal localizada nas células *natural killer* (NK), levando à apoptose dos eosinófilos. Com base em quatro estudos de fase 3, o benralizumabe foi aprovado pela FDA em novembro de 2017 para o tratamento de asma eosinofílica grave em uma dose fixa de 30 mg subcutâneo, com as primeiras 3 doses administradas a cada 4 semanas e as doses subsequentes a cada 8 semanas. Assim como o mepolizumabe e o reslizumabe, a melhor eficácia tem sido observada em pacientes com níveis elevados de eosinófilos, especificamente contagens iguais ou superiores a 300 células/mm³. O benralizumabe reduziu o risco de exacerbação em 50%, teve efeito poupador de glicocorticoides orais e também levou à melhora significativa do VEF_1 e da qualidade de vida do paciente, embora esta última não tenha sido clinicamente significativa. Curiosamente, os pacientes com contagem de eosinófilos menor de 300 células/mm³ apresentaram um benefício menor, mas significativo.[18,27]

Anti-IL-4R

As citocinas IL-4 e IL-13 são produzidas por mastócitos, ILC2s e células Th2. Ambas ligam-se a cadeia α do receptor de IL-4 presente em diversas células, como células epiteliais brônquicas, células musculares lisas, eosinófilos, dentre outras, inibindo a sinalização de ambas as citocinas IL-4 e IL-13.[17,18]

O dupilumabe, um anticorpo monoclonal totalmente humano, se liga a subunidade alfa do receptor de IL-4 (IL-4Rα) e efetivamente bloqueia a sinalização via receptores IL-4 e IL-13, em dose fixa de 200 mg ou 300 mg por via subcutânea a cada duas semanas, depois de uma dose de ataque que seriam dois frascos na primeira aplicação. O dupilumabe mostrou-se eficaz no tratamento da DA em adultos com doença moderada a grave e resultou em importante melhora do eczema e do prurido. Além disso, os pacientes com DA em uso de dupilumabe apresentaram menos frequentemente infecções cutâneas comparadas aos pacientes com placebo. Esse medicamento foi licenciado para DA nos EUA em novembro de 2014[3,18] e no Brasil em dezembro de 2017.

Uma metanálise de 7 estudos randomizados, duplo-cegos, controlados por placebo de fases 1, 2 ou 3, com um total de 1.965 adultos (≥ 18 anos), avaliou a eficácia do dupilumabe no tratamento da DA moderada a grave por mais de 3 anos, por meio do índice de escore de área e gravidade do eczema (EASI), variação de 0 a 72. No geral, o dupilumabe teve um efeito favorável de perfil de segurança e foi bem tolerado; o EASI e o prurido reduziram significativamente e a qualidade de vida melhorou, no entanto, nos 3 estudos, houve incidência aumentada (12%) de infecções virais por herpes-zóster no "braço de tratamento" de 100 mg de dupilumabe de fase 2b. Os estudos observaram um aumento na frequência de conjuntivite alérgica associado ao tratamento com dupilumabe na DA, que ainda não foi completamente esclarecido.[18,28,29]

O dupilumabe foi aprovado para asma de perfil T2 nos Estados Unidos em junho de 2019 e para rinossinusite crônica em novembro de 2019. Estudos clínicos mostraram que o dupilumabe adicionado ao corticoide inalado e broncodilatador de longa duração melhorou a função pulmonar e reduziu as exacerbações graves independentemente da contagem de eosinófilos periféricos. Estudos posteriores mostraram que 200 a 300 mg de dupilumabe a cada duas semanas reduziram o número de exacerbações por ano, melhoraram a função pulmonar como também o controle da asma, entretanto com melhor benefício para os pacientes com níveis mais elevados de eosinófilos periféricos, além da redução do uso de corticoide sistêmico. Os efeitos colaterais observados foram infecção do trato respiratório, eritema no sítio da injeção e cefaleia.[30,31]

Em um estudo de fase 2 randomizado, duplo-cego, controlado por placebo, com dupilumabe em pacientes com rinossinusite crônica e polipose nasal, com e sem asma, mostrou que o grupo com dupilumabe apresentou melhora significativa nos parâmetros endoscópicos, radiográficos e de qualidade de vida, em relação ao placebo. Essas alterações clínicas foram acompanhadas por uma redução estatisticamente significativa das concentrações circulantes dos biomarcadores tipo 2, IgE total e eotaxina-3. Os aumentos transitórios na contagem de eosinófilos no sangue foram observados em alguns pacientes depois do início do tratamento com dupilumabe. Além das avaliações principais do estudo de sangue e soro, foram realizadas avaliações do efeito do dupilumabe nas secreções nasais e nos tecidos do pólipo nasal em um subestudo desse estudo.[32]

Outros biológicos ainda não licenciados para doenças alérgicas

O tezepelumabe, um mAb anti-TSLP, é um mAb IgG2 que se liga à TSLP, que é uma molécula secretada por células epiteliais com funções efetoras em muitas células, incluindo eosinófilos, mastócitos, células Th2, basófilos e outras. A TSLP junto com a IL-25 e a IL-33 são denominadas alarminas. Elas são liberadas pelo epitélio brônquico e atuam nas células ILC2, que por sua vez, secretam citocinas IL-4, 5 e 13. O tezepelumabe parece promissor para pacientes com asma grave não controlada com perfil T2.[31]

Alguns pacientes têm asma moderada a grave que não pode ser controlada pelos tratamentos atuais, especialmente aqueles com padrão não eosinofílico de inflamação das vias respiratórias. Como fatores não alérgicos como fumaça de cigarro, partículas de diesel e vírus também desencadeiam a liberação de TSLP e incitam a ativação de respostas inflamatórias na asma, pode-se esperar que essa terapia possa ter um impacto mais amplo.[33]

Os estudos iniciais sugeriram que o tezepelumabe inibiu as respostas asmáticas e suprimiu marcadores da inflamação do tipo 2 em indivíduos com asma alérgica leve. Esse estudo de fase 2 avaliou o tezepelumabe em pacientes com asma não controlada. O estudo randomizado incluiu

Tratamento Específico

584 pacientes com asma não controlada, apesar de beta-agonistas de ação prolongada e corticoides inalados de dose média a alta. Três grupos receberam tezepelumabe subcutâneo na dose de 70 mg a cada 4 semanas, 210 mg a cada 4 semanas ou 280 mg a cada 2 semanas. Os controles receberam placebo. A taxa de exacerbação da asma e outros resultados foram avaliados depois de 52 semanas de tratamento. As taxas de exacerbação anual da asma (em eventos por pessoa-ano) foram de 0,26 com dose baixa, 0,19 com dose média e 0,22 com dose alta de tezepelumabe, em comparação com 0,67 no grupo placebo. Os benefícios do tezepelumabe não estavam relacionados com a contagem basal de eosinófilos. O tratamento ativo também levou a um VEF_1 pré-broncodilatador mais alto. Os grupos tezepelumabe apresentaram reduções significativas nos eosinófilos séricos, óxido nítrico exalado e IgE sérica total. Eventos adversos foram semelhantes entre os grupos; houve três eventos adversos graves atribuídos ao tezepelumabe. A terapia anti-TSLP com tezepelumabe está associada a menos exacerbações nos adultos com asma não controlada. Esse benefício é independente da contagem inicial de eosinófilos e é acompanhado por reduções dos biomarcadores inflamatórios.[33]

Considerações finais

Como não há comparação direta entre produtos biológicos direcionados para o mesmo fenótipo e não existem bons biomarcadores para a seleção de respondedores a uma intervenção selecionada, as comparações de tratamento indireto e metanálise tentaram oferecer uma solução para a escolha de um biológico em particular. Mesmo que os biológicos não se mostrem eficazes em todos os pacientes, o estudo do impacto clínico e dos marcadores imunológicos associados certamente ajudará a entender melhor os endótipos de doenças alérgicas. Por fim, o que deve ser determinado é a eficácia clínica e a duração do benefício em condições do mundo real. A maioria dos pacientes do mundo real, com base em critérios regulamentares aprovados, não está incluída ou elegível nos estudos de fase 2 e 3 com os biológicos atualmente disponíveis. São urgentemente necessárias comparações de custo-efetividade de produtos biológicos em comparação com o atendimento padrão, particularmente em populações vulneráveis com alto risco de resultados ruins.[34]

Os mAbs são uma opção terapêutica eficaz para doenças alérgicas graves ou não controladas. Entretanto, o alto custo dessas medicações ainda limita o seu uso. Outra questão importante é que, para maioria dos medicamentos licenciados e outros ainda em estudo, estes medicamentos são utilizados por via subcutânea ou intravenosa e devem ser realizados sob supervisão médica. A fenotipagem e/ou endotipagem das doenças alérgicas e a identificação de biomarcadores facilitará um tratamento mais personalizado no futuro (Tabela 40.1).

Tabela 40.1. Escolha do anticorpo monoclonal conforme os biomarcadores			
Escolha do mAb	**Anti-IgE**	**Anti-IL-5/IL-5R**	**Anti-IL-4R**
Elegível	Asma alérgica	Asma eosinofílica grave	Asma eosinofílica grave/tipo 2
	IgE específica para aeroalérgenos	Exacerbações no último ano	Exacerbações no último ano
	Dose depende da IgE total e do peso	EoP ≥ 300 cel/μL	EoP ≥ 150 cel/μL ou FeNO ≥ 25 ppb
	Exacerbações no último ano	—	Necessidade de manutenção de CO
Prediz boa resposta	EoP ≥ 260 cel/μL	EoP elevado	EoP elevado
	FeNO ≥ 20 ppb	Mais exacerbações no ano prévio	FeNO elevado
	Atopia	Asma de início tardio	Polipose nasal
	Asma de início na infância	Polipose nasal	—

Fonte: www.ginasthma.org, 2020.

Referências bibliográficas

1. Sánchez-Borges M, Martin BL, Muraro AM, Wood RA, Agache IO, Ansotegui IJ et al. The importance of allergic disease in public health: an iCAALL statement. WAO J. 2018; 11:8.
2. Akdis CA, Arkwright PD, Brüggen MC, Gadina M, Guttman-Yassky E, Kabashima K et al. Type 2 immunity in the skin and lungs. Allergy. 2020; 75:1582-605.
3. Tan HT, Sugita K, Akdis CA. Novel biologicals for the treatment of allergic diseases and asthma. Curr Allergy Rep. 2016; 16:70.
4. Breiteneder H, Diamant Z, Eiwegger T, Fokkens WJ, Traidl-Hoffmann C, Nadeau K et al. Future research trends in understanding the mechanisms underlying allergic diseases for improved patient care. Allergy. 2019; 74:2293-3311.
5. Casale TB. Biologics and biomarkers for asthma, urticaria, and nasal polyposis. J Allergy Clin Immunol. 2017; 139:1411-21.
6. Muraro A, Lemanske RF, Hellings PW, Akdis CA, Bieber T, Casale TB et al. Precision medicine in patients with allergic diseases: airway diseases and atopic dermatitis - PRACTALL document of the European Academy of Allergy and Clinical Immunology and the American Academy of Allergy, Asthma and Immunology. J Allergy Clin Immunol. 2016; 137:347-58.
7. Boyman O, Kaegi C, Akdis M, Bavbek S, Bossios A, Chatzipetrou A et al. EAACI IG biologicals task force paper on the use of biological agents in allergic disorders. Allergy. 2015; 70:727-54.
8. Chames P, Van Regenmortel M, Weiss E, Baty D. Therapeutics antibodies: successes, limitations and hopes for the future. Br J Pharmacol. 2009; 157:220-33.
9. Kelley KW, Lewin HA. Monoclonal antibodies: pragmatic application of immunology and cell biology. J Anim Sci. 1986; 63:288-309.
10. Alkan SS. The discovery of monoclonal antibodies (on Georges Kölher). Allergy. 2019; 74:1412-4.
11. Liu JKH. The history of monoclonal antibody development – progress, remaining challenges and future innovations. Ann Med Surg. 2014; 3:113-6.
12. 12-4-Buss NAPS, Henderson SJ, McFarlane M, Shenton JM, Haan L. Monoclonal antibody therapeutics: history and future. Curr Opin Pharmacol. 2012, 12:615-22
13. Weiner LM. Fully human therapeutic monoclonal antibodies. J Immunother. 2006; 29:1-9.
14. Goodin S. Development of monoclonal antibodies for the treatment of colorectal câncer. Am J Health Syst Pharm. 2008; 65:S3-7.
15. Nguyen THT, Casale TB. Immune modulation for treatment of allergic disease. Immunol Rev. 2011; 242:258-71.
16. Yanagibashi T, Satoh M, Nagai Y, Koike M, Takatsu K. Allergic disease: from bench to clinic – contribution of the discovery of interleukin-5. Cytokines. 2017; 98:59-70
17. Manka LA, Wechsler ME. Selecting the right biologic for your patients with severe asthma. Ann Allergy Asthma Immunol. 2018; 121:406-13.
18. Saco TV, Pepper A, Casale TB. Uses of biologics in allergic diseases. What to choose and when. Ann Allergy Asthma Immunol. 2018; 120:357-66.
19. Guntern P, Eggel A. Past, present, and future of anti-IgE biologic. Allergy. 2020.
20. Balbino B, Conde E, Marichal T, Starkl P, Reber LI. Approaches to target IgE antibodies in allergic diseases. Pharmacol Ther. 2018; 191:50-64.
21. Laustsen G, Wimett L. Drug approval highlights for 2003. Nurse Pract. 2004; 29:8-21.
22. Pelaia G, Canonica GW, Matucci A, Paolini R, Triggiani M, Paggiaro P. Targeted therapy in severe asthma today: focus on immunoglobulin E. Drug Des Devel Ther. 2017; 11:1979-87.
23. Tonacci A, Billeci L, Pioggia G, Navarra M, Gangemi S. Omalizumab for the treatment of chronic idiopathic urticaria: systematic review of the literature. Pharmacother. 2017; 37:464-80.
24. Agache I, Beltran J, Akdis C, Akdis M, Canelo-Aybar C, Canonica GW et al. Efficacy and safety of treatment with biologicals (benralizumab, dupilumab, mepolizumab, omalizumab and reslizumab) for severe eosinophilic asthma. A systematic review for the EAACI Guidelines – recommendations on the use of biologicals in severe asthma. Allergy. 2020; 75:1023-42.
25. Matucci A, Vultaggio A, Maggi E, Kasujee I. Is IgE or eosinophils the key player in allergic asthma pathogenesis? Are we asking the right question? Respir Res. 2018; 19:1-10.
26. Papadopoulos NG, Barnes P, Canonica GW, Gaga M, Heaney L, Menzies-Gow A et al. The evolving algorithm of biologicals selection in severe asthma. Allergy. 2020; 75:1555-63.
27. Edris A, Feyter SD, Maes T, Joos G, Lahousse L. Monoclonal antibodies in type 2 asthma: a systematic review and network meta-analysis. Respir Res. 2019; 20:179.

28. Kusari A, Han AM, Schairer D, Eichenfield LF. Atopic dermatites new developments. Dermatol Clin. 2019; 37:11-20.
29. Worm M, Francuzik W, Kraft M, Alexiou A. Modern therapies in atopic dermatites biologicals and small molecule drugs. Deutsche Dermatologische Gesellschaft. 2020; 1610-0379.
30. Papadopoulos NG, Barnes P, Canonica GW, Gaga M, Heaney L, Menzies-Gow A et al. The evolving algorithm of biologicals selection in severe asthma. Allergy. 2020; 75:1235-63.
31. Desai M, Oppenheimer J, Lang DM. Immunomodulators and biologics. Beyond stepped-care therapy. Clin Chest Med. 2019; 40:179-92.
32. Jonstam K, Swansos BN, Mannent LP, Cardell LO, Tian N, Wang Y et al. Dupilumab reduces local type 2 pro-inflammatory biomarkers in chronic rhinosinusitis with nasal polyposis. Allergy. 2019; 74:743-52.
33. Dinakar C, Khan DA, Fineman SM, Lang DM, Tilles SA. Biologics. Ann Allergy Asthma Immunol. 2018; 120:354-6.
34. Agache I, Cojanu C, Laculiceanu A, Rogozea L. Critical points on the use of biologicals in alleergic diseases and asthma. Allergy Asthma Immunol Res. 2020; 12:24-41.

Índice Remissivo

Obs.: números em *itálico* indicam figuras; números em **negrito** indicam quadros e tabelas.

5-hidroxitriptamina, receptores e medicamentos, **157**

A
Abelhas, 295
Ácaro(s), 421
  da poeira doméstica, 464
    espécie e nomenclatura, **464**
Acidente vascular cerebral, prurido em, 148
Ácido acetilsalicílico, 153
Acrodermatite enteropática, 133, *134*
Aeroalérgenos, 200
Agamaglobulinemia
  autossômica recessiva, **328**
  ligada ao X, 327, **328**
Agente(s)
  antitussígenos de ação central, 102
  antitussígenos de ação periférica, 103
  microbianos, 200
  tópicos oftalmológicos para o tratamento da
    conjuntivite alérgica, **120**
Agonista
  do receptor do ácido gama-aminobutírico, 104
  dos receptores canabinoides, 153
Alérgeno(s), 42
  Alimentar(es), 200
    exposição aos, 37
    mecanismos de sensibilização a, 278
  ambientais, exposição a, 36
  do látex, 254, **254**
  fontes de, **469**
  maiores, 420
  presentes nas baterias, 430
    aceleradores de borracha, 431
    adesivos, 431

alérgenos emergentes, 432
corantes e finalizadores, 432
cosméticos, 431
medicações, 430
metal, 430
preservativos, 431
recombinantes, 420
via de acesso do, 29
Alergia(s), 3, 42
  alimentar, 35, 36, 46, 275
    classificação, 277
    diagnóstico, 279
    epidemiologia, 276
    imunoterapia na, **281**
    infantil, 47
    manifestações, 278, **279**
    mecanismo de sensibilização a alérgenos
      alimentares, 278
    prevenção, 281
    tratamento, 280
  ao látex, 253
    algoritmo para o diagnóstico de, *259*
    diagnóstico, 256
    imunoterapia, 261
    manifestações clínicas, 255
    prevenção, 259
  não IgE mediada, 42
  ocular, 109
    formas clínicas das, 113
    mediada por IgE, 112
  ocupacional, 303
    asma ocupacional, 303
    dermatoses ocupacionais, 310
    rinite ocupacional, 308

Índice Remissivo

respiratória(s), 55
   fatores desencadeantes das, **63**
Alimentos, extrato com, 421
Alucinação parasitária, 148
Amoxicilina, 67
Anafilaxia, 47, 357, 367
   abordagem, 369
   critérios clínicos para o diagnóstico de, **48, 369**
   diagnóstico, 369
   idiopática, 369
   mecanismos, 367
   medicação de emergência, 373
   perioperatória, 263
      etiologia, 265
      fatores de risco, 265
      os principais fatores de risco envolvidos na, **265**
      quadro clínico e investigação diagnóstica, 270
   prevenção de novos episódios, 372
   quadro clínico, 368
   sinais cutâneos, 368
Anemia falciforme, 347
Anergia, 390
Anestésicos locais, grupos farmacológicos de, **228**
Angioedema, 123, *130*, 177
   adquirido,181
      condições clínicas que devem levar à suspeita
         de, **382**
   agudo, abordagem do paciente com, 381
   algoritmo para diagnóstico de, *183*
   associado à enzima de conversão da
      angiotensina, 181
   associado a estrógeno, 181
   associado às gliptinas, 181
   classificação, 180
   de lábios, *165*
   de mão, *355*
   diagnósticos, 182, 183, 356
   epidemiologia, 178
   espontâneo, 181
   etiologia, 178
   fisiopatologia, 178
   hereditário, *182*, 180, 353
      algoritmo para diagnóstico do, *357*
      ativação do sistema calicreína-cininas no,
         354, *354*
      classificação, 356
      condições clínicas que devem levar à
         suspeita de, **382**
      diagnóstico, 356
      epidemiologia, 353
      etiologia, 354
      exames laboratoriais, 358
      fármaco para tratamento da crise e profilaxia
         do, tipos, **359**

      fisiopatologia, 354
      genética, 354
      mecanismo de ação dos fármacos para
         tratamento do, *359*
      opções de tratamento para crise de, **384**
      quadro clínico, 355
      situações especiais, 361
      tratamento, 358
   idiopático, 181, 357
   induzido por fármacos, 358
   mediado pela bradicinina, 180
   mediado pela histamina, 180
   por anti-inflamatório não esteroidal, *182*
   quadro clínico, 179
   tipos, **181**
   tratamento, **184**
   vibratório, testes diagnósticos, 172
Angry back síndrome, 434
Animal(is)
   de estimação, alérgenos de, 466
   fonte de extrato, 421
Antagonista(s)
   de citocinas, 400
   de leucotrienos, 174
   de TNF, 156
   do receptor de leucotrienos, 156
   dos receptores da neurocicina, 104
Antibióticos tópicos, 205
Antibioticoterapia, 67
Anticolinérgico, 376
Anticorpo(s)
   monoclonal(is)
      a partir de hibridomas, produção de, *494*
      evolução dos, *495*
   total IgE sérico elevado, condições associadas ao, **51**
Antígeno(s)
   candidina, doença e tempo de leitura, **426**
   PPD, doença e tempo de leitura, **426**
   reação de Kveim, doença e tempo de leitura, **426**
   reação de Mitsuda, doença e tempo de leitura, **426**
   reação de Montenegro, doença e tempo de
      leitura, **426**
   sequestrados, liberação de, 392
   toxina diftérica, doença e tempo de leitura, **426**
   toxina tetânica, doença e tempo de leitura, **426**
   tricofotina, doença e tempo de leitura, **426**
Anti-histamínico(s), 65, 118, 173
   anti-H1, classificação funcional e química dos, **64**
   H2, 174
   e prurido, 155
Anti-IL-4R, 498
Anti-inflamatórios, 119
   não esteroidais, 268
   opções terapêuticos, *288*

Índice Remissivo

Antileucotrienos, 66
Aprepitant, 156
Arco reflexo da tosse, 92
ARIA (*Allergic Rhinitis and its Impact on Asthma*), 59
Asma, 37
  aguda
    indicações para intubação orotraqueal e
      ventilação mecânica na, **378**
    ventilação mecânica inicial na, princípios
      da, **378**
  alérgica, 43, 71, 72
    características da, **72**
    de início precoce, 82
  controle da, questionários, **80**
  e síndromes relacionadas, tratamentos
    específicos, 101
  eosinofílica de início tardio, 82
  extrínseca, 72
  fenótipos da, 71
  grave
    comorbidades, 85
    diagnóstico complementar, 84, **85**
    diagnóstico presuntivo, fatores que devem ser
      considados ante um, 83
    tratamento, 86
  intrínseca, 72
  morte relacionada com, fatores de risco para, **376**
  não alérgica, 71, 74
    características da, **72**
  não controlada, 71, 84
  no idoso, prevalência da, 73
  ocupacional, 303
    categorias e características, **306**
    diagnóstico de, fluxograma para, *307*
    no período de latência
      agentes ocupacionais envolvidos na, **306**
      história natural da, **306**
    no período de latência, agentes ocupacionais
      envolvidos na, **306**
  síndromes relacionadas e, 97
  tipo "low", 76
Aspirina, dessensibilização no paciente com doença
  respiratória exacerbada por, 459
Asthma Control Questionnaire (ACQ), 44
Asthma Control Test (ACT), 44
Ataxia telangiectasia, **326**
Ativação policlonal, 392
Atopia, 33, 42
Atopy patch test, 439
Autoanticorpos encontrados em pacientes com
  câncer, **397**
Autoantígeno, modificação de, 393
Autoimunidade, 167, 389
  etiologia, 389

Autoinflamação, conceito imunológico de, 405
Autotolerância, destruição ou disfunção de células
  necessárias para a manutenção da, 392

B

Baboon syndrome, 192, *193*
Baclofeno, 104
Bactérias, 346
Baratas, 467
  espécie e nomenclatura, **464**
Barreira cutânea restauração da, 203
  cuidados com banho, 203
Bateria-padrão, 428
  pediátrica, componentes e códigos da, **430**
  substâncias da, **429**
Beta-2 agonistas de curta ação, 376
Blefarite, 116
Blefaroconjuntivite de contato, 45, 113, 114
Blomia tropicalis, 58
Bloqueio da ligação da IgE ao FcεRI, 19
Borracha, aceleradores de, 431
Bradicinina, receptores e medicamntos, **157**
Brometo de ipratrópio, 103
Broncoprovocação, metacolina ou histamina, 98

C

Calendário
  básico de vacinação, 477
  Nacional de Vacinação 2020, **478**
Canabinoides, receptores e medicamntos, **157**
Canais receptores de potencial transitório, 104
Câncer medular da tireoide, 218
Cânfora, 153
Capsaicina, 153
Caseína, 481
Célula(s)
  APC, 9
  B
    depleção de, 401
    nos idosos, 343
    linfoides inatas, 11
    natural killer, 343
  T, 10
Ceratoconjuntivite atópica, 114
Cetorolaco, 119
Cheilite granulomatosa, 358
Ciclosporina(s), 49, 174
  A, 156
Citocina(s), 20, 343
  administração de, 401
Citomegalovírus, 346
Citopenias, 3
Clorexidina, 270
Codeína, 103

Índice Remissivo

Comorbidades associadas à UCE, 167
Compressas frias, 117
Conjuntivite, 109
  alérgica, 45, 109
    agentes tópicos oftalmológicos para o
      tratamento da, **120**
    classificação, 110
    classificação da gravidade, **11**
    ocupacional, 114
    perene, 112
    sazonal, 112
  classificação, 110, *111*
  diagnóstico, sinais e sintomas, 114
  formas clínicas das alergias oculares, 113
  induzida por medicamentos, 114
  papilar gigante, 114
  proposta de tratamento de, *123*
  tratamento, 117
Contraste(s)
  Iodo, tipo de, **229**
  radiológicos, 230, 269
Coqueluche, 94
Corantes, 270
Cordão umbilical, IgE no, 241
Corticoide, 153
  inalado, 44, **80**
Corticosteroides
  inalados, 377
  intranasais, 64, **65**
  sistêmicos, 377
  tópicos, 121
Crise de asma, 375
  abordagem inicial do paciente em, 375
  diagnósticos diferenciais da, 379
  proposta de abordagem do tratamento da, *379*
  tratamento medicamentoso da, 376

D

D. pteronyssinus, 18
Dapsona, 174
Defeito(s)
  congênitos de número de fagócitos, **333**
  da imunidade intrínseca e inata, 334
  de adesão leucocitária 1,2 e 3, **333**
  na regulação da resposta autoimune, 390
Deficiência(s)
  de anticorpo específico, **328**
  de complemento, 335, **336-337**
  de fagócitos, 318
  de GATA 2, **333**
  de IgA, **328**
  de NEMO, **326**
  de subclasses de IgG, **328**, 331
  de vitamina A, 348

humorais, 327
  predominantemente de anticorpos, **328**
  seletiva de IgE, 25, 329
Déficits imunológicos secundários a doenças
  infecciosas, 343
Deleção clonal, 390
Depleção de células B, 401
Dermatite(s)
  alérgica, diagnóstico diferencial, 129
  atópica, 36, 46, 144, 199
    conforme Hanifin e Rajka, critérios para
      diagnóstico de, **201**
    diagnósticos, 201, **202**
    fisiopatologia, 199
    prevenção primária para reduzir o
      risco de, 37
    progressão da marcha da, 36
    quadro clínico, 200
    terapêutica em, **154**
    tratamento, 202
  de contato, 49, 144, 187
    diagnóstico, 192
    diagnóstico diferencial, 194
    exame físico, 194
    fisiopatologia, 188
    história clínica, 193
    história natural da, 190
    tratamento, 196
  de contato alérgica, 189
    diagnóstico diferentes das, **195**
    regiões anatômicas e possíveis causas
      de, **195**
    resposta imunológica na, *190*
  de contato alérgica aguda por cimento, *195*
  de contato alérgica e irritativa
    apresentação clínica e tratamento das
      dermatites de, **188**
    comparação entre, **312**
    diferenças entre as, **188**
  de contato por irritantes, 188
  de contato sistêmica, 192
  herpetiforme, 133, *134*
  perioral, 130, *131*
  seborreica, 131, *131*
Dermatófitos, 133
Dermatofitose, 133, 145
Dermatophagoides
  farinae, 58
  pteronyssinus, 58
Dermatoses ocupacionais, 310
Dermografismo sintomático, 169
Descongestionante(s), 66
  ocular tópico, 118
Desnutrição, 348

Desrotulação, 267

Dessensibilização, 233

   no paciente com doença respiratória exacerbada
por aspirina, 459

   protocolos de, 458

Dextrometorfano, 103

Diabetes melito, 348

Diagnóstico

   molecurar, 446

   munodrômico de imunodesregulação, 413

Dilatação esofágica, 288

Disfunções fagocitárias, 331

Disidrose com vesículas nos dedos das mãos, fase
aguda da, *138*

Distúrbio(s)

   da resposta imune inespecífica, 392

   de mastócitos, 207

     classificação dos, **208**

   gastrintestinais funcionais, prevalência de
intolerâncias alimentares comuns em pacientes
com, **277**

   metabólicos, 347

Doença(s)

   alérgica(s), 4, 33, 493

     alvos terapêuticos no tratamento de, 496

     biológicos ainda não licenciados para, 499

     causadas por venenos de *Hymenoptera*, 295

     dos olhos, 45

     investigação das, 51

     terapia monoclonal nas, 493

   alérgicas não atópicas, 47

     anafilaxia, 47

     dermatite de contato, 49

     reações de hipersensibilidade aos
medicamentos, 50

     urticária, 49

   associadas à eosinofilia, **52**

   atópica(s), 43

     alergia alimentar, 46

     asma alérgica, 43

     fatores preditores de, 34

       ambientais, 34

       dietéticos, 34

       hereditariedade, 34

     conjuntivite alérgica, 45

     dermatite atópica, 46

     rinite alérgica, 44

   autoimune, 358, 394

     aspectos clínicos e diagnósticos das, 396

     desencadeamento das, 390

     de espectro intermediário, **395**

     indiferenciada, 397

     mecanismos imunológicos efetores nas, 396

     órgão-específicas, **394**

     sistêmicas, **395**

     tratamento, 398

   autoinflamatória(s), 355, 405

     granulomatosas, 410

     indefinidas, 411

   da superfície ocular conforme a reação de
hipersensibilidade, *110*

   de Creutzfeldt-Jakob

     prurido em, 148

   de desregulação imunológica, **332**

   de granulomatosa crônica, 334

   definidoras de AIDS, **345**

   do refluxo gastresofágico, 97

     sintomas sugestivos, avaliação dos, 99

     tratamentos específicos, 101

   gastrintestinais eosinofílicas, 288

     diagnóstico diferencial das, **290**

     terapias emergentes para, 292

   genéticas e cromossômicas, 347

   granulomatosa crônica, **333**

   infecciosa, déficits imunológicos
secundários a, 343

   malignas, 349

   mediadas por IgE, 24

   metastática do osso, 218

   parasitárias, IgE c, 27

   renal crônica, 348

   respiratória exacerbada por anti-inflamatório
não esteroidal, 82

   transmissíveis, prevenção e controle no Brasil, 473

Dosagem de IgE sérica específica, 257

Drenagem pós-nasal, 96

DRESS (*drug reaction with eosinophilia and systemic
symptoms*), 225, *245*

   critérios de inclusão para potencial diagnóstico
pelo grupo RegiSCAR, **245**

Droga(s)

   antirreumáticas modificadoras da doença, 398

   dessensibilização a, 457

   teste de provocação a, 454

E

Ectoparasitoses, 145

Eczema, 130

   asteatósico, *136*

   de pés e mãos, 138

   na face, 130

   disidrótico, 138

   numular, *137*

   xerótico, 136

Edema de Quincke, 353

Endoscopia

   digestiva alta, 99

   nasal, 99

Índice Remissivo

Endótipo, 42
    não tipo-2 e seus fenótipos, 82
    tipo-2 e seus fenótipo, 81
Eosinofilia, doenças associadas à, 52
Eosinófilos, 86
Epidermophyton, 139
Epitélios de animais, espécie e nomenclatura, **464**
Eritema
    marginatum, 355
    serpiginoso, *355*
Erros inatos da imunidade, 315
Erupções
    exantemáticas, 226
    maculopapulares, 226
Escabiose, *132*
Escala de Efron, *123*
Esclerose múltipla, 148
Escore
    de atividade de urticária, **167**
    para avaliação da NET, **240**
Escoriação
    neurótica, 148
    psicogênica, 148
Esofagite eosinofílica, 37, 47, 285
    causas secundárias de, *285*
Espirometria, 98
Espongiose, 189
Esquema vacinal nas imunodeficiências
    primárias, **321**
Estabilizador
    de mastócitos, 66, 119
    de membrana e mastócito e anti-histamínicos, 119
Estresse psicológico, 148
Eventos adversos pós-vacinais, 479
Exotoxinas, 200
Exposição
    à sílica, 393
    a solventes orgânicos, 393
    ambiental, controle de, 463
Extratos alergênicos, 420

F

Fagócitos, 8
Fagocitose, 8
Fármaco(s)
    antirreumáticos modificadores da doença, **399**
    para tratamento da crise e profilaxia do
        angioedema hereditário, tipo de, **359**
    que podem alterar a reatividade e influenciar o
        resultado do teste, **456**
    utilizados no tratamento das rinossinusites e seus
        efeitos nos diferentes sintomas, **65**
Farmacodermias graves, evolução clínica
    das, **238**

Fator(es)
    ativador de plaquetas, receptores e
        medicamentos, **157**
    de Hageman, 356
    preditores de doenças atópicas
        ambientais, 34
        dietéticos, 34
        hereditariedade, 34
Fenótipos, 42, 81
Feocromocitoma, 218
Finn Chambers Acqua®, 433
Finn Chambers on Scanpor®, 433
Flare up ectópico da dermatite, 434
Formigas, 295
Fotodermatite de contato, 190
Fototerapia, 205
    UV, 156
Fração de óxido nítrico, 86
Fric test, 171
Função pulmonar, 98
    por meio de espirometria ou quando indicada, 84
Fungo(s), 26, 421, 468
    espécie e nomenclatura, **464**

G

Gabapentina, 103
Gadolínio, 229
Gastrenteropatias eosinofílicas, 283
Gelatina, 480

H

HAAAAE, acrômio, *355*
Haemophilus influenza, 67
    tipo B, 347
Helicobacter pylori, 167
Hevea brasiliensis, 254
Hidratação da pele, 38
Hidroxicloroquina, 175
Higiene nasal, 63
Hipersensibilidade, 41
    alimentar, *275*
    de Gell e Coombs, *12*
    do tipo I, 13
    dos tipos II, III e IV, 14
    imediata, teste *in vivo* recomendado, **420**
    imunocomplexos, teste *in vivo*
        recomendado, **420**
    mecanismos de, 3, 11, **226**
    mediada por IgE, aspectos clínicos da, 23
    mediadores e patologias relacionadas, **12**
    tardia, teste *in vivo* recomendado, **420**
Hipnóticos, 269
Hipogamaglobulinemia transitória da
    infância, **328**

Índice Remissivo

Hipótese da higiene, 27, 42, 43
Histamina, receptores e medicamntos, **157**
Hymenoptera, 295
  taxonomia da ordem, *296*

I

Idoso, alterações do sistema imune próprias
  dos, 342
IECA (inibidores da enzima conversora da
  angiotensina), 95
  tosse pelo uso de, 95
IgE
  deficiência seletiva de, 25
  doenças alérgicas relacionadas a níveis elevados
    de, 29
  em adultos, 24
  fatores relacionados com os níveis de, 24
  no cordão umbilical, 24
  papel biológico da, 17
  papel em doenças infecciosas e parasitárias, 28
  receptores celulares para a, 18
  síntese de, 20
    regulação da, 22
  total, dosagem de, 446
IgG específica, dosagem de, 447
IgG4 específica, dosagem de, 447
Ignorância imunológica, 390
Impedanciometria esofágica, 100
Impetigo, 132
Imunidade
  adaptativa, 9
    características, **8**
  ativa e passiva, 474
  inata, 8
    características, **8**
  intrínseca e inata, alterações da, **335**
Imunização, 473
Imunobiológicos, 67, 122, **400**
Imunoblot, 449
Imunodeficiência(s)
  avaliação laboratorial básica na suspeita de, **319**
  celular, **319**
  combinadas, 323
    características de algumas, **324**
    com características associadas ou sindrômicas,
      325, **326**
    graves, 325
  comum variável, **328**, 329
  humoral, **319**
  induzidas por medicações, **330**
  primárias
    avaliação laboratorial do paciente com suspeita
      de, 319
    características clínicas comuns às, 317

distribuição na América Latina, 316
distribuição nas diferentes faixas etárias, *316*
esquema vacinal nas, **321**
na criança, dez sinais de alerta para, **317**
no adulto, dez sinais de alerta para, **317**
tipos de infecções associados às categorias
  maiores de, **318**
tratamento, 319
vacinação de pacientes com, 320
secundária, 341
  causas, 350
  tratamento, 342
tratamento das, **320**
Imunofilinas, 122
Imunoglobulina
  E, 17
  E, 496
  Intravenosa, 402
    efeitos adversos decorrentes da
      administração de, **323**
Imunologia, 3
  clínica e alergia, 3
  fundamentos da, 7
Imunomodulação, 399
Imunossupressores, 399, **399**
Imunoterapia, 38, 122
  alérgeno-específica, 45, 67, 485
    eficácia e segurança, 487
    indicação, 487
    mecanismos, 486
    padronização, 486
    papel no curso natural das doenças
      alérgicas, 487
  contraindicações à, 488
  específica, 300
  na alergia alimentar, **281**
  reações adversas à, 488
  segundo a gravidade da reação alérgica,
    indicações, **301**
  sublingual para látex, 261
Infecção
  bacterianas, 26, 204, 346
  crônicas, 167
  fúngics, 205
  pelo citomegalovírus, 346
  pelo vírus Epstein-Barr, 346
  pelo vírus HIV, 343
  pelo vírus influenza, 346
  virais, 26
Inflamação, marcadores não invasivos de, 86
Inflammaging, 343
Inflamossomopatias, 406
Influenza, 346
Inibição da coestimulação, 401

Índice Remissivo

Inibidor(es)
de calcineurina tópico, 122, 203
de mastócitos, 153
Insetos, fonte de extrato, 421
Insuficiência renal, opções terapêuticas na, **154**
Interleucina 1, 3, 4, 6 e 10, receptores e
medicamentos, **157**
Intolerância alimentar, 276

L

Látex, 269, 481
alergia ao, 253
Lavagem nasal, 63
Lesão(ões)
de disidrose em fase de involução das vesículas
nos pés, *138*
eritemato-exulceradas no abdome, *134*
eritematosas com vesículas, fissuras e maceração
no espaço interdigital do pé, *139*
Leucotrienos, receptores e medicamentos, **157**
Leveduras, 26
Lidocaína, 103
Ligelizumabe, 497
Linfócitos
APC, 9
T, 9
Linfoproliferação, 450
Lipodistrofia facial, 410
Líquen simples crônico, *137*

M

Macrófagos, 8
ativados alternativos, 11
Macrolídios, 104
Malassezia ssp., 205
Marcha
alérgica, *43*
atópica, *35,* 42
versus marcha alérgica, 35
reversa, 37
Mastócito(s), 207
e seus receptores, *264*
mecanismo de ativação de, *179*
Mastocitose, 207
avaliação clínica e laboratorial, 212
classificação da, 209, **212**
cutânea, 209
critérios diagnósticos, **210**
maculopapular polimórfica, *211*
subtipos, *211*
diagnósticos, 209, 218
epidemiologia, 208
manifestações clínicas, 209
medicações orais de uso crônico na, **217**

patogênese, 208
sistêmica, critérios diagnósticos, **210, 212**
tratamento, 216
Mediadores
neoformados, 20
pré-formados, 19
Medicação(ões)
Imunodeficiências induzidas por, **330**
para os testes cutâneos, preparo das, 436
Medicamento(s)
alternativos para tratamento da urticária
crônica, 174
extratos com, 421
implicados em reações mais comuns em diferentes
momentos cirúrgicos, **266**
princípios da provocação e dessensibilização
com, 453
que devem ser suspensos para realização do teste
cutâneo, **423**
que podem causar deficiência de IgA e
hipogamaglobulinemia, **349**
reações adversas a, 223
reações adversas graves a, 237
teste de contato com, 438
utilizados para tratamento da urticária
crôncia, 173
Medula óssea, biópsia de, *215*
Mentol, 153
Metilxantinas, 377
MHC (complexo principal de
histocompatibilidade), 9
Micose, 136
fungoide, 133
Microarranjos, 446
Microarray, de alérgenos, 446
Microbiota intestinal, 38
Micropústulas, *131*
Microrganismo, relação entre risco e risco de, 28
Microsporum, 139
Mielofibrose primária, 218
Mimetismo molecular, 391, **392**
Modulação positiva da expressão do receptor
FcεRI pela IgE sérica, 18
Moléculas que dissociam a IgE dos seus
receptores, 497
Moraxella catarrhalis, 67
Morfina, 103

N

Nasofibrolaringoscopia, 99
Necrólise epidérmica tóxica, 237, *242*
por fenitoína em paciente idosa, *239*
distribuição das lesões cutâneas na, 241
Neoplasia, 349

Índice Remissivo

NET, *ver* Necrólise epidérmica tóxica
Neutrófilos, *406*
Neutropenia
    cíclica, 333
    congênita grave, **333**
Nódulos hipo- e hipercrômicos, liquenificados no
    membro superior, *137*
Notalgia
    parestésica, 148
    pós-herpética, 148

O
Olho, doenças alérgicas dos, 45
Omalizumabe, 49, 58, 174, 496
Opioides, 103, 269
Osmolaridade, 229
Osteomielite em fêmur proximal, *409*
Ovalbumina, 481
Óxido de ferro, 229

P
Paciente alérgico
    abordagem do, 41
    doenças alérgicas não atópicas, 47
    doenças atópicas, 43
    investigação das doenças alérgicas, 51
Pápula(s), *132, 134, 135, 137*
    no teste de punctura, técnica e formação da, *424*
Parapsoriase, 189
    em pequenas placas, 133, *135*
Patch test, 231, 258, 428
    positivo para carbamazepina, *439*
Pele seca, 144
Penfigoide bolhoso, 145
Peptídeo(s)
    opioides, receptores e medicamntos, **157**
    relacionado com o gene da calcitonina
      receptores e medicamntos, **157**
pHmetria esofágica de 24 horas, 99
Picada de inseto, *132*
Pico de fluxo expiratório seriado, 99
Pimecrolimus, 153
Pitiríase alba, 135
Pityrosporum ovale, 200
Placa(s), *165*
    com aspecto "craquelê", *136*
    com base eritematosa, *135*
    com base eeritematosa e pústulas nos pés, *138*
    de eczema leve nos membros inferiores causadas
      por xerose intensa, *136*
    de urticária desencadeada por ácido
      acetilsalicílico, *227*
    eczematosa em forma arredondada na coxa, *137*
    eritemato-crostosas nos joelhos, *134*

    eritemato-descamativas
      nas palmas, *136*
      generalizadas, *135*
      nos membros inferiores, *132*
    eritematoescamosa
      com borda mais ativa na região
        periumbilical, *134*
      com borda mais ativa no dorso e nádegas, *134*
    eritemato-exulceradas na região perianal e
      nádegas, *134*
    eritematosa
      com escamas graxentas no pavilhão
        auricular, *131*
      com leve descamação no abdome, *135*
      exulceradas nos membros inferiores, *134*
      levemente descamativas no tronco, *135*
    hipercrômicas e liquenificadas nos membros
      inferiores, *1375*
Plasmaférese, 402
Pletismografia, 84
Pólen, 469
    do *Lolium italicum*, 419
    espécie e nomenclatura, **464**
Poluição ambiental, 34, 393
Povidona, 270
Prick test, 61, 73, 231, 257, 421
Prick to prick, 425
    positivo para castanha-do-pará, *425*
    técnica do método, *425*
Probióticos, 38
Programa Nacional de Imunizações, 473
Proteases, 420
    receptores e medicamentos, **157**
Proteína(s)
    catiônica específica, dosagem de, 448
    do ovo, 481
Proteossomopatias, 410
Prurido, 141
    abordagem terapêutico-sintomática passo
      a passo, **152**
    algoritmo diagnóstico, *151*
    anal, 149
    avaliação diagnóstica dos pacientes com, **150**
    braquirradial, 147
    classificação clínica no tratamento de pacientes
      crônicos com, 144
    classificação de acordo com o FIEP, **143**
    controle do, 204
    crônico, medidas gerais para tratamento do, 152
    cutâneo, 141
      classificação, 142
      diagnóstico, 149
      tratamento, 152
    da pele ao cérebro, vias do, *142*

Índice Remissivo

de origem hepática ou colestática, opções terapêuticas em, **154**
em queimaduras e cicatrizes, 149
idiopático no idoso, 148
na insuficiência renal, 145
nas doenças infecciosas, 146
nas doenças malignas, 145
nas doenças do tecido conjuntivo, 146
nas doenças endócrino e metabólicas, 145
nas doenças hepáticas, 145
reação a medicamentos e, 146
sem *rash*, medicamentos que podem induzir ou manter, **147**
senil, 148
sexo e, 148
Prurigo nodular, 137, *137*
Psicoterapia, 157
Psoríase
  gutata, 135
  pustulosa, *135, 138*
Psoríase, 133, 145
Pústulas escoriadas na região axilar, *132*
Pustulose exantemática aguda, 248, *249*
  critérios diagnósticos para, 249

Q

Queilite
  glandular, 129
  granulomatosa, 129, *130*

R

Rash(s)
  cutâneos observados em algumas síndromes autoinflamatórias, *409*
  erisipela-*like*, *409*
  urticariforme, *409*
Reação(ões)
  a contrastes com gadolínio, 229
  a contrastes iodados, 229
  a contrastes radiológicos, 228
  a contrates com óxido de ferro, 229
  adversa(s)
    a alimentos, 36
    a constraste radiológicos, fatores de risco, **228**
    graves a fármacos, epidemioloiga das, 238
    a medicamentos, 50, 223
      classificação, 223
      dados epidemiológicos, 224
      dessensibilização, 233
      diagnóstico, 230
      exames complementares, 231
      profilaxia, 232
      quadro clínico, 226
      tratamento, 232

ao bário, 229
alérgica, 357
anafilática, 263
aos fármacos de acordo com os mecanismos de Gell e Combs revisados, classificação, **225**
de Arthus, 426
de hipersensibilidade, 3, 263
de hipersensibilidade a medicamentos, 453
  avaliação das, 453, *454*
de hipersensibilidade a medicamento, 453
  proposta de abordagem para o paciente com história de, *233*
  sinais clínicos e laboratoriais de alerta para gravidade das, **237**
de hipersensibilidade alérgica a anestésicos locais, 227
de hipersensibilidade do tipo I, 257
de hipersensibilidade do tipo IVa, 258
de hipersensibilidade imediatas intraoperatórias, classificação da gravidade das, **264**
  mediadas por IgE, 277
  mistas, 277
  não mediadas por IgE, 277
  tóxicas, 275
Reatividade cruzada, 299, 393
Receptor(es)
  CD23, funções, 19
  celulares, 17
  de alta afinidade, 18
  de baixa afinidade, 18
  de reconhecimento de padrões, 9
  Toll-like, 9
Refluxo laringofaríngeo, 98
Regulação imune, interferência na, 393
Relopatia, 411
Reposição com imunoglobulina, terapêutica com, 322
Resposta
  alérgica, 3
  imune
    desregulação da, 393
    inata, 7
    inata e adaptativa, diferenças entre, **11**
    protetora, 3
Rinite(s), 37, 57
  alérgica, 44, 57
    fluxograma de tratamento da, **63**
    segundo iniciativa ARIA, classificação, *59*
    versus rinite não alérgica, características da, **62**
  classificação etiológica das, **60**
  infecciosa, 57
  mista, 57

Índice Remissivo

não alérgica não infecciosa, 57
ocupacional, 308
  agentes causadores e exposições características, **309**
  alérgica, 309
  corrosiva, 309
  imunológica, 309
  incômoda, 309
  irritativa, 309
roteiro diagnóstico para avaliação das, *61*
Rinoconjuntivite, 37
Rinossinusite, 57
  classificação, 59
  controle ambiental, 62
  diagnóstico, 60
  epidemiologia, 58
  fisiopatologia, 58
  higiene nasal, 63
  imunobiológicos, 67
  imunoterapia alérgeno-específica, 67
  quadro clínico, 59
  tratamento, 62
  tratamento cirúrgico, 68
Rosácea, 130, *131*

S

S. aureus, perpetuação do, 36
Sarampo, 346
Saudação do alérgico, 60
Senilidade
  alterações das subpopulações celulares associadas com a, **342**
  prurido na, 148
Sensibilidade não celíaca ao glúten, 276
Sequenciamento genético, 413
  em síndromes autoinflamatórias, *414*
  versus exoma, 414
Sífilis secundária, 133, *136*
Sinal(is)
  da corda, 291, 10
  de Darier, 212, *213*
  de Romanã da tripasomomíase, 183
Sinalização negativa por anticorpos IgG, 19
Síndrome(s)
  autoinflamatórias associadas
    à criopirina, 407
    ao proteossoma, 410
  carcinoide, 218
  da deficiência do antagonista natural da interleucina, 409
  da pele excitada, 434
  da veia cava superior, 358
  de ativação monoclonal de mastócitos, 218
  de dermatose neutrofílica atípica, 410

de Blau, 410
de DiGeorge, **326**
de Down, 347
de hiper-IgE, **326**
de hiper-IgM, **328**, 331
de hipersensibilidade
  a medicamento, critérios de inclusão para potencial diagnóstico de, pelo grupo RegiSCAR, **245**
  da tosse, 100
de Majeed, 408
de Melkersson-Rosenthal, 129, *130*, 358
de Stevens-Johnson, 238
  por sulfametoxazol-trimetropima em criança, *239*
de tosse das vias respiratórias superiores, 96
  tratamentos específicos, 101
de Turner, 347
de Wiskott-Aldrich, **326**
de Yao, 410
febris periódicas, dados demográficos e análise comparativa das características clínicas sindrômicas de cada, *408*
imunodesregulatórias, 411
inflamatória
  febris recorrentes indefinidas, 411
  multifatoriais, 412
  sistêmicas imunodesregulatórias, 413
  sistêmicas indefinidas, achados demográficos e clínicos em, *412*
inflamatória da imunorreconstrução, 345
JMP, 411
látex-fruta, 256
multifatoriais, 411
Nakajo-Nishimura, 410
ósseas autoinflamatórias, 408
PAPA, 408
periódicas febris recorrentes, 406
PFAPA, 406
por deficiência de mevalonatoquinase, 407
sistêmica eosinofílica de reação à droga, 244
trófica trigeminal, prurido em, 148
Sintomas
  alérgicos mediados por IgE a um alérgeno alimentar conhecido, abordagem diagnóstica de, *279*
  gastrintestinais fontes na dieta de componentes químicos e mecanismos propostos para desencadeamento de, **276**
Sistema
  imune, alterações próprias dos neontos, 342
  imunológico, 7
SSJ (síndrome de Stevens-Johnson), 238
  distribuição das lesões cutâneas na, *241*

Índice Remissivo

SSJ/NET
características clínicas e laboratoriais da, **240**
recomendações para identificar a medicação
responsável pela, **240**
tipo de risco e fármacos como causa da, **242**
SSJ-NET-*overlap*, distribuição das lesões
cutâneas na, *241*
Staphylococcus aureus, 67, 204
Staphylococcus spp., 347
Stevens-Johnson *overlap*, *242*
Streptococcus, 347
pneumoniae, 67, 347
Substância P, receptores e medicamentos, **157**
Sulfassalazina, 174
Sulfato de magnésio, 377
Suscetibilidade mendeliana a micobacterioses, 334

T

Tabagismo, 34, 393
Tacrolimus, 153
Talco lubrificante, 254
Talidomida, 156
Técnica
de diluição do *end point*, 426
de relaxamento, 157
do método *prick to prick*, 425
Teoria
da marcha atópica/alérgica, 42
hipótese da higiene, 34
Terapia(s)
anti-inflamatória sistêmica, 204
anti-inflamatória tópica, 203
emergentes para doenças gastrintestinais
eosinofílicas, 292
gênica, 323
monoclonal nas doenças alérgicas, 493
psicossomática no prurido, 157
Teste(s)
alérgico(s), 99, 291
in vitro, 443
dosagem de IgE específica, 443
in vivo, 419
contato de leitura tardia, 428
cutâneo
com medicamentos, 435
indicações e contraindicações, 436
não irritativas sugeridas para realização, **437**
nas anafilaxias perioperatórias, **271**
com betalactâmicos, extratos e concentrações
utilizados para, **267**
de punctura, 257, 421
extratos utilizados, características, 421
do soro autólogo, 166
preparo das medicações para os, 436

de anticorpos IgE específicos, utilidade de
moléculas alergênicas como reagentes para, *447*
de ativação de basófilos, 449
de contato, 258, 419
atópico, 439
com medicamentos, 438
interpretação do, 434
reações adversas aos, 434
tipos, 435
de ELISA de inibição da IgE específica, 445
de função respiratória, 98
de liberação de histamina, 448
de provocação, 258
de provocação com medicamentos
indicações, **232**, 455, **455**
considerações importantes ao interpretar os
resultados de, **457**
de provocação a drogas, 454
de provocação brônquica, 98
de provocação conjuntival, 115
de provocação com medicamentos
considerações importantes ao interpretar os
resultados de, **457**
de provocação nasal, 61
de punctura, 61, 231
cuidados na execução do, 427
de leitura imediata, 421
fatores que interferem no resultado do
teste, 422
de sensibilidade da tosse com capsaicina, 101
in vitro para diagnóstico de reações alérgicas, **444**
intradérmico, 425
acurácia, 427
cuidados na execução do, 427
positivo para lidocaína, *427*
para avaliação de doenças específicas, 435
Tinha, 133
corporis, 134
manus, 139
pedis, 139
Tiotrópio, 87
Tireoideopatia, 358
Tolerância, interferência na, 392
Tosse
aguda, 93
crônica, 91, 93, 94
algoritmo de, *96*
investigação da, 98
no adulto, lista de potenciais causas de, **105**
secundária ao uso de inibidores da enzima
conversora da angiotensina, 95
de causa desconhecida, 100
idiopática, 100
na síndrome de gotejamento pós-nasal, 96

no adulto, 91
   arco reflexo da, 92
   classificação, 93
   direções futuras, 104
   epidemiologia, 91
   impacto sobre os pacientes, 91
   medicamentos, 104
  por DRGE, 98
  receptores da, 92
  subaguda, 93
  variante de asma, características clínica e
   patológica da, **97**
Transplante de células-tronco, 402
  hematopoéticas, 323
Tricophytum rubrum, 200
TRIM (*transfusion related-immunomodulation*), 350
Triptase, dosagem de, 448
Tumores secretores de peptídeo, 218

U

Urgência em alergia
  anafilaxia, 367
  angioedema agudo, 381
  crise de asma, 375
Urtica, *165*
Urticária, 49, 144, 163
  aguda, 164
  aquagênica, 170
   testes diagnósticos, 172
  classificação, 163
  colinérgica, 170
   testes diagnósticos, 172
  crônica, 166
   alvos terapêuticos no tratamento de, 496
   diagnóstico de, 170
   induzida, 168
   espontânea, 49,166
   induzida, testes diagnósticos para, 6
   subclassificação da, **166**
  medicamento(s)
   alternativos para tratamento da, 174
   utilizados para tratamento da, 173
  tratamento, 172
   algoritmo conforme ditriz mundial, *173*

de contato
  ao calor, 169
   testes diagnóstsicos, 171
  ao frio, 169
   testes diagnósticos, 171
  de pressão tardia, 169
   testes diagnósticos, 171
  dermográfica, testes diagnósticos, 171
  fisiopatologia, 163
  solar, 170
   testes diagnósticos, 171
Urticas, 164

V

Vacina(s)
  administração simultânea de, 476
  conjugadas, 475
  de RNA, 475
  de vetor viral, 476
  eficácia das, 477
  inativadas e atenuadas, 475
  indicadas nos CRIE para pessoas com
   imunodeficiências primárias, **480**
  recomendações de, 477
  semelhantes a vírus, 476
  subunidades de, 475
  uso simultâneo ou sequencial de duas ou
   mais, **476**
Vacinação de pacientes com imunodeficiências
  primárias, 320
Vancomicina, 268
Vasoconstritores tópicos, 118
Vesícula do dorso das mãos e lateral dos
  dedos, *139*
Vias respiratórias superiores, avaliação
  radiológica das, 99
Vírus
  da gripe, 346
  da mononucleose infecciosa, 346
  Epstein-Barr, 346
Virus-like particles, 476

X

Xerose, 136, 144